国家卫生和计划生育委员会"十二五"规划教材
全国高等医药教材建设研究会"十二五"规划教材
全国高等学校临床药学专业第二轮规划教材
供临床药学专业用

临床药物治疗学各论

（下　册）

主　　审　蔡映云
主　　编　张幸国　胡丽娜
副 主 编　梅　丹　孙国平
　　　　　万朝敏　熊利泽
编写秘书　羊红玉

人民卫生出版社

图书在版编目（CIP）数据

临床药物治疗学各论. 下册/张幸国,胡丽娜主编.—北京：
人民卫生出版社,2015

ISBN 978-7-117-20605-1

Ⅰ.①临… Ⅱ.①张…②胡… Ⅲ.①药物疗法-医学院
校-教材 Ⅳ.①R453

中国版本图书馆 CIP 数据核字(2015)第 077039 号

| 人卫社官网 | www. pmph. com | 出版物查询，在线购书 |
| 人卫医学网 | www. ipmph. com | 医学考试辅导，医学数据库服务，医学教育资源，大众健康资讯 |

临床药物治疗学各论

下册

主　　编：张幸国　胡丽娜
出版发行：人民卫生出版社(中继线 010-59780011)
地　　址：北京市朝阳区潘家园南里 19 号
邮　　编：100021
E - mail：pmph @ pmph. com
购书热线：010-59787592　010-59787584　010-65264830
印　　刷：三河市国英印务有限公司
经　　销：新华书店
开　　本：787×1092　1/16　印张：38
字　　数：925 千字
版　　次：2015 年 6 月第 1 版　2021 年 2 月第 1 版第 5 次印刷
标准书号：ISBN 978-7-117-20605-1/R · 20606
定　　价：68.00 元
打击盗版举报电话：010-59787491　E-mail：WQ @ pmph. com
（凡属印装质量问题请与本社市场营销中心联系退换）

编　者

（以姓氏笔画为序）

卜书红（上海交通大学医学院附属新华医院）

万朝敏（四川大学华西第二医院）

王志启（北京大学人民医院）

王国俊（泸州医学院附属医院）

方　芸（南京大学医学院附属鼓楼医院）

方平飞（中南大学湘雅二医院）

邓　颖（哈尔滨医科大学附属第二医院）

史国兵（沈阳军区总医院）

兰　轲（四川大学华西药学院）

吕迁洲（复旦大学附属中山医院）

朱　曼（解放军总医院）

刘世霆（南方医科大学南方医院）

刘景丰（福建医科大学孟超肝胆医院）

孙国平（安徽医科大学第一附属医院）

杨　勇（四川省人民医院）

杨　艳（遵义医学院）

杨长青（中国药科大学）

吴云明（徐州医学院）

张亚同（北京医院）

张秀华（温州医科大学附属第一医院）

张幸国（浙江大学医学院附属第一医院）

张晓坚（郑州大学第一附属医院）

陈万生（上海长征医院）

范鲁雁（安徽医科大学第三附属医院）

赵青威（浙江大学医学院附属第一医院）

胡丽娜（重庆医科大学）

贾继东（首都医科大学附属北京友谊医院）

夏培元（第三军医大学第一附属医院）

殷跃辉（重庆医科大学附属第二医院）

高东雁（大连医科大学）

梅　丹（北京协和医院）

曹亚军（石河子大学药学院）

蔡映云（复旦大学附属中山医院）

熊利泽（第四军医大学西京医院）

国家卫生和计划生育委员会"十二五"规划教材
全国高等医药教材建设研究会"十二五"规划教材
全国高等学校临床药学专业第二轮规划教材

出 版 说 明

随着医药卫生体制改革不断深化，临床药学快速发展，教育教学理念、人才培养模式等正在发生着深刻的变化。为使教材建设跟上教学改革发展步伐，更好地满足当前临床药学专业的教学需求，在广泛调研的基础上，全国高等医药教材建设研究会、人民卫生出版社于2013年5月全面启动了全国高等学校临床药学专业第二轮规划教材的论证、修订与出版工作。

全国高等学校临床药学专业第二轮规划教材充分借鉴国际临床药学教育教学的发展模式，积极吸取近年来全国高等学校临床药学专业取得的教学成果，进一步完善临床药学专业教材体系和教材内容，紧密结合临床药学实践经验，形成了本轮教材的编写特色，具体如下：

（一）切合培养目标需求，突出临床药学专业特色

本套教材作为普通高等学校临床药学专业规划教材，既要确保学生掌握基本理论、基本知识和基本技能，满足本科教学的基本要求，同时又要突出专业特色，紧紧围绕临床药学专业培养目标，以药学、医学及相关社会科学知识为基础，充分整合医药学知识，实现临床知识与药学知识的有机融合，创建具有鲜明临床药学专业特色的教材体系，更好地服务于我国临床药学课程体系，以培养能够正确开展合理用药及药物治疗评估、从事临床药学及相关工作、融药学与医学为一体的综合性和应用型临床药学人才。

（二）注重理论联系实践，实现学校教育与药学临床实践有机衔接

本套教材强调理论联系实践，基础联系临床，特别注重对学生临床药学实践技能的培养。尤其是专业核心课程的编写，如本轮新编的教材《临床药物治疗学各论》，由内、外、妇、儿等临床课程与药物治疗学课程内容整合而成，将临床知识与药物治疗学知识有机融合，同时与国家卫生和计划生育委员会临床药师培训基地的专科要求紧密对接，充分吸收临床药师继续教育工作的宝贵经验，实现学校教育与药学临床实践的有机衔接，为学生在毕业后接受继续教育和规范化培训奠定良好基础。

（三）引入案例与问题的编写形式，强化理论知识与药学临床实践的联系

本套教材特别强调对药学临床实践案例的运用，使教材编写更贴近药学临床实践，将理论知识与岗位实践有机结合。在编写形式上，既有实际案例或问题导入相关知识点的介绍，使得理论知识的介绍不再是空泛的、抽象的阐述，更具针对性、实践性；也有在介绍理论知识后用典型案例进行实证，使学生对于理论内容的理解不再停留在凭空想象，而是源于实践。案例或问题的引入不仅仅是从编写形式上丰富教材的内容，更重要的是进一步加强临床药学教材理论与实践的有机融合。

（四）优化编写团队，搭建院校师资携手临床专家的编写平台

临床药学专业本科教育课程，尤其是专业核心课程的讲授，多采用学校教师与临床一线专家联合授课的形式。因此，本套教材在编写队伍的组建上，不但从全国各高等学校遴选了具有丰富教学经验的一线优秀教师作为编写的骨干力量，同时还吸纳了一大批来自医院的具有丰富实践经验的临床药师和医师参与教材的编写和审定，保障了一线工作岗位上实践技能和实际案例作为教材的内容，确保教材内容贴近临床药学实践。

（五）探索教材数字化转型，适应教学改革与发展需求

本套教材为更好地满足广大师生对教学内容数字化的需求，积极探索教材数字化转型，部分教材配套有网络在线增值服务。网络在线增值服务采用文本、演示文稿、图片、视频等多种形式，收录了无法在教材中体现的授课讲解、拓展知识、实际案例、自测习题、实验实训、操作视频等内容，为广大师生更加便捷、高效的教学提供更加丰富的资源。

本轮规划教材主要涵盖了临床药学专业的核心课程，修订和新编主干教材共计15种（详见全国高等学校临床药学专业第二轮规划教材目录）。其中，《临床药物化学》更名为《药物化学》，内科学基础、外科学总论等临床课程不再单独编写教材，而是将相应内容整合到临床药物治疗学中，按照《临床药物治疗学总论》、《临床药物治疗学各论》进行编写。全套教材将于2014年7月起，由人民卫生出版社陆续出版发行。临床药学专业其他教材与医学、药学类专业教材共用。

本套教材的编写，得到了第二届全国高等学校临床药学专业教材评审委员会专家的热心指导和全国各有关院校与企事业单位骨干教师和一线专家的大力支持和积极参与，在此对有关单位和个人表示衷心的感谢！更期待通过各校的教学使用获得更多的宝贵意见，以便及时更正和修订完善。

全国高等医药教材建设研究会

人民卫生出版社

2014年6月

目　录

　　说明：本轮规划教材除表中所列修订、新编教材外，还包括了与临床医学、药学专业共用的教材，其中与临床医学专业共用的教材有《病理学》、《病理生理学》、《医学遗传学》、《医学伦理学》；与药学专业共用的教材有《高等数学》、《物理学》、《有机化学》、《分析化学》、《生物化学》、《药学分子生物学》、《微生物与免疫学》、《人体解剖生理学》、《药理学》、《药事管理学》、《药物毒理学》、《药物分析》。

　　★为教材有网络增值服务。

胡　欣　北京医院
徐群为　南京医科大学
高　申　第二军医大学
梅　丹　北京协和医院
崔一民　北京大学第一医院
韩　英　第四军医大学附属西京医院
甄健存　北京积水潭医院
蔡卫民　复旦大学药学院
魏敏杰　中国医科大学

序

　　由全国高等医药教材建设研究会组织、人民卫生出版社出版的全国高等学校临床药学专业规划教材——《临床药物治疗学各论》的编写工作在主审和包括主编在内的34位专家的辛勤努力下圆满完成了。这本新的教材适应了我国医疗卫生体制改革新形势和社会发展急需加大高级医疗卫生人才培养力度的新要求，旨在培养一批能够正确评估药物治疗结果，科学指导临床用药，融药学与医学为一体的综合性、应用型临床药学人才。

　　现代科技进步和医疗卫生事业进步促使医学和药学专业人才向各自的专业化方向发展，这也是优化医、药专业技术，强调专业化技术服务的结果，目的是形成"临床用药合作、互补、干预机制"，促进合理用药，提高医疗质量，是先进医疗管理理念的体现。一支完善的医疗团队需要医学与药学、医师与药师的紧密合作，临床药学专业和临床药师职业，典型地反映了医药结合的模式，这也是现代医疗卫生发展的必然趋势，是医疗机构实施以患者为中心服务思想的需要。实践证明，临床药学是实现医药联姻的纽带。早在2007年人民卫生出版社就出版发行了国内第一套临床药学规划教材，对当时尚处于起步阶段的临床药学本科教育，该教材的出版不仅满足了当时的教学需求，也在一定程度上推动了临床药学学科发展。2013年人民卫生出版社全面启动了第二轮临床药学专业规划教材，经过前期的广泛调研和科学论证，重新构建了符合现代教学需求的教材体系，确定了教材品种和修订思路，新增一系列与药师临床实践密切相关的课程教材，《临床药物治疗学各论》就是其中最核心的教材之一。区别于其他同类教材，此次出版的《临床药物治疗学各论》教材，充分体现了临床药学学科基础、医学、药学知识的有机融合，突出临床药学的应用性、实践性等专业特色，吸纳了当前临床医学和基础研究的前沿内容，以及临床药物治疗学研究领域的最新进展，保证了教材先进性。例如，随着基因组医学的飞速发展和药物治疗模式的转变，我注意到，新版教材的编写，在一定程度上紧密关注了人类基因组计划带来的新的医学基础理论和概念，个体化药物治疗的最新进展在教材中得到了精确和适度反映，能帮助学生更全面地了解临床药物治疗的最新动态，也可为临床应用提供有效参考。同时本教材紧跟临床实际，增加临床多发病、高发病的治疗药物介绍，使教材与临床需要相适应，从而保证了教材的实用性。

　　本教材主审蔡映云教授、主编张幸国教授和胡丽娜教授以及各个章节的作者都是来自全国各高等医药院校及医疗机构的知名临床药学专家、临床医学专家及临床药学教学专家，他们长期工作在临床药学实践和教学的第一线，严于治学，积累了丰富的临床实践和教学经验,也具有很丰富的教材编写经验,这些都为本教材编写质量的可靠性、信息准确性以及教材的可执教性和学生的可接受性提供了保证。我相信,在教育、卫生系统的通力合作下,在广大临床药学教育工作者的大力支持和参与下,包括本教材在内的第二轮临床药学专业规划教材的修订出版对推动医药教育综合改革,提高临床药学人才培养质量必将产生积极的推动作用。

中国工程院院士 郑树森

2015 年 4 月

前　言

随着医院药学的工作重点逐渐转向以患者为中心的药学服务,临床药物治疗学作为一门研究药物预防、治疗疾病的理论和方法的综合学科,在临床药学教学和实践中的地位日益凸显。

本教材紧密围绕临床药学专业培养目标,并与临床实践充分衔接,力求反映临床药物治疗学的学科特点、工作重心及发展趋势,突出权威性、实用性和先进性。

《临床药物治疗学各论》分上、下两册,共24章。上册以内科系统疾病药物治疗为主,下册以外科系统疾病药物治疗为主。在充分借鉴国内外经典临床药物治疗学著作的基础上,以各系统疾病为纲,结合临床药学教学及实践需求,简要概述各系统疾病特点、一般治疗原则、常用药物分类及其作用机制,并重点阐述该系统常见疾病的具体药物治疗,并在药物治疗方案设计的基础上增加"药物治疗管理"、"案例分析",重点强调在各种疾病状态下临床药学工作者如何实现以患者为中心的合理用药。

本教材具有如下特点:

1. 突出临床药学专业特点,以药物治疗方案和治疗管理为内容主体,关注不同疾病的治疗策略、药物选择、疗效评价及治疗风险防范等,将医学知识和药学知识有机融合。

2. 充分吸收临床药物治疗学发展的最新动态,纳入各专科最新权威诊疗指南,并引进相关基因、受体测定及治疗药物监测等药物治疗方案设计辅助手段,以体现教材内容的先进性和创新性。

3. 注重临床药物治疗学基本理论教学与临床实践教学的互动,突出临床思维在疾病药物治疗过程中的运用,并提供临床药物治疗经典案例供临床药学专业学生学习,促进学以致用。

4. 本教材在各章节后附思考题,用于帮助学生在课后进行学习讨论,并配备直观、生动、形象的网络增值服务,既可辅助课堂教学,又可作为学生自我学习的参考,提高学生的思辨能力和主动获取知识的能力。

本教材编写分工如下:第一章由贾继东、卜书红编写,第二章由张秀华编写,第三章由殷跃辉、刘世霆、郑萍编写,第四章由杨勇、杨长青编写,第五章由陈万生、赵青威、伊佳编写,第六章由史国兵、樊蓉编写,第七章由方芸、计成、张亚同编写,第八章由张幸国、羊红玉、吴佳莹编写,第九章由吕迁洲、陈璋璋编写,第十章由张晓坚、兰轲、赵咏梅编写,第十一章由方平飞、原海燕、刘艺平编写,第十二章由夏培元编写,第十三章由杨艳编写,第十四章由孙国平编写,第十五章由胡盈莹、黄德福、罗顺峰编写,第十六章由邓颖编写,第十七章由梅丹、范鲁雁、秦侃编写,第十八章由熊利泽编写,第十九章由万朝敏、吴云明编写,第二十章由胡丽娜、王志启编写,第二十一章由朱曼编写,第二十二章由王国俊编写,第二十三章由曹亚军编写,第二十四章由高东雁编写。全书由蔡映云教授主审。

　　本书主要供普通高等院校临床药学专业教学使用,还可作为医疗机构临床药学工作者、各专科临床医师开展药物治疗工作的重要参考工具书。

　　本书的编写得到了各编委所在单位、人民卫生出版社的大力支持,充分吸纳了众多同行专家的宝贵意见,引用了诸多权威文献资料,在此一并致以诚挚谢意。限于编者水平,内容疏漏甚至错误在所难免,希望读者提出宝贵意见,以便再版时补充修订,更臻完善。

编　者

2015 年 5 月

目 录

下 册

第十三章 骨科疾病

第一节 总 论

一、骨科疾病概述

正常成年人体的骨骼系统由 206 块骨头及超过 200 个关节所组成,重量约占正常成年人体重的 15%。骨骼构成了人体的支架,支持人体的软组织,承担起人体全身的重量并赋予人体一定的外形。骨骼亦可保护体内重要器官,如颅骨保护脑,胸廓保护心、肺等。骨骼亦为肌肉提供附着面,让肌肉收缩时能够牵动骨骼作为杠杆,引起各种各样的运动。骨骼还是人体矿物质(特别是钙、磷)的储存库。骨科疾病即各种原因导致骨骼系统产生的令人体不适或影响其生活的疾病,主要包括骨创伤、骨关节炎、颈肩腰腿痛、骨肿瘤、骨质疏松等。

骨科疾病的主要特点是发病人群非常广泛,发病率高。据中华医学会骨科学分会等权威机构的联合调查数据显示:我国颈、腰椎病患者已经突破 3.6 亿,该疾病的发病率高达 28%,仅次于感冒发病率。我国中青年的骨科疾病发病率亦正在急速上升,在 2000 名样本中,发病率为 12%。30~40 岁的人群中,22.8% 患有颈腰椎病,50~60 岁的人群中,发病率达到 71%,而 60 岁以上的人群发病率更是高达 82%,70 岁左右接近 100%。

二、骨科疾病的一般治疗原则

骨科疾病种类繁多且各种疾病的治疗原则不尽相同,现将几种常见骨科疾病的治疗原则介绍如下。

(一)骨折的一般治疗原则

骨折治疗原则总的概括有四个,即复位、固定、功能锻炼和药物治疗。

1. 复位　复位是将移位的骨折段恢复正常或接近正常的解剖关系,重建骨骼的支架作用。

2. 固定　骨折愈合需要一定的时间,因此必须用固定的方法将骨折维持于复位后的位置,待其坚固愈合。

3. 功能锻炼　功能锻炼的目的是在不影响固定和愈合的前提下,尽快恢复患肢肌肉、肌腱、韧带、关节囊的舒缩活动,防止发生肌肉萎缩、骨质疏松、肌腱挛缩、关节僵硬并发症。

4. 药物治疗　用药利于消肿止痛,并促进骨折的愈合。

(二)颈肩腰腿痛的一般治疗原则

颈肩部腰腿痛是运动系统慢性损伤(chronic damage of locomotion system)表现出的临床症状和体征。运动系统慢性损伤是一组临床常见的病损。参与运动的组织结构无论是骨、关节、肌肉、肌腱、韧带、筋膜、滑囊及其毗邻的血管、神经等,均可因反复的机械运动等而受到损害,表现出相应的临床症状和体征。腰腿痛是一种慢性疼痛,长期慢性疼痛通常给人们日常生活与工作带来很大的不便和痛苦,影响人们的心理并降低生活质量。慢性损伤在一定程度上是可以预防的,应防治结合,祛除病因,以防为主。反复发作者,治愈甚为困难。

1. 减少损伤性因素 本病是由长期不良的体位性、姿势性及职业性的局部损害所致,限制致伤动作、纠正不良姿势、增强肌力、维持关节的非负重活动和适时改变姿势使应力分散,从而减少损伤性因素,增加保护性因素是治疗的关键,否则容易复发。

2. 物理治疗 理疗、按摩等物理治疗可改善局部血液循环、减少粘连,有助于改善症状。局部可使用膏药,还可涂抹外用非甾体抗炎药或中药制剂后反复轻柔按摩,增加其皮肤渗透性,减少局部炎症反应。

3. 合理应用非甾体抗炎药 非甾体抗炎药物种类较多,是治疗运动系统慢性损伤的常用药物,对于减轻或消除局部炎症有明显疗效,可短期间断使用。

4. 合理、正确使用肾上腺糖皮质激素 局部注射肾上腺糖皮质激素有助于抑制损伤性炎症,减轻粘连,是临床上常用的行之有效的方法。

5. 手术治疗 对某些非手术治疗无效的慢性损伤,可适时采用手术治疗。

(三)骨关节炎的一般治疗原则

骨关节炎发生后,随着年龄的增长,其病理学改变不可逆转。治疗目的是缓解或解除症状,延缓关节退变,最大限度地保持和恢复患者的日常生活。

1. 非药物治疗 对于初次就诊且症状不严重的骨关节炎患者,非药物治疗是首选的治疗方式,目的是减轻疼痛、改善功能。

2. 药物治疗 如非药物治疗无效,可根据关节疼痛情况选择药物治疗。

3. 手术治疗 外科治疗的目的在于进一步协助诊断、减轻或消除疼痛、防止或矫正畸形、防止关节破坏进一步加重、改善关节功能、综合治疗的一部分。外科治疗的方法主要有:游离体摘除术;通过关节镜行关节清理术、截骨术、关节融合术和关节成形术等;骨关节炎晚期可依年龄、职业及生活习惯等选用人工关节置换术。

三、治疗骨科疾病的常用药物

多种疾患均需药物治疗,骨科也不例外,外科治疗仅是治疗的一种手段,而药物治疗则贯彻始终,不能偏废。

(一)抗感染药物

感染的危害在骨科领域尤为重大,一旦手术后感染,意味着手术失败,甚至遗留伤残。外科手术预防用药的目的是为了预防手术后切口感染以及清洁-污染手术后手术部位感染及术后可能发生的全身感染。骨科疾病手术预防选用抗菌药物的品种需根据切口类别及污染程度选用。在选择使用何种抗菌药物进行围术期预防时,应考虑下述几个因素。

1. 该手术的常见感染病原菌。
2. 抗菌药物的抗菌谱。
3. 抗菌药物的药动学特点。
4. 抗菌药物的不良反应。

由于手术前无法确定哪一类细菌可能引起感染,一般使用相对广谱,即同时能杀灭革兰阴性肠道杆菌和革兰阳性葡萄球菌和链球菌的抗菌药物,而不使用窄谱抗菌药物。迅速起效是预防用药的基本要求之一,所以临床上一律使用杀菌剂而不用抑菌剂。对照上述要求,一般公认 β-内酰胺类抗菌药物,尤其是头孢菌素类抗菌药物,是最适宜的预防用药。

(二)镇痛药

1. 非甾体抗炎药 非甾体抗炎药是骨科疾病治疗中最常用的药物。作用机制是抑制环氧酶(COX),导致前列腺素(PG_s)合成减少,使炎症减轻,达到消炎止痛的目的。特点是起效快,可缓解疼痛,但不能控制疾病进展。现已发现 COX 有 2 种亚型,即 COX-1 和 COX-2。COX-1 为结构酶,其产物 PG_s 主要参与调节机体的生理功能,如调节外周血管张力,维持肾血流量,保护胃黏膜及调节血小板聚集。COX-2 是诱导酶,存在于白细胞中,能合成 PG_s 导致炎症和疼痛,宜选用副作用小的选择性 COX-2 抑制剂。但近年发现选择性 COX-2 抑制剂(罗非昔布等)有心血管系统的不良反应,值得注意。临床常用药物有对乙酰氨基酚、阿司匹林、布洛芬、贝诺酯和高选择性 COX-2 抑制剂如塞来昔布和尼美舒利等。该类药物仅有中等程度的镇痛作用,对慢性钝痛有效,对急性锐痛、严重创伤的剧痛、平滑肌绞痛无效,长期应用不产生欣快感和成瘾性。

2. 阿片类镇痛药 阿片类镇痛药作用部位在中枢,通过激动脊髓胶质区、丘脑内侧、脑室及导水管周围灰质等部位的阿片受体,模拟内源性阿片肽对痛觉的调制功能而产生镇痛作用。阿片类药物分为强阿片类和弱阿片类药物,根据其内在活性又可分为完全激动剂(吗啡、氢吗啡酮、美沙酮、芬太尼、哌替啶和曲马多);部分激动剂(丁丙诺啡、喷他佐辛和布托啡诺)或激动-拮抗剂(纳布啡和纳诺啡)。该类药物镇痛作用强,对急性锐痛、严重创伤的剧痛、平滑肌绞痛等效果好,但反复应用,多数易成瘾,故又称成瘾性镇痛药或麻醉性镇痛药。

3. 抗抑郁药物 抗抑郁药除了有抗抑郁效应外还有镇痛作用,可用于治疗各种慢性疼痛综合征。已经证明阿米替林、去甲替林和地昔帕明对带状疱疹后遗神经痛有效,去甲替林对糖尿病外周神经痛有效且副作用少,阿米替林与地昔帕明疗效相当,而氯米帕明比地昔帕明更优越。三环类抗抑郁药通过阻止去甲肾上腺素和 5-HT 的再摄取(去甲肾上腺素和 5-HT 可以作用于中枢和脊髓水平),影响内啡肽介导的疼痛调节通路而产生镇痛作用。

4. 苯二氮䓬类药物 临床一般将镇静催眠抗焦虑药分为镇静类药,即苯二氮䓬类药物,如地西泮和硝西泮等,该类药物具有镇静、抗焦虑及肌松作用,故常用于急性疼痛伴焦虑、肌痉挛或失眠患者,或在慢性疼痛治疗中作为辅助用药,但反复应用后可引起药物依赖和耐药性,故不应滥用;吩噻嗪和丁酰苯类药物,如氯丙嗪、异丙嗪及氟哌利多等,它们具有较明显的中枢神经系统抑制作用,并能增强催眠、镇痛及麻醉药物的作用,临床可用于慢性疼痛、癌性疼痛和神经性疼痛的治疗,可改善患者的精神症状,以达到镇痛目的。

5. 肾上腺皮质激素 糖皮质激素具有抗炎、抗过敏和免疫抑制等作用,常可应用在炎症反应引起的疼痛治疗中。在骨关节炎的治疗中临床常用一定浓度和数量的糖皮质激素注射液和局部麻醉药混合注射到病变区域,如关节、筋膜等。临床应用类固醇激素主要是利用其抗炎作用,改善毛细血管的通透性,抑制炎症反应,减轻致病因子对机体的损害。常用糖皮质激素有甲泼尼龙、地塞米松等。应用于局部神经末梢或神经干周围的常用局部麻醉药物为利多卡因、普鲁卡因等。长期应用糖皮质激素后可引起多种不良反应,因此应选用副作用小的局部用药,根据病情适当调整药物剂量和次数。

(三)促进骨折愈合的中成药

骨折是一种十分常见且愈合过程复杂的创伤,涉及一系列不同的细胞活动。促进骨折愈合是一个复杂的过程,经研究证明其愈合过程存在诸多影响因素。中医中药在骨折治疗中有其独到优势。中医理论认为骨折初期,瘀血留滞,瘀血不去,新血不生。因此改善骨折后骨的血液循环是促进骨折愈合的一个重要方面。对于骨折早期的红、肿、热、痛可选用传统中药(如三七、红花、乳香、没药等)及其制剂,能很好地改善这些临床症状,且可改善和促进局部血流,有利于骨折的早期愈合修复。此类药物既有内服,亦有外用及注射用剂型。

（四）软骨保护剂

软骨保护剂是人为地给予软骨基质成分。常用药物有:硫酸氨基葡萄糖、多硫酸聚氨基葡萄糖、戊聚糖多硫酸钠、几丁酸、玻璃酸钠等。此类药物作用机制如下。

1. 直接补充软骨基质,减慢软骨降解,促进软骨细胞代谢活性,恢复软骨细胞基质分泌功能,产生生理需要的蛋白多糖。

2. 抑制胶原酶、磷脂酶 A 和超氧化物自由基的产生,防止软骨损伤,保护关节软骨。

（五）其他类

如生长因子类,常用的有多肽生长素,可促进骨生长,改善骨代谢。

第二节　常见骨科疾病的药物治疗

一、创伤性骨折

（一）病因和分类

骨折(fracture)即骨的完整性和连续性中断。骨折可由创伤和骨骼疾病所致,后者如骨髓炎、骨肿瘤所致骨质破坏,受轻微外力即发生的骨折,称为病理性骨折。本节重点讨论创伤性骨折。

1. 直接暴力　暴力直接作用使受伤部位发生骨折,常伴有不同程度的软组织损伤。如小腿受到撞击,于撞击处发生胫腓骨骨干骨折。

2. 间接暴力　暴力通过传导、杠杆、旋转和肌收缩使肢体受力部位的远处发生骨折。如跌倒时以手掌撑地,依其上肢与地面的角度不同,暴力向上传导,可致桡骨远端骨折或肱骨髁上骨折。骤然跪倒时,可致髌骨骨折。

3. 疲劳性骨折　长期、反复、轻微的直接或间接外力可致使肢体某一特定部位骨折,如远距离行军易致第 2、3 跖骨及腓骨下 1/3 骨干骨折,称为疲劳性骨折,也可称为应力性骨折。

根据骨折处皮肤、筋膜或骨膜的完整性分类:

1. 闭合性骨折　骨折处皮肤及筋膜或骨膜完整,骨折端不与外界相通。

2. 开放性骨折　骨折处皮肤及筋膜或骨膜破裂,骨折端与外界相通。骨折处的创口可由刀伤、枪伤由外向内形成,亦可由骨折端刺破皮肤或黏膜从内向外所致。如伴膀胱或尿道破裂的耻骨骨折、伴直肠破裂的尾骨骨折均属开放性骨折。

根据骨折的程度和形态分类:

1. 不完全骨折　骨的完整性和连续性部分中断,按其形态又可分为:

(1)裂缝骨折:骨质出现裂隙,无移位,多见于颅骨、肩胛骨等。

（2）青枝骨折：多见于儿童，骨质和骨膜部分断裂，可有成角畸形。有时成角畸形不明显，仅表现为骨皮质劈裂，与青嫩树枝被折断时相似而得名。

2. 完全骨折　骨的完整性和连续性全部中断，按骨折线的方向及其形态可分为：

（1）横骨骨折：骨折线与骨干纵轴接近垂直。

（2）斜形骨折：骨折线与骨干纵轴呈一定角度。

（3）螺旋形骨折：骨折呈螺旋状。

（4）粉碎性骨折：骨质破裂成3块以上。骨折线呈T形或Y形者又称为T形或Y形骨折。

（5）嵌插骨折：骨折块相互嵌插，多见于干骺骨折。即骨干的骨密质嵌插入骺端的骨松质内。

（6）压缩性骨折：多见于骨松质，如脊椎骨和跟骨。

（7）骨骺损伤：经过骨骺的骨折，骨骺的断面可带有数量不等的骨组织。

根据骨折端稳定程度分类：

1. 稳定性骨折　在生理外力作用下，骨折端不易发生移位的骨折，如裂缝骨折、青枝骨折、横骨骨折、压缩性骨折、嵌插骨折等。

2. 不稳定性骨折　在生理外力作用下，骨折端易发生移位的骨折，如斜形骨折、螺旋形骨折、粉碎性骨折等。造成各种不同移位的影响因素为：

（1）外界直接暴力的作用方向是造成骨折端移位的主要因素。

（2）不同部位的骨折由于肌肉的牵拉，可造成不同方向的移位。

（3）不恰当的搬运。

（二）临床表现及诊断

1. 临床表现

（1）全身表现

1）休克：骨折后休克的主要原因是出血，特别是骨盆骨折、股骨骨折和多发性骨折。其出血量大者可达2000ml以上。严重的开放性骨折或并发重要内脏器官损伤时亦可导致休克甚至死亡。

2）发热：骨折后一般体温正常，出血量较大的骨折，如股骨骨折、骨盆骨折、血肿吸收时可出现低热，但一般不超过38℃。开放性骨折患者出现高热时，应考虑感染的可能。

（2）局部表现：骨折一般表现为局部疼痛、肿胀和功能障碍。骨折时，骨髓、骨膜以及周围组织血管破裂出血，在骨折处形成血肿，以及软组织损伤所致水肿，使患肢严重肿胀，甚至出现张力性水疱和皮下瘀斑，由于血红蛋白的分解，可呈紫色、青色或黄色。骨折局部出现剧烈疼痛，特别是移动患肢时加剧，伴明显压痛。局部肿胀或疼痛使患肢活动受限，若为完全性骨折，可使受伤肢体活动功能完全丧失。

2. 诊断

骨折的特有体征如下。

（1）畸形：骨折端移位可使患肢外形发生改变，主要表现为缩短、成角或旋转畸形。

（2）异常活动：正常情况下肢体不能活动的部位，骨折后出现不正常的活动。

（3）骨擦音或骨擦感：骨折后两骨折端相互摩擦时，可产生骨擦音或骨擦感。

具有以上三个骨折特有体征之一者,即可诊断为骨折。值得注意的是,有些骨折如裂缝骨折、嵌插骨折、脊柱骨折及骨盆骨折,没有上述 3 个典型的骨折特有体征,应常规进行 X 线平片检查,必要时行 CT 或 MRI 检查以便确诊。

准确的诊断是正确治疗的基础。骨折患者的肢体畸形十分明显,如果只根据一两处显眼的畸形就下结论,或只凭借 X 线片就作出诊断,就很可能漏诊、误诊。因此,首先要判断有无骨折存在,再进一步明确骨折的部位、类型和移位情况。在诊断骨折的同时,还要及时发现多发伤与合并伤,从而作出全面的诊断与切合实际的处理。

骨折患者的外伤史询问,询问病史涉及的方面很多,但为了能及时而较明显地作出诊断,应该主要抓住三方面的问题:其一:受伤情况(时间、地点、部位、姿势、暴力的性质、方向和大小)。其二:疼痛(什么部位疼痛)。其三:功能障碍(运动障碍、感觉障碍、排尿障碍等)。

大多数骨折一般只引起局部症状,严重骨折和多发性骨折可导致全身反应。

(三)治疗原则

骨创伤病因多种多样,进行正确诊断后,须结合临床表现对骨创伤分类,以便确定治疗方案。骨创伤多采用手术治疗为主,辅以药物进行消肿、止痛、活血化瘀治疗;开放型骨创伤还应围术期预防用抗生素。围术期选用抗生素须遵循抗生素合理使用原则,注意抗菌药物的给药时机、给药剂量、给药疗程。不宜同时应用两种以上的镇痛药,以免引起肝、肾、胃肠道的损伤。注意患者个体差异和药物过敏史,以避免各类药物的不良反应及禁忌证。

(四)药物治疗方案

1. 治疗药物分类 目前骨创伤相关的治疗药物包括抗菌药物、止痛药、促进骨折愈合的中药及其制剂(表 13-1 ~ 表 13-4)。

表 13-1 骨创伤常用抗菌药物及特点

名称	所属类别	$t_{1/2}$	作用特点
苯唑西林(oxacillin)	β-内酰胺类	约 0.4h	可口服或注射
氯唑西林(cloxacillin)	β-内酰胺类	0.5 ~ 1.1h	重症可肌注、静滴
羧苄西林(carbenicillin)	β-内酰胺类	约 1h	对铜绿假单胞菌有效
头孢唑林(cephazolin)	第一代头孢	1.5 ~ 2.2h	对革兰阳性菌作用强,对革兰阴性菌作用弱
头孢拉定(cefradine)	第二代头孢	0.8 ~ 1h	对革兰阳性菌作用强,对革兰阴性菌作用弱
头孢西丁(cefoxitin)	第二代头孢	约 0.8h	对革兰阳性菌作用稍差于第一代头孢,对革兰阴性菌弱,对铜绿假单胞菌、沙雷杆菌、粪链球菌作用差
头孢曲松(ceftriaxone)	第三代头孢	7.1h	对革兰阳性菌、革兰阴性菌作用较强,不耐酸
头孢他啶(ceftazidime)	第三代头孢	2h	对革兰阳性菌、革兰阴性菌作用较强,不耐酸

名称	所属类别	$t_{1/2}$	作用特点
林可霉素（lincomycin）	其他类	4~5.4h	对革兰阳性菌作用强,渗入骨组织
克林霉素（clindamycin）	其他类	0.75~1h	口服吸收快而完全,作用比林可霉素强
妥布霉素（tobramycin）	氨基糖苷类	0.5~4.5h	抗菌效应大于庆大霉素,毒性相对较小
阿米卡星（amikacin）	氨基糖苷类	2~2.5h	用于耐庆大霉素和卡那霉素的革兰阴性菌感染
环丙沙星（ciprofloxacin）	氟喹诺酮类	约5h	对革兰阳性菌、大部分及革兰阴性菌有很强作用,可作用于衣原体和螺旋体
万古霉素（vancomycin）	糖肽类	4~8h	对耐甲氧西林金黄色葡萄球菌有效,对革兰阴性菌无效
复方磺胺甲噁唑（trimesulf）	磺胺类	SMZ(10h)TMP(8~10h)	目前磺胺类药物中抗菌最强而且较常用的复方制剂

表 13-2 骨创伤围术期预防用抗菌药物

名称	作用特点	$t_{1/2}$	不良反应
头孢唑林	对革兰阳性菌作用强,对革兰阴性菌作用弱	0.33h	①极少有休克发生;②少数有过敏反应;③罕见严重肾功能异常等
头孢拉定	对革兰阳性菌作用强,对革兰阴性菌作用弱	0.8~1h	本品不良反应较轻,发生率也较低,约6%。恶心、呕吐、腹泻、上腹部不适等胃肠道反应较为常见
克林霉素	抗革兰阳性菌作用强,渗入骨组织,吸收快而全	0.75~1h	①肌内注射后,在注射部位偶可出现轻微疼痛。长期静脉滴注可出现静脉炎。②胃肠道反应:偶见恶心、呕吐、腹痛及腹泻。③过敏反应:少数患者可出现药物性皮疹

表 13-3 骨创伤常用止痛药

药物及分类	药动学	主要不良反应
水杨酸类		
阿司匹林（aspirin）	迅速代谢为水杨酸,水杨酸具有药理活性	凝血障碍、瑞夷综合征、诱发或加重溃疡
苯胺类		
对乙酰氨基酚（paracetamol）	少量药物代谢为有毒性的对乙酰苯醌亚胺	慢性肾炎、肾乳头坏死、肝坏死
吲哚乙酸类		
吲哚美辛（indomethacin）	口服吸收迅速完全,2 小时达C_{max},$t_{1/2}$为 2~3 小时	胃肠道反应,中枢神经系统症状、肝功能损害、抑制造血系统等不良反应多,发生率35%~50%,20%的患者须停药

续表

药物及分类	药动学	主要不良反应
芳基烷酸类		
布洛芬（ibuprofen）	口服易吸收,血浆蛋白结合率为 99%。1.2 ~ 2.1 小时达 C_{max}, $t_{1/2}$ 为 1.8 ~ 2 小时	最常见的不良反应是胃肠系统,其发生率高达 30%
萘普生（naproxen）	口服吸收迅速而完全,血浆蛋白结合率大于 99%,2 ~ 4 小时达 C_{max}, $t_{1/2}$ 为 13 ~ 14 小时	长期服用耐受良好,副作用主要为胃肠道轻度和暂时不适
氟比洛芬（flurbiprofen）	口服吸收迅速而完全,消除半衰期为 5.7 小时;达峰时间约为 1.5 小时	较常见的副反应为胃肠道反应,如消化不良、恶心、腹痛等;偶见中枢神经系统反应,如头痛、瞌睡等
洛索洛芬（loxoprofen）	口服本品后迅速吸收,半衰期均约 1 小时 15 分钟	主要不良反应有消化系统症状（胃及腹部不适感、胃痛、恶心及呕吐、食欲不振、浮肿及水肿、皮疹及荨麻疹、嗜睡等）
烯醇酸类		
吡罗昔康（piroxicam）	口服吸收良好, $t_{1/2}$ 约 50 小时,每日给药 1 次即可	日剂量超过 20ml 引起溃疡和出血的风险高于其他 NSAIDs
氯诺昔康（lornoxicam）	口服吸收良好, $t_{1/2}$ 3 ~ 5 小时。起效迅速, $t_{1/2}$ 较短是其特点	头晕、头痛、恶心、呕吐、胃痛、腹泻
选择性 COX-2 抑制剂		
塞来昔布（celecoxib）	$t_{1/2}$ 10 ~ 12 小时。抑制肝药酶 CYP2D6 的活性	抑制肾脏 PG 合成,可诱发高血压和水肿,诱发血栓
尼美舒利（nimesulide）	口服生物利用度大于 90%,不受食物影响。绝大部分药物经肝脏代谢, $t_{1/2}$ 2 ~ 4.7 小时	胃肠道不良反应发生率低,但可致急性肝炎、重症肝炎和重症肝损害
阿片受体激动剂		
吗啡（morphine）、芬太尼（fentanyl）	有首关效应,疗效维持 4 ~ 5 小时	呼吸抑制,严重便秘、成瘾性
曲马多（tramadol）	疗效维持 4 ~ 6 小时	诱发癫痫
阿片受体部分激动剂		
可待因（codeine）	疗效维持 3 ~ 4 小时	呼吸抑制,严重便秘,弱于吗啡
丁丙诺啡（buprenorphine）	疗效维持 4 ~ 8 小时	诱发戒断症状

临床上还常用一些含表13-4中成分的中药制剂（包括内服、外用、注射液制剂）。内服的如：接骨七厘片、三七伤药胶囊、愈伤灵胶囊、云南白药胶囊等；外用的如大家耳熟能详的：正红花油、红药气雾剂等；注射用制剂：如骨宁注射液等。

表13-4　骨折常用中药

骨折分期	常用中药	作用
早期	乳香、没药、血竭、当归、大黄	活血化瘀，消肿止痛
中期	自然铜、土鳖虫	合营生新、接骨续筋
晚期	骨碎补、当归	强筋壮骨、补养气血

2. 治疗方案

（1）抗菌药物的选用：手术是治疗骨创伤的主要手段，开放性骨创伤手术易发生感染。感染是最常见的手术后并发症。正确地预防性应用抗菌药物有助于减少手术部位感染。

围术期应用抗菌药物的目的是预防手术部位感染。手术部位感染（surgical site infection，SSI）是指围术期（个别情况在围术期以后）发生在切口或手术深部器官或腔隙的感染，如切口感染、器官脓肿等。手术部位感染的发生与手术野所受污染程度有关。目前普遍将手术切口分为4类，不同切口的感染率有显著不同。确切分类一般在手术后作出，但外科医生在术前应进行预测，作为决定是否需要预防性使用抗菌药物的重要依据。

在任何部位，引起手术切口感染最常见的病原菌是葡萄球菌（金黄色葡萄球菌和凝固酶阴性葡萄球菌），其次是肠杆菌科细菌（大肠埃希菌、肠杆菌等）。抗菌药物对SSI的预防作用毋庸置疑，但并非所有骨创伤手术都需要，应根据切口类别来决定是否需要预防性应用抗菌药物。在选择使用何种抗菌药物进行围术期预防时应考虑下述几个因素：该手术的常见感染病原菌；抗菌药物的抗菌谱；抗菌药物的药动学特点；抗菌药物的不良反应。

头孢菌素属广谱抗菌药物，不同代的抗生素其抗菌谱存在差别，各有所长也各有所短，应注意选择。一般骨科手术的主要感染病原菌是葡萄球菌，因此，首选第一代头孢菌素如头孢唑林、头孢拉定。复杂、创伤性大而感染风险高的骨科手术可用第三代头孢菌素如头孢曲松、头孢噻肟。患者对药物过敏而不宜使用头孢菌素时，针对葡萄球菌、链球菌可选用克林霉素，针对革兰阴性杆菌可用氨曲南，大多二者联合应用。预防应用抗菌药物的给药时机极为关键，β-内酰胺类抗菌药物应在切开皮肤（黏膜）前30分钟（麻醉诱导时）开始给药，以确保在发生细菌污染之前血清及组织中的药物已达到有效浓度。为了准确掌握抗菌药物在组织中达到有效浓度的时间，一般应经静脉给药，且于30分钟内滴完，不宜放在大瓶液体内缓慢滴入，否则达不到有效浓度。对万古霉素、克林霉素另有规定。血清和组织内抗菌药物有效浓度必须能够覆盖手术全过程。预防用药的目的是及时消灭在手术过程中污染创面的细菌，手术结束后不会再发生新的污染，因此抗菌药物只需短程使用，择期手术结束后不必再用，应在24小时内停止使用。若患者有明显高危因素，或使用了人工植入物，或术前已发生细菌污染（如开放性创伤）时，可再用一次或数次到24小时，特殊情况可以延长到48小时。

（2）止痛药的选用：骨科围术期疼痛包括原发疾病和手术操作引起的疼痛，或两者兼而有之。围术期镇痛的目的有 4 个：①减轻术后疼痛，提高患者的生活质量。②提高患者对手术质量的整体评价。③使患者更早地开展康复训练。④降低术后并发症。术前、术中、术后镇痛均很重要。一些患者因原发疾病需术前镇痛治疗，应选用对凝血功能无影响的止痛药，阿司匹林对出血有影响，此时就不宜选用。术中镇痛药物选用详见"疼痛的药物治疗"章节，在此不再赘述。术后镇痛最常用的药物有阿片类药物，如吗啡、哌替啶和芬太尼；非阿片类药，如曲马多等。解热镇痛药对锐痛和内脏痛疗效差，故较少使用。术后疼痛强度与手术部位及手术类型相关，骨创伤手术术后疼痛多为急性疼痛，而且疼痛程度多为重度（如骨折内固定术），根据疼痛强度可选择硬膜外或内服阿片类镇痛药物。

（3）促进骨折愈合中西药的选用：骨折后亦可根据患者的具体情况选用一些活血化瘀类中药及其制剂辅助治疗。常用内服药物：接骨七厘片（成分：乳香、没药、土鳖虫、自然铜、血竭、骨碎补），每片 0.3g，每次 5 片，每天 2 次，连用 1～3 周。亦可注射促进骨代谢，加速骨再生的一些含多种氨基酸、肽类及生长因子的制剂辅助治疗，具体疗程详见各药说明书。

3. 治疗管理

（1）疗效监测：骨创伤的基本症状和体征改善情况，如骨折的愈合情况。结合 CT 及 MRI 等多种影像学检查结果等，有助于疗效监测。

（2）常见并发症的防范及处理

1）脂肪栓塞：是一种严重的创伤并发症，常易发生于多发骨折，但也可发生在大手术及烧伤等情况。脂肪栓塞是脂肪颗粒阻塞微循环，侵及脑、肺、心、肾，发病急，病死率高。发病原因尚不明确，治疗主要是支持治疗。治疗目的在于保护主要器官，纠正水电解质和酸碱失衡及缺氧和防止并发症，尚无特效治疗。治疗一定要及时，不能等待所有指标出现才开始治疗。

2）创伤性休克：见于严重的外伤，如大血管破裂、复杂性骨折、挤压伤或大手术等，引起血液或血浆丧失，损伤处炎性肿胀和体液渗出，可导致低血容量。受损机体内可出现组胺、蛋白酶等血管活性物质，引起微血管扩张和通透性增高，致有效循环血量进一步降低。另一方面，创伤可刺激神经系统，引起疼痛和神经-内分泌系统反应，影响心血管功能。有的创伤如胸部伤可直接影响心肺，颅脑伤有时可使血压下降等。所以创伤性休克的病情比较复杂。

由于创伤性休克亦属于低血容量性休克，故其急救也需要扩张血容量，与失血性休克时基本相同。但由于损伤可有血块、血浆和炎性渗液积存在体腔和深部组织，必须详细检查以准确估计丢失量。创伤后疼痛刺激严重者需适当给予镇痛镇静药；妥善临时固定受伤部位；手术和较复杂的其他处理，一般应在血压稳定后或初步回升后进行。创伤或大手术继发休克后，还应使用抗生素，避免继发感染。

3）骨筋膜室综合征：即由骨、骨间膜、肌间隔和深筋膜形成的骨筋膜室内肌肉和神经因急性缺血而产生的一系列综合征。最多见于前臂掌侧和小腿，常由创伤、骨折的血肿和组织水肿使骨筋膜室内容物体积增加或外包扎过紧、局部压迫使骨筋膜室容积减小而导致骨筋膜室内压力增高所致。骨筋膜室综合征的早期临床表现以局部为主，只有在持续缺血，发生广泛坏死时，才出现全身症状，如体温升高、脉搏增快、血压下降、血沉加快、尿中出现血红蛋白等。本症一旦确诊，应立即切开所有内压增高的骨筋膜间隔。早期彻底切开筋膜减压是防止肌肉和神经发生缺血性坏死的唯一有效方法。全身症状的处理包括抗休克、纠正酸中毒和高钾血症、处理肾衰竭，必要时截肢。

4）坠积性肺炎：主要发生于因骨折而长期卧床不起患者，特别是老年、体弱和伴有慢性病患者，有时可因此而危及患者生命。应鼓励患者积极进行功能锻炼，及早下床活动。

5）压疮：严重创伤骨折，长期卧床不起，身体骨突处受压，局部血液循环障碍，易形成压疮。常见部位有骶骨部、髋部、足跟部。特别是截肢患者，由于失神经支配，缺乏感觉和局部血液循环更差，不仅更易发生压疮，而且发生后难以治愈。发生压疮，局部处理：对Ⅰ期压疮患者，翻身是预防压疮最经济有效的方法，根据病情每 1～2 小时翻身 1 次，患者侧卧位，背部与床铺的角度以 45°为宜；半卧位时床头抬高 <30°，时间 <30 分钟/次。对Ⅱ期压疮有水疱形成者，在无菌操作下剪开水疱，用 0.2% 碘伏消毒创面周围皮肤，再用生理盐水清洗创面。将芦荟胶涂于压疮创面，然后用创口敷料覆盖创面，2 次/日，直至创面干燥结痂。对Ⅲ期压疮：清洁创面，祛腐生新，促其愈合，根据伤口情况给予相应处理。常用的清洁疮面溶液有生理盐水、0.02% 呋喃西林、3% 过氧化氢或 1∶5000 高锰酸钾等溶液。

6）下肢深静脉血栓形成：多见于骨盆骨折或下肢骨折，下肢长时间制动，静脉血回流缓慢，加之创伤所致血液高凝状态，易导致血栓形成。应加强活动锻炼，皮下注射低分子肝素，或口服华法林，预防其发生。

7）感染：开放性骨折，特别是污染较重或伴有较严重的软组织损伤者，若清创不彻底，坏死组织残留或软组织覆盖不佳，导致骨外露，可能发生感染。处理不当可致化脓性骨髓炎。感染治疗参见抗感染章节。

8）关节僵硬：即指患肢长时间固定，静脉和淋巴回流不畅，关节周围组织中浆液纤维性渗出和纤维蛋白沉积，发生纤维粘连，并伴有关节囊和周围肌肉挛缩，致使关节活动障碍。这是骨折和关节损伤最为常见的并发症。及时拆除外固定和积极进行功能锻炼，是预防和治疗关节僵硬的有效方法。

9）急性骨萎缩：即损伤所致关节附近的疼痛性骨质疏松，亦称反射性交感神经性骨营养不良。好发于手、足骨折后，典型症状是疼痛和血管舒缩紊乱。疼痛与损伤程度不一致，随邻近关节活动而加剧，局部有烧灼感。由于关节周围保护性肌痉挛而致关节僵硬。血管舒缩紊乱可使早期皮温升高，水肿及汗毛、指甲生长加快，随之皮温低、多汗、皮肤光滑、汗毛脱落。致手或足肿胀、僵硬、寒冷、略呈青紫达数个月之久。骨折后早期应抬高患肢、积极进行主动功能锻炼，促进肿胀消退，预防其发生。一旦发生，治疗十分困难，以主动与被动功能锻炼和物理治疗为主，必要时可采用交感神经封闭，以缓解疼痛。

10）缺血性肌挛缩：是骨折最严重的并发症之一，是骨筋膜室综合征处理不当的严重后果。它可由骨折和软组织损伤直接所致，更常见的是骨折处理不当所造成，特别是外固定过紧。提高对骨筋膜室综合征的认识并及时予以正确处理，是防止缺血性肌挛缩发生的关键。一旦发生则难以治疗，效果极差，常致严重残疾。

（3）创伤性骨折的教育与管理：教育内容包括创伤性骨折的临床表现，治疗与预后，常见并发症的预防教育，药物不良反应及处理，创伤性骨折的预防等。

1）骨折的预防：骨质疏松、跌倒、意外创伤等均为导致骨折的常见原因。骨折的预防通常是针对成因的预防。其一是骨质疏松的预防。预防骨质疏松的方法主要有三：提倡人们参加体育锻炼能推迟骨骼老化，减缓骨质疏松的发生、发展；补充钙，通常补钙量为 1000～1500mg/d；食用富含钙质的食物有助于增加钙质的吸收，保持体内钙代谢平衡有利于矿物质在骨内沉积。含钙量稍多的食物有如下几类：牛奶、鸡蛋、乳制品、豆制品、鱼虾类、海菜类等。其二是预防跌倒,首先是老人,特别是患有冠心病、糖尿病、视力和听力下降老年人的日常生活如洗澡、上卫生间等,都需特别照顾,防止跌倒。对老年人进行预防措施宣教,意义尤其重要。其三是预防意外创伤,外出时遵守交通规则会降低交通事故造成的意外创伤。做有危险的工作前,做好一切防范措施。

2)沟通与交流:骨创伤手术后,患者常忧虑患处的功能恢复,是否影响工作、生活、事业等。术后,患者被动卧位,生活不能自理,往往产生急躁的情绪,影响食欲和睡眠,不利于康复。治疗过程中应与患者充分交流,及时发现问题,取得患者信任,帮助患者保持愉悦的心情,增加依从性与信心。

(五)案例分析

1. 主题词 骨折;抗感染;镇痛。

2. 病史摘要 患者,女性,40 岁,体重 50kg。不慎从 6 层高楼坠落,于伤后 4 小时来医院就诊。入院查体:体温(T)36.5℃,脉搏(P)126 次/分,血压(BP)126/79mmHg。患者仰卧位,可见会阴部有金属异物刺入体内,疼痛明显;右小腿一开放性伤口,骨折端外露。实验室检查:血常规示白细胞(WBC)29.44 × 10^9/L、中性粒细胞百分比(N%)83.40%;生化:丙氨酸氨基转移酶(ALT)30U/L、天冬氨酸氨基转移酶(AST)81U/L;CT:盆腔可见金属异物,右肱骨干骨折,腓骨骨折。分泌物涂片未见革兰阳性粗大杆菌。

入院诊断:①会阴部开放性创伤;②右肱骨干骨折;③右腓骨骨折。

3. 治疗方案

(1)抗菌药物:哌拉西林/他唑巴坦 6g,ivgtt,q8h;

(2)镇痛药物:曲马多缓释片 100mg,po,q12h。

4. 药学监护要点

(1)抗感染治疗:每日监护反映感染的各项指标,如血常规、体温、CRP、PCT 及血、伤口分泌物微生物培养结果等;监护哌拉西林/他唑巴坦可能引起的粒细胞减少、腹泻及肝、肾功能损害等不良反应。

(2)术后镇痛:评估用药后疼痛缓解情况。此外,还应监护非甾体抗炎药引起的胃肠道出血穿孔、肾脏损伤等不良反应。非阿片类药物曲马多缓释片引起的恶心、呕吐、便秘等不良反应。

5. 药学监护过程 患者于急诊分别由泌尿外科和骨科行会阴探查,异物取出,右肱、腓骨干切开复位外固定架及清创缝合等手术。为合理使用抗菌药物,临床药师与主管医生分析讨论后,术前及术后使用哌拉西林/他唑巴坦抗感染治疗。术后第 1 天,患者有发热,最高体温 37.8℃,并诉伤口疼痛。查血常规,WBC:14.25 × 10^9/L,N%:90.30%。继续使用哌拉西林/他唑巴坦抗感染治疗,并予对乙酰氨基酚降温止痛。术后第 2 天,患者体温 37.3℃,实验室检查示 WBC:15.58 × 10^9/L,N%:76.00%。患者仍诉伤口疼痛,疼痛评分 5 分。药师建议停用对乙酰氨基酚,给予盐酸曲马多缓释片止痛,疼痛缓解,疼痛评分 1 分。术后第 3 天,患者体温 36.5℃,实验室检查示 WBC:9.46 × 10^9/L,N%:73.90%,患者诉疼痛减轻。患者一般情况好,伤口基本愈合,经骨科评估骨折处外固定架情况后出院。

6. 药学分析与建议 患者由 6 层高楼坠落,有金属异物从会阴部刺入,属于污染较为严重的切口。根据抗菌药物防治外科感染的治疗意见,污染严重的切口,应在术前即开始应用抗菌药物,术中及术后继续应用。开放性创伤患者的皮肤保护屏障遭到破坏,创面接触外界物体,细菌很容易侵入到组织中。皮肤常见菌为革兰阳性菌,该患者伤及会阴,会阴周围皮肤常被粪便污染而带有革兰阴性杆菌及厌氧菌。因此,应选用对革兰阳性菌、革兰阴性菌及厌氧菌都具有抗菌活性的抗菌药物作为经验性治疗用药。哌拉西林/他唑巴坦属于β-内酰胺类药,对革兰阴性菌特别是铜绿假单胞菌、革兰阳性菌及厌氧菌有效,对产生β-内酰胺酶的菌株亦有良好效果。因此,药师为患者选用该药进行抗感染治疗。患者体重50kg,根据药品说明书中每8小时给予哌拉西林/他唑巴坦112.5mg/kg的推荐剂量(哌拉西林与他唑巴坦为8∶1),给予患者6g,每8小时1次抗感染治疗。感染性疾病病情变化快,需根据不同的年龄、疾病、肝肾功能、细菌培养等因素选用抗菌药物。同时,应用抗菌药物过程中需注意:①药物安全性。②药物的剂量和用法。不同患者之间的给药剂量差异较大,需严格根据体重或体表面积计算用量。③药品不良反应。用药过程中需密切监测不良反应的发生。哌拉西林/他唑巴坦可致粒细胞减少、腹泻及肝、肾功能损害。因此,药师建议用药过程中定期监测患者的血象、肝肾功能及大便情况。

术后开始选择的止痛药为对乙酰氨基酚,对乙酰氨基酚为解热镇痛类药,对头痛、关节痛、癌症疼痛、术后或创伤疼痛等多种疼痛有效,且对胃刺激性小、不良反应少。故临床中常用于轻、中度疼痛的治疗。术后第1天,曾给予患者对乙酰氨基酚止痛治疗,但患者仍感觉伤口疼痛,影响睡眠。因此药师建议停用对乙酰氨基酚,改用曲马多缓释片。根据镇痛的一般原则,应尽量采用给药途径简单、剂量安全、效果良好的方式止痛,同时需监测药品不良反应。参照世界卫生组织疼痛治疗原则中不同水平疼痛的开始治疗药物:①对于疼痛评分1~3分的轻度疼痛,可选用非阿片镇痛药,如布洛芬;②对于疼痛评分4~6分的中度疼痛,可增加阿片制剂,如可待因;③对于疼痛评分7~10分的重度疼痛,可换为强效阿片制剂,如吗啡。数字模拟评分(numerical rating scale,NRS)法操作简单、结果精确,适用于成人疼痛的评估。因此,药师采用此法评估患者疼痛程度。采用0~10分数字,告诉患者:0为无痛,1~3为轻度疼痛,4~6为中度疼痛,7~10为重度疼痛。目前,患者使用对乙酰氨基酚止痛效果不佳,可考虑给予口服可待因或盐酸曲马多治疗。可待因是弱阿片受体激动药,作用强度为吗啡的1/12~1/7,可用于中、重度疼痛的治疗。可待因的镇静、呼吸抑制、便秘及成瘾性等作用较吗啡弱,但考虑到患者偶有咳痰现象,可待因强大的镇咳作用会导致痰液不易排出,因此选用镇咳作用较弱的盐酸曲马多。盐酸曲马多是非阿片类中枢性镇痛药,作用强度为吗啡的1/10~1/8,在推荐剂量下,不会发生呼吸抑制,便秘发生率低、不易产生依赖性,且口服给药用于术后疼痛的镇痛效果和耐受性良好。盐酸曲马多规格为100mg缓释片,该患者体重为50kg,根据每12小时1~2mg/kg的推荐剂量,药师建议患者口服盐酸曲马多缓释片100mg,每12小时1次止痛。同时,对患者进行用药教育:应整片吞服止痛药,按时服用。药师通过NRS法对治疗效果进行评估,疼痛评分从用药前的5分降低至1分,表明达到了预期的治疗目标。术后疼痛是手术后即刻发生的急性疼痛,持续时间通常不超过7天,性质为急性伤害性疼痛,也是临床最常见和最需紧急处理的急性疼痛。药师应协助医师,共同为患者疼痛制订合理的治疗方案。

7. 药物治疗小结　创伤骨科收治的患者大多为青壮年,创伤前基础疾病较内科患者少,如果救治及时得当,不仅可挽救生命,多数患者可完全康复。多发伤感染多为混合感染,菌群包括革兰阳性菌、革兰阴性菌及厌氧菌。对于混合感染,应选择能够覆盖感染部位细菌的抗生素,必要时可联合用药,以扩大抗菌谱,提高疗效。

术后疼痛严重影响骨科患者术后康复和生活质量,因此,及时、有效地控制术后疼痛,不仅可以减轻患者主观感觉上的痛苦,更能适宜地调节机体的应激反应,有利于患者的身体康复,减轻了因疼痛而产生的不良反应。良好的镇痛效果还可促进患者早期行功能锻炼,减少术后肌肉挛缩、关节僵直等并发症的发生。

二、腰 腿 痛

腰腿痛是一组临床多见的症状,是指颈、肩、腰、腰骶、骶髂、臀部等处的疼痛,可伴有一侧或两侧下肢痛,马尾神经受压症状。除了致痛原因明确的椎间盘突出、腰椎管狭窄、颈椎管狭窄等病症外,肌肉、韧带等软组织的慢性损伤是造成症状的主要原因。由于腰腿痛临床表现多样,病程较长,治疗较困难,研究其病因对于预防具有重要的临床意义。腰腿痛仅是一组临床症状,治疗的关键是明确致痛原因,并作好鉴别诊断,亦应注意患者心理因素的影响。

(一)病因及分类

腰腿痛的病因很多,创伤、炎症、肿瘤和先天性疾患四大基本病因均可囊括在内,常见原因见表13-5。

表13-5 腰腿痛的常见病因

	脊柱	软组织	椎管	内脏
损伤	骨折和(或)脱位	腰扭伤	陈旧性骨折、脱位	肾挫伤
	椎弓崩裂	腰背筋膜脂肪疝	畸形	
	腰椎滑脱	腰肌劳损	硬脊膜囊肿	
	椎间盘突出	棘上、棘间韧带损伤		
		腰3横突综合征		
		臀上皮神经炎		
炎症	结核、骨髓炎	纤维织炎	蛛网膜炎	消化性溃疡、胰腺炎、前列腺炎、肾炎、肾盂肾炎、盆腔炎、上尿路结石
	强直性脊柱炎	筋膜炎	硬膜外感染	
	类风湿关节炎	血管炎	脊髓炎	
		神经炎	神经根炎	
退变	腰椎骨关节炎		椎体后缘骨赘	内脏下垂
	小关节紊乱		椎管狭窄	
	骨质疏松症		黄韧带肥厚	
发育及姿势异常	脊柱裂	脊肌瘫痪性侧弯	脊膜膨出	游走肾
	侧凸、后凸	(神经肌源性侧弯)	神经根和神经节	多囊肾
	移行椎		变异	

续表

	脊柱	软组织	椎管	内脏
	水平骶椎		血管畸形	
			神经根管发育性狭窄	
肿瘤及类肿瘤	血管瘤	脂肪瘤	脊髓及神经根肿瘤	胰腺癌
	转移性肿瘤	纤维瘤		盆腔肿瘤
	嗜酸性肉芽肿	血管瘤		肾肿瘤
	骨巨细胞瘤			腹膜后肿瘤
	脊索瘤			

1. 疼痛性质分类 ①局部疼痛:是由于病变本身或继发性肌痉挛所致。其部位较局限,多有固定的明显压痛点,用麻醉剂行局部封闭治疗,疼痛可在短期内迅速消失。②牵涉痛或感应痛:亦称反射痛。是指腰骶椎或腹膜、盆腔脏器疾病时,刺激传递到脊神经后根或脊髓丘脑束及相应的一、二级神经元,使同一节段的神经元兴奋,在相应的皮肤支配区出现感觉异常。其疼痛部位较模糊,少有神经损害的客观体征,但可伴有肌痉挛。

2. 压痛点 患者在俯卧位、放松肌肉后易找准压痛点。表浅组织疾患的压痛点常有特定的部位,如棘上或棘间韧带劳损压痛点在该棘突表面或两相邻棘突之间;第3腰椎横突综合征压痛点在横突尖端;臀肌筋膜炎时,压痛点多在髂嵴内下方;臀上皮神经炎的压痛点在外1/3;腰肌劳损的压痛点在腰段骶棘肌中外侧缘;腰骶韧带劳损的压痛点在腰骶椎与髂后上棘之间等。深部结构病变(小关节、椎体、椎间盘等)仅在该结构的体表处有深压痛或叩痛,不如软组织病变时明确。

(二)临床表现及诊断

疼痛的表现复杂,这与疼痛发生部位、影响因素和体位等均有关系。颈肩腰腿痛即是说明疼痛部位为颈肩腰腿,颈肩腰腿为病变或损伤所在部位。疼痛性质有胀痛、闷痛、刺痛、切割痛、灼痛或绞痛等;疼痛程度有轻微疼痛至剧烈疼痛;持续时间有阵发性(1~5分钟)疼痛,也有持续性(数小时或更长)疼痛;某些体位可使疼痛加剧或减轻,有可能成为诊断的线索。

腰腿痛分类多种多样,不宜模糊诊断,已明确的骨折、肿瘤均可单一诊断。骨科所接触的主要为软组织损伤、椎间盘突出、脊柱滑脱、椎管狭窄、颈椎病、颈项部肌筋膜炎和炎症反应,应分别诊断。

(三)治疗原则

治疗应有针对性。根据具体诊断选择治疗药物。药物治疗主要是减轻疼痛,缓解症状,虽无特效,但根据不同病因选择应用,有一定疗效。在治疗此病症中使用频率较高的非甾体抗炎药、糖皮质激素因其副作用多,故应用中需严格遵守相应的注意事项。

(四)药物治疗方案

1. 常用药物

(1)NSAIDs:多数NSAIDs效果相似,有止痛、消炎作用。但也有副作用,如胃肠道反应,肾功能损害,影响肝、骨髓、血小板,故不宜同时用两种以上药物。具体药物详见表13-9。

(2)肌松药:不宜作为常规用药,因为颈肩腰腿痛的治疗根本还是要治疗导致颈肩腰腿痛的原发病。但在严重的痉挛急性期也可应用肌松药缓解急性期疼痛。常用药物有盐酸乙哌立松,能同时作用于中枢神经系统和血管平滑肌,缓和骨骼肌紧张,松弛骨骼肌,并且通过扩张血管而改善血液循环,对肌张力增高的疼痛和强直有效,但对麻木、感觉减退效果差。可与 NSAIDs 合用。

(3)镇痛药:镇痛药是一类主要作用于中枢神经系统,选择性减轻或消除疼痛以及疼痛引起的精神紧张和烦躁不安等情绪反应,但不影响意识及其他感觉的药物。该类药物包括阿片类镇痛药和其他镇痛药。阿片类镇痛药通过激动阿片受体发挥镇痛作用。该类药物镇痛作用强,对剧痛、急性锐痛等效果好。因其具有成瘾性,故短期应用。临床常用哌替啶。

(4)糖皮质激素:糖皮质激素(glucocorticoid)控制炎症,消炎止痛作用迅速,其主要机制是与靶细胞质内的受体结合,抑制一些与慢性炎症有关的细胞因子如 IL-1、IL-3、IL-4、肿瘤坏死因子(TNF)等介导的炎症。此外,还通过抑制磷脂酶和花生四烯酸释放来阻止白三烯、前列腺素及血小板活化因子等的生成。一般认为糖皮质激素停药,短期内易复发,长期应用可导致严重副作用,因此不作为常规治疗。治疗急性痛,可口服、肌注、硬膜外注射或局部封闭。常口服泼尼松或局部注射泼尼松龙。

(5)抗焦虑、抗抑郁药物:吩噻嗪和丁酰苯类药物,如氯丙嗪、异丙嗪及氟哌利多等,它们具有较明显的中枢神经系统抑制作用,并能增强睡眠、镇痛及麻醉药物的作用,临床可用于慢性疼痛、癌性疼痛和神经性疼痛的治疗。疼痛患者大都伴有抑郁、焦虑、失眠等症状。临床常用三环类如阿米替林、丙米嗪、多塞平。

(6)局部麻醉药:多用作局部封闭,常用 0.5% 普鲁卡因或 1% 利多卡因,可加用泼尼松龙。

(7)其他:胶原酶可溶髓核,秋水仙碱对腰椎间盘突出症有效(每次 0.5mg,2 次/d 疗程 3 周至 2 个月)。

2. 药物治疗方案

(1)急性腰腿痛的药物治疗:急性腰腿痛多选择 NSAIDs 类药物,常用阿司匹林,颈肩腰腿痛初期有效。抗炎可用大剂量,基于 NSAIDs 的副作用,应避免同时选用两种及两种以上 NSAIDs。NSAIDs 可从小剂量开始应用,必要时加量,最佳效果在用药 2 周内,注意出现副作用时立即换用其他药物或停用。在药物治疗的同时,必须配合休息。

(2)慢性腰腿痛的药物治疗:慢性疼痛通常由慢性病理过程造成,逐渐发生,开始时间不很明确,并可能持续加重。如软组织及颈肩腰腿关节劳损性或退变性疼痛,椎间盘源性疼痛等。长期的慢性疼痛影响人们的心理和生活质量。多数慢性颈肩腰腿痛患者存在焦虑和抑郁症状,慢性颈肩腰腿痛治疗药物疗效不确切,如患者合并有抑郁症状时可用抗抑郁类药物,麻醉性止痛药会产生成瘾性,不宜长期使用。

(3)老年人腰腿痛的药物治疗:腰腿痛是老年患者中最为常见的症状之一。腰腿痛的发生率在老年人群中极高。老年颈肩腰腿痛病因常为多因素复合型。多数老年人均有不同程度的脊柱畸形、骨质疏松或不稳,部分有单节段或多节段的腰椎间盘突出。治疗上需要考虑的因素较多,老年人多数合并糖尿病、高血压、心脏病等慢性疾病,选择治疗药物时应综合考虑多种因素。镇痛药物副作用大,老年人宜小剂量用药。

(4)软组织劳损的药物治疗:包括腰肌、腰骶、骶髂、棘间劳损,梨状肌综合征,臀上皮神经炎、股外侧皮神经炎,脂膜炎等。治疗可予局部封闭(泼尼松龙 1ml + 2% 利多卡因 0.5 ~ 4ml)。

(5)腰椎间盘突出症的药物治疗:急性期内科治疗包括休息、脱水、消炎,有效率可达 80% ~90%。内科(保守)治疗主要适用于急性发作、突出少(突出间盘较小)、髓核未脱出、术后复发和老年人(>60 岁)。具体措施是针对机械性压迫、炎症、抗原抗体复合物的产生、血液中大量出现的自由基和心理因素。治疗此症,临床常使用:①甘露醇脱水;②地塞米松抗炎,糖皮质激素可稳定细胞膜血管壁的完整性,抑制炎症介质的产生;③营养神经和自由基对抗中常应用钙通道阻滞药尼莫地平,钙通道阻滞药能够阻滞钙离子内流,抑制钙离子超载;④局部封闭给药部位有硬膜外、骶管内,常用药物为地塞米松、维生素 B_1、维生素 B_{12}、利多卡因、泼尼松龙等配合使用;⑤解热镇痛药,详见表 13-8。

(五)治疗管理

1. 疗效监测 监测腰腿痛的基本症状和体征改善情况,疼痛的缓解情况。结合 CT 及 MRI 等多种检查结果等有助于疗效监测。

疗效评定标准采用 JOA 评分(日本整形外科学会制定的腰椎疾病疗效判定标准 29 分制),根据改善程度将疗效分为优、良、可、差四级。改善率(%)=(治疗后评分 – 治疗前评分)×100%;优:改善率 >85%;良:改善率 70% ~84%;可:改善率 50% ~69%;差:改善率 <49%。

JOA 评分标准表如表 13-6 所示。

表 13-6 腰腿痛疾患疗效评定(JOA)

指标	分数(29 分满分)
1. 自觉症状(9 分)	
(1)腰痛	
①完全无腰痛	3
②有时轻微腰痛	2
③经常腰痛或者有时很严重	1
④经常有非常剧烈的疼痛	0
(2)下肢痛及麻木	
①只是下肢痛,没有麻木感	3
②有时有轻微的下肢痛,有麻木感	2
③经常下肢痛,有麻木感,或有时有较重的下肢痛、麻木	1
④经常有剧烈的下肢痛、麻木	0
(3)步行能力	
①完全正常的步行	3
②行走 500m 以上会出现疼痛、麻木、乏力	2
③行走 500m 以下会出现疼痛、麻木、乏力、不能走	1
④行走 100m 以下会出现疼痛、麻木、乏力、不能走	0
2. 体征(6 分)	
(1)SLR(包含 hamstring tightness)	
①正常	2

续表

指标	分数(29 分满分)
②30～70	1
③<30	0
(2)感觉	
①正常	2
②有轻度的感觉障碍(指患者自身意识不到的程度)	1
③有明显的感觉障碍(指感觉完全消失或者接近于此)	0
(3)肌力	
①正常	2
②轻度肌力减弱(4 级)	1
③明显肌力减弱(3 级以下)	0

3. 日常生活动作(14 分)

	非常困难	轻度困难	容易
(1)睡觉翻身	0	1	2
(2)起立动作	0	1	2
(3)洗脸动作	0	1	2
(4)欠身姿势和持续站立	0	1	2
(5)长时间(1 小时)	0	1	2
(6)举重物并保持	0	1	2
(7)步行	0	1	2

4. 膀胱功能(分)

(1)正常	0
(2)轻度排尿困难(尿频、排尿延迟、残尿感)	-3
(3)重度排尿困难(尿失禁、尿闭)	-6
(由于尿路疾病而产生的排尿障碍除外)	

　　2. 药物不良反应防治

　　(1)NSAIDs 不良反应:非甾体抗炎药物种类较多,包括选择性和非选择性 COX 抑制剂,长期使用会有不同程度的不良反应,其中以胃肠道黏膜损害最多见,其次为肝、肾损害。

　　1)胃肠道:使用非选择性 COX 抑制剂时,常见上腹痛、厌食、恶心、呕吐等不良反应,偶见上消化道溃疡或出血。

　　2)肝损伤和肾损伤:所有 NSAIDs 均可能具有肾毒性。PGs 参与了肾血流的自身调节,NSAIDs 的肾毒性与其干扰肾血流的自身调节作用部分相关。所有 NSAIDs 均可能诱发肝毒性。

　　3)心血管系统:水钠潴留性高血压、水肿,偶见充血性心力衰竭。临床长期应用选择COX-2 抑制剂时,心肌梗死、脑卒中、血栓形成等心血管事件的风险增高。心血管风险可能也是全部 NSAIDs(不包括小剂量阿司匹林)共有的风险。

　　4)血液系统:偶见血小板减少性紫癜、中性粒细胞减少症、再生障碍性贫血。

　　5)中枢神经系统:头痛、耳鸣、头晕等。

使用 NSAIDs 时应注意以下几点:正确诊断,严格掌握适应证,防止滥用;短期用药,尽量避免长时间大剂量的应用;病灶局限且较表浅者使用非甾体抗炎药的外用剂型;为减少对胃肠道损害,可用选择性环氧化酶 2(COX-2)抑制剂、前体药物及各种缓释剂、肠溶片、栓剂等,也可以在应用非甾体抗炎药的同时加用胃黏膜保护剂;对肾功能不全者可选用短半衰期、对肾血流量影响较小的药物。在 NSAIDs 用药前后及用药后 2 周开始监测血肌酐,密切注意监测,以防肾损害的发生;为减少对肝功能的影响,可选用结构简单、不含氮的药物,避免使用吲哚美辛和阿司匹林;非甾体抗炎药不能多种合用,否则抗炎镇痛效果不增而不良反应增加。

(2)糖皮质激素的不良反应:长期大剂量应用(每天给予相当于氢化可的松 20~30mg,1 周以上)易产生各种不良反应,主要有:

1)医源性肾上腺皮质功能亢进症(iatrogenic hyperadrenocorticism),又称库欣综合征(Cushing syndrome),系过量用药导致脂肪代谢和水盐代谢紊乱的结果。表现为肌无力与肌萎缩(负氮平衡造成,多发生于四肢的大肌群,也可发生于骨盆与肩胛骨肌群)、皮肤变薄、向心性肥胖、满月脸、水牛背、痤疮、多毛、水肿、高血压、高血脂、低血钾、糖尿、骨质疏松(抗维生素 D 作用)等,停药后一般可自行恢复正常。

2)诱发或加重感染:系本类药物降低机体防御功能的缘故。长期应用可诱发感染或使体内潜在病灶扩散,如真菌、结核病灶扩散恶化,特别是在原有疾病已使机体抵抗力降低时更易发生。

3)心血管系统并发症:长期应用糖皮质激素类药物,由于水钠潴留和血脂升高,可引发高血压和动脉粥样硬化,还可引起脑卒中、高血压心脏病等。

4)消化系统并发症:本类药物可刺激胃酸或胃蛋白酶的分泌,降低胃肠黏膜对胃酸的抵抗力,诱发或加重胃、十二直肠溃疡,甚至发生消化道出血和穿孔。溃疡的特点是表浅、多发,易在幽门前窦部发生,症状少,呈隐匿性,出血或穿孔率较高,有"甾体激素溃疡"之称。本类药物可使水杨酸盐的消除加快,降低其疗效,两药合用可加大发生消化性溃疡的危险性。对少数患者可诱发胰腺炎或脂肪肝。

5)肌肉萎缩、骨质疏松、伤口愈合迟缓:与本类药物对机体物质代谢的影响有关。骨质疏松多见于儿童、绝经期妇女和老年人,严重者可发生自发性骨折,可补充蛋白质、维生素 D 和钙盐。由于抑制生长激素的分泌和造成负氮平衡,还可影响儿童生长发育。孕妇妊娠前 3 个月使用本类药物偶可引起胎儿畸形;妊娠后期大量应用,尚可抑制胎儿下丘脑-垂体轴,引起肾上腺皮质萎缩,出生后产生肾上腺皮质功能不全。

6)其他:可导致白内障,儿童更易发生,停药后可能不会完全恢复,甚至继续加重。尚能诱发精神病或癫痫。

7)停药反应——医源性肾上腺皮质功能不全(iatrogenic adrenal cortical insufficiency):系长期大剂量使用本类药物,反馈性抑制下丘脑-腺垂体-肾上腺皮质轴,引起肾上腺皮质萎缩的缘故。长期应用特别是连日给药的患者,减量过快或突然停药,尤其是遇到感染、创伤、手术等严重应激情况时,可引起肾上腺皮质功能不全或危象,表现为恶心、呕吐、食欲缺乏、肌无力、低血糖、低血压、休克等,需要及时抢救。

8)反跳现象(rebound phenomenon):症状控制之后减量太快或突然停药可使原病复发或加重,这是反跳现象。原因可能是患者对激素产生了依赖性或症状尚未被充分控制。常需加大剂量再行治疗,待症状缓解后再缓慢减量、停药。

使用糖皮质激素局部注射有助于抑制损伤性炎症,减轻粘连,是临床上常用的治疗腰腿痛行之有效的方法。但该方法有明确的适应证,多在浅表进行,并且不能反复多次使用,否则局部过量糖皮质激素会引起肌腱、韧带等组织的退行性变加重。血糖控制不佳的糖尿病患者、免疫力低下的患者局部注射糖皮质激素容易发生感染。使用局部注射时必须注意:诊断明确为慢性损伤性炎症,而非细菌性炎症或肿瘤;严格无菌操作;注射部位准确无误,不得误入血管或神经组织;按规定剂量及方法进行;注射后短期内局部出现肿胀甚或红热者,应警惕感染,除需严密观察、热敷等处理外,应立即停止注射皮质激素。

3. 患者健康教育

(1)心理教育:大多数腰腿痛患者来医院就诊时已经受到病痛的折磨很长时间,精神焦虑,对治疗有疑虑,而且因疼痛、全身肌肉紧张,在治疗过程中出现抵触心理,这样治疗效果不佳,达不到预期效果。因此,向患者讲解腰腿痛的病因及各种治疗方法,使其对该病症有充分的了解,同时根据患者的具体情况,及时发现其心理情绪并进行疏导,消除患者不良心理,增强患者配合治疗、战胜疾病的信心,消除紧张与顾虑情绪。

(2)健康教育:腰腿痛的治疗,除积极采取各种各样的治疗措施外,更为重要的是预防。要加强锻炼,增强体质,尤其是加强腰背、双下肢肌肉功能的锻炼,从而改善肌肉血液循环,促进代谢,增加肌肉的反应性和强度。

三、颈 肩 痛

可发生颈肩痛的疾病较多,其病因及分类大致与腰腿痛相似。本节以颈椎病为代表,作一概括介绍。颈椎病是指因颈椎间盘退行性变及其继发性椎间关节退行性变所导致的脊髓、神经、血管等结构受压而表现出的一系列临床症状和体征。

(一)病因及分类

1. 颈椎间盘退行性变　是导致颈椎病发生和发展的最主要原因。由于椎间盘退变而使椎间隙狭窄,关节囊、韧带松弛,脊柱松弛,脊柱活动时稳定性下降,进而引起椎体、关节突关节、钩椎关节、前后纵韧带、黄韧带及项韧带等结构变性、增生、钙化。退变逐步进展,最终出现脊髓、神经、血管受到刺激或压迫的表现。

2. 损伤　各种急、慢性损伤可使原已退变的颈椎和椎间盘损害加重而诱发颈椎病。

3. 颈椎先天性椎管狭窄　是指在胚胎或发育过程中椎弓过短,使椎管矢状径小于正常(14～16mm)。在此基础上,即使颈椎的轻度退行性变,也可出现神经压迫症状而发病。

(二)临床表现

依据其对脊髓、神经、血管等重要组织的压迫,颈椎病有以下4种主要分型,且各有不同的临床表现。

1. 神经根型颈椎病　此型发病率最高。是由于颈椎间盘侧后方突出、钩椎关节或关节突关节增生、肥大,刺激性或压迫神经根所致。临床上开始多为颈肩痛,短期内加重,并向上肢放射。放射痛范围根据受压神经根不同而表现在相应皮节。皮肤可有麻木、过敏等感觉异常。同时可有上肢无力、手指动作不灵活。当头部或上肢姿势不当,或突然牵撞患肢,即可发生剧烈的闪电样锐痛。

2. 脊髓型颈椎病　占颈椎病的10%～15%。由于颈椎退变结构压迫脊髓,患者表现为上肢或下肢麻木无力、僵硬,双足踩棉花感,足尖不能离地,触觉障碍、束胸感,双手精细动作笨拙,不能用筷进餐,写字颤抖,夹持东西无力,手持物经常掉落。在后期出现尿频或排尿、排便困难等大小便功能障碍。

3. 交感神经型颈椎病 本型的发病机制尚不太清楚。主要表现为交感神经受刺激的症状。

(1)交感神经兴奋症状:如头痛或偏头痛,头晕特别在头转动时加重,有时恶心、呕吐;视物模糊、视力下降、瞳孔扩大或缩小,眼后部胀痛;心跳加速、心律不齐、心前区和血压升高;头颈及上肢出汗异常以及耳鸣、听力下降,发音障碍等。

(2)交感神经抑制症状:主要表现为头晕、眼花、流涕、鼻塞、心动过缓、血压下降及胃肠胀气等。查体多为明确神经定位体征。

4. 椎动脉型颈椎病 由于颈椎退变机械性压迫因素或颈椎退变所致颈椎节段性不稳定,致使椎动脉遭受压迫或刺激,使椎动脉狭窄、折曲或痉挛,造成椎-基底动脉供血不全,出现偏头痛、耳鸣、听力减退或耳聋、视力障碍、发音不清、突发性眩晕而猝倒。因椎动脉周围有大量交感神经的节后纤维可出现自主神经症状,表现为心慌、心悸、心律失常、胃肠功能减退等。

(三)诊断及鉴别诊断

中年以上患者,根据病史、症状、体征,神经系统检查,结合 X 线平片(正位、侧位、双斜位、过伸及过屈位)、CT、MRI、肌电图等检查,可作出相应的诊断。需注意颈椎病临床表现复杂,易被误诊为心脏、五官、神经系统的疾病,故鉴别诊断非常重要。

1. 脊髓型颈椎病

(1)肌萎缩侧索硬化症(amyotrophic lateral sclerosis):多于 40 岁左右发病,起病突然,病情进展迅速,常以肌无力改变为主要症状,一般无感觉障碍。

(2)脊髓空洞症:多于青壮年发病。患者脊髓内有空洞形成,白质减少,胶质增生。可出现感觉分离现象,呈痛觉、温觉消失,触觉及深感觉存在。因关节神经营养障碍,无疼痛感觉,导致神经性关节病(Charcot 关节)。

2. 神经根型颈椎病 由于颈椎退变压迫单根或多根神经根,可出现与周围神经嵌压综合征相似的症状,如胸廓出口综合征、肘管综合征、腕管综合征和尺管综合征等。但这些综合征均有局部的骨性和纤维卡压神经的因素,而神经根型颈椎病致压因素为颈椎间盘突出、颈椎钩椎关节增生等,凭借仔细体检和影像学分析以及电生理检查(EMG)可以确定。

3. 椎动脉型颈椎病 此型颈椎病表现复杂,鉴别诊断较为困难,应排除 Meniere 综合征,眼疾患所表现的相似症状。

4. 交感型颈椎病 临床征象复杂,常有神经症的表现,且少有明确诊断的客观依据。

(四)治疗原则

治疗分为非手术治疗和手术治疗。神经根型、椎动脉型和交感型颈椎病主要行非手术治疗。在行非手术治疗的同时,配合应用非甾体抗炎药和肌肉松弛药等药物治疗。非手术治疗半年无效或影响正常生活和工作;或神经根性疼痛剧烈,非手术治疗无效;或上肢某些肌肉尤其手内在肌无力、萎缩,经非手术治疗 4～6 周后仍然有发展趋势者,则应采取手术治疗。

常用药物和药物治疗方案同腰腿痛。

（五）药物治疗管理

1. 疗效监测　颈椎痛的基本症状和体征改善情况,疼痛的缓解情况。结合 X 线平片、CT 及 MRI 等多种检查结果有助于疗效监测。《颈椎病诊治与康复指南》中制定了颈脊髓病患者的脊髓功能评定标准(表 13-7)(简称 40 分法)。

表 13-7　颈椎病患者脊髓功能状态评定表

指标	分数
Ⅰ. 上肢功能(左右分查,共 16 分)	
无使用功能	0
勉强握食品进餐,不能系扣写字	2
能持勺子进餐,勉强系扣,写字扭曲	4
能持筷子进餐,能系扣,但不灵活	6
基本正常	8
Ⅱ. 下肢功能(左右不分,共 12 分)	
不能端坐,站立	0
能端坐,但不能站立	2
能站立,但不能行走	4
扶双拐或需人费力搀扶勉强行走	6
扶单拐或扶梯上下楼行走	8
能独立行走,跛行步态	10
基本正常	12
Ⅲ. 括约肌功能(共 6 分)	
尿潴留,或大小便失禁	0
大小便困难或其他障碍	3
基本正常	6
Ⅳ. 四肢感觉(上下肢分查,共 4 分)	
麻、痛、紧、沉或痛觉减退	0
基本正常	2
Ⅴ. 束带感觉(躯干部,共 2 分)	
有紧束感觉	0
基本正常	2

2. 药物不良反应防治　同腰腿痛。

3. 患者健康教育　颈椎病病程比较长,椎间盘的退变等与年龄增长、机体老化有关。发作时症状可能比较重。治疗中帮助患者消除恐惧悲观心理,树立起积极应对的态度。颈椎病急性发作期初次发作的患者,应适当注意休息,病情严重者应卧床休息 2～3 周。无任何颈椎病的症状者,每日早、晚各数次进行缓慢屈、伸、左右侧屈及旋转颈部的运动。避免长期低头姿势,改变不良的工作和生活习惯。避免颈部外伤。避免风寒、潮湿。

四、骨 关 节 炎

骨关节炎(osteoarthritis,OA)是一种以关节软骨退行性变和继发性骨质增生为特征的慢性关节疾病。疾病累及关节软骨或整个关节,包括软骨下骨、关节囊、滑膜和关节周围肌肉。多见于中老年人,女性多于男性。60 岁以上的人群中患病率可达 50%,75 岁以上的人群中则达 80%。该病的致残率可高达 53%。好发于负重较大的膝关节、髋关节、脊柱及远侧指间关节等部位。本病亦称为骨关节病、退行性关节炎、增生性关节炎、老年性关节炎或肥大性关节炎等。

(一)病因及分类

原发性骨关节炎的发病原因迄今尚未完全明了。它的发生发展是一种长期、慢性、渐进的病理过程,一般认为是多种致病因素包括机械性和生物性因素的相互作用所致。其中年龄是主要高危因素,其他包括软骨营养、代谢异常;生物力学方面的应力平衡失调;生物化学的改变;酶对软骨基质的异常降解作用;累积性微小创伤;肥胖、关节负载增加等因素。女性发生率比较高,在绝经后明显增加,可能与关节软骨中雌激素受体有关。

骨关节炎分为原发性和继发性两类。

(1)原发性:原发性骨关节炎发病原因不明,无明确的全身或局部诱因,与遗传和体质因素有一定的关系。多见于 50 岁以上的中老年人。

(2)继发性:指由于先天畸形,如发育性髋关节脱位;创伤,如关节内骨折;关节面后天性不平整,如骨的缺血性坏死造成关节面塌陷变性;关节不稳定,如关节囊或韧带松弛等;关节畸形引起的关节面对合不良,如膝内翻、膝外翻等原因,在关节局部原有病变的基础上发生的骨关节炎。

(二)临床表现

临床表现以关节软骨的慢性退行性改变为主要病理特点,其临床表现与病变的进展程度相关。常见骨关节炎临床表现如下。

1. 症状　最明显的症状是受累关节部位疼痛,常在关节活动后出现,休息后缓解。随着疾病的进展,在关节轻度活动或休息时也会引起疼痛,严重者可以影响睡眠。疼痛是 OA 较晚期特征,常在潮湿和气压改变时加重。疼痛可能来自受累的关节囊、滑膜、韧带、肌腱和骨。关节僵直感觉出现在早晨起床时,白天关节不活动也会发生僵直。僵直的时间一般不超过 15 分钟,仅限于受累关节。由于关节表面失去均一性,肌肉痉挛、关节囊纤维化、关节内游离体和(或)见大的外凸性骨赘形成,可导致关节运动障碍。

2. 体征　受累关节局部有压痛,通常由继发性滑膜炎引起。在关节主动和被动活动时可发现"咿轧"音,"咿轧"由关节表面粗糙不平引起。当软骨完全破坏,软骨下骨暴露,增厚并骨质象牙化时,可触及或闻及一种特殊的"咿轧"音,由于滑膜和关节囊增厚,囊腔积液、软骨和骨的增生(骨赘),可使受累关节增大、畸形,偶尔伴关节半脱位。关节周围肌肉通常萎缩,但不如类风湿关节炎那样明显。

3. 实验室检查　往往没有异常改变。血沉、血常规、尿常规、血生化指标均正常。滑液分析可见白细胞总数轻度增高,黏滞度增高,黏蛋白浓度正常或轻度增高,此外还发现软骨和(或)骨碎片(磨损颗粒)。关节液中无机磷酸浓度增高,其浓度与本病的放射线表现严重程度相关。目前尚无特异性生化指标用于诊断和监测 OA,但近年有人报道,在全身型 OA 患者血清中的硫酸角蛋白水平增高,且出现在软骨病变发生以前,因而有可能作为诊断 OA 的生物学指标。

4. 影像学检查 OA 早期 X 线检查正常。随着关节软骨的逐渐消失,关节间隙变窄。但在伴发滑膜积液时,偶见关节间隙变宽。X 线特征性表现是软骨下骨硬化,关节边缘骨赘以及软骨下囊肿。囊肿的周围有一层骨密质包绕,必须与 RA 的关节侵蚀相鉴别,后者通常伴有骨皮质的缺损。在骨关节炎晚期,可发生关节半脱位和明显畸形,但真正的关节强直罕见。

(三)诊断与鉴别诊断

依据患者尤其是老年患者在关节部位出现关节痛而无全身性表现;疼痛在关节休息后缓解;晨起出现短暂的关节僵直;X 线表现为关节间隙变窄,骨赘形成,软骨下骨密度增高和囊肿,又查不出明确原因等临床表现,可基本确立对 OA 的诊断。具体可参照图13-1 中华医学会骨科学分会《骨关节炎诊治指南》的诊断与评估流程进行诊断。对继发性 OA,除有 OA 的特点外,尚有各原发性疾病的特异表现。OA 主要应与 RA 和强直性脊柱炎相鉴别。

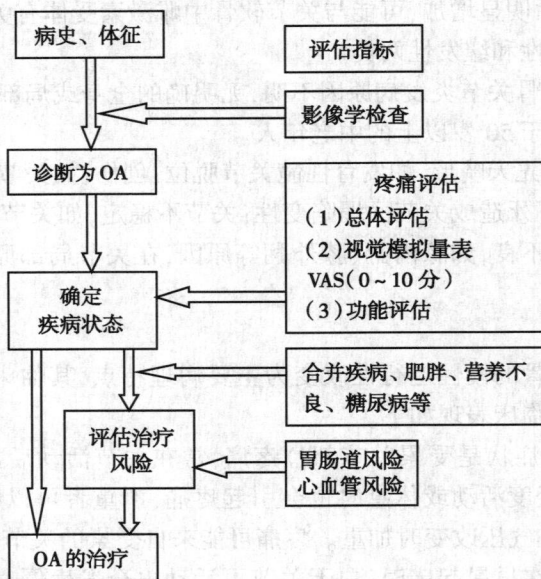

图13-1 OA 的诊断与评估流程

1. 骨关节炎与类风湿关节炎的鉴别(表 13-8)

表13-8 骨关节炎与类风湿关节炎的鉴别

	骨关节炎	类风湿关节炎
起病年龄	随年龄增长	儿童和成人,高峰 30~50 岁
诱发因素	创伤、肥胖、先天异常(如浅髋白)	HLA-DW4
起病	缓慢	缓慢,有时急

续表

	骨关节炎	类风湿关节炎
全身症状	几乎不存在	有
早期症状	白天活动多,痛加剧	晨僵
受累关节	远端指间关节、负重关节	掌指、腕、近端指间关节最常受累,很少侵及远端指间关节
体征	骨赘,早期软组织中轻微,关节肿呈瘤状,关节非对称性,肌萎缩不明显,无皮下结节	软组织肿胀,关节呈纺锤形对称性改变,肌萎缩明显,有皮下结节
化验	血沉正常,白细胞正常,类风湿因子阴性	血沉增快,白细胞有时增高,类风湿因子阳性
X线	关节间隙变窄,骨赘,骨硬化关节无强直	软组织肿胀、骨疏松、关节间隙变窄,关节变形,半脱位,强直
病程	缓进型	进行性

2. 骨关节炎与强直性脊柱炎的鉴别　尤其是脊柱 OA 更应与强直性脊柱炎相鉴别。后者主要症状为下背部酸痛,可向上扩展,脊柱僵硬感,活动受限。累及髋关节时较 OA 重。但该病多发于青年男性,主要病变在韧带附着处,逐渐骨化以致强直。脊柱前、后纵韧带,棘间韧带均骨化,使脊柱呈竹节样。骶髂关节也可硬化融合。X 线表现与 OA 有明显不同。

（四）治疗原则

骨关节炎是一种退行性疾病,目前还没有明确的方法可使病程停止,仅可达到延缓该疾病的过程。OA 治疗首选非药物治疗,如非药物治疗无效,可根据关节疼痛情况选择药物治疗。建立在缓解关节的疼痛症状,减少并发症,改善关节功能为目的的基础之上的治疗药物和方法,与类风湿关节炎(rheumatoid arthritis,RA)的治疗存在较多的相似。

（五）药物治疗方案

1. 治疗药物分类

（1）止痛类药物:①对乙酰氨基酚:镇痛作用部位主要在外周,通过抑制前列腺素合成酶的活性,提高痛阈而达到止痛目的。对乙酰氨基酚在 OA 止痛方面与非甾体抗炎止痛药具有相同疗效,而且在推荐剂量下服用,无明显胃肠反应。②非甾体止痛抗炎药:可通过抑制细胞环氧化酶的活性,降低炎症介质如前列腺素等的合成释放,改善和消除滑膜继发性炎症反应所引起的疼痛。③关节内注射类固醇激素类制剂:对骨关节炎的药物治疗,不建议将类固醇激素类药物作为常规治疗用药,但关节腔内注射有明显的消炎镇痛作用。临床常用于治疗 OA 的 NSAIDs,见表 13-9。

表 13-9　临床常用于治疗 OA 的 NSAIDs

分类	半衰期(h)	每日总剂量(mg)	每次剂量(mg)	次/日
丙酸衍生物				
布洛芬	2	1200~2400	400~600	3~4
萘普生	14	500~1000	250~500	2

续表

分类	半衰期(h)	每日总剂量(mg)	每次剂量(mg)	次/日
洛索洛芬	12	180	60	3
苯酰酸衍生物				
双氯芬酸	2	75~150	25~50	2~3
吲哚乙酸类				
舒林酸(sulindac)	18	400	200	2
阿西美辛(acemetacin)	3	90~180	30~60	3
吡喃羧酸类				
依托度酸(etodolac)	8.3	400~1000	400~1000	1
非酸类				
萘丁美酮(nabumetone)	24	1000~2000	1000	1~2
昔康类				
美洛昔康(meloxicam)	20	7.5~15	7.5~15	1
磺酰苯胺类				
尼美舒利	2~5	400	1000~2000	2
昔布类				
塞来昔布	11	200	100~200	1~2

(2)缓解骨关节炎症状的慢作用类药物:此类药物一般起效较慢,需治疗数周才见效,故称关节炎慢作用药物,既可抗炎、止痛,也可保护关节软骨,有延缓 OA 发展的作用。但目前尚无公认理想的药物,常用药物氨基葡萄糖、双醋瑞因、硫酸软骨素等可能有一定作用。①玻璃酸钠关节腔内注射:玻璃酸钠是一种大分子酸性脂多糖,广泛存在于人体结缔组织细胞外基质中。它是人体关节液的主要组成部分,也是软骨基质的重要成分之一。玻璃酸溶液最独特的生物性能是其具有高度的黏弹性,对关节软骨瞬间受力有极好的缓冲作用,同样这种不定型结构对维护关节软骨的完整性和营养起重要作用。常用于大关节尤其是膝关节骨关节炎的治疗。②硫酸软骨素和氨基葡萄糖类骨保护剂:此类药物具有降低基质金属蛋白酶、胶原酶等的活性作用,既可抗炎、止痛,又可保护关节软骨,有延缓骨性关节炎发展的作用。一般起效慢。主要药物包括硫酸氨基葡萄糖、葡糖胺聚糖、双醋瑞因等。该类药物是慢性作用缓解症状和保护软骨的制剂,适合于骨关节炎的长期治疗。③其他:维生素 A、C、E 是食物中的主要抗氧化剂。近几年来的研究发现,维生素 A、C、E 在 OA 中具有潜在抗氧化作用;维生素 D 通过对骨的矿化和细胞分化,在 OA 中发挥作用。四环素类药物可通过抑制组织金属蛋白酶而减少 OA 患者的软骨降解。临床常用软骨保护剂,见表13-10。

表 13-10 临床常用软骨保护剂

名称	特点
硫酸葡糖胺（glucosamine sulfate）	能刺激人软骨细胞合成蛋白聚糖，补充与改善 OA 关节软骨细胞外基质的结构特点，是良好的慢作用抗 OA 药物
戊聚糖多硫酸钠（sodium pentosanpolysulfate）	由半合成纤维素制得，可抑制关节软骨中金属蛋白酶活性；还是一种纤溶剂，可能使 OA 软骨下骨血液循环得到改善
氨基葡聚糖多肽复合物（glycosaminoglycan peptide complexes）	临床应用短期肌内注射可使病情稳定，其作用机制未明
多硫酸氨基葡聚糖（sulfate glycosaminoglycan）	能抑制软骨中多种蛋白酶的活性，体外试验能刺激软骨细胞的生长；肌内或关节腔内注射能缓解 OA 性疼痛
氨基葡萄糖（glycosaminoglycans）	是一种氨基单糖，具有生理活性。因此，氨基葡萄糖对 OA 的病理过程延缓作用有两个可能的方面：关节软骨细胞可直接利用这种氨基单糖合成聚氨基葡糖和蛋白多糖；特异性地刺激和恢复玻璃酸与蛋白多糖的生理代谢过程
硫酸软骨素（chondroitin sulfate）	通过竞争性抑制降解酶的活性，减少软骨基质和关节滑液成分的破坏；通过减少纤维蛋白血栓的形成，改善滑膜和软骨下骨的血液循环。能有效减轻 OA 的症状，减轻疼痛，改善关节功能
双醋瑞因（diacerein）	是白细胞介素 IL-1 抑制剂，可抑制软骨降解、促进软骨合成并抑制滑膜炎症。它不仅能有效改善骨关节炎的症状，减轻疼痛，改善关节功能，且有后续效应，连续治疗 3 个月以后停药，疗效至少可持续 1 个月；还可延缓 OA 病程的进展，具有结构调节作用。该药不抑制前列腺素的合成

2. 药物治疗方案

（1）局部药物治疗：对于手和膝关节 OA，在采用口服药前，建议首先选择局部药物治疗。局部药物治疗可使用各种非甾体抗炎药（NSAIDs）的外用制剂。局部外用药可以有效缓解关节轻至中度疼痛，且不良反应轻微。对于中至重度疼痛，可联合使用局部药物与口服 NSAIDs。

（2）全身镇痛药物：依据给药途径，分为口服制剂、针剂以及栓剂。用药原则：①用药前进行风险评估，关注潜在内科疾病风险；②根据患者个体情况，剂量个体化；③尽量使用最低有效剂量，避免过量用药及同类药物重复或叠加使用；④用药 3 个月后，根据病情选择检查血、大便常规、大便潜血及肝、肾功能。用药方法：OA 患者一般选用对乙酰氨基酚，每日最大剂量不超过 4000mg。对乙酰氨基酚治疗效果不佳的 OA 患者，在权衡患者胃肠道、肝、肾、心血管疾病风险后，可根据具体情况选用口服 NSAIDs。NSAIDs 包括非选择性 NSAIDs 和选择性 COX-2 抑制剂。口服 NSAIDs 的疗效与不良反应在个体患者中不完全相同，应参阅药物说明书并评估 NSAIDs 的危险因素（表 13-11）后选择用药。如果患者胃肠道不良反应的危险性较高，可选用非选择性 NSAIDs 加用 H_2 受体拮抗剂、质子泵抑制剂或米索前列醇等胃黏膜保护剂，或选择性 COX-2 抑制剂。NSAIDs 治疗无效或不耐受的 OA 患者，可使用曲马多、阿片类镇痛药，或对乙酰氨基酚与阿片类的复方制剂。

表 13-11 NSAIDs 治疗危险因素的评估

序号	上消化道不良反应高危患者	心、脑、肾不良反应高危患者
1	高龄(年龄 >65 岁)	高龄(年龄 >65 岁)
2	长期应用	脑血管病史(有过卒中史或目前有一过性脑缺血发作)
3	口服糖皮质激素	心血管病史
4	上消化道溃疡、出血病史	肾脏病史
5	使用抗凝药	同时使用血管紧张素转换酶抑制剂及利尿药
6	酗酒史	冠状动脉旁路移植术围术期(禁用 NSAIDs)

(3)关节腔注射:①如口服药物治疗效果不显著,可联合关节腔注射玻璃酸钠类黏弹性补充剂,注射前应抽吸关节液。对减轻关节疼痛、增加关节活动度、保护软骨均有效,治疗效果可持续数个月。对轻至中度的 OA 具有良好疗效。每次膝关节腔内注射,4~6 周为 1 个疗程。注射频率可以根据患者症状适当调整。②对 NSAIDs 药物治疗 4~6 周无效的严重 OA 或不能耐受 NSAIDs 药物治疗、持续疼痛、炎症明显者,可行关节腔内注射糖皮质激素。关节腔内注射长效糖皮质激素可缓解疼痛、减少渗出。疗效持续数周至数个月,但在同一关节不应反复注射,注射间隔4~6 个月。但若长期使用,可加剧关节软骨损害,加重症状。因此,不主张随意选用关节腔内注射糖皮质激素,更反对多次反复使用,一般每年最多不超过3~4 次。

(4)改善病情类药物及软骨保护剂:包括双醋瑞因、氨基葡萄糖、鳄梨大豆未皂化物(avocado soybean unsaponifiables, ASU)。此类药物在一定程度上可延缓病程、改善患者症状。

(六)药物治疗管理

1. 疗效监测 患者进行药物治疗后,疗效要综合评定。评定项目主要有以下几方面:①疼痛评定:可选用视觉模拟评分量表(visual analogue scale, VAS)和数字评分量表(numerical rating scale, NRS);②关节肿胀评定:可选用关节围度测量;③肌肉力量评定:可选用徒手肌力评定、等速肌力评定等;④关节活动范围评定(range of motion, ROM);⑤关节功能评定:根据患者病变部位不同,选择相应部位的关节功能评定量表进行关节功能评定;⑥ADL评定及生活质量评定。综合上述 6 方面评价疗效,为调整治疗方案提供依据。治疗过程中还应注意重点药物的不良反应防治,如 NSAIDs、糖皮质激素的不良反应。

2. 药物不良反应防治 同腰腿痛。

3. 患者健康教育

(1)心理教育:大多数骨关节炎患者由于长时间受到病痛折磨,通常合并焦虑、抑郁症状,对治疗效果持怀疑态度。治疗中加强沟通,向其讲解治疗良好的典范,帮助其树立信心。

(2)健康教育:除积极采取各种各样的治疗方法外,骨关节炎的治疗,更为重要的措施是预防。在治疗过程中多与患者交流,向其讲解骨关节炎的病因、治疗、预后等相关知识,让其调整和改变生活方式,保护关节。减少加重关节负担的不合理运动,避免长时间爬楼梯、爬山。受累关节在膝或髋的患者应避免长久站立、跪位和蹲位。可利用手杖、步行器等协助活动;肥胖患者应减轻体重。肌肉的协调运动和肌力的增强可减轻关节的疼痛症状。在文体活动及日常生活、工作中注意保护关节,预防关节损伤。以上注意事项总概括为七点:减轻关节的负重;降低体重;骨质疏松多补钙;重视保护关节;多保暖,少穿高跟鞋;运动要适度;少登山和爬楼梯。

(七)案例分析

1. 主题词　骨关节炎;抗炎治疗;胃肠道保护。

2. 病史摘要　患者,男性,60岁,身高160cm,体重55kg。1年前患者无明显诱因出现右膝关节疼痛和轻度肿胀,遂就诊于当地医院,诊断为:"右膝骨关节炎",给予止痛对症处理(具体不详)。至今患者间断口服和外敷中草药汤剂(具体不详)、针灸治疗,患者诉关节症状有改善,但疼痛持续存在。近一周右膝关节疼痛和肿胀较前加重,活动受限,今为求进一步治疗来院。门诊以"右膝骨关节炎"收入骨科。体温36.8℃;右膝关节肿胀,有触痛,髌骨出现捻发音,活动受限;实验室检查正常,RF阴性。X线检查示:右膝非对称性关节间隙变窄,关节边缘增生。

入院诊断:右膝骨关节炎。

3. 治疗方案

抗炎镇痛:塞来昔布胶囊200mg,qd;双醋瑞因50mg,qd po;玻璃酸钠25mg,关节腔内注射,qw(连续5周)。

4. 药学监护要点

抗炎镇痛:监护反应炎症的各项指标,如血常规、红细胞沉降率、C-反应蛋白等。观察用药后关节肿胀疼痛情况。监护非甾体抗炎药引起的不良反应:其一为心血管风险:塞来昔布可能使严重心血管血栓事件、心肌梗死和卒中的风险增加,其风险可能是致命的。这种风险可能随药物使用时间的延长而增加,关注患者相关临床症状。其二为胃肠道风险:塞来昔布会使严重胃肠道不良事件的风险增加,其风险可能是致命的。老年患者发生严重胃肠道事件的风险更大。此外,还应监护双醋瑞因引起的胃肠道反应,轻度腹泻是应用双醋瑞因治疗最常见的不良反应(发生率约7%),一般会在治疗后最初几天内出现,多数情况下会随着继续治疗而自动消失。上腹疼痛的发生率为3%~5%,恶心或呕吐则少于1%。服用双醋瑞因偶尔会导致尿液颜色变黄,这是双醋瑞因的特性,无任何临床意义。

5. 药学监护过程　患者长期关节肿胀、活动受限,现疼痛加重一周。骨关节炎的治疗目的是缓解或解除症状,延缓关节退变,最大限度地保持和恢复患者的日常生活。NSAIDs类药物可以有效缓解关节轻、中度疼痛。故临床药师建议首先选用局部止痛药双氯芬酸钠凝胶外搽膝关节,每日3~4次。第2天患者诉疼痛仍未减轻,药师建议加用COX-2抑制剂塞来昔布胶囊200mg,每日1次,以缓解疼痛,同时关节腔内注射玻璃酸钠25mg,每周1次(连续5周)润滑关节,保护关节软骨亦缓解疼痛。治疗第4天后右膝关节疼痛不剧,可下地行走,无肿胀。故药师建议停用塞来昔布胶囊,改用软骨保护剂双醋瑞因50mg,每日1次口服。服用双醋瑞因期间,应告知患者服用双醋瑞因偶尔会导致尿液颜色变黄,这是双醋瑞因的特性,不必惊慌。入院后第6日患者自诉疼痛明显好转,活动受限明显好转,要求出院。药师告知患者出院后不要擅自服用止痛药,出现疼痛明显等症状要及时就医,在医生或药师的指导下服用止痛药物。

6. 药学分析与建议　对于初次就诊且症状不严重的骨关节炎患者,非药物治疗是首选的治疗方式。该患者患骨性关节炎的病史超过 1 年,病情比轻度的骨关节病情况严重。院外曾做过物理治疗,但近来症状加重,证明非药物治疗无效。对于非药物治疗无效的患者,可根据关节疼痛情况选择药物治疗。局部药物治疗首先选择非甾体抗炎药外用制剂,其可以有效缓解关节轻至中度疼痛,且不良反应轻微。因此患者入院后,药师建议给予双氯芬酸钠凝胶外用。入院第 2 日,患者诉仍疼痛且影响睡眠。2000 年美国类风湿病协会在髋、膝骨性关节病药物治疗更新期刊中建议,初次治疗早期或轻度骨性关节炎的患者,应使用对乙酰氨基酚,COX-2 是其次选择,然后为非选择性 NSAIDs(其与米索前列醇或质子泵抑制剂联合用药)。该患者属于中、重度骨性关节炎患者,非选择性 NSAIDs 或 COX-2 抑制剂对于患中、重度骨性关节病伴明显疼痛的患者疗效更佳。因此,在局部非甾体抗炎药外用制剂无效的情况下,药师建议加用 COX-2 抑制剂。非甾体抗炎药的不良反应主要表现为消化性溃疡、出血和穿孔,以及对肾脏、心血管系统和神经系统的损害。在用药期间应该密切监测肝、肾功能。一旦症状得到控制,应该逐渐减少剂量或停药,不建议长期应用。本案例中,患者加用 COX-2 抑制剂塞来昔布胶囊口服,且关节腔内注射玻璃酸钠后,疼痛明显减轻,关节受限得到改善。故此时为避免 COX-2 抑制剂的心血管风险和胃肠道风险,药师建议停用塞来昔布胶囊,改用软骨保护剂双醋瑞因。双醋瑞因长期治疗(不短于 3 个月):每日 1~2 次,每次 1 粒,餐后服用。由于服用双醋瑞因的首 2 周可能引起轻度腹泻,因此药师建议在治疗的首 4 周每日 1 粒,晚餐后口服。患者对药物适应后,剂量便应增加至每日 2 次,餐后口服。

7. 药物治疗小结   骨性关节炎的治疗方案及具体用药应根据疾病处于不同的阶段及是否合并其他疾病而定,在早期或轻度症状阶段以非药物治疗为主,在中、重度阶段使用药物治疗。药物治疗中有局部用药、全身用药、关节腔内用药,亦根据疾病的程度来选择。药物治疗主要以 NSAIDs 类药物为主,在选择此类全身治疗制剂时,应评估患者心血管风险和胃肠道风险,因为 NSAIDs 类药物的主要不良反应为心血管系统和胃肠道两方面。

思考题

1. 试述骨科围术期疼痛药物选用原则。
2. 试述骨创伤药物治疗原则。
3. 试述颈肩痛的治疗药物监护点。
4. 简述颈肩痛药物治疗原则。
5. 简述腰腿痛治疗药物不良反应如何防治。
6. 试为一 65 岁老年腰腿痛患者制订合理的药物治疗方案。
7. 试述骨关节炎的教育与管理要点。
8. 查阅相关文献,为一 30 岁肥胖女性骨关节炎患者制订合理的药物治疗方案。

(杨 艳撰稿;王 卓 李华凤审校)

参考文献

1. 陈孝平,汪建平.外科学.第 8 版.北京:人民卫生出版社,2013.

2. 姜远英.临床药物治疗学.第 3 版.北京:人民卫生出版社,2013.

3. 王秀兰,李强,张淑文.临床药物治疗学.北京:人民卫生出版社,2007.

4. 陈新谦,金有豫,汤光.新编药物学.第 17 版.北京:人民卫生出版社,2011.

5. 杨宝峰.药理学.第 8 版.北京:人民卫生出版社,2013.

6. 王爱霞.抗菌药物临床合理应用.北京:人民卫生出版社,2009.

7. 中华医学会.临床诊疗指南.骨科分册.北京:人民卫生出版社,2009.

8. 胡蕴玉.现代骨科基础与临床.北京:人民卫生出版社,2006.

9. Hungerford DS,Jones LC. Glucosamine and chondroitin sulfate are effective in the management of osteoarthritis. J Arthoplast,2003,18:5.

10. Case JP,Baliunas AJ,Block JA. Lack of efficacy of acetaminophen in treating symptomatic knee osteoarthritis: a randomized, double-blind, placebo-controlled comparison trial with diclofenac sodium. Arch Intern Med, 2003,163:169-178.

第十四章 恶性肿瘤

第一节 总 论

一、恶性肿瘤的生物学特点及流行病学

肿瘤(tumor)是机体在各种致瘤因素作用下,局部组织细胞在基因水平上失去对自身生长的正常调控,导致细胞异常增生而形成的新生物。肿瘤可以分为恶性肿瘤和良性肿瘤两大类。恶性肿瘤往往生长迅速,对周围的组织器官有侵蚀破坏的倾向,具备向远处转移的能力,如未经有效治疗,往往导致死亡。而良性肿瘤的生长能力有一定限度,通常为局部膨胀性生长,生长的速度较慢,也不发生远处转移,因此危害较小。

人体任何器官、任何组织几乎都可发生肿瘤,因此肿瘤的种类繁多,命名十分复杂。一般根据其组织来源(分化方向)和生物学行为来命名。良性肿瘤在其来源组织名称之后加"瘤"字。例如来自脂肪组织的良性肿瘤称为脂肪瘤(lipoma);来源于腺体和导管上皮的良性肿瘤称为腺瘤(adenoma);含有腺体和纤维两种成分的良性肿瘤则称纤维腺瘤(fibroadenoma)等。恶性肿瘤包括癌(carcinoma)和肉瘤(sarcoma)。来源于上皮组织的恶性肿瘤统称为癌,命名时在其来源组织名称之后加"癌"字。如来源于鳞状上皮的恶性肿瘤称为鳞状细胞癌(squamous cell carcinoma);来源于腺体和导管上皮的恶性肿瘤称为腺癌(adenocarcinoma)等。间叶组织(包括纤维结缔组织、脂肪、肌肉、脉管、骨、软骨组织等)发生的恶性肿瘤统称为肉瘤,其命名方式是在组织来源名称之后加"肉",如纤维肉瘤(fibrosarcoma)、横纹肌肉瘤(rhabdomyosarcoma)、骨肉瘤(osteosarcoma)等。目前,无论在医学界或民间,都把所有的恶性肿瘤统称为癌症(cancer)。因此,狭义的"癌"(carcinoma)指上皮组织来源的恶性肿瘤,广义的"癌"(cancer)则泛指所有恶性肿瘤。

从20世纪90年代我国与美国恶性肿瘤发病率比较可见:①我国总的恶性肿瘤病死率远低于美国。②病死率中疾病构成在两国间存在明显差别,如我国排在前4位的是胃癌、肝癌、肺癌及食管癌,而美国排在前4位的是肺癌、结直肠癌、乳腺癌和前列腺癌。但应该看到,随着经济的发展和生活方式的变化,我国恶性肿瘤的发病趋势也在变化。从20世纪70年代到90年代,宫颈癌和鼻咽癌的病死率分别下降了68.39%及33.79%,而肺癌及肝癌的病死率则分别上升了115.07%及42.88%。消化道肿瘤病死率居高不下,而肺癌病死率急剧上升,正是我国趋于发展中国家及发达国家高发癌谱并存的过渡状态。

恶性肿瘤发病机制是涉及多种因素、多个步骤的病理过程,与一般的感染性疾病不同,肿瘤的恶性表型是多种因素相互作用导致正常细胞恶变的结果。与肿瘤发病相关的因素依其来源、性质与作用方式不同,可分为内源性与外源性两大类。外源性因素来自外界环境,与自然环境和生活条件密切相关,包括化学因素、物理因素、致瘤性病毒、真菌因素等;内源性因素则包括机体的免疫状态、遗传素质、激素水平以及DNA损伤修复能力等。

恶性肿瘤的诊断包括定性和定量两个基本要素,其中定性即是明确肿瘤良、恶性以及病理类型,这是诊断的关键。根据诊断依据的可靠性,可将定性诊断水平分为五级。一级:临

床诊断,仅根据临床症状、体征,参考疾病发展规律,在排除非肿瘤性疾病后作出诊断。二级:理化诊断,根据临床症状、体征,结合具有一定特异性的物理(主要是影像学检查)或生化检查结果而作出的诊断。三级:大体病理学诊断。根据手术或内镜肉眼直观到新生物而作出诊断。四级:细胞病理学诊断,根据脱落细胞、细针穿刺获取的细胞进行形态学观察作出诊断。五级:组织病理学诊断,经粗针穿刺、钳取、切取或切除肿瘤组织,取其活体组织制片进行的组织病理学诊断,包括白血病的骨髓穿刺涂片检查诊断。上述诊断依据的可靠性依次递增,组织病理学诊断是目前肿瘤定性诊断标准方法,这是借助光学显微镜和其他组织化学技术的描述性诊断方法。细胞学诊断也是肿瘤定性诊断的重要方法。为提高诊治的准确性,临床工作中应该力争取得较高级别的诊断证据。

定量即是明确肿瘤侵犯的范围,也就是肿瘤的分期诊断。目前临床常用的分期诊断方法主要是 TNM 分期系统。T 代表原发肿瘤。根据肿瘤大小和局部累及范围分为 T1、T2、T3、T4,此级标准在各部位(器官)的肿瘤均有所不同,在许多部位还可加上另外两种分级:Tis(原位癌)及 T0(未见原发肿瘤)。N 用以说明区域淋巴结的情况。按淋巴结的受累范围可分为 N0、N1、N2、N3,其标准在各部位(器官)的肿瘤也有所不同,对区域淋巴结的情况难以作出估计时,则用符号 Nx。M 代表远处转移。M0 代表无远处转移,M1 代表有远处转移。TNM 分期系统初步形成于 20 世纪中叶,这个以解剖学为基础的肿瘤评价系统可以比较精确地反映病变的大小和扩散范围,可以对大多数肿瘤的预后提供有价值的信息。半个世纪以来,在国际抗癌联盟(UICC)和美国癌症联合会(AJCC)的组织下,这一系统不断充实、完善,已经成为临床肿瘤学界的"共同语言"。

目前大多数恶性肿瘤尚无满意的防治措施,其治疗为手术切除、放射治疗、化学治疗和生物治疗等方法相结合的综合治疗。手术切除和放射治疗都是属于局部治疗措施,目的在于清除或削减恶性肿瘤病灶,但恶性肿瘤还经常发生经血道或淋巴道的远处转移,因此还需进行全身治疗或称系统性治疗,药物治疗是主要的系统治疗方法。综合治疗的原则要求在临床实践中恰当评估"肿瘤"和"机体"两方面的情况,合理、有计划地安排各种治疗手段,以期使患者最大程度的获益。虽然恶性肿瘤总体的治疗效果尚不理想,但回顾肿瘤医学的发展历程,过去许多预后极差的恶性肿瘤疗效已经有了大幅度的提高。我们有理由期待肿瘤医学为人类健康作出更大的贡献。

二、恶性肿瘤的一般治疗原则

化学药物治疗(简称化疗)是主要的全身治疗或称系统治疗方法,除局部恶性肿瘤病灶外,对经血道或淋巴道的远处转移病灶也有杀灭作用。大多数化疗药物的毒性反应较大,且总体治疗水平有限,所以要尽可能地遵循循证医学的证据并应当有患者的知情同意。在制定恶性肿瘤化学治疗方案时,不同的肿瘤科医生可有不同的经验,但一般应遵循一定的用药原则。

(一)确定治疗的目的

肿瘤化疗的目的是完全杀灭肿瘤,或者是通过减少肿瘤的负荷,从而缓解症状,提高生活质量或延长生命。治疗不足或过度治疗都将导致治疗的失败。根据治疗目的的不同,肿瘤化疗可分为几种形式。

1. **根治性化疗(curative chemotherapy)** 　根治性化疗是指单纯或主要通过细胞毒药物

治愈肿瘤的治疗,用于化疗敏感性肿瘤,如:急性淋巴细胞白血病、恶性淋巴瘤、恶性葡萄胎、绒毛膜癌、睾丸精原细胞瘤等。根治性化疗以最大限度地杀灭癌细胞为目标,即所谓完全杀灭(total kill),但多数常用的化疗药物杀灭肿瘤细胞遵循"一级动力学(first order kinetics)"规律,即一定量的药物,杀灭一定比率(而非固定数量)的癌细胞。因此,需要多疗程才能杀灭尽可能多的癌细胞。根治性化疗一般包括诱导缓解、强化治疗和巩固治疗三个阶段,一般来说,缓解后的强化和巩固治疗阶段配合零级动力学规律的免疫治疗,则可提高治愈的可能性。

2. 辅助化疗(adjuvant chemotherapy)　指在采取有效的局部治疗后,主要针对可能存在的微转移灶,为防止复发转移而进行的化疗。在骨肉瘤、乳腺癌、结直肠癌、胃癌及肾母细胞瘤等 10 余种肿瘤中已显示了辅助化疗的效果。

3. 新辅助化疗(neoadjuvant chemotherapy)　指对临床表现为局限性肿瘤,可用局部治疗手段者,在手术或放疗前使用化疗。现已证实新辅助化疗对软组织肉瘤、肛管癌、膀胱癌、局部晚期乳腺癌、骨肉瘤、食管癌等患者有价值。

4. 姑息性化疗(palliative chemotherapy)　是指对已失去手术和放疗时机的晚期肿瘤,或肿瘤不能切除,或对放疗不敏感,为缓解症状和延长生存期所进行的化疗。这种化疗,有人命名为诱导化疗(induction chemotherapy),如开始采用的化疗方案治疗失败,需换用其他方案化疗时,常称为挽救疗法(salvage treatment)。

5. 研究性化疗(investigational chemotherapy)　是指为研究新的药物和治疗方案所进行的化疗。研究性化疗应该有明确的目的、完善的试验计划、详细的观察和评价方案,更重要的是符合公认的医疗道德标准,应取得患者的同意并努力保障受试者的安全。目前已明确规定,研究性化疗应符合药物临床试验管理规范(good clinical practice,GCP)原则。

(二)联合化疗

化疗药物很少单独应用,更多情况下是两种或多种药物的联合应用。联合化疗可以增强疗效,将药物的毒性分散到各器官,提高机体的耐受性,并且能减少耐药的发生。其基本原则如下。

1. 每一种药物单独应用有效,各自的主要毒性靶器官不同。如最为常用的 CAP 方案中,多柔比星(阿霉素)的主要靶器官为心脏,顺铂(顺氯氨铂)的主要靶器官为肾脏,环磷酰胺的主要靶器官在膀胱。

2. 杀灭肿瘤的机制不同,如烷化剂加抗代谢药。

3. 合用的药物有协同作用而不是互相拮抗,各种药物之间无交叉耐药性。

4. 注意各药的使用顺序,如根据细胞增殖动力学规律,增长缓慢的实体瘤,其 G_0 期细胞较多,一般先用周期非特异性药物,杀灭增殖期及部分 G_0 期细胞,使瘤体缩小而驱动 G_0 期细胞进入增殖周期,继而用周期特异性药物杀灭之;相反,对生长比率高的肿瘤如急性白血病,则先用杀灭 S 期或 M 期的周期特异性药物,以后再用周期非特异性药物杀灭其他各期细胞。待 G_0 期细胞进入增殖周期时,可重复上述疗程。同是细胞周期特异性药物,不同的用药顺序也会对疗效产生影响,氟尿嘧啶与甲氨蝶呤合用时,给予甲氨蝶呤后 3～4 小时再给氟尿嘧啶可增加效果,反之会削弱疗效;阿糖胞苷和长春碱同时给药,疗效有所下降,如果先给长春碱,16 小时后再给阿糖胞苷,则出现明显的增效效果。这是因为长春碱作用于 M

期,阿糖胞苷作用于 S 期,用长春碱后,所有被阻滞于 M 期的细胞几乎同时进入 S 期,此时再用阿糖胞苷可产生最大的杀灭作用。

5. 单克隆抗体类分子靶向治疗药物与化疗联合常可增强疗效,但小分子化合物靶向治疗药物如吉非替尼、厄洛替尼等,则不宜与化疗同时联合使用。

(三)化学治疗与肿瘤细胞增殖动力学

肿瘤组织主要由增殖和非增殖两个细胞群组成。增殖细胞群可不断按指数分裂增殖,这部分细胞在肿瘤全部细胞群的比例称为生长比率(growth fraction,GF)。增长迅速的肿瘤 GF 值较大,接近 1,对药物最敏感,药物疗效也好;增长慢的肿瘤 GF 值较小,为 0.5 ~ 0.01,对药物敏感性低,疗效较差。同一种肿瘤早期的 GF 值较大,药物的疗效也较好。

根据药物对各期肿瘤细胞的敏感性不同,将抗肿瘤药物分为两大类。

1. 周期非特异性药物(cell cycle non-specific drugs) 除杀灭增殖细胞群中各期细胞,对非增殖细胞也有较强的杀灭作用。此类药物均在大分子水平上直接破坏 DNA 的双链,与之结合成复合物,从而影响蛋白质的合成。常用的细胞周期非特异性药物有:①抗肿瘤抗生素:多柔比星、表柔比星、柔红霉素、放线菌素 D、丝裂霉素;②亚硝脲类:司莫司汀、洛莫司汀、卡莫司汀;③烷化剂:环磷酰胺、白消安、苯丁酸氮芥、异环磷酰胺、苯丙氨酸氮芥、氮芥;④杂类:顺铂、卡铂、奥沙利铂、达卡巴嗪。

2. 周期特异性药物(cell cycle specific drugs) 仅对增殖周期中的某一期有较强的作用,但有时也可能在几个时相同时发挥作用。本类药物在小分子水平上阻断 DNA 的合成,从而影响 RNA 转录与蛋白质的合成。常用的细胞周期(时相)特异性药物有:①G_1 期特异性药物:门冬酰胺酶、肾上腺皮质类固醇;②S 期特异性药物:阿糖胞苷、吉西他滨、氟尿嘧啶、呋喃氟尿嘧啶、巯嘌呤、甲氨蝶呤、羟基脲;③G_2 期特异性药物:博来霉素、平阳霉素;④M 期特异性药物:长春花生物碱类、长春新碱、长春碱、长春地辛、长春瑞滨、喜树碱类;紫杉醇、多西他赛。

周期非特异性药物对癌细胞的杀灭作用强而快,能迅速杀死癌细胞。其剂量反应曲线接近直线,在机体能耐受的毒性限度内,杀伤能力随剂量的增加而增加;剂量增加 1 倍,杀灭癌细胞的能力可能增加数倍至数十倍。在浓度(C)和持续时间(T)的关系中,C 是主要因素。周期特异性药物的杀灭作用弱而慢,需要一定的时间才能发挥其杀伤作用,其剂量反应曲线是一条渐近线,即在小剂量时类似于直线,达到一定剂量后出现平坡。相对来说,在影响疗效的 C 与 T 的关系中,T 是主要因素。因此,为使化疗药物能发挥最大的作用,周期非特异性药物宜静脉一次注射,而周期特异性药物则以缓慢静滴、肌内注射或口服为宜。在联合化疗方案中,两类药物共同应用可以取得更好的临床疗效。

(四)确定剂量强度与剂量密度

所谓剂量强度,是指不论给药途径、用药方案及疗程中单位时间内所给药物的剂量如何,均以 $mg \times (m^2)^{-1} \times w^{-1}$ 表示。相对剂量强度(relative dose intensity)则指实际剂量强度(received or delivered dose intensity)与预期标准剂量强度之比,反映预期剂量强度的实施情况。如系联合化疗,则可计算出几种药物的剂量强度及平均相对剂量强度。剂量强度的基础是剂量-反应曲线为线性关系,这样剂量愈大,疗效也愈高。值得注意的是,临床上这种线性关系只见于淋巴瘤、急性白血病、睾丸生殖细胞肿瘤、乳腺癌等少数对化疗敏感的肿瘤。对其他不敏感的肿瘤,提高剂量强度不会增加疗效,反有可能导致严重的不良反应。

虽然增加药物剂量可提高疗效,但即使是最有效的化疗,单次给药后最多也只能达到亚临床治愈水平。另一方面,人实体瘤的生长遵循 Gompertzian 模式,即亚临床肿瘤病灶的体积小,倍增时间缩短。如此,化疗后残存的肿瘤在化疗间期势必增殖加快,成为肿瘤不易根除的重要原因。而通过缩短化疗的间歇时间加快治疗频率,在尽可能短的时间内反复化疗,可望减少残存肿瘤在化疗间歇期的生长,从而达到提高疗效的目的,这就是剂量密度化疗。通常的化疗一般以 3~4 周为 1 个周期,剂量密度化疗则多为每 2 周重复。

(五)选择适当的给药途径

化疗药物一般采用静脉、肌内或口服给药。但在某些情况下改变给药途径可以加大局部杀灭肿瘤的力度,减少对全身的不良反应。主要有:

1. 腔内化疗　包括胸腔、心包腔和腹腔内化疗,治疗肿瘤所致的癌性浆膜腔积液;膀胱肿瘤一般也采用膀胱内灌注化疗。

2. 鞘内给药　可将抗癌药注入脑脊液。常用于治疗脑膜白血病或淋巴瘤,或其他实体瘤中枢神经系统内的转移。

3. 动脉插管化疗　如肝癌或肾癌的动脉插管化疗可以提高疗效,颈外动脉分支插管用于头颈部及脑部内肿瘤的治疗。

4. 局部注射　是将抗癌药物直接注射到肿瘤内,使肿瘤组织坏死,常用于浅表肿瘤的局部治疗和肝癌、肺癌等的姑息治疗。

三、抗肿瘤药物的分类及作用机制

(一)干扰核酸生物合成的药物

这类药物属抗代谢药,能模拟正常代谢物质,与有关代谢物质发生特异性的拮抗作用,从而干扰核酸,尤其是 DNA 的生物合成,阻止瘤细胞的分裂繁殖。它们是细胞周期特异性药物,主要作用于 S 期。根据药物主要干扰的生化步骤或所抑制的靶酶不同,可进一步分为:胸苷酸合成酶抑制剂;二氢叶酸还原酶抑制剂;嘌呤核苷酸互变抑制剂(DNA 聚合酶抑制剂);嘌呤核苷酸合成酶抑制剂和核苷酸还原酶抑制剂。

常用的抗代谢药见表 14-1。

表 14-1　常用的抗代谢药

药名	作用特点	适应证
1. 胸苷酸合成酶抑制剂		
氟尿嘧啶(fluoroura-cil,5-FU)	本品抑制胸腺嘧啶核苷酸合成酶影响 DNA 的合成;也可掺入 RNA 中抑制 RNA 的合成	抗瘤谱较广,主要用于胃肠道肿瘤、乳腺癌、头颈部肿瘤、卵巢癌、恶性葡萄胎、绒毛膜上皮癌等
替加氟(tegafur)	本品为 5-FU 的衍生物,在体内经肝脏活化逐渐转变为氟尿嘧啶而起抗肿瘤作用。能干扰和阻断 DNA、RNA 及蛋白质合成,主要作用于 S 期	主要用于治疗消化道肿瘤,如胃癌、直肠癌、胰腺癌、肝癌,亦可用于乳腺癌

药名	作用特点	适应证
5-氟脱氧尿嘧啶核苷(doxifluridine)	通过体内嘧啶核苷磷酸化酶作用转化为5-FU,由于肿瘤细胞内嘧啶核苷磷酸化酶水平较高,在肿瘤组织中可获得更高的5-FU浓度,因此具有选择性抗肿瘤效果	对乳腺癌、胃癌、大肠癌有较好疗效,对头颈部癌、膀胱癌、子宫颈癌、卵巢癌亦有效
卡培他滨(capecitabine)	口服后先活化为无活性的中间体5′-DFCR,以后经肝和肿瘤组织的胞苷脱氨酶转化为5′-DFUR,最后在肿瘤组织内经胸苷磷酸化酶催化为5-FU而起作用,具有较高的选择性	主要用于晚期乳腺癌和结直肠癌
替吉奥(S-1)	本品是一种氟尿嘧啶衍生物,它包括替加氟(FT)和两种调节制:吉美嘧啶(CDHP)及奥替拉西(OXO)。FT能在活体内转化为5-FU;CDHP能够抑制在二氢嘧啶脱氢酶作用下从FT释放出来的5-FU的分解代谢,有助于长时间保持血和肿瘤组织中5-FU有效浓度。OXO能够阻断5-FU的磷酸化,具有降低5-FU消化道毒性的作用	用于不能切除的局部晚期或转移性胃癌
2. 二氢叶酸还原酶抑制剂		
甲氨蝶呤(methotrexate,MTX)	本品抑制二氢叶酸还原酶而使二氢叶酸不能还原成有生理活性的四氢叶酸,从而使嘌呤核苷酸和嘧啶核苷酸的生物合成过程中一碳基团的转移作用受阻,导致DNA的生物合成受到抑制	主要用于急性白血病、骨肉瘤的治疗;对恶性淋巴瘤、乳腺癌、膀胱癌、卵巢癌、宫颈癌、头颈部肿瘤和各种软组织肿瘤等也有一定疗效
培美曲塞(pemetrexed,PEM)	是一种多靶点的抗叶酸制剂,通过破坏细胞内叶酸依赖性的正常代谢过程,抑制细胞复制,从而抑制肿瘤的生长	用于恶性胸膜间皮瘤及晚期非小细胞肺癌(non-small cell lung cancer,NSCLC)的治疗
3. DNA聚合酶抑制剂		
阿糖胞苷(cytarabine,AraC)	阿糖胞苷确切的作用机制尚未明了,但在细胞内转化为三磷酸阿糖胞苷和二磷酸阿糖胞苷。三磷酸阿糖胞苷可能会通过抑制DNA多聚酶来抑制DNA的合成	急性淋巴细胞白血病及急性非淋巴细胞白血病的诱导缓解和维持治疗,慢性髓细胞白血病(急变期),亦用于恶性淋巴瘤
氟达拉滨(fludarabine)	作用类似阿糖胞苷,但对核苷酸延长的阻断作用和掺入RNA的能力更强	对B细胞性慢性淋巴细胞白血病有效,对非霍奇金淋巴瘤亦有较好疗效
吉西他滨(gemcitabine,GEM)	作用机制与阿糖胞苷相同,其主要代谢产物在胞内掺入DNA,但不同的是吉西他滨还能抑制核苷酸还原酶,并且能减少该药在细胞内的代谢,具有自我增效作用	主要用于非小细胞肺癌和晚期胰腺癌,对卵巢癌、乳腺癌、膀胱癌、小细胞肺癌(small cell lung cancer,SCLC)等均有效

续表

药名	作用特点	适应证
4. 嘌呤核苷酸合成酶抑制剂		
硫唑嘌呤(6-mercap-topurine,6-MP)	在体内几乎全部转变成巯嘌呤,抑制细胞 DNA 的合成,对 RNA 的合成亦有轻度抑制作用	急慢性白血病,对慢性粒细胞白血病近期疗效较好,作用快,但缓解期短,大剂量 6-MP 可治疗绒毛膜癌
6-硫鸟嘌呤(6-thio-guanine,6-TG)	本品是鸟嘌呤的类似物,在人体内必须由磷酸核糖转移酶转为 6-TG 核糖核苷酸方具活性。作用环节与巯嘌呤相似,抑制细胞 DNA 的合成,对 RNA 的合成亦有轻度抑制作用	急性淋巴细胞白血病及急性非淋巴细胞白血病的诱导缓解期及继续治疗期;慢性粒细胞白血病的慢性期及急变期
5. 核苷酸还原酶抑制剂		
羟基脲(hydroxycar-bamide)	本品是一种核苷二磷酸还原酶抑制剂,可阻止核苷酸还原为脱氧核苷酸,干扰嘌呤及嘧啶碱基生物合成,选择性地阻碍 DNA 合成,对 RNA 及蛋白质合成无阻断作用	对慢性粒细胞白血病(CML)有效,并可用于对白消安耐药的 CML。对黑色素瘤、肾癌、头颈部癌有一定疗效,与放疗联合对头颈部及宫颈鳞癌有效

(二)直接破坏 DNA 结构和功能的药物

1. 烷化剂(alkylating agents) 又称烃化剂,是一类化学性质很活泼的化合物。它们具有活泼的烷化基团,能与细胞中的 DNA 或蛋白质中的氨基、巯基、羟基和磷酸基等起作用,常可形成交叉联结或引起脱嘌呤作用,使 DNA 链断裂。在下一次复制时,又可使碱基配对错码,造成 DNA 结构和功能的损害,重者可致细胞死亡。常用的烷化剂见表 14-2。

表 14-2 常用的烷化剂

药名	作用特点	适应证
氮芥(chlormethine)	本品为双功能烷化剂,能与 DNA 交叉联结,或在 DNA 和蛋白质之间交叉联结,阻止 DNA 复制,造成细胞死亡或损伤	主要用于霍奇金及非霍奇金淋巴瘤,也用于肺癌及癌性胸腔积液
环磷酰胺(cyclophos-phamide,CTX)	本品在体外无活性,进入体内经肝脏活化为磷酰胺氮芥,从而产生烷化作用和细胞毒作用,抑制 DNA 的合成,也可干扰 RNA 的功能	用于恶性淋巴瘤、淋巴细胞白血病、多发性骨髓瘤、多种实体瘤如乳腺癌、卵巢癌、肺癌及各种肉瘤等
异环磷酰胺(ifos-famide,IFO)	本品是环磷酰胺的同分异构体,体外无活性,进入体内后在肝脏活化后,与 DNA 和 RNA 交叉联结,干扰二者功能,也可抑制蛋白质合成	用于肺癌、卵巢癌、乳腺癌、睾丸癌及恶性淋巴瘤等
卡莫司汀(carmus-tine,BCNU)洛莫司汀(lomustine,CCNU)	本类药物通过与 DNA 产生烷化和氨甲酰化反应,引起 DNA 断裂或交联,抑制细胞增殖。本类药物脂溶性强,容易通过血脑屏障	用于脑部原发及继发肿瘤、胃癌、直肠癌及霍奇金病

药名	作用特点	适应证
替莫唑胺(temozolo-mide,TMZ)	本品在体循环生理 pH 状态下,迅速转化为活性产物 MTIC,后者通过 DNA 甲基化而发挥细胞毒作用。该药可透过血脑屏障,是治疗脑胶质瘤及转移瘤的有效药物	多形性胶质母细胞瘤或间变性星形细胞瘤
塞替派(thiotepa,TS-PA)	本品与细胞内的 DNA 结合,影响瘤细胞的分裂。本品及其主要代谢产物三亚乙基磷酰胺(TEPA),可与 DNA 形成交叉联结,从而产生细胞毒作用	可用作各种实体瘤的姑息治疗,如乳腺癌、卵巢癌、肝癌和恶性黑色素瘤等,此外尚可用于膀胱内灌注治疗膀胱癌
硝卡芥(nitrocaphane)	本品为细胞周期非特异性药物,对各期均有影响。抑制 DNA 和 RNA 合成,对 DNA 的抑制作用更为显著	用于肺癌、恶性淋巴瘤、头颈部肿瘤、子宫颈癌和癌性胸腔积液

2. 抗生素类(抗肿瘤抗生素) 抗肿瘤抗生素是由微生物产生的具有抗肿瘤活性的化学物质,在肿瘤化疗中占据重要地位。抗肿瘤抗生素的作用机制各异。主要作用于遗传信息传递的不同环节甚至生物大分子本身,从而抑制 DNA、RNA 和蛋白质的生物合成。该类药大多为周期非特异性抗肿瘤药。常用抗生素类抗肿瘤药见表 14-3。

表 14-3 常用的抗肿瘤抗生素

药名	作用特点	适应证
多柔比星(阿霉素,doxorubicin,adriamy-cin,ADM)	作用机制主要是使药物与 DNA 形成牢固的复合物,从而破坏 DNA 的模板功能,继而抑制 DNA 和 RNA 的合成	治疗急性白血病、恶性淋巴瘤,亦用于各种实体瘤,包括乳腺癌、膀胱癌、肺癌、卵巢癌等
柔红霉素(daunorubi-cin,DNR)	为第一代蒽环类抗瘤抗生素,作用机制与多柔比星相似,抗瘤谱远较后者窄,对实体瘤疗效不如多柔比星和表柔比星	用于治疗急性粒细胞白血病和急性淋巴细胞白血病,包括慢性急变者
表柔比星(表阿霉素,epirubicin,EPI)	本品是 ADM 的立体异构体,实验表明当表柔比星采取与多柔比星相近的给药剂量和给药方式时,其抗癌谱也与多柔比星相近,但治疗指数更高,对血液系统及心肌的毒性低于多柔比星	用于治疗白血病,恶性淋巴瘤,多发性骨髓瘤,乳腺癌、肺癌、软组织肉瘤、胃癌、肝癌、结肠直肠癌、卵巢癌等
吡柔比星(吡喃阿霉素,perarubicin,THP)	是在多柔比星的氨基糖部分第 4′位增加四氯吡喃基。临床研究表明,THP 体内外抗瘤作用等同或优于 ADM,而心肌毒性、消化道反应、脱发发生率均很低	对恶性淋巴瘤和急性白血病有较好疗效,对乳腺癌、头颈部癌、胃癌、泌尿系统恶性肿瘤及卵巢癌、子宫内膜癌、子宫颈癌等有效

续表

药名	作用特点	适应证
米托蒽醌（mitox-antrone，MTZ）	全合成的化合物，但在结构上与蒽醌类化合物接近，动物实验证明米托蒽醌的抗肿瘤活性优于 ADM，其作用机制可能是嵌入 DNA 并与其结合而引起细胞损伤，该药心脏毒性小，剂量限制性毒性为骨髓抑制	对晚期乳腺癌疗效好，对急性白血病、恶性淋巴瘤作用也明显
西罗莫司（rapamy-cin）	本品为链霉菌培养液中提取的三烯大环内酯抗生素，结构与他克莫司相似。本品是通过抑制细胞因子所诱导的蛋白质及 DNA 合成而发挥其抑制细胞增殖的作用	用于器官移植抗排斥反应和自身免疫病的治疗
博来霉素（bleomy-cin，BLM）	属周期非特异性药物，作用于 G_2 及 M 期，并延缓 S/G_2 边界期及 G_2 期时间。主要用于鳞状上皮癌的治疗	本药对鳞状上皮癌（口腔、头颈部、食管、阴茎、宫颈等）及淋巴瘤和睾丸癌等有效
丝裂霉素（mitomy-cin，MMC）	属周期非特异性药物；抗瘤谱广	用于胃癌、结直肠癌、肺癌、胰腺癌、肝癌、宫颈癌、宫体癌、乳腺癌、头颈部肿瘤及膀胱肿瘤等

3. 金属化合物（铂类化合物）　铂类药物进入体内后，可与 DNA 上的碱基如鸟嘌呤、腺嘌呤和胞嘧啶等形成交叉联结，从而破坏 DNA 的结构和功能。对 RNA 和蛋白质合成的抑制作用相对较弱，属周期非特异性药物。自从第一代铂类药物顺铂用于临床，铂类药物沿着两个较宽的方向发展，一是改善顺铂的毒副作用；二是克服其在瘤体内的耐药性。自 20 世纪 70 年代开始，人们从数千种铂类化合物中仅筛选出 10 余种进行了临床试验。卡铂是第二代铂类药物，于 1986 年正式上市。近几年对铂类药物的作用机制、构效关系以及临床治疗进行了深入研究，相继发现了奥沙利铂、奈达铂等新型的铂类药物，不仅改善了顺铂及卡铂的毒副作用，且扩大了它们的活性谱，对许多耐顺铂或卡铂的瘤种均具有活性。常用的铂类抗肿瘤药见表 14-4。

表14-4　常用的铂类抗肿瘤药物

药名	作用特点	适应证
顺铂（cisplatin，DDP）	本品的作用类似双功能烷化剂，可与 DNA 形成交叉联结而干扰其功能。对 RNA 和蛋白质合成的抑制作用较弱	本品抗瘤谱广，用于卵巢癌、肺癌、鼻咽癌、淋巴瘤、膀胱癌、胃癌、头颈部鳞癌等多种肿瘤
卡铂（carboplatin，CBP）	为第二代铂类化合物，其作用机制与顺铂相似，但对肾、耳、神经系统和消化道毒性明显较低	用于卵巢癌、肺癌、膀胱癌、食管癌、睾丸癌、头颈部鳞癌等的治疗

药名	作用特点	适应证
奥沙利铂（oxalipla-tin,L-OHP）	为第三代铂类抗肿瘤药物。作用机制与其他铂类药物相似,以 DNA 作为靶作用部位,对 RNA 亦有一定作用。与顺铂之间无交叉耐药性	对大肠癌,卵巢癌有较好的疗效。对非霍奇金淋巴瘤、非小细胞肺癌、胰腺癌、胃癌、睾丸肿瘤及乳腺癌等也有效
奈达铂（nedaplatin）	为顺铂类似物,以与顺铂相同的方式与 DNA结合,并抑制 DNA 复制,从而产生抗肿瘤活性,主要毒性反应也与顺铂类似	主要用于治疗头颈部肿瘤,非小细胞肺癌,食管癌等实体瘤

4. 喜树碱类　喜树碱（camptothecin）和羟喜树碱（hydroxy camptothecin）是从我国特有的珙桐科乔木喜树的根皮、果实提取的生物碱。两药能干扰 DNA 拓扑异构酶 I（topoisomerase I）,破坏 DNA 结构,并抑制 DNA 的合成。为周期特异性药物,主要作用于 S 期,延缓 G_2 期向 M 期转变。与常用抗肿瘤药均无交叉耐药性。喜树碱主要以原形由尿排出,羟喜树碱从粪便排泄。喜树碱用于治疗胃癌、肠癌、绒毛膜上皮癌和急、慢性粒细胞白血病等。羟喜树碱用于原发性肝癌、头颈部癌和白血病等。不良反应主要有胃肠道反应、骨髓抑制和血尿,少数有脱发。羟喜树碱的不良反应较轻。

伊立替康（irinotecan,CPT-11）为半合成的水溶性喜树碱衍生物,是特异性 DNA 拓扑异构酶 I 抑制剂。与现有多种抗肿瘤药物无交叉耐药性。近年来,临床报告 CPT-11 对 5-FU 耐药的晚期大肠癌、肺癌（小细胞肺癌和非小细胞肺癌）、卵巢癌、宫颈癌有较好的疗效。此外,对乳腺癌、淋巴瘤、胃癌、胰腺癌及恶性黑色素瘤等都有一定的疗效。主要不良反应为乙酰胆碱综合征,给予阿托品可缓解。延迟性腹泻常见,为剂量限制性毒性,大剂量洛哌丁胺治疗有效。一旦出现延迟性腹泻,立即口服洛哌丁胺,首剂 4mg,以后每 2 小时 2mg,直至末次水样便后,继续服药 12 小时,一般用药不超过 48 小时。中性粒细胞减少也较常见。

拓扑替康（topotecan,TPT）为半合成的 DNA 拓扑异构酶 I 抑制剂,属喜树碱的衍生物,有较高的抗肿瘤活性,并可透过血脑屏障进入脑脊液中。主要用于小细胞肺癌、卵巢癌。骨髓抑制是最主要的毒性反应。此外有恶心、呕吐、腹泻、便秘等不良反应,联合用药可加重骨髓抑制,剂量应适当减低。

（三）嵌入 DNA 干扰 RNA 转录的药物

DNA 嵌入剂多为抗生素,可嵌入 DNA 的碱基对之间,干扰转录过程,阻止 mRNA 的形成。

放线菌素 D（dactinomycin,DACT）的体外研究显示其主要作用于 RNA,高浓度时则同时影响 RNA 与 DNA 的合成。作用机制为嵌合于 DNA 双链内与其鸟嘌呤基团结合,抑制 DNA 依赖的 RNA 聚合酶活力,干扰细胞的转录过程,从而抑制 mRNA 合成。为细胞周期非特异性药物,以 G_1 期尤为敏感,阻碍 G_1 期细胞进入 S 期。对霍奇金病（HD）及神经母细胞瘤疗效突出,尤其是控制发热;对无转移的绒毛膜癌初治时单用本药,治愈率达 90% ~ 100%,与单用 MTX 的效果相似;对睾丸癌亦有效,一般均与其他药物联合应用;与放疗联合治疗儿童肾母细胞瘤（nephroblastoma,又称 Wilms tumor）可提高生存率,对尤因肉瘤和横纹肌肉瘤的骨髓抑制为剂量限制性毒性,胃肠道反应多见于每次剂量超过 $500\mu g$ 时,漏出血管对软组织损害显著。

常用的嵌入 DNA 干扰 RNA 转录的抗肿瘤药物还有多柔比星、表柔比星及柔红霉素等。

(四)干扰蛋白质合成的药物

干扰蛋白质合成的药物按照功能的不同又可分为:影响微管蛋白装配的药物,如长春碱、长春新碱、紫杉醇等;干扰核糖体功能阻止蛋白质合成的药物,如高三尖杉酯碱;影响氨基酸供应、阻止蛋白质合成的药物,如门冬酰胺酶。常见的干扰蛋白质合成的抗肿瘤药物见表 14-5。

表 14-5 常用的干扰蛋白质合成的抗肿瘤药物

药名	作用特点	适应证
1. 影响微管蛋白装配的药物		
长春碱(vinblastine,VLB)	主要抑制微管蛋白的聚合,而妨碍纺锤体微管的形成,使有丝分裂停止于中期。也可作用于细胞膜,干扰细胞膜对氨基酸的转运,使蛋白质合成受抑制,亦可抑制 RNA 合成	主要用于实体瘤的治疗。对恶性淋巴瘤、睾丸肿瘤、绒毛膜癌疗效较好、对肺癌、乳腺癌、卵巢癌、皮肤癌、肾母细胞瘤及单核细胞白血病也有一定疗效
长春新碱(vincristine,VCR)	本品抗肿瘤的作用靶点是微管,主要抑制微管蛋白的聚合而影响纺锤体微管的形成,使有丝分裂停止于中期。还可干扰蛋白质代谢及抑制 RNA 多聚酶的活力,并抑制细胞膜类脂质的合成和氨基酸在细胞膜上的转运	用于急性淋巴细胞白血病、恶性淋巴瘤、神经母细胞瘤、乳腺癌、肺癌、恶性黑色素瘤、消化道癌软组织肉瘤等
长春地辛(vindesine,VDS)	是长春碱的半合成衍生物,抗瘤谱广,其作用机制及药动学特点与其他长春生物碱相似,但血液学毒性较 VLB 轻,神经毒性较 VCR 轻	对非小细胞肺癌、小细胞肺癌、恶性淋巴瘤、乳腺癌、食管癌及恶性黑色素瘤等恶性肿瘤有效
长春瑞滨(vinorelbine,NVB)	属于长春花生物碱类,通过阻滞微管蛋白聚合形成微管和诱导微管的解聚,使细胞分裂停止于有丝分裂中期。抗肿瘤活性强于 VCR、VDS	抗瘤谱较广,主要用于非小细胞肺癌、乳腺癌、卵巢癌、食管癌、头颈部癌等,也可用于淋巴瘤
依托泊苷(etoposide,VP-16)	本品作用于 DNA 拓扑异构酶Ⅱ,形成药物-酶-DNA 三联复合体,使受损的 DNA 不能修复	本品主要用于治疗小细胞肺癌、恶性淋巴瘤、恶性生殖细胞瘤、白血病,对神经母细胞瘤、横纹肌肉瘤、卵巢癌、非小细胞肺癌、胃癌和食管癌等有一定疗效

药名	作用特点	适应证
替尼泊苷（teniposide，VM-26）	作用于细胞周期S_2后期和G_2期，通过阻止细胞的有丝分裂而起作用。本药也可引起DNA键的单股性和双股性断裂，其作用机制可能是抑制拓扑异构酶Ⅱ所致	恶性淋巴瘤、霍奇金病、急性或淋巴细胞白血病之高危病例、颅内恶性肿瘤如胶质母细胞癌、空管膜瘤、星型细胞瘤、膀胱癌、神经母细胞瘤、儿童的其他实体瘤
紫杉醇（paclitaxel，PTX）	是一种具有复杂二萜类化学结构的新抗肿瘤药，它不抑制微管蛋白的聚合，反而促进微管聚合，抑制其解聚	对卵巢癌、乳腺癌、肺癌、泌尿系统肿瘤、头颈部肿瘤、胃癌等均有效
多西他赛（docetaxel，DOC）	作用机制与紫杉醇相同，稳定微管的作用比紫杉醇大2倍。与紫杉醇之间具有不完全交叉耐药，与顺铂和氟尿嘧啶之间无交叉耐药	对卵巢癌、乳腺癌、非小细胞肺癌疗效显著；对头颈癌、小细胞肺癌、胃癌、黑色素瘤、胰腺癌等也有效

2. 干扰核糖体功能阻止蛋白质合成的药物

高三尖杉酯碱（homoharringtonine）	本品是从三尖杉属植物提取的有抗癌作用的生物酯碱，能抑制真核细胞蛋白质的合成，使多聚核糖体解聚，干扰蛋白核糖体功能。本品对细胞内DNA的合成亦有抑制作用	用于各型急性非淋巴细胞白血病，对骨髓增生异常综合征（MDS）、慢性粒细胞白血病及真性红细胞增多症等亦有一定疗效

3. 影响氨基酸供应阻止蛋白质合成的药物

门冬酰胺酶（asparaginase）	本品能将血清中的门冬酰胺水解为门冬氨酸和氨，正常细胞可自身合成门冬酰胺，而急性白血病等肿瘤细胞则无此功能，使其蛋白质合成受障碍，增殖受抑制，细胞大量破坏而不能生长、存活，亦能干扰细胞DNA、RNA的合成	用于治疗急性淋巴细胞白血病、急性粒细胞白血病、急性单核细胞白血病、慢性淋巴细胞白血病、霍奇金病及非霍奇金病淋巴瘤、黑色素瘤等

（五）激素类

人们早已注意到乳腺癌、前列腺癌、甲状腺癌、宫颈癌、卵巢肿瘤及睾丸肿瘤等均与相应的激素失调有关，因此应用某些激素或其拮抗药，改变失调状态，可以抑制这些肿瘤的生长，且无骨髓抑制等不良反应。但激素作用广泛，使用不当也可引起严重不良反应。目前临床常用的激素类抗肿瘤药物主要有以下几类，如肾上腺皮质激素、雌激素及抗雌激素、雌激素受体阻断药及抑制雌激素合成的药物、雄激素及抗雄激素、孕酮类及黄体生成素释放激素激动药和拮抗药等。常见的激素类抗肿瘤药物见表14-6。

表 14-6　常用的激素类抗肿瘤药物

药名	作用特点	适应证
1. 肾上腺皮质激素		
泼尼松（prednisone）	对急性淋巴细胞白血病及恶性淋巴瘤的疗效较好，起效快但短暂，且易产生耐药性	对慢性淋巴细胞白血病除减低淋巴细胞数目外，还可缓解伴发的自身免疫性贫血
2. 雌激素		
己烯雌酚（diethylstil-bestrol）	本品为人工合成的非甾体雌激素，具有小剂量刺激而大剂量抑制垂体前叶促性腺激素及催乳激素的分泌及抗雄激素等作用	用于前列腺瘤、绝经后乳腺癌
3. 雄激素		
丙酸睾酮（testoster-one propionate）	大剂量时有对抗雌激素作用，抑制子宫内膜生长及卵巢、垂体功能。还有促进蛋白质合成及骨质形成等作用	绝经期后女性晚期乳腺癌的姑息性治疗。尤其对骨转移者疗效较佳
4. 抗雄激素		
氟他胺（flutamide）	本品为一种非类固醇的口服抗雄激素药，能阻止雄激素在靶细胞的吸收和（或）阻止雄激素与细胞核的结合，显示强力的抗雄激素作用	晚期前列腺癌
5. 雌激素受体阻断药及抑制雌激素合成药		
他莫昔芬（tamox-ifen）	他莫昔芬是一种非甾体药物，在人体内主要通过拮抗雌激素发挥作用	用于乳腺癌的治疗
福美坦（formestane）	本品为芳香化酶抑制剂，可阻断肾上腺合成雌激素，有效地治疗绝经或卵巢切除后的乳腺癌	用于绝经后雌激素受体（ER）和（或）孕激素受体（PR）阳性的晚期乳腺癌
来曲唑（letrozole）	是一种选择性的、非甾体类的芳香化酶抑制剂，具有较高的治疗指数	用于治疗绝经后乳腺癌患者
依西美坦（exemes-tane）	本品是一种不可逆的甾体类芳香化酶抑制剂，不存在孕激素和雌激素样作用，有轻微的雄激素样作用，且这种雄激素样作用主要在高剂量时可见	用于绝经后妇女的乳腺癌
阿那曲唑（anastro-zole）	为一种强效、选择性的非甾体类芳香化酶抑制剂。可抑制绝经期后患者肾上腺中生成的雄烯二酮转化为雌酮，从而明显降低血浆雌激素水平，抑制雌激素依赖性肿瘤生长	适用于绝经后妇女的乳腺癌。雌激素受体阴性的患者，若对他莫昔芬呈现阳性反应，可考虑使用

药名	作用特点	适应证
氨鲁米特（aminoglu-tethimide）	本品在周围组织中具有强力的芳香化酶抑制作用,阻止雄激素转变为雌激素,其抑制芳香化酶作用比抑制肾上腺皮质激素合成作用大 10 倍	用于绝经后晚期乳腺癌,雌激素受体阳性效果更好。对乳腺癌骨转移有效
6. 孕酮类		
甲地孕酮（megestrol）	对子宫内膜癌和乳腺癌抗肿瘤效果的精确机制目前尚不清楚,可能是通过脑垂体调节的抗孕酮效应	用于肾癌、晚期乳腺癌和子宫内膜癌的治疗,对肿瘤患者的恶病质、疼痛有一定的治疗效果
7. 黄体生成素释放激素激动药和拮抗药		
戈舍瑞林（goserelin）	是天然促性腺激素释放激素的一种合成类似物,长期使用本品抑制脑垂体促性腺激素的分泌,从而引起男性血清睾酮和女性血清雌二醇水平的下降,停药后这一作用可逆,初期用药时本品同其他 LHRH 激动剂一样,可暂时增加男性血清睾酮和女性血清雌二醇的浓度	适用于可用激素治疗的前列腺癌和乳腺癌
亮丙瑞林（leuprore-lin）	本品是高活性的 LH-RH 衍生物,其促黄体生成激素（LH）释放活性约为 LH-RH 的 100倍,它的抑制垂体-性腺系统功能的作用也强于 LH-RH,所以能有效地抑制垂体-性腺系统的功能	用于绝经前乳腺癌且雌激素受体阳性及前列腺癌患者

四、抗肿瘤药物不良反应管理

目前临床使用的抗肿瘤药物均有不同程度的毒副作用,即药物在杀伤肿瘤细胞的同时,对某些正常组织也有一定的损害。积极预防和处理药物的毒副作用,不仅可以更有效地发挥药物的治疗作用,减少或避免药物毒性造成的损害,还关系到患者对治疗的依从性与生活质量。根据毒副作用发生的时间,可分为近期毒性反应和远期毒性反应,近期毒性反应一般按 WHO 标准分级。

（一）近期毒性

1. 消化系统毒性

（1）恶心和呕吐:恶心、呕吐是常见和最令患者恐惧的不良反应,其发生和严重程度受多种因素的影响,包括药物的种类、剂量、给药方法,以及患者的个体差异等。

化疗药物可直接作用于呕吐中枢诱发呕吐,也可通过刺激消化道黏膜内的嗜铬细胞释放大量的神经递质,如 5-羟色胺、多巴胺、组胺、阿片类物质、P 物质和乙酰胆碱等,激活中枢的化学感受器,并进一步将信号传导至呕吐中枢引起呕吐。

根据发生的时间,可将恶心、呕吐分为急性、迟发性和预期性 3 种。急性是指恶心、呕吐发生于给药后的 24 小时内,高峰期在 5~6 小时;迟发性是指给药 24 小时以后发生,可持续 6~7 天,高峰时间为 2~3 天;预期性呕吐是指未经历用药或发生于给药前的呕吐,与心理作用有关,常发生于既往遭受过化疗引起剧烈呕吐的患者。

根据致吐作用的强弱,可将致吐药物分为高度致吐性药物,主要有大剂量顺铂、大剂量环磷酰胺、大剂量卡莫司汀、达卡巴嗪、六甲蜜胺、链佐星和丙卡巴肼(甲基苄肼)等,可使 90% 以上的患者发生呕吐;中度致吐性药物,主要包括三氧化二砷、小剂量顺铂,大剂量阿糖胞苷、大剂量白消安(马利兰),柔红霉素、多柔比星、异环磷酰胺、伊立替康和奥沙利铂等,可使 30%~90% 的患者发生呕吐;低度致吐性药物,包括吉西他滨、卡培他滨、氟达拉滨、紫杉醇、多西他赛、脂质体紫杉醇、依托泊苷、氟尿嘧啶、拓扑替康和培美曲塞等,可使 10%~30% 的患者发生呕吐;以及少致吐性药物,主要包括门冬酰胺酶、博来霉素、白消安、苯丁酸氮芥、氟达拉滨、多数小分子靶向药物和抗体类药物等,其致吐的发生率低于 10%。

常用的止吐药物有 5-HT$_3$ 受体拮抗剂如昂丹司琼(ondansetron)、格雷司琼(granisetron)、托烷司琼(tropisetron)、多拉司琼(dolasetron),以及地塞米松、多巴胺受体拮抗剂甲氧氯普胺等,其中 5-HT$_3$ 受体拮抗剂的疗效最好,不良反应最轻。大多数患者在化疗前及化疗后的几天内都需要止吐药物来控制恶心、呕吐症状。

(2)口腔黏膜炎:化疗药物会直接损伤增殖活跃的黏膜组织,引起口腔黏膜炎。常于化疗后 1~2 周,口腔内出现烧灼样疼痛,口腔黏膜红肿、溃疡,严重者可形成大片的白色假膜。黏膜炎可因感染或其他损伤加重。患者可因口腔黏膜疼痛难以进食而出现营养不良,若此时正处于骨髓严重抑制状态,常可继发全身感染,增加患者风险。最常引起黏膜炎的药物包括甲氨蝶呤、多柔比星、放线菌素 D、米托蒽醌和氟尿嘧啶等。甲氨蝶呤和氟尿嘧啶引起口腔炎的发生率和严重程度与药物剂量和用法有关,多药联合治疗较单药更易导致溃疡,高剂量化疗联合自体或异基因造血干细胞移植患者的黏膜炎较严重。

黏膜炎的治疗以局部对症治疗为主,轻度黏膜炎可随着化疗药物的停止应用而逐渐修复,严重黏膜炎而出现营养不良或继发感染的患者,应加强支持治疗和抗感染处理。

(3)腹泻和便秘:化疗相关性腹泻的主要原因是药物对肠道黏膜的急性损伤所导致的肠道吸收和分泌功能失调。常引起腹泻的化疗药包括氟尿嘧啶、伊立替康、阿糖胞苷、放线菌素 D、羟基脲、甲氨蝶呤等,其中氟尿嘧啶和伊立替康诱发的腹泻最为常见,发生率可高达 50%~80%。持续腹泻需要预防和治疗腹泻引起的并发症,维持水、电解质、酸、碱和营养平衡,必要时使用止泻药。

长春碱类药可影响肠道的运动功能而产生便秘和麻痹性肠梗阻,老年人和长春碱类用量多的患者较易发生。应注意长春新碱的给药剂量,增加食物中的纤维含量和水分,必要时适当使用大便软化剂和缓泻剂。

2. 骨髓抑制 骨髓抑制是化疗最重要和最常见的剂量限制性毒性反应。化疗药物可以诱导骨髓中分裂旺盛的造血细胞凋亡,并导致不同功能分化阶段的血细胞数量的减少。除甾体类激素、博来霉素、长春新碱和门冬酰胺酶外,大多数细胞毒药物均有不同程度的骨髓抑制。通常先出现白细胞减少,然后出现血小板降低,一般不会引起严重贫血。不同药物对白细胞、血小板和红细胞的影响程度有所不同。蒽环类、鬼臼毒素类等可引起较严重的骨髓抑制,亚硝脲类、丝裂霉素和丙卡巴肼等可发生延迟性骨髓抑制,卡铂和吉西他滨等对血小板的抑制作用更加明显。

　　化疗药物引起的骨髓抑制,除与药物作用特点,剂量强度和用药方案等药物本身因素有关外,患者的因素也影响着血细胞减少的程度:①年轻患者骨髓中脂肪含量较低而细胞含量较高,对药物的耐受性较强;②骨髓受肿瘤细胞侵犯,针对骨髓组织区域的放疗以及以往已接受多周期的化疗,都会影响骨髓的储备能力,使对药物的耐受性下降;③患者的营养状况越差,对化疗的耐受性就越差;④肝、肾对药物的代谢和排泄能力下降,也会影响对药物的耐受性。

　　严重的骨髓抑制会影响患者的生命安全,应进行积极的预防和处理:①严格掌握药物治疗的适应证;②对具有以上影响药物耐受性因素的患者,应慎用或减量化疗;③加强观察,定期检查外周血常规,以期早发现、早处理;④粒细胞单核细胞集落刺激因子、粒细胞集落刺激因子、促血小板生成因子等,可以通过诱导造血干细胞向不同血细胞的分化和增殖,一定程度上降低药物对骨髓抑制的程度和持续时间,可根据骨髓抑制的不同类型进行合理使用;⑤对有输血适应证的患者,及时进行成分输血,可降低患者在严重骨髓抑制期间的风险;⑥积极预防和控制感染;⑦加强支持治疗。

　　3. 肺毒性　药物的肺毒性发生率不高,但一旦发生往往很严重,甚至致死。可以导致肺毒性的药物主要有白消安、环磷酰胺、异环磷酰胺、博来霉素、丝裂霉素、甲氨蝶呤、阿糖胞苷、亚硝脲类、氟达拉滨、吉西他滨、紫杉醇、长春碱类和伊立替康等。近年来,靶向药物的肺毒性正引起越来越多的关注。

　　导致药物性肺损伤的机制尚不完全清楚,不同药物导致药物性肺损伤的机制也不尽相同,目前认为主要可能与药物或其在肺内的代谢产物对肺的直接损伤,超敏反应及药物代谢的个体差异有关。除药物因素外,已知发生肺损伤的危险因素有累积给药剂量大、高龄、曾行胸部放疗、高流量氧疗、吸烟、肾功能不全和合并应用具有肺损伤的药物等。

　　主要临床表现为呼吸困难、胸闷、干咳,常为隐匿性发病,通常在停药数周至数个月后出现,但药物过敏反应所引起的可在数小时内发生,此时常伴有发热。体格检查可见呼吸急促,吸气末可闻及啰音。在病变初期,胸部 X 线片检查可无异常征象,以后逐渐出现典型的弥漫性肺间质浸润的表现。最常见的组织病理学改变为间质性肺病和肺纤维化。

　　目前,药物性肺损伤没有标准的治疗方法,多数肺损伤可在及时停药后缓解,及时应用皮质类固醇激素可以改善临床症状。

　　4. 心脏毒性　化疗药物诱发的心脏毒性发生率并不高,但容易出现不可逆性改变,导致严重后果,应高度重视。可造成心脏毒性的细胞毒类药物主要为蒽环类;其次为烷化剂、氟尿嘧啶、紫杉醇类;博来霉素、丝裂霉素、顺铂、长春碱类药物也有一定的心脏毒性;曲妥珠单抗、贝伐单抗、索拉非尼和舒尼替尼等靶向药物的心脏毒性正日益受到重视。

　　根据心脏毒性发生的时间可将其分为 3 型:①急性毒性,多在用药过程中发生,表现为非特异性心电图异常;②亚急性毒性,常发生在第一或第二疗程给药后 4 周内,主要有心包炎、心肌缺血和心功能障碍,老年或原有心脏病患者可发生心力衰竭;③慢性毒性,主要为心肌病变。

　　导致心脏毒性的机制主要包括对心肌细胞、心脏血管、心电传导功能和心包的损伤等。可以造成心肌细胞损伤和心室射血分数下降的药物主要有蒽环类和曲妥珠单抗,氟尿嘧啶、卡培他滨;影响血管生成的靶向药物如贝伐单抗、索拉非尼和舒尼替尼等可导致心肌缺血;紫杉类、顺铂和三氧化二砷等可以影响心脏的传导功能,造成心律失常和 Q-T 间期延长;博

来霉素可以在 <3% 的患者中引发心包炎,主要表现为急性胸痛。

心脏毒性的发生与药物的剂量和用法有关,蒽环类药物的心脏毒性与累积剂量的关系最为明显,所以多柔比星单药使用的累计总剂量应不超过 $500mg/m^2$,联合化疗多不超过 $450mg/m^2$;过去接受过胸部放疗,多柔比星的总剂量不应超过 $350mg/m^2$,其他的蒽环类药物也都有各自的累积剂量限制。化疗药物引起的心脏毒性可应用常规的对症治疗。右丙亚胺对蒽环类药物引起的心脏毒性有一定的保护作用,应用维生素 E、辅酶 Q_{10} 等也有可能降低心脏毒性。

5. 神经毒性　化疗药物可引起中枢神经毒性及周围神经毒性。中枢神经毒性较少见。氟尿嘧啶可引起小脑共济失调;门冬酰胺酶可引起定向障碍、昏睡及精神障碍;鞘内注射甲氨蝶呤或阿糖胞苷偶可导致化学性脑炎及脑白质病变。

外周神经毒性较常见,感觉神经损伤可表现为四肢末端的感觉异常、感觉迟钝、烧灼感、疼痛和麻木;自主神经病变可产生便秘、麻痹性肠梗阻、阳痿、尿潴留和直立性低血压;运动神经损伤可表现为肌无力和肌萎缩;脑神经病变包括视神经病变、复视和面瘫。顺铂可致听神经毒性,导致耳鸣、听力下降等。具有外周神经毒性的药物主要包括长春碱类、铂类和紫杉醇类。神经毒性的发生机制可能包括药物损伤神经细胞微管导致的神经轴索运输功能障碍、远端神经纤维的轴突变性和药物对背根神经节内感觉神经细胞的直接损伤等。

神经毒性的发生和严重程度与药物的累积剂量和剂量强度明显相关,其他的影响因素还包括伴随疾病、年龄、烟酒嗜好以及放疗等。预防和减轻外周神经毒性的方法是控制累积剂量和降低剂量强度,出现神经系统毒性反应后应及时停药同时对症治疗。

6. 脱发　脱发是很多化疗药物的常见毒副反应,给患者的心理和身体形象常带来不良影响。由于人体的毛囊生发过程十分旺盛,化疗药物易使毛囊的生发功能受到抑制甚至破坏而导致脱发。化疗药物引起的脱发多为暂时性,很少发生永久性脱发。脱发可发生于化疗后的数天至数周内,其程度与化疗药物的种类、剂量、化疗间期长短和给药途径等相关。脱发主要表现为头发脱落,也可有眉毛、睫毛、阴毛等其他部位毛发脱落。可引起明显脱发的药物包括蒽环类、烷化剂、鬼臼毒素类、长春碱类、紫杉醇、氟尿嘧啶、甲氨蝶呤等,较弱的致脱发药物包括博来霉素、顺铂、氟尿嘧啶和吉西他滨等。对患者进行一定的心理辅导,有助于患者的综合治疗。为预防脱发,在化疗时给患者戴上冰帽,使头皮冷却,局部血管痉挛,减少药物到达毛囊而减轻脱发。

7. 肾和膀胱毒性　抗癌药物几乎均需经过肝、肾的代谢和排泄,肾排泄率高的药物易于影响肾功能,而对肾和尿路有直接毒性的药物,即使肾排泄率较低,也会引起泌尿系统损伤。化疗药物引起肾毒性的机制主要有两方面。①直接损害:通过其原形或代谢产物直接损伤肾小球、肾小管、肾间质或肾的微循环系统,导致肾功能损害,甚至急性肾衰竭。②间接损害:对化疗敏感的肿瘤细胞在化疗后迅速大量崩解,其细胞内物质在经肾排泄过程中损害肾功能。间接损害主要包括尿酸性肾病综合征和肿瘤溶解综合征,前者表现为尿毒症样症状,出现恶心、呕吐、嗜睡、少尿或无尿,后者主要表现为高尿酸血症、高钾血症、高磷酸血症和低钙血症。常见的可致肾毒性的药物包括顺铂、大剂量甲氨蝶呤、丝裂霉素、亚硝脲类和异环磷酰胺等。与肾毒性相关的危险因素包括:年龄 >60 岁、高血压、糖尿病、心血管疾病史、家族性肾病史、肾动脉灌注低以及合用肾损伤药物,如非甾体抗炎药物等。

预防和治疗肾毒性的方法主要是根据肾功能变化调整药物剂量、水化利尿以及碱化尿液等。

大剂量环磷酰胺和异环磷酰胺可引起出血性膀胱炎,主要与其代谢产物对膀胱黏膜的损伤有关,同时应用美司钠可预防出血性膀胱炎的发生。

8. 肝毒性　抗癌药物可引起肝脏损害,主要包括肝细胞性功能障碍、药物性肝炎、静脉闭塞性肝病和慢性肝纤维化、脂肪变性、肉芽肿形成、嗜酸性粒细胞浸润等。药物性肝炎通常与个体特异性的超敏反应和代谢特点相关。静脉闭塞性肝病多与高剂量化疗和造血干细胞移植有关,主要病理特点为非血栓性的肝内小静脉闭塞,病因可能与药物对血管内皮的损伤有关,静脉闭塞可以进展为致死性的肝坏死。容易引起转氨酶异常的药物有门冬酰胺酶、阿糖胞苷、依托泊苷、硫唑嘌呤、硫嘌呤、大剂量甲氨蝶呤等,其中门冬酰胺酶引起的肝功能异常最常见。达卡巴嗪、放线菌素 D 和大剂量环磷酰胺等可引起静脉闭塞性肝病,甲氨蝶呤等可引起肝纤维化。化疗药物也因可对免疫系统的抑制作用,激活潜伏的乙型和丙型肝炎病毒,导致肝损伤。

目前对药物性肝损害尚无理想的治疗方法,应设法避免药物性肝损害。肝损伤一旦发生,要及时停用化疗药物,并酌情使用保肝治疗。

9. 其他　一些抗癌药物可以引起过敏反应,最常见于门冬酰胺酶、紫杉醇和博来霉素。门冬酰胺酶过敏反应的发生率为 10% ~ 20%,故每次应用时应做好预防措施,用药后应密切观察。在应用紫杉醇前,应常规使用皮质类固醇和抗组胺药。用博来霉素前应用皮质类固醇激素可预防其过敏反应。

蒽环类、氮芥、长春碱类和丝裂霉素等可引起不同程度的血栓性静脉炎,一旦外渗,还可导致局部组织坏死。维生素 B_6 局部注射可减轻丝裂霉素外渗引起的组织损伤。长春碱类药物外渗,可局部注射玻璃酸酶和热敷;硫代硫酸钠可用作氮芥的解毒剂。

博来霉素、卡培他滨、阿糖胞苷、多西他赛、脂质体多柔比星和氟尿嘧啶等常引起手足综合征。多柔比星和放线菌素 D 常引发放射性回忆反应。

（二）远期毒性

随着肿瘤治疗的疗效提高,长期生存患者增多,远期毒性更加受到关注。

1. 致癌作用　很多抗癌药特别是烷化剂和亚硝脲类药物有明显的致癌作用。主要是急性白血病,经常发生于患者结束化疗后 3 ~ 4 年,发病前有 50% 患者发生骨髓增生异常综合征。大剂量、长疗程、年龄 >40 岁以及同时使用放射治疗的患者可增加发生急性白血病的风险。化疗还可以引起继发的淋巴系统恶性肿瘤,尤其是非霍奇金淋巴瘤。化疗引起的其他恶性肿瘤也偶见报道。故在给患者,特别是儿童患者和年轻成人患者选择治疗方案时,应充分考虑此种因素。

2. 不育和致畸　化疗药物,特别是烷化剂和亚硝脲类药物可影响生殖细胞的产生和内分泌功能,使睾丸生殖细胞的数量明显减少,导致男性不育,也可使女性患者产生闭经和永久性卵巢功能障碍。特别是联合化疗对精子的影响更显著,如治疗霍奇金病的 MOPP 方案可使近 80% 的患者发生性腺功能障碍。

化疗药物可以干扰 DNA 合成、细胞代谢和细胞分裂,因此就有可能引起卵子或精原细胞突变,但没有证据表明癌症幸存者的后代中基因性疾病或先天性畸形的发生率更高,后代中患恶性肿瘤的危险性也未见明显增加,可能是化疗影响的精子或卵子通常都已经死亡。

但无论男性还是女性,在化疗期间应明确禁止受孕,一般建议在化疗结束后 2 年以上才可怀孕生子。

第二节 原发性支气管肺癌

原发性支气管肺癌(primary bronchogenic carcinoma)简称肺癌,是最常见的恶性肿瘤之一,可以分为非小细胞肺癌和小细胞肺癌,非小细胞肺癌又可分为鳞状细胞癌、腺癌和大细胞癌等亚型。肺癌在世界许多国家和地区的发病率和病死率都在增加。国家癌症中心、卫计委疾病预防控制局 2012 年联合发布的中国肿瘤登记年度报告显示,2009 年我国肺癌发病率约为 53.57/10 万,其中男性发病率 70.40/10 万,女性 36.34/10 万;死亡率为 45.57/10 万,其中男性 61.00/10 万,女性 29.77/10 万。

一、病因与发病机制

肺癌的确切病因和发病机制尚不明确,目前认为是环境因素与内在因素共同作用、多基因参与的复杂疾病。下列因素与肺癌的发病有密切关系。

(一)吸烟

吸烟是公认的肺癌最重要危险因素。国内外大量研究表明吸烟与肺癌的发病之间存在明显的剂量-效应关系,吸烟者患肺癌的危险性与每日吸烟量、吸烟时间、烟草种类、开始吸烟的年龄等有密切关系。

(二)环境污染

环境污染对人类健康造成的危害越来越引起人们的重视。目前的主要污染源包括室内空气污染和室外空气污染,室内空气污染主要有:煤烟污染、油烟污染、烟草烟雾污染、室内氡气及氡子体等。我国部分省市环境保护监测研究指出,我国城市居民肺癌病死率与城市大气污染有密切关系,大气污染越严重,肺癌患病率与病死率越高。

(三)职业因素

有研究表明:长期接触砷、铬酸盐、镍、石棉以及焦油、煤气的工人其肺癌的发病率均明显高于正常人。

(四)其他

人体内在因素如家族遗传及免疫功能降低、代谢活动、内分泌功能失调等,也可能对肺癌的发病起到一定的促进作用。

有吸烟史并且吸烟指数大于 400 支/年、高危职业接触史(如接触石棉)以及肺癌家族史等,年龄在 45 岁以上者,是肺癌的高危人群。

二、临床表现与诊断

(一)症状与体征

肺癌早期可无明显症状。当病情发展到一定程度时,常出现刺激性干咳、痰中带血或血痰、胸痛、发热、气促。当呼吸道症状超过两周,经治疗不能缓解,尤其是痰中带血、刺激性干咳或原有的呼吸道症状加重,要高度警惕肺癌存在的可能性。

当肺癌侵及周围组织或转移时,可出现声音嘶哑,面、颈部水肿等上腔静脉梗阻表现;胸膜转移时可出现胸膜腔积液、持续剧烈的胸痛,部分患者有上肢静脉怒张、水肿、臂痛和上肢运动障碍,同侧上睑下垂、瞳孔缩小、眼球内陷、面部无汗等颈交感神经综合征表现。近期出现头痛、恶心、眩晕或视物不清等神经系统症状和体征,应当考虑脑转移的可能。持续固定部位的骨痛、血浆碱性磷酸酶或血钙升高,应当考虑骨转移的可能。

多数肺癌患者无明显相关阳性体征。患者出现原因不明、久治不愈的肺外征象,如杵状指(趾)、非游走性肺性关节疼痛、男性乳腺增生、皮肤黝黑或皮肌炎、共济失调、静脉炎等,应考虑肺癌的诊断;体检发现声带麻痹、上腔静脉梗阻综合征、Horner 征、Pancoast 综合征等,提示局部侵犯及转移的可能。临床表现高度可疑肺癌的患者,体检发现肝大伴有结节、皮下结节、锁骨上窝淋巴结肿大等,提示远处转移的可能。

（二）实验室检查

目前并无特异性肺癌标志物应用于临床诊断,下列标志物可以作为肺癌评估的参考。

1. 癌胚抗原(CEA) 血清 CEA 检查主要用于判断肺癌预后以及对治疗过程的监测。

2. 神经特异性烯醇化酶(NSE) 是小细胞肺癌首选标志物,用于小细胞肺癌的诊断和治疗反应监测。

3. 细胞角蛋白片段 19(CYFRA21-1) 对肺鳞癌诊断有一定的敏感性、特异性。

4. 鳞状细胞癌抗原(SCC) 对肺鳞状细胞癌疗效监测和预后判断有一定价值。

对于原发性肺癌患者,血浆碱性磷酸酶或血钙升高考虑骨转移的可能,血浆碱性磷酸酶、谷草转氨酶、乳酸脱氢酶或胆红素升高考虑肝转移的可能。

（三）影像学检查

1. 胸部 X 线检查 胸片是早期发现肺癌的一个重要手段,也是术后随访的方法之一,需强调的是,肺癌的 X 线检查,必须是同时行胸部正位片和胸部侧位片检查,有统计提示,加做胸部侧位片,肺癌的检出率增加了 7%。

2. 胸部 CT 检查 胸部 CT 检查目前已成为估计肺癌胸内侵犯程度及范围的常规方法,尤其在肺癌的分期上,更有其无可替代的作用。胸部 CT 检查能发现 <1cm 和常规胸部 X 线片难以发现的位于重叠解剖部位的肺部病变,容易判断肺癌与周围组织器官的关系,对肺门尤其是纵隔淋巴结的显示也比常规 X 线检查要好。低剂量螺旋胸部 CT 可以有效发现早期肺癌,而 CT 引导下经胸肺肿物穿刺活检是重要的获取细胞学、组织学诊断的技术。

3. MRI 检查 胸部 MRI 检查的最大特点是较 CT 更容易鉴别实质性肿块与血管的关系,而且能显示气管、支气管和血管的受压、移位与阻塞。特别适用于判断脊柱、肋骨以及颅脑有无转移。

4. B 超检查 主要用于发现腹部重要器官以及腹腔、腹膜后淋巴结有无转移,也用于双锁骨上窝淋巴结的检查;对于邻近胸壁的肺内病变或胸壁病变,可鉴别其囊、实性及进行超声引导下穿刺活检;超声还常用于胸腔积液抽取的定位。

5. 骨扫描检查 用于判断肺癌骨转移的常规检查。当骨扫描检查提示骨可疑转移时,可对可疑部位进行 MRI 检查验证。

6. PET-CT 检查 不推荐常规使用。在诊断肺癌纵隔淋巴结转移时较 CT 的敏感性、特异性高。

（四）病理学检查

1. 检查方法

（1）痰细胞学检查：痰细胞学检查是目前诊断肺癌简单、方便的无创伤性诊断方法之一，连续 3 天留取清晨深咳后的痰液进行痰细胞学涂片检查，可以获得细胞学的诊断。

（2）纤维支气管镜检查：纤维支气管镜检查技术是诊断肺癌最常用的方法，包括纤维支气管镜直视下刷检、活检以及支气管灌洗获取细胞学和组织学诊断。上述几种方法联合应用可以提高检出率。

（3）经胸壁肺内肿物穿刺针吸活检术（TTNA）：TTNA 可以在 CT 引导下进行，诊断周围型肺癌的敏感度和特异性均较高。

（4）胸腔穿刺术：当胸腔积液原因不清时，可以进行胸腔穿刺，以进一步获得细胞学诊断，并有利于明确肺癌的分期。

（5）胸膜活检术：当胸腔积液穿刺未发现细胞学阳性结果时，胸膜活检可以提高阳性检出率。

（6）浅表淋巴结活检术：对于肺部占位病变或已明确诊断为肺癌的患者，如果伴有浅表淋巴结肿大，应当常规进行浅表淋巴结活检，以获得病理学诊断。

另外，纵隔镜与胸腔镜检查也作为确诊肺癌和评估 N 分期的有效方法，在临床中逐渐开展。

2. 病理组织学分类

（1）鳞状细胞癌：肺鳞状细胞癌与吸烟有密切关系，包括乳头状型、透明细胞型、小细胞型和基底细胞样型。以中央型肺癌多见，并有向管腔内生长的倾向，早期常引起支气管狭窄，导致肺不张或阻塞性肺炎。癌组织易变性、坏死，形成空洞或癌性肺脓肿。鳞癌易发生于主要支气管内，发展成息肉或无蒂肿块，阻塞管腔引起阻塞性肺炎。有时也可发展成周围型，倾向于形成中央性坏死和空洞。

（2）腺癌：包括腺泡状腺癌、乳头状腺癌、支气管肺泡癌（或称肺泡细胞癌）、伴黏液产生的实性腺癌及腺癌混合亚型。混合亚型腺癌是最常见的亚型，除了组织亚型的混合外，其分化程度和细胞不典型性在不同区域和组织块之间也存在混合。腺癌倾向于管外生长，但也可循泡壁蔓延，常在肺边缘部形成直径 2 ~ 4cm 的肿块。腺癌早期即可侵犯血管、淋巴管，常在原发瘤引起症状前即已转移。

（3）大细胞癌：大细胞癌是一种未分化细胞癌，包括大细胞神经内分泌癌、复合性大细胞神经内分泌癌、基底细胞样癌、淋巴上皮瘤样癌、透明细胞癌、伴横纹肌样表型的大细胞癌。可发生在肺门附近或肺边缘的支气管。大细胞癌的细胞较大，但大小不一，常呈多角形或不规则形，呈实性巢状排列，常见大片出血性坏死；大细胞癌的转移较小细胞未分化癌晚，手术切除机会较大。

（4）小细胞肺癌：包括燕麦细胞型、中间细胞型、复合燕麦细胞型。典型的小细胞癌细胞小，圆形或卵圆形，类似于淋巴细胞。细胞质内含有神经内分泌颗粒，具有内分泌和化学受体功能，可引起类癌综合征。典型小细胞癌位于肺中心部，偶尔见于周边部，支气管镜活检常为阳性，在其发生发展早期多已转移到肺门和纵隔淋巴结，并由于其易侵犯血管，在诊断时大多已有肺外转移。

此外，少数肺癌可以在同一肿瘤的不同部位存在不同的组织学类型。较常见的是腺癌中有鳞癌组织,亦可在鳞癌中有腺癌组织或鳞癌与未分化小细胞癌并存。这一类肺癌称为混合型肺癌。

目前临床工作中,通过检测肺癌组织表皮生长因子受体(EGFR)突变,把肺腺癌分为酪氨酸激酶抑制剂(tyrosine kinase inhibitor,TKI)治疗敏感型和不敏感型肺腺癌。已有的研究表明 EGFR 突变与肺癌的组织学类型、患者性别、吸烟状态和种族等有密切关系,东方人种、腺癌、女性和不吸烟者 EGFR 突变率高;EGFR 基因突变与 TKI 小分子抑制药的疗效相关。无论是一线治疗还是二线治疗和(或)三线治疗,有 EGFR 基因突变的肺癌,其 TKI 的治疗疗效均显著高于无 EGFR 突变的肺癌。

三、分　　期

(一)非小细胞肺癌的 TNM 分期(表 14-7)

表 14-7　AJCC 非小细胞肺癌 TNM 分期(2010 年,第 7 版)

分期	标准	分期	标准
隐形肺癌	T_xN0M0	ⅡB 期	T2bN1M0,T3N0M0
0 期	TisN0M0	ⅢA 期	T1a,bN2M0,T2a,bN2M0,T3N1,2M0,
ⅠA 期	T1a,bN0M0		T4N0,1M0
ⅠB 期	T2aN0M0	ⅢB 期	T4N2M0,任何 T,$N_3$$M_0$
ⅡA 期	T2bN0M0,T1a,bN1M0	Ⅳ期	任何 T,任何 N,M1a,b
	T2a N1M0		

注:T—原发肿瘤。T_x:原发肿瘤不能评估,或痰、支气管冲洗液找到癌细胞但影像学或支气管镜没有可见的肿瘤;T0:没有原发肿瘤的证据;Tis:原位癌;T1:肿瘤最大径≤3cm,周围被肺或脏层胸膜所包绕,支气管镜下肿瘤侵犯没有超出叶支气管(即没有累及主支气管);T1a:肿瘤最大径≤2cm;T1b:肿瘤最大径>2cm 且≤3cm。T2:肿瘤大小或范围符合以下任何一项:肿瘤最大径>3cm,但不超过 7cm;累及主支气管,但距隆突≥2cm;累及脏层胸膜;扩展到肺门的肺不张或阻塞性肺炎,但不累及全肺;T2a:肿瘤最大径≤5cm,且符合以下任何一点:肿瘤最大径>3cm;累及主支气管,但距隆突≥2cm;累及脏层胸膜;扩展到肺门的肺不张或阻塞性肺炎,但不累及全肺;T2b:肿瘤最大径>5cm 且≤7cm。T3:任何大小的肿瘤已直接侵犯了下述结构之一者:胸壁(包括肺上沟瘤)、膈肌、纵隔胸膜、心包;或肿瘤位于距隆突 2cm 以内的主支气管,但尚未累及隆突;或全肺的肺不张或阻塞性肺炎;肿瘤最大径>7cm;与原发灶同叶的单个或多个卫星灶。T4:任何大小的肿瘤已直接侵犯了下述结构之一者:纵隔、心脏、大血管、气管、食管、喉返神经、椎体、隆突;或与原发灶不同叶的单发或多发病灶。

N—区域淋巴结。N_x:区域淋巴结不能评估;N0:无区域淋巴结转移;N1:转移至同侧支气管旁淋巴结和(或)同侧肺门淋巴结和肺内淋巴结,包括原发肿瘤直接侵犯;N2:转移至同侧纵隔和(或)隆突下淋巴结;N3:转移至对侧纵隔、对侧肺门淋巴结、同侧或对侧斜角肌或锁骨上淋巴结。

M—远处转移。M_x:远处转移不能评估;M0:无远处转移;M1:有远处转移;M1a:胸膜播散(包括恶性胸膜积液、恶性心包积液、胸膜转移结节);对侧肺叶的转移性结节;M1b:胸腔外远处转移。

大部分肺癌患者的胸腔积液(或心包积液)是由肿瘤所引起的。但如果胸腔积液(或心包积液)的多次细胞学检查未能找到癌细胞,胸腔积液(或心包积液)又是非血性或非渗出性的,临床判断该胸腔积液(或心包积液)与肿瘤无关,这种类型的胸腔积液(或心包积液)不影响分期

(二)小细胞肺癌分期

目前 SCLC 最常用的分期系统为美国退伍军人医院肺癌研究组的 SCLC 分期系统,分为局限期与广泛期。这种分期方法简单、易行,与治疗疗效及预后相关。对于接受外科手术的患者也采用 TNM 分期标准。

四、一般治疗原则

肺癌的治疗应根据患者的机体状况、免疫功能状况、肺癌的具体部位、病理类型、肺癌侵犯范围（病理）和发展趋向、细胞分化程度、生物学行为、肺癌相关基因结构和（或）功能改变，既从患者的局部，也从患者的整体出发，合理地、有计划地综合应用现有的治疗手段，以期较大幅度地提高肺癌治愈率，延长肺癌患者生命和提高肺癌患者的生活质量。

非小细胞肺癌采取以手术为主的综合治疗，小细胞肺癌则采取以化疗、放疗为主的综合治疗。Ⅰ、Ⅱ期和部分Ⅲa期的非小细胞肺癌和部分局限期小细胞肺癌可行手术治疗，早期非小细胞肺癌如不能接受手术治疗，可考虑根治性放疗，局部晚期非小细胞肺癌术后可接受术后辅助放疗和辅助化疗。局部晚期非小细胞肺癌和局限期小细胞肺癌也可通过放、化疗结合取得较好效果。对Ⅳ期肺癌，应采取以化疗为主的综合治疗，在恰当的时机给予姑息性手术、放疗、介入治疗等局部治疗手段。

五、药物治疗与治疗管理

肺癌的药物治疗包括化疗和分子靶向药物治疗（EGFR-TKI 治疗）。化疗应当严格掌握临床适应证，充分考虑患者病期、体力状况、不良反应、生活质量及患者意愿，避免治疗过度或治疗不足。同时及时评估化疗疗效，密切监测及防治不良反应，并酌情调整药物和（或）剂量。

由于小细胞肺癌的生物学特性与其他组织学类型不同，仅有少数早期的患者首选手术治疗。化疗是最基础的治疗手段，放疗也在其中扮演重要角色，目前化放疗联合是局限期的标准治疗，而化疗是广泛期的标准治疗。在非小细胞肺癌中，化疗是主要的治疗手段之一，而化疗的常用方式有新辅助化疗、维持治疗、术后辅助治疗、姑息化疗等。完全切除的Ⅱ-Ⅲ期 NSCLC，推荐含铂两药方案术后辅助化疗 4 个周期。晚期 NSCLC 的一线首选方案是铂类联合其他化疗药的两药联合方案，有条件者，在化疗基础上可联合抗肿瘤血管药物，体力状态评分 >2 分者和年老者可选择单药化疗。一线治疗后疾病进展者，PS 评分为 0 ~ 2 分者可进行二线化疗，可选择药物包括多西他赛、培美曲塞以及靶向药物 EGFR-TKI。EGFR 突变患者，可一线选择靶向药物治疗；对一线治疗达到疾病控制（CR + PR + SD）的患者，也可选择化疗药物或靶向药物的维持治疗。

（一）常用化疗药物

常用药物有：顺铂（DDP）、紫杉醇（TAX）、多西他赛（DOC）、依托泊苷（VP-16）、多柔比星（ADM）、长春新碱（VCR）、环磷酰胺（CTX）、伊立替康（CPT-11）、吉西他滨（GEM）、长春瑞滨（NVB）、培美曲塞（PEM）等。

（二）常用化疗方案

小细胞肺癌：

1. EP-R 方案

VP-16	$100mg/m^2$	iv	Day 1 ~ 3　q28d
DDP	$80mg/m^2$	iv	Day 1　q28d

放疗

日本 JCOG9104 研究首先报告了此方案，用于局限性小细胞肺癌的同步放化疗，中位生存期 27.2 个月。不良反应方面,3 度白细胞下降 57%,4 度为 42%,3 度血小板下降 33%,4 度为 8%,严重放射性食管炎发生率 9%。

2. CAV 方案

CTX	$800mg/m^2$	iv	Day 1	q21d
ADM	$40 \sim 50mg/m^2$	iv	Day 1	q21d
VCR	2mg	iv	Day 1	q21d

CAV 方案是治疗 SCLC 最早使用的标准方案之一,至今一直沿用,在广泛期患者可以获得 10% ~15% 的 CR,局限期可以获得 40% ~60% 的 CR,总有效率 50% ~70%,中位生存期在广泛期为 8 ~10 个月,局限期为 12 ~15 个月,主要毒性为骨髓抑制,3 ~4 度白细胞下降为 20% ~30%。

3. PE 方案

| VP-16 | $80mg/m^2$ | iv | Day 1 ~5 | q21d |
| DDP | $20mg/m^2$ | iv | Day 1 ~5 | q21d |

在广泛期患者的随机研究中,PE 方案具有与 CAV 方案同等的效力而毒性较小,PE 方案在局限期患者可达到 20% ~45% 的 CR,在广泛期患者可达到 10% ~25% 的 CR,中位生存期在局限期为 12 个月,广泛期为 10 个月,是治疗 SCLC 的公认标准方案。

4. PI 方案

| CPT-11 | $60mg/m^2$ | iv | Day 1,8,15 | q28d |
| DDP | $60mg/m^2$ | iv | Day 1 | q28d |

日本一项临床研究发现,PI 方案治疗广泛期 SCLC 有效性优于 PE 方案,但在随后欧美的重复研究中未能证实该结果,目前认为 PI 具有与 PE 相同的疗效,在某些情况下可以选用。PI 方案的 3 ~4 度白细胞下降 27%,3 ~4 度血小板下降 5%,3 ~4 度腹泻 16%。

5. 口服 VP-16 方案

| VP-16 | 200mg/d | po | Day 1 ~5 | q21 ~28d |

该方案可以作为老年广泛期小细胞肺癌的姑息治疗方案,有研究老年患者使用该方案治疗 SCLC 总有效率 76%,中位生存时间 9.5 个月,2 年生存率 10%,不良反应较低。

6. Topotecan 单药方案

| Topotecan | $1.5mg/m^2$ | iv | Day 1 ~5 | q21d |

SCLC 是极易发生耐药的肿瘤。目前尚无标准二线治疗方案,在二线治疗选择本方案,有效率 24.3%,中位生存期 25 周,且可改善患者症状。不良反应主要包括骨髓抑制、消化道反应。

非小细胞肺癌:

1. NP 方案

| NVB | $25mg/m^2$ | iv | Days 1,8 | q21d |
| DDP | $100mg/m^2$ | iv | Days 1 | q21d |

NP 方案可用于 NSCLC 术后辅助治疗、晚期一线化疗,一线化疗有效率 30% 左右,明显优于顺铂单药或长春瑞滨单药,推荐作为标准方案。主要副作用在于粒细胞减少和外周神经肌肉的刺激症状,操作中应注意避免长春瑞滨血管外渗。大剂量 DDP 治疗需充分评估肾功能,予以水化 3 天,利尿等处理。

2. GC 方案

| GEM | $1250mg/m^2$ | iv | Days 1,8 q21d |
| DDP | $100mg/m^2$ | iv | Day 1 q21d |

该方案作为晚期肺癌一线治疗标准方案,也用于肺癌术后辅助治疗,尤其对于鳞癌有较好的疗效。主要副作用表现为血小板下降、消化道反应等,是当代治疗晚期 NSCLC 最好的一线化疗方案之一。对于顺铂治疗禁忌或不能耐受患者,可考虑卡铂。

3. TC 方案

| TAX | $135mg/m^2$ | iv | Day 1 q21d |
| DDP | $75mg/m^2$ | iv | Day 1 q21d |

紫杉醇联合铂类方案作为晚期肺癌一线治疗标准方案,也用于肺癌术后辅助治疗,主要副作用表现为粒细胞下降、消化道反应、脱发、肌肉酸痛、神经毒性、过敏反应等,是目前治疗晚期 NSCLC 常用的一线化疗方案。需要特别注意的是,由于紫杉醇助溶剂可能导致急性过敏反应,使用紫杉醇前需要地塞米松、苯海拉明和抗组胺药西咪替丁进行预处理。

4. DC 方案

| DOC | $75mg/m^2$ | iv | Day 1 q21d |
| DDP | $75mg/m^2$ | iv | Day 1 q21d |

多西他赛是 FDA 批准同时作为晚期 NSCLC 一线(和铂类联合)和二线治疗的药物,TAX326 临床研究表明,该方案有效率32%,中位生存期11.3个月,2年生存率21%,主要副作用是粒细胞计数下降、消化道反应、脱发等。该方案是目前治疗晚期 NSCLC 常用的一线化疗方案,所有使用多西他赛的患者应在治疗前后接受皮质激素的预处理。

5. PC 方案

| PEM | $500mg/m^2$ | iv | Day 1 21d |
| DDP | $75mg/m^2$ | iv | Day 1 q21d |

培美曲塞是近年来针对肺腺癌疗效较好的新型化疗药物,治疗需要经过规范的预处理,包括:治疗前、当天、后一天连续口服地塞米松,治疗前7天开始口服叶酸 $350 \sim 1000\mu g$,直至结束治疗后3周,治疗前一周肌内注射维生素 B_{12},每次 $1000\mu g$,此后每9周一次贯穿全疗程。培美曲塞方案药物不良反应较低,中性粒细胞下降15%,贫血6%,血小板下降4%,脱发12%。目前该方案用于肺腺癌的术后辅助治疗、晚期一线化疗。

6. NPY 方案

NVB	$25mg/m^2$	iv	Day 1,5 q21d
DDP	$30mg/m^2$	iv	Day 2~4 q21d
重组人血管内皮抑素	$7.5mg/m^2$	iv	Day 1~14 q21d

重组人血管内皮抑素是我国自主研发的抗血管生成靶向治疗药物,联合 NP 方案化疗可有效提高晚期肺癌一线治疗的疗效,其不良反应轻微,心、肾功能不全者,过敏体质或对蛋白类生物制品有过敏者慎用。临床使用过程中应定期进行心电图检测,出现心脏不良反应者应进行心电监护。

7. P 单药方案

| PEM | $500mg/m^2$ | iv | Day 1 q21d |

培美曲塞单药治疗广泛应用于晚期肺腺癌的二线治疗、继续维持治疗与换药维持治疗。

所谓维持治疗是肺癌治疗中的新概念,主要是指一线治疗达到 CR/PR/SD 后进行序贯治疗以维持疗效,达到提高生活质量和延长生存期的目的。培美曲塞单药治疗副作用轻微,与安慰剂相比,只是疲倦达到 5%,中性粒细胞下降 3%,耐受性良好,但需用叶酸和维生素 B_{12} 预防毒性反应。

8. Docetaxel 单药方案

DOC　　　　　　　75mg/m² 　　iv　　　　　Day 1　q21d

多西他赛是研究最广泛的晚期肺癌二线治疗药物,被认为是国际上公认的含铂一线方案治疗复发或失败后的二线方案,也适用于老年晚期非小细胞肺癌患者。主要不良反应表现为血液学毒性、疲劳、脱发等。

9. GEM 单药方案

GEM　　　　　　　1000mg/m² 　　iv　　　　　Day 1,8,15　q28d

吉西他滨单药可作为老年非小细胞肺癌患者的治疗选择,主要毒性为血小板下降、粒细胞下降和消化道反应。

目前单克隆抗体如西妥昔单抗、贝伐珠单抗等也与化疗联合用于 NSCLC 的一线治疗。

(三)EGFR-TKI 靶向治疗

EGFR-TKI 已经成为 EGFR 突变非小细胞肺癌的主要治疗手段,对于已知 EGFR 突变阳性的患者可以一线治疗选择 EGFR-TKI 靶向治疗,也可作为二线治疗、维持治疗的选择。目前临床研究数据尚不支持该药物用于肺癌术后辅助治疗。常用靶向治疗药物包括吉非替尼 250mg 口服,每日 1 次,厄洛替尼 150mg 口服,每日 1 次,埃克替尼 125mg 口服,每日 3 次。TKI 类药物不良反应类似,主要表现为皮疹、腹泻、甲沟炎、轻度的消化道反应和一过性肝损害,但是药物相关间质性肺炎应引起重视。

第三节 乳 腺 癌

乳腺癌(carcinoma of breast)是发生于乳腺上皮或导管上皮的恶性肿瘤,全世界每年约有 120 万女性发生乳腺癌,有 50 万女性死于乳腺癌,北美、北欧为高发区,我国属于低发区,但近年来发病率逐年上升,现已位居女性恶性肿瘤的首位,严重危害女性的身心健康。乳腺癌主要发生于女性,男性约占乳腺癌总体发病率的 1%。

一、病因与发病机制

乳腺癌的病因尚不清楚,可能与多种因素有关。中国女性乳腺癌发病率在 0～24 岁年龄段处较低水平,25 岁后逐渐上升,50～54 岁达到高峰,55 岁以后逐渐下降。乳腺癌家族史也是乳腺癌发生的危险因素。乳腺癌的危险因素还有月经初潮早(＜12 岁),绝经迟(＞55 岁);未婚,未育,晚育,未哺乳;乳腺非典型增生;胸部接受过高剂量放射线的照射;长期服用外源性雌激素;绝经后肥胖;长期过量饮酒;以及携带与乳腺癌相关的突变基因。现已知的有 BRCA-1、BRCA-2,还有 p53、PTEN 等,与这些基因突变相关的乳腺癌称为遗传性乳腺癌,占全部乳腺癌的 5%～10%。有明显的乳腺癌遗传倾向、既往有乳腺导管或小叶中至重度不典型增生或小叶原位癌、曾行胸部放疗的患者是乳腺癌高危人群。

二、临床表现与诊断

（一）症状与体征

1. 乳腺肿块 80%的乳腺癌患者以乳腺肿块首诊。患者常无意中发现肿块,多为单发,质硬,边缘不规则,表面欠光滑。大多数乳腺癌为无痛性肿块,仅少数伴有不同程度的隐痛或刺痛。

2. 乳头溢液 非妊娠期从乳头流出血液、浆液、乳汁、脓液,或停止哺乳半年以上仍有乳汁流出者,称为乳头溢液。单侧单孔的血性溢液应进一步检查,若伴有乳腺肿块更应重视。

3. 皮肤改变 乳腺癌引起皮肤改变可出现多种体征,最常见的是肿瘤侵犯 Cooper 韧带后与皮肤粘连,出现"酒窝征"。若癌细胞阻塞了淋巴管,则会出现"橘皮样改变"。乳腺癌晚期,癌细胞沿淋巴管、腺管或纤维组织浸润到皮内并生长,形成"皮肤卫星结节"。

4. 乳头、乳晕异常 肿瘤位于或接近乳头深部,可引起乳头回缩。肿瘤距乳头较远,乳腺内的大导管受到侵犯而短缩时,也可引起乳头回缩或抬高。乳头湿疹样癌,即乳头 Paget 病,表现为乳头皮肤瘙痒、糜烂、破溃、结痂、脱屑、伴灼痛,乳头回缩。

5. 淋巴结肿大 在同侧腋窝可出现单个或多个肿大的淋巴结,初期活动,其后可相互融合或与周围组织粘连。随着病情的发展,同侧锁骨上淋巴结也会相继肿大。值得注意的是,有极少数乳腺癌患者仅表现为腋窝淋巴结肿大而触及不到乳腺肿块。

6. 肿瘤远处转移后的全身及远处器官受累症状 晚期乳腺癌可转移至全身组织或器官,产生相应的临床症状。常见转移的部位为骨、肺、胸膜、肝、脑和局部复发。

（二）实验室检查

目前临床所用乳腺癌标志物主要有 CEA、CA-153 等,但特异性均不强,联合检测可增加其灵敏性及特异性。对于乳腺癌实验室检查特别重要的是肿瘤组织的分子表达检测。

1. ER、PR 的检测 乳腺癌组织的 ER、PR 状态是内分泌治疗和预后判断的重要指标。通常采用免疫组化(ICH)法检测,虽然一般认为其结果是可靠的,但有报道 ER 和 PR 检测结果在不同实验室之间存在差异。因此特别指出:对组织学类型良好的乳腺癌,如果 ER 和 PR 阴性,建议重复检测以明确受体状况,根据复查结果再决定下一步治疗。

2. HER-2 检测 对所有新诊断浸润性乳腺癌患者都需要进行 HER-2 状态检测,监测和评定乳腺癌的 HER-2 蛋白表达与基因扩增状态对乳腺癌的临床治疗和预后判断至关重要。免疫组化法检测 HER-2 蛋白的表达结果分为 0、1 +、2 +、3 +。其中 3 + 视为 HER-2 蛋白表达阳性,0、1 + 视为阴性,2 + 者为可疑阳性,建议荧光原位杂交法(FISH)检测基因扩增状态。

（三）影像学诊断

1. 乳腺钼靶 X 线检查 已经成为乳腺癌普查及随访过程中最常用的方法,适用于乳腺肿块、硬化,乳头溢液,乳腺皮肤异常,局部疼痛或肿胀、筛查发现的异常改变、良性病变的短期随诊。对 35 岁以下、无明确乳腺癌高危因素或临床查体未见异常的妇女,不建议进行乳腺 X 线检查。早期乳腺癌的 X 线表现主要包括结节影、微小钙化和局部乳腺结构紊乱。

2. 乳腺超声 用于所有疑诊乳腺病变的人群,可同时进行乳腺和腋窝淋巴结的检查。乳腺超声扫描是年轻、妊娠、哺乳期妇女乳腺病变首选的影像学检查。

3. 乳腺磁共振成像（MRI）检查 不作为乳腺癌诊断的常规检查项目，目前用于乳腺癌分期评估，确定同侧乳腺肿瘤范围，判断是否存在多灶或多中心性肿瘤。

（四）病理学检查

1. 检查方法 组织病理学诊断是乳腺癌的确诊和治疗依据。进行组织病理学诊断时，需要临床医生提供完整、确切的临床资料，合格、足量的组织标本。获取组织的方法包括手术标本、空芯针活检等，不提倡细针穿刺活检作为常规取材诊断方式。

2. 组织学分类 根据 WHO 的组织学分类法，乳腺癌可分为非浸润性和浸润性两大类。非浸润性癌包括导管原位癌（DCIS），小叶原位癌（LCIS）。浸润性癌包括浸润性导管癌、浸润性小叶癌、髓样癌、乳头状癌等，其中浸润性导管癌较常见，占 65%～80%，其余则被称为特殊类型癌。

三、分　期

AJCC 乳腺癌 TNM 分期，见表 14-8。

表 14-8　AJCC 乳腺癌 TNM 分期（2010 年，第 7 版）

分期	标准	分期	标准
0 期	TisN0M0	ⅢA 期	T0,1,2N2M0,T3N1,2M0
ⅠA 期	T1N0M0	ⅢB 期	T4N0,1,2M0
ⅠB 期	T0,1NmiM0	ⅢC 期	任何 T,N3M0
ⅡA 期	T0,1N1M0,T2N0M0	Ⅳ期	任何 T,任何 N,M1
ⅡB 期	T2N1M0,T3N0M0		

注：T—原发肿瘤。T_X：原发肿瘤不能确定；T0：没有原发肿瘤证据；Tis：原位癌；Tis DCIS 导管原位癌，Tis LCIS 小叶原位癌，Tis 乳头 Paget 病，不伴有肿块，伴有肿块的 Paget 病按肿瘤大小分类；T1：肿瘤最大直径≤2cm；T1mic：微小浸润癌，最大直径≤0.1cm；T1a：肿瘤最大直径＞0.1cm，但≤0.5cm；T1b：肿瘤最大直径＞0.5cm，但≤1cm；T1c：肿瘤最大直径＞1cm，但≤2cm；T2：肿瘤最大直径＞2cm，但≤5cm；T3：肿瘤最大直径＞5cm；T4：无论肿瘤大小，直接侵及胸壁或皮肤；T4a：肿瘤侵犯胸壁，不包括胸肌；T4b：乳腺皮肤水肿（包括橘皮样变），或溃疡，或不超过同侧乳腺的皮肤卫星结节；T4c：同时包括 T4a 和 T4b；T4d：炎性乳腺癌。

N—区域淋巴结。N_X：区域淋巴结不能确定（例如曾经切除）；N0：区域淋巴结无转移；N1：同侧 Ⅰ、Ⅱ组腋窝淋巴结转移，可活动；N1mi：微转移；N2：同侧腋窝淋巴结转移，固定或相互融合或临床发现内乳淋巴结转移，缺乏同侧腋窝淋巴结转移的临床证据；N2a：同侧腋窝淋巴结转移，固定或相互融合；N2b：仅临床上发现同侧腋窝淋巴结转移，而无同侧腋窝淋巴结转移的临床证据；N3：同侧锁骨下淋巴结转移伴或不伴有腋窝淋巴结转移；或临床上发现同侧内乳淋巴结转移和腋窝淋巴结转移的临床证据；或同侧锁骨上淋巴结转移伴或不伴腋窝或内乳淋巴结转移；N3a：同侧锁骨下淋巴结转移；N3b：同侧内乳淋巴结及腋窝淋巴结转移；N3c：同侧锁骨上淋巴结转移。

M—远处转移。Mx：远处转移无法评估；M0：无远处转移；M1：经典临床或影像学方法发现有远处转移和（或）组织学检＞0.2mm 的病灶

四、一般治疗原则

乳腺癌的治疗强调综合治疗和个体化治疗，应根据肿瘤的生物学行为和患者的身体状况，联合运用多种治疗手段，兼顾局部治疗和全身治疗，以期提高治愈率和改善患者的生活质量。手术治疗仍然是乳腺癌治愈的主要手段，近年来，得益于乳腺癌综合治疗的理念，目前乳腺癌外科手术经历了扩大根治性手术到保乳手术的发展，根据疾病分期及生物学行为的预测，术前开展新辅助治疗，术后开展辅助治疗已成为临床常规。

乳腺癌的综合治疗十分复杂，Ⅰ期患者可根据情况作保乳手术或改良根治术，如行保乳手术，需要根据情况进行术前新辅助治疗和术后辅助化、放疗；如乳腺肿瘤位于内象限，术后作内乳区照射，Ⅱ、ⅢA期患者作根治性手术后需行辅助性化疗和放疗，所有激素受体阳性患者均应考虑术后辅助内分泌治疗，Ⅳ期以化疗和内分泌治疗为主，配合局部放疗或姑息性局部切除术。

五、药物治疗与治疗管理

乳腺癌药物治疗包括化疗、内分泌治疗、靶向治疗三大类，通过对患者基本情况（年龄、月经状况、血常规、重要器官功能、有无其他疾病等）、肿瘤特点（病理类型、分化程度、淋巴结状态、HER-2及激素受体状况、有无脉管瘤栓）等进行综合分析，可开展新辅助治疗、辅助治疗、姑息治疗。与早期乳腺癌以根治为目的不同，晚期乳腺癌的主要治疗目的是提高患者生活质量、延长患者生存时间。对于激素受体阴性、转移灶并不局限于骨或软组织或伴有症状的内脏转移、或激素受体阳性但对内分泌治疗耐药的患者，应接受化疗。晚期患者姑息化疗包括单药与联合方案，序贯单药化疗适用于转移部位少、肿瘤进展较慢、无重要器官转移的患者，注重考虑患者的耐受性和生活质量；联合化疗适用于病变广泛且有症状，需要迅速缩小肿瘤的患者，既往使用过的化疗药物应避免再次使用。晚期乳腺癌的内分泌治疗围绕着抗雌激素治疗展开，主要用于ER和（或）PR阳性的乳腺癌患者，应根据患者月经状态选择适当的内分泌治疗药物。

目前认为，绝经前患者辅助内分泌治疗选择他莫昔芬；绝经前高复发风险的患者，可以联合卵巢抑制治疗；他莫昔芬治疗期间，如果患者已经绝经，可以换用芳香化酶抑制剂；绝经后患者优先选择第三代芳香化酶抑制剂，术后辅助内分泌治疗至少5年。

（一）常用化疗药物

多种药物对于治疗乳腺癌均有效，其中包括：氟尿嘧啶（5-FU）/亚叶酸（LV）、卡培他滨（Cap）、顺铂（DDP）、卡铂（CBP）、多柔比星（ADM）、表柔比星（EPI）、紫杉醇（PTX）、多西他赛（DOC）、长春新碱（VCR）、环磷酰胺（CTX）、吉西他滨（GEM）、长春瑞滨（NVB）等。

（二）常用内分泌治疗药物

药物选择包括他莫昔芬（TAM）、第三代芳香化酶抑制剂（来曲唑、阿那曲唑、依西美坦）、孕激素、雄激素、托瑞米芬、氟维司琼、促黄体生成素释放激素（LHRH）类似物等。

（三）常用化疗方案

1. CMF方案（3周方案）

CTX	600mg/m^2	iv	Day 1	q21d
MTX	40mg/m^2	iv	Day 1	q21d
5-FU	600mg/m^2	iv	Day 1	q21d

此方案可用于低危乳腺癌患者术后辅助化疗，也可用于不能耐受蒽环类药物的老年患者辅助化疗，毒性较低。

2. AC方案

ADM	60mg/m^2	iv	Day 1	q21d
CTX	600mg/m^2	iv	Day 1	q21d

蒽环类药物是治疗乳腺癌最敏感的药物之一，该方案使用方便，是推荐的中低危乳腺癌

患者术后辅助治疗的重要方案,对于 HER-2 阳性患者,效果优于 CMF 方案。

3. FAC 或 CAF 方案

5-FU	$500mg/m^2$	iv	Day 1,8 q28d
ADM	$50mg/m^2$	iv	Day 1 q28d
CTX	$500mg/m^2$	iv	Day 1 q28d

此方案是乳腺癌术后最常用的辅助化疗方案之一,蒽环类药物有累积性心脏毒性,使用时须评估 LVEF,至少每 3 个月 1 次。如果患者使用蒽环类药物期间发生有临床症状的心脏毒性、或无症状但 LVEF <45% 亦或较基线下降幅度超过 15%,应先停药并充分评估患者的心脏功能。

4. FEC 方案

CTX	$75mg/m^2$	po	Day 1 ~14 q28d
EPI	$60mg/m^2$	iv	Day 1,8 q28d
5-FU	$600mg/m^2$	iv	Day 1,8 q28d

此方案中环磷酰胺为口服用药,表柔比星的心脏毒性较多柔比星低。

5. AC→T 方案

| ADM | $60mg/m^2$ | iv | Day 1 q21d |
| CTX | $600mg/m^2$ | iv | Day 1 q21d |

4 个周期后接着用

| PTX | $175mg/m^2$ | | Day 1 q21d ×4 |

此方案是高危乳腺癌术后常用的辅助治疗方案,尤其适用于腋窝淋巴结转移阳性患者,安全性较好,主要不良反应为骨髓毒性、脱发、恶心等。

6. 剂量密集的 AC→T 方案

| ADM | $60mg/m^2$ | iv | Day 1 q14d |
| CTX | $600mg/m^2$ | iv | Day 1 q14d |

4 个周期后接着用

| PTX | $175mg/m^2$ | iv | Day 1 q14d ×4 |
| 粒细胞集落刺激因子 | $5\mu g/kg$ | sc | Day 3 ~10 q14d ×4 |

剂量密集化疗是近年来颇受重视的研究,但治疗相关副作用,尤其是骨髓毒性明显增加,故方案中需要粒细胞集落刺激因子支持,在 CALGB9741 研究中发现该方案随访 6.5 年的结果,其疗效优于常规化疗。

7. TAC 方案

DOC	$75mg/m^2$	iv	Day 1 q21d
ADM	$50mg/m^2$	iv	Day 1 q21d
CTX	$500mg/m^2$	iv	Day 1 q21d

该方案也已成为高危乳腺癌患者术后辅助治疗最常用的方案,骨髓毒性是其主要剂量限制性毒性。使用 DOC 时,应进行地塞米松预处理。

8. TC 方案

| DOC | $75mg/m^2$ | iv | Day 1 q21d |
| CTX | $600mg/m^2$ | iv | Day 1 q21d |

该方案在无病生存期及总生存期上优于 AC 方案,并且对于老年患者有良好的耐受性。使用 DOC 时,应进行地塞米松预处理。

9. AC→PT 方案

ADM	$60mg/m^2$	iv	Day 1	q21d
CTX	$600mg/m^2$	iv	Day 1	q21d

4 个周期后接着用

PTX	$80mg/m^2$	iv	Day 1	qw
曲妥珠单抗	(首剂 4mg/kg,后继 2mg/kg)	iv	Day 1	qw

对于 HER-2 阳性乳腺癌患者,浸润性癌原发肿瘤 >1.0cm 时,推荐使用曲妥珠单抗,辅助治疗疗程 1 年,曲妥珠单抗的重要毒性是心脏毒性,需要在用曲妥珠单抗前(基线)、用药第 3、6、9 个月时监测左心室射血分数。在辅助治疗中,曲妥珠单抗不与蒽环类药物同时使用。治疗中若出现 LVEF<50%,应暂停治疗,并跟踪监测 LVEF 结果,直至恢复 50% 以上方可继续用药。若不恢复或继续恶化,或出现心力衰竭症状则应当终止曲妥珠单抗治疗。使用 PTX 时,应进行地塞米松、苯海拉明、西咪替丁预处理。

10. TCH 方案

DOC	$75mg/m^2$	iv	Day 1	q21d
CBP	AUC 6	iv	Day 1	q21d
曲妥珠单抗	(首剂 8mg/kg,后继 6 g/kg)	iv	Day 1	q21d

使用 DOC 时,应进行地塞米松预处理。

11. AC→TH 方案

ADM	$60mg/m^2$	iv	Day 1	q21d
CTX	$600mg/m^2$	iv	Day 1	q21d

4 个周期后接着用

DOC	$100mg/m^2$	iv	Day 1	q21d
曲妥珠单抗	(首剂 8mg/kg,后继 6mg/kg)	iv	Day 1	q21d

在神经肌肉毒性、指甲改变、粒细胞减少、心脏毒性重于 TCH 方案,一般用于年轻体质较好、无心脏方面潜在问题,为获得更好疗效,可选择该方案。

12. DE→G 方案

DOC	$75mg/m^2$	iv	Day 1	q21d
EPI	$75mg/m^2$	iv	Day 1	q21d
粒细胞集落刺激因子	$5\mu g/(kg \cdot d)$		Day 3~10	q21d

该方案是乳腺癌新辅助治疗常用方案,新辅助化疗是指在手术或手术加放疗的局部治疗前,以全身化疗为乳腺癌的第一步治疗,后再行局部治疗。基于目前循证医学的证据,新辅助化疗的疗效和辅助化疗的生存期无明显差异,但可以使部分不能保乳的患者获得保乳的机会,部分不可手术的患者获得手术机会,一般适合临床 Ⅱ、Ⅲ期的乳腺癌患者。使用 DOC 时,应进行地塞米松预处理。

13. DA 方案

DOC	$75mg/m^2$	iv	Day 1	q21d
ADM	$50mg/m^2$	iv	Day 1	q21d

在以往未接受过蒽环类和紫杉醇类药物的晚期患者中使用该方案姑息化疗,取得明显效果,毒性主要为骨髓毒性,发热性粒细胞减少等。使用 DOC 时,应进行地塞米松预处理。

以下方案也常用于乳腺癌的治疗:

14. XD 方案

Xeloda	$1275mg/m^2$	po bid	Day 1 ~ 14　q21d
DOC	$75mg/m^2$	iv	Day 1　q21d

15. GP 方案

GEM	$1250mg/m^2$	iv	Day 1,8　q21d
PTX	$175mg/m^2$	iv	Day 1　q21d

16. GC 方案

GEM	$1000mg/m^2$	iv	Day 1,8　q28d
DDP	$75mg/m^2$	iv	Day 2　q28d

17. 卡培他滨单药方案

Xeloda	$1275mg/m^2$	po bid	Day 1 ~ 14　q21d

18. T + 曲妥珠单抗

PTX	$175mg/m^2$	iv	Day 1　q21d

曲妥珠单抗　(首剂 4mg/kg,后继 2mg/kg)iv qw 直至肿瘤进展

(四)乳腺癌内分泌治疗

乳腺癌内分泌治疗是激素受体阳性乳腺癌的重要治疗手段,用于术后辅助治疗和晚期患者的姑息化疗,晚期乳腺癌患者,如果激素受体(ER 或 PR)阳性,即使有内脏转移,若没有症状,可首选内分泌治疗,实施内分泌治疗需要判断患者月经状态是否绝经。

绝经后患者的内分泌治疗包括:芳香化酶抑制剂包括非甾体类阿那曲唑、来曲唑和甾体类依西美坦等;作用于雌激素受体的药物他莫昔芬、氟维司群。绝经前患者的内分泌治疗包括:他莫昔芬、LHRH 类似物戈舍瑞林、亮丙瑞林等、孕酮类药物(甲地孕酮)、雄激素和大剂量雌激素也用于上述内分泌治疗失败后的选择。

TAM 的副作用常见的有胃肠道反应,食欲减退、恶心、呕吐、腹泻以及面部潮红、潮热、乏力、外阴瘙痒、月经失调、闭经、白带增多、阴道出血等。该药有拟雌激素样作用,故长期服用可致子宫内膜增厚,但鲜见子宫内膜癌的发生。芳香化酶抑制剂的副作用表现在关节痛、骨质丢失、血脂异常和心脑血管事件,依西美坦有雄激素样作用,可表现出痤疮、一过性肝酶升高等相关副作用。对于乳腺癌长期内分泌治疗引起骨质丢失的治疗,可选择唑来膦酸静滴,每半年 1 次。

(五)靶向治疗

HER-2 阳性是指免疫组化检测为 3 +,或荧光原位杂交法(FISH)或者色素原位杂交法(CISH)显示基因扩增。免疫组化检测 HER-2 为 2 + 的患者,应行 FISH 或 CISH 检测,明确是否有基因扩增。

曲妥珠单克隆抗体 6mg/kg(首剂 8mg/kg,后继 6mg/kg)每 3 周方案,或 2mg/kg(首剂 4mg/kg,后继 2mg/kg)每周方案联合化疗;首次治疗后 4 ~ 8 小时观察输注反应;与非蒽环类化疗、内分泌治疗及放射治疗可同期应用。由于该药主要副作用是心脏毒性,开始治疗前应检测左心室射血分数(LVEF),用药期间应每 3 个月监测一次 LVEF。出现以下情况时,应停

止曲妥珠单抗治疗至少 4 周,并每 4 周检测一次 LVEF:①LVEF 较治疗前绝对数值下降≥16%;②LVEF 低于该检测中心正常值范围,并且 LVEF 较治疗前绝对值下降≥10%;③4～8 周内 LVEF 回升至正常范围或 LVEF 较治疗前绝对数值下降≤15%,可恢复使用曲妥珠单抗;④LVEF 持续下降超过 8 周,或者 3 次以上因心肌病而停止曲妥珠单抗治疗,应永久停止使用曲妥珠单抗。

第四节 食 管 癌

食管癌(esophageal carcinoma)是指原发于食管上皮的恶性肿瘤。我国是食管癌的高发国家,主要位于河南、河北、山西三省交界地区。有肿瘤家族史或有食管癌的癌前病变者是食管癌的高危人群。我国是食管癌病死率最高的国家,食管癌是威胁我国居民健康的主要恶性肿瘤。2012 年中国肿瘤登记年报资料显示,我国食管癌的发病率约为每年 22.1/10 万,在所有恶性肿瘤中排在第五位;死亡率约为每年 16.8/10 万,居所有恶性肿瘤的第四位。预计 2013 年美国食管癌新发病例约为 39590 例,死亡病例约为 26200 例。

一、病因与发病机制

食管癌的发病为综合因素引起,比较公认的主要是下列因素。

(一)环境因素

1. 亚硝胺类化合物、真菌毒素和真菌感染 亚硝胺类化合物是一种很强的致癌物,广泛分布在人类生活环境中,而且在真菌作用下,还可以在人体内合成。科学实验证实,近 30 种亚硝胺类化合物,能在动物体内诱发食管癌或其他器官肿瘤。我国河南林县等食管癌高发地区的粮食中亚硝胺的含量明显高于食管癌低发地区。国内大量流行病学研究表明,吃腌菜是食管癌重要的发病因素,这可能和腌菜中含有大量真菌、亚硝胺、苯并芘和其他多种多环芳烃化合物有关。真菌不仅能将硝酸盐还原成为亚硝酸盐,还能分解蛋白质,增加食物中胺含量,促进亚硝胺合成。

2. 人类乳头状瘤病毒 人类乳头状瘤病毒(HPV)是一种嗜上皮细胞的 DNA 肿瘤病毒,与食管癌关系密切的主要是 6 型、16 型及 18 型。分子流行病学研究表明,HPV 在食管癌组织中高表达,其致癌机制包括促进癌基因 c-myc 和 ras 的扩增与转录,并使抑癌基因 p53 突变失活。

(二)生活饮食习惯因素

长期饮酒、吸烟及过热过粗饮食可能是导致食管癌发生的原因之一。流行病学研究显示,饮酒与食管癌有明显的关系,并随饮酒年限和饮酒量的增加,患食管癌的危险性也加大。饮酒可能通过影响致癌物吸收、代谢、转化及影响机体营养平衡等而参与致癌过程。在欧美等食管癌低发地区,吸烟是较为肯定的食管癌危险因素;在国内食管癌高发区进行的多项研究则未发现吸烟与食管癌有显著联系,或者吸烟的相对危险度较小。

(三)营养不良和微量元素缺乏

食管癌高发于经济落后地区,大量研究显示膳食营养与食管癌发生密切相关。部分高发区的膳食结构中粮谷类比例过高,而小麦以及谷类中镁、锌、维生素 C 和核黄素等较少,同时,动物及豆类蛋白质含量偏低。随着高发区居民膳食结构的变化,食管癌的发病率和病死率也呈逐年缓慢下降的趋势。

（四）遗传易感因素

食管癌的发病常表现为家族性聚集现象,在我国高发地区,本病有阳性家族史者达25%~50%,提示遗传因素可能起到重要作用。

二、临床表现与诊断

（一）症状与体征

食管癌的早期症状常不典型,部分患者表现为咽下哽噎感、胸骨后和剑突下疼痛、食物滞留感和异物感等,也可表现为胸腹部闷胀不适、嗳气等症状。

食管癌的中晚期症状有:①咽下困难:进行性咽下困难是绝大多数患者就诊时的主要症状,但却是本病的较晚期表现。因为食管壁富有弹性和扩张能力,只有当约2/3的食管周径被癌肿浸润时,才出现咽下困难。因此,在上述早期症状出现后,在数个月内病情逐渐加重,由不能咽下固体食物发展至液体食物亦不能咽下。如癌肿伴有食管壁炎症、水肿、痉挛等,可加重咽下困难。阻塞感的位置往往符合癌肿部位。②食物反流:常在咽下困难加重时出现,反流量不大,内含食物与黏液,也可含血液与脓液。③其他症状:当癌肿压迫喉返神经可致声音嘶哑;侵犯膈神经可引起呃逆或膈神经麻痹;压迫气管或支气管可出现气急和干咳;侵蚀主动脉则可产生致命性出血。并发食管-气管或食管-支气管瘘或癌肿位于食管上段时,吞咽液体时常可产生颈交感神经麻痹征群。

食管癌早期常缺少典型的阳性体征。晚期则可出现消瘦、贫血、营养不良、失水或恶病质等体征。当癌肿转移时,可触及肿大而坚硬的浅表淋巴结,或肿大而有结节的肝脏。

（二）实验室检查

1. 肿瘤标志物检查　血清肿瘤标志物具有检测方便、微创等特点,目前应用于食管癌检测和早期诊断的血清标志物尚不成熟。用于食管癌辅助诊断的标志物有组织多肽抗原(tissue polypeptide antigen,TPA)、细胞角质素片段19(cytokeratin fragment,cyfra21-1)、癌胚抗原(carcinoembryonic antigen,CEA)等。临床报道较多的为cyfra21-1,阳性率达45%,多用于食管癌的辅助诊断、预后判断和放疗敏感性的预测。

2. 血液生化检查　食管癌患者血液碱性磷酸酶或血钙升高,考虑骨转移的可能。血液碱性磷酸酶、谷草转氨酶、乳酸脱氢酶或胆红素升高,考虑肝转移的可能。

（三）影像学检查

1. 食管造影检查　是可疑食管癌患者影像诊断的首选,进一步仍需细胞学或组织病理学确诊。

2. CT检查　胸部CT检查目前主要用于食管癌临床分期和术后随访。关于临床分期,CT判断T分级的准确性约为58%,判断淋巴结转移的准确性约为54%,判断远隔部位如肝、肺等处转移的准确性为37%~66%。

3. B超或彩超检查　主要用于发现腹部重要器官及腹腔淋巴结有无转移,有时也用于颈深部淋巴结的检查。

4. MRI和PET　目前均不作为常规应用。有条件的医院,建议在适应证明确的情况下开展相关检查项目。同胸部CT相比,MRI和PET有助于鉴别放化疗后肿瘤未控和瘢痕组织。PET检查较胸部CT能发现更多的远处转移。在常规检查阴性的患者中,PET可以发现

15%～20%的患者存在远处转移。

（四）病理学检查

1. 大体病理类型

（1）早期癌：隐伏型、糜烂型、斑块型、乳头型。

（2）中晚期癌：髓质型、蕈伞型、溃疡型、缩窄型、腔内型。

2. 组织病理类型

（1）鳞状细胞癌：我国最多，占80%以上。吸烟和重度饮酒是引起食管鳞癌的重要因素。

（2）腺癌（包括腺棘癌）：在我国发病率仅次于鳞癌，在欧美国家食管腺癌的发病率占全部食管癌的50%以上，是最常见的病理类型。Barrett食管是食管腺癌的癌前病变，与普通人相比，其发生食管腺癌的危险增加30～129倍。

（3）小细胞未分化癌：国内约占0.18%，国外约占2.4%。

（4）其他：包括黏液表皮样癌、腺样囊性癌、平滑肌瘤、脂肪瘤、颗粒细胞瘤、胃肠间质瘤等，均少见。

3. 检查方法

（1）纤维食管镜检查：是食管癌诊断中最常用的一种方法，对于食管癌的定性、定位诊断和手术方案的选择有重要作用，内镜可以直视下钳取肿瘤组织活检。有条件的医院应积极开展食管超声内镜（endoscopic ultrasound，EUS），以利于治疗前分期，比较治疗效果。文献表明，EUS判断T分级的准确性为85%左右，判断淋巴结转移的准确性为75%左右，优于CT检查。色素内镜主要用于高发区高危人群食管癌的筛查，诊断早期食管癌和（或）食管不典型增生的敏感性较高，有碘染色法、亚甲蓝染色法。

（2）食管拉网脱落细胞学检查：是高发区高危人群筛查食管癌的首选方法，对于阳性病例，仍需行纤维食管镜检查，进一步定性和定位。食管拉网脱落细胞学检查方法简便，受检者痛苦小，假阳性率低，我国实践证明是在高发区进行大面积普查切实可行的方法。缺点是：敏感性差，仅44%～46%；脱落细胞学检查存在高血压、食管静脉曲张、严重的心肺疾患等禁忌证；在中晚期病例中阳性率下降，主要是由于网套不能通过狭窄的肿瘤段。

（3）转移性病灶的穿刺或切除活检：部分病例因食管狭窄非常明显，常规的纤维食管镜不能通过肿瘤段而无法活检病灶。转移性病灶往往位于头颈部淋巴结或肝、肺等器官，此时可以对这些转移性病灶行穿刺或切除活检以获得病理诊断。

三、分　期

目前食管癌的分期主要采用美国癌症联合会（AJCC）公布的食管癌国际分期标准（表14-9），该分期系统对预后判断和治疗均有重要的指导意义。

四、一般治疗原则

临床上应采取综合治疗的原则，即根据患者的机体状况，肿瘤的分期早晚、肿瘤部位、年龄大小等，有计划地、合理地应用现有的治疗手段，以期最大幅度获得疗效。比较肯定、有效的方法有手术治疗、放射治疗和化学治疗。基于分期的综合治疗模式被广泛接受。

表 14-9　AJCC 食管癌 TNM 分期(2010 年,第 7 版)

分期	标准	分期	标准
0 期	Tis N0 M0	ⅡB 期	T1,2 N1 M0
Ⅰ 期	T1 N0 M0	Ⅲ 期	T3 N1 M0,T4 任何 N M0
ⅡA 期	T2-3 N0 M0	Ⅳ期	任何 T 任何 N M1

注:T—原发肿瘤。Tx:原发肿瘤不能评估;T0:没有原发肿瘤的证据;Tis:原位癌;T1:肿瘤侵及黏膜层或黏膜下层;T2:肿瘤侵及肌层;T3:肿瘤侵及食管纤维膜;T4:肿瘤侵及邻近结构。

N—区域淋巴结。Nx:区域淋巴结不能评估;N0:无区域淋巴结转移;N1:区域淋巴结转移。

M—远处转移。M0:无远处转移;M1:有远处转移

　　Ⅰ期患者首选手术治疗。如心肺功能差或不愿手术者,可行根治性放疗。完全性切除的Ⅰ期食管癌,术后不行辅助放疗或化疗。内镜下黏膜切除仅限于黏膜癌,而黏膜下癌应该行标准食管癌切除术。Ⅱ期患者首选手术治疗。如心肺功能差或不愿手术者,可行根治性放疗。完全性切除的 T2N0M0,术后不行辅助放疗或化疗。对于完全性切除的 T3N0M0 和 T1-2N1M0 患者,术后行辅助放疗可能提高 5 年生存率。对于食管鳞癌,不推荐术后化疗。对于食管腺癌,可以选择术后辅助化疗。Ⅲ期患者对于 T3N1M0 和部分 T4N0-1M0(侵及心包、膈肌和胸膜)患者,目前仍首选手术治疗,有条件的医院可以开展新辅助放化疗的研究(含铂方案的化疗联合放射治疗)。与单一手术相比,术前同步放化疗可能提高患者的总生存率。与单纯手术相比较,不推荐术前化疗。术前放疗并不能改善生存率,但是对于术前检查发现肿瘤外侵明显,外科手术不易彻底切除的食管癌,通过术前放疗可以增加切除率。对于不能手术的Ⅲ期患者,目前的标准治疗是放射治疗,有条件的医院可以开展同步放化疗的研究(含铂方案的化疗联合放射治疗)。Ⅳ期患者以姑息治疗为主要手段,加或不加放疗,治疗目的为延长生命,提高生活质量。姑息治疗主要包括化疗、内镜治疗(包括食管扩张、食管支架等治疗)和止痛对症治疗。

五、药物治疗与治疗管理

　　食管癌药物治疗以细胞毒性化疗药物为主,由于顺铂、氟尿嘧啶和博来霉素等化疗药物具有放射增敏作用,化疗药物也可与放疗联合应用治疗食管癌。对广泛转移的患者,姑息性化疗是主要的治疗手段;对手术或放疗后的部分患者,进行辅助性化疗可减少手术或放疗后复发转移;需要强调的是,对于局部晚期而非广泛转移的患者,一定要行放化疗或结合手术的综合治疗,单用化疗疗效差。分子靶向药物治疗食管癌尚不成熟,仍处于探索阶段。

(一)常用化疗药物

　　在 20 世纪 60～70 年代,食管癌化疗以单药为主,常用的有博来霉素(BLM)、丝裂霉素(MMC)和氟尿嘧啶(5-FU)等,有效率为 15% 左右,无完全缓解(CR)的报道。20 世纪 80 年代,顺铂(DDP)开始应用于食管癌治疗,单药有效率提高到 20% 左右,与 5-FU 联合应用将有效率进一步提高到 30% 左右。因此在很长时间里,DDP 联合 5-FU 被视作食管癌治疗的标准方案。20 世纪 90 年代以来,多种新化疗药物,包括紫杉醇(PTX)、多西他赛(DOC)、吉

西他滨（GEM）、伊立替康（CPT-11）和奥沙利铂（OXP）等陆续被使用,这些药物联合DDP、5-FU治疗晚期食管癌的有效率高达50%左右,但毒性反应增加。

（二）常用化疗方案与治疗管理

晚期食管癌化疗

1. CF方案

DDP	100mg/（m² · d）	iv		Day 1　q28d
	或20mg/（m² · d）	iv		Day 1 ~ 5　q28d
5- FU	1000mg/（m² · d）	iv	96 ~ 120h	Day 1 ~ 5　q28d

CF方案的有效率为30% ~ 40%,无论鳞癌还是腺癌,无论是术前还是术后,都仍然把CF方案作为食管癌化疗的基础方案,在多项临床研究中作为对照方案。但多数有效患者仅为PR,且维持时间很短,化疗仅略微延长生存期。该方案的不良反应主要包括中性粒细胞减少、恶心呕吐、口腔炎等,半数患者需要降低剂量。如DDP大剂量一次性使用,需进行水化3天等相关预处理。临床实践中将DDP总剂量分割成3 ~ 5天使用,疗效相似,不良反应发生率可明显下降。

2. TP两周方案

PTX	90mg/（m² · d）	iv 3h	Day 1　q14d
DDP	50mg/（m² · d）	iv	Day 1　q14d

在数个小规模的Ⅱ期临床研究中,该方案治疗晚期食管、贲门癌有效率约40%,超过50%的患者吞咽困难改善和（或）体重增加。该方案的不良反应主要是中性粒细胞减少（3 ~ 4度中性粒细胞减少分别是40%和30%）、感觉神经毒性（1 ~ 2度感觉神经毒性发生率分别约40%和20%）。

3. TP三周方案

PTX	175mg/（m² · d）	iv 3h	Day 1　q21d
DDP	75mg/（m² · d）	iv	Day 1　q21d

我国学者在一项入组39名晚期食管鳞癌患者的Ⅱ期临床研究中,有效率约48.6%,CR和PR各占2.8%和45.7%。TTP为7个月,整组OS为13个月。其中有效者和无效者差距甚远,分别为17个月和10个月（$P = 0.006$）。吞咽困难和疼痛在82.6%的患者中得到缓解。主要不良反应为中性粒细胞减少和脱发,但无4度毒性发生。因而,本方案对中国人较适用。

4. TCF方案

PTX	175mg/（m² · d）	iv 3h	Day 1　q28d
DDP	20mg/（m² · d）	iv	Day 1 ~ 5　q28d
5- FU	750mg/（m² · d）	iv 24h	Day 1 ~ 5　q28d

Ilson等（1998年）报告应用TCF方案治疗初治的,有可测量病灶的晚期或转移性食管癌患者60例,结果CR 7例（12%）,有效率为48%,中位缓解期5.7个月,中位生存期10.8个月,但不良反应严重,约50%患者因口腔炎和粒细胞缺乏性发热,需要住院治疗。

5. GP方案

GEM	1000mg/（m² · d）	iv 3h	Day 1,8　q21d
DDP	75mg/（m² · d）	iv	Day 1　q21d

在一项有 32 名可评价患者的 II 期临床研究中,3 人获得 CR,16 人 PR,总有效率 45%,另外 9 人获得 SD。中位生存期 11 个月。患者中鳞癌和腺癌有效率分别是 71% 和 33%,显示该方案对鳞癌效果更好。在毒副作用方面,中性粒细胞下降占 37%,仅有 1 人发热,非血液学毒性主要是疲倦、消化道反应等,均可处理。一些研究中加大了 GEM 和 DDP 的用量,但发现毒性太大,往往有超过一半的患者无法接受预定的方案。

6. 其他　包括 CPT-11 联合 DDP、OXP 联合 5-FU 等方案,在临床研究中显示出一定应用价值,正在进一步评估其疗效与毒性。

局部晚期食管癌化放疗

1. CF + 放疗

DDP	75mg/(m^2·d)		iv	Day 1　第 1、5、8、11 周
5-FU	1000mg/(m^2·d)		iv	Day 1~4　第 1、5、8、11 周
放射治疗	总量 5000 cGy	同期进行		

2. 分次剂量 CF + 放疗

DDP	15mg/(m^2·d)		iv　1h	Day 1~5　q3W×5
5-FU	800mg/(m^2·d)		civ　24h	Day 1~5　q3W×5
放射治疗	总量 4500cGy/6600cGy	同期进行		

放射肿瘤治疗组(RTOG)85-01 随机 III 期研究试图评价化放疗联合与单纯放疗对局部晚期食管癌的作用,结果发现有效率和生存率都明显偏向于化放疗组。两组中位生存期分别为 14.1 个月和 9.3 个月,随访 5 年生存率分别为 27% 和 0。但放化疗方案毒性较大,上述研究中 64% 的患者经历了 3~4 度毒性,主要是骨髓抑制,因此需要 G-CSF 或 GM-CSF 支持。尤其是方案实施过程中出现 8% 威胁生命的毒性,2% 治疗相关性死亡,对此要高度警惕,积极防治。

分子靶向药物治疗　目前少量小样本研究显示,靶向药物如厄洛替尼、吉非替尼、西妥昔单抗、曲妥珠单抗、贝伐单抗等对部分患者有效,临床也可见有效的个例,但尚需更多的证据才能明确是否值得大规模研究。

第五节　胃　癌

胃癌(gastric cancer,GC)是最常见的恶性肿瘤之一。2008 年全球新诊断出胃癌近 100 万例,病死人数近 74 万,分别居全部恶性肿瘤新诊断病例的第 4 位和恶性肿瘤病死率的第 2 位。虽然胃癌全球总发病率有所下降,但超过 70% 的胃癌病例分布在发展中国家。地理分布上,以东亚、东欧、南美国家高发。而男性胃癌发病率和病死率比女性高近 2 倍。我国的胃癌发病率在不同地区间也有很大差异,北方高于南方,农村高于城市。全国平均病死率约为 16/10 万(男性 21/10 万,女性 10/10 万),近年病死率下降并不明显。

一、病因与发病机制

胃癌的病因迄今尚未阐明,但多种因素会影响胃癌的发生。

（一）环境因素

从对日本移民的研究中发现,夏威夷的日本移民第 1 代胃癌发病率与日本本土居民相似,第 2 代即有明显下降,而至第 3 代则接近当地的胃癌发病率,提示环境因素与胃癌发病有关,其中最主要的是饮食因素。胃癌发病与社会经济地位也有一定关系,通常经济收入低的阶层胃癌发病率高。

（二）饮食因素

1. 盐腌食品　高盐、熏制、腌制食物是胃癌发生的危险因素。高盐食物可破坏胃黏膜的完整性,表现为黏膜变性坏死及糜烂灶形成,长期高盐饮食可使胃黏膜上皮呈现不同程度的异型增生乃至癌变。食物中的硝酸盐经胃中硝酸盐还原酶阳性菌将其还原成亚硝酸盐,亚硝基化合物是一大类化学致癌物。烟熏食物中含有与烟草中相同的致癌物 3,4-苯并芘,具有很强的致癌作用。

2. 蔬菜与水果　许多流行病学调查均发现胃癌高发区居民的饮食结构中缺乏新鲜蔬菜与水果,新鲜蔬菜与水果摄入与胃癌的发生呈负相关,但其抗癌具体的机制并不十分明确。

3. 吸烟　吸烟是胃癌发生的危险因素之一,存在于烟草中的 3,4-苯并芘属多环芳烃类化合物,具有强烈的致癌作用。吸烟者将烟雾吞入胃中,3,4-苯并芘可直接与胃黏膜接触。

（三）微生物因素

1. 幽门螺杆菌(*Helicobacter pylori*,Hp)　　Hp 感染与胃癌有共同的流行病学特点,胃癌高发区人群 Hp 感染率高,Hp 抗体阳性人群发生胃癌的危险性高于阴性人群。1994 年世界卫生组织下属的国际癌肿研究机构将 Hp 感染定为人类 I 类(即肯定的)致癌原。目前认为 Hp 感染促进胃癌发生的机制,主要是通过诱发胃黏膜炎症反应,导致胃黏膜上皮细胞再生,具有促癌作用。Hp 感染能导致胃酸分泌能力下降,胃中硝酸盐还原酶阳性菌增多,胃内亚硝酸盐含量增加,具有辅助致癌作用。

2. 其他微生物因素　研究证实真菌所产生的霉素是强烈的致癌物,也与胃癌的发生有关。我国胃癌高发区居民常食用霉变食物,在胃液中可检出杂色曲菌、黄色曲菌等真菌。真菌本身也可合成亚硝胺,从而起到间接致癌作用。此外,EB 病毒和其他感染因素也可能参与胃癌的发生。

（四）遗传因素

胃癌有明显的家族聚集倾向,家族发病率高于人群 2～3 倍。这可能也反映了家庭成员共有的环境因素,少数胃癌属"遗传性胃癌易感综合征"。浸润性胃癌有更高的家族发病倾向,提示该型与遗传因素有关。

（五）肥胖

肥胖是贲门癌的一项重要危险因素,肥胖能加剧胃食管反流,导致 Barrett 食管,即一种胃食管连接处的癌前病变。一项瑞典研究发现,人群中体重最重的 1/4 人口患贲门癌的风险是体重最轻的 1/4 人口的 2.3 倍。

（六）基因改变

胃癌发生和发展是多阶段、多步骤的过程,出现了一系列基因改变,包括原癌基因激活、抑癌基因失活、细胞间黏附减弱、新生血管形成以及微卫星不稳定等。肠型和弥漫型胃癌的分子生物学改变不尽相同,抑癌基因 *p53* 和 *p16* 在肠型和弥漫型胃癌中均失活,而 *APC* 基因突变在肠型胃癌中更常见。细胞黏附分子 E-钙黏蛋白在约50%弥漫型胃癌中减低或缺失，而微卫星不稳定见于20%~30%的肠型胃癌。

（七）癌前状态

分为癌前疾病和癌前病变。前者是指与胃癌相关的胃良性疾病，有发生胃癌的危险性，包括慢性萎缩性胃炎、胃息肉、残胃及胃溃疡等；后者指较易转变为癌组织的病理学变化，主要指异型增生，包括肠上皮化生、异型增生等。

1. 慢性萎缩性胃炎　根据腺体部分的厚度和整个黏膜厚度的关系，可分为轻、中、重3度。Hp 在慢性萎缩性胃炎的发生中起决定性作用。90%的慢性萎缩性胃炎有 Hp 感染。

2. 胃息肉　分为增生性息肉和腺瘤性息肉。增生性息肉占胃息肉总数75%以上，直径常在2cm以下，癌变率0~4%。腺瘤性息肉是局限性不典型增生病灶，直径<2cm 腺瘤的癌变率约为2%，直径>2cm 的腺瘤癌变率高达40%~50%，扁平型腺瘤有较高的癌变倾向。

3. 残胃　胃大部切除术后5~10年，患胃癌的危险明显增加，发生率在1%~5%。Billroth Ⅱ式吻合术后残胃癌发生率较 Billroth Ⅰ式吻合术后高。

4. 胃溃疡　溃疡边缘黏膜上皮在反复炎症刺激和修复的过程中有时出现不典型增生，进而有癌变可能，但癌变率不超过5%。

5. 肠上皮化生　长期慢性炎症使胃黏膜表层上皮和腺上皮被杯状细胞所取代，其分布范围越广，发生胃癌的危险性越高。

6. 异型增生　又称不典型增生。WHO 国际癌症研究协会推荐使用的术语是上皮内瘤变。异型增生是胃癌的癌前病变，根据异型程度分为轻、中、重3度，轻度常可逆转为正常，重度有时与高分化腺癌不易区别，应密切观察。

二、临床表现与诊断

（一）症状与体征

早期胃癌多无症状，部分患者可有消化不良症状。进展期胃癌可有上腹痛（餐后加重）、纳差、厌食、乏力及体重减轻。胃癌发生并发症或转移时可出现一些特殊症状，贲门癌累及食管下段时可出现吞咽困难；并发幽门梗阻时可有恶心、呕吐；溃疡型胃癌出血时可引起呕血或柏油样便，继之出现贫血。胃癌转移至肝脏可引起右上腹痛、黄疸，转移至肺可引起咳嗽、呃逆、咯血，累及胸膜可产生胸腔积液而发生呼吸困难，侵及胰腺时可出现背部放射性疼痛。

早期胃癌无明显体征，进展期在上腹部可扪及肿块，有压痛。肿块多位于上腹偏右相当于胃窦处。肿瘤转移至肝脏可致肝大及黄疸，甚至出现腹水；腹膜转移时也可发生腹水，移动性浊音阳性；侵犯门静脉或脾静脉时有脾大。有远处淋巴结转移时或可扪及 Virchow 淋巴结，质硬不活动。肛门指检在直肠膀胱凹陷可扪及肿块。

（二）实验室检查

1. 血液检查　常见贫血，约50%为缺铁性贫血，是长期失血所致；或由营养缺乏导致恶性贫血，则见巨幼细胞贫血。

2. 大便潜血试验　大便潜血试验常呈持续阳性，检测方便。

3. 肿瘤标志物检测　目前临床所用的胃癌标志物主要有 CEA、CA19-9 等，但特异性均不强，联合检测可增加其灵敏性及特异性。

（三）影像学检查

1. X 线检查　X 线钡餐可能发现胃内的溃疡及隆起型病灶,分别呈龛影或充盈缺损,但难以鉴别其良、恶性,如有黏膜皱襞破坏、消失或中断,邻近胃黏膜僵直,蠕动消失,则胃癌的可能性大。X 线钡餐检查价格低,且属于无创检查,但无法获取病理诊断。

2. CT 检查　CT 已广泛应用于胃癌的临床检查,有助于观察胃部肿瘤对胃壁的浸润深度、与周围脏器的关系、有无淋巴结转移和远处(如肝脏、卵巢、腹膜、网膜等)转移。对于胃部肿瘤较大者,建议行腹部、盆腔 CT 检查,以了解盆腔有无转移,特别是对于女性患者,观察有无卵巢转移。对于无 CT 造影剂过敏的患者,均应行增强 CT 扫描,有助于检出微小转移灶。CT 目前是胃癌术前分期的首选检查手段,但对于小淋巴结转移的敏感性较低。

3. MRI 检查　由于费用高、检查时间较长、读片习惯等原因,MRI 检查目前尚不是胃癌患者的常规检查,仅作为 CT 检查的补充,主要适用于 CT 造影剂过敏及肾功能不全的患者。此外,对于超声或 CT 检查怀疑肝转移的患者,MRI 有助于明确诊断。

4. 正电子发射型计算机断层显像(PET/CT)检查　是一种新型无创检查手段,其原理是利用肿瘤组织对于[^{18}F]氟-2-脱氧-D-葡萄糖(FDG)的亲和性,对胃癌的诊断、判断淋巴结远处转移病灶情况,特异性较高。但检查费用昂贵,难以推广应用。

5. 超声检查　简单易行、价格便宜,可作为胃癌患者的常规检查。主要用于发现腹、盆腔重要器官及淋巴结有无转移,也可用于锁骨上、颈部淋巴结检查。同时还可开展超声导引下行肝脏、淋巴结穿刺活检,有助于肿瘤诊断及分期。但腹部超声受干扰因素较多,敏感性较差且易受主观因素影响。

6. 超声内镜(EUS)检查　可直接观察病变本身,还可通过超声探头探测肿瘤浸润深度及胃周肿大淋巴结,是一种较为可靠的胃癌术前分期方法,有助于胃癌的诊断、临床分期及制订手术方案。

（四）病理学检查

1. 大体分型　胃癌的好发部位依次为胃窦(58%)、贲门(20%)、胃体(15%)、全胃或大部分胃(7%)。根据胃癌侵犯的程度可分为早期和进展期胃癌。早期胃癌是指病灶局限且深度不超过黏膜下层的胃癌,且不论有无局部淋巴结转移。进展期胃癌深度超过黏膜下层,已侵入肌层者称中期,侵及浆膜或浆膜外者称晚期胃癌。

2. 组织学分型　WHO 2000 年将胃癌分为:①腺癌(肠型和弥漫型);②乳头状腺癌;③管状腺癌;④黏液腺癌;⑤印戒细胞癌;⑥腺鳞癌;⑦鳞状细胞癌;⑧小细胞癌;⑨未分化癌;⑩其他。胃癌绝大部分为腺癌。根据癌细胞分化程度可分为高分化、中分化和低分化三大类。

3. 检查方法

(1)胃镜检查:胃镜的发展经历了硬式胃镜、纤维胃镜、电子胃镜 3 个阶段。目前,胃镜检查结合黏膜活检是确诊胃癌的最重要手段。对拟行手术治疗的患者为必需的常规检查项目。胃镜检查的优点在于不仅可以直接观察病变的部位和形态,而且可以取得活检组织,定性诊断准确率极高。

(2)腹腔镜检查:主要适用于其他影像学检查诊断为 T3 期以上或有明显淋巴结肿大的进展期胃癌。

（3）腹水细胞学或术中腹腔冲洗或灌洗细胞学检查：可明确是否存在腹腔游离癌细胞，对指导临床分期具有重要意义。

（4）转移病灶穿刺检查：如明确诊断锁骨上淋巴结有无转移，可行细针吸取细胞学（FNAC）检查；肝脏病灶可行穿刺活检病理明确诊断。

三、分　　期

目前为止，胃癌的分期仍未完全一致，较常使用的是美国分期系统、日本胃癌分期系统和国际抗癌联盟（UICC）3 种。目前最新的胃癌分期采用美国癌症联合协会（AJCC）于 2010 年公布的第 7 版胃癌国际分期（表 14-10）。

表 14-10　AJCC 胃癌 TNM 分期（2010 年，第 7 版）

分期	标准	分期	标准
0 期	TisN0M0	ⅢA 期	T4aN1M0，T3N2M0，T2N3M0
ⅠA 期	T1N0M0	ⅢB 期	T4bN0M0，T4bN1M0，
ⅠB 期	T2N0M0，T1N1M0		T4aN2M0，T3N3M0
ⅡA 期	T3N0M0，T2N1M0，T1N2M0	ⅢC 期	T4bN2M0，T4bN3M0，T4aN3M0
ⅡB 期	T4aN0M0，T3N1M0，	Ⅳ期	任何 T 任何 N M1
	T2N2M0，T1N3M0		

注：T—原发肿瘤。Tx：原发肿瘤无法评估；T0：无原发肿瘤证据；Tis：原位癌，上皮内肿瘤，未侵及固有层；T1：肿瘤侵犯固有层、黏膜肌层或黏膜下层（T1a：肿瘤侵犯固有层或黏膜肌层；T1b：肿瘤侵犯黏膜下层）；T2：肿瘤侵犯固有肌层；T3：肿瘤穿透浆膜下结缔组织，而未侵犯脏层腹膜或邻近结构；T4：肿瘤侵犯浆膜（脏层腹膜）或邻近结构；T4a：肿瘤侵犯浆膜（脏层腹膜）；T4b：肿瘤侵犯邻近结构

N—区域淋巴结。Nx：区域淋巴结无法评估；N0：区域淋巴结无转移；N1：1 ～ 2 个区域淋巴结转移；N2：3 ～ 6 个区域淋巴结转移；N3：7 个或 7 个以上区域淋巴结转移（N3a：7 ～ 15 个区域淋巴结转移；N3b：16 个或 16 个以上区域淋巴结转移）

M—远处转移。M0：无远处转移；M1：有远处转移

四、一般治疗原则

应按照胃癌的分期及个体化原则制订治疗方案。手术是目前治疗胃癌最有效的方法，0 期患者可选择内镜下黏膜切除术（EMR）或内镜黏膜下层剥离术（ESD），Ⅰ 期患者应尽早进行根治性手术，两者均属早期胃癌，术后无需进行辅助放疗或化疗。对 Ⅱ 期和 Ⅲ 期胃癌，因有较高的复发及转移率，应采取以手术为主的综合治疗手段，根据肿瘤侵犯深度及是否伴有淋巴结转移，可直接进行根治性手术或术前先进行新辅助化疗，待肿瘤降期后再考虑根治性手术，术后根据病理分期决定辅助化疗的方案，必要时考虑辅助放疗。对 Ⅳ 期胃癌，应采取以化疗为主的综合手段，在恰当的时机也可给予姑息性手术、放疗、介入治疗、射频治疗等局部治疗，同时也应积极给予镇痛、支架置入、营养支持、免疫治疗等最佳支持治疗。早期胃癌和局部进展期胃癌应以治愈为治疗目的，而转移性胃癌应以改善生活质量及尽可能延长生存期为治疗目的。

五、药物治疗与治疗管理

胃癌确诊时大部分病例已属进展期，单纯手术疗效差，甚至已失去手术机会。作为综合

治疗的重要组成,化疗是胃癌治疗的重要手段之一。

胃癌的预后很大程度上取决于分期。早期胃癌预后好,单纯手术治愈率达70%~80%。但局部晚期胃癌即使施行根治性手术,5年生存率仅为50%。淋巴结有转移及淋巴管、血管有侵犯的患者预后更差,5年生存率仅8%~20%。对于局部晚期的胃癌患者,术后辅助化疗可以降低复发率和病死率。对于病理分期为T1N0的胃癌患者应定期随访,无需辅助化疗;T2N0中无不良预后因素的也只需要随访。但T2N0中有不良预后因素者(肿瘤细胞分化差、病理分级高、血管神经有侵犯、年龄<50岁)需接受辅助化疗;T3、T4或N+的患者均需接受辅助化疗。

新辅助化疗能起到降低肿瘤分期,提高根治性切除率,延长生存期的目的。对于临床分期>T2或N+的患者接受新辅助化疗,术后根据病理分期继续辅助治疗。

姑息化疗的目的是控制原发或转移病灶,缓解症状,提高生活质量,延长生存期。晚期胃癌是不能治愈的,但对于有症状者,化疗有改善症状的姑息治疗作用。

(一)常用化疗药物

胃癌是对化疗相对敏感的恶性肿瘤,常用药物有:①氟尿嘧啶类药物,包括氟尿嘧啶(5-FU)/亚叶酸(LV)、卡培他滨(Cap)、替吉奥胶囊(S-1)、替加氟(FT-207)等;②铂类药物,包括顺铂(DDP)、奥沙利铂(OXA)、卡铂(CBP)等;③蒽环类药物,包括多柔比星(ADM)、表柔比星(EPI)等;④紫杉醇类药物,包括紫杉醇(PTX)、多西他赛(DOC);⑤伊立替康(CPT-11);⑥其他药物,包括丝裂霉素(MMC)、依托泊苷(VP-16)等。单一药物的有效率一般在20%左右,适用于早期需要化疗或不能承受联合化疗者。联合化疗多采用2~3种药物联合,以氟尿嘧啶类或铂类药物为基础,有效率一般达30%~50%,三药方案适用于身体状况良好的患者。时至今日,胃癌治疗依然没有公认的所谓"标准方案"。

(二)常用化疗方案与治疗管理

1. CF(PF)方案

DDP	75~100mg/m²	ivgtt 2h	Day 1	q28d
5-Fu	750~1000mg/m²	civ 24h	Day 1~4	q28d

CF方案的有效率为20%~40%,由于花费少,迄今仍然作为胃癌化疗的基础方案,且多项临床研究中均作为对照方案。目前临床上适用于新辅助化疗、辅助化疗及晚期胃癌的一线化疗,化疗周期多为4~6周期。该方案的不良反应主要包括中性粒细胞减少(3~4度发生率35%)、恶心呕吐(3~4度26%)、口腔炎(3~4度12%)等,42%的患者需要降低剂量。因DDP大剂量一次性使用,需进行水化3天等相关预处理,除上述不良反应外,还需监测患者的肾功能及神经毒性。临床使用中可采用DDP改良用法,即分割成3~5天使用,疗效相似,不良反应发生率可明显下降。

2. XP方案

Cap	1000mg/m²	po bid	Day 1~14	q21d
DDP	80mg/m²	ivgtt 2h	Day 1	q21d

口服Cap替代静脉持续滴注5-FU的安全性和方便性更好。XP方案与CF方案比较,在有效率上,XP方案优于CF方案(46% vs. 32%),而不良反应方面,XP方案的手足综合征较多(22% vs. 4%),但很少导致治疗中断,其他的不良反应则与CF方案相当,而出现3~4度治疗相关性不良反应的患者少于50%。该方案同样适用于新辅助化疗、辅助化疗以及晚

期一线化疗。因大剂量顺铂的一次性给药,同时需注意水化等相关预处理。

3. FLO 方案

5-FU	$2600mg/m^2$	civ 24h	Day 1	q14d
LV	$200mg/m^2$	ivgtt 2h	Day 1	q14d
OXA	$85mg/m^2$	ivgtt 2h	Day 1	q14d

第三代铂类药物 OXA 治疗胃癌的疗效与 DDP 相似,但不良反应中除外周神经毒性外,其他不良反应均低于 DDP 的发生率,因此可以用 OXA 替代 DDP 的方案,尤其是对于老年胃癌患者更加适用。FLO 方案的有效率为 34.8% ~41.3%,不良反应包括中性粒细胞减少(3/4 度 15% ~20%)、恶心呕吐(3/4 度 10% ~20%)、外周神经毒性(3 度 20%)等。使用 OXA 时,也需计算其累积剂量。FLO 方案适用于新辅助化疗、辅助化疗以及晚期胃癌的一线化疗,多使用 8 ~12 周期。

4. XELOX 方案

Cap	$1000mg/m^2$	po bid	Day 1 ~14	q21d
OXA	$130mg/m^2$	ivgtt	Day 1	q21d

XELOX 方案的有效率为 34% ~53%,,不良反应除手足综合征发生率较 FLO 方案高(31% vs. 11%)外,中性粒细胞减少、恶心呕吐、腹泻、外周神经毒性等均与 FLO 方案相似。XELOX 方案适用于新辅助化疗、辅助化疗以及晚期一线化疗,尤其对于老年患者以及体质较弱者更为适用。

5. ECF 方案

EPI	$50mg/m^2$	iv gtt	Day 1	q3w
DDP	$60mg/m^2$	iv gtt	Day 1	q3w
5-FU	$200mg/m^2$	civ 24h	Day 1 ~21	

EPI 的心脏毒性较 ADM 低,而有效率等同或高于 ADM,因此 ECF 方案是晚期胃癌第二代化疗方案的代表。它的特点是 ECF 方案中 5-FU 需持续静脉泵输注 24 周,故有所不便。研究表明,ECF 方案较 CF 方案具有疗效优势,有效率达 42.4% ~46%,不良反应一般较轻,主要为中性粒细胞减少(3/4 度 32% ~41.7%)。由于蒽环类药物具有心脏毒性,故既往有心脏病病史的患者需慎用,并需密切监测患者心功能,计算 EPI 的累积剂量。ECF 方案适用于围术期化疗(术前、术后各 3 周期)以及晚期胃癌的一线化疗(不超过 8 周期/24 周)。此外,该方案需要中心静脉插管和随身携带微量化疗泵长达 6 个月之久,严重影响患者的日常生活和增加额外医疗护理。

6. EOX 方案

EPI	$50mg/m^2$	iv gtt	Day 1	q21d
OXA	$130mg/m^2$	iv gtt	Day 1	q21d
Cap	$625mg/m^2$	po bid	Day 1 ~21	q21d

ECF 方案和 DCF 方案比较时,虽然有效率略低,但不良反应和生活质量的改善方面 ECF 均占优势。在传统 ECF 的基础上用口服 Cap 替代静脉持续注射 5-FU,用第三代铂类 OXA 替代 DDP 的研究表明,EOX 方案的有效率达 47.9%,3/4 度中性粒细胞降低的发生率仅 27.6%,3/4 度腹泻的比例较高(11.9%)。因此,作为 ECF 的改良方案,EOX 方案被推荐为晚期胃癌的一线化疗以及围术期化疗。同样,因含有 EPI,治疗周期不超过 8 周期。

7. DCF 方案

DOC	75mg/m²	iv gtt	Day 1	q28d
DDP	75mg/m²	iv gtt	Day 1	q28d
5-FU	1000mg/m²	civ 24h	Day 1~5	q28d

以 V325 研究为代表的多项临床试验比较了 DCF 方案与对照方案 CF 方案,有效率可达 37%~55.7%。不良反应主要是中性粒细胞减少(3/4 度占 82%),其中粒细胞缺乏性发热和粒细胞缺乏性感染的发生率较高(29%),口腔炎发生率约 30%,腹泻约 20%。该方案虽然提高了疗效,但不良反应较大,故适用于体力状况较好的晚期胃癌患者的一线化疗。

8. DC 方案

DOC	70~85mg/m²	iv gtt	Day 1	q21d
DDP	70~75mg/m²	iv gtt	Day 1	q21d

目前 DC 方案已成为治疗晚期胃癌一种有效的联合化疗方案,有效率可达 33%~56%,尽管其血液毒性的发生率相对较高,3/4 度中性粒细胞下降发生率为 49%,但仍具有相对较好的耐受性。适用于新辅助化疗及晚期胃癌的一线化疗,一般使用 4~6 周期。

9. FOLFIRI 方案

CPT-11	150~180mg/m²	iv gtt 30~90min	Day 1	q2w
LV	200mg/m²	iv gtt 2h	Day 1,2	q2w
5-FU	400mg/m²	iv bolus	Day 1,2	q2w
	600mg/m²	civ 22h	Day 1,2	q2w

FOLFIRI 方案的有效率可达 40%,而 3/4 度中性粒细胞下降的发生率为 40%,3/4 度腹泻的发生率是 22%。值得一提的是,在一线含铂化疗方案失败的情况下,二线补救治疗中使用该方案的有效率仍可达 21%~29%,且耐受性较好。FOLFIRI 方案主要应用于晚期胃癌的一线及二线化疗,通常化疗 8~12 周期。CPT-11 引起的迟发型腹泻及急性胆碱能综合征需要与患者充分沟通,一旦发生需及时处理。

10. S-1 单药方案

S-1	40mg/m²	po bid	Day 1~28	q6w

S-1 单药治疗晚期胃癌的有效率为 28%~31%,与 5-FU CIV 方案比较具有非劣效性,但无论血液学毒性还是非血液学毒性均较轻微,3/4 度中性粒细胞降低为 3.8%~11%,3/4 度腹泻为 3%~8%。因口服方便,安全性好,S-1 单药不仅适用于辅助化疗,而且对于老年或体质较弱而不能耐受以及不愿接受联合化疗的晚期患者不失为合适的选择,二线化疗有效率也可达 14.6%。

11. SP 方案

S-1 40~60mg po bid (<1.25 m²,40mg;1.25~1.5 m²,50mg;>1.5 m²,60mg)

Day 1~21 q35d

DDP 60mg/m² iv gtt Day 8 q35d

SPIRITS 研究以及 SC-101 研究表明,SP 方案的有效率为 37.8%~54%,且耐受性良好,提示 SP 可作为辅助化疗及晚期胃癌患者的治疗方案之一。但另一项国际研究(FLAGS)却表明 SP 方案与 CF 方案的有效性没有差异。除了因欧美患者对该药耐受性差,使用剂量太低(S-1 25mg/m² bid)外,是否还有种族不同等因素造成的遗传学和生物标志物不一致而导致结果不同,值得进一步了解。

(三)靶向治疗

对于晚期胃腺癌患者,需行肿瘤 HER-2 检测,免疫组化(IHC)3＋或荧光原位杂交法(FISH)＋者(20%～25%),可考虑使用曲妥珠单抗治疗。ToGA 研究在 HER-2 表达阳性的进展期胃癌患者中,比较 CF 方案联合曲妥珠单抗与单用化疗药物的疗效,两组均接受 6 周期治疗。研究结果表明,化疗联合曲妥珠单抗的中位生存期明显长于单用化疗组(13.8 个月 vs. 11.1 个月),有效率也显著提高(47.3% vs. 34.5%),亚组分析表明,HER-2 高水平表达的患者(IHC 2＋/FISH＋或 IHC 3＋)可以从曲妥珠单抗治疗中获得更大益处,生存期延长至 16.0 个月(对照组 11.8 个月)。安全性方面,患者对曲妥珠单抗的耐受性良好,两者的不良反应发生谱相似。虽然曲妥珠单抗有心脏毒性,研究中化疗联合曲妥珠单抗组的无症状性左心室射血分数(LVEF)下降发生率高于 CF 组(25 例 vs. 4 例),但可控制,未发生预期外的不良事件。两组的充血性心力衰竭、致死性心脏不良反应、治疗相关心脏不良反应发生率相似。所以对于 HER-2 表达阳性的晚期胃癌患者,推荐在化疗的基础上应用曲妥珠单抗治疗,但曲妥珠单抗不推荐与蒽环类药物联用,同时需要监测患者的 LVEF。临床上曲妥珠单抗常用的方案为首次 8mg/kg,以后 6mg/kg,每 21 天重复,化疗方案结束后,继续维持曲妥珠单抗治疗,直至疾病进展。

第六节 结 直 肠 癌

结直肠癌(colorectal carcinoma,CRC)是指起源于结肠、直肠上皮组织的恶性肿瘤。发病率在欧美占恶性肿瘤的第 1～2 位,在我国结直肠癌为恶性肿瘤死因的第 4～6 位。由于生活条件和生活习惯的改变,以及人口老龄化,我国结直肠癌的发病率和病死率均保持上升趋势,其中,结肠癌的发病率上升尤为显著。

一、病因与发病机制

结直肠癌的病因尚未完全清楚,目前认为主要是环境因素与遗传因素综合作用的结果。

(一)环境因素

结直肠癌的发病和环境、生活习惯,尤其是饮食方式有关。一般认为高脂肪食谱与食物纤维不足是主要发病原因。此外,饮食中维生素 A、C、E 及硒、钙均有防癌作用,其中钙的防癌作用近年来受到特别重视。

(二)遗传因素

从遗传学观点,可将结直肠癌分为遗传性(家族性)和非遗传性(散发性)。前者的典型例子如家族性结肠息肉综合征和家族遗传性非息肉病大肠癌。后者主要是由环境因素引起基因突变。

(三)其他高危因素

包括大肠息肉(腺瘤性息肉)、炎症性肠病和血吸虫病等。另外有报道胆囊切除术后结直肠癌发病率升高,认为与次胆酸进入大肠增加有关。

二、临床表现与诊断

（一）症状与体征

结直肠癌起病隐匿,早期常仅见粪便隐血阳性,随后出现下列临床表现。

1. 大便性状和习惯改变

（1）便血:肿瘤表面与正常黏膜不同,与粪便摩擦后易出血,低位大肠癌中,粪便较干硬,故便血常见。

（2）脓血便和黏液便:几乎所有的结直肠肿瘤发生出血时粪便检查都不是单纯的血便,粪便中混有脓细胞和黏液则是最常见的表现。

（3）大便习惯改变:大便习惯改变包括便秘、腹泻或二者交替,排便不尽,排便困难等。

（4）大便形状改变:结直肠肿瘤生长到一定大小时,常使大便形状改变,表现为大便变细变形。

2. 腹痛和腹部不适　是结直肠肿瘤的常见症状,原因有如下几方面:肿瘤局部侵犯、肿瘤所致的肠道刺激、肿瘤所致肠梗阻、穿孔等。

3. 慢性消耗性表现　随着疾病的进展,患者可以出现慢性消耗性表现,如贫血、消瘦、乏力等。晚期患者可呈恶病质状态。

4. 肿瘤转移引起的临床表现

（1）肿瘤局部浸润引起的症状:直肠癌盆腔有广泛浸润时,可引起腰部及骶部的酸痛、坠胀感;当肿瘤浸润或压迫坐骨神经、闭孔神经根时,可出现坐骨神经痛和闭孔神经痛;肿瘤向前侵及阴道及膀胱黏膜时,可出现阴道流血和血尿;肿瘤累及两侧输尿管时出现尿闭、尿毒症。

（2）肿瘤血道播散引起的症状:距肛门6cm以下的直肠,其血管浸润的机会比上段直肠及结肠高7倍,血道转移最常见的部位是肝、肺、骨,临床上可出现相应的症状。

（3）种植播散引起的临床症状:癌肿侵及浆膜面时,癌细胞可脱落进入腹腔,种植于腹膜面、膀胱直肠窝等部位,直肠指诊可触及该区结节。

（4）淋巴道转移的临床症状:锁骨上淋巴结转移为肿瘤晚期之表现。

5. 体征

（1）腹部包块:约40%的患者确诊时出现腹部包块。但有包块不一定是晚期的表现,其中20%尚处 I 期,应积极手术治疗。

（2）淋巴结肿大:晚期患者可出现腹股沟淋巴结或左锁骨上淋巴结肿大。

（3）肛门指诊:直肠癌约70%发生在距肛门口8cm以内,肛门指诊可发现肿瘤。

（二）实验室检查

1. 肿瘤标志物检查　结直肠癌患者在诊断、治疗前、评价疗效、随访时必须检测 CEA、CA19-9;建议检测 CA242、CA72-4;有肝转移患者检测 AFP,有卵巢转移患者检测 CA125,均有利于鉴别诊断。

2. 粪便潜血　70%~80%的患者粪便潜血阳性,是结直肠癌普查的初筛方法和常规检查。

（三）影像学检查

大肠气钡双重对比造影是结肠病变的重要检查方法之一，可以发现早期癌和小的腺瘤。B超、CT/MRI则可以了解肿瘤内部情况、同周围脏器的关系、淋巴结有无转移及有无术后复发，对于估计分期和确定手术方式有重要意义。

（四）病理学检查

1. 大体病理类型

（1）早期结直肠癌：癌细胞限于结直肠黏膜下层者称早期结直肠癌。WHO消化道肿瘤分类将黏膜层内有浸润的病变亦称之为"高级别上皮内瘤变"。早期癌大体病理类型包括：扁平型、息肉隆起型、扁平隆起型和扁平隆起伴溃疡型。

（2）进展期结直肠癌：大体病理类型包括：

1）隆起型：肿瘤的主体向肠腔内突出者，均属本型。

2）溃疡型：肿瘤形成深达或贯穿肌层伴溃疡者，均属此型。

3）浸润型：肿瘤向肠壁各层弥漫浸润，使局部肠壁增厚，但表面常无明显溃疡或隆起。

2. 组织学类型

（1）腺癌：①乳头状腺癌；②管状腺癌；③黏液腺癌；④印戒细胞癌。

（2）未分化癌。

（3）腺鳞癌。

（4）鳞状细胞癌。

（5）小细胞癌。

（6）类癌。

3. 检查方法

（1）纤维结肠镜检查：乙状结肠镜和纤维结肠镜检，通过直观检查及取可疑组织活检，使90%以上的大肠癌可确诊，是最可靠、应用最广泛的检查方法，绝大部分早期及进展期大肠癌都是由纤维结肠镜发现的。

（2）转移性病灶的穿刺或切除活检：部分病例转移性病灶明显，甚至是首发症状，往往位于体表淋巴结或肝、肺等器官，此时可以对这些转移性病灶行穿刺或切除活检，以获得病理诊断。

三、分　期

（一）结直肠癌Dukes分期法

A期　癌瘤浸润深度未穿出肌层，且无淋巴结转移。

B期　癌瘤已穿出深肌层，并可侵入浆膜层、浆膜外或直肠周围组织，但无淋巴结转移。

C期　癌瘤伴有淋巴结转移。根据转移淋巴结部位不同分为C1和C2期。C1期癌瘤有肠旁及系膜淋巴结转移；C2期癌瘤有系膜动脉根部淋巴结转移。

D期　癌瘤伴有远处器官转移，或因局部广泛浸润或淋巴结广泛转移而致切除后无法治愈或无法切除者。

（二）结直肠癌TNM分期

AJCC结直肠癌TNM分期，见表14-11。

表 14-11　AJCC 结直肠癌 TNM 分期(2010 年,第 7 版)

分期	标准	分期	标准
0 期	TisN0M0	ⅢC 期	T1-2N2bM0
Ⅰ 期	T1,2N0M0	ⅣA 期	T4aN2aM0,T3-4aN2bM0,
Ⅱ 期	T3,4bN0M0		T4b N1-2 M0
ⅢA 期	T1,2N1/N1cM0,T1N2AM0	ⅣB 期	任何 T 任何 N M1a
ⅢB 期	T3,4aN1/N1cM0,T2-3N2aM0		任何 T 任何 N M1b

注:T—原发肿瘤。T_X:原发肿瘤不能确定;T0:原发肿瘤无证据;Tis:原位癌,肿瘤局限于上皮内或仅侵犯黏膜固有层;T1:侵犯黏膜下层;T2:侵犯固有肌层;T3:肿瘤穿透固有肌层,达到浆膜下层或侵犯无腹膜覆盖的结直肠旁组织;T4a:肿瘤穿透腹膜脏层;T4b:肿瘤直接侵犯或粘连于其他器官或结构

N—区域淋巴结。Nx:区域淋巴结状况无法评估;N0:无区域淋巴结转移;N1:1~3 个区域淋巴结转移(N1a:有 1 个区域淋巴结转移;N1b:有 2~3 个区域淋巴结转移;N1c:浆膜下、肠系膜、无腹膜覆盖结肠/直肠周围组织内有肿瘤种植,无区域淋巴结转移);N2:超过 4 个区域淋巴结转移(N2a:4~6 个区域淋巴结转移;N2b:7 个及更多区域淋巴结转移)

M—远处转移。Mx:远处转移无法评价;M0:无远处转移;M1:有远处转移(M1a:远处转移局限于单个器官或部位;M1b:远处转移分布于一个以上的器官/部位或腹膜转移)

四、一般治疗原则

手术切除是结直肠癌主要的根治性治疗方法。早期病例可单纯手术治疗,但应注意术后定期复查;对可手术的中、晚期病例应辅以化疗、放疗,可提高生存率,减少复发,改善生活质量;对于失去手术机会的晚期结直肠癌患者,应以药物治疗为主。总之,对结直肠癌治疗,应强调首次根治性治疗的重要性及多种手段的综合治疗。

五、药物治疗与治疗管理

结直肠癌药物治疗主要是化疗与分子靶向治疗。化疗包括姑息性化疗、辅助化疗和新辅助化疗。姑息性化疗主要针对晚期不能手术的病例,合理应用能提高生活质量,使生存期延长;辅助化疗是结直肠癌综合治疗的一个重要组成部分,其作用在于消灭根治术后或放射治疗后的残留病灶,改善预后;新辅助化疗主要与放疗联合应用于局部晚期的直肠癌,可以提高保肛率,改善患者生活质量,减少术后复发。结直肠癌分子靶向药物主要是抗 EGFR 和抗 VEGF 单克隆抗体,在多项临床研究中显示出疗效,进展令人瞩目。

(一)常用化疗药物

1. 氟尿嘧啶及其衍生物

(1)氟尿嘧啶(5-FU):多年来,5-FU 一直是治疗结直肠癌最重要的药物,其单独使用的有效率约为 20%,通过与亚叶酸钙(CF)联合使用可明显提高其疗效。目前 5-FU/CF 联合治疗仍是晚期结肠癌最基础的治疗方案,与其最佳支持治疗相比,中位生存时间从半年延长至 1 年左右。5-FU 的临床使用方法有很多,从静脉推注到静脉滴注,一直到静脉推注与滴注联合使用,始终在不断摸索着这一对结肠癌最重要的药物使用方法,希望其发挥到最佳作用。虽然持续静脉滴注增加了患者手足综合征的发生率,但其疗效有望提高,而且血液系统和消化道不良反应明显减少,这一优势使得 5-FU 静脉持

续滴注得到全面的临床推荐。

（2）卡培他滨（capecitabine）：卡培他滨是口服选择性肿瘤激活抗肿瘤药，属嘧啶类抗代谢药物，是 5-FU 的前体。卡培他滨口服后经肠道吸收，在肝脏经羧酸酯酶（CE）转化为 $5'$-脱氧-5-氟胞苷（$5'$-DFCR），再经胞苷脱氨酶（CyD）转化为 $5'$-脱氧-5-氟嘧啶（$5'$-DFUR），两物质进入肿瘤细胞后，经胸腺嘧啶磷酸化酶（thymidine phosphorylase，TP）转化为 5-FU 而发挥抗肿瘤作用。在作用时间上，似乎模拟了 5-FU 持续静脉滴注的药动学。其疗效及不良反应也与 5-FU 的持续静脉滴注十分相似。

（3）S-1：是一种氟尿嘧啶衍生物口服抗癌剂，它包括替加氟（FT）和以下两类调节剂：吉美嘧啶（CDHP）及奥替拉西钾（Oxo）。其 3 种组分的作用如下：①FT 是 5-FU 的前体药物，具有优良的口服生物利用度，能在体内转化为 5-FU。②CDHP 能够抑制在二氢嘧啶脱氢酶作用下从 FT 释放出来的 5-FU 的分解代谢，有助于延长体内 5-FU 有效浓度的时间，从而取得与 5-FU 持续静脉输注类似的疗效。③Oxo 能够阻断 5-FU 的磷酸化，口服给药之后，Oxo 在胃肠组织中具有很高的分布浓度，从而影响 5-FU 在胃肠道的分布，进而降低 5-FU 毒性的作用。在国内外多项研究中，S-1 表现出和 5-FU 持续静脉滴注类似的抗癌效果。

2. 奥沙利铂（oxaliplatin，L-OHP，OXA）　奥沙利铂是第三代铂类抗癌药，为二氨环己烷的铂类化合物，可以通过产生水化衍生物作用于 DNA，形成链内和链间交联，从而抑制 DNA 的合成，产生细胞毒作用和抗肿瘤活性。奥沙利铂是抗结肠癌作用最突出的铂类药物，与 5-FU 联合应用具有协同作用，可用于结直肠癌的辅助治疗和姑息性化疗。奥沙利铂对外周神经有比较明显的毒性，使用时应避免身体接触低温，以免进一步加重毒性，尤其注意手足肢端的保暖。

3. 伊立替康（irinotecan，CPT-11）　伊立替康为一半合成的水溶性喜树碱衍生物，是 DNA 拓扑异构酶（Topo 1）抑制剂，其与 Topo 1-DNA 形成的复合物结合，稳定此复合物，从而使断裂的 DNA 单链不能重新接合，阻止 DNA 复制及抑制 RNA 合成，为细胞周期 S 期特异性药物。伊立替康与 5-FU/LV 联合治疗对晚期结肠癌有明显疗效，现已被公认为晚期结肠癌的标准治疗方案之一，但不推荐在结直肠癌的术后辅助治疗中使用。伊立替康常导致腹泻，早期临床研究中有致死性腹泻的报道，及时使用洛哌丁胺有助于腹泻的控制。

（二）常用化疗方案

姑息性化疗

复发转移性结直肠癌通常不能获得手术根治，因而称为晚期结直肠癌。姑息性化疗是主要的治疗手段。化疗方案的选择要考虑患者以往使用过药物的种类，患者体质状态以及对药物毒性反应等。对体质较好、可以承受联合化疗者，多采用 FOLFOX、FOLFIRI、XELOX 等方案；对体质差或高龄而不能耐受高强度治疗者，可以采用 5-FU/CF 或卡培他滨单药等治疗方案。

1. 5-FU/LV 方案

（1）Mayo Clinic 方案

LV	200mg/（m² · d）	iv gtt 2h（先入）	Day 1～5	q28d
5-FU	500mg/（m² · d）	iv	Day 1～5	q28d

（2）De Gramont 方案

LV	200mg/（m² · d）	iv gtt 2h（先入）	Day 1～2	q14d

5-FU	400mg/(m^2·d)	iv,bolus	Day 1~2 q14d
	600mg/(m^2·d)	civ 22h	

5-FU 作为有效药物治疗晚期结直肠癌已有数十年历史,至今仍然是重要的基础性药物,每周推注或每4周连续5天推注单药的客观有效率一般是11%~17%,中位生存期6~8个月。

通过生化调节改进5-FU 的疗效一直是备受关注的领域。5-FU 主要是通过抑制胸苷酸合成酶(TS)实现抗癌作用。5-FU 进入人体后先被活化成氟尿嘧啶脱氧核苷酸(FdUMP),然后在 LV 参与下与 TS 结合,形成稳定的三元复合物,从而阻止 DNA 合成,导致细胞死亡。体内外研究均显示,如果 LV 含量低,5-FU 对肿瘤细胞毒作用降低,而当补充 LV 后,有利于三元复合物的形成与稳定,5-FU 的抗肿瘤作用明显提高。20 世纪90 年代,多项临床研究报道了5-FU/LV 方案较5-FU 单药疗效提高,生存期延长,因而 Mayo Clinic 方案成为北美地区晚期结直肠癌姑息性化疗的标准方案。

同时,对5-FU 用法的改进也一直在进展。法国 De Gramont 等在20 世纪90 年代后期的一系列临床研究结果显示:5-FU 持续静脉滴注联合 LV 较 Mayo Clinic 方案的疗效可能更具优势。该方案缩短了每周期5-FU 的用药天数,避免了药物毒性的蓄积,同时5-FU 的剂量较 Mayo Clinic 方案增加,从而使疗效增加。

迄今为止,5-FU/LV 方案仍然是晚期结直肠癌的基本化疗方案,新型药物如奥沙利铂、伊立替康等往往需要与本方案联合应用,才能获得较好的疗效。

2. FOLFOX 系列方案

(1)FOLFOX4 方案

OXA	85mg/m^2	iv gtt 2h	Day 1 q14d
CF	200mg/(m^2·d)	iv gtt 2h	Day 1,2 q14d
5-FU	400mg/(m^2·d)	iv bolus	Day 1,2 q14d
5-FU	600mg/(m^2·d)	civ 22h	

(2)改良 FOLFOX6(mFOLFOX6)方案

OXA	100mg/(m^2·d)	iv gtt 2h	Day 1 q14d
CF	400mg/(m^2·d)	iv gtt 2h	Day 1 q14d
5-FU	400mg/(m^2·d)	iv bolus	Day 1 q14d
5-FU	2400~3000mg/m^2	civ 46h	

FOLFOX 系列方案是公认有效的针对晚期结直肠癌的化疗方案,其中 FOLFOX4 和mFOLFOX6 方案目前在临床上应用相对广泛。据报道,接受 FOLFOX 方案的患者有效率(RR)为45%,中位至疾病进展时间(mTTP)为8.7 个月,中位总生存时间(mOS)接近20 个月,其毒副反应也较温和。

3. FOLFIRI 方案

CPT-11	150~180mg/m^2	iv gtt 30~90 min	Day 1 q14d
CF	200mg/(m^2·d)	iv gtt 2h	Day 1,2 q14d
5-FU	400mg/(m^2·d)	iv bolus	Day 1,2 q14d
5-FU	600mg/(m^2·d)	civ 22h	

1999 年,Andre T 等首次将 CPT-11 与 De Gramont 方案联合,即形成 FOLFIRI 方案,研究

结果表明该方案 RR 为 49%,mTTP 为 8.5 个月,mOS 为 20.1 个月。

4. XELOX 方案

OXA	130mg/m²	iv gtt 2h	Day 1 q21d
卡培他滨	850 ~ 1000mg/m²	po,bid	Day 1 ~ 14 q21d

多项研究提示,XELOX 方案的疗效并不劣于 FOLFOX 方案,且该方案使用相对方便,减少了患者入院时间,因而逐渐得到推广。

5. 卡培他滨单药方案

卡培他滨	2500mg/(m²·d)	po,bid	Day 1 ~ 14 q21d

该方案的主要优点是安全、方便,患者可以不入院。多项研究结果提示卡培他滨单药方案疗效并不劣于 5-FU/LV 方案,在老年及体质差患者中使用较多。

辅助化疗

辅助化疗是结直肠癌综合治疗的一个重要组成部分,目的在于减少手术后患者出现肿瘤的复发与转移,主要适用于手术后的Ⅲ期和部分合并高危因素的Ⅱ期结直肠癌患者。高危因素包括:组织学分化差(Ⅲ或Ⅳ级)、T4、血管淋巴管浸润、术前肠梗阻/肠穿孔、标本检出淋巴结不足(少于 12 枚)以及术后血清癌胚抗原(CEA)持续升高等。可以选用的方案包括 5-FU/LV 方案、FOLFOX 方案、XELOX 方案和卡培他滨单药方案等,化疗时限应当不超过 6 个月。值得指出的是,对晚期结直肠癌有效的 FOLFIRI 方案在多个临床研究中未能显示出可以减少术后患者的复发转移,因而不被推荐用于辅助治疗。

新辅助化放疗

直肠癌和结肠癌的生物学行为是不同的,前者更容易局部复发,从而影响治疗方案的制定。新辅助化放疗主要针对局部晚期直肠癌患者,此类患者肿瘤侵犯肌层或邻近组织或发生淋巴结转移而尚未发生远处转移,难以常规切除,需要多学科综合治疗。在手术前进行新辅助化放疗能够提高手术切除率、提高保肛率、减少局部的复发等。

1. 5-FU/LV + 放疗

LV	200mg/(m²·d)	iv gtt 2h(先入)	Day 1 ~ 5 q28d
5-FU	500mg/(m²·d)	iv	Day 1 ~ 5 q28d
放射治疗	45 ~ 50Gy/25f		

2. XELOX + 放疗

OXA	50mg/m²	iv gtt 2h	Day 1 q7d
卡培他滨	800mg/m²	po,bid	Day 1 ~ 5 q7d
放射治疗	50 Gy/25 f/5w	每周 5 天,连续 5 周	

(三)常用分子靶向药物

分子靶向药物是针对明确的致癌分子设计的相应治疗药物,进入体内会特异地选择致癌分子相结合而发挥治疗作用。随着肿瘤分子生物学研究的不断深入,导致肿瘤恶性生物学行为的重要分子机制不断被发现,分子靶向药物的临床研究呈现蓬勃发展的趋势,在结直肠癌治疗领域取得实质性进展。

1. 贝伐单抗(bevacizumab,avastin) 贝伐单抗是重组的人源化 IgG₁ 单抗,可与血管内皮生长因子(VEGF)结合,阻碍 VEGF 与其受体在内皮细胞表面相互作用,从而减少肿瘤性微血管的生长并起到抑制肿瘤生长转移的作用。

贝伐单抗用于初次治疗的中晚期结直肠癌(一线治疗)已经比较成熟。在几项贝伐单抗联合化疗(包括目前常用的 FOLFOX 方案、FOLFIRI 方案和 XELOX 方案等)一线治疗中晚期结直肠癌的临床研究中,联合贝伐单抗组显示出不同程度的疗效提高,因而被推荐使用。

贝伐单抗用于初次治疗失败的中晚期结直肠癌(二线治疗)也有比较充分的证据。E3200 研究中,对伊立替康耐药的转移性结直肠癌随机接受 FOLFOX4 方案、贝伐单抗单药方案和贝伐单抗联合 FOLFOX4 方案的治疗,结果显示联合治疗组在有效率、疾病无进展生存时间和总生存时间均优于其余两组。

一线治疗已经使用了贝伐单抗,当疾病进展需要启动二线治疗时,继续使用贝伐单抗者生存期明显长于二线治疗不用贝伐单抗者,因而可以多线使用贝伐单抗,但尚需更加完善的前瞻性临床研究来确认。

贝伐单抗目前不能推荐用于结直肠癌的术后辅助治疗,临床研究没有发现化疗基础上加用贝伐单抗能进一步改善预后。

贝伐单抗目前推荐用法是:5mg/kg,每 2 周 1 次;或者 7.5mg/kg,每 3 周 1 次;联合化疗使用。

贝伐单抗毒副作用较轻,但需要注意其可以导致一些传统细胞毒药物不常见的副作用,例如:高血压(严重者发生高血压危象)、蛋白尿(严重者发生肾病综合征)、胃肠穿孔/伤口开裂综合征和出血等。高血压一般比较容易控制;如果出现 3 度以上的蛋白尿应减量使用,特别当出现肾病综合征时应当永久停用贝伐单抗;为避免对伤口愈合造成影响,推荐在手术前、后各 1 个月内避免使用贝伐单抗。

2. 西妥昔单抗(cetuxiumab,C-225,erbitux) 西妥昔单抗是针对表皮生长因子受体(EGFR)的嵌合型 Ig G_1 单克隆抗体,可与多种肿瘤细胞表面的 EGFR 特异性结合,竞争性阻断 EGFR 与其内源性配体的结合,从而抑制受体功能,并诱导 EGFR 内化,使细胞表面 EGFR 表达下调。同时,西妥昔单抗能够启动抗体依赖性免疫细胞介导的细胞毒作用,进而调动机体免疫系统的抗肿瘤反应。研究还表明该药可以减少血管内皮生长因子(VEGF)和金属蛋白激酶的产生,抑制肿瘤性血管生长及肿瘤转移。

西妥昔单抗目前推荐与 FOLFIRI 方案联合用于 K-ras 基因野生型的中晚期结直肠癌一线治疗。CRYSTAL Ⅲ期研究显示,对于 K-ras 基因野生型结直肠癌,加入西妥昔单抗较单用 FOLFIRI 方案化疗可提高有效率(RR)近 20%(57.3% vs.39.7%),延长中位无进展生存时间(mPFS)1.5 个月(9.9 个月 vs.8.4 个月),中位总生存时间(mOS)3.5 个月(23.5 个月 vs.20 个月);对于 K-Ras 基因突变型患者则无提高。

西妥昔单抗用于中晚期结直肠癌二、三线治疗也有比较明确的依据,目前推荐与伊立替康联用,部分研究显示西妥昔单抗三线单独使用也有一定疗效。

与贝伐单抗类似,西妥昔单抗在结直肠癌的术后辅助治疗临床研究中未能显示疗效,反而增加毒性,故不推荐使用。

西妥昔单抗推荐起始剂量为 400mg/m²,滴注时间 120 分钟,滴速应控制在 5ml/min 以内。维持剂量为每周 250mg/m²,滴注时间不少于 60 分钟。本品耐受性好,最常见的是痤疮样皮疹、疲劳、腹泻、恶心、呕吐、腹痛、发热和便秘等。其他不良反应还有白细胞计数下降、呼吸困难等。皮肤毒性反应(痤疮样皮疹、皮肤干燥、裂伤和感染等)多数可自然消失,少数需要减少剂量并对症治疗。

3. 其他药物 目前处于研究阶段的分子靶向药物还有很多,使用时应该严格遵照药物的适应证,按照推荐剂量选择合适的用药时机和联合用药方案,并要注意观察毒副作用,及时处理。对于实验性治疗,应该充分遵照药物临床研究的相关原则进行,避免对患者造成伤害。

六、案例分析

1. 主题词 结肠癌;西妥昔单抗;K-ras;循证医学;meta 分析。

2. 病史摘要 患者,男,40 岁。因 B 超提示"肝脏多发占位"于 2011 年 6 月 13 日入院。因当时甲胎蛋白(AFP)水平正常,排除肝癌可能。行消化道肠镜、腹部增强 CT 均提示:结肠癌,突破浆膜层;肝脏穿刺病理活检:低分化腺癌;免疫组化提示:CD2 +,CK7 -,CK19 +,CK20 +。故确诊:升结肠低分化腺癌。7 月 4 日送检病理切片检测 K-ras 基因,提示:13 位点突变。于 2011 年 7 月 8 日转入肿瘤内科治疗。

2011 年 7 月 12 日至 2011 年 8 月 23 日行 4 次化疗,方案为:FOLFIRI 方案(伊立替康 $180mg/m^2$,iv,day 1;亚叶酸钙 $400mg/m^2$,iv,day 1;5-氟尿嘧啶 $2000mg/m^2$,civ,46h,每 2 周重复) + 贝伐珠单抗 5mg/kg,每 2 周重复。四周期后疗效评估:CT 提示结肠及肝内病灶变小,经外科评估可手术。因患者使用贝伐单抗而推迟手术,于 2011 年 9 月 6 日至 9 月 20 日再行两次 FOLFIRI 方案化疗。在完善必要的辅助检查后,于 2011 年 10 月 8 日行"结肠癌根治 + 肝内多发转移灶切除术",术中见肿瘤位于右半结肠,大小 5.5cm×3.3cm,溃疡型,中分化腺癌,部分中低分化腺癌,切缘阴性,浸润至浆膜外,肠周淋巴结 32 枚中见 3 枚转移。免疫组化:CDX2 +,CK19 +,CK20 +。术中病理诊断:右半结肠溃疡型中分化腺癌,部分中低分化腺癌;肝脏中低分化腺癌浸润。

术后 1 个月余,患者于 2011 年 11 月 12 日术后第一次化疗,方案仍为 FOLFIRI。化疗两周期后复查,CT 提示肝内病灶增多,考虑可能耐药进展。患者"小三阳"多年,其他无异。本次为进一步治疗而入院。

3. 治疗方案 抗肿瘤治疗方案如下。

(1)FOLFOX6:奥沙利铂 $85mg/m^2$,静脉滴注 2 小时,第 1 天;亚叶酸钙 $400mg/m^2$,静脉滴注 2 小时,第 1 天;5-氟尿嘧啶 $400mg/m^2$ 静脉推注,第 1 天,然后 $2400mg/m^2$ 持续滴注 46 小时;每两周重复。

(2)西妥昔单抗:首次 $400mg/m^2$,静脉滴注,然后每周 $250mg/m^2$,静脉滴注。

4. 药学监护要点

(1)鉴于西妥昔单抗会发生严重的超敏反应(3 级或 4 级),症状多发于初次滴注过程中或初次滴注结束后 1 小时内,也可能在结束后数小时发生。如患者出现轻至中度(1 级或 2 级)超敏反应,应减慢西妥昔单抗的滴注速率,建议在此后的所有滴注过程均采用该调整后的速率。若患者发生严重的(3 级)皮肤反应,必须中断西妥昔单抗的治疗。只有当反应缓解到 2 级,才能重新进行治疗。

(2)教育患者注意双手双脚保暖,避免接触冰冷物体和冷水,以刺激发生末端神经毒性。

5. 药学监护过程 患者治疗过程中未发生任何输液反应。2011 年 12 月 14 日患者复查肿瘤标志物 CA125、铁蛋白和 PSA(男),结果显示:CEA 5.6ng/ml,CA19-9 183.9U/ml,CA125 12.2U/ml,铁蛋白 46.2ng/ml,总前列腺特异抗原 0.618ng/ml。患者肿瘤标志物较前明显下降(成倍下降),且目前患者头面部可见皮疹,提示西妥昔单抗注射液效果良好。化疗四周期后 CT 影像评价:肝脏病灶明显缩小。根据 RECIST 1.1 进行疗效评价,达部分缓解(PR)。

6. 药学分析与建议　临床药师对治疗方案进行了分析:结合病史,该患者为一线化疗后疾病进展。一线化疗方案为 FOLFIRI 方案 + 贝伐珠单抗,二线改用以 FOLFOX6 为基础的方案,符合 NCCN 指南及行业规范推荐。现有治疗争议:K- ras 13 位点突变患者是否可以联用西妥昔单抗。临床药师进行了有针对性的文献调研,检索了 PubMed,Embase 和 Cochrane 三大数据库,共找到相关 7 篇研究 K- ras 13 位点突变与西妥昔单抗治疗效果的临床研究(表14-12)。经严格的文献评价和仔细阅读,发现 7 篇研究的结论并不一致,因此尚无法直接获取结论以进行化疗方案的制订。为获取更为可靠的结论,临床药师将研究中相关数据进行提取(表 14-13),运用 meta 分析的方法,将数据进行合并,得到较为稳定的数据结论:K- ras 13 位点突变的晚期结肠癌患者相比其他 K- ras 突变类型,对西妥昔单抗有更好的治疗反应(ORR:25.7% vs.17.4%,RR = 1.634,95% CI:1.184 ~ 2.255,P = 0.003)。但与 K- ras 野生型患者相比,K- ras 13 位点突变的晚期结肠癌患者治疗反应略差(ORR:25.7% vs.43.6%,RR = 0.612,95% CI:0.45 ~ 0.832,P = 0.002)(表 14-14)。基于此,临床药师认为对于晚期二线治疗的结肠癌患者,采用西妥昔单抗联合化疗可以获益,并将建议提供于临床,获得采纳。

表 14-12　循证调查结果:纳入临床研究特征

第一作者	年份	种族	病例数	研究设计	检测方法	几线治疗	治疗方案
Molinari[1]	2011	高加索	112	回顾性	ME-PCR	≥一线	CT + C or CT + P
De Roock[2]	2011	高加索	774	回顾性	测序法	≥二线	C alone or CT + C
Modest[3]	2011	高加索	129	前瞻性	测序法	NR	CT + C
Tejpar[4]	2011	高加索	1378	回顾性	测序法	一线	CT + C
Bando[5]	2011	亚裔	93	回顾性	测序法	≥二线	C alone or CT + C
Licar[6]	2010	高加索	273	前瞻性	ME-PCR	≥二线	C alone or CT + C
Benvenuti[7]	2007	高加索	48	回顾性	测序法	≥一线	CT + C or P alone

注:CT:化疗;C:西妥昔单抗;P:帕尼单抗

表 14-13　循证调查结果:纳入临床研究中相关数据

第一作者	年份	肿瘤评估数	治疗反应(有效人数/总人数)		
			Codon 13 突变	其他突变	野生型
Molinari	2011	112	2/14	0/42	19/56
De Roock	2011	565	2/32	3/185	91/365
Modest	2011	129	6/9	19/41	47/79
Tejpar	2011	689	17/42	75/249	228/398
Bando	2011	30	1/7	0/23	NR

续表

第一作者	年份	肿瘤评估数	治疗反应(有效人数/总人数)		
			Codon 13 突变	其他突变	野生型
Licar	2010	25	0/3	1/8	8/13
Benvenuti	2007	48	1/6	0/10	10/32

表 14-14　meta 分析主要结果

	Codon 13 突变	其他突变	野生型
有效缓解率	25.7%	17.4%	43.6%
Codon 13 vs. 其他突变	RR = 1.634(1.184 ~ 2.255, P = 0.003)		
Codon 13 vs. 野生型	RR = 0.612(0.45 ~ 0.832, P = 0.002)		

7. 药物治疗小结　K-ras 基因属于 ras 基因家族,是细胞内信号传导蛋白类原癌基因。多项大型临床研究表明,K-ras 突变的结直肠癌患者似乎不能从 anti-EGFR 单抗中获益:2009 年报道的 CRYSTAL 临床试验(n = 1198)表明,K-ras 突变患者在接受 FOLFIRI 联合西妥昔单抗的获益不如野生型患者。同样 OPUS 临床试验(n = 338)也证实了突变型患者不能从西妥昔单抗治疗中获益。美国及欧洲的一些健康组织均明文指出:有 codon 12 或 codon 13 突变的结直肠癌患者不应接受西妥昔单抗的治疗。

然而,目前最新研究认为:并不是所有 K-ras 突变的结直肠癌患者均对西妥昔单抗耐药,codon 13 突变的患者有可能相对其他突变类型有更好的获益。有文献报道少量 K-ras 突变的患者(<10%)仍然对西妥昔单抗有治疗反应,并能保持疾病长期稳定。在这些患者中发现 codon 13 的有过表达。不少学者开展了相关临床试验进行论证,并得到了与传统观念不同的结果:De Roock 等发现 K-ras G13D 突变患者接受西妥昔单抗治疗有更长的 PFS 和 OS。Tejparye 在 2011 年的 ASCO 上也报道了 K-ras G13D 突变的 mCRC 似乎对西妥昔单抗治疗有更好的反应。

可见,对于 K-ras 13 位点突变的晚期结肠癌患者是否应该接受西妥昔单抗治疗没有明确定论,临床医生在这方面没有经验,指南在这方面也没有描述。

临床药师针对该问题进行了循证调查和 meta 分析,以获得更为准确的结论(表 14-14)。分析结果表明:K-ras 13 位点突变的晚期结肠癌患者相比其他 K-ras 突变类型对西妥昔单抗有更好的治疗反应。结合患者用药史:一线使用 FOLFIRI 后迅速耐药进展,提示该患者为难治性类型,评估单独使用 FOLFOX 可能控制效果不佳;结合患者实际情况:治疗愿望强烈,经济能力较好,与患者充分沟通后,为了使患者能最大生存获益,临床药师建议对该患者联合使用西妥昔单抗进行治疗,临床医师予以采纳。治疗结果表明患者的确从该治疗中获益。

本案例给予启发,临床药师可充分利用循证技能对临床合理用药进行建议,达到提高疗效和降低不良反应的目的,实现患者个体化治疗的目标,促进临床合理用药。

第七节 原发性肝癌

原发性肝癌(primary hepatic cancer,PHC)全球发病率正逐年上升,每年新发病例超过60万,在世界范围内,居恶性肿瘤第5位,尤其高发于东亚、东南亚、东非、中非和南非等。我国是肝癌高发国,发病率和病死率均居世界首位。我国肝癌发病率在所有恶性肿瘤中列第3位;病死率在所有肿瘤相关病死率中列第2位,每年约有11万人死于肝癌,占全世界肝癌死亡人数的55%。由于起病隐匿,确诊时大多数肝癌患者已是局部晚期或发生远处转移,治疗困难,预后差,严重威胁人民群众的身体健康和生命安全。

一、病因与发病机制

肝细胞肝癌(hepatocellular carcinoma,HCC)的主要病因有以下几方面:肝炎病毒感染、食物黄曲霉毒素污染、化学致癌物、饮用水污染、长期酗酒,以及遗传因素等。其中慢性乙型肝炎(hepatitis B viral,HBV)感染是亚洲(除日本)和非洲肝细胞肝癌发生的主要危险因素;慢性丙型肝炎(hepatitis C viral,HCV)感染以及酗酒是西方国家和日本肝细胞肝癌发生的主要危险因素。其他如肝脏代谢疾病、自身免疫性疾病以及隐源性肝硬化也是肝癌发病的原因。

对于≥40岁的男性或≥50岁的女性,具有HBV和(或)HCV感染,嗜酒、合并糖尿病以及肝癌家族史是肝癌发病的高危人群,十分强调肝癌的早期筛查和早期监测。

二、临床表现与诊断

(一)症状与体征

肝癌起病隐匿,早期多无症状和体征,有症状的早期患者临床表现主要来自肝炎及其肝硬化背景,中、晚期肝癌症状多无特异性。右上腹疼痛或不适多为肝癌的首发症状,多位于剑突下或右肋部,呈间歇性或持续性钝痛或刺痛,其他症状包括食欲缺乏、腹胀、乏力、消瘦、腹部肿块、发热、黄疸、下肢水肿等,但这些多属中、晚期症状;有时还可出现腹泻,出血倾向,少部分左肝外叶肿瘤压迫贲门引起进食哽噎症状。如出现肺部转移可引起咳嗽、咯血;胸膜转移可引起胸痛和血性胸腔积液;骨转移可引起骨痛或病理性骨折等。晚期患者常出现黄疸、出血倾向(牙龈、鼻出血及皮下瘀斑等)、上消化道出血、肝性脑病以及肝、肾衰竭等。肝癌组织本身代谢异常或癌组织对机体产生的多种影响可引起内分泌或代谢紊乱综合征,临床表现多样且缺乏特异性,常见的有自发性低血糖症,红细胞增多症。

在肝癌早期,多数患者没有明显的相关阳性体征,仅少数患者体检可以发现轻度肝大、黄疸和皮肤瘙痒。中晚期肝癌,常见黄疸、肝大(质地硬,表面不平,伴有或不伴结节,血管杂音)和腹腔积液等。如果原有肝炎、肝硬化的背景,可以发现肝掌、蜘蛛痣、红痣、腹壁静脉曲张及脾大等。若肝癌破裂可引起急腹症、失血性休克。肝门静脉瘤栓、肝癌浸润可以引起顽固性或癌性腹水。晚期肝癌常见并发症为上消化道出血、肝病性肾病和肝性脑病、继发感染等。

(二)实验室检查

1. 肝功能检查 肝癌可以出现门冬氨酸氨基转移酶(谷草转氨酶,AST或GOT)和谷氨酸氨基转移酶(谷丙转氨酶,ALT或GPT)、血清碱性磷酸酶(AKP)、乳酸脱氢酶(LDH)或胆红素的升高,白蛋白降低等肝功能异常,也可出现淋巴细胞亚群等免疫指标的改变。

2. 肝炎病毒检查 乙肝表面抗原(HBsAg)阳性或"二对半"五项定量检查(包括HBsAg、HBsAb、HBeAg、HBeAb 和抗- HBc)阳性和(或)丙肝抗体阳性(抗 HCVIgG、抗 HCVst、抗 HCVns 和抗 HCVIgM),以上都是肝炎病毒感染的重要标志;而 HBV DNA 和 HCV mRNA可以反映肝炎病毒载量。

3. 肿瘤标志物检查 血清 AFP 及其异质体是诊断肝癌的重要指标和特异性较强的肿瘤标志物,国内常用于肝癌的普查、早期诊断、术后监测和随访。对于 AFP≥400μg/L 超过 1个月,或≥200μg/L 持续 2 个月,排除妊娠、生殖腺胚胎癌和活动性肝病,应该高度怀疑肝癌;AFP 对肝癌诊断的阳性率一般为 60% ~70%。其他可用于 HCC 辅助诊断的标志物还有多种血清酶,包括 γ- 谷氨酰转肽酶(GGT)及其同工酶、高尔基体蛋白 73(GP73)等。部分HCC 患者可有癌胚抗原(CEA)和糖类抗原 CA19-9 等异常增高。

(三)影像学检查

1. 腹部超声检查 因操作简便、直观、无创和价廉,超声检查已成为肝脏检查最常用的重要方法。该方法可以确定肝内有无占位性病变,提示其性质,鉴别是液性或实质性占位,明确癌灶在肝内的具体位置及其与肝内重要血管的关系,有助于了解肝癌在肝内以及邻近组织器官的播散与浸润。对于肝癌与肝囊肿、肝血管瘤等疾病的鉴别诊断具有较大参考价值,但因仪器设备、解剖部位、操作者的手法和经验等因素的限制,使其检出的敏感性和定性的准确性受到一定影响。

2. CT 成像 目前是肝癌诊断和鉴别诊断最重要的影像学检查方法,用来观察肝癌形态及血供状况、分期诊断以及肝癌治疗后复查。通常在平扫下肝癌多为低密度占位,边缘有清晰或模糊的不同表现;增强扫描除可以清晰显示病灶的数目、大小、形态和强化特征外,还可明确病灶与重要血管之间的关系、肝门及腹腔有无淋巴结肿大以及邻近器官有无侵犯,为临床上准确分期提供可靠的依据,且有助于鉴别肝血管瘤。HCC 的影像学典型表现为在动脉期呈显著强化,在静脉期其强化不及周边肝组织,而在延迟期则造影剂持续消退。

3. 磁共振(MR) 无放射性辐射,组织分辨率高,可以多方位、多序列成像,对肝癌病灶内部的组织结构变化如出血性坏死、脂肪变性以及包膜的显示和分辨率均优于 CT 和 US,有助于进一步提高肝癌的检出敏感率和定性准确率,以及全面、准确地评估多种局部治疗的疗效。

4. 选择性肝动脉造影(DSA) 目前多采用数字减影血管造影,可以明确显示肝脏小病灶及其血供情况,也可用于肝动脉灌注化疗和碘油栓塞等治疗。肝癌在 DSA 的主要表现为:①肿瘤血管,出现于早期动脉相;②肿瘤染色,出现于实质相;③较大肿瘤,可见肝内动脉移位、拉直、扭曲等;④肝内动脉受肝瘤侵犯可呈锯齿状、串珠状或僵硬状;⑤动静脉瘘,"池状"或"湖状"造影剂充盈区等。DSA 是一种侵入性创伤性检查,可用于其他检查后仍未能确诊的患者。

5. 正电子发射计算机断层成像(PET- CT) PET- CT 有较高的敏感性和特异性,但不推荐其作为肝癌诊断的常规检查方法,可以作为其他手段的补充。

6. 发射单光子计算机断层扫描仪(emission computed tomography,ECT) ECT 全身骨显像有助于肝癌骨转移的诊断,可较 X 线和 CT 检查提前 3 ~6 个月发现骨转移癌。

(四)病理学检查与组织学分类

1. 诊断方法 在超声或 CT 引导下,经皮肝穿刺空芯针活检或细针穿刺,进行组织学或细胞学检查,可以获得肝癌的病理学诊断依据,了解分子标志物等情况,对于明确诊断、病理类型、判断病情、指导治疗以及评估预后都非常重要。肝脏占位病灶或者肝外转移灶活检或手术切除组织标本,经病理组织学和(或)细胞学检查诊断为 HCC,此为金标准。肝穿刺活检时,应注意防止肝脏出血和针道癌细胞种植;禁忌证是有明显出血倾向,患有严重心肺、脑、肾疾患和全身衰竭的患者。

目前国内仍认可 HCC 的临床诊断,一般认为主要取决于三大因素,即慢性肝病背景,影像学检查结果以及血清 AFP 水平。

(1)具有肝硬化以及 HBV 和(或)HCV 感染[HBV 和(或)HCV 抗原阳性]的证据。

(2)典型的 HCC 影像学特征:同期多排 CT 扫描和(或)动态对比增强 MRI 检查显示肝脏占位在动脉期快速不均质血管强化,而静脉期或延迟期快速洗脱。

(3)血清 AFP≥400μg/L 持续 1 个月或≥200μg/L 持续 2 个月,并能排除其他原因引起的 AFP 升高,包括妊娠、生殖系胚胎源性肿瘤、活动性肝病及继发性肝癌等。

2. 组织学分类 原发性肝癌按病理组织学类型可分为肝细胞癌、胆管细胞癌和混合细胞癌。肝细胞癌占原发性肝癌的 90% 以上,是最常见的一种病理类型。大体分型可分为结节型,巨块型和弥漫型。组织学特点以梁索状排列为主,癌细胞呈多边形,癌细胞的分化程度分为好、中、差三级。我国肝癌病理协作组将肝细胞肝癌大体分型分为 4 类:①块状型;②结节型;③小癌型;④弥漫型。

肝内胆管癌较少见,起源于胆管二级分支以远肝内胆管上皮细胞,一般仅占原发性肝癌的 5% 以下。大体分型可分为结节型、管周浸润型、结节浸润型和管内生长型。组织学特点以腺癌结构为主,癌细胞排列成类似胆管的腺腔状,但腺腔内无胆汁却分泌黏液。混合型肝癌:即 HCC-ICC 混合型肝癌,比较少见。

原发性肝癌中还有些少见类型的肝癌,如透明细胞型、巨细胞型、硬化型和肝纤维板层癌(fibrolamellar carcinoma of liver,FLC)等。其中,FLC 多见于年轻患者,通常没有乙型肝炎病毒感染及肝硬化背景,恶性程度较 HCC 低,且肿瘤常较局限,因此本病通常可有手术切除的机会,预后较好。

三、分 期

AJCC 肝癌 TNM 分期,见表 14-15;肝癌巴塞罗那分期(BCLC 分期),如表 14-16 所示。

表 14-15 AJCC 肝癌 TNM 分期(2010 年,第 7 版)

分期	标准	分期	标准
Ⅰ期	T1N0M0	ⅢC 期	T4N0M0
Ⅱ期	T2N0M0	ⅣA 期	任何 T,N1M0
ⅢA 期	T3aN0M0	ⅣB 期	任何 T,任何 N,M1
ⅢB 期	T3bN0M0		

注:T-原发病灶 Tx:原发肿瘤不能评估;T0:无原发肿瘤的证据;T1:孤立肿瘤没有血管受侵;T2:孤立肿瘤,有血管受侵或多发肿瘤直径≤5cm;T3a:多发肿瘤直径>5cm;T3b:孤立肿瘤或多发肿瘤,侵及门静脉主要分支或肝静脉;T4:肿瘤直接侵及除胆囊外的器官或穿透腹膜。

N-区域淋巴结。Nx:区域内淋巴结无法评估;N0:无淋巴结转移;N1:区域淋巴结转移。

M-远处转移。M0:无远处转移;M1:有远处转移

表 14-16　肝癌巴塞罗那分期(BCLC 分期)

BCLC 分期	ECOG 评分	肿瘤状态	肝功能状态
0	0	单个≤2cm	胆红素正常,无门脉高压
A			
A1	0	单个≤5cm	胆红素正常,无门脉高压
A2	0	单个≤5cm	胆红素正常,有门脉高压
A3	0	单个≤5cm	胆红素不正常,有门脉高压
A4	0	3 个肿瘤都≤3cm	肝功能 Child-Pugh A-B
B	0	多个或单个>5cm	肝功能 Child-Pugh A-B
C	1~2	血管侵犯或转移	肝功能 Child-Pugh A-B
D	3~4	任何肿瘤	肝功能 Child-Pugh C

目前临床肝癌分期广泛采用的 BCLC 分期,将肿瘤分期与预期生存结合起来,比较全面地考虑了肿瘤、肝功能和全身情况,并与治疗原则联系起来,且具有循证医学高级别证据的支持。

四、一般治疗原则

HCC 治疗棘手的重要原因在于同一位患者、同一脏器往往同时存在着性质截然不同的两种疾病:恶性肿瘤和慢性肝病,两者往往相互影响,恶性循环,因此特别强调多学科规范化的综合治疗;并且在此基础上,提倡针对不同的患者或者同一患者的不同阶段实施个体化治疗。

外科手术是早期肝癌的首选治疗方法,对于无法手术但病变局限的患者,视情况可采取射频消融术、TACE、无水乙醇注射等局部治疗手段。对于 BCLC 分期 0 期患者建议手术切除治疗,A 期可考虑射频消融或肝移植,B 期建议 TACE,C 期考虑索拉非尼等系统治疗,D 期患者以最佳支持治疗为主。

五、药物治疗与治疗管理

在肝癌确诊时,患者常有不同程度的肝功能异常,因此肝癌的药物治疗应充分考虑肝功能状况,对于严重肝功能不全(Child-Pugh C 级)的患者,仅采取支持对症治疗是最常用、甚至唯一的选择;肝功能基本正常或接近正常(Child-Pugh A 级或 B 级)而无手术、消融或TACE治疗指征者,可以进行系统治疗。

(一)常用化疗药物

自 20 世纪 50 年代起,药物治疗就用于肝癌,顺铂(DDP)、5-氟尿嘧啶(5-FU)/亚叶酸(LV)、羟喜树碱(HCPT)和多柔比星(ADM)是最为常用的传统药物。但对于晚期 HCC,尤其是合并肝硬化的患者,毒性显著,严重影响了其临床的应用和治疗获益。近年来,以奥沙利铂(OXA)为代表的 FOLFOX4 方案治疗晚期 HCC,取得了一定的疗效。

(二)常用治疗方案

1. 经导管肝动脉化疗栓塞(TACE)用药

(1)HAF+超液化碘油栓塞方案

HCPT	$20 \sim 30mg/m^2$	Ⅰ A
ADM	$50mg/m^2$	Ⅰ A
5 - FU	$600mg/m^2$	Ⅰ A
超液化碘油	每次 $10 \sim 15ml$	Ⅰ A

（2）FAM + 超液化碘油栓塞方案

5 - FU	$600mg/m^2$	Ⅰ A
ADM	$50mg/m^2$	Ⅰ A
MMC	$12mg/m^2$	Ⅰ A
超液化碘油	每次 $10 \sim 15ml$	Ⅰ A

（3）FAP + 超液化碘油栓塞方案

5 - FU	$600mg/m^2$	Ⅰ A
ADM	$50mg/m^2$	Ⅰ A
DDP	每次 $60mg$	Ⅰ A
超液化碘油	每次 $10 \sim 15ml$	Ⅰ A

　　长期以来,有关 TACE 的疗效评价存在争议,大多数学者认为 50% 以上的病例可以明显缩小肿瘤,而对于 TACE 是否提高患者生存期则有不同看法。目前 TACE 主要用于肝癌术后辅助治疗、局部晚期肝癌的姑息治疗,也尝试用于肝癌术前的新辅助治疗。

　　2. FOLFOX4 方案

OXA	$85mg/(m^2 \cdot d)$	iv gtt 2h	Day 1	q14d
LV	$200mg/(m^2 \cdot d)$	iv gtt 2h	Day 1,2	q14d
5 - FU	$400mg/m^2$	iv blous	Day 1,2	q14d
	$600mg/m^2$	civ 22h	Day 1,2	q14d

　　2010 年,FOLFOX4 方案与单药 ADM 对照用于不适宜手术或局部治疗的晚期肝癌患者姑息性化疗的国际多中心Ⅲ期临床研究(EACH 研究)结果已经公布,证明含 OXA 的联合化疗可以为晚期 HCC 患者带来较好的客观疗效、控制病情和生存获益,且安全性好。

　　（三）分子靶向治疗

　　近年来,应用分子靶向药物治疗 HCC 已成为新的研究热点,受到高度的关注和重视。索拉非尼是一种口服的多靶点、多激酶抑制剂,既可通过抑制血管内皮生长因子受体(VEGFR)和血小板源性生长因子受体(PDGFR)阻断肿瘤血管生成,又可通过阻断 Raf/MEK/ERK 信号传导通路抑制肿瘤细胞增殖,从而发挥双重抑制、多靶点阻断的抗 HCC 作用。多项国际多中心临床研究证明,索拉非尼能够延缓 HCC 的进展,明显延长晚期患者生存期,且安全性较好;同时,不同地域、不同基线水平和不同预后因素的 HCC 患者应用索拉非尼治疗都有临床获益,疗效相似。索拉非尼 400mg 口服、每日 2 次,直到疾病进展或不能耐受。目前,索拉非尼已相继获得欧洲 EMEA、美国 FDA 和我国 CFDA 等批准,用于治疗不能手术切除和远处转移的 HCC。要求患者肝功能为 Child - Pugh A 级或相对较好的 B 级。肝功能情况良好、分期较早、及早用药者的获益更大。索拉非尼与肝动脉介入治疗或系统化疗联合应用,可使患者更多地获益。

　　（四）其他药物治疗

　　我国药监部门业已批准了若干种现代中药制剂,包括消癌平、康莱特、华蟾素、榄香烯、槐耳颗粒等用于治疗肝癌,在临床上已经广泛应用和积累了许多实践经验。但是这些药物尚缺乏高级别的循证医学证据加以充分支持,需要进行深入研究。

对于具有乙型肝炎和(或)丙型病毒性肝炎背景的 HCC 患者,应特别注意检查和监测病毒载量(HBV DNA/HCV RNA)以及肝炎活动。如果检查发现肝炎病毒复制活跃,必须及时、积极地进行抗病毒治疗,可以选用核苷类似物、α-干扰素及其长效制剂和胸腺素等。

第八节 前列腺癌

前列腺癌(prostatic cancer)是男性泌尿生殖系统常见的恶性肿瘤,其发病与雄激素密切相关。该病发病率有明显的地理、种族、年龄差异,2002 年全球前列腺癌新发病例 679 000 例,占所有肿瘤新发病例的 11.7%,位列常见肿瘤的第 5 位和男性肿瘤的第 2 位。前列腺癌发病率的地区分布不均衡,在发达国家前列腺癌占肿瘤新发病例的 19%,而在发展中国家仅占 5.35%。但有证据表明该病近年来在我国发病率明显上升,这可能和人口老龄化以及生活方式的改变有关。

一、病因与发病机制

前列腺癌的病因及发病机制尚不明确,研究认为可能与遗传、饮食、慢性炎症、激素及其他危险因素相关。

(一)遗传与家族因素

家族史是前列腺癌的高危因素,一级亲属患有前列腺癌的男性的发病危险是普通人的 2 倍,并且当患病亲属个数增加或亲属患病年龄降低时,本人的发病危险随之增加。值得注意的是,遗传因素的作用在年轻患者中体现更为明显。1996 年,对前列腺癌高危家族的基因组研究首次将前列腺癌可疑位点定位于 1 号染色长臂,称为 HPC1 基因座。进一步的研究发现位于 HPC1 基因座的 RNASEL 基因在部分连锁家族中出现种系突变,导致其基因产物(核糖核酸分解酶)的表达异常,使前列腺细胞凋亡失控。重要基因的多态性是导致前列腺癌基因易感性的另一个原因,研究较多的有雄激素受体(AR)、维生素 D 受体(VDR)、细胞色素 P450(CYP)和 2 型 5α 还原酶(SRD5A2)的编码基因。

(二)饮食因素

富含脂肪、肉类和奶类的饮食与前列腺癌的发病密切相关。美国出生的亚裔人群前列腺癌的发病危险与其在美国居住的时间和饱和脂肪酸的摄入量密切相关。脂肪酸过氧化过程中,可产生具有致癌损伤的过氧化物。研究发现参与脂肪酸过氧化的酶 AMACR(α-甲基酰基辅酶 A 消旋酶)在前列腺癌组织中过度表达,但不存在于正常前列腺组织中。因为牛肉和奶制品是日常支链脂肪酸的主要来源,前列腺癌中 AMACR 的上调可能有助于解释西方饮食和前列腺癌的相关性。除此以外,动物脂肪可能通过影响体内激素水平、在高温烹调加工过程中产生致癌物等途径促使前列腺癌的发生。

(三)慢性炎症

前列腺慢性炎症可导致细胞过度增殖以修复病变组织,易形成感染相关癌症。流行病学研究显示,有性病(相对危险度 1.4)与前列腺炎病史(相对危险度 1.57)的患者,前列腺癌的风险增高。组织学表现为增殖性萎缩的炎症在前列腺癌中很常见,可能是前列腺癌发生发展的重要机制。

（四）激素

流行病学研究发现,食用大豆是亚洲国家发病率低的原因之一,可能是由于其富含植物类雌激素。此外,雄激素在前列腺的发育和前列腺癌的进展过程中起关键作用。在动物实验中,雄激素和双氢睾酮能够诱发前列腺癌。

（五）其他因素

肥胖、吸烟、输精管结扎以及酒精摄入等因素也被发现与前列腺癌的发生发展相关。

二、临床表现与诊断

（一）症状

早期前列腺癌通常没有症状,当肿瘤侵犯或阻塞尿道、膀胱颈时,则会发生类似下尿路梗阻或刺激症状,严重者可能出现急性尿潴留、血尿、尿失禁;骨转移时会引起骨骼疼痛、病理性骨折、贫血、脊髓压迫导致下肢瘫痪等;晚期患者全身症状表现为日渐衰弱、倦怠乏力、消瘦、低热、进行性贫血、恶病质或肾衰竭等。

（二）体征

直肠指诊对早期诊断前列腺癌非常重要,前列腺癌的指检表现为腺体增大、坚硬结节、高低不平、中央沟消失、腺体固定,有时侵及肠壁。另外,下腹可触及包块,有压痛或无压痛,出现肝转移、骨转移或其他转移时可表现出相应体征及神经压迫症状。

（三）实验室检查

前列腺特异抗原(PSA)、碱性磷酸酶、肝功能、血常规、乳酸脱氢酶等对患者状态评估及预后判断有一定意义。

PSA 是由前列腺上皮产生的一种糖蛋白酶,是一种敏感性、特异性都比较理想的肿瘤标志物,对前列腺癌的诊断、鉴别诊断、病情监测、随诊等极有意义。

（四）影像学检查

1. 经直肠超声(transrectal ultrasonography,TRUS) TRUS 检查可以清晰地显示前列腺内的结构、移行区和血流变化,精确测量前列腺和前列腺内肿物的体积。前列腺癌 TRUS 检查的典型征象是前列腺外周带的低回声结节,但 TRUS 在前列腺癌诊断特异性方面较差,发现前列腺有低回声灶时,需要与正常前列腺、良性前列腺增生、前列腺上皮内瘤变、急性或慢性前列腺炎、前列腺梗死和前列腺萎缩等鉴别。目前临床普遍采用 TRUS 引导下前列腺穿刺活检,对前列腺癌诊断有重要意义。

2. CT 与 MRI 检查 CT 与 MRI 检查对前列腺的形态变化、癌结节大小和有无向周围浸润的诊断有一定价值,对前列腺癌的分期、选择合理的治疗方案和估计预后有意义。但 CT 与 MRI 检查很难将前列腺癌与良性病变鉴别,最终明确诊断还需要前列腺穿刺活检。

3. 放射性核素扫描检查 由于前列腺癌易于发生骨转移,所以常需行此检查了解病变范围,此方法灵敏度很高。

（五）病理学检查

1. 前列腺癌类型 因前列腺癌多数发展缓慢,许多患者无临床表现而不被发现。因此,前列腺癌按照发现方式分为潜伏癌、偶发癌、隐匿癌、临床癌 4 种类型。

2. 组织病理学分类与分级 前列腺癌好发部位依次为外周带(75%)、移行带(20%)和中央带(5%)。主要包括占绝大多数的腺泡腺癌和少量的导管腺癌。

前列腺癌有多种组织学分级标准,最常用的分级标准是 Gleason 分级系统。该系统根据光学显微镜下癌组织腺体的分化程度和肿瘤在间质中的生长方式评价肿瘤的恶性程度,并且以打分的方式量化评价,得到一种主要分级和次要分级(评分范围均为 1~5),然后相加得到总评分。Gleason 分级系统对前列腺癌预后的判定以及治疗的选择有一定帮助。

3. 检查方法

(1)前列腺穿刺活检:目前最常用的穿刺方法是经直肠超声引导下前列腺穿刺活检。因前列腺穿刺常引起出血,在 MRI 检查时对前列腺包膜完整性的判断产生干扰,可能影响影像学临床分期,因而前列腺穿刺应安排在 MRI 检查后进行。

(2)前列腺液涂片细胞学检查:通过导管法采取前列腺液,涂片镜检可提供前列腺癌细胞学诊断。此法有助于前列腺癌诊断,但存在假阳性及假阴性较高的问题,仅作为辅助诊断方法。

临床上大多数前列腺癌患者通过前列腺穿刺活检可以获得组织病理学诊断。然而,最初可疑前列腺癌通常由前列腺直肠指检或血清 PSA 检查后再确定是否进行前列腺活检。直肠指检联合 PSA 检查是目前公认的早期发现前列腺癌最佳的初筛方法。

三、分　期

临床分期方法很多,TNM 分期是国际通行的分期系统。

表 14-17　AJCC 前列腺癌 TNM 分期(2010 年,第 7 版)

分期	标准	分期	标准
Ⅰ 期	T1a N0 M0 G1	Ⅲ 期	T3 N0 M0 任何 G
	T1a N0 M0 G2~4	Ⅳ 期	T3 N0 M0 任何 G
Ⅱ 期	T1b N0 M0 任何 G		任何 T N1 M0 任何 G
	T1c N0 M0 任何 G		任何 T 任何 N M1 任何 G
	T2 　N0 M0 任何 G		

注:T—原发肿瘤。T_X:原发肿瘤不能确定;T_0:未发现原发肿瘤;T1:不能被扪及和影像发现的临床隐匿肿瘤,包括:T1a 偶发肿瘤体积 < 所切除组织体积的 5%、T1b 偶发肿瘤体积 > 所切除组织体积的 5%、T1c 穿刺活检发现的肿瘤(如由于 PSA 升高);T2:局限于前列腺内的肿瘤,包括:T2a 肿瘤限于单叶的 1/2(≤1/2)、T2b 肿瘤超过单叶的 1/2 但限于该单叶(1/2-1)、T2c 肿瘤侵犯两叶;T3:肿瘤突破前列腺包膜,包括:T3a 肿瘤侵犯包膜(单侧或双侧)、T3b 肿瘤侵犯精囊;T4:肿瘤固定或侵犯除精囊外的其他邻近组织结构,如膀胱颈、尿道外括约肌、直肠、肛提肌和(或)盆壁。

N—区域淋巴结。Nx:未确定有无淋巴结转移;N_0:未发现区域淋巴结转移;N_1:有区域淋巴结转移。

M—远处转移。Mx:不肯定有无远处转移;M_0:无远处转移;M_1:有远处转移。

G—组织学分级。Gx:不能评估分级;G_{1-4}:表示肿瘤组织分化程度的不同。

四、一般治疗原则

前列腺癌根据肿瘤累及范围分为局限期前列腺癌、局部晚期前列腺癌和转移性前列腺癌。临床上根据血清 PSA 浓度、肿瘤 Gleason 分级和临床 T 分期进行危险度分析,分为低危、中危和高危三组,分别确定临床治疗方案。对低危局限期前列腺癌患者,主要考虑根治性治疗,包括根治性切除手术和根治性放疗,但对一部分无症状、预期寿命少于 5 年的患者,可暂时不治疗,待出现相关症状再做处理。对中危局限期前列腺癌患者,需要进行综合治疗,如根治性手术加术后辅助性放疗或高剂量放疗联合内分泌治疗。对高危局限期或局部晚期前列腺癌患者,手术或放疗等局部措施不可能治愈疾病,推荐放疗和内分泌综合治疗。转移性前列腺癌患者主要进行内分泌治疗改善症状,延缓病程。

五、药物治疗与治疗管理

前列腺癌具有典型的激素依赖性,当雄激素水平下降时,既可使成人前列腺上皮萎缩,也可使前列腺癌细胞有同样变化。基于此而产生的内分泌疗法,其核心为雄激素去除疗法。雄激素去除主要通过以下策略:①抑制睾酮分泌,包括手术切除双侧睾丸去势或药物去势;②阻断雄激素与受体结合,即应用抗雄激素药物竞争性封闭雄激素与前列腺细胞雄激素受体的结合。两者联合应用可达到最大限度地阻断雄激素的目的。其他策略包括抑制肾上腺来源雄激素的合成,以及抑制睾酮转化为双氢睾酮等。目前,内分泌治疗是晚期前列腺癌的一线治疗方法,可使局部晚期及转移性患者生存期延长,有效缓解症状。此外,内分泌治疗还应用于根治手术和放疗前后的辅助治疗。前列腺癌内分泌治疗失败后,可采用化学治疗。前列腺癌分子靶向药物治疗尚不成熟。

(一)常用内分泌治疗药物

1. 黄体生成素释放激素类似物(LHRH-A)　是人工合成的黄体生成素释放激素。其作用机制为作用于下丘脑-垂体-性腺轴,通过反馈性抑制,使睾酮达到去势水平。LHRH-A已成为去势治疗的标准方法。由于初次注射LHRH-A时有睾酮一过性升高,故应在注射当日开始给予抗雄激素药物两周,以对抗睾酮一过性升高所导致的病情加剧。对于已有骨转移脊髓压迫的患者,应慎用LHRH-A,可选择迅速降低睾酮水平的手术去势。目前常用制剂包括:戈舍瑞林(goserelin,诺雷得):每次3.6mg腹壁皮下注射,每4周1次;亮丙瑞林(leuprorelin,抑那通):每次3.7mg腹壁皮下注射,每4周1次;曲普瑞林(Triptorelin,达菲林)控释剂:每次3.75mg,肌内注射,每4周1次;注射剂:开始每次0.5mg皮下注射,每日1次,连续7日,然后以每次0.1mg,每日1次皮下注射维持。

2. 雌激素　其治疗机制包括下调LHRH的分泌、抑制雄激素活性、直接抑制睾丸细胞功能,以及对前列腺细胞的直接毒性等。最常见的雌激素是己烯雌酚,其有效率与睾丸切除相当,但是不良反应大,使用时应注意预防心血管方面的不良反应,措施包括尽量减小己烯雌酚剂量(如1mg/d),且同时应用低剂量华法林(1mg/d),或低剂量阿司匹林(75~100mg/d)预防性治疗。

3. 抗雄激素治疗(androgen-deprivation therapy,ADT)药物　抗雄激素药物可以与内源性雄激素在靶器官上竞争受体结合,在胞质内通过与双氢睾酮受体结合,抑制双氢睾酮进入细胞核,从而阻断雄激素对前列腺癌细胞的作用,达到治疗目的。抗雄激素药物主要有两大类:类固醇类药物和非类固醇药物。

(1)类固醇类抗雄激素药物

1)醋酸甲地孕酮:每日80~160mg,分1~4次口服。3个月后改为维持量:每次40mg,每日2次。

2)甲羟孕酮(甲孕酮):每日500~1000mg,分1~2次口服。3个月后改为维持量:每次500mg,每日1次。甲地孕酮和甲孕酮有一个共同的问题,服药6~12个月后,血清睾酮水平会出现逐渐回升,通过给予小剂量的己烯雌酚(0.1mg/d)可防止这种现象发生。

(2)非类固醇类抗雄激素药物

1)氟他胺:通常与LHRH-A联合应用,但也可单独或与5α-还原酶抑制剂(非那雄胺)合用。该药可以使很多患者仍保持性欲及生殖能力,主要适用于希望保持性能力的患者。单一用药或与LHRH-A联合用药的推荐剂量为每日3次,间隔8小时,每次250mg。与LHRH-A联合用药时,两者可同时开始使用,或者在开始使用LHRH-A前24小时使用本品。

2)比卡鲁胺:与LHRH-A或外科去势术联合应用于晚期前列腺癌的治疗。单用时每次150mg,每日1次;与其他治疗合用时,每次50mg,每日1次。

4. 抗肾上腺药物 如氨鲁米特,适用于外科和药物去势治疗无效的患者。由于脑垂体分泌的ACTH能对抗氨鲁米特抑制肾上腺皮质激素合成的作用,所以每日需同时服用氢化可的松20~40mg,以阻滞ACTH的作用。用法:每日750~1000mg,分3~4次口服。

5. 酮康唑 大剂量时可抑制睾丸和肾上腺睾酮的合成。常用于需快速抑制睾酮至去势水平的患者,如缓解脊柱转移所致的脊髓压迫症。用法:每日600~1200mg,分3次口服,24~48小时雄激素可降至去势水平。

(二)常用化疗方案

前列腺癌化学治疗仅用于内分泌治疗失败的患者,常用药物有多西他赛(DOC)、雌二醇氮芥(ETM)、米托蒽醌(MIT)及糖皮质激素药物泼尼松(PDN)。雌二醇氮芥是以雌二醇-17-磷酸酯为载体的氮芥类化合物,具有烷化剂及雌激素的双重作用,其主要代谢产物雌二醇氮芥和雌酮氮芥对前列腺具有特殊亲和力,既能通过下丘脑抑制促黄体生成素,降低睾酮的分泌,又有直接细胞毒作用。近期的临床研究显示,以多西他赛为基础的方案延长了激素非依赖性前列腺癌患者的生存期,目前已经是激素非依赖性前列腺癌的一线标准方案,同时一些传统化疗方案也在应用。

1. DE方案 为一线化疗方案。

| DOC | 60mg/m² | iv gtt | Day 2 | q21d |
| ETM | 每次280mg | po,tid | Day 1~5 | q21d |

2. DP方案 为一线治疗方案。

| DXT | 75mg/m² | iv gtt | Day 2 | q21d |
| PDN | 5mg | po,bid | Day 1~5 | q21d |

3. MP方案

| MIT | 12mg/m² | iv gtt | Day 1 | q21d |
| PDN | 5mg | po,Bid | Day 1~5 | q21d |

SWOG9916研究比较了多西他赛+雌二醇氮芥(DE方案)与米托蒽醌+泼尼松(MP方案)治疗激素抗拒型前列腺癌患者的疗效,结果中位生存期:DE方案为18个月,MP方案为15个月($P=0.01$)。TAX327研究比较了多西他赛+泼尼松(DP方案)与米托蒽醌+泼尼松(MP方案)治疗激素抗拒型前列腺癌患者,结果中位生存期:DP方案为18.9个月,MP方案为16.5个月($P=0.009$)。由于以多西他赛为基础的方案显示出的生存优势,已被推荐为激素非依赖型前列腺癌患者的一线标准方案。

(三)分子靶向药物治疗

目前仍处于探索阶段。

第九节 卵 巢 癌

卵巢癌（ovarian cancer，OC）是女性生殖系统常见的恶性肿瘤之一。卵巢位于盆腔深部，早期病变不易发现，一旦出现症状多属晚期。近年来，由于有效化疗方案的应用，使卵巢恶性生殖细胞肿瘤的治疗效果有了明显提高，病死率从 90% 降至 10%，但卵巢恶性上皮性肿瘤的治疗效果却一直未能改善，5 年生存率为 30%～40%，病死率高达 70%，居妇科恶性肿瘤首位。2008 年全球资料显示，卵巢癌在女性恶性肿瘤新发病例中排名第 8 位，死亡病例排名第 7 位，且发达国家的新发病例与死亡病例明显比发展中国家多，均排在女性恶性肿瘤的第 6 位。

一、病因与发病机制

发病原因仍不明了，相关的高危因素如下。

（一）遗传因素

5%～10% 的卵巢癌具有遗传异常。卵巢癌的发生与 3 个遗传性癌综合征有关，即：遗传性乳腺癌-卵巢癌综合征（hereditary breast cancer/ovarian cancer syndrome，HBOC）、遗传性位点特异性卵巢癌综合征（hereditary site-specific ovarian cancer syndrome，HSSOC）和遗传性非息肉性结直肠癌综合征（hereditary nonpolyposis clorectal cancer，HNPCC），最常见的是HBOC。

（二）持续排卵

持续性排卵使卵巢表面上皮不断损伤与修复，修复过程中卵巢表面及其内陷的包涵囊肿上皮细胞可能发生基因突变，从而诱发卵巢癌。流行病学调查发现，卵巢癌危险因素有未产、不孕，而多次妊娠、哺乳和口服避孕药有保护作用。应用促排卵药物可增加发生卵巢肿瘤的危险性。

（三）环境因素

工业发达国家的卵巢癌发病率高，提示工业的各种物理或化学产物可能与卵巢癌的发病相关。

二、临床表现与诊断

（一）症状与体征

早期常无症状，可在妇科检查时发现。晚期主要症状为腹胀、腹部肿块、腹腔积液及其他消化道症状，部分患者可有消瘦、贫血等恶病质表现。肿瘤向周围组织浸润或压迫，可引起腹痛、腰痛或下肢疼痛；压迫盆腔静脉可出现下肢水肿；功能性肿瘤可出现相应的雌激素或雄激素分泌过多症状。"三合诊"检查在阴道后穹隆可触及盆腔内硬结节，肿块多为双侧，实性或半实性，表面凹凸不平，不活动，常伴有腹水。有时在腹股沟、腋下或锁骨上可触及肿大淋巴结。

（二）实验室检查

1. CA125 80% 卵巢上皮癌患者血清 CA125 水平升高，但近半数的早期病例并不升高，故不单独用于卵巢上皮性癌的早期诊断。CA125 水平的高低与病情恶化或缓解相一致，可用于病情监测,敏感性高。

2. HE4　是继 CA125 后被高度认可的卵巢上皮性癌肿瘤标志物,目前推荐其与 CA125 联合应用来判断盆腔肿块的良、恶性。

3. AFP　对卵黄囊瘤有特异性诊断价值。未成熟畸胎瘤、混合性无性细胞瘤中含卵黄囊成分者,AFP 也可升高。

4. HCG　对非妊娠性卵巢绒毛膜癌有特异性。

5. 性激素　颗粒细胞瘤、卵泡膜细胞瘤产生较高水平的雌激素,浆液性、黏液性囊腺瘤或移行细胞肿瘤有时也可分泌一定量雌激素。

（三）影像学检查

1. 超声检查　B 超可了解肿块的部位、大小、形态、囊性或实性,囊内有无乳头。临床诊断符合率 >90%,但不易测出直径 <1cm 的实性肿瘤。彩色多普勒超声扫描可测定卵巢及其新生组织血流变化,有助于诊断。超声检查价格较低,是初步诊断的首选,但因其局限性,手术前仍需行 CT 或 MRI 检查。

2. 腹部 X 线摄片　卵巢畸胎瘤可显示牙齿、骨质及钙化囊壁。但对于其他类型的卵巢癌,诊断意义不大。

3. CT 检查　CT 可判断肿块的周围侵犯及腹腔、胸腔等远处转移情况,常作为术前全面检查的首选。

4. MRI 检查　MRI 可较好地显示肿块及肿块与周围的关系,有利于病灶定位及病灶与相邻结构关系的确定,对手术方案的制订有较大优势。但因 MRI 检查时间较长,费用较高,可作为 CT 检查的补充。

5. PET- CT 检查　PET- CT 对卵巢肿瘤的敏感性和特异性均不理想,一般不推荐用于初次诊断。

（四）病理学检查

1. 组织学分类　卵巢组织成分非常复杂,是全身各脏器原发肿瘤类型最多的器官,不同类型卵巢肿瘤的组织学结构和生物学行为均存在很大差异。组织学分类方法多,最常用的是 WHO 的卵巢肿瘤组织学分类(2003 年制定)。

（1）上皮性肿瘤:占原发性卵巢肿瘤的 50% ~70%,其恶性类型占卵巢恶性肿瘤的 85% ~90%。其中又可分为:①浆液性肿瘤;②黏液性肿瘤;③子宫内膜样肿瘤;④透明细胞肿瘤;⑤移行细胞肿瘤;⑥鳞状细胞肿瘤;⑦混合型上皮性肿瘤;⑧未分化和未分类肿瘤。

（2）生殖细胞肿瘤:占卵巢肿瘤的 20% ~40%。其中又可分为:①无性细胞瘤;②卵黄囊瘤;③胚胎性癌;④多胎瘤;⑤非妊娠性绒毛膜癌;⑥畸胎瘤;⑦混合型。

（3）性索-间质肿瘤:占卵巢肿瘤的 5%,此类肿瘤常有内分泌功能,故又称功能性卵巢肿瘤。其中又可分为:①颗粒细胞-间质细胞肿瘤(颗粒细胞瘤、卵泡膜细胞瘤-纤维瘤);②支持细胞-间质细胞肿瘤(睾丸母细胞瘤);③混合性或未分类的性索-间质肿瘤;④类固醇细胞肿瘤。

（4）其他类型肿瘤:以转移性肿瘤多见,占卵巢肿瘤的 5% ~10%,其原发部位多为胃肠道、乳腺及生殖器官。此外,还包括脂质细胞瘤、性腺母细胞瘤、非卵巢特异性软组织肿瘤等。

2. 检查方法

（1）腹腔镜检查：可直接观察肿块外观和盆腔、腹腔及横膈等部位，在可疑部位进行多点活检，抽取腹腔积液行细胞学检查。

（2）细胞学检查：抽取腹腔积液或腹腔冲洗液和胸腔积液，行细胞学检查。

三、分　　期

卵巢癌常用的分期包括国际妇产科联盟（FIGO）分期系统（2000 年）和美国癌症联合协会（AJCC）分期系统（2010 年第 7 版）。临床多采用 FIGO 分期系统，属于手术-病理分期（表14-18）。

表 14-18　FIGO 卵巢癌分期（2010 年）

期别	描述
Ⅰ 期	肿瘤局限于卵巢
Ⅰ A 期	肿瘤局限于一侧卵巢，包膜完整，表面无肿瘤，腹水或腹腔冲洗液中未见恶性细胞
Ⅰ B 期	肿瘤局限于双侧卵巢，包膜完整，表面无肿瘤，腹水或腹腔冲洗液中未见恶性细胞
Ⅰ C 期	肿瘤局限于一侧或双侧卵巢，伴有以下任何一项者：包膜破裂、卵巢表面有肿瘤、腹水或冲洗液中含恶性细胞
Ⅱ 期	肿瘤累及一侧或双侧卵巢，向盆腔内扩散
Ⅱ A 期	肿瘤蔓延和（或）转移到子宫和（或）输卵管，腹水或冲洗液中无恶性细胞
Ⅱ B 期	肿瘤蔓延到其他盆腔组织，腹水或冲洗液中无恶性细胞
Ⅱ C 期	Ⅱ A 期或 Ⅱ B 期病变，但腹水或冲洗液中查见恶性细胞
Ⅲ 期	一侧或双侧卵巢肿瘤，镜检证实有盆腔外的腹腔转移和（或）区域淋巴结转移，肝表面转移为 Ⅲ 期
Ⅲ A 期	淋巴结阴性，组织学证实盆腔外腹膜表面有镜下转移
Ⅲ B 期	淋巴结阴性，腹腔转移灶直径 ≤2cm
Ⅲ C 期	腹腔转移灶直径 >2cm 和（或）腹膜后区域淋巴结阳性
Ⅳ 期	远处转移（胸腔积液有癌细胞，肝实质转移）

注：Ⅰ C 期及 Ⅱ C 期如细胞学阳性，应注明是腹水还是腹腔冲洗液；如包膜破裂，应注明是自然破裂或手术操作时破裂

四、一般治疗原则

（一）卵巢上皮性肿瘤的治疗原则

手术治疗是治疗卵巢上皮性癌的主要手段。早期（Ⅰ、Ⅱ期）卵巢癌应行全面分期手术。对于 Ⅰ A 期 G1（细胞分化好）的年轻患者，如需考虑生育问题，可行保留生育功能手术。晚期（Ⅲ、Ⅳ期）患者行肿瘤细胞减灭术。除经过全面分期手术的 Ⅰ A 期和 Ⅰ B 期且为 G1 的患者不需辅助化疗外，其他患者均需化疗。对于晚期患者，也可先行 2～3 个疗程的新辅助化疗后再进行手术（中间型手术）。放疗的治疗价值有限，对于复发患者可选用姑息性局部治疗。

（二）卵巢恶性生殖细胞肿瘤的治疗原则

由于绝大部分恶性生殖细胞肿瘤患者是希望生育的年轻女性，常为单侧卵巢发病，即使复发也很少累及对侧卵巢和子宫，更为重要的是其对化疗十分敏感。因此，无论期别早晚，只要对侧卵巢和子宫未受肿瘤累及，均应行保留生育功能的手术，仅切除患侧附件。对于复发者仍主张积极手术。除Ⅰ期无性细胞瘤和Ⅰ期 G1 的未成熟畸胎瘤外，其他患者均需化疗。放疗是手术和化疗的辅助治疗。无性细胞瘤对放疗最敏感，但放疗会破坏患者卵巢功能，故已较少应用，多用于治疗复发的无性细胞瘤。颗粒细胞瘤对放疗中度敏感。

（三）卵巢恶性性索-间质肿瘤的治疗原则

希望生育的Ⅰ期年轻患者，可考虑行患侧附件切除术，保留生育功能。不希望生育者应进行全子宫双附件切除术和确定分期手术。晚期患者应采用肿瘤细胞减灭术。复发患者也可考虑手术。Ⅰ期低危患者不需辅助治疗。Ⅰ期高危患者（肿瘤破裂、G3、肿瘤直径超过 10～15cm）术后可选择化疗或放疗。Ⅱ-Ⅳ期患者术后应给予化疗或残余灶放疗。

五、药物治疗与治疗管理

卵巢癌对化疗属中度敏感，对铂类药物联合化疗有 70%～80% 的反应率。除Ⅰ期低危患者不需辅助化疗，其他患者均需化疗。早期患者 3～6 个疗程，晚期患者 6～8 个疗程。对于晚期卵巢癌，也可先行 2～3 个疗程的新辅助化疗。根据病情可采用静脉化疗或静脉腹腔联合化疗。腹腔内化疗不仅能控制腹水，又能使小的腹腔内残存癌灶缩小或消失。其优点在于药物直接作用于肿瘤，局部浓度明显高于血浆浓度，不良反应较全身用药轻。

一般来说，经首次治疗后的复发或进展，二线治疗或抢救治疗的效果并不乐观。最关键的因素就是要看患者对首次治疗的反应性。若对含铂的方案有效并可取得至少 6 个月的缓解期，仍有很好的机会对另一含铂方案作出反应，称为铂类敏感性复发。否则，称为铂类耐药性复发，只有不到 10% 的机会对其他含铂方案有反应。

对于复发性卵巢癌患者，可按以下原则选择方案：①未用铂类者可选择以铂类为主的联合化疗；②完成铂类药物化疗后无瘤生存时间 >6 个月者，可再选择以铂类为主的联合化疗；③完成铂类药物化疗后无瘤生存时间 <6 个月或铂类药物化疗未达 CR 者，应选用与铂类无交叉耐药的药物。

（一）常用化疗药物

常用的化疗药物有顺铂（DDP）、卡铂（CBP）、紫杉醇（PTX）、多西他赛（DOC）、环磷酰胺（CTX）、异环磷酰胺（IFO）、5-氟尿嘧啶（5-FU）、博来霉素（BLM）、长春新碱（VCR）、依托泊苷（VP-16）、吉西他滨（GEM）、拓扑替康（TPT）、脂质体多柔比星（PLD）等。临床多采用以铂类为基础的联合化疗，其中铂类联合 PTX 为标准一线化疗方案。老年患者可用卡铂或紫杉醇单药化疗。

（二）卵巢上皮性癌的常用化疗方案

1. PC 方案

PTX	175mg/m^2	iv gtt 3h	Day 1	q21d
CBP	AUC 5～7.5	iv gtt	Day 1	q21d

PC 方案是卵巢癌的首选方案。在治疗晚期卵巢癌中，能达到 73% 的有效率和 51% 的 CR。不良反应方面，较含 DDP 方案，PC 方案的中性粒细胞计数下降、恶心呕吐、肾毒性等少

见,血小板计数下降多见,神经毒性相似。该方案使用时,需注意 PTX 的过敏反应,作好预处理。早期患者一般行 3 ~ 6 个疗程,晚期患者行 6 ~ 8 个疗程。

2. PD 方案

| PTX | $135mg/m^2$ | iv gtt | 24h | Day 1 | q21d |
| DDP | $75mg/m^2$ | iv gtt | | Day 1 | q21d |

PD 方案与过去的一个标准方案 CD(CTX/DDP)比较,有效率分别为 73% 和 60%,总生存率分别为 27% 和 16%,而脱发、中性粒细胞减少、发热、过敏反应等 PD 方案比 CD 方案更少见。迄今为止,含铂类的 PTX 方案仍然是晚期卵巢癌的标准治疗方案。与 PC 方案比较,PD 方案除了需要紫杉醇的相关预处理,还需对顺铂进行水化等预处理,同时中性粒细胞下降、消化道反应以及肾毒性等不良反应的发生率也较 PC 方案高。

3. DC 方案

| DOC | $75mg/m^2$ | iv gtt | 3h | Day 1 | q21d |
| CBP | AUC 5 | iv gtt | | Day 1 | q21d |

DC 方案与 PC 方案比较,有效率为 58.7%:59.5%,2 年生存率为 64.2%:68.9%。而不良反应方面,DC 方案的神经毒性较低(11% vs. 30%),但 3/4 度中性粒细胞下降较多(94% vs. 84%)。因此,两方案疗效大体相似,毒副反应谱各有不同,临床使用时可根据不同情况和需求而选用。

4. CD 方案

| DDP | $75mg/m^2$ | iv gtt | | Day 1 | q21d |
| CTX | $750mg/m^2$ | iv gtt | | Day 1 | q21d |

CD 方案在 20 世纪 80 年代后期是卵巢癌的标准化疗方案,CR 可达 31%,中位生存期24 个月。对于经济条件差的地区和患者仍不失为一个很好的选择。

5. IP-TC 方案(腹腔内 DDP、PTX,静脉 PTX)

PTX	$135mg/m^2$	iv gtt	24h	Day 1	q21d
DDP	$100mg/m^2$	ip		Day 2	q21d
PTX	$60mg/m^2$	ip		Day 8	q21d

PTX 分子量较大,可在腹腔内长时间滞留,对于晚期卵巢癌在适当的减瘤术后,把腹腔给药结合起来可提高中位生存期和 2 年生存率。与静脉给药(PD 方案)相比,腹腔给药(IP-TC 方案)的总生存期明显延长(65.6 个月 vs. 49.7 个月)。然而 3/4 度疼痛、疲劳、血液学、胃肠道、代谢和神经方面的不良反应均为腹腔给药明显增加。因此,腹腔给药适用于一般状况好的减瘤术后晚期患者。

6. TPT 单药方案

| TPT | $1.5mg/m^2$ | iv gtt | >30 min | Day 1 ~ 5 | q21d × 4 |

TPT 是一种半合成的喜树碱类似物,是通过抑制拓扑异构酶 I 起到抗肿瘤作用的。在铂类耐药的卵巢癌有效率为 13% ~ 25%。更值得注意的是还有 37% ~ 81% 的患者表现出长期疾病稳定。在一项研究中,对铂类耐药和抗拒的晚期卵巢癌患者,TPT 的有效率达37%,这是目前卵巢癌的二线治疗中最高的有效率之一。对铂类敏感性卵巢癌的复发,二线治疗有效率可达 50%。TPT 因此被批准为治疗复发卵巢癌的标准药物。骨髓抑制是其主要的毒副反应,70% ~ 80% 出现 3/4 度的中性粒细胞下降,25% 出现 4 度血小板下降。因此,

我国患者可考虑用粒细胞集落刺激因子（G-CSF）保护或减量至 $1.25mg/m^2 \times 5d$ 使用,疗效相近,副作用明显减轻。

7. PLD 单药方案

| PLD | $50mg/m^2$ | iv gtt | Day 1 | q4w $\times$6 |

在一项二线治疗的研究中,PLD 与 TPT 对比,两组有效率接近（19.7% vs. 17.0%）。然而在进行亚组分析时发现,对铂类敏感性复发的患者,PLD 有更好的疗效;对于铂类抗拒性亚组,TPT 似乎略好。严重的血液学毒性更多发生于 TPT 组。PLD 的主要不良反应是手足综合征、肢体红斑,发生率约 20%。所以 PLD 在铂类方案失败后是一个理想的二线药物。

8. GEM 单药方案

| GEM | $1000mg/m^2$ | iv gtt | Day 1,8 | q21d $\times$6 |

一项研究比较了 GEM 和 PLD 在铂类抗拒性复发卵巢癌中的作用。结果发现,两药的有效率相似（9.2% vs. 11.7%）。不良反应方面,PLD 有较多的手足综合征和黏膜炎,GEM 有更多的便秘、恶心呕吐、疲劳和中性粒细胞计数下降。GEM 可以作为二线治疗的待选药物。

（三）卵巢恶性生殖细胞肿瘤的常用化疗方案

1. BEP 方案

BLM	$15mg/m^2$	im	Day 2	qw
VP-16	$100mg/m^2$	iv gtt	Day 1~3	
DDP	$30~35mg/m^2$	iv gtt	Day 1~3	

BEP 方案对卵巢恶性生殖细胞肿瘤的晚期患者有效率可达 75%,且毒副作用较轻,目前是临床中最常用的方案。BLM 单次剂量不可超过 30mg,终身剂量不可超过 $250mg/m^2$,因可导致肺纤维化,治疗前需行肺功能检查。BEP 方案每 3 周重复,术后无转移病灶者化疗 3~4 个疗程,存在转移病灶者或未进行分期手术者行 4~6 个疗程。

2. BVP 方案

BLM	$15mg/m^2$	im	Day 2	qw
VCR	$1~1.5mg/m^2$	iv	Day 1~2	
DDP	$20mg/m^2$	iv gtt	Day 1~5	

BVP 方案对晚期患者的有效率约 68%,低于 BEP 方案,不良反应较 BEP 方案略高。与 BEP 方案一样,使用 BLM 时需注意其肺纤维化的不良反应。另外 VCR 单次使用剂量不超过 2mg。BVP 方案也是每 3 周重复,适应证同 BEP 方案。

（四）卵巢恶性性索-间质肿瘤的常用化疗方案

卵巢恶性性索-间质肿瘤常用的方案包括 BEP 方案、BVP 方案、PC 方案,具体用药同前,一般化疗 6 疗程。

（五）靶向治疗

血管内皮生长因子（VEGF）的表达与卵巢癌的进展、腹水形成、无瘤生存时间缩短及总体预后差有关。VEGF 抑制剂（贝伐单抗）是目前研究最多的抗血管生成药物。对于晚期初治卵巢癌的研究表明,PC 方案联合贝伐单抗治疗的无进展生存时间较单纯化疗显著延长（14.1 个月 vs. 10.3 个月）。而在复发性卵巢癌的研究中,无论是贝伐单抗与化疗方案联用还是单药治疗,都显示出了较高的反应率。目前临床推荐使用方案是7.5~15mg/kg,每3周重复,可与标准化疗方案联合应用,化疗方案结束后,继续用贝伐单抗维持治疗1~2年。适用于晚期卵巢癌的治疗。贝伐单抗的不良反应主要包括高血压、蛋白尿、黏膜出血等,大多数情况下这些不良反应较轻微,对症处理即可,但少数患者会出现肠穿孔和血栓事件等,必须给予高度重视。

第十节　妊娠滋养细胞肿瘤

妊娠滋养细胞肿瘤(gestational trophoblastic neoplasia,GTN)是一组来源于胎盘滋养细胞的恶性肿瘤。根据组织学形态特征将其分为侵蚀性葡萄胎、绒毛膜癌及胎盘部位滋养细胞肿瘤等。

一、病因与发病机制

妊娠滋养细胞肿瘤常继发于妊娠,60%继发于葡萄胎妊娠,30%继发于流产,10%继发于足月妊娠或异位妊娠。极少数非妊娠性绒毛膜癌来源于卵巢或睾丸生殖细胞,不属于本节讨论范围。临床研究发现,葡萄胎妊娠后可继发侵蚀性葡萄胎或者绒毛膜癌,而非葡萄胎妊娠后只继发绒毛膜癌。侵蚀性葡萄胎大多数仅造成局部侵犯,恶性程度较低,仅4%的患者发生远处转移,治愈率很高。绒毛膜癌恶性程度极高,早期就可发生广泛转移,病死率高达90%以上。随着诊断技术的进步及化疗的发展,绒毛膜癌患者的预后已得到极大改善。

二、临床表现与诊断

(一)症状与体征

1. 无转移滋养细胞肿瘤　大多继发于葡萄胎妊娠。可出现不规则阴道流血;子宫复旧不全或不均匀增大;卵巢黄素化囊肿;假孕症状。当子宫病灶穿破浆膜层时,可引起急性腹痛及腹腔内出血症状。若子宫内病灶坏死继发感染,也可引起腹痛及脓性白带。黄素化囊肿发生扭转或破裂时也可出现急性腹痛。

2. 转移性滋养细胞肿瘤　肿瘤早期就可经血行播散,发生广泛的远处转移。最常见的转移部位是肺(80%),其次是阴道(30%)、盆腔(20%)、肝(10%)和脑(10%)等。肿瘤转移至不同部位可产生相应的临床表现。由于滋养细胞的生长特点之一是破坏血管,所以各转移部位症状的共同特点是局部出血。

转移性滋养细胞肿瘤可同时出现原发灶和继发灶症状,但也有不少患者原发灶消失而转移灶发展,仅表现为转移灶症状,若不注意常会误诊。

(二)实验室检查

与其他实体肿瘤不同,妊娠滋养细胞肿瘤的诊断并不依赖影像学证据支持,HCG水平是妊娠滋养细胞肿瘤的主要诊断依据。对于葡萄胎后滋养细胞肿瘤,凡符合下列标准中的任何一项且排除妊娠物残留或再次妊娠,即可诊断为妊娠滋养细胞肿瘤:①HCG测定4次高水平呈平台状态(±10%),并持续3周或更长时间,即1,7,14,21日;②HCG测定3次上升(>10%),并至少持续2周或者更长时间,即1,7,14日。

非葡萄胎后滋养细胞肿瘤诊断标准:足月产、流产和异位妊娠后,血清HCG若超过4周仍持续高水平,或一度下降后又上升,在排除妊娠物残留或再次妊娠后,可诊断为妊娠滋养细胞肿瘤。

（三）影像学检查

1. 超声检查　是诊断子宫原发病灶最常用的方法。彩色多普勒超声主要显示丰富的血流信号和低阻力型血流频谱。

2. X 线胸片　为常规检查。肺转移的 X 线典型征象为双肺棉球状或团块状阴影,以右侧肺及中下部较为多见。X 线胸片的典型征象有助于妊娠滋养细胞肿瘤诊断。

3. CT 和磁共振检查　胸部 CT 对发现肺部较小病灶和脑、肝脏等部位的转移灶有较高的诊断价值。磁共振主要用于脑、腹腔和盆腔病灶诊断。对 X 线胸片阴性者,应常规检查胸部 CT。对 X 线胸片或胸部 CT 阳性者,应常规检查脑、肝脏 CT 或磁共振。

（四）病理学检查

1. 侵蚀性葡萄胎　大体可见子宫肌壁有大小不等的水泡状组织,病灶侵及子宫浆膜层时,子宫表面可见紫蓝色结节,病灶可进一步穿透浆膜层并侵入子宫阔韧带内,但宫腔内可有原发病灶,也可没有原发病灶。镜下可见水泡状组织侵入子宫肌层,有绒毛结构及滋养细胞增生和异型性。但绒毛结构也可退化,仅见绒毛阴影。

2. 绒毛膜癌　绒毛膜癌可向内突向宫腔或向外穿破浆膜,无固定形态,单个或多个,大小不等,质地软脆,海绵样,暗红色,伴明显出血坏死,与周围组织分界清晰。镜下见细胞滋养细胞和合体滋养细胞成片状高度增生,明显异型,不形成绒毛或水泡样结构,并广泛侵入子宫肌层造成出血坏死。肿瘤不含间质和自身血管,瘤细胞靠侵蚀母体血管而获取营养物质。

（五）组织学诊断

在子宫肌层内或子宫外转移灶组织中若见到绒毛或退化的绒毛影,则诊断为侵蚀性葡萄胎;若仅见成片滋养细胞浸润及坏死出血,未见绒毛结构者,则诊断为绒毛膜癌。若原发灶和转移灶诊断不一致,只要在任一组织切片中见有绒毛结构,均诊断为侵蚀性葡萄胎。

组织学证据对妊娠滋养细胞肿瘤诊断价值不是必需的,但有组织学证据时应以组织学诊断为准。

三、分　　期

目前采用国际妇产科联盟(FIGO)妇科肿瘤委员会制定的临床分期,该分期包含了解剖学分期(表 14-19)和预后评分系统(表 14-20)两部分。

表 14-19　FIGO 解剖学分期(2000 年)

分期	描述
Ⅰ期	病变局限于子宫
Ⅱ期	病变转移,但局限于生殖器官(附件、阴道、阔韧带)
Ⅲ期	病变转移至肺,有或无生殖系统病变
Ⅳ期	病变转移至脑及全身

表 14-20　FIGO 预后评分系统（WHO,2002 年改良）

预后因素	评分			
	0	1	2	4
年龄（岁）	<40	≥40		
先行妊娠	葡萄胎	流产	足月产	
潜伏期（月,从妊娠开始）	<4	4～<7	7～12	>12
治疗前 HCG（U/ml）	$<10^3$	$>10^3～10^4$	$>10^4～10^5$	$>10^5$
肿瘤最大直径（cm）		3～<5cm	≥5cm	－
转移部位		脾、肾	胃肠道	肝、脑
转移瘤数目（个）		1～4	5～8	>8
以前失败化疗			单药	联合化疗

注:2002 年 7 月,FIGO 妇科肿瘤委员会划定≤6 分为低危,≥7 分为高危。

四、一般治疗原则

治疗原则为以化疗为主、手术和放疗为辅的综合治疗。治疗方案的选择要根据 FIGO 分期和预后评分系统,实施分层和个体化治疗,同时要考虑到患者对生育的要求、身体状况、治疗效果、毒副反应以及经济情况等。

五、药物治疗与治疗管理

（一）常用化疗药物

常用的一线化疗药物有甲氨蝶呤（MTX）、放线菌素 D（Act-D）或国产放线菌素 D（更生霉素,KSM）、氟尿嘧啶（5-FU）、环磷酰胺（CTX）、长春新碱（VCR）、依托泊苷（VP-16）等。低危患者选择单一药物化疗,高危患者选择联合化疗。

（二）常用化疗方案

1. 单一药物化疗

放线菌素 D	$1.25mg/m^2$	iv	Day 1	q14d×4

或

甲氨蝶呤	0.4mg/（kg·d）	iv	Day 1～5	q14d×4

放线菌素 D 或甲氨蝶呤单药方案,用于非转移性和低危转移性妊娠期滋养层疾病的化疗,妊娠期滋养细胞肿瘤即使是播散性晚期,有些也是可治愈的。经以上单药的治疗,有85%～90%非转移性患者可以被治愈。

2. 联合化疗　首选 EMA-CO 方案或氟尿嘧啶为主的联合化疗方案。

（1）MAC 方案

甲氨蝶呤	$7mg/（m^2·d）$	iv 或 im	Day 1～5	q21d
放线菌素 D	$350\mu g/（m^2·d）$	iv	Day 1～5	q21d
苯丁酸氮芥	$5mg/（m^2·d）$	po	Day 1～5	q21d

（2）EMA-CO 方案

EMA

依托泊苷	$100mg/(m^2 \cdot d)$	iv	Day 1~2	q14d×4
放线菌素 D	0.5mg/d	iv	Day 1~2	q14d×4
甲氨蝶呤	$100mg/m^2$　静脉推注后紧接 $200mg/m^2$ 静脉输注 12h,Day 1　q14d×4

亚叶酸钙解救 15mg 肌注,在甲氨蝶呤开始 24h 后进行,q12h,共 4 次

CO

长春新碱	$1mg/m^2$	iv	Day 8	q14d×4
环磷酰胺	$600mg/m^2$	iv	Day 8	q14d×4

EMA 方案和 CO 方案每周交叉进行,共 6~8 周。

对于高危转移性滋养细胞肿瘤,单药治疗效果很差,有效率大约只有 20%,但联合化疗的治愈率可达 80%。其中在 272 名患者参与的一项大型临床研究中,EMA-CO 方案诱导的 CR 率为 78%,累积 5 年生存率为 86.2%,半数以上的妇女治疗后仍然能保留生育能力。20 年来,EMA-CO 基本上是高危转移性妊娠滋养细胞治疗的经典方案。

在每一个疗程化疗结束后,应每周一次测定血清 HCG,并结合妇科检查和影像学检查。在每疗程结束至 18 日内,血 HCG 下降至少 1 个对数称为有效。化疗主要毒副反应为骨髓抑制,其次为消化道反应,肝、肾功能损害及脱发等。所以化疗前应先检查骨髓及肝、肾功能等,用药期间严密观察,注意防治。HCG 连续 3 次阴性后,低危患者至少给予 1 个疗程的化疗,而对于化疗过程中 HCG 下降缓慢和病变广泛者,可给予 2~3 个疗程的化疗,高危患者继续化疗 3 个疗程,其中第 1 个疗程必须为联合化疗。

约 20% 的高危转移病例会出现耐药和复发,并最终死亡。对这类患者治疗前应准确分期和评分,给予规范的化疗方案,以减少耐药和复发,尽量采用由有效二线化疗药物组成的联合化疗方案。常用药物有异环磷酰胺,铂类、博来霉素、紫杉醇等,由这些药物组成的化疗方案主要有 EP-EMA(EMA-CO 中的 C 被顺铂和依托泊苷所代替),PVB(顺铂、长春新碱、博来霉素)、BEP(博来霉素、依托泊苷、顺铂),VIP(依托泊苷、异环磷酰胺、顺铂或卡铂)等。同时,应采用综合治疗和探索新的治疗手段。

治疗结束后应密切随访,一般在出院 3 个月后进行第 1 次随访,然后每 6 个月 1 次至 3 年,此后每年 1 次至 5 年,5 年后可每 2 年随访 1 次。随访期间应严格避孕,一般于化疗停止 ≥12 个月后可妊娠。

第十一节　鼻　咽　癌

鼻咽癌(nasopharynx cancer,NPC)是鼻咽部原发的恶性肿瘤,以我国华南地区、香港地区以及东南亚的一些国家发病率最高,达 20/10 万以上,其中又以珠江三角洲和西江流域的各县市,尤其是肇庆、佛山、广州等地最高发,发病率达 34.01/10 万(男性)和 11.15/10 万(女性),因此鼻咽癌又被称为"广东癌"。而在欧美大陆及大洋洲鼻咽癌较罕见,发病率大多在 1/10 万以下。2008 年全球新发鼻咽癌病例 84 434 例,死亡 51 586 例,其中,中国新发 33 101 例,占全球的 40%,死亡 20 899 例。男女发病率为(2~3.8):1。

一、病因与发病机制

（一）遗传易感性

鼻咽癌的发病具有种族特异性和家族聚集现象。中国人的发病率最高,黑种人次之,而白种人十分罕见。高发区的居民迁居低发区后仍保持着鼻咽癌的高发倾向。研究表明人类白细胞抗原(HLA)和其他 3 个基因(TNFRSF19、MDSI-EVI1 及 CDKN2A/2B)是鼻咽癌的易感基因,能显著影响鼻咽癌的发病风险。

（二）Epstein-Barr 病毒（EB 病毒，EBV）感染

研究表明,鼻咽癌细胞表达 EBV 的 DNA 或 RNA,鼻咽癌患者血清中能检测到 EBV 相关抗体,其抗体阳性率及抗体效价都比非鼻咽癌人群明显增高,且其抗体效价水平与肿瘤负荷呈正相关。1997 年,国际癌症研究所(IARC)确定 EBV 为 I 类致癌物质,与鼻咽癌密切相关。

（三）环境因素

鼻咽癌发病的地区聚集性反映了同一地理环境和相似生活习惯中某些化学因素致癌的可能性。高发区人群嗜食的咸鱼、腌肉、腌菜中亚硝酸盐含量非常高。另外发现高发区的大米和水中的微量元素镍含量较低发区高,鼻咽癌患者头发中镍含量亦高。此外,吸烟是鼻咽癌发生的一个危险因素,鼻咽部是吸烟首先危及的部位之一。

二、临床表现与诊断

（一）症状与体征

1. 鼻咽局部症状

（1）涕血与鼻出血:70% 的患者有此症状,其中 23.2% 的患者以此为首发症状来就诊。常表现为回吸性血涕,轻者表现为涕血,重者可引起鼻咽大出血。

（2）鼻塞:约占 48%。临床上大多呈单侧性鼻塞且进行性加重,一般不会出现时好时差现象。

（3）耳鸣与听力下降:约占 50%。听力下降常表现为传导性耳聋,多伴有耳内闷塞感。

（4）头痛:约占初发症状的 20% 和确诊时的 50%~70%,以单侧颞顶部或枕部的持续性疼痛为特点。

2. 脑神经损害的临床表现　人体的 12 对脑神经均可受鼻咽肿瘤的压迫或侵犯,其发生率在确诊时为 34%。脑神经损伤主要发生在各条脑神经离颅(或更低)的部位,而非中枢性损害。临床上常见多对脑神经相继或同时受累,其中以三叉神经(V,发生率 26.8%)、展神经(VI,17.61%)、舌下神经(XII,13.14%)和舌咽神经(IX,11.0%)受累最多。不同脑神经受损会引起相应的症状,如黑矇、复视、上睑下垂、眼球固定、面麻、声嘶、语言障碍或吞咽困难等。

3. 颈部淋巴结转移　60%~87% 的首诊患者体检发现有颈淋巴结转移,40%~50% 的患者发生双侧颈淋巴结转移。鼻咽癌一般先转移到上颈部淋巴结,而后到下颈部淋巴结,再往下到锁骨上淋巴结。淋巴结越大或淋巴结位置越低,则病期越晚,预后越差。

4. 远处转移　确诊时约有 4.2% 的患者已出现远处转移,以骨转移最常见,肺和肝转移次之。患者可由于肿瘤转移所致的骨痛、骨折、咳嗽、胸痛、肝区痛等症状就诊。

（二）实验室检查

1. EBV 相关抗体检测　应用最广泛的是检测血清中 VCA-IgA 和 EA-IgA,阳性率为 69% ~93%。

2. EBV 游离 DNA 检测　利用定量 PCR 检测血浆 EBV 游离 DNA 的水平,其敏感性可高达 96%。治疗前和治疗后 EBV DNA 水平与鼻咽癌的预后有明显相关性。

（三）影像学检查

1. X 线检查　包括鼻咽侧位片、颅底片、鼻咽钡胶浆造影以及胸部平片,对鼻咽癌的诊断和了解颅底骨质的破坏有一定帮助。但这些技术有一定的局限性,不能反映出肿瘤咽旁侵犯蔓延的情况和规律。现在大部分已被 CT 或 MRI 检查所取代。

2. CT 检查　可以查出黏膜下组织的早期改变,并且可以清楚地显示肿瘤向鼻咽腔外邻近组织的侵犯范围,以及颅底骨质的破坏情况,是目前进行临床分期和设计放疗计划的必要手段。

3. MRI 检查　同 CT 一样,亦能了解鼻咽部肿瘤以及向周围浸润情况。与 CT 相比有较大的优势,如能较早显示鼻咽癌,能充分显示鼻咽癌的侵犯范围,包括大小与深度,对咽后淋巴结转移及骨髓的侵犯显示更清晰,目前已作为鼻咽癌首选的影像学检查方法。同时,它对放疗后有无复发、与放疗后纤维化的鉴别、放疗后脑和脊髓放射性损伤的诊断,可以提供重要依据。

4. 超声检查　主要针对肝、脾、腹膜后淋巴结以及颈部淋巴结等的检查。彩色多普勒超声对颈部转移淋巴结的诊断符合率约为 95%,高于 MRI 和 CT。

5. 放射性核素骨显像（ECT）　对骨转移有较高的诊断价值,其灵敏度较高,一般比 X 线早 3~6 个月发现骨转移。但 ECT 缺乏特异性,存在一定的假阳性。

6. 正电子发射型计算机断层显像检查（PET/CT）　是一种新型的无创检查手段,其原理是肿瘤组织对于 $^{18}F-2-$脱氧-D-葡萄糖（FDG）的亲和性较正常组织更高。PET/CT 诊断远处转移的敏感性高达 100%,特异性为 96.3%,但检查费用昂贵。

（四）病理学检查

鼻咽腔表面为复层鳞状上皮或纤毛柱状上皮,故以鳞癌最为多见,占 95% 以上,其他有腺癌、淋巴瘤等。根据表面形态可分为结节肿块型、菜花型、溃疡型和黏膜下型。

1. 组织学分型　2005 年,WHO 将鼻咽癌的病理类型分为 3 型:非角化性癌（分化型或未分化型）、角化性鳞状细胞癌和基底细胞样鳞状细胞癌。在鼻咽癌高发区,95% 以上属于非角化性癌,而在低发区,角化性鳞状细胞癌的比例高达 25%。

2. 检查方法

（1）间接鼻咽镜检查:这是最常用的一种方法,简单、方便、经济、实用,比较容易操作。先进行口咽部麻醉,然后从口腔部麻醉,对准肿瘤组织,再钳取肿瘤组织活检。

（2）鼻咽内镜检查:内镜检查已经逐渐成为鼻咽部疾病的常规检查方法之一,可直视咽隐窝深处和咽鼓管咽口处的细微病变,并可以直接钳取活检。

（3）颈部淋巴结活检或穿刺:鼻咽重复活检病理阴性或当患者仅有颈部淋巴结增大而原发灶无法获取病理时,可考虑颈部淋巴结的活检或穿刺。

三、分　　期

目前为止,鼻咽癌的分期仍未完全一致,较常使用的是美国癌症联合协会（AJCC）分期系统、中国 2008 年分期系统和东南亚地区采用的何氏分期系统等。目前最新的鼻咽癌分期采用 AJCC 公布的 2010 年第 7 版鼻咽癌国际分期(表 14-21)。

表 14-21　AJCC 鼻咽癌 TNM 分期(2010 年第 7 版)

分期	标准	分期	标准
0 期	TisN0M0		T3N1M0,T3N2M0
Ⅰ 期	T1N0M0	ⅣA 期	T4N0M0,T4N1M0,T4N2M0,
Ⅱ 期	T1N1M0,T2N0M0,T2N1M0	ⅣB 期	任何 T N3 M0
Ⅲ 期	T1N2M0,T2N2M0,T3N0M0,	ⅣC 期	任何 T 任何 N M1

注:T—原发肿瘤。Tx:原发肿瘤不能评估;T0:无原发肿瘤证据;Tis:原位癌;T1:肿瘤局限在鼻咽,或肿瘤侵犯口咽和(或)鼻腔但不伴有咽旁间隙侵犯;T2:肿瘤侵犯咽旁间隙;T3:肿瘤侵犯颅底骨质和(或)鼻窦;T4:肿瘤侵犯颅内和(或)神经、下咽、眼眶或颞下窝/咀嚼肌间隙。

N—区域淋巴结。Nx:区域淋巴结不能评估;N0:无区域淋巴结转移;N1:单侧颈淋巴结转移,最大直径≤6cm,淋巴结位于锁骨上窝以上部位和(或)单侧或双侧咽后淋巴结转移,最大直径≤6cm;N2:双侧颈淋巴结转移,最大直径≤6cm,淋巴结位于锁骨上窝以上部位;N3:淋巴结最大径>6cm 和(或)锁骨上窝转移(N3a:淋巴结最大径>6cm;N3b:锁骨上窝转移)

M—远处转移。M0:无远处转移;M1:有远处转移

四、一般治疗原则

鼻咽癌综合治疗的原则是以放疗为主,辅以化疗及其他治疗。越是早期鼻咽癌,其放疗疗效越好。早期鼻咽癌是能治愈的,Ⅰ 期鼻咽癌 5 年生存期可达 90% 以上,Ⅱ 期鼻咽癌可达 75% 以上。即使是复发性鼻咽癌,经过合理的再治疗也可达到 10% ~30% 的 5 年生存率。鼻咽癌的手术治疗主要适用于放疗后鼻咽部和(或)颈部残留与复发的病例,如果应用得当,是提高生存期的一种有效的补救措施。对放疗不敏感和放疗后残留或复发的病例,可以采取选择性的手术。

(一)无远处转移的初治鼻咽癌的治疗

1. T1~2N0M0 患者　鼻咽根治性放疗和颈部的预防性放疗。

2. T1~2N1M0 患者　选择单纯性根治性放疗或同期放化疗±辅助化疗。

3. T1~4N2~3M0T3~4N0~1M0 患者　推荐同期放化疗±辅助化疗的治疗模式;诱导化疗加同期放化疗亦可以作为一种治疗选择。

(二)复发鼻咽癌的治疗

复发鼻咽癌是指鼻咽癌放疗治愈后,经过半年以上复发的病例。复发鼻咽癌再程放疗,只照射复发部位,一般不做区域淋巴引流区的预防性照射。已经出现脑、脊髓放射性损伤的病例,一般不主张再程常规外照射放疗,应采用化疗。

1. 放疗后 1 年以内鼻咽复发者　尽量不采用再程常规外照射放疗。可以选用辅助化疗、近距离放疗或实行调强放疗。

2. 放疗后颈部淋巴结复发者　建议手术治疗,不能手术者可采用化疗。

3. 放疗后 1 年以上鼻咽和(或)颈部淋巴结复发者　可做第 2 程根治性放疗,其方法包括单纯外照射或外照射加近距离照射。

（三）转移性鼻咽癌的治疗

根据患者的一般状况、治疗目的选择个体化的化疗方案,辅以放疗、免疫治疗和最佳支持治疗等。

五、药物治疗与治疗管理

鼻咽癌多属非角化性癌或未分化癌,分化差,容易发生淋巴结和血行转移。在 N2、N3 患者中,远处转移率可达 30% ~50%。鼻咽癌治疗失败的原因中,远处转移的致死率在所有死亡患者中占 50%,其次为鼻咽部和颈部复发。

诱导化疗,又称新辅助化疗,是指在放疗前先用化疗,主要适用于病情处于比较晚期,如头痛剧烈,或鼻咽部肿块很大,或颈部淋巴结肿大在 4cm 以上,或颈部淋巴结位置很低的患者。诱导化疗的疗程一般不宜超过 3 个疗程,应该是多药联合化疗,化疗反应消退后开始放疗。

同期放化疗,是指放疗的同时使用化疗。由于放疗和化疗同时使用,两者均有一定的毒副作用,患者的全身状况会有较明显减退,因而适用于体力状况较好的患者,同时可加用一些营养药物,以提高耐受性。同期放化疗使用的化疗药物多选择 DDP 单药,也可选择联合用药。用药方法有每天使用、每周使用 1 次,或与正常化疗方案一样,每 3 ~4 周使用 1 个疗程。

辅助化疗,是在放疗结束后进行化疗,一般在放疗结束后 1 个月左右进行。多采用联合化疗。

姑息性化疗,对于已发生远处转移或接受再次放疗或手术的患者,单纯化疗难以治愈,但联合化疗可以取得较高的肿瘤消退率,减轻患者的痛苦,延长患者生命,提高生存质量。

（一）常用化疗药物

大多数单药化疗对鼻咽低分化鳞癌或未分化癌均有一定的疗效。常用的药物有顺铂（DDP）、卡铂（CBP）、紫杉醇（PTX）、多西他赛（DOC）、氟尿嘧啶（5-FU）、甲氨蝶呤（MTX）、异环磷酰胺（IFO）、博来霉素（BLM）、吉西他滨（GEM）等。单药的有效率为 15% ~40%。联合化疗仍以铂类药物为主的联合方案效果最好,有效率为 25% ~80%。

（二）常用化疗方案

1. CF 方案

DDP	80 ~100mg/m^2	iv gtt	Day 1
5-FU	750 ~1000mg/m^2	civ 120h	Day 1

CF 方案从 20 世纪 80 年代应用至今,仍然是使用最广泛的一种标准方案,有效率达 30% ~80%。该方案不良反应主要包括中性粒细胞减少、恶心呕吐等。因 DDP 大剂量一次性使用,需进行水化 3 天等相关预处理,除上述不良反应外,还需监测患者的肾功能及神经毒性。临床使用中可采用 DDP 改良用法,即分割成 3 ~5 天使用,疗效相似,不良反应发生率可明显下降。该方案用于诱导化疗时,每 3 周重复,使用 2 ~3 个疗程。辅助化疗时,每 4 周重复,使用 3 个疗程。姑息性化疗时,每 4 周重复,使用 6 个疗程。

2. PC 方案

PTX	135mg/m^2	iv gtt 3h	Day 1
DDP	75mg/m^2	iv gtt	Day 1

一项随机对照研究比较了 PC 方案与 CF 方案对转移性鼻咽癌患者的疗效,有效率为 26%:27%,中位生存期为 8.1 个月:8.7 个月,1 年生存期为 32%:41%;而在不良反应方面, PC 方案的血液学毒性和胃肠道反应都要比 CF 方案轻。该方案中除了 DDP 需行水化处理外,因 PTX 有过敏反应可能,也需要提前预处理。PC 方案每 3 周重复,适用于诱导化疗和姑息性化疗。

3. DC 方案

| DOC | 75mg/m² | iv gtt | Day 1 |
| DDP | 75mg/m² | iv gtt | Day 1 |

DC 方案的总有效率为 53.7%,包括初治患者的 86% 和复治患者的 33%,不良反应主要是中性粒细胞减少(67%)。同样,该方案也需要水化等预处理。DC 方案每 3 周重复,适用于诱导化疗和姑息性化疗。

4. 同期放化疗中的 DDP 单药方案

DDP	100mg/m²	iv gtt	Day 1,22,43
或 DDP	40mg/m²	iv gtt	qw(放疗 Day 1 开始)
或 DDP	25mg/m²	iv gtt	Day 1~4(第 1,4,7 周)

同期放化疗可显著提高局部晚期鼻咽癌的局部控制率、无进展生存率及总生存期,并可明显推迟出现远处转移的时间。同期放化疗中,DDP 仍为首选。将 DDP 的剂量分开使用,可在取得相同疗效的情况下减少不良反应。

(三)靶向治疗

鼻咽癌细胞中的表皮生长因子受体(EGFR)表达率高达 80%~90% 或以上,Extreme 研究报道 CF 方案联合西妥昔单抗组比 CF 组的有效率为 36%:20%,中位生存期为 10.1 个月:7.4 个月。两组的血液学毒性相似,有差异的不良反应主要是西妥昔单抗引起的皮疹,但患者耐受性良好。由于疗效提高而不影响生活质量,因此对于晚期鼻咽癌推荐使用西妥昔单抗联合铂类化疗方案。西妥昔单抗使用时首次 400mg/m²,以后使用 250mg/m²,每周一次,化疗方案结束后,继续使用西妥昔单抗维持治疗,直至疾病进展。

第十二节　白　血　病

白血病(leukemia)是一类起源于造血干细胞/祖细胞的造血系统恶性肿瘤。造血干/祖细胞在多种致病因素的作用下,发生基因突变而成为具有恶性肿瘤细胞特征的白血病细胞,后者失去进一步成熟分化的能力,增殖失控,凋亡受抑,细胞发育阻滞在造血的某个特殊阶段,表现为一系或多系幼稚细胞成分克隆性、自发性、无限制地异常增生,广泛浸润骨髓、肝、脾、淋巴结等各组织器官,使骨髓正常造血功能受抑制,从而导致贫血,出血,感染,肝、脾、淋巴结肿大等临床表现。

白血病是儿童和青年中最常见的一种恶性肿瘤,发病率在欧洲和北美最高,其病死率为 3.2/10 万~7.4/10 万人口。亚洲和南美洲发病率较低,病死率为 2.8/10 万~4.5/10 万人口。在我国,急性白血病的发病率远远高于慢性白血病。

一、病因与发病机制

白血病的病因至今尚未明确。随着分子生物学技术的发展,目前在白血病病因方面的研究成果显示,生物因素、物理因素、化学因素以及遗传因素都有可能诱导白血病的发生。

(一)生物因素

病毒可能是白血病发病的主要因素。成人 T 细胞白血病被确定是由人类 T 淋巴细胞白血病/淋巴瘤病毒-1(human T-cell leukemia/lymphotropic virus-1,HTLV-1)引起的。HTLV-1 可以通过哺乳、输血及性接触而传播。该病毒为 C 型逆转录 RNA 病毒,先通过逆转录酶的作用复制成 DNA 前病毒,后者插入宿主细胞染色体 DNA 中而诱发基因突变,致使白血病发生。

(二)物理因素

X 射线、γ 射线等电离辐射均有致白血病的危险,其作用强度与放射剂量大小、放射部位及年龄有关,全身或大面积受电离辐射可造成骨髓抑制及染色体重组,DNA 发生可逆性断裂。

(三)化学因素

白血病的发生还与多种化学物质的接触有关。苯、甲苯、二甲苯等有机溶剂,农药,染发剂等都可能是白血病的诱发因素。含苯类物质诱发白血病的发病机制可能与其干扰核苷酸合成,诱发基因与蛋白质形成稳定的交联物而致染色体变异有关。烷化剂类和拓扑异构酶 Ⅱ 抑制剂类化疗药物也可致继发性白血病的发生。此外,化学药物如乙双吗啉、氯霉素、保泰松等也可能致白血病发生。

(四)遗传因素

临床资料表明,家族性遗传约占白血病发生的 7%,以急性白血病和慢性粒细胞白血病居多。由于家族性染色体结构异常,包括易位、倒位、丢失及染色体数目改变等缺陷可能通过基因重组形式传给下一代,如 Down 综合征有 21 号染色体改变,其白血病的发病率比正常人高 20 倍。

二、临床表现与诊断

(一)白血病临床分型

白血病的临床表现、诊断、治疗及预后与其分型密切相关,白血病的精确诊断分型促进了白血病个体化分层治疗的发展。

根据白血病细胞的分化程度和自然病程,可简单分为急性白血病(acute leukemia,AL)和慢性白血病(chronic leukemia,CL)两大类。AL 的细胞分化停滞在较早阶段,多为原始细胞及早期幼稚细胞,病情发展迅速,自然病程仅数个月;CL 的细胞分化停滞在较晚阶段,多为较成熟幼稚细胞和成熟细胞,病情发展慢,自然病程可达数年。根据白血病细胞的系别和类型再进一步分型,目前临床广泛使用的是 MIMC 分类法,即根据细胞形态学(morphology)、免疫学(immunology)、分子生物学(molecular biology)及细胞遗传学(cytogenetics)进行分类分型。

1. 急性白血病

(1)急性淋巴细胞白血病(acute lymphoblastic leukemia,ALL):ALL 分为 3 个亚型。

L_1 型:以小淋巴细胞为主,染色质较粗,核仁少。

L_2 型:淋巴细胞大小不一,以大细胞为主,染色质疏松,核仁较清楚,一个或多个。

L_3 型:细胞大小较一致,以大细胞为主,染色质呈均匀细点状,核仁一个或多个。

（2）急性髓细胞白血病（acute myeloid leukemia，AML）：AML 分为 M_0-M_7 共 8 个亚型。

M_0，急性髓细胞白血病微分化型。

M_1，急性粒细胞白血病未分化型。

M_2，急性粒细胞白血病部分分化型。

M_3，急性早幼粒细胞白血病（APL）。

M_4，急性粒-单核细胞白血病。

M_5，急性单核细胞白血病。

M_6，急性红白血病。

M_7，急性巨核细胞白血病。

2. 慢性白血病

（1）慢性淋巴系白血病（chronic lymphoblastic leukemia，CLL）：CLL 又分为：

1）慢性淋巴细胞白血病（CLL）。

2）幼淋巴细胞白血病（PLL）。

3）毛细胞白血病（HCL）。

4）绒毛淋巴细胞脾淋巴瘤（SLVL）。

5）大颗粒淋巴细胞白血病。

6）成人 T 细胞白血病/淋巴瘤（ATLL）。

（2）慢性髓系白血病（chronic myeloid leukemia，CML）：CML 又分为：

1）慢性粒细胞白血病（CML）。

2）慢性粒-单核细胞白血病（CMML）。

3）不典型慢性粒细胞白血病（aCML）。

4）幼年型粒-单核细胞白血病（JMML）。

5）慢性中性粒细胞白血病（CNL）。

6）慢性嗜酸性粒细胞白血病（CEL）。

（二）症状和体征

1. 急性白血病 白血病细胞异常增生，弥漫性地浸润各种组织器官，是引起各种临床表现的病理基础。多数患者起病急，进展快，常以发热、贫血或出血为首发症状。部分患者起病较缓，以进行性贫血为主要表现。儿童、青少年起病多急骤，往往以高热、显著的出血倾向、进行性贫血或肿瘤热、关节疼痛为首发症状。部分成年人或老年人起病稍缓慢，常有较长时间乏力、面色苍白、活动后气急、体重减轻等症状，一旦症状明显时病情常急转直下。

（1）主要症状：①发热：是急性白血病的常见症状之一，大多数发热为继发感染引起，一般热度较高，常 >39℃，伴有发冷、寒战、出汗、心动过速等中毒症状。白血病本身也可发热，即非特异性热或肿瘤热，与白细胞破坏释放致热原和前列腺素 E_2（PGE_2）及肿瘤坏死因子生成增加有关。②出血：当血小板减少至 50×10^9/L 以下时极易出现严重出血，$<20 \times 10^9$/L 可有颅内出血危险。颅内出血时可出现头痛、呕吐、瞳孔不对称，甚至昏迷而死亡。出血可发生于全身各处，但以皮肤、口腔黏膜最为常见，眼底出血可致视力障碍，也是颅内出血的前兆。③贫血：约 2/3 AL 患者在确诊时有中度贫血，随病情发展而加重，表现为苍白、无力等。④骨关节疼痛：也是白血病的常见症状，尤以胸骨中下段压痛常见，提示髓腔内白血病细胞浸润。

（2）主要体征：白血病细胞浸润器官和组织引起肝大、脾大、淋巴结肿大、胸骨压痛和骨关节疼痛、牙龈增生、皮肤损害及中枢神经系统症状等。

2. 慢性白血病　可分为慢性期、加速期和急变期。一般起病缓慢，早期多无明显症状，常见疲乏、低热、脾大，约95%的慢性白血病患者有脾大，可平脐甚或伸入盆腔，质地较硬。脾大常与白细胞计数成正比，并随病情缓解或加重而恢复或增大。半数患者有肝大。此外，主要表现为外周血白细胞总数明显增高，骨髓极度增生，以粒细胞系统的中晚期阶段细胞为主；骨髓中性粒细胞碱性磷酸酶染色（NAP）阳性率明显降低或阴性；部分患者有胸骨中下段压痛；也常有淋巴结肿大而引起注意。M_3 因易发生弥散性血管性凝血（DIC），出血尤为明显。加速期和急变期可出现类似急性白血病的表现，急变期为终末期，预后极差，一般在数个月内死亡。

（三）实验室检查

1. 急性白血病

（1）血象：大多数患者白细胞增多，白细胞分类中可见原始和早幼粒细胞。半数患者血小板减少，出现不同程度的贫血。

（2）骨髓象：骨髓象检查是急性白血病的主要依据，多数患者骨髓象有核细胞显著增生，以原始细胞为主，而较成熟中间阶段的细胞缺如，并残留少量成熟细胞，形成所谓"裂孔"现象。

（3）其他检查：细胞化学染色、免疫学、细胞酶学、细胞遗传学及分子遗传学检查，可为白血病的分型诊断及预后判断提供重要依据。

2. 慢性白血病

（1）慢性粒细胞白血病：血象表现为白细胞计数明显增高，常超过 $20 \times 10^9/L$，骨髓极度增生，以粒细胞系统的中晚期细胞为主。骨髓象中性粒细胞碱性磷酸酶活性减低或呈阴性反应；免疫遗传学检查可见 90% 以上的 CML 细胞中出现 Ph 染色体。

（2）慢性淋巴细胞白血病：血象表现为白细胞持续增多，以小淋巴细胞为主。骨髓象可见有核细胞增生活跃，淋巴细胞 >40%，红系、粒系及巨核细胞均减少。

三、一般治疗原则

白血病的治疗主要包括化学治疗、放射治疗、骨髓移植和支持治疗等措施，这些治疗措施的改进和发展已使白血病患者的完全缓解（complete remission，CR）率、生存期及 5 年无病存活率（disease free survival，DFS）均有较大提高。白血病治疗的目标是消灭尽可能多的白血病细胞群或控制白血病细胞大量增殖，以解除因白血病细胞浸润而引起的各种临床表现，并为正常造血功能的恢复提供有利条件。

目前，化学治疗仍是最有效的治疗措施。有效的抗肿瘤化学治疗可以达到最大程度消灭白血病细胞群或控制其增殖的目的，有效解除因白血病细胞浸润而致的各种临床表现，并为骨髓正常造血恢复提供条件。但是目前大多数化疗药物的选择性低，一般都有抑制骨髓造血功能及对肝、肾、胃肠道等重要脏器的毒副作用，所以化疗时既要遵循个体化治疗、分层治疗的原则选择化疗方案和用药剂量，还要严密观察病情，紧密随查血象和肝、肾功能，适时调整方案和剂量，做到既要大量杀灭白血病细胞，又要尽可能保护正常细胞群和重要脏器。

白血病的治疗还应坚持支持治疗与化学治疗并重的原则。支持治疗是成功治疗急性白血病的重要环节。其具体措施包括:①有效地防治各种感染;白血病患者放化疗后粒细胞骤降,极易发生感染,需注重环境洁净,保持口腔、皮肤、肛门和外阴清洁以预防感染。如出现发热应及时查明感染部位及分离病原菌,并行经验广谱抗生素治疗,待病原菌明确后根据药敏试验选择有效抗生素,必要时加用抗真菌治疗。②促进免疫功能和造血功能恢复:为保证患者能耐受化疗,平稳度过骨髓抑制期,可合理使用人基因重组集落细胞刺激因子、免疫增强剂如静脉注射免疫球蛋白、输注新鲜全血或浓缩红细胞等。③防治肿瘤溶解综合征、高尿酸血症等化疗并发症:应多饮水并碱化尿液,以防尿酸堆积造成对肾脏的损害,必要时可使用别嘌醇,以抑制尿酸合成。④控制出血:加强鼻腔、牙龈的护理,避免干燥和损伤,尽量减少肌内注射和静脉穿刺。血小板 $< 10 \times 10^9/L$ 时可输浓缩血小板,保持血小板在 $30 \times 10^9/L$。化疗期间还须注意预防 DIC。⑤维持营养:白血病系严重消耗性疾病,常有消化功能紊乱,可发生严重营养不良,须补充营养,维持水、电解质平衡。⑥积极心理治疗:尽可能将病情、治疗方法、注意事项和预后交代清楚,使患者和家属配合治疗,尽量保持乐观心情。

　　造血干细胞移植是目前治愈白血病的主要手段。无论是自体还是异基因移植的造血干细胞均可使造血重建。异基因造血干细胞移植具有移植物抗白血病作用,对残存白血病细胞继续发挥清除的作用。因此为达到治疗目的,需先行超大剂量的化疗和放疗,以最大限度地杀灭白血病细胞,而后行造血干细胞移植。

四、化学药物治疗原则

　　白血病化学治疗应遵循早期、联合、充分、间歇、阶段及个体化的原则。

　　1. 早期　白血病的早期阶段恶性细胞克隆小,浸润轻,化疗越早则效果越明显,尤其是首次完全缓解越早、越彻底,其完全缓解期与生存期越长。白血病初发时较少耐药,骨髓造血功能尚好,化疗后正常造血功能易于恢复。

　　2. 联合　联合化疗可以提高疗效,减少毒副作用,延缓耐药的产生。联合化疗方案的药物组合应遵循:①药物作用于细胞周期的不同阶段;②药物作用的机制不同,具有协同性;③药物的毒副作用不同的原则。兼顾以上三方面组成的化疗方案有助于实现最大限度地杀灭白血病细胞而尽量避免损伤重要组织器官。

　　3. 充分　充分的化疗时间和剂量有利于最大限度杀灭白血病细胞。白血病细胞增殖周期约为 5 天,对于作用于细胞周期特异阶段的药物,如作用于有丝分裂期(M 期)的长春新碱、作用于 DNA 合成期(S 期)的阿糖胞苷,以及可作用于细胞周期每一个阶段的蒽环类药物,一般疗程持续 7~10 天,可使处于各增殖期的白血病细胞都有机会被杀灭。

　　4. 间歇　当一疗程结束后,应间歇 2~3 周进行第二疗程。适当间歇有利于正常造血功能恢复,而正常造血是白血病缓解的基础。

　　5. 阶段　急性白血病的治疗可分为诱导缓解、巩固缓解和维持治疗三个阶段。不同的阶段针对白血病细胞的数量及治疗目标不同,应选择不同的化疗方案和策略。诱导缓解是大剂量多种药物联用的强烈化疗,以求迅速、大量杀灭白血病细胞,控制病情,达到完全缓解。治疗前体内白血病细胞数量高达 $10^{10} \sim 10^{13}$ 个,达到完全缓解时细胞数量降到 $10^6 \sim 10^8$,再经 4~6 个疗程的巩固缓解治疗,白血病细胞可减少到 10^4 个,可进入维持治疗阶段。维持治疗是一系列小剂量较缓和的治疗方案进行较长时间的延续治疗,目的在于巩固由诱导缓解所获得的完全缓解,并使患者长期维持这种"无病"状态而生存,最后达到治愈。

6. 个体化 根据患者年龄、病情发展情况、诊断分型、体质状况、有无并发症等选择合适化疗方案,并计算个体化的剂量进行治疗,已达到最佳效果。

五、药物治疗与治疗管理

(一)常用抗白血病的化疗药物

1. 干扰核酸生物合成的药物 作用具细胞周期特异性,主要作用于 S 期细胞。①二氢叶酸还原酶抑制剂,甲氨蝶呤(methotrexate,MTX);②胸苷酸合成酶抑制剂,氟尿嘧啶(fluorouracil,5-FU)、替加氟(FT-207)及优福定(UFT);③嘌呤核苷酸互变抑制剂,巯嘌呤(6-MP),硫鸟嘌呤(tioguanine,6-TG);④核苷酸还原酶抑制剂,羟基脲(Hu);⑤DNA 多聚酶抑制剂,阿糖胞苷(cytarabine,Ara-C)、氟达拉滨(fludarabine)。

2. 影响蛋白质合成的药物 作用具细胞周期特异性,主要作用于 M 期细胞。①影响微管蛋白装配的药物有长春新碱(vincristine,VCR)、长春碱(vinblastine,VLB)、依托泊苷(etoposide,VP-16)、紫杉醇(paclitaxel)及秋水仙碱(colchicine);②干扰核糖体功能,阻止蛋白质合成的药物,有三尖杉酯碱(harringtonine,har)、高三尖杉酯碱(homoharringtonine,Hhar);③影响氨基酸供应,阻止蛋白质合成的药物,如左旋-门冬酰胺酶(L-asparaginase,L-ASP)等。

3. 直接与 DNA 结合而影响基本结构与功能的药物 作用具周期非特异性。①烷化剂,有环磷酰胺(cyclophosphamide,CTX)、氮芥(HN2)、塞替派(thiotepa)、白消安(busulfan)、苯丁酸氮芥(chlorambucil)等;②破坏 DNA 的金属化合物,如顺铂(cisplatin,DDP)、卡铂(carboplatin,CBP)等;③DNA 嵌入剂,蒽环类抗生素属于此类,有柔红霉素(daunorubicin,DNR)、去甲氧柔红霉素(依达比星,Idarubicin,IDA)、多柔比星(doxorubicin,ADM)、表柔比星(epirubicin,Epi-ADM)、米托蒽醌(mitoxantrone)等;④破坏 DNA 的抗生素,如丝裂霉素(mitomycin,MMC)、博来霉素(bleomycin,BLM)等。

4. 调节体内激素平衡的药物 主要有肾上腺皮质激素(如泼尼松、地塞米松)、雄激素、雌激素、他莫昔芬等。

5. 诱导细胞分化和凋亡的药物 主要有维 A 酸(all-trans retinoic acid,ATRA)及三氧化二砷(arsenic trioxide,As_2O_3)等。

6. 新型分子生物学靶向药物 ①细胞因子,如白介素(interleukins)、肿瘤坏死因子(TNF)、干扰素(ITF);②酪氨酸激酶抑制剂(TKI),如伊马替尼(imatinib),尼洛替尼(nilotinib),达沙替尼(dasatinib);③单克隆抗体:如利妥昔单抗(rituximab)。

(二)常用化疗方案与治疗管理

1. 急性淋巴细胞白血病(ALL)的化学治疗 ALL 的治疗进展主要集中在以细胞遗传学、分子生物学为基础的更精确的分型和预后判断,综合各种预后因素,以危险度为基础制订个体化分层的治疗策略,为患者制订"量体裁衣"式的治疗方案。

(1)ALL 的诱导化疗:VP 方案(长春新碱 + 泼尼松)是 ALL 治疗的标准方案,85% ~ 90%的儿童 ALL 可在 4 ~ 6 周内获完全缓解,成人 CR 率达 50%以上,但多在半年内复发,故需在 VP 方案的基础上应用多药联合及大剂量化疗药进行诱导缓解治疗。如 VLP 方案(VP + L-ASP)或 VDP 方案(VP + DNR)或者 VDLP(VP + L-ASP + DNR)。其中 VDLP 方案不仅降低了复发率,而且可使儿童 ALL 的 CR 率达 85% ~100%,成人 ALL 的 CR 率达 70% ~85%,5 年 DFS 可达 42%。VCR、L-ASP 和泼尼松一般对骨髓无明显抑制作用,且复发后再诱导可获再次 CR。常用成人 ALL 诱导缓解化疗方案见表 14-22。

表 14-22 常用的 ALL 诱导缓解化疗方案

方案	药物名称	剂量	用法	疗程
VP	长春新碱	$1.4mg/m^2$	静注,每周 1 次	连续用药 4 周,CR 可达 50%,如病情未改善,改用下列方案
	泼尼松	$40 \sim 60mg/m^2$	口服,每日分次口服	
VDP	长春新碱	$1.4mg/m^2$	静注,每周 1 次	连续用药,CR 可达 74%
	柔红霉素	$30 \sim 45mg/m^2$	静滴,每周 1~2 天	
	泼尼松	$40 \sim 60mg/m^2$	口服,每日分次口服	
VLP	长春新碱	$1.4mg/m^2$	静滴,每周 1 次	连续用药 4 周,CR 可达 72%
	L-门冬酰胺酶	$4000 \sim 6000U/m^2$	静滴,每日 1 次,10 天	
	泼尼松	$40 \sim 60mg/m^2$	口服,每日分次口服	
VDLP	长春新碱	$1.4mg/m^2$	静注,Day 1,8,15,22	连续用药 4 周间歇 2 周;小儿 CR92%;成人 CR77.8%
	柔红霉素	$30 \sim 45mg/m^2$	静滴,Day 1,2,3,15,16,17	
	L-门冬酰胺酶	$6000U/m^2$	静滴,Day 19~28,酌情加减	
	泼尼松	$40 \sim 60mg/m^2$	口服,Day 1~14,Day 15~28 逐渐减量	
VAP	长春新碱	$1.4mg/m^2$	静注,Day1,每周 1 次	连续用药 4 周,CR 可达 85%
	多柔比星	$40 \sim 60mg/m^2$	静滴,Day 1~2,每日 1 次	
	泼尼松	$40 \sim 60mg/m^2$	口服,每日分次口服	
CVAP	环磷酰胺	$400 \sim 600mg/m^2$	静注,Day 1,5	用药 7 天,间歇 2 周
	长春新碱	$1.4mg/m^2$	静注,Day 1	
	阿糖胞苷	$100 \sim 150mg/m^2$	静滴,Day 1~7	
	泼尼松	$30 \sim 40mg/m^2$	口服,Day 1~7	
VP-16 + Arac	依托泊苷	$100mg/m^2$	静滴,Day 1~3	用药 5~7 天,间歇 3 周
	阿糖胞苷	$100 \sim 200mg/m^2$	静滴,Day 1~7	
MVLD	甲氨蝶呤	$50 \sim 100mg/m^2$	静注,Day 1	每疗程 10 天,至少 5 个疗程。如病程许可,MTX 可渐加量,对难治性病例的 CR 为 79%
	长春新碱	$20000U/m^2$	静注,Day 2	
	L-门冬酰胺酶	$6.75mg/m^2$	静滴,Day 2	
	地塞米松	$6.75mg/m^2$	口服,Day 1~10	

(2)巩固强化治疗:诱导方案达缓解后,进行多药联合、交替、序贯治疗。巩固强化治疗非常必要,一般分为 6 个疗程。第 1,4 疗程用原诱导方案;第 2,5 疗程用 VP-16 + Arac;第

3,6 疗程用大剂量 MTX $1 \sim 1.5 g/m^2$,第一天静滴维持 24 小时,停药后 12 小时使用亚叶酸钙($6 \sim 9 mg/m^2$)肌注,每 6 小时一次,共 8 次。大剂量 MTX 可通过血脑屏障,可替代鞘内注射。

中枢神经系统白血病的治疗:由于大多数化疗药物不能透过血脑屏障,中枢神经系统中浸润的白血病细胞不能在诱导化疗时得到有效杀灭,是导致白血病复发的主要原因。同时白血病细胞浸润中枢神经系统后果严重,在巩固强化阶段,必须进行有效的预防和治疗。①预防:一般认为应在完全缓解后 $1 \sim 2$ 周内开始,对高危患者可与诱导化疗同时进行。常用方法有鞘内注射 $MTX 5 \sim 10 mg/m^2$,地塞米松 5mg,每疗程一次及每次强化时进行一次。②治疗:可用 MTX 每次 $10 \sim 15 mg$ 缓慢鞘内注射,每周 2 次,直至脑脊液细胞数及生化检查恢复正常,然后改用每次 $5 \sim 10 mg$,每 $6 \sim 8$ 周一次,随全身化疗结束而停用。鞘内注射 MTX 可引起急性化学性蛛网膜炎,患者有发热、头痛及脑膜刺激征,因此宜加用地塞米松,可减轻反应。若 MTR 治疗效果欠佳,可改用阿糖胞苷 $30 \sim 50 mg/m^2$ 鞘内注射,每周 2 次。同时可考虑头颅和脊髓放疗。

(3)维持治疗:强化巩固后 ALL 患者必须维持治疗,在强化治疗的间歇期可考虑每个月选用 6-MP $75 mg/(m^2 \cdot d)$,连用 7 天,间歇 3 天;MTX $10 mg/(m^2 \cdot d)$,连用 7 天,间歇 9 天;CTX $100 mg/(m^2 \cdot d)$,连用 7 天,间歇 3 天,交替进行维持治疗,有助于延长缓解期。由于多数化疗药物有毒副作用,所以巩固和维持治疗时间的选择很重要,目前一般认为应维持治疗 3 年左右。

(4)Ph 染色体阳性 ALL 的治疗:近年新型分子生物学靶向药物的研究显示,酪氨酸激酶抑制剂用于治疗 Ph + ALL 具有重大意义。将酪氨酸激酶抑制剂纳入化疗明显改善了总体结果,已成为 Ph + ALL 诱导治疗的一线方案。常用药物为甲磺酸伊马替尼(imatinib mesylate),一日 $400 \sim 800 mg$,口服。而与酪氨酸激酶抑制剂联合用药的最佳化疗方案目前尚不确定。

(5)Ph 染色体阴性 ALL 的治疗:至少应予 VCR 或长春地辛、蒽环/蒽醌类药物(如 DNR、IDA、ADM、米托蒽醌等)、糖皮质激素(泼尼松、地塞米松等)为基础的方案(VDP)诱导治疗。推荐采用 VDP 联合环磷酰胺(CTX)和左旋门冬酰胺酶(L-ASP)组成的 VDCLP 方案,鼓励开展临床研究。

2. 急性髓系白血病的化学治疗

(1)诱导缓解化疗(化疗方案见表 14-23):目前用于 AML 的诱导缓解化疗方案一般含有蒽环类抗生素和阿糖胞苷(Ara-C)。DA 方案(柔红霉素 + 阿糖胞苷)是目前公认的标准诱导缓解方案,疗效较为肯定,其 CR 率为 55% ~ 80%。HOAP 方案(三尖杉酯碱 + 长春新碱 + 阿糖胞苷 + 泼尼松)平均缓解率约 60%,HA 方案(三尖杉酯碱 + 阿糖胞苷 + 硫鸟嘌呤)缓解率可接近 DA 方案,但总的缓解率较 ALL 低,因诱导过程中一定要通过粒细胞极度缺乏期后,方可进入缓解期。其他方案大多以 DA 为基础变化而来。Ara-C 一般应用至 7 天,其 CR 率比 5 天为高,剂量 $100 mg/m^2$ 与 $200 mg/m^2$ 疗效相似。目前白血病治疗强调一次诱导的 CR 率,故有人主张在 Day 7 时采骨髓观察增生程度和白血病细胞下降的比例,必要时延长至 10 天,以提高首次诱导化疗的 CR 率。Ara-C 持续静脉滴注比每日 2 次静脉注射疗效略好。

ATRA 可使 APL 即 M_3 型白血病诱导缓解,其缓解率可达 85%。但缓解后单用 ATRA 巩固化疗易复发,应联合或交替维持治疗。我国临床试用三氧化二砷对 M_3 型白血病诱导完全缓解率可达 65% ~98%,对复发患者亦有效。

在蒽环类药物中,DNR 发生口腔黏膜炎和胃肠道毒性较 ADM 少,尤其在婴儿和大于 60 岁的患者。由于毒性较少,化疗相关病死率较低,CR 率较高,总体疗效比 ADM 高。对年龄小于 60 岁者,DNR 45mg/m² 疗效优于 30mg/m² 且毒性也小。用去 IDA 取代 DNR 与 Ara-C 组成的方案,一个疗程缓解率及长期 DFS 均有所提高。IDA 脂溶性高,细胞摄入量可达 DNR 的 6 倍,其代谢产物活性与 IDR 相似,生物半衰期长,使抗肿瘤作用延长。IDA 较 DNR 的疗效相似或稍优,耐药和心脏毒性发生率低,目前一般作为二线化疗药物。VP-16 和 VM-26 被认为对 M_4 和 M_5 有较好疗效,但年龄小于 55 岁患者的总体生存率和 DFS 有所提高。常用 AML 的化疗方案见表 14-23。

(2)巩固强化治疗:①原诱导方案继续进行 4 ~6 个疗程;②单独使用中等剂量 Ara-C,也可用 DNR、安吖啶、米托蒽醌等;③用与原诱导化疗方案无交叉耐药的新方案如(米托蒽醌 + 依托泊苷),每 1 ~2 个月化疗一次,共 1 ~2 年。

由于 AML 的长期治疗并不能明显延长患者的 DFS 以及毒副反应的代价,一般主张巩固治疗后 AML 不进行维持治疗。

表 14-23　常用的 AML 诱导缓解化疗方案

方案	药物名称	剂量	用法	疗程
DA	柔红霉素	30 ~45mg/m²	静滴,Day 1 ~3	用药 7 天,间歇 3 周,CR 为
	阿糖胞苷	100 ~200mg/m²	静滴,Day 1 ~7	30% ~85%
IDA	依达比星	10 ~12mg/m²	静滴,Day 1 ~3	用药 7 天,间歇 3 周
	阿糖胞苷	100 ~200mg/m²	静滴,Day 1 ~7	
DAT	柔红霉素	30 ~45mg/m²	静滴,Day 1 ~3	用药 7 天,间歇 3 周
	阿糖胞苷	100 ~200mg/m²	静滴,Day 1 ~7	
	硫鸟嘌呤	100 ~200mg/m²	口服,Day 1 ~7	
DAE	柔红霉素	40 ~45mg/m²	静滴,Day 1 ~3	用药 7 天,间歇 3 周
	阿糖胞苷	150 ~200mg/m²	静滴,Day 1 ~7	
	依托泊苷	75mg/m²	静滴,Day 1 ~7	
HA	三尖杉酯碱	2 ~4mg/m²	静滴,Day 1 ~7	用药 7 天,间歇 3 周
	阿糖胞苷	100 ~200mg/m²	静滴,Day 1 ~7	
HOAP	三尖杉酯碱	2 ~4mg/m²	静滴,Day 1 ~3	用药 7 天,间歇 3 周,国内
	长春新碱	1.4mg/m²	静滴,Day 1	报道 CR 为 60%
	阿糖胞苷	100 ~150mg/m²	静滴,Day 1 ~7	
	泼尼松	40 ~60mg/m²	分次口服,Day 1 ~7	
Mit + VP-16	米托蒽醌	10mg/m²	静滴,Day 1 ~7	用药 7 天,间歇 3 周
	依托泊苷	100mg/m²	静滴,Day 1 ~7	
ATRA	维 A 酸	40mg/m²	口服	用药至完全缓解

（3）诱导分化治疗：急性早幼粒细胞白血病（APL，M_3）的诱导治疗。

APL 发病率占 AML 的 6.5% ~32%，其特点除发热、贫血等 AML 常见的症状外，出血亦十分常见，发生率可达 72% ~94%，常伴有 DIC，是其常见死因。在诱导缓解治疗中，患者可因 DIC 导致出血死亡，发生率高达 30% ~40%。APL 是一类具有特殊细胞遗传学和基因异常的 AML，具有染色体 t(15∶17)易位，形成 PML-RARα 融合基因。针对其致病基因 PML-RARα，靶向药物的出现极大地提高了诱导缓解率，减少了 APL 诱发 DIC 导致出血并发症的病死率，长期生存和治愈率已超过 70%。

APL 的诱导治疗方案主要分为两类：①全反式维 A 酸（ATRA）和以蒽环类（包括 IDA、DNR 等）为主的化疗；②不能耐受以蒽环类为基础化疗者，予 ATRA + 砷剂（As_2O_3、口服砷剂）治疗。

1）ATRA：针对 APL 具有 t(15∶17)易位，形成 PML-RARα 融合基因这一特性，ATRA 可以使 PML-RARα 蛋白降解，同时恢复 RARα 受体的结构和功能，导致 APL 细胞诱导分化成熟。用法：一日 30 ~60mg，分次口服，连续服药至缓解，CR 率为 90% 以上，所需时间为 30 ~60 天。此药的优点是不诱发 DIC，亦不发生骨髓抑制。主要副作用是口唇、皮肤干燥，脱屑，骨、关节疼痛，肝功能损害，严重者可发生分化综合征，表现为高白细胞血症，发热，呼吸困难，胸腔和心包积液，低血压，肾功能不全等，甚至危及患者生命。减少分化综合征的发生和严重程度的处理方法可采用减少 ATRA 用量，一日 30mg；加用地塞米松，静脉滴注，一日 2 次，加用蒽环类药物化疗，如静滴 DNR 一日 20mg；仍然严重者应停用 ATRA。

2）As_2O_3：As_2O_3 通过下调 Bcl-2 基因表达和改变 PML-RARα 蛋白，诱导 APL 细胞凋亡，故初治患者和 ATRA 耐药的 APL 患者均可使用。常用剂量为：一日 10mg，静脉滴注 3 ~4 小时，4 周为一疗程，通常患者需治疗 4 ~6 周达完全缓解。初治患者的完全缓解率为 90%，复发和难治患者的完全缓解率达 50%。且长期生存率高。主要不良反应为肝、肾功能损害，消化道症状，皮疹及手足麻木，皮肤色素沉着以及水肿和浆膜腔积液，停药后多能逆转。部分患者治疗中也可出现"分化综合征"，处理方法主要是减量或停药，加用地塞米松和蒽环类药物。

近年来将 ATRA 与 As_2O_3 联合使用的"双诱导"方案，对提高 APL 患者诱导缓解率也彰显出有益的作用。APL 患者一旦达到完全缓解，应采用含蒽环类药物的巩固强化化疗，以及含砷剂药物的序贯维持治疗。

3. 慢性淋巴细胞白血病的化学治疗　CLL 治疗策略的选择取决于疾病的分期。临床上将 CLL 分为 3 期。A 期：淋巴细胞绝对计数增高，但受累淋巴区域少于 3 组；B 期：淋巴细胞绝对计数增高，受累淋巴区域达 3 组或更多；C 期：除淋巴 J 细胞增高和淋巴结肿大外，伴发贫血和血小板减少。A 期属早期，一般不需立即化疗。中晚期（B、C 期）患者伴明显的淋巴结肿大或肝脾大或骨髓正常造血受累者，贫血和血小板减少等临床表现较为明显时须给予积极治疗。首选苯丁酸氮芥（chlorambucil，瘤可然）一日 6 ~10mg，1 ~2 周后减量至一日 2 ~6mg。根据血象调整药物剂量，以防骨髓过分抑制。对 C 期患者，苯丁酸氮芥合并泼尼松（一日 10 ~20mg）的疗效较单用苯丁酸氮芥好。此外，常用化疗药物还有 CTX，泼尼松，腺苷类似物，利妥昔单抗等。目前认为，在化疗以后应用单克隆抗体，将此作为微小残留病灶的清除治疗，是一种比较理想的治疗方案。

4. 慢性髓细胞白血病的治疗　慢性髓细胞白血病的病程可分为慢性期、加速期和急变期。慢性期表现多不明显,主要特点为外周血白细胞总数明显增高,骨髓极度增生,以粒细胞系统的中晚期阶段细胞为主,多半明显的脾大;骨髓中性粒细胞碱性磷酸酶染色阳性率明显降低或阴性。该病患者具有特异性染色体异常 t(9;22)(q34;q11),构成新的 *bcr/abl* 融合基因,编码具有酪氨酸激酶活性的 p210 蛋白。

造血干细胞移植曾是唯一有望治愈 CML 的方法,酪氨酸激酶抑制剂甲磺酸伊马替尼以及尼洛替尼、达沙替尼的出现,为 CML 的治疗开启了新篇章。甲磺酸伊马替尼的靶向治疗成为慢性期 CML 患者治疗的首选一线方案,只要规范治疗、定期监测,部分患者可达到临床治愈的效果。对伊马替尼不耐受、疗效欠佳或治疗失败的患者可选用第二代 TKI,包括尼洛替尼和达沙替尼等。

此外,以 α- 干扰素和羟基脲为基础的方案在 CML 患者的治疗中也仍然具有一定价值。应该详细评估患者的全面情况后,参考患者治疗的意愿,向其推荐优势的治疗选择。

六、治　疗　监　测

根据白血病的精确分型、病程进展和患者体质条件,需选择个体化的化疗方案和剂量。在化疗的同时,一方面应加强各种支持治疗,保证化疗的顺利进行;另一方面还应对整个治疗过程进行监测,这对白血病的治疗尤为重要。如对于 CML,目前的分子生物学监测手段如基因检测已成为 CML 最敏感、最严格的检测方法。聚合酶链反应(PCR)是分子学检测中常用的实验手段,定期 PCR 疗效监测有助于早期发现可能的病情,帮助优化治疗方案,还能为与患者讨论和评估病情创造良好条件。此外,在 AML 的整个治疗过程中应特别注意化疗药物的心脏毒性问题,注意监测心功能(包括心电图、心肌酶、超声心动等)。DNR 的最大累积剂量为 $550mg/m^2$,对于活动性或隐匿性心血管疾病、目前或既往接受过纵隔/心脏周围区域的放疗、既往采用其他蒽环类或蒽二酮类药物治疗、同时使用其他抑制心肌收缩功能的药物或具有心脏毒性的药物如曲妥珠单抗等情况,累积剂量一般不超过 $400mg/m^2$。IDA 的最大累积剂量为 $290mg/m^2$,Mitox 的累积剂量为 $160mg/m^2$。计算累积剂量时,还应考虑整个治疗周期的持续时间。

思考题

1. 恶性肿瘤的一般治疗原则?
2. 简述抗肿瘤药物的分类及作用原理。
3. 抗肿瘤药物常见不良反应及处理原则。
4. 简述细胞周期特异性药物与细胞周期非特异性药物的作用特点?
5. 肿瘤的 TNM 分期诊断在肿瘤综合治疗中有何指导作用?请举例说明。
6. 肿瘤标志物检测在肿瘤诊断中的价值及局限性如何?
7. 基因检测对肿瘤合理用药的意义如何?
8. 试述常见恶性肿瘤一线化疗方案的药物组成及治疗管理的要点。
9. 内分泌治疗在哪些肿瘤治疗中具有独特的价值,并简述其原理?

(孙国平撰稿;卜书红审校)

参考文献

1. Connors T. Anticancer Drug Development：The Way Forward. Oncologist. 1996,1(3):180-181.

2. Johnson KA1,Brown PH. Drug development for cancer chemoprevention：focus on molecular targets. Semin Oncol. 2010,37(4):345-58.

3. Knapp S,Sundström M. Recently targeted kinases and their inhibitors-the path to clinical trials. Curr Opin Pharmacol. 2014,17C:58-63.

4. Bernards R. Finding effective cancer therapies through loss of function genetic screens. Curr Opin Genet Dev. 2014,24:23-9.

5. Arnedos M,Vielh P,Soria JC,et al. The genetic complexity of common cancers and the promise of personalized medicine：is there any hope? J Pathol. 2014,232(2):274-82.

6. Charehbili A,Fontein DB,Kroep JR,et al. Neoadjuvant hormonal therapy for endocrine sensitive breast cancer：a systematic review. Cancer Treat Rev. 2014,40(1):86-92.

7. Leong D,Rai R,Nguyen B,et al. Advances in adjuvant systemic therapy for non-small-cell lung cancer. World J Clin Oncol. 2014,10;5(4):633-45.

8. Saruwatari K,Yoh K. Maintenance therapy for advanced non-small-cell lung cancer. Gan To Kagaku Ryoho. 2014,41(8):926-31.

9. Liu SV,Giaccone G. Lung cancer in 2013：Refining standard practice and admitting uncertainty. Nat Rev Clin Oncol. 2014,11(2):69-70.

10. Untch M,Konecny GE,Paepke S,et al. Current and future role of neoadjuvant therapy for breast cancer. Breast. 2014,23(5):526-537.

11. Yeo B,Turner NC,Jones A. An update on the medical management of breast cancer. BMJ. 2014,9;348:g3608.

12. Byler S,Goldgar S,Heerboth S,et al. Genetic and epigenetic aspects of breast cancer progression and therapy. Anticancer Res. 2014,34(3):1071-7.

13. Stahl M,Budach W,Meyer HJ,Cervantes A；ESMO Guidelines Working Group. Esophageal cancer：Clinical Practice Guidelines for diagnosis,treatment and follow-up. Ann Oncol. 2010,21 Suppl 5:v46-9.

14. He J. Standardization of diagnosis and treatment is the only way to promote the esophageal cancer treatment and research in China. Zhonghua Zhong Liu Za Zhi. 2012,34(4):241-4.

15. Wagner AD,Grothe W,Haerting J,et al. Chemotherapy in advanced gastric cancer：a systematic review and meta-analysis based on aggregate data. J Clin Oncol,2006,24(18):2903-9.

16. Bang YJ,Van Cutsem E,Feyereislova A,et al. Trastuzumab in combination with chemotherapy versus chemotherapy alone for treatment of HER2-positive advanced gastric or gastro-oesophageal junction cancer(ToGA)：a phase 3,open-label,randomised controlled trial. Lancet,2010,376(9742):687-97.

17. National Comprehensive Cancer Network. NCCN Guidelines for Colon and Rectal Cancer. Version 3 2014. Available from：http://www. nccn. org

18. Prorokov VV,Vlasov OA,Tupitsyn NN. Current state of the problem of treatment and prognosis of colorectal cancer. Vopr Onkol. 2014,60(2):28-33.

19. Pohl M,Schmiegel W. Colorectal cancer-personalized,stage-adjusted tumour therapy. Dtsch Med Wochenschr. 2013,138(36):1790-5.

20. Peck-Radosavljevic M. Drug therapy for advanced-stage liver cancer. Liver Cancer. 2014,3(2):125-31.

21. Reig M,Gazzola A,Di Donato R,et al. Systemic treatment. Best Pract Res Clin Gastroenterol. 2014,28(5):

921-935.

22. Kantoff PW, Mohler JL. New developments in the management of prostate cancer. J Natl Compr Canc Netw. 2013,11(5 Suppl):653-7.

23. Heidenreich A, Bastian PJ, Bellmunt J, et al. EAU guidelines on prostate cancer. Part Ⅱ: Treatment of advanced, relapsing, and castration-resistant prostate cancer. Eur Urol. 2014 65(2):467-79

24. Yurkovebtsky Z, Skates S, Lomakin A, et al. Development of a multimarker assay for early detection of ovarian cancer. J Clin Oncol. 2010,28(13):2159-66

25. Hess LM, Rong N, Monaha PO, et al. Continued chemotherapy after complete response to primary therapy amongwomen with advanced ovarian cancer: a meta-analysis. Cancer. 2010,116(22):5251-60

26. Bei JX, Li Y, Zeng YX, et al. A genome-wide association study of nasopharyngeal carcinoma identifies three new susceptibility loci. Nat Genet. 2010,42(7):599-603

27. Wee J, Tan EH, Tai BC, et al. Randomized trial of radiotherapy versus concurrent chemoradiotherapy followed by adjuvant chemotherapy in patients with American Joint Committee on Cancer/International Union against cancer stageⅢ and Ⅳ nasopharyngeal cancer of the endemic variety. J Clin Oncol. 2005,23(27):6730-8

28. 程德云,陈文彬.临床药物治疗学.第4版.北京:人民卫生出版社,2012:232-244,399-405.

29. 姜远英.临床药物治疗学.第3版.北京:人民卫生出版社,2012:295-320.

30. 陈立,赵志刚.临床药物治疗学.北京:清华大学出版社,2012:450-456.

31. 王秀兰,李强,张淑文主译.临床药物治疗学—血液病.第8版.北京:人民卫生出版社,2007:86-3-15,87-7-11.

32. 英国血液学标准化委员会.成人、儿童及孕妇特发性血小板减少性紫癜诊治指南.国外医学.输血及血液学分册,2004,27(4):289.

33. 英国血液病学标准化委员会.获得性再生障碍性贫血诊治指南.国外医学:输血及血液学分册,2005,28(2):97.

34. 中华医学会血液学分会.急性早幼粒细胞白血病中国诊疗指南(2011年版).中华血液学杂志,2011,32(12):885.

35. 中华医学会血液学分会.成人急性髓系白血病(非急性早幼粒细胞白血病)中国诊疗指南(2011年版).中华血液学杂志,2011,32(11):804.

36. Aslinia F, Mazza J J, Yale S H. Megaloblastic anemia and other causes of macrocytosis. Clinical Medicine & Research,2006,4(3):236.

37. Kaferle J, Strzoda, CE. Evaluation of macrocytosis. American Family Physician,2009,79(3):203.

第十五章 器官移植

第一节 总 论

一、器官移植概述

移植（transplantation）是指将某一个体有活力的细胞、组织、器官即移植物（graft）用手术或其他方法移植到自体另一部位或另一个体。献出移植物的个体叫做供者（donor）；接受移植物的个体叫做受者（recipient）或宿主（host）。移植物的供者和受者不属于同一个体，称作异体移植；如果供者与受者属于同一个体，则称为自体移植。器官移植主要是指同种异体移植。在不同种属如猪与人之间的移植，属于异种移植，因其一定会发生目前尚无法逆转的异种移植超急性排斥反应，异种移植尚不属于当今临床实用范畴内。

（一）移植免疫学

目前已认识到针对移植组织或器官的排斥反应是由免疫机制介导的。器官移植术后的关键是抑制宿主的免疫系统和防止排斥反应，最终目的是使宿主的免疫系统接受或耐受移植器官。

1. 移植抗原　器官移植排斥反应现象是由于供受体细胞、器官或组织的不相容而引起的免疫应答。组织相容性是指不同的个体间进行器官移植时，供者和受者双方相互接受的程度。引起移植排斥反应的抗原称为移植抗原（transplantation antigen）或组织相容性抗原，它存在于机体所有细胞膜的表面，包括主要组织相容性抗原（major histocompatibility complex antigen，MHC 抗原）、次要组织相容性抗原（minor histocompatibility antigen，mHA）、血型抗原及其他内皮细胞抗原；其中 MHC 抗原是引起移植排斥反应最主要的抗原。

（1）主要组织相容性抗原：MHC 因其在同种异体移植排斥反应中起主要作用而得名，人类的 MHC 又称人白细胞抗原（human leukocyte antigen，HLA），是一组连锁基因，位于人类第 6 号染色体的短臂上，编码 3 种主要蛋白即 HLA- Ⅰ、HLA- Ⅱ和 HLA- Ⅲ。HLA- Ⅰ（HLA- A，HLA- B 和 HLA- C）在身体内的所有有核细胞表面表达，主要激活细胞毒性 T 细胞排斥移植细胞和组织。HLA- Ⅱ（HLA- DR，HLA- DQ 和 HLA- DP）通常只表达于专职抗原提呈细胞（professional antigen presenting cells，APC），如树突状细胞、巨噬细胞；肝巨噬细胞及活化的 B 细胞和 T 细胞表面。HLA- Ⅲ（C4，C2 和 Bf）是补充系统，不在移植物排斥反应中发挥作用。人体 HLA 位点是多形性的，每两个 A，B 和 DR 抗原形成一个母体，称为单倍体。宿主 T 细胞识别这些单倍体，从而产生排斥反应。

（2）次要组织相容性抗原：mHA 一般仅引起较弱的排斥反应，但某些次要组织相容性抗原的组合能引起强而迅速的排斥反应。mHA 包括非 ABO 血型抗原及性染色体相关抗原。mHA 在移植物抗宿主病（graft versus host disease，GVHD）中起重要作用。

（3）人类 ABO 血型抗原：ABO 血型抗原不仅分布在红细胞表面，也存在于肝、肾等组织和血管内皮细胞表面，尤其是血管内皮细胞表面的 ABO 血型抗原在诱导排斥反应中起重要作用。因此，供、受者的 ABO 血型不合可引起移植排斥反应，特别是受者血清中的血型抗体可与供者移植物血管表面 ABO 血型抗原结合,通过激活补体而引起血管内皮细胞损伤和血管内凝血,导致超急性排斥反应的发生。

2. 同种异体移植物的免疫应答反应 器官移植排斥反应一般由细胞免疫和体液免疫两因素共同参与完成,尤其是急性排斥反应的早期,T 细胞介导的细胞免疫起主要作用。在移植排斥反应中,移植抗原特异性的 CD4$^+$T 细胞活化后可辅助 B 细胞分化成浆细胞,后者分泌针对同种异体组织抗原的特异性抗体,损害移植物功能。

（二）器官移植供受者选配

供体和受体间基因相容性决定了移植物的存活率,例如肾移植中,供体和受体 HLA 配型越相近,预后愈佳。器官移植前需要作大量的实验室检查,评估供体和受体的配型。这一过程称为组织分型。目前应用的实验室检查包括血清学检查、流式细胞术、DNA 基因测序和淋巴细胞评价。

1. 红细胞血型 红细胞血型相配是器官移植的必要条件之一。人红细胞血型抗原是引起超急性排斥反应的重要抗原,供受者的 ABO、Rh 血型抗原必须相同或相容,或至少符合输血原则。

2. HLA 配型 HLA 基因含 HLA-Ⅰ类（HLA-A,HLA-B,HLA-C）和 HLA-Ⅱ类（HLA-DR,HLA-DQ,HLA-DP）基因,直接参与抗原提呈并决定个体组织相容性。临床上对异基因骨髓移植要求供受者的 HLA-Ⅰ类和 HLA-Ⅱ类基因完全相同,否则将发生严重的移植物抗宿主病（GVHD）。不同的 HLA 基因座位的产物对移植排斥的影响各异。在同种异体肾移植中,HLA-DR 座位对移植排斥反应最为重要,其次为 HLA-B 和 HLA-A 座位。其他实体器官（如心、肺、胰腺等）移植时,供受者间 HLA 的相配程度直接影响移植效果。

3. 预存抗体的检测 淋巴细胞毒试验是检测受者血清中针对供者特异性抗体反应性的最直接方法。如淋巴细胞毒交叉配合试验阳性（ > 10% ）,提示有发生超急性排斥反应或加速性排斥反应的风险。因此,监测群体反应性抗体（panel reactive antibody,PRA）可用来测定移植候选人被致敏的程度,有助于选择合适的供体器官及手术时机。

二、免疫抑制剂的分类及作用机制

免疫抑制剂是指可以降低机体对抗原物质反应性的化学或生物制剂,在器官移植中常用于预防、治疗排斥反应和移植物抗宿主病。其分类目前尚无定论,根据药物作用机制不同,大致可以分为六大类:①糖皮质激素;②抗代谢药物;③钙调神经蛋白抑制剂;④西罗莫司靶蛋白抑制剂;⑤生物制剂;⑥其他:如中药制剂雷公藤总苷、FTY720、黏附分子抑制剂、整合素抑制剂等。现重点介绍前五大类免疫抑制剂的作用机制。

（一）糖皮质激素

糖皮质激素类药物是器官移植最常用的免疫抑制剂之一,主要包括甲泼尼龙、氢化可的松、泼尼松、泼尼松龙等。糖皮质激素对人体细胞和组织的作用非常广泛,在器官移植患者中应用该类药物是基于其抗炎作用。小剂量糖皮质激素可将血液中淋巴细胞重新分布到骨髓等淋巴组织,引起循环淋巴细胞减少,亦可引起循环血液中瞬间的中性粒细胞升高。糖皮质激素可抑制抗原提呈细胞产生 IL-1 和 IL-6,T 细胞活化和 IL-2 的产生,并通过干扰 IL-2 与 T 细胞上 IL-2 受体结合,抑制辅助性和抑制性 T 细胞功能。中大剂量糖皮质激素通过抑制细胞因子产生和 T 细胞溶解,抑制细胞毒性 T 细胞功能,并能抑制 B 细胞的早期增殖和浆细胞分泌免疫球蛋白。糖皮质激素还可以抑制炎症部位的粒细胞聚集,抑制巨噬细胞的黏附和吞噬功能,抑制 HLA-Ⅱ表达,阻止 IL-1、IL-6 和 TNF 释放,抑制黏附因子和中性粒细胞黏附到内皮细胞,抑制补体 C3 分泌,抑制磷脂酶 A_2 活性,减少前列腺素的产生。

甲泼尼龙是急性排斥反应的首选冲击治疗药物;泼尼松一般作为长期维持治疗用药,与硫唑嘌呤和环孢素联用。由于糖皮质激素是一种非特异性的免疫抑制剂、副作用较多,一般作为器官移植三联或四联免疫抑制方案的一部分,目前总体趋势是提倡小剂量或无激素免疫抑制方案,或早期激素撤除方案。糖皮质激素主要在肝内代谢,由肾脏排泄,经胆汁及粪便的排泄量极微,凡可诱导肝细胞色素 P450 酶系统的药物(如巴比妥类)均可缩短其生物半衰期。

(二)抗代谢药物

1. 吗替麦考酚酯　又称霉酚酸酯(MMF),是硫唑嘌呤的替代品,多数移植中心已用 MMF 替换硫唑嘌呤,作为抗增殖药物与抗体、钙调神经蛋白抑制剂、糖皮质激素联合应用。MMF 是一种抑制嘌呤合成的抗代谢药,在体内脱酯化后形成具有免疫抑制活性的代谢物霉酚酸(MPA),后者是一种有效的、选择性的、可逆的和非竞争性的次黄嘌呤单磷酸脱氢酶抑制剂,抑制该酶从而阻断鸟嘌呤核苷酸的合成,使其不整合入 DNA 和 RNA。MPA 还可以影响细胞因子合成,抑制 B 细胞抗体产生、减弱黏附因子表达、减少平滑肌增生和白细胞浸润。

MMF 静脉或口服给药后迅速吸收,并被水解为 MPA;在服药后 1~3 小时内 MPA 达到最高血药浓度,它在肝脏中代谢成霉酚酸葡萄糖醛酸酯(MPAG),失去药理活性;但 MPAG 可通过肝肠循环分解为 MPA,从而被重吸收进入系统循环。因为这个循环过程,在用药后 6~12 小时会出现 MPA 的第 2 个血药浓度峰值。MPA 的排泄半衰期平均为 17 小时,其分布容积为 4L/kg,白蛋白结合率高(98%)。MMF 不应与能干扰肝肠循环的药物同时使用,后者可能会降低本品的药效。

2. 硫唑嘌呤　硫唑嘌呤(azathioprine,AZA)是 6-巯基嘌呤(6-mercaptopurine monohydrate,6-MP)的前体药物,具有嘌呤拮抗作用。随着环孢素、他克莫司、吗替麦考酚酯和西罗莫司的应用,AZA 已很少作为免疫抑制剂使用。在肝脏和红细胞内,AZA 转化为 6-MP,6-MP 进一步代谢为硫代嘌呤核糖核苷和硫代核糖核苷酸,通过抑制 DNA 和 RNA 的合成,抑制 B 细胞和 T 细胞的分化与增殖,达到早期抑制细胞和体液免疫的目的。AZA 可用于预防排斥反应,但不能治疗急性排斥反应。

肾功能不全不影响该药的药动学,但肾小球滤过率降低时应适当减少给药剂量。而严重肝功能不全患者使用硫唑嘌呤,其免疫抑制活性会缺失。

3. 咪唑立宾　咪唑立宾(mizoribine,MZR)为水溶性咪唑类核苷类抗生素,在体内由腺苷激酶分解为具有活性的单磷酸形式而发挥其生物效应。MZR 可竞争性地抑制单磷酸次黄嘌呤肌苷脱氢酶(IMPDH),从而阻断淋巴细胞嘌呤生物合成中次黄嘌呤核苷酸向鸟苷酸的代谢。MZR 可以减少细胞内 GMP 的储存,阻碍 DNA 合成,从而影响淋巴细胞的代谢。

(三)钙调神经蛋白抑制剂(calcineurin inhibitor,CNI)

1. 环孢素　环孢素(ciclosporin,CsA)是一种新型淋巴细胞功能调节剂,能特异性抑制辅助性 T 细胞的活性,通过选择性抑制 IL-2、干扰素-γ 和其他细胞因子,从而抑制 T 细胞的早期活化和增殖。CsA 对成熟的细胞毒性 T 细胞作用不大,因此在治疗急性排斥反应时效果不佳。CsA 的作用位点位于识别抗原后的 T 细胞胞质内,与细胞内蛋白亲环素(cyclophilin)结合,形成 CsA-cyclophilin 复合物。药物-蛋白复合物与钙调素和钙一起作用于神经碱钙,抑制其磷酸酶活性,从而抑制 T 细胞内核因子的活性,最终抑制 IL-2 和其他因子的基因转录。CsA 还可间接抑制单核-巨噬细胞、B 细胞以及其他细胞的活性,但对造血细胞和中性粒细胞没有作用。

CsA 由肝代谢至少生成 25 种代谢物,其中的两个代谢物 AM1 和 AM9 具有免疫抑制活性,但没有 CsA 的活性高。目前还不清楚这些代谢物是否与 CsA 的毒副作用相关。CsA 的药动学具有明显的个体内和个体间差异性,因此剂量-反应相关性不佳。已知有许多因素影响它的药动学行为,如年龄、移植类型、基础疾病、移植术后的时间、胃肠道的运动性和代谢、肝胆的功能和代谢、体重等。CsA 口服吸收的特点是慢、不完全,并且差异大,所以在移植术后初期要通过静脉给药,尤其是肝移植术后。CsA 经常是静脉内持续注射或每日 2 次间歇给药,当药物的波谷浓度开始升高时,静脉注射的剂量就应逐渐减少,同时口服的剂量应保持或增加。这个规则对于某些伴有胆囊纤维化的肺移植患者也同样适用。

乳化型 CsA 是 CsA 的微型乳化剂型,它易于被吸收,可以改善 CsA 的生物利用度,并降低移植患者的个体内和个体间差异。与 CsA 相比,乳化型 CsA 的血药达峰时间(t_{max})出现早,峰浓度(C_{max})较高,浓度-时间曲线下面积(AUC)亦明显增加,药物剂量与血药浓度间呈线性关系,用药稳定,容易调整血药浓度,预见性好。

2. 他克莫司　他克莫司(tacrolimus,FK-506)是 1984 年从放线菌 *Streptomyces tsukubaensis* 酵解产物中提取的大环内酯类抗生素,在传统免疫抑制剂治疗无效,出现排斥反应时,使用本药同样有效。

FK-506 分子结构不同于 CsA,而生物活性与 CsA 相似。FK-506 的作用机制也与 CsA 相似,它与胞质中的特异性结合蛋白(FKBP)相结合,形成的复合物可与钙调神经磷酸酶作用,抑制一系列细胞因子基因转录和干扰 T 细胞活性。FK-506 主要抑制 IL-2 合成,血药浓度比 CsA 低 10~100 倍;FK-506 也可抑制其他细胞因子,如 IL-3、IL-4、干扰素-γ、TNF 和粒细胞-巨噬细胞集落刺激因子(GM-CSF);同时也可作用于 B 细胞,产生抗炎作用;对 T 细胞产生不可逆的作用。

(四)西罗莫司靶蛋白抑制剂

1. 西罗莫司　西罗莫司(sirolimus,SRL)又称雷帕霉素(rapamycin,RPM)是从复活岛土壤中放线菌酵解物中提取的大环内酯类抗生素,结构与 FK-506 相似,但药理作用和副作用不同。由于其具有无肾毒性和神经毒性的优势,目前临床作为移植后的二线免疫抑制剂。

与 CsA 和 FK-506 相比,SRL 更易抑制 T 细胞活性和细胞因子的合成。SRL 通过抑制信号传导途径来降低 T 细胞的活化和减少 B 细胞产生细胞因子。SRL 和 FK-506 相似,也是与细胞质内的蛋白 FKBP 结合,形成的复合物可以抑制西罗莫司靶蛋白(mammalian target of rapamycin,mTOR)和 P70S6 蛋白激酶的活性,导致细胞循环中止、无法增殖。SRL 与 FK-506 以及 CsA 有协同作用。SRL 也可抑制平滑肌细胞增殖,从而预防慢性排斥反应。

2. 依维莫司　依维莫司(everolimus,RAD)是 SRL 的 25-羟乙基衍生物,其结构、作用机制与 SRL 相似,主要是抑制促进 T、B 淋巴细胞增殖的生长因子的基因转录,从而抑制 P70S6 激酶及周期素依赖性蛋白激酶的活性,使细胞周期停止于 G_1 期至 S 期,最终抑制 T、B 细胞及非造血细胞的增生。

（五）生物制剂

1. 多克隆抗体　抗淋巴细胞多克隆抗体系由人淋巴细胞或胸腺细胞免疫马、羊和兔等动物后分离提纯的生物制剂，其免疫抑制作用强大，包括抗淋巴细胞血清（ALS）、抗淋巴细胞球蛋白（ALG）及抗胸腺细胞球蛋白（ATG），目前主要用于治疗对糖皮质激素冲击治疗无效的急性排斥反应。多克隆抗体与淋巴细胞表面抗原结合后，通过补体介导或诱导抗体依赖的细胞毒性，引起淋巴细胞溶解破坏或被单核-吞噬细胞吞噬，发挥免疫抑制效应。其不仅可与循环中的 T 细胞结合，还可与胸腺内和移植物内的 T 细胞产生黏附而发挥清除作用，另外对 T 细胞活化、归巢和细胞毒性效应也具有调节作用。

2. 单克隆抗体

（1）莫罗单抗-CD3：莫罗单抗-CD3（muromonab-CD3）是针对 CD3 抗原的鼠单克隆抗体，用于逆转急性排斥反应，应用于心脏、肾和肝等器官移植。莫罗单抗-CD3 可作用于全部的成熟 T 细胞，通过杀伤 T 细胞或阻断机体的细胞免疫反应来抑制器官移植中的急性排斥反应。目前认为至少有 3 种途径参与免疫抑制作用：①与循环中的 T 细胞结合后，通过调理素作用使之被单核-吞噬细胞系统吞噬清除；②与 T 细胞结合使之表面抗原成分改变，变为免疫无反应性淋巴细胞；③通过 TCR/CD3 复合物提供活化信号，导致 T 细胞程序化裂解、死亡。

（2）抗 IL-2 受体抗体：如达利珠单抗（daclizumab）和巴利昔单抗（basiliximab），特异性地与 IL-2 受体的 CD25 亚单位结合，CD25 只在活化的 T 细胞表面表达，是 IL-2 活化和 T 细胞启动免疫反应的关键。达利珠单抗和巴利昔单抗与 IL-2 受体结合后，抑制 IL-2 和 T 细胞活化。这两种单抗本身不能治疗急性排斥反应，但可与其他免疫抑制剂联合应用，预防移植受者的急性细胞排斥反应。达利珠单抗是人源化的单抗，它含有 90% 人类和 10% 小鼠抗体序列；巴利昔单抗是鼠-人嵌合抗体，比达利珠单抗含有更多的鼠抗体序列。

达利珠单抗和巴利昔单抗临床用法区别较大，达利珠单抗的推荐用法是分 5 次给药，每次 1mg/kg，起始在移植后 24 小时内给予，其他 4 次每间隔两周给药一次；巴利昔单抗推荐用法是手术当天和 4 天后分别给予 20mg。两者的半衰期和受体饱和剂量持续期不同，达利珠单抗的中位半衰期是 11～38 小时，巴利昔单抗则是 4～14 小时。达利珠单抗使用 5 次，白介素-2 受体饱和状态约 120 天，巴利昔单抗用 2 次，饱和状态约 36 天。与肾移植相比，这两种药用于肝移植患者时，IL-2 受体饱和剂量持续期和药物半衰期更短，药物清除更快。药物清除率与术后失血量呈正相关，巴利昔单抗也可从术后腹水清除。

三、免疫抑制治疗的一般原则

免疫抑制治疗最常用的是免疫抑制药物，它通过降低受者的免疫功能作为代价换取移植物的存活，使用后除了受者因免疫功能降低导致感染、肿瘤的发生率增高外，药物自身的毒副作用还会影响移植物的长期存活和受者的生活质量。临床免疫抑制剂一般采用联合用药方法，利用免疫抑制药之间的协同作用，增强药物的免疫抑制效果，同时减少各种药物的剂量，降低其毒副作用。

（一）免疫诱导治疗

免疫诱导治疗是指移植术前或术后应用强效抗体类免疫抑制剂在抗原提呈阶段清除或调节 T 淋巴细胞反应，以期达到阻断或减轻排斥反应并减少免疫抑制剂用量的目的。以肾移植为例,免疫诱导治疗可降低肾移植患者的免疫敏感性,使肾移植术后早期排斥反应的发生率显著下降,同时并不增加移植后感染的发生率,而且对于接受免疫诱导治疗的肾移植患者,停用激素的比例也高于没有接受免疫诱导治疗的患者。因此,临床上对肾移植的免疫诱导治疗越来越重视,应用率也日益提高。目前临床上常用的免疫诱导方案为大剂量的糖皮质激素加上一种特异性抗体制剂。糖皮质激素主要使用甲泼尼龙,500mg 静脉推注,每日一次,术中开始,连用 3 天。特异性抗体制剂常用的有抗人 T 细胞 CD3 鼠单抗(OKT3)和抗胸腺细胞免疫球蛋白(ATG)、达利珠单抗、巴利昔单抗等,可酌情选择一种,目前尚无明确的临床证据显示哪一种抗体更为优越。

(二)免疫维持治疗

免疫抑制剂使用的关键是需要制定个体化的用药方案,即根据不同的个体,同一个体不同的阶段(术后早期、中期以及后期)以及个体对药物的敏感性和毒副作用来调整药物种类和剂量;不同移植种类也有不同的用药方案。目前多采用以 CsA 或 FK-506 为主的免疫抑制方案:①二联用药:CsA/FK-506 + 糖皮质激素;②三联用药:CsA/FK-506 + MMF/Aza + 糖皮质激素;③四联用药:CsA/FK-506 + MMF/Aza + 糖皮质激素 + 单抗/多抗。

免疫抑制剂维持治疗总的原则是移植后早期使用足够剂量,随后逐渐减少剂量,一般需终身服药才能长期维持移植物功能。现均采用多种不同作用机制药物的小剂量联合使用,既可以达到抑制免疫反应的效果,又减少其毒副反应。

(三)药物治疗管理

1. 治疗药物的监测

(1)环孢素:CsA 因其治疗窗窄,生物利用度和药动学个体差异较大,血药浓度与其疗效及毒性密切相关,故临床应用时必须监测其血药浓度。研究表明,药物浓度-时间曲线下面积(AUC)可以准确反映 CsA 在体内的整个药动学过程,与临床药物疗效及毒副作用密切相关,是监测 CsA 用药的最佳方法。但由于其操作复杂,费用较高,实际工作中难以实施。以往认为 CsA 谷浓度(C_0)与 AUC 呈现良好的相关性,并以检测给药前谷值水平来调整药量。但也有研究认为 C_0 与 AUC 相关性不大,使用 C_0 监测 CsA 的治疗效果,出现药物毒性及治疗失败的频率较高。因此认为监测峰浓度(C_2)可以估计 CsA 的吸收程度,在预测移植后急性排斥反应方面是有效而敏感的指标,能更有效地预测急性排斥反应和药物不良反应的发生。总之,CsA 谷浓度和峰浓度监测均是 AUC 的一种简化方式,二者从不同的角度反映 CsA 个体的吸收和代谢,都能预测急性排斥反应和药物不良反应的发生,实际工作中都只是临床调整 CsA 用药的一种参考指标,不能绝对化,尚须综合分析患者的年龄、体重、组织配型以及术后恢复过程等多种因素,C_0 和 C_2 相结合并力求治疗个体化才是最佳方案。

以肾移植为例,一般在患者服用 CsA 3 天后开始监测 CsA 的全血血药浓度,谷浓度于晨起服药前抽血,峰浓度在服药后 2 小时抽血。术后 1 个月内每周检测 1~2 次,2~3 个月每1~2 周检测 1 次,3 个月后每 1~2 个月检测 1 次,如药物调整较大或病情变化需要(如急性排斥反应、环孢素急性肾中毒、环孢素急性肝中毒),酌情增加检测次数。C_0 目标浓度值:术后 1 个月内 250~350μg/L;2~3 个月 200~300μg/L;4~6 个月 180~250μg/L;7~12 个月150~220μg/L;12 个月以后 100~150μg/L。C_2 目标浓度值:术后 1 个月内 1300~1500μg/L;2~3 个月 1100~1300μg/L;4~6 个月 1000~1200μg/L;7~12 个月 800~1000μg/L;12 个月以后 800μg/L 左右。

（2）他克莫司：与 CsA 同属针对 T 细胞的钙调神经蛋白抑制剂，但 FK-506 在结构上与 CsA 有明显差异（FK-506 是中性、疏水性大环内酯类，CsA 是环多肽），其免疫抑制作用是 CsA 的 10～100 倍。FK-506 安全而有效的治疗范围也很窄，当剂量不足或血药浓度过低时可能会导致移植排斥反应，而达到毒性水平时又会诱发一系列不良反应，如肾毒性、神经毒性、移植后糖尿病、高血压等。为了保证实体器官移植后在得到足够免疫抑制治疗的同时保证移植器官的存活率，监测全血 FK-506 浓度至关重要。

FK-506 浓度的监测频率根据临床需要而定，一般移植后的前 1～2 周，每周监测 1～2 次，以后逐渐减少，第 3、4 周每周 1 次，第 5～12 周每 2 周 1 次。特殊情况下，如出现肝功能改变、药物不良反应以及使用能改变 FK-506 药动学的药物时，必须增加监测频率。如遇 FK-506 剂量调整，从其他免疫抑制剂转换为 FK-506，同时应用可能影响血 FK-506 浓度的药物时，也应进行血 FK-506 浓度的测定。

以肾移植为例，FK-506 服用剂量原则为：首剂于肾移植后 24 小时内给予；术后 1 周～1 个月：每日 0.1～0.15mg/kg，分两次服用；术后 1～3 个月：每日 0.08～0.12mg/kg，分两次服用；术后 3～6 个月：每日 0.06～0.1mg/kg，分两次服用。根据目前国内肾移植术后常用的含有 FK-506 的方案，即 FK-506 加吗替麦考酚酯（MMF）加糖皮质激素，建议术后各时段血 FK-506 目标浓度谷值为：术后 1 个月内维持在 6～15μg/L；1～3 个月维持在 8～15μg/L；4～6 个月维持在 7～12μg/L；7～12 个月维持在 5～10μg/L；12 个月以后维持在 7～9μg/L。

FK-506 主要在空肠和回肠吸收，在肝脏和小肠代谢，体内代谢中易受肠壁上皮细胞中 P-糖蛋白（P-gp）活性和肝脏中 CYP3A4 及 CYP3A5 酶活性的影响。随着遗传药理学和药物基因组学的发展，个体间遗传背景的不同可能是导致 FK-506 个体差异的主要原因之一。研究提示，药物基因组学能解释 20%～95% 的个体药物疗效和不良反应差异是遗传多态性导致药物吸收、分布差异引起的。CYP3A5 单核苷酸多态性（SNP）与 FK-506 血药浓度有显著相关性，CYP3A5 GG 型血药浓度显著高于 AG 型和 AA 型。

口服 FK-506 的生物利用度会受到食物的影响，在有食物存在的情况下，FK-506 的吸收速度和吸收量都降低，特别是高脂饮食的影响最大。因此，建议在空腹或至少在餐前 1 小时或餐后 2～3 小时服用 FK-506，以获得最佳吸收。临床上会发现，当患者饮食逐渐恢复正常时，FK-506 血药浓度出现明显下降，分析其原因可能与患者胃肠道功能逐渐恢复，饮食量增加、肠蠕动加快导致 FK-506 吸收减少所致，这时就需要根据血药浓度监测结果及时增加 FK-506 的用药剂量，使其血药浓度保持在合理的治疗窗范围。

（3）西罗莫司：西罗莫司与神经钙蛋白抑制剂类药物相比，具有不同的免疫抑制机制，其在发挥抗排斥作用的同时无明显的肝、肾性和神经系统毒性，可在慢性移植性肾病的防治方面发挥重要作用，尤其适用于并发肾功能不良的患者。西罗莫司与 CsA 联合应用可产生协同作用，比单独使用其中任何一种的效果都要好，也比西罗莫司联合吗替麦考酚酯或 CsA 联合吗替麦考酚酯应用的效果好。有研究发现，由于西罗莫司较强的抗肿瘤作用，与 CsA 合用时可大大降低器官移植过程中肿瘤形成的概率，而当单独使用 CsA 时肿瘤形成的概率要更高。西罗莫司与 CsA 联用时，基于 CsA 对西罗莫司的药动学影响，最好在 CsA 服用后 4 小时再用。由于西罗莫司与 FK-506 竞争性结合他克莫司结合蛋白，存在拮抗作用，两者不宜合并给药。

　　研究认为,当肾移植患者西罗莫司的血药浓度大于 15μg/L 时,就会导致甘油三酯的升高及血红蛋白、白细胞或血小板减少等不良反应,因此血药浓度监测对于保证西罗莫司免疫抑制效果和临床安全性具有重要意义。由于西罗莫司吸收后首先进入红细胞,并与血浆蛋白高度结合,结合率大于 92%,其余部分与脂蛋白结合,因此测定西罗莫司的血药浓度需要全血。西罗莫司起始剂量可为 6mg,维持剂量为 2mg/d,初次给药后 5~7 天开始监测其血药浓度。关于西罗莫司合适的治疗窗国内外存在差异,国外认为 5~15ng/ml 是西罗莫司合适的浓度范围,而国内学者认为浓度维持在 4~8ng/ml、6~10ng/ml 较合适,大多数的不良反应发生在 10~15ng/ml。此外,肾移植患者的 CYP3A5 基因多态性与西罗莫司血药浓度具有相关性,用药前通过基因型检测合理应用西罗莫司并有针对性地进行剂量调整,将有利于减少移植后排斥反应和免疫抑制剂不良反应的发生。这些都体现了西罗莫司临床治疗个体化的重要性。

　　2. 免疫抑制剂的常见不良反应　免疫抑制药物大多具有明显的毒副作用,长期使用患者不易承受,免疫抑制剂可导致机体免疫功能的下降,病原微生物感染增加,长期应用可能提高肿瘤发病率。常见不良反应见表 15-1。

表 15-1　免疫抑制剂的常见不良反应

不良反应	糖皮质激素	钙调神经蛋白抑制剂	西罗莫司靶蛋白抑制剂	吗替麦考酚酯
肾损伤	－	＋＋＋	＋(蛋白尿)	－
骨病	＋＋＋	－	－	－
胃肠道	＋/－	－	－	＋
骨髓抑制	－	－	－	＋
肺间质纤维化	－	－	＋	－
高胆固醇血症	＋	＋	＋＋＋	－
糖尿病	＋＋	＋(FK-506)	－	－
高血压	＋	＋＋	＋	－

　　(1)环孢素:CsA 可导致的不良反应包括:①肾毒性:最常见,轻者表现为慢性肾功能不全,重者出现肾衰竭;可表现为肾小球血栓形成,蛋白尿,管型尿,可出现高尿酸血症,高钾血症,少尿或无尿等。②肝毒性:主要表现为低蛋白血症,高胆红素,血清转氨酶升高,胆汁淤积等。③神经毒性:表现为震颤,感觉异常,共济失调,幻觉等症状。④其他:厌食,恶心,呕吐,多毛,牙龈增生,高血压,高血脂等。其对血压、血脂的影响较 FK-506 更为明显,是导致移植后高血压和高血脂的一个重要因素。

　　(2)他克莫司:肾毒性也是 FK-506 常见的不良反应,它引起的肾毒性临床表现与 CsA 相似,较严重的肾毒性发生于近 10% 的患者中,较轻的肾毒性见于 20%~60% 的患者。服用 FK-506 比 CsA 更易发生高血糖,因此对于糖尿病及糖尿病高危人群,建议使用 CsA,或者改为那些不会诱导糖尿病的药物如吗替麦考酚酯或西罗莫司。高血压是 FK-506 另一常见表现,但与 CsA 相比,可以不用或少用降压药。其他不良反应包括腹泻、恶心、呕吐、厌食、低镁血症、低钾血症、溶血性贫血等。

（3）吗替麦考酚酯：吗替麦考酚酯的不良反应发生率呈剂量依赖性，最常见的是胃肠道反应（厌食、恶心、呕吐、腹泻、胃炎），还有血液疾病（白细胞减少、血小板减少、贫血），以及易感染性。如果出现白细胞计数小于 $3.0 \times 10^9/L$ 时应减量，小于 $1.5 \times 10^9/L$ 时则应停药。

（4）西罗莫司：不良反应一般在治疗开始的几周内出现，最主要的不良反应是剂量相关性高甘油三酯血症和高胆固醇血症，应及时采取降脂措施。其他不良反应还包括口腔溃疡、腹泻、关节疼痛、鼻出血、皮疹、痤疮、白细胞减少、血小板减少、恶心呕吐、贫血、高血压及感染等。

3. 药物相互作用 药物间的相互作用可分为两类：药动学相互作用和药效学相互作用，药效学的相互作用很难确定，需要在临床使用中发现证明。我们所能关注和了解的是药动学相互作用，是一种药物改变了免疫抑制剂的吸收、分布、代谢、排泄，导致免疫抑制剂的血药浓度发生变化。表 15-2 列举了一些抗菌药物与免疫抑制剂的药物相互作用。

表 15-2 抗菌药物与免疫抑制剂的药物相互作用

抗菌药物	钙调神经蛋白抑制剂	西罗莫司靶蛋白抑制剂	吗替麦考酚酯
氟喹诺酮类（主要是氧氟沙星＞环丙沙星）	药物浓度增高		
大环内酯类（红霉素＞克拉霉素＞阿奇霉素）	药物浓度显著增高	药物浓度显著增高	
利福霉素（利福平＞利福布丁）	药物浓度显著增高	药物浓度显著增高	
唑烷酮类		骨髓抑制增强	骨髓抑制增强，血小板减少
三唑类（酮康唑/伏立康唑/泊沙康唑/伊曲康唑/氟康唑）	药物浓度增高	药物浓度增高（伏立康唑禁忌）	
更昔洛韦/缬更昔洛韦		骨髓抑制增强	骨髓抑制增强

（1）降低免疫抑制剂血药浓度的药物：由于许多免疫抑制剂（环孢素、他克莫司、西罗莫司）在肝脏通过细胞色素 CYP3A4 酶代谢，当其与 CYP3A4 酶诱导剂合用时，其代谢速度会加快，导致血药浓度下降。能引起免疫抑制剂血药浓度下降的药物如巴比妥酸盐，卡马西平，奥卡西平，苯妥英，萘夫西林，磺胺二甲嘧啶（静脉注射），利福平，奥曲肽，普罗布考，奥利司他，贯叶连翘，噻氯匹定，磺吡酮，特比萘芬，波生坦等。

（2）增加免疫抑制剂血药浓度的药物：当免疫抑制剂（环孢素、他克莫司、西罗莫司）与 CYP3A4 酶抑制剂合用时，其代谢速度会减慢，导致血药浓度升高。能引起免疫抑制剂血药浓度升高的药物如大环内酯类抗生素、酮康唑、氟康唑、伊曲康唑、伏立康唑、地尔硫草、尼卡地平、维拉帕米、甲氧氯普胺、口服避孕药、达那唑、甲泼尼龙、别嘌醇、胺碘酮、胆酸及其衍生物、蛋白酶抑制剂、伊马替尼、秋水仙碱、萘法唑酮等。

（3）增加肾毒性的药物：肾毒性是环孢素、FK-506 主要的不良反应，当其与阿昔洛韦、氨基糖苷类抗生素（庆大霉素和妥布霉素）、两性霉素 B、环丙沙星、呋塞米、甘露醇、苯丙氨酸、氮芥、甲氧苄啶(+磺胺甲噁唑)、万古霉素、非甾体抗炎药(双氯芬酸、吲哚美辛、萘普生和舒林酸)等药物合用时,可增加环孢素和FK-506对肾脏的毒性。因此,与此类药物合用时,应密切关注患者的肾功能。

(4)阻止免疫抑制剂吸收的药物:考来烯胺、考来替泊、普罗布考、司维拉姆、抗酸药能阻止免疫抑制剂(环孢素、他克莫司、西罗莫司、吗替麦考酚酯)的吸收,降低免疫抑制剂的血药浓度。

第二节 器官移植药物的合理应用

一、抗排斥反应的药物治疗

(一)肾脏移植

1. 肾移植排斥反应的临床表现和治疗 临床上肾移植排斥反应主要依据其发生时间、临床表现及病理学特点,分为超急性排斥反应(hyperacute rejection,HAR)、加速性排斥反应(accelerated rejection)、急性排斥反应(acute rejection,AR)以及慢性排斥反应(chronic rejection,CR)4种类型(表15-3)。

表15-3 肾移植术后排斥反应类型

排斥反应类型	机制	移植肾病理表现	时间
超急性	预存抗体	肾小球血栓形成	<24小时
加速性	预存抗体	肾间质出血	2~5天
急性	细胞及体液免疫	淋巴细胞浸润、血管内膜炎	>6天
慢性	体液免疫为主	血管平滑肌增殖	>90天

(1)超急性排斥反应:超急性排斥反应是移植肾最急剧、后果最严重的排斥反应,发生率为1%~5%,原因是受者体内预存的供者特异性抗体与抗原结合,激活补体和凝血系统,导致血管内凝血所致。多次妊娠、再次移植、多次输血等常常为诱导抗体产生的原因。近年来随着配型技术的改进,超急性排斥反应的发生率显著下降。超急性排斥反应多发生在移植后数分钟至数小时内,一般不超过24小时。超急性排斥反应来势凶猛,为不可逆的排斥反应,目前无有效的治疗方法,只能行移植肾切除。

(2)加速性排斥反应:加速性排斥反应多发生在肾移植后2~5天,排斥反应程度剧烈,病程进展快,移植肾通常会迅速丧失功能,严重时还可出现移植肾的破裂出血。加速性排斥反应的发生机制与超急性排斥反应类似,多由于体内预存的抗体或者有预先致敏的因素存在,而仅是发生时间略晚、程度略轻。

加速性排斥反应治疗困难,逆转率约30%。治疗常首选大剂量甲泼尼龙,500mg冲击治疗3天,同时应尽早使用ATG或OKT3进行治疗,治疗持续7~21天,经过上述治疗仍不满意者可采取局部浅表X线照射移植肾,血浆置换或免疫吸附治疗也有一定疗效。由于大剂量免疫抑制剂易引起感染、充血性心力衰竭以及消化道出血等并发症而危及生命,若处理无效,应尽早停用免疫抑制剂,切除移植肾。

（3）急性排斥反应：急性排斥反应是临床上最常见的类型，可发生在移植术后的任何时间，但多发生在移植后 3 个月内，尤以移植后第 1 个月内最常见。随着时间的延长，其发生的概率越来越低。但值得注意的是，急性排斥反应发生的时间越晚，发生的频率越多，对移植肾的长期影响越严重，治疗越困难，预后越差。急性排斥反应的发生与很多因素相关，如患者的年龄、性别、透析时间、输血次数、女性妊娠史、人类白细胞抗原配型、供体情况等。

典型的急性排斥反应表现为：①尿量减少，尿量是观察急性排斥反应的重要指标，往往最早发生，对于无特殊原因患者的尿量突然减少 30% 以上，在排除血容量不足、尿管阻塞、输尿管狭窄、低血压等原因外，主要应考虑是否存在急性排斥反应。急性排斥反应发生时应用利尿药后，反应较差或者无反应。尿少的同时患者往往合并体重增加，多与水钠潴留有关。②发热，可伴有乏力、疲劳、关节酸痛等全身不适症状，体温一般为 37.5~38.5℃，发热也是最早出现的症状之一，常发生在夜间，类似感冒的症状，应注意与感染相鉴别。③移植肾区胀痛、移植肾肿大、触痛明显。④部分患者还合并血压升高，且对降压药物反应差，对于平时血压平稳的患者突然出现血压升高，应警惕急性排斥反应的发生。随着新型免疫抑制剂的使用，肾移植的急性排斥反应起病隐匿，可能只表现为肾功能减退，上述典型的临床表现已很少出现。

急性排斥反应发生时，实验室检查可发现血清肌酐、尿素氮升高、血清肌酐清除率下降；尿液检查可发现蛋白尿、血尿、纤维蛋白降解酶升高，尿比重下降；尿细胞学检查可见淋巴细胞增多，可见肾小管上皮细胞和尿路脱落细胞；免疫学指标检测可见 CD4$^+$/CD8$^+$、IL-2、IL-2 受体升高；超声检查可见移植肾体积增大、血流减少、血流阻力增加，其动脉搏动指数 > 1.8，阻力指数 > 0.8；发射单光子计算机断层扫描仪（ECT）检查可见肾排泄延迟，示踪剂的摄取和清除减慢。以上检查对临床上判断急性排斥反应有重要参考价值，但都是非特异性的，确诊仍有赖于移植肾穿刺活检病理诊断。

急性排斥反应根据发生机制的不同，可分为体液性和细胞性排斥反应。体液性排斥反应主要由抗体介导，B 淋巴细胞在其中起到重要的作用，而细胞性排斥反应主要由 T 淋巴细胞介导。

1）急性 T 细胞介导性排斥反应：急性 T 细胞介导性排斥反应（acute T-cell mediated rejection）常简称急性细胞性排斥反应（acute cellular rejection，ACR），常见原因为擅自停用或减少免疫抑制剂剂量。确诊需要进行移植肾穿刺活检组织病理学诊断，早期诊断、及时针对性治疗是关键，大部分急性排斥反应在积极的抗排斥反应治疗下能够逆转，并恢复正常肾功能。治疗上，使用大剂量糖皮质激素冲击是治疗急性 T 细胞介导性排斥反应首选和最常用的方法。常用方法为甲泼尼龙 0.2~0.5g，静脉滴注连用 3 天，可根据排斥反应的程度适当增减剂量，可 1 次和分次静脉注射。激素冲击疗法的目的是干扰 IL-1mRNA 的产生和减少 HLA-Ⅱ类抗原的表达。一个疗程的冲击剂量一般不超过 3g，多次冲击往往效果较差，应改用其他药物。激素冲击治疗效果较差的病例称为耐皮质类固醇的急性排斥反应（steroid resistance acute rejection），这类排斥反应往往有抗体介导因素的参与，因此对激素治疗不敏感，清除抗体是治疗耐皮质类固醇排斥反应的有效方法。目前常用的生物制剂主要有抗胸腺淋巴细胞球蛋白（ATG）和抗 CD3 单克隆抗体 OKT3。生物制剂治疗可以逆转 80%~90% 的耐皮质类固醇的急性排斥反应，根据排斥反应的程度，使用疗程为 7~14 天。

2）急性抗体介导性排斥反应：急性抗体介导性排斥反应是急性排斥反应中的重要类型，

占所有急性排斥反应的20%~30%,临床表现为移植术后早期的急性难治性排斥反应或加速性排斥反应,常导致移植物丧失功能。急性抗体介导性排斥反应的诊断应符合以下标准:①有严重排斥反应的临床表现;②组织学表现为中性粒细胞等炎症细胞在肾小管周围毛细血管部位的聚集,动脉纤维素样坏死,急性肾小管损伤等;③免疫病理表现为抗体介导性排斥反应的标志物 C4d 在肾小管周围毛细血管部位沉积,免疫球蛋白或者 C3 在动脉壁的沉积;④移植受者血清内检测出供者特异性抗体(donor specific alloantibody,DSA)。

由于急性抗体介导性排斥反应大多对激素冲击以及抗 T 细胞抗体(OKT3 或 ATG)治疗反应不佳,当采取上述治疗措施疗效不佳时应立即采取以下措施:

①血浆置换(plasmapheresis,PP)或免疫吸附(immune adsorption)疗法:通过血浆置换或免疫吸附疗法,可以清除体内的 DSA、各种淋巴因子、补体以及免疫复合物等,减少移植肾受体与抗体结合的机会,从而促进移植肾功能。

②大剂量免疫球蛋白:血浆置换或免疫吸附由于非选择性地清除了血浆蛋白,在清除了DSA 的同时,也降低了患者的抗感染能力,而大剂量丙种球蛋白既可抑制人类白细胞抗原抗体再生,防止排斥反应反跳,又能增强患者抗感染的能力,可配合免疫吸附或血浆置换疗法使用。

免疫球蛋白抗排斥反应的机制包括:通过抗独特型网络调节同种抗体水平;抑制细胞因子基因激活和阻断 T 细胞受体/抗原提呈细胞的相互作用而抑制细胞因子活性;抑制 γ- 干扰素产生;通过 Fc 受体介导的相互作用,抑制 T 细胞激活和抗体产生;抗 CD4 活性;激活细胞因子受体拮抗剂;抑制补体活性。

③其他疗法:如脾切除、放射疗法等,在上述措施无效时可以考虑使用。但总体来说,急性抗体介导性排斥反应治疗比较困难,因此避免急性抗体介导性排斥反应的重点在于预防,如术前应用多种免疫学检测方法对致敏者予以筛选,避免直接对高敏者/高危者实施移植,在确定高敏者后,通过多种手段清除体内抗体后再考虑进行移植。

(4)慢性排斥反应:肾移植 3~6 个月后出现蛋白尿、高血压、肾功能逐渐减退、血肌酐上升,最后因肾纤维化而完全丧失功能,称为移植肾慢性排斥反应(chronic renal allograft rejection,CR)。慢性排斥反应的病理特征是肾血管周围炎症反应,血管内膜变厚,平滑肌细胞增殖,血管腔同心圆形变窄,最后纤维化,可导致血管完全闭塞。肾小球硬化继发于缺血,早期肾小球变细、毛细血管基底膜变厚和折叠,后透明样变和纤维化,肾小管萎缩。

移植肾慢性排斥反应的发病因素包括免疫因素和非免疫因素,两者共同造成移植肾慢性失功能。①免疫因素导致的慢性排斥反应又可区分为慢性细胞性排斥反应(chronic-cell mediated rejection)和慢性体液性排斥反应(chronic humoral rejection,CHR)或称慢性抗体介导性排斥反应(chronic antibody-mediated rejection,CAMR)。慢性细胞性排斥反应是指具备了慢性排斥反应特有的组织学表现,但以细胞性免疫损伤为主,缺乏体液性免疫反应的相关证据。慢性体液性排斥反应是指具有慢性排斥反应组织学表现的同时,还具有体液性排斥反应的证据,如 C4d 阳性和受者体内可检出抗供者特异性抗体(DSA)。②非免疫因素则包括移植肾缺血时间、缺血/再灌注损伤、巨细胞病毒感染以及肾病复发等,这些因素都会影响移植肾的长期功能。此外,受者伴发的其他疾病如高血压、高血脂和糖尿病也会对肾功能造成长期损伤。这些非免疫因素往往与免疫因素并存,共同加重移植肾免疫损伤。

慢性排斥反应目前尚无理想的治疗方法,主要是调整免疫抑制剂以减少其肾毒性,防治加重慢性排斥反应的危险因素如高血压、糖尿病、控制巨细胞病毒感染等,以延长残存肾单位发挥功能。移植肾慢性排斥反应防治的关键在于预防。术前配型选择 HLA 位点尽可能少错配的供肾是减少慢性排斥反应的关键;术后则是合理使用免疫抑制剂,防止急性排斥反应的发生,监测亚临床排斥反应;合理调节免疫抑制剂药物浓度,在防止排斥反应发生的基础上尽量减轻其毒副作用;根据受者的具体情况制订个体化的免疫抑制方案,尤其是肾移植术后早期急性排斥反应高发期,免疫抑制剂应足量;对免疫高敏受者,应适当采用抗体免疫诱导治疗,减少早期急性排斥反应的发生率。

2. 药物治疗管理　免疫抑制剂的发展成就了肾移植辉煌的同时,也带来了诸多不良反应。如感染和恶性肿瘤就是免疫抑制剂的两个原发性免疫系统并发症,这是免疫抑制剂对受者免疫系统在某种程度上进行持续"改造"的结果。此外,免疫抑制剂还可引起诸如肝、肾、消化道功能损害,神经和分泌功能紊乱以及过敏反应等。正因为免疫抑制剂具有上述副作用,合理制订免疫抑制方案,并根据肾移植受体的病情变化及时合理调整免疫抑制策略,在有效抑制排斥反应的同时实现个体化、低毒化用药,是临床药师工作的重点和难点。鉴于移植肾急性排斥反应的严重危害,大多数免疫抑制方案重点在于降低术后短期的急性排斥反应发生率,随着时间的推移,如果不进行调整很容易出现免疫抑制过度,因此,在适当时候进行免疫方案调整非常重要。此外,现有的免疫抑制方案多为经验性用药,缺乏个体性,所以对于个体而言,很难将药物剂量用到恰到好处。多项回顾性研究表明,三联用药方案中普遍应用的药物都可以适度减量。

(1)肾移植中钙调神经蛋白抑制剂(CNI)的选择:目前,CsA 是肾移植术后的基础免疫抑制剂之一,在下面情况下应优先选用 CsA。①移植后糖尿病(PTDM)是移植受者重要的并发症,糖尿病患者移植肾功能丧失和受者死亡的危险性显著增加。在现有的 CNI 药物中,CsA 血糖的影响相对较小。推荐移植后皮质类固醇快速减量或尽早撤除。②丙型肝炎病毒感染的肾移植受者:有试验证明,CsA 可抑制丙型肝炎病毒 RNA 的复制,提高干扰素对丙型肝炎的治疗效果;此外,HCV 阳性患者的 PTDM 发病率高于 HCV 阴性的患者。因此,在上述情况下,可考虑首选 CsA 作为基础免疫抑制剂。③无法耐受 FK-506 不良反应的患者和使用 FK-506 出现吸收不良的患者。

对于下列肾移植受者,可考虑将 CsA 转换为 FK-506 的情况有:①移植后使用 CsA 过程中出现急性排斥反应;②使用 CsA 过程中出现慢性移植肾功能丧失的高危患者、肾功能进行性减退或发生慢性移植肾功能丧失或发展为慢性移植肾肾病(CAN);③不能耐受 CsA 的不良反应,或肾功能稳定但有转换意愿的受者(如担心 CsA 的不良反应);④发生移植肾功能恢复延迟(DGF)时;⑤发生肝毒性时。对于不能耐受 FK-506 不良反应或使用 FK-506 发生急性排斥反应的肾移植受者,可考虑将 FK-506 转换为 CsA。

(2)免疫抑制方案调整的注意事项:①调整免疫抑制剂用量的时机:患者在肾移植后期免疫抑制剂的需要量肯定是低于初期。这个临界点在术后 3~6 个月,在此之前减药,患者不仅容易发生排斥反应,其预后也不能得到明显改善。②减药与排斥反应的关系:移植术后晚期的排斥反应与慢性移植肾肾病密切相关,严重影响了移植肾的存活;然而,早期偶发的急性排斥反应如果得到早期诊断并且及时处理,并不一定会对肾存活产生负面影响,所以也就没有必要相应调高免疫抑制剂的剂量。因此,排斥反应发生率的高低不应成为减药是否成功的唯一标尺。③加强对肾移植受者的监护和随访:调整免疫抑制方案后,必须加强对患者的监护和随访,随时按需要予以更改。再者,还应注意一些不可预知因素的影响,比如药物敏感性和患者依从性的改变等。④用药要讲究个体化:免疫抑制剂的应用和调整要讲究个体化是移植学界已经达成的共识,即不同的患者应该根据自身情况选择不同种类和不同剂量免疫抑制剂,并根据受者发生的不良反应及时进行合理的个体化调整。此外,在制订和调整免疫抑制方案时还应考虑患者的经济承受能力,选择最为经济、有效的方案。

(二)肝脏移植

1983 年,美国国立卫生研究院(NIH)正式确认肝脏移植是终末期肝病的最佳治疗方法,从而促进了临床肝移植的迅速发展。原则上,所有终末期肝病用其他各种内外科方法不能治愈,预计在短期内无法避免死亡者,都是肝移植的适应证,主要包括以下几种:①慢性病毒性肝炎;②暴发性肝衰竭;③肝脏恶性肿瘤;④酒精性肝硬化;⑤原发性和继发性胆汁性肝硬化;⑥原发性硬化性胆管炎;⑦先天性胆道闭锁;⑧代谢性疾病;⑨晚期肝棘球蚴病。

1. 肝移植的免疫学特点 同种异体器官移植术后都会发生不同程度和形式的免疫反应,而肝脏由于其独特的解剖结构和生理特点,使得肝移植的排斥反应与其他移植器官相比呈现出不同的特点,即表现出免疫特惠器官(immunologically privileged organ)的特点,具体包括以下几方面:①即使受者已有抗供者的预存抗体,甚至 ABO 血型不同的肝移植在术后往往也不发生超急性排斥反应;②进行联合脏器移植时,移植的肝脏能够保护来自同一供者的其他同时移植的器官;③HLA 配型对肝脏移植术后排斥反应发生、移植物存活率的影响较低,HLA 配型的重要性在肝移植不如肾移植和心脏移植。

2. 肝移植排斥反应的临床表现和治疗 尽管肝脏被认为是"免疫特惠器官",但肝移植的排斥反应,尤其是急性和慢性排斥反应仍无法完全避免,移植肝排斥反应仍是影响肝移植后受者长期存活的主要问题。根据排斥反应发生的时间、病理生理机制、临床表现的不同,肝移植术后排斥反应分为超急性、急性和慢性排斥反应。

(1)超急性排斥反应:与肾移植、心脏移植等其他脏器相比,肝移植的超急性排斥反应极为罕见。由于肝脏的"免疫特惠"机制,即使 ABO 血型不符、淋巴毒交叉细胞阳性的供受体进行肝移植也不发生超急性排斥反应,但对于多次肝移植、多次妊娠、多次输全血等患者,超急性排斥反应仍有可能发生。超急性排斥反应的发生是由于受体体内预存有抗供者抗原的特异性抗体,唯一的挽救措施是再次进行肝移植。

(2)急性排斥反应:急性排斥反应是肝移植排斥反应中最常见的一种,可发生于肝移植术后数日至数年间,最常见于肝移植术后 5~15 天,移植肝功能逐渐恢复时。肝移植急性排斥反应是由 T 淋巴细胞介导的细胞免疫,临床表现主要有发热、移植肝肿胀、压痛、黄疸出现或加深,胆汁分泌减少,胆汁稀薄,色淡等。典型的肝功能损害特征是反映微小胆管损伤程度的指标(如碱性磷酸酶、γ-谷氨酰转肽酶和胆红素)进行性升高,由于强效新型免疫抑制剂在临床上的广泛使用,部分受者在发生急性排斥反应时并无明显症状或仅表现为酶学指标升高。因此,只要血清转氨酶水平升高,尤其是伴有免疫抑制剂血药浓度低于治疗水平者,都应考虑急性排斥反应的可能。肝移植急性排斥反应的确诊主要依赖移植肝穿刺活检的病理学改变,肝移植急性细胞排斥反应在病理组织学上具有三联组织学特征,包括:①汇管区的炎症细胞浸润;②小叶间胆管的损伤,即形成排斥反应性胆管炎;③肝动脉及肝门静脉血管分支的血管内皮炎。

大部分肝移植的急性排斥反应发生于移植后 3 个月以内,但 3 个月之后发生的急性排斥反应在临床上也并不少见。迟发性急性排斥反应常见的危险因素是低免疫抑制状态,如患者服药依从性差或者为了减轻免疫抑制剂的毒副作用而减少了服药的剂量。其他可以导致迟发性急性排斥反应的危险因素还包括自身免疫性肝病、使用干扰素和 ABO 血型不合。一部分迟发性急性排斥反应的患者同时合并病毒感染,以巨细胞病毒最为常见,其他常见的病毒感染还包括单纯疱疹病毒、EB 病毒和水痘-带状疱疹病毒。对于这类患者,查明感染的病毒,在加强免疫抑制的基础上给予恰当的抗病毒药物尤其重要。迟发性排斥反应治疗较为困难,主要是增加免疫抑制剂的用量。

肝移植急性排斥反应的治疗关键在于及时发现,只要采取恰当的治疗措施,大多数急性排斥反应可以逆转,一些轻微的排斥反应甚至可以不治自愈。急性排斥一旦确诊,应立即调整和优化免疫抑制方案,如提高 FK-506 或 CsA 浓度,将 CsA 或 FK-506 互换,增加其他类型免疫抑制剂如 MMF、Aza 或西罗莫司等。在调整免疫治疗方案的同时还应加强保肝、利胆治疗。对于较轻的急性排斥反应,上述措施通常即可奏效,如果排斥反应较重或上述措施疗效不佳,可采用冲击疗法,常用的治疗措施包括激素冲击,应用抗胸腺细胞球蛋白(ATG)、OKT3 或抗 CD25 单克隆抗体等(具体可参见肾移植部分),一般可以取得满意疗效。

(3)慢性排斥反应:慢性排斥反应通常发生于肝移植 6 个月之后,但亦有受者移植后几周内即发生肝移植慢性排斥反应。随着新型强效免疫抑制剂的应用和供肝保存技术的进步,肝移植慢性排斥反应的发生率已经逐步下降。慢性排斥反应的主要表现是进行性移植肝功能损害。在发生胆汁淤积前,早期的临床表现并不明显,随着病情缓慢进展,逐渐出现瘙痒、黄疸等胆汁淤积的临床症状和体征。随访时发现肝功能检查有进行性恶化的趋势时,就应考虑到慢性排斥反应的可能。典型的慢性排斥反应肝功能检查结果表现为碱性磷酸酶升高和血清转氨酶同时升高,但碱性磷酸酶升高的比例高于血清转氨酶。同急性排斥反应一样,慢性排斥反应的唯一确诊标准也是移植肝穿刺活检。肝穿组织病理检查的主要改变为增生性动脉内膜炎,小动脉管腔闭塞,胆管消失,因此肝移植的慢性排斥反应也称作胆管消失排斥反应。

慢性排斥反应的治疗较为困难,由于免疫抑制剂治疗无效,疾病通常缓慢但不可逆地进展,直至移植物丧失功能,目前唯一有效的治疗方法是再次进行肝移植。

3. 药物治疗管理 评价免疫抑制方案优劣的标准除了患者和移植物的长期存活,还包括患者生活质量的最优化和药物毒副作用的最小化。因此,在制订免疫抑制方案时应综合考虑患者的病理生理状况,制订个体化的免疫抑制方案。

(1)肝癌肝移植术后免疫方案的制订:对于接受肝移植治疗的肝癌患者,肝癌的复发是影响受者长期存活的重要因素。肝移植术后免疫抑制剂的长期大量使用可导致机体免疫力下降,对肿瘤的监视和抑制作用减弱,使得肿瘤易于复发。因此,对于肝癌肝移植受者,在不发生急性排斥反应的前提下,制订免疫抑制方案时应减少免疫抑制剂的种类和剂量,同时尽早撤除激素。另外,研究还发现西罗莫司在抗排斥反应的同时还具有抗肿瘤作用,其抗肿瘤机制包括引起肿瘤细胞的周期停滞、诱导肿瘤细胞 P53 功能缺失性突变,从而促进肿瘤细胞的凋亡。西罗莫司的抗肿瘤作用对肝癌肝移植患者尤其具有重要的意义,有望在控制排斥反应的同时抑制肿瘤生长,但其确切的抗肿瘤复发疗效还有待于大宗临床病例研究的证实。

(2)肝移植与肾功能损害:肝移植受体术前或术后发生肾功能不全比较常见,术后急性肾功能不全的发生率为30%~50%。肝移植患者在术后 10 年发展为终末期肾病而需要进行持续血液透析治疗或肾脏移植治疗的患者占 5%~8%。因此,避免肾功能损害是制定肝移植患者基础免疫抑制方案需要考虑的重要因素。肝移植患者发生慢性肾病是多因素的:包括慢性暴露、中枢神经系统感染、高血压、糖尿病、肥胖、动脉粥样硬化、高脂血症、慢性 HCV 感染以及围术期急性肾损伤等。对于合并肾功能不全或具有肾功能不全高危因素的肝移植患者,应减少 CNI 类免疫抑制剂的用量,特别是 CsA,因其肾毒性较 FK-506 更大。CNI 类制剂与肾毒性药物如氨基糖苷类、两性霉素 B、万古霉素、复方磺胺甲噁唑和非甾体抗炎药等联合应用时应十分慎重,密切观察肾功能变化,必要时可换用肾毒性更小的西罗莫司。对这类高危的肝移植患者,术后逐渐减少或完全停用 CNI 制剂以改善慢性肾病的进展已是一种常见方案。

(3)肝移植与代谢综合征:影响肝移植预后的常见代谢性疾病有糖尿病、高血压和高脂血症。肝移植术后的糖尿病包括既往存在的糖尿病和新发糖尿病,而新发糖尿病中的某些患者是围术期暂时性糖尿病。研究发现,高浓度 FK-506 可减少胰岛素合成与分泌,糖皮质激素则可加重胰岛素抵抗,二者作用叠加是导致移植后糖尿病(PTDM)风险增加的重要机制。对新发糖尿病而言,大多数患者随着类固醇激素的停药以及 FK-506 的减量,其病情趋向于自我缓解,患者可逐渐从胰岛素治疗过渡为口服降糖药,最后通过严格的饮食控制即可满意地控制血糖。在 CNI 类免疫抑制剂中,CsA 对血糖的影响相对较小,对于糖尿病及糖尿病高危人群,建议使用 CsA,同时尽快减少糖皮质激素用量或撤除糖皮质激素。如果使用 CsA 控制血糖仍不满意,可考虑改用西罗莫司作为基础免疫抑制剂。

高血压可增加肝移植患者罹患心血管疾病以及慢性肾病的风险,对其预后造成不良影响。一般来说,应将患高血压的肝移植患者血压控制在 130/80mmHg 左右。CNI 类免疫抑制剂和类固醇激素可加重患者的高血压,使用时应尽量减少这两类药物的剂量。同时控制体重,减少食盐的摄入也非常重要。如采取上述措施仍无法控制血压在理想水平,则需要辅以降压药物。钙通道阻滞药中的氨氯地平和硝苯地平是对于肝移植患者较为有效的降压药,因为它们可以拮抗 CNI 类制剂的收缩血管作用。但应用非二氢吡啶类钙通道阻滞药如维拉帕米和地尔硫䓬时需格外注意,因为该类药物可以显著增加 CNI 类药物的药效。β 受体阻断药的疗效与钙通道阻滞药相同。当这些降压药与 CNI 类制剂(尤其是他克莫司)联合使用时需监测患者血钾水平,CNI 类制剂可导致钠水潴留,而利尿药可以减轻这种潴留,所以对于肝移植后的高血压患者来说,利尿药联合其他降压药更为有效,但是在使用利尿药时需注意避免引起电解质紊乱。

高血脂是影响肝移植预后的另一个重要因素,肝移植术后血脂异常的患病率可以达到70%,远远高于移植前。免疫抑制剂尤其是西罗莫司、糖皮质激素以及 CNI 抑制剂(FK-506致高脂血症的发生率较 CsA 低)是导致肝移植术后血脂异常的主要原因。西罗莫司有诸多优点,如无肾毒性和神经毒性、很少引起糖尿病和高血压等,但高脂血症是西罗莫司主要的不良反应,高胆固醇和高甘油三酯血症发生率一般为 11%~34% 和 33%~75%。西罗莫司与 CsA 有良好的协同作用,可有效预防移植排斥反应,临床上常将西罗莫司与 CsA、激素联用。但目前研究认为,CsA、激素可能对西罗莫司引起的高脂血症也有协同作用,联用可能增加高脂血症的发生率。高脂血症是导致心血管病的主要危险因素,应予以重视。对于低密度脂蛋白水平大于 100mg/dl(不管是否合并高甘油三酯)的患者,除改变生活方式和饮食习惯外,可加用他汀类药物和依折麦布。对于胆固醇正常的高甘油三酯血症,可服用鱼肝油,每次 1000mg,每日 2 次,并可加用纤维酸衍生物。对于难治性高脂血症患者,则需要考虑改变免疫抑制剂,如将 CsA 改为 FK-506、CNI 类抑制剂减量(或加用 MMF)、停用西罗莫司等。

(4)肝移植与病毒性肝炎:病毒性肝炎所致的终末期肝硬化和肝衰竭是肝移植的主要适应证,而肝移植术后避免病毒性肝炎复发则是一个重要课题。对乙型病毒性肝炎而言,联合使用人乙型肝炎免疫球蛋白(human hepatitis B immunoglobulin,HBIG))和核苷类药物可以预防绝大多数的肝移植术后再次感染。而对丙型病毒性肝炎而言,HCV RNA 阳性的肝移植受体其丙型肝炎的复发几乎难以避免,HCV 所致的肝硬化也是这类患者移植肝脏损失最常见的原因。对于已经感染病毒性肝炎的肝移植患者,制定免疫抑制方案时应尽量选择肝毒性较小的免疫抑制剂,如用 FK-506 替代 CsA,并减少其用量,同时还应尽量减少激素的用量,病情允许时可尽早停用激素。对于使用激素风险较高的患者,也可考虑采用无激素的免疫抑制方案。有研究发现 CsA 可抑制丙型肝炎病毒 RNA 的复制,提高干扰素对丙型肝炎的治疗效果,故 HCV 感染时可考虑选择 CsA 作为基础免疫抑制剂,但其临床疗效尚有待进一步证实。

二、感染的预防和治疗

(一)概述

移植后感染(infection after transplantation)是指接受器官移植术后患者发生的细菌、病毒、真菌、支原体等各种病原感染。尽管目前器官移植的技术得到了快速发展,但必须认识到,超过 80% 的移植受者术后至少合并有一种类型的感染。移植后感染直接影响移植器官受者存活率,40% 围术期死亡的原因是感染,在移植器官受者死因方面仅次于排斥反应。

器官移植手术要取得成功,必须处理好排斥反应和感染,抗排斥反应必须使用免疫抑制措施,但免疫抑制增加了移植器官受者感染的风险。既要保证足够的免疫抑制水平以防止排斥反应的发生,又要避免过度的免疫抑制而造成移植后感染,维持两者的平衡是影响移植器官受者预后的关键。

1. 移植后感染的诱因 与移植后感染相关的主要因素包括移植前因素、移植术中因素、移植后因素。

(1)移植前因素:移植原发病的严重程度与移植后感染发病率及病死率成正比,原发病所引起的器官功能衰竭会增加移植后感染发生的可能性。移植受者还有从供者器官获得潜在病原体的危险,如巨细胞病毒(cytomegalovirus,CMV)、E-B 病毒(Epstein-Barr virus,EBV)、弓形虫、乙型肝炎病毒(hepatitis B virus,HBV)、丙型肝炎病毒(hepatitis C virus,HCV)等。另外,供者肺部呼吸道存在的细菌、真菌等病原体也会引起术后感染。

(2)移植术中因素:手术部位是影响移植后感染部位的重要因素,尤其是发生在术后前 3 个月内的感染。手术持续时间长、手术区域污染、术中出血量大、移植术中的局部缺血损伤等,都会引起受者的术后感染。

(3)移植后因素:术后免疫抑制剂的应用以及急性排斥反应的冲击治疗,均大大增加了患者感染的机会。移植手术的技术问题是引起移植后感染的一个主要原因,如肝移植后动脉血栓可引起肝脓肿或脓毒血症;肾移植后膀胱输尿管反流可引起肾盂肾炎。长期使用留置管也是引起移植后感染的常见因素,中心静脉导管会增加脓毒血症的风险;留置导尿管会引起泌尿系感染;长期气管插管和呼吸机辅助呼吸则会引起呼吸机相关性肺炎。

2. 移植后感染的发生时间　Fishman 和 Rubin 总结了移植后各类感染发生的时间先后特点,即术后感染谱随时间的不同而变化(表 15-4)。"感染时刻表"不仅有益于对移植术后感染受者进行鉴别诊断,也利于制定行之有效的移植术后感染预防方案。该"感染时刻表"将移植术后划分为 3 个阶段:移植术后第 1 个月、移植术后第 2～6 个月以及移植术 6 个月以后。

(1) 移植术后第 1 个月:尽管术后第 1 个月内免疫系统被严重抑制,但机会性感染并不多见,95% 以上的感染类似于其他外科手术的术后感染情况,属医院内感染,以细菌和真菌多见。还有的感染情况是受者在术前的潜伏性感染,只是未被发现,移植后感染有所加重。另外,移植物携带的细菌、真菌、寄生虫以及病毒造成的感染。

(2) 移植术后第 2～6 个月:受者主要面临机会性感染的危险,绝大多数由 CMV 和卡氏肺孢子菌引起,部分可由第 1 个月的感染迁延或手术技术引起的感染。

(3) 移植术 6 个月以后:感染的类型主要取决于移植物的功能和制定的免疫抑制方案:①80% 以上的移植受者拥有功能良好的移植物且免疫抑制剂维持在最低水平,此类受者的感染并发症少,主要是肺部感染。②约 10% 的移植受者有慢性病毒感染,此类感染危害较大,可以引起移植物功能丧失,如 EB 病毒引起致命的移植后淋巴增生紊乱;HBV/HCV 感染引起病毒性肝炎和肝癌的复发。③还有 10% 的受者由于急慢性排斥反应而强化免疫抑制,则更容易面临危及生命的机会性感染。

表 15-4　移植术后感染发生时间表

病原体	移植术后发病时间(月)
单纯疱疹病毒(herpes simplex virus, HSV)	2 周～2
巨细胞病毒(cytomegalo virus, CMV)	1～6
E-B 病毒(Epstein-Barr virus, EBV)	2～6
水痘-带状疱疹病毒(varicella zoster virus, VZV)	2～6
李斯特菌(listeria)	1～?(未确认)
分枝杆菌(mycobacterium)	1～6
真菌(fungal)	1～6
卡氏肺孢子菌肺炎(pneumocystis carinii pneumonitis, PCP)	1～6
隐球菌(cryptococcus)	1～?(未确认)
曲霉菌(aspergillus)	1～4
诺卡菌(nocardia)	1～4
弓形虫(toxoplasma)	1～4

3. 移植后感染的治疗和预防原则　移植术后感染的特殊性决定了预防和治疗有其自身的特点,成功治疗移植患者感染的关键因素是早期发现并进行有效的治疗。因为移植患者处于免疫抑制状态,免疫应答受损,所以早期发现通常很困难。正是因为这个原因,加强监测及早发现感染征象并进行处理是一种积极的态度。首先要重视标本留取,术后痰液、引流液、血培养可以为诊断感染提供依据。术后早期应该每天留取标本,2 周后如无感染迹

象,血液培养减为每周1次,其他如腹腔引流液、胆汁、痰等的培养每周1次,如培养阳性或临床出现感染征象时则连续送培养,凡连续出现2次以上或2处以上阳性并为相同菌株时,即可诊断为移植术后合并感染。同一例患者1周内采集的标本中分离出相同菌种,无论标本来源于何处,均视为同一菌株。对无法解释的皮肤破损,甚至在外观上不太严重时就应该进行活检;对伴随无法解释的头痛患者应进行CT或MRI以及腰穿检查;当患者出现无法解释的咳嗽时,即使胸部X线检查正常,也要积极行胸部CT检查,以明确诊断。

移植患者的感染重在预防,预防性应用抗生素可以降低移植患者的外科手术感染率,相对于移植中的其他治疗,抗菌药物的预防性使用高度独立。选择抗菌药物预防性使用在不同器官移植中存在差别:①肾移植患者术前术后常规给予第一代头孢(如头孢唑林)等抗菌谱能覆盖脲原体及葡萄球菌的药物,在一些情况下需要一直用到术后2~5天。②胰腺移植受者常规给予抗菌谱覆盖皮肤菌及胃肠道菌群的抗菌药物,如氨苄西林/舒巴坦;由于胃肠道菌群中含有念珠菌且胰腺移植手术后念珠菌感染经常发生,因此术后3~7天常应用抗真菌药(如氟康唑)。③肝移植常与致命性细菌感染相关,氨苄西林/舒巴坦抗菌谱能覆盖葡萄球菌、肠球菌、肠杆菌,故常用于术后抗感染。近年有人针对临床感染以需氧的革兰阴性杆菌和酵母菌为主要病原菌的特点,提出对肝移植患者进行选择性肠道净化(selective bowel decontamination,SBD)的方法,即通过口服不被吸收的肠道抗生素(如多黏菌素E、庆大霉素、制霉菌素),选择性地清除肠道中可能致病的需氧革兰阴性杆菌和酵母菌,同时保留肠道中厌氧菌的定植抵抗力,以达到预防感染的目的。④心脏移植受者在麻醉诱导期及术后48小时常规应用第一代头孢(如头孢唑林)。⑤等待肺移植的患者术前常规培养痰液菌群,以便个性化预防抗感染方案,其方案包含抗假单胞菌药物。上述这些治疗持续时间因人而异,主要决定于其术后恢复情况,但常持续7~14天。

对于已感染的患者,虽然感染途径及病原体不尽相同,但都需遵循以下原则:①注意受者的免疫状态并及时调整药物:在严重免疫抑制条件下,感染一旦发生,往往难以控制,发展至危及生命,故应在感染发生时,免疫抑制剂适当减量,并根据患者的免疫状态及时调整用量,严重感染时甚至暂时停用免疫抑制剂,同时输入胸腺素等免疫增强剂,必要时为挽救生命而放弃移植物;②加强全身支持治疗:少量、多次输入新鲜血,输入血浆、白蛋白、免疫球蛋白等;③抗菌药物的使用及选择:要根据各医院细菌流行趋势及耐药性变迁来选择抗菌药物,经验性用药多采用降阶梯治疗方法,即先选择疗效强且不耐药的广谱抗菌药物,然后根据细菌培养结果及药敏结果调整抗菌药物,同时还应注意抗菌药物的肝毒性、肾毒性及与免疫抑制剂的相互作用等因素。

(二)常见微生物感染的防治

1. 巨细胞病毒(cytomegalovirus,CMV) CMV感染是实体器官移植术后最常见的病毒感染,在肾移植、肝移植、心脏移植和心肺联合移植的患者中,其感染率分别为8%,29%,25%和39%。应用抗淋巴细胞治疗会增加其感染机会或加重感染。CMV不仅可引起感染,还可损及人体的免疫功能,使宿主对细菌和真菌易感;还可诱发移植器官病理变化。有迹象表明,CMV感染会诱发移植器官动脉粥样硬化,此病理改变为移植后期的主要病死原因。

CMV感染重在预防,供体CMV血清学阳性而受者血清学阴性(D+/R-)的实体器官移植受者,应在移植后至少3个月内接受口服更昔洛韦或缬更昔洛韦预防治疗CMV。当接受抗淋巴细胞疗法来治疗排斥反应时,应重新开始CMV预防,并应在排斥反应治疗后持续

1~3个月抗病毒治疗。

正常情况下,只要能从血清中检出抗CMV-IgM,或抗CMV-IgG由阴性转为阳性,或双份血清显示抗CMV-IgG滴度升高4倍以上,即可诊断为活动性CMV感染。然而,由于器官移植患者术后应用了大剂量的免疫抑制剂,其抗体反应弱而迟钝,在这个特殊的群体中,依靠血清学检查已不能作出正确的诊断。因此,建议采用血浆核酸检测法或pp65抗原血症技术,对CMV感染受者每周检测CMV水平。

对于严重CMV感染的受者(包括大多数有组织侵犯的受者),建议采用大剂量静脉注射更昔洛韦治疗;对轻至中度CMV感染的成人受者(例如发病时临床症状较轻的受者),建议采用静脉注射更昔洛韦或口服缬更昔洛韦治疗;而对于儿童受者建议采用静脉注射更昔洛韦治疗。抗感染疗程至少2周,治疗应持续至病毒血症和所有症状消失为止。对于威胁生命的CMV感染的受者或治疗无效的受者建议降低免疫抑制剂的用量,直到CMV感染获得缓解为止。对于有长期更昔洛韦或缬更昔洛韦暴露史的患者,尽管大剂量静脉注射更昔洛韦,仍出现持续性或渐进性感染,应怀疑耐药病毒株。在这种情况下,应进行基因型分析,并应考虑加用膦甲酸钠代替更昔洛韦。

2. BK病毒(BK polyomavirus,BKV) BKV是目前已知的能引起人类感染的3种多瘤病毒的一种,具有高传播性、低致病性的特点。健康人群感染BKV较为普遍,但往往呈无症状、轻度、一过性感染,与肾移植受者相比有显著差异。肾移植术后,免疫处于抑制状态,BKV会再度激活大量复制,其发生率为10%~68%。肾移植术后持续性BKV感染导致的BK病毒相关性肾病(BKVAN),是引起移植肾丧失功能的重要诱发因素之一。

建议应用血浆定量核酸检测法对肾移植受者是否感染BKV进行筛查,至少在移植后3~6个月内每1个月1次;移植后1年内每3个月1次进行病毒筛查。当出现不明原因的血清肌酐浓度升高时和急性排斥反应治疗后,也建议行BKV筛查。

发生BKV肾炎以及后续的移植物功能不全或丧失最主要的危险因素在于免疫抑制的程度,包括所使用的免疫抑制剂的剂量和种类。研究显示,相对于使用环孢素的患者,使用FK-506与吗替麦考酚酯的患者中BKV肾炎的发病率更高。此外,如果对误诊为急性排斥反应的BKV肾炎患者使用了抗淋巴细胞抗体,将加速移植物功能的丧失。所以,当BKV血浆核酸检测持续高于10 000copies/ml(10^7copies/L)时,应减少免疫抑制剂的用量或者停用免疫抑制剂,成为治疗BKV肾炎的一线方案。在减少免疫抑制剂的基础上,配合使用来氟米特、西多福韦、喹诺酮、免疫球蛋白的价值仍待证实。

3. 肝炎病毒 常见的肝炎病毒有乙型肝炎病毒(HBV)和丙型肝炎病毒(HCV),感染为术前受者体内潜伏的病毒术后使用免疫抑制剂引起再激活病毒感染,或经由移植物传播的原发性感染。肝炎病毒感染被认为影响着器官移植者的预后,是增加器官移植者病死率的重要因素。

有研究认为,感染HBV的患者肾移植后HBV复制异常活跃,超过一半的肾移植患者术后第一年即可发现HBV的复制,HBV相关性肝功能损害也更加严重。肾移植术后由于长期服用免疫抑制剂,肾移植受者的免疫力下降,HBV感染的危险性增加。合并HBV感染肾移植患者术后早期病死率较高,其主要死亡原因是肝衰竭和感染。因此,有效地预防和治疗HBV感染是保证感染肾移植患者长期生存的关键所在。对所有HBsAg阳性的肾移植受者建议抗病毒治疗,优先选择替诺福韦、恩替卡韦治疗,以尽量降低发生耐药的可能性;次选拉米夫定;尽量避免使用干扰素治疗。对于 HBsAg 阴性且 HBsAb 效价小于 10mU/ml 的肾移植受者进行乙肝疫苗接种,以提高抗体效价至≥100mU/ml。

在没有进行预防与抗病毒治疗的情况下,乙型肝炎患者肝移植术后肝炎复发率高达 70% ~80%,多数在肝移植后发生急性肝炎、慢性肝炎和肝硬化,最后导致肝衰竭死亡或再次肝移植。乙型肝炎复发是肝移植术后 1 年内较常见的死亡原因之一。血液循环及肝外组织中的 HBV 隐匿性感染,HBV 病毒变异,移植术中及术后大剂量长期应用激素等免疫抑制剂,以及由于移植前后大量输血,移植后 HBV 暴露感染,均是导致 HBV 感染复发的重要原因。有效地预防和治疗 HBV 感染的复发是提高肝移植成功率的关键所在。乙型肝炎患者肝移植后,予以抗病毒药物联合低剂量乙肝免疫球蛋白(hepatitis B immune globulin,HBIG)长期预防性治疗,可以有效防止 90% 移植受者 HBV 的再激活。肝移植患者在移植前 HBV DNA 水平低或检测不到、无复发的高危因素,术后可以不使用 HBIG,抗病毒药物长期治疗(单用或联合)可以作为一种替代的预防方案。复发性乙型肝炎患者应终身抗病毒治疗,联合抗病毒治疗优于单药治疗,而且不容易出现耐药。在抗 HBV 病毒治疗期间,应每 3 个月检测 1 次 HBV DNA 和 ALT 水平来评估药物治疗的有效性和耐药情况。对拉米夫定耐药的患者建议采用阿德福韦或替诺福韦治疗。

对感染 HCV 的移植受者在移植后的前 6 个月内,应每个月检测 ALT 水平;在 6 个月后每 3 ~6 个月检测 ALT 水平。至少每 3 ~6 个月检测 1 次蛋白尿。只有在利大于弊时才考虑对感染 HCV 的移植受者进行标准剂量的干扰素单药治疗,因为以干扰素为基础的治疗方案容易引起诸如纤维瘀胆性肝炎、威胁生命的血管炎等并发症。但是对于患有 HCV 相关肾小球病的受者不用干扰素治疗。

4. 卡氏肺孢子虫肺炎(pneumocystis carinii pneumonia,PCP) PCP 是由卡氏肺孢子虫寄生于肺部引起的一种严重的致命性肺炎,常见于各类先天或后天免疫功能不全者。PCP 一旦发生,病情进展迅速,病死率极高,治疗费用大,因此本病的预防十分重要。增加激素,使用抗胸腺球蛋白,以他克莫司为基础免疫抑制剂的患者,PCP 的发病率增加。巨细胞病毒感染、结核感染也是 PCP 发生的危险因素。在器官移植术后早期,患者需予较大剂量免疫抑制剂预防排斥反应,患者的免疫功能明显受到抑制,PCP 在此期间相对高发。因此,建议移植受者在术后至少 6 ~12 个月内、抗急性排斥反应治疗期间以及治疗后至少 6 周内,每日服用小剂量甲氧苄啶-磺胺甲噁唑(复方磺胺甲噁唑 0.48g/d)来预防 PCP,不能耐受复方磺胺甲噁唑的患者首选阿托伐醌和氨苯砜替代。

有临床症状和体征或影像学特点提示卡氏肺孢子虫肺炎的患者,应该痰液采样或支气管肺泡灌洗,使用银或吉姆萨染色行细胞学检查、聚合酶链反应,或特定的抗体染色来鉴定病原体。复方磺胺甲噁唑是卡氏肺孢子菌治疗的首选药物,对于证实 PCP 感染的移植受者,经静脉注射复方磺胺甲噁唑和糖皮质激素,同时降低免疫抑制剂的用量。喷他脒是最先应用于治疗 PCP 的药物,曾为首选,但因其不良反应发生率高且较重,故临床应用受限,静脉注射喷他脒是有更严重的感染且不能耐受复方磺胺甲噁唑患者的首选替代治疗。

5. 结核分枝杆菌 中国是结核病疫情高发地区,有 44.5% 的人口感染过结核杆菌,发病率呈逐年上升趋势。器官移植术后的患者均需长期接受免疫抑制剂治疗,免疫力较正常人低下,更容易受到结核杆菌的感染,并且移植术后 12 ~15 个月是结核杆菌感染的高发时期。由于长期服用免疫抑制剂,使得移植术后结核感染的临床表现变得极不典型,尤其是疾病发生的早期临床表现隐匿,症状轻微;长期服用免疫抑制剂,也使得结核患者抗结核抗体、PPD 试验常呈阴性,这些给移植术后结核病的早期诊断带来了困难。

确诊为结核病的移植受者应尽早开始行抗结核治疗,由于患者存在免疫力低下及血行播散的双重危险因素,治疗应使用包括异烟肼、利福平、吡嗪酰胺和乙胺丁醇的四联治疗方案(在结核分枝杆菌敏感的情况下),随后根据结果进行调整。2 个月后逐渐减少到 2 种药物(异烟肼和利福平),并且持续至少 4 个月。如出现神经系统症状、骨关节疾病或播散性感染时,需要延长治疗时间。

在接受抗结核治疗时,必须密切监测排斥反应和药物的肝毒性,利福平可能会降低钙调磷酸酶抑制剂和西罗莫司靶蛋白抑制剂的血药浓度,在初始治疗阶段钙调磷酸酶抑制剂的剂量需加到 2 ~ 5 倍。因此,对使用利福平治疗的受者,建议监测钙调磷酸酶抑制剂和西罗莫司靶蛋白抑制剂的血药浓度,也可考虑利福布汀替代利福平,以减少与钙调磷酸酶抑制剂和西罗莫司靶蛋白抑制剂的相互作用。肝移植受体使用抗结核药物是非常复杂的,因为抗结核药物具有肝毒性,对于这些患者还需密切监测肝功能的变化。

6. 真菌　器官移植患者术后真菌感染是较常见和严重的并发症,也是造成移植失败的常见原因之一。有研究发现深部真菌感染占实体器官移植的 21%,其中肾移植患者真菌感染发病率为 26.11%,肝移植为 25%,肺移植为 14.3%,心脏移植为 13.2%。通常情况下,器官移植后第 1 个月内很少发生真菌感染,多发生于移植后 3 个月内,以白假丝酵母菌、曲霉菌、隐球菌和毛霉菌感染多见。但肝移植后的真菌感染明显早于其他器官移植,80% 的患者感染发生在移植后 2 个月内,其中超过 80% 的致病菌为假丝酵母菌和曲霉菌。建议在移植后 1 ~ 3 个月内口服克霉唑锭剂、制霉菌素或者氟康唑来预防口腔和食管真菌感染,在使用抗淋巴细胞抗体后应行 1 个月的预防治疗。

对于移植后真菌感染患者,常合并多脏器功能不全、免疫水平低下和免疫抑制剂的不良反应等多种药物安全性的敏感因素,抗真菌药物的选择须十分慎重。目前临床应用的抗真菌药物有多烯类、吡咯类、棘白菌素类和丙烯胺类等,在熟悉各种抗真菌药物的抗菌谱、抗菌活性、作用机制及潜在不良反应的同时,应避免联合使用多种有共同不良反应的药物。还应该特别注意抗真菌药物和免疫抑制剂之间的相互影响,根据病情和移植器官的状况,选择药物间相互影响较小的制剂。还需注意肝、肾功能损害时抗真菌药物的剂量调整问题。联合用药治疗得到越来越多人的认可,现已作为增强抗真菌疗效、降低耐药性、降低潜在毒性的一种手段。

治疗真菌感染包括抗真菌药物及减少免疫抑制治疗两方面,抗真菌药物的选择需根据不同的病原体及感染部位而定,见表 15-5。

表 15-5　器官移植患者抗真菌药物的选用

微生物/疾病	抗真菌药	注意事项
念珠菌	三唑类(氟康唑,伊曲康唑,伏立康唑和泊沙康唑),棘白菌素(如卡泊芬净、米卡芬净和阿尼芬净),或两性霉素 B 及类似物	光滑念珠菌和克柔念珠菌可能对三唑类药物耐药(尤其是氟康唑)。区分定植感染。疗程应依感染而定
曲霉菌	三唑类(首选伏立康唑,伊曲康唑和泊沙康唑也有一定疗效),卡泊芬净,两性霉素 B 及类似物	治疗的时间需根据病原体对药物的反应程度而定

微生物/疾病	抗真菌药	注意事项
隐球菌	两性霉素 B 及类似物联合氟胞嘧啶 2 周，接着使用氟康唑 8 天(400~800mg/d)，再使用氟康唑 6~12 个月(200mg/d)	缓慢地降低免疫抑制治疗。患有孤立性肺部疾病的患者不能使用两性霉素 B。治疗时间依反应的程度而定。标准疗程为 6~12 个月
芽生菌	轻至中度疾病使用伊曲康唑(200mg，2 次/天)，重度疾病使用两性霉素 B 及类似物	
球孢子菌	氟康唑(400~800mg/d)，伊曲康唑(200mg，2 次/天)，或两性霉素 B 及其类似物	对于两性霉素 B 应警惕是否存在中枢神经系统受累。
组织胞浆菌病	伊曲康唑(200mg，2 次/天)，两性霉素 B 及其类似物 2 周，其次是氟康唑	

三、案例分析

1. 主题词　肝移植；原发性肝癌；肝硬化；抗排斥治疗。

2. 病史摘要　患者，何××，男性，48 岁，以"腹胀、纳差、肢肿、尿少 2 个月余"为主诉入院。患者于入院前 2 个月余无明显诱因出现腹胀、腹围渐增大，伴纳差、乏力、食量约减少为原来的 1/3，伴双下肢水肿、尿少，尿量最少约 300ml/d，无畏冷、发热，无恶心、呕吐、嗳气、反酸、腹痛、腹泻等不适。就诊当地医院，查血常规示：WBC 2.82×10^9/L，Hb 105g/L，PLT 46×10^9/L，生化检查：ALB 24g/L，Tbil 27.2μmol/L，Dbil 14.6μmol/L，AST 55U/L，余指标无明显异常；乙肝二对半：HBsAg、HBeAb、HBcAb 阳性，余阴性；HBV DNA 4.75E+5U/ml；上腹部彩超示：肝体积小，实质回声增粗；脾增大；腹腔大量积液。诊断为"肝硬化"，予"螺内酯"利尿，"维生素 K_1、多烯磷脂酰胆碱"保肝等治疗，治疗 4 天后症状无明显改善，腹胀进行性加重，并逐渐出现眼黄、皮肤黄染，遂转诊他院进一步治疗。在行肝功能检查提示：白蛋白 25g/L，总胆红素 66.2μmol/L，直接胆红素 18.4μmol/L，谷丙转氨酶 38U/L，谷草转氨酶 59U/L；凝血功能示：凝血酶原时间测定 19.6 秒，凝血酶原活动度 60%，纤维蛋白原 1.23g/L；HBV DNA 6.1×10^5U/ml；AFP 464.45U/ml；胃镜检查提示：①食管胃底静脉重度曲张；②萎缩性胃炎伴糜烂。上腹部增强 CT 提示：①右肝后叶及右肝前叶低密度占位(直径分别约 2.8cm 及 2.2cm)，增强方式呈快进快出，考虑小肝癌可能；②肝硬化伴结节形成；③脾脏增大，胃底静脉及脐静脉曲张；④大量腹水。

入院诊断：①原发性肝癌(右)；②乙型肝炎肝硬化失代偿期；③门静脉高压症并食管-胃底静脉曲张(重度)、脾功能亢进；④慢性萎缩性胃炎。

3. 治疗方案　患者在内科予以抗病毒、保肝、利尿、纠正低蛋白血症等治疗，但在积极保肝治疗的情况下患者肝功能及凝血功能均无明显改善，邀请肝胆外科会诊后建议行肝移植治疗，患者家属同意后转外科行同种异体原位肝移植治疗，术后予以他克莫司+吗替麦考

酚酯 + 皮质激素三联方案抗排斥治疗,现将抗排斥治疗方案介绍如下。

(1)皮质激素:术中新肝血供恢复前,予以甲泼尼龙 500mg 静脉注射,术后第 1 天 60mg 静脉注射,每 6 小时一次;术后第 2 天 50mg 静脉注射,每 6 小时一次;术后第 3 天 40mg 静脉注射,每 6 小时一次;术后第 4 天 40mg 静脉注射,每 8 小时一次;术后第 5 天 40mg 静脉注射,每 12 小时一次;术后第 6 天 40mg 静脉注射,每日一次;术后第 7 天改口服泼尼松 20mg 每日一次,并在 3 个月内逐渐减量至停药。

(2)吗替麦考酚酯:移植术前 6 小时予以口服吗替麦考酚酯 1g,术后予以 0.5g 口服,每 12 小时一次,术后 3~6 个月可考虑停药。

(3)他克莫司:术后 48 小时开始给予他克莫司,初始剂量为 3.5mg 口服,每 12 小时一次,术后第 1 周内每隔 1 日检测他克莫司的全血浓度谷值,该患者在术后第 4 天他克莫司血药浓度谷值为 12mg/L,维持原治疗剂量不变,术后第 6 天患者他克莫司血药浓度谷值升高至 17.4mg/L,将剂量减为 3mg 口服,每 12 小时一次,后血药浓度谷值降至 11.3mg/L。肝移植术后 1 周后,他克莫司血药浓度监测可改为 1 周 2 次,该患者血药浓度在术后第 11 天降至 5mg/L,增加他克莫司剂量至 4mg 口服,每 12 小时一次后,浓度逐渐稳定至 9~11mg/L。

4. 药学监护要点 抗排斥治疗的重点在于预防急性排斥反应的发生,同时还要尽量避免抗排斥药物的不良作用。他克莫司亲脂性强,一般经口服即可快速吸收,血药浓度的峰值一般出现在服药后 0.5~1 小时,但也有一些患者吸收较慢。由于他克莫司的治疗窗窄,且口服法的生物利用度个体差异很大,为了避免毒性作用和优化疗效,必须对他克莫司的血药浓度进行监测。他克莫司浓度是采用全血 IMx 免疫测定法(whole blood IMx immunoassay)监测,一般监测其谷浓度即可,术后 3 个月内维持其浓度在 10~15mg/L,3~6 个月维持其浓度在 5~10mg/L。他克莫司的主要不良反应包括肝肾毒性、糖代谢紊乱、腹泻、神经系统损害等,在治疗窗内使用他克莫司很少发生严重不良反应。吗替麦考酚酯是一种前体药物,其活性形式为霉酚酸,吗替麦考酚酯吸收良好(生物利用度 94%),并且在吸收后很快被水解为 MPA,发挥抗排斥作用。由于患者存在药动学差异,且临床缺乏简单易行的商业化测定方法,目前临床上对于是否需要监测霉酚酸的血清浓度存在争议,没有常规开展。吗替麦考酚酯的不良反应一般较轻微,主要以胃肠道症状为主,其次为白细胞减少,用药期间需动态监测白细胞计数。皮质激素由于其强大而广泛的免疫抑制作用,在肝移植中被广泛使用。但大剂量使用皮质激素可导致严重的不良反应,如肾上腺功能紊乱、感染、骨质疏松、影响生长发育等,特别是肝癌肝移植患者,长期大剂量使用激素有增加肿瘤复发概率的风险。在避免排斥反应发生的前提下,应尽快撤减皮质激素的用量。

5. 药学监护过程 患者肝移植术后恢复顺利,术后 3 天从 ICU 回迁普通隔离病房,术后 5 天恢复半流质饮食,肝功能及凝血功能逐渐改善,术后 10 天拔除全部腹腔引流管,术后 26 天复查 AFP 降至正常,患者顺利康复出院。在术后一周内每天检测患者肝功能及凝血功能,动态观察其变化,该患者血清胆红素及转氨酶进行性下降,凝血功能逐渐改善,在术后 1 周凝血功能恢复正常,肝功能在术后 1 周基本恢复正常,提示移植肝在体内存活良好,无明显排斥反应发生,故按计划撤减皮质激素用量。随着患者饮食逐渐恢复正常,他克莫司血药浓度出现明显下降,分析其原因可能与患者胃肠道功能逐渐恢复,饮食量增加、肠蠕动加快导致他克莫司吸收减少所致,根据血药浓度监测结果及时增加他克莫司用药剂量,使其血药浓度保持在合理的治疗窗范围。

6. 药学分析与建议 临床上需要结合患者的具体病情制定个体化的免疫抑制方案,需要考虑的主要因素包括:免疫抑制剂对原发肝脏疾病的影响、对患者伴发其他系统疾病或并发症的影响、免疫抑制剂的副作用、有无恶性肿瘤病史、既往有无感染病史或存在感染风险等。目前,临床上肝移植使用的绝大多数免疫抑制方案均为联合用药方案,联合用药可以提高免疫抑制效果,减少单一药物的使用剂量,从而降低不良反应的发生率。肝移植的联合抑制方案通常以他克莫司作为基础免疫抑制利,并联合应用其他类型药物。联合用药有二联、三联、四联方案,其中他克莫司 + 吗替麦考酚酯 + 皮质激素三联用药为最常用的预防排斥反应方案,受者和移植物情况稳定后可改为二联用药,最后改为他克莫司单药维持。四联用药则主要用于排斥反应的治疗。

7. 药物治疗小结 随着肝移植技术的不断完善和临床疗效的不断提高,肝移植术后免疫抑制治疗的重点不再仅局限于对移植术后排斥反应的防治。评价免疫抑制方案优劣的标准除了患者和移植物的长期存活,还包括患者生活质量的最优化和药物毒副作用的最小化。因此,在制定免疫抑制方案时,应综合考虑患者的病理生理状况,制定个体化的免疫抑制方案。对肝癌患者而言,减少肝移植术后肿瘤复发、转移的风险是制定免疫抑制方案时需要重点考虑的问题,目前临床上比较一致的意见是条件许可的情况下应减少免疫抑制剂的种类和剂量,同时尽早撤除激素。也有学者尝试无激素免疫抑制方案或以西罗莫司为主的免疫抑制方案,这些方案的长期疗效有待进一步观察和总结。

思考题

1. 简述免疫抑制剂的分类及作用机制。
2. 根据免疫抑制剂使用的时间及治疗目的,简述抗排斥治疗方案大致可分哪三类?
3. 举例说明肝移植临床上常用的以 FK-506 为基础的免疫抑制方案。
4. 在移植后的不同时期,病原菌的感染有哪些特征?

(胡盈莹 黄德福 罗顺峰撰稿;刘景丰审校)

参考文献

[1] 王秀兰.临床药物治疗学.第 8 版.北京:人民卫生出版社,2007.

[2] 陈实.移植学.北京:人民卫生出版社,2011.

[3] 夏穗生.中华器官移植医学.南京:江苏科学技术出版社,2011.

[4] 沈中阳.临床肝移植.第 2 版.北京:科学出版社,2011.

[5] 张小东.肾移植治疗学.北京:人民卫生出版社,2009.

第十六章 中 毒

第一节 总 论

一、中毒概述

各种有毒物质进入人体,达到中毒量而产生损害的全身性疾病称为中毒。有毒的物质在自然界中来源较多,根据来源和用途毒物分为:工业性毒物、药物、农药、有毒动植物、食品化学添加剂。根据中毒的量和时间可分为急性和慢性两大类。短时间内吸收大量毒物可引起急性中毒,发病急骤,症状严重,变化迅速,如不积极治疗,可危及生命。长时间吸收小量毒物可引起慢性中毒,起病较缓,病程较长,缺乏中毒的特异性诊断指标,容易误诊和漏诊。

(一)中毒的原因

1. 职业性中毒 在生产过程中,有些原料、中间产物、辅料、添加剂和成品是有毒的。如果不注意劳动保护,在生产过程中与有毒物质密切接触可发生中毒。

2. 生活性中毒 在误食、意外接触有毒物质、用药过量、自杀或谋害等情况下,过量毒物进入人体,可引起中毒。

(二)毒物的吸收和代谢

有毒物质可通过呼吸道、消化道、皮肤黏膜等途径进入人体。在工农业生产中,毒物主要以粉尘、烟、雾、蒸气、气体的形态由呼吸道吸入,肺泡的吸收能力很强。生活性中毒时,毒物大多数是经口食入,由呼吸道进入的毒物很少,后者主要是一氧化碳、氨气、硫化氢等有毒气体。少数脂溶性毒物如苯胺、硝基苯、四乙铅、有机磷农药等可通过完整的皮肤和(或)黏膜侵入。毒蛇咬伤时,毒液可经伤口进入体内。毒物被吸收后进入血液,主要在肝脏通过氧化、还原、水解、结合等作用进行代谢。大多数毒物经代谢后毒性降低,这是解毒过程,但也有少数在代谢后毒性反而增加。如对硫磷氧化为毒性更大的对氧磷。

气体和易挥发的毒物吸收后,一部分以原形经呼吸道排泄,大多数毒物由肝、肾排泄;很多重金属如铅、汞、锰等以及生物碱由消化道排泄,少数毒物经皮肤排泄,有时可引起皮炎。此外,铅、汞、砷等可分泌入乳汁,有些毒物排出缓慢,蓄积在体内某些器官或组织内,可产生慢性中毒。

毒物的排泄受多种因素的影响。如毒物的理化性质:化学物的毒性与其化学结构有密切关系,空气中毒物的颗粒愈小,挥发性愈强,溶解度愈大,则吸入肺内的量愈多,毒性也愈大。还与个体对毒物的敏感性不同相关,这与性别、年龄、营养、健康状况、生活习惯等因素有关。

(三)中毒的机制

自然界中有毒物质的种类繁多,中毒的原因也复杂多样。

1. 局部刺激、腐蚀作用 强酸和强碱可吸收组织中的水分,并与蛋白质或脂肪结合,使细胞变性和(或)坏死。

2. 缺氧 一氧化碳、硫化氢、氰化物等窒息性毒物阻碍氧的吸收、转运或利用。脑和心肌细胞对缺氧敏感,易发生损害。

3. 麻醉作用 有机溶剂和吸入性麻醉药亲脂性较强。脑组织和细胞膜脂类含量高,因而上述化学物质可通过血脑屏障,进入脑内而抑制脑功能。

4. 抑制酶的活力 很多毒物是由其本身或其代谢产物抑制酶的活力而产生毒性作用。如有机磷农药抑制胆碱酯酶;氰化物抑制细胞色素氧化酶;重金属抑制含巯基的酶等。

5. 干扰细胞或细胞器的生理功能 四氯化碳在体内经酶催化而形成三氯甲烷自由基,自由基作用于肝细胞膜中的不饱和脂肪酸,产生脂质过氧化,使线粒体、内质网变性,肝细胞坏死。酚类如二硝基酚、五氯酚、棉酚等可使线粒体内氧化磷酸化作用解偶联;妨碍腺苷三磷酸的形成和贮存,干扰细胞能量代谢。

6. 受体的竞争 如阿托品阻断毒蕈碱受体。

（四）中毒的临床表现

急性中毒可产生严重的发绀、昏迷、惊厥、呼吸困难、休克、少尿,甚至死亡等。

1. 皮肤黏膜 皮肤及口腔黏膜灼伤。见于强酸、强碱、甲醛、苯酚、甲酚皂溶液(来苏儿)等腐蚀性毒物灼伤。硝酸可使皮肤黏摸痂皮呈黄色,盐酸痂皮呈棕色,硫酸痂皮呈黑色。引起氧合血红蛋白不足的毒物可产生发绀。麻醉药、有机溶剂抑制呼吸中枢,刺激性气体引起肺水肿等可产生发绀;亚硝酸盐和苯胺、硝基苯等中毒能产生高铁血红蛋白血症而出现发绀。四氯化碳、毒蕈、鱼胆等中毒损害肝脏可致黄疸。

2. 眼瞳孔 瞳孔扩大:见于阿托品和莨菪碱类中毒。瞳孔缩小:见于吗啡、乌头碱、有机磷类杀虫药和氨基甲酸酯类杀虫药中毒。视神经炎:见于甲醇中毒。视力障碍:见于苯丙胺、有机磷等。

3. 神经系统 昏迷:见于麻醉药、催眠药、安定药等中毒;有机溶剂中毒;窒息性毒物中毒,如一氧化碳、硫化氢、氰化物等中毒;高铁血红蛋白生成性毒物中毒;农药中毒,如有机磷杀虫药、有机汞杀虫药、拟除虫菊酯杀虫药、溴甲烷等中毒。谵妄:见于阿托品、乙醇和抗组胺药中毒。肌纤维颤动:见于有机磷杀虫药和氨基甲酸酯杀虫药中毒。惊厥:见于窒息性毒物中毒、有机氯杀虫药、拟除虫菊酯类杀虫药中毒以及异烟肼中毒。瘫痪:见于可溶性钡盐、三氧化二砷、磷酸三邻甲苯酯、正己烷、蛇毒等中毒。精神失常:见于四乙铅、二硫化碳、一氧化碳、有机溶剂、乙醇、阿托品、抗组胺药等中毒。

4. 呼吸系统 呼吸气味:有机溶剂挥发性强,而且有特殊气味,如酒味。氰化物有苦杏仁味;有机磷杀虫药、黄磷、铊等有蒜味;苯酚和甲酚皂溶液有苯酚味。呼吸加快:引起酸中毒的毒物如水杨酸类、甲醇等可兴奋呼吸中枢,使呼吸加快。刺激性气体引起脑水肿时,呼吸加快。呼吸减慢:见于催眠药和吗啡中毒,也见于中毒性脑水肿。呼吸中枢过度抑制可导致呼吸麻痹。刺激性气体、安妥、磷化锌、有机磷杀虫药、百草枯等中毒可引起肺水肿。

5. 循环系统 心律失常:洋地黄、夹竹桃、乌头、蟾蜍等兴奋迷走神经,拟肾上腺素药、三环类抗抑郁药等兴奋交感神经,以及氨茶碱等中毒,均可引起各种心律失常。心搏骤停:见于洋地黄、奎尼丁、氨茶碱、依米丁、可溶性钡盐、棉酚、排钾性利尿药等中毒。休克:见于三氧化二砷、锑、砷等中毒。

6. 泌尿系统 急性肾衰竭,出现少尿以致无尿。见于升汞、四氯化碳、头孢菌素类、氨基糖苷类抗生素、毒蕈、蛇毒、生鱼胆、斑蝥等中毒。

7. 血液系统 溶血性贫血:中毒后红细胞破坏增速,量多时发生贫血和黄疸。急性血管内溶血,如砷化氢中毒,严重者可发生血红蛋白尿和急性肾衰竭。中毒性溶血:见于砷化氢、苯胺、硝基苯等中毒。白细胞减少和再生障碍性贫血:见于氯霉素、抗肿瘤药、苯等中毒以及放射病。出血:见于血小板量或质的异常,由阿司匹林、氯霉素、氢氯噻嗪、抗肿瘤药等引起。血液凝固障碍:如由肝素、香豆素类、水杨酸类、敌鼠、蛇毒等引起。

8. 发热　见于抗胆碱能药(阿托品等)、二硝基酚、棉酚等中毒,以及金属烟热。

9. 慢性中毒　长期接触较小剂量的毒物,可引起慢性中毒。慢性中毒多见于职业中毒和地方病。神经系统:痴呆,见于四乙铅、一氧化碳等中毒。震颤麻痹综合征:见于锰、一氧化碳、吩噻嗪等中毒。周围神经病:见于铅、砷、铊、二硫化碳、正己烷、氯丙烯、丙烯酰胺、有机磷杀虫药等中毒。消化系统:中毒性肝病,见于砷、四氯化碳、三硝基甲苯、氯乙烯等中毒。泌尿系统:中毒性肾病,见于镉、汞、铅等中毒。血液系统:白细胞减少和再生障碍性贫血,见于苯、三硝基甲苯等中毒。骨骼系统:氟可引起氟骨症;黄磷可引起下颌骨坏死。

（五）中毒的实验室检查

急性中毒时,应常规留取剩余的毒物或可能含毒的标本,如呕吐物、胃内容物、尿、粪、血标本等。必要时进行毒物分析或细菌培养,毒物分析虽很重要,但不能等待检查结果报告后才开始治疗。对于慢性中毒,检查环境中和人体内毒物的存在,有助于确定诊断。

二、中毒的一般处理原则

急性中毒治疗原则:立即撤离中毒现场;清除进入人体内尚未吸收的或已被吸收的毒物;如有可能,选用特效解毒药,对症治疗。

急性中毒的治疗:中毒情况危重时,首先应迅速对呼吸、循环功能和生命指征进行检查评估,并采取有效的紧急治疗措施。

（一）立即停止毒物接触

毒物由呼吸道或皮肤侵入时,要立即将患者撤离中毒现场。脱去污染的衣服,用肥皂水和大量温水清洗皮肤和毛发,不必用药物中和。如毒物溅入眼内,应立即用清洗彻底冲洗,局部一般不用化学拮抗药。

（二）清除体内尚未吸收的毒物

常用催吐法或洗胃法清除胃肠道尚未被吸收的毒物。早期清除毒物可使病情明显改善,愈早愈彻底,愈好。

1. 催吐　口服药物剂量小,患者神志清楚且能合作时,让患者饮温水300~500ml,然后用手指、压舌板或筷子刺激咽后壁或舌根诱发呕吐。如此反复进行,直到胃内容物完全呕出为止,也可用药物如吐根糖浆催吐。患者处于昏迷、惊厥状态,吞服石油蒸馏物和腐蚀剂者不应催吐。强酸、强碱、汽油挥发类毒物禁忌催吐。

2. 洗胃　洗胃应尽早进行,一般在服毒后6小时内洗胃有效。即使超过6小时,由于部分毒物仍可滞留于胃内,多数仍有洗胃的必要。吞服强腐蚀性毒物的患者,插胃管有可能引起穿孔,一般不宜进行洗胃。惊厥患者进行插管时,可能诱发惊厥;食管静脉曲张患者也不宜洗胃;昏迷患者插胃管易导致吸入性肺炎,洗胃应慎重。

洗胃液可根据毒物的种类不同,选用适当的解毒物质,如:

(1)保护剂:吞服腐蚀性毒物后,为了保护胃肠黏膜,可用牛奶、蛋清、米汤、植物油等。

(2)溶剂:饮入脂溶性毒物如汽油、煤油等有机溶剂时,可先用液状石蜡50~200ml,使其溶解而不被吸收,然后进行洗胃。

(3)吸附剂:活性炭是强有力的吸附剂,可吸附很多种毒物,一般可用 20~30g 加水 200ml,由胃管注入。

(4)解毒药:解毒药可通过与体内存留的毒物起中和、氧化、沉淀等化学作用,改变毒物的理化性质,使其失去毒性。根据毒物种类的不同,可选用 1:5000 高锰酸钾液,使生物碱、蕈类氧化解毒。

(5)中和剂:吞服强酸时可采用弱碱如镁乳、氢氧化铝凝胶等中和,不要用碳酸氢钠。强碱可用弱酸类物质(如食醋、果汁等)中和。

(6)沉淀剂:有些化学物可与毒物作用,生成溶解度低、毒性小的物质,因而可用作洗胃剂。如 0.2%~5% 硫酸钠与可溶性钡盐作用,生成不溶性硫酸钡;生理盐水与硝酸银作用生成氯化银。

3. 导泻 洗胃后,灌入泻药以清除肠道内的毒物。导泻常用盐类泻药,如硫酸钠或硫酸镁 15g 溶于水内,口服或由胃管注入。肾功能不全、呼吸抑制、昏迷患者及磷化锌和有机磷中毒晚期者都不宜使用。复方聚乙二醇电解质散剂 200ml 口服。

4. 灌肠 除腐蚀性毒物中毒外,适用于口服中毒、超过 6 小时以上、导泻无效者及抑制肠蠕动的毒物(如巴比妥类、颠茄类、阿片类)。灌肠方法为 1% 温肥皂水 5000ml,高位连续多次灌肠。

(三)促进已吸收毒物的排出

1. 利尿 有少数毒物如苯巴比妥、水杨酸类、苯丙胺等引起的中毒,可应用作用较强的利尿药如呋塞米增加尿量,促进其毒物排出;改变尿 pH 可促使毒物由尿排出,如用碳酸氢钠碱化尿液,促进弱酸性化合物如苯巴比妥和水杨酸类的解离,降低肾小管上皮细胞的重吸收,从而有利于其肾排泄。

2. 供氧 一氧化碳中毒时,吸氧可促使碳氧血红蛋白解离,加速一氧化碳排出。高压氧治疗是一氧化碳中毒的特效疗法。

3. 透析疗法

(1)腹膜透析:可用于清除血液中的苯巴比妥、水杨酸类、甲醇、茶碱、乙二醇、锂等。短效巴比妥类、格鲁米特和有机磷杀虫药因具有脂溶性,透析效果不好。

(2)血液透析:透析指征同腹膜透析。氯酸盐、重铬酸盐能损害肾脏引起急性肾衰竭,是血液透析的首选指征。一般在中毒 12 小时内进行透析效果好。如中毒时间过长,毒物与血浆蛋白结合则不易透出。

4. 血液灌流 血液流过装有活性炭或树脂的灌流柱,毒物被吸附后,血液再输回患者体内。此法能吸附脂溶性或与蛋白质结合的化学物,对大分子毒物效果很好,也能清除血液中的巴比妥类(短效、长效)、百草枯等。应注意,在血液灌流中,血液的正常成分如血小板、白细胞、凝血因子、葡萄糖、二价阳离子也能被吸附排出,因此需要认真监测和补充。

(四)特殊解毒药的应用

见常用的解毒药。

(五)对症治疗

很多急性中毒无特殊解毒疗法。对症治疗有助于保护生命脏器,使其恢复功能。注意观察患者神志、呼吸、心率、脉搏、血压等情况。中毒严重,出现昏迷、肺炎、肺水肿以及循环、呼吸、肾衰竭时,应积极采取相应有效的抢救措施,并且根据病情选用适当的抗生素。昏迷患者必须注意保持呼吸道通畅,维持呼吸和循环功能;按时翻身以免发生坠积性肺炎和压疮;输液或鼻饲以维持营养。惊厥时应保护患者避免受伤,用抗惊厥药物如苯巴比妥、异戊巴比妥、地西泮等。有脑水肿时,用脱水疗法,应用甘露醇或山梨醇和地塞米松等。肺水肿、呼吸衰竭、休克、心律失常、心搏骤停、水电解质及酸碱平衡紊乱、急性肾衰竭等情况应积极进行抢救。治疗方法详见有关章节。

<h3 style="text-align:center">三、常见中毒治疗药物分类及作用机制</h3>

解毒药指能排除或中和毒物,拮抗毒性作用,减弱毒性反应,解除或减轻中毒症状,降低中毒后病死率,以治疗中毒为目的的药物。根据药物作用机制,解毒药可分为非特异性解毒药和特异性解毒药两大类。

(一)非特异性解毒药

非特异性解毒药是一类通过阻止毒物吸收、促进毒物排泄而发挥解毒作用的药物,又称为通用解毒药。非特异性解毒药可用于各种毒物的中毒,但无针对性解毒作用,多用作辅助治疗。非特异性解毒药包括物理性解毒药、化学性解毒药等,如吸附剂活性炭、沉淀剂鞣酸、中和剂醋酸和氧化剂高锰酸钾等。

活性炭 Medicinal Charcoal

适应证:吸附剂,用于苯巴比妥、洋地黄、生物碱等中毒。

注意事项:意识丧失者慎用。本品用量可根据病情来选择,一般中毒初期即毒物没有完全吸收入血时可用较大量,20～50g加入300ml温水口服。若毒物大部分已被吸收入血,本品应酌情减量。解毒时活性炭摄入后应随即给导泻药,以促进毒物-碳复合物迅速排出,否则仍有中毒的可能。本品与山梨醇或甘露醇同服,可减少因本品引起的小肠阻塞。血液灌流用的活性炭罐装有包膜的活性炭珠,每罐装200～250g,可供灌流2小时。

禁忌证:强酸、强碱等腐蚀性毒物禁用。甲醇、酒精、DDT、硼酸、铁、锂、钾盐等禁用。3岁以下小儿禁用。

药物监护:口服未见明显不良反应,长期或大量服用可引起便秘。

用法与用量:口服或灌胃;解毒:成人常用量30～100g,加水300～400ml搅拌成悬浮液后使用。肠道疾患:一次1～3g,一日3～9g,饭前服。

除了吸附剂活性炭外,其他非特异性解毒药包括沉淀剂、中和剂和氧化剂。

1. 沉淀剂 常用的沉淀剂是鞣酸。鞣酸可与部分有机或无机毒物结合成难溶性复合物而形成沉淀,但结合能力弱,易于解离。沉淀作用受pH影响,在酸性环境中作用较强,在碱性环境中其沉淀作用明显减弱。鞣酸能沉淀的毒物包括奎宁、奎尼丁、士的宁、洋地黄、铅、银、铜和锌等。鞣酸及其代谢产物对肝有损害,与活性炭比较,解毒效果和安全性均不如活性炭,故不应留置胃内,以免吸收。常用2%～4%鞣酸溶液或浓茶洗胃。

其他沉淀剂介绍如下:硫酸钠或硫酸镁用于可溶性钡盐(如氯化钡、硝酸钡)及铅盐口服中毒,可形成不吸收的硫酸钡沉淀。剂量:一次口服30～60g,或以2%～5%溶液洗胃。0.2%～0.5%硫酸铜溶液用于黄磷口服中毒或皮肤污染,硫酸铜在黄磷表面形成不溶性磷化铜薄膜,可阻止黄磷的吸收及氧化。15%乳酸钙溶液或0.5%氯化钙溶液用于氟化物和草酸盐中毒,可形成不溶性氟化钙或草酸钙。等渗氯化钠溶液用于硝酸银中毒,可形成无腐蚀作用的氯化银。误服碘中毒可用淀粉溶液洗胃,至洗出液不变色为止。

2. 中和剂　系指在摄入强酸性或强碱性毒物时,采用对机体无害的弱碱性或弱酸性物质与其起中和作用,达到降低毒物毒性及防治毒物对胃肠道黏膜直接损伤的目的。口服强酸时,其中和剂为弱碱性溶液,如氢氧化铝凝胶 40 ~ 60ml、氧化镁乳 40 ~ 60ml,忌用碳酸氢钠。口服强碱时,中和剂为弱酸性溶液,如 1% ~ 5% 醋酸、稀醋或橘子汁等。

3. 氧化剂　用于洗胃,将毒物氧化而起解毒作用。常用的氧化剂为高锰酸钾,与有机物相遇即释放氧而将有机物氧化,本身还原为二氧化锰,后者可与蛋白结合成蛋白盐类的复合物而起收敛作用。此外由于呈紫红色的高锰酸钾溶液还原为二氧化锰溶液后,呈淡黄色或无色,观察高锰酸钾洗胃液是否变色可作为洗胃是否彻底的标志。

高锰酸钾对巴比妥类、水合氯醛、吗啡、可待因、士的宁、奎宁、毒扁豆碱、印防己毒素、乌头碱等解毒效果较好;对硫代磷酸酯类、有机磷农药(如对硫磷),因可氧化为毒性更大的磷酸酯类(如对氧磷),故禁用。高锰酸钾洗胃液的浓度以 1:5000 为最好,浓度低时氧化作用减弱,浓度高则刺激性增大,可腐蚀胃黏膜。

(二)特异性解毒药

特异性解毒药是一类具有高度专属性的对特定毒物有解毒作用的药物,又称为特效解毒药。特异性解毒药主要有金属络合剂、胆碱酯酶复活剂、高铁血红蛋白形成剂等。

1. 金属、类金属中毒解毒药　金属、类金属中毒解毒药,实质上是一组金属络合剂,能通过与金属、类金属离子结合而起解毒作用。常用的金属络合剂有以下几类:氨羧络合剂,如依地酸钙钠、喷替酸钙钠等;巯基络合剂,如二巯丙醇、二巯丁二钠、二巯丁二酸、二巯丙磺钠、青霉胺等;羟肟酸络合剂,如去铁胺等。

依地酸钙钠　Calcium Disodium Edetate

适应证:用于铅,亦用于镉、锰、铬、镍、钴和铜等重金属中毒。

注意事项:对乙二胺过敏者,对本品也可能过敏。各种肾病患者慎用。老年患者慎用,并应减少剂量和疗程。依地酸钙钠注射液直接行肌内注射可引起局部疼痛。为缓解注射引起的疼痛,可用 0.5% 或 1% 盐酸普鲁卡因注射液适量稀释后注射。一日剂量不宜超过 1.5g。每一疗程连续用药不超过 5 日。需要应用第二疗程前应停药间歇 4 ~ 7 日。剂量过大和疗程过长不能成比例地增加尿中金属的排泄量,相反可引起急性肾小管坏死。严重中毒患者不宜应用较大剂量,否则使血浆中金属络合物大量增加,反而增加对人体的毒性。儿童急性严重铅中毒性脑病一般需采用本品和二巯丙醇联合治疗。具体用药:二巯丙醇一次 4mg/kg,每 4 ~ 6 小时 1 次,同时应用本品一次 12.5mg/kg,一日 2 次,疗程 3 ~ 5 日。每一疗程治疗前后应检查尿常规和肾功能,多疗程治疗过程中要监测血尿素氮、肌酐、钙和磷。

禁忌证:少尿、无尿或肾功能不全患者禁用。

药物监护:头晕、前额痛;食欲缺乏、恶心;畏寒、发热。组胺样反应,如鼻黏膜充血、喷嚏、流涕和流泪。可见少数患者有尿频、尿急、蛋白尿、低血压和心电图 T 波倒置。过大剂量可引起肾小管上皮细胞损害,导致急性肾衰竭,肾脏损害一般在停药后恢复。有的患者出现高钙血症。

用法与用量:静脉滴注:将本品 1g 用 5% 葡萄糖注射液 250 ~ 500ml 稀释后滴注,滴注时间 4 ~ 8 小时。成人常用量,一次 1g,一日 1 次,连续用药 3 日,停药 4 日为 1 疗程;小儿常用量,一次 25mg/kg,一日 1 次,连续用药 3 日,停药 4 日为 1 疗程。肌内注射:将本品 0.5g 用

1%盐酸普鲁卡因注射液 2ml 稀释后作深部肌内注射。成人常用量:一次 0.5g,一日 1 次,连续用药 3 日,停药 4 日为 1 疗程。

二巯丙醇　Dimercaprol

适应证:用于砷中毒和汞、金等重金属中毒。与依地酸钙钠合用,用于治疗儿童急性铅中毒性脑病。

注意事项:老年患者慎用。心脏病、高血压、肝病、肾病和营养不良患者慎用。应用本品前后应测量血压和心率。本品与金属结合的复合物在酸性条件下容易离解,故应碱化尿液,保护肾脏。本品给药间隔时间不得少于 4 小时。本品为灭菌油溶液,肌内注射局部可引起疼痛,并可引起无菌性坏死,因此注射部位须交替进行,并注意局部清洁消毒。治疗过程中要检查尿常规和肾功能;大剂量长期应用时应定期检查血浆蛋白。

禁忌证:对花生或花生制品过敏者禁用。严重高血压、心力衰竭和肾衰竭患者禁用。严重肝功能障碍患者禁用,但砷中毒引起的黄疸除外。甲基汞和其他有机汞化合物中毒患者禁用,因为应用本品可使汞进入脑组织。铁、硒、镉中毒患者禁用,因与这些物质形成的化合物毒性更大。

药物监护:常见恶心、呕吐、头痛、唇和口腔灼热感、咽和胸部紧迫感、流泪、流涕、流涎、多汗、腹痛、肢端麻木和异常感觉、肌肉和关节酸痛。剂量超过 5mg/kg 时,出现心动过速、血压升高、抽搐和昏迷,暂时性血清 ALT 及 AST 增高,持续应用可损伤毛细血管,引起血浆渗出,导致低蛋白血症、代谢性酸中毒、血浆乳酸增高和肾损害。儿童不良反应与成人相同,且可有发热和暂时性中性粒细胞减少。一般不良反应常在给药后 10 分钟出现,30~60 分钟后消失。

用法与用量:用于砷中毒和汞、金等重金属中毒:肌内注射。成人常用量,一次 2~3mg/kg,第 1,2 日每 4 小时 1 次,第 3 天每 6 小时 1 次,第 4 日以后每 12 小时 1 次,疗程一般为 10 日;小儿用量与成人相同。儿童急性铅中毒性脑病:肌内注射,一次 4mg/kg,每 4~6 小时 1 次,同时应用依地酸钙钠一次 12.5mg/kg,一日 2 次,疗程 3~5 日。

二巯丁二钠　SodiumDimercaptosuccinate

适应证:用于锑、汞、砷、铅、铜等金属中毒。用于肝豆状核变性。

注意事项:有肝脏疾病者慎用。本品水溶液呈无色或略带微红色,极不稳定,久置后现混浊或土黄色,则不可使用。本品不可静脉滴注。在应用本品前和用药过程中,应根据情况定期检查肝功能,每 1~2 周检查 1 次。

禁忌证:严重肝功能不全者禁用。

药物监护:约 50%的患者在静脉注射后出现轻度头晕,以及头痛、四肢无力、口臭、恶心、腹痛等。少数患者可见皮疹,皮疹呈红色丘疹,有瘙痒,以面部、颈部、前胸多见;另见咽喉干燥、胸闷、食欲缺乏等。个别患者有血清 ALT 及 AST 暂时性增高。

用法与用量:静脉注射。临用时,将本品 1g 用 0.9%氯化钠注射液或 5%葡萄糖注射液 10~15ml 溶解后供缓慢静脉注射,注射时间 10~15 分钟。成人常用量:急性金属中毒,首次 2g,以后一次 1g,一小时 1 次,连续用药 4~5 次;亚急性金属中毒:一次 1g,一日 2~3 次,连用 3~5 日;慢性金属中毒:一次 1g,一日 1 次,连用 5~7 日,停药 5~7 日为一疗程;或一次 1g,一日 1 次,连用 3 日,停药 4 日为 1 疗程,按病情可用 2~4 疗程。小儿常用量:一次 20mg/kg,用法同成人。

二巯丁二酸　Dimercaptosuccinic Acid

适应证:用于铅、汞、砷、锑、铜等金属中毒。用于肝豆状核变性。

注意事项:肝功能不全患者慎用。应用过程中定期检查肝功能。出现血清 ALT 及 AST 增高时停止用药。治疗时应监测血铅浓度。因治疗后血铅浓度降低,但有些人再次接触铅后,血铅反而升高。此外,经短时治疗后,可引起血铅反跳性升高,这是因铅从骨中游离出来,重新分布的结果。所以应反复用药,才能保证疗效,同时监测尿铅的排出。每周监测全部血细胞计数,发现有中性粒细胞减少时停药。对一些缺乏葡萄糖-6-磷酸脱氢酶和镰状细胞性贫血的儿童用本品治疗无效。服用本品的同时应饮足量水,脱水患者应在水分补足后再用药。

禁忌证:严重肝功能不全患者禁用。孕妇禁用。

药物监护:口、鼻呼气,汗、尿和便常带有大蒜样臭味。食欲缺乏、腹胀、恶心、呕吐、腹泻等胃肠道反应。偶见皮疹,血清 ALT 及 AST 一过性升高、中性粒细胞减少。

用法与用量:口服。成人常用量:一次 0.5g,一日 3 次,连服 3 日,停服 4 日,7 日为 1 疗程;或一次 0.5g,一日 2 次,隔日服药,共 10 日,停服 5 日,15 日为 1 疗程。或一次 10mg/kg,每 8 小时 1 次,连服 5 日,以后每 12 小时 1 次,连服 14 日,停服 2 周,33 日为一疗程。根据病情,一般应用药 2~3 疗程。小儿常用量:一次 10mg/kg,用法同成人。

二巯丙磺钠　Sodium Dimercaptopropane Sulfonate

适应证:用于汞、砷、锑、铋、铬和路易剂中毒。用于毒蕈即野生毒蘑菇毒素毒肽、毒伞肽中毒,也用于沙蚕毒素类农药中毒。

注意事项:高敏体质者应慎用或禁用,必要时在脱敏治疗后密切观察下可小剂量使用。一旦发生过敏反应须立即停药,并对症治疗。轻症者可用抗组胺药,反应严重者应用肾上腺素或肾上腺皮质激素。如需静脉注射,将本品 250mg 用 10% 葡萄糖注射液 20ml 稀释后使用。静脉注射速度要慢,应在 5 分钟以上注射完毕,否则会引起不良反应,故一般多采用肌内注射。由于本品与金属形成的络合物仍有一定程度的解离,如排泄慢,解离出来的二巯基化合物可很快被氧化,则游离的金属仍能产生中毒现象,故本品在金属中毒时,需反复给予足量的药物。

禁忌证:对本品过敏或对巯基化合物有过敏史的患者。

药物监护:静脉注射速度快时可引起恶心、呕吐、头晕、面色苍白、口唇发麻、心跳加快等,一般 10~15 分钟即可消失。偶见过敏反应,如皮疹、寒战、发热,甚至过敏性休克,剥脱性皮炎等。

用法与用量:肌内注射。成人常用量:金属中毒:急性中毒,一次 250mg,第 1 日 3~4 次;第 2 日 2~3 次,以后一日 1~2 次,连用 7 日为 1 疗程;慢性中毒,一次 125~250mg,一日 1~2 次,连用 3 日,停药 4 日为 1 疗程,一般需用 2~3 个疗程。毒蕈中毒:肌内注射,一次 250mg,一日 2 次,连用 5~7 日。沙蚕毒素类农药中毒:轻至中度中毒,一次 250mg,6 小时 1 次,用 1 日即可;重度中毒:首剂静脉注射,剂量不变,其他仍肌内注射,第 2 日如病情需要再肌内注射,一次 250mg,用 2~3 次即可,间隔时间可延长至 8~12 小时。小儿常用量:一次 5mg/kg,用法同成人。

青霉胺　Penicillamine

适应证:用于铅、汞等重金属中毒。用于肝豆状核变性和胱氨酸尿及其结石。

注意事项:为防止发生过敏反应,使用前应做青霉素皮试。出现过敏反应时应立即停药,用小剂量药物脱敏,或用肾上腺皮质激素、抗组胺药物治疗。本品应每日连续服用,若暂时停药数日,再次服用时亦可能发生过敏反应,因此要从小剂量开始。长期服用本品应每日加用 25mg 维生素 B_6,以补偿所需要的增加量。本品可影响胚胎发育,动物实验表明有骨骼畸形和腭裂等。患有类风湿关节炎和胱氨酸尿的孕妇,在妊娠期服用本品曾报道其出生婴儿有发育缺陷。因此,孕妇忌服。若必须服用,则每日剂量不超过 1g。预计孕妇需作剖宫产者,应在妊娠末 6 周起,到产后伤口愈合前剂量每日限在 250mg。65 岁以上老人服用容易有造血系统毒性反应。口服铁剂患者,宜在服铁剂前 2 小时口服本品,以免减弱本品疗效。手术患者在创口未愈合时,每日剂量限制在 250mg。出现不良反应要减少剂量或停药。发生造血系统或肾功能损害时应视为严重不良反应,必须停药。肝豆状核变性病服本品 1～3 个月才见效,若治疗 3～4 个月无效时,则应停服本品,改用其他药物治疗。定期检查血、尿常规,肝功能,白细胞计数和分类,血红蛋白,血小板等,在服药初 6 个月内至少每 2 周检查 1次,以后至少每个月 1 次;肝功能检查,至少每 6 个月 1 次,以便早期发现中毒性肝病和胆汁潴留。肝豆状核变性病患者初次应用本品时,应在服药当天留 24 小时尿测尿铜,以后每 3个月如法测定 1 次。

禁忌证:对本品及青霉素类药过敏者禁用。孕妇禁用。肾功能不全患者禁用。粒细胞缺乏症、再生障碍性贫血患者禁用。

药物监护:对青霉素过敏的患者,对本品也可能发生过敏反应。常见食欲缺乏、恶心、呕吐、溃疡病活动、口腔炎和溃疡。20% 服药者有味觉异常。如发生味觉异常,除肝豆状核变性病患者外,可用 4% 硫酸铜溶液 5～10 滴加入果汁中口服,每日 2 次,有助于味觉恢复。过敏反应,如皮肤瘙痒、荨麻疹、发热、关节疼痛和淋巴结肿大,其他皮肤反应包括狼疮样红斑和天疱疮样皮损。本品抑制皮肤胶原的交联,使皮肤变脆和渗血,并影响创口愈合。少见白细胞减少、粒细胞缺乏症、再生障碍性贫血、嗜酸性粒细胞增多,以及溶血性贫血和血小板减少性紫癜等。6%～20% 服药者出现蛋白尿,有时有血尿和免疫复合物型肾小球肾炎所致的肾病综合征。偶见脱发、胆汁潴留、肺出血-肾炎综合征、重症肌无力和耳鸣,以及免疫球蛋白 A(IgA)降低。

用法与用量:口服。成人常用量:铅、汞等重金属中毒:一次 0.125～0.375g,一日 4 次,5～7 日为一疗程,停药 2 日后开始新疗程,一般治疗 1～3 个疗程;肝豆状核变性:开始一日0.125～0.25g,以后每 1～2 个月增加 0.125～0.25g,维持量一次 0.25g,一日 4 次,最大量一日 1.5g,一般需用药 6～12 个月;胱氨酸尿:用量参考尿中胱氨酸排出量而定,长期服用。一次 0.25～0.5g,一日 4 次,最大量一日 2g,有结石的患者,一日要求尿中排出胱氨酸 100mg以下,无结石患者一日尿中排出胱氨酸 100～200mg。小儿常用量:一次 10mg/kg,一日 3 次或一次 15mg/kg,一日 2 次,最大量一次 250mg,用法同成人。

去铁胺　Deferoxamine

适应证:用于急性铁中毒、输血性铁质沉着病和慢性肾衰竭伴铝负荷过量,如透析性铝脑病和铝骨病。

注意事项:肾盂肾炎患者慎用。孕妇不宜应用,尤其对妊娠 3 个月内的孕妇。哺乳期妇女慎用。3 岁以下小儿一般不用。因为珠蛋白生成障碍性贫血患儿体内铁负荷量不多,同时本品对小儿容易引起眼和耳的损害。老年人用本品时,不宜同时加用大剂量维生素 C,否则容易导致心脏失去代偿功能。注射本品时应注意过敏反应和静脉滴注速度。在长期用药过程中要随访血浆铁蛋白和肝、肾功能,每3个月检查视力和听力。治疗急性铁中毒患者应用肌内注射的方式,而当休克时可以静脉滴注;休克控制后,应改为肌内注射,以避免药物不良反应。给药前、给药后2~6小时应测定血清铁、总铁结合力。若给药后2小时尿无变色,且患者无中毒症状,提示体内铁负荷无过量,无需继续给药。但要警惕有些严重中毒患者在用药后尿液不一定变色。急性铁中毒患者即使无中毒症状,也应观察至少24~48小时。输血性铁质沉着病的给药途径以肌内注射或皮下注射为宜。皮下注射的效果与静脉注射相似,比肌内注射强2~3倍。皮下注射部位可选择腹壁,需用微型泵作为驱动力缓慢皮下输注。皮下输注或静脉滴注每次需8~12小时,个别可至24小时。为增强本品的作用可以口服维生素C,一日总量不超过200mg,并应分次服用,给药时间应在开始应用本品后的1~2周。

禁忌证:对本品过敏者禁用。严重肾功能不全患者禁用。

药物监护:少见过敏反应。对本品过敏的患者或静脉注射速度过快时可出现皮肤潮红、心动过速甚至休克。此时,及时用抗组胺药或抗休克药物,可使反应缓解。长期用药可导致视力减退、视野缩小、辨色和夜视困难、视网膜色素异常和白内障。耳鸣和听力减退可在视力受影响时同时出现,亦可急性起病。眼和耳的损害停药后可有部分或完全恢复。少见眩晕、惊厥、腿部肌肉痉挛、腹痛、腹泻、心动过速、心律失常、血小板减少、排尿困难和发热。本品有诱导和加重隐匿性肾盂肾炎,还容易增加耶尔森菌引起肠道感染的风险。发生肠炎时应停药,并用抗生素治疗。

用法与用量:肌内注射、皮下注射或静脉滴注。肌内注射、皮下注射:将本品0.5~1g,用灭菌注射用水2ml溶解后使用。静脉滴注:将本品0.5~1g,用氯化钠注射液、复方氯化钠注射液或5%葡萄糖注射液250~500ml溶解后滴注,滴注时间1~2小时,滴注速度每小时不超过15mg/kg,24小时总量不超过90mg/kg。急性铁中毒:成人常用量:肌内注射,首次1g,以后每4小时给予0.5g,共2次。根据病情可继续每4~12小时给予1次0.5g,但24小时内总量不应该超过6g。静脉滴注,剂量同肌内注射。小儿常用量:静脉滴注,一次20mg/kg,每6小时1次,其他同成人。输血性铁质沉着病:成人常用量:肌内注射,一次0.5~1g,一日1次,轻症一周3~5次,重症一周5~7次。小儿常用量:皮下注射或静脉滴注,一次10mg/kg,一日1次,轻症一周3~5次,重症一周5~7次。慢性肾衰竭伴铝负荷过量:成人常用量,一次20mg/kg,一周1~2次,在透析初2小时通过动脉留置导管滴注,一周总量一般不超过6g。

巯乙胺　Mercaptamine

适应证:用于治疗金属中毒(对急性四乙基铅中毒效果较好)及预防和治疗放射病综合征(如全身无力、恶心、呕吐、嗅觉和味觉障碍等)。

注意事项:开始注射2~3次后不见奏效,则不宜继续使用。静脉注射时宜取卧位,注射速度宜缓慢。注射液切勿接触金属物,以免色变暗或发生沉淀。偶可出现呼吸抑制,可给氧及注射咖啡因、野靛碱等进行对症处理。

禁忌证:严重肝、肾功能不全者禁用。

药物监护:可见恶心、呕吐、嗜睡、不适、畏食、腹部绞痛、潮红、过敏、假性脑膜炎、白细胞减少、室性心动过速。

用法与用量:急性金属中毒,静脉注射,一次 0.2g,一日 1~2 次,症状改善后可逐渐减量。慢性金属中毒,肌内注射,一次 0.2g,一日 1 次,10~20 日为一疗程。防止放射病预防时,首次照射 10~30 分钟后,注射 100~200g,必要时每隔 5~7 日重复注射,在一次放射治疗中共注射 4~7 次;治疗,可按同剂量注射 5~7 次。

2. 有机磷毒物中毒解毒药　有机磷毒物系指一类分子结构中含有机磷酸酯的化合物,可用作有机磷农药和暂时用作神经性毒剂。有机磷毒物进入体后主要表现为对乙酰胆碱酯酶的活性具有强力抑制作用。其磷酰根与酶的活性部分紧密结合,形成磷酰化胆碱酯酶(中毒酶),使胆碱酯酶失去水解神经递质胆碱酯酶的能力,致使组织中乙酰胆碱过量蓄积,引起中枢神经系统和胆碱能神经过度兴奋,而后抑制或衰竭,引起一系列症状、体征等中毒反应。

有机磷毒物中毒的反应有 3 种:毒蕈碱样作用,烟碱样作用,中枢神经系统作用。有机磷毒物中毒的治疗主要是根据中毒过程的不同环节采取相应的治疗措施。

(1)按中毒途径(皮肤、胃肠道)进行皮肤清洗或洗胃,中断毒物的接触途径、清除未被机体吸收的毒物。

(2)应用胆碱酯酶复活剂,使中毒酶恢复活性,即恢复催化水解乙酰胆碱的能力。

(3)应用生理拮抗剂,对抗各种中毒作用。

(4)对症支持治疗。

其中(2)和(3)通称为解毒治疗,所应用的药物即为有机磷中毒的解毒剂。从上可知,有机磷中毒的解毒剂有两类,即胆碱酯酶复活剂与毒蕈碱受体拮抗剂。

胆碱酯酶复活剂是在有机磷毒物中毒过程中,恢复未老化的被抑制的胆碱酯酶活性。常用的重活化剂为吡啶醛肟类化合物,如氯解磷定、碘解磷定、双复磷及双解磷等,我国最常用的是前两种。双复磷为双季铵肟类,分子中有两个肟基,因此在使用相同剂量时,重活化作用比碘解磷定和氯解磷定强,且有较弱的阿托品样作用,脂溶性较高,能部分透过血-脑脊液屏障,中枢作用较其他吡啶醛肟类重活化剂好,但目前国内尚无生产,所以较少使用。双解磷也为双季铵肟类,因此在使用相同剂量时重活化作用比碘解磷定大 3.5~6 倍,与双复磷相当,但不能通过血-脑脊液屏障。阿托品样作用及对神经-肌肉接头的作用比碘解磷定强,特别在缓解毒蕈碱样症状方面较好。因为副作用大,对心脏、肝均有损害,所以目前我国已很少使用。

生理拮抗剂主要为抗胆碱药,常用的有以周围抗胆碱能作用为主的阿托品,以中枢抗胆碱能作用为主的东莨菪碱和新型抗胆碱药盐酸戊羟利定。

其他生理拮抗剂,如贝那替嗪、苄托品、丙环定等皆为以中枢抗胆碱能作用为主的抗胆碱药,多在复方中使用,极少单独应用。如解磷注射液,系由阿托品、贝那替嗪、氯解磷定等组成的复方制剂,既有对抗有机磷中毒的外周毒蕈碱样和烟碱样的作用,也能对抗中枢神经系统中毒症状,同时能使磷酰化胆碱酯酶重活化,起到标本兼治的作用。

碘解磷定　Pralidoxime Iodide

适应证:用于有机磷毒物中毒。单独应用疗效差,应与抗胆碱药物联合应用。

注意事项:本品对中毒时间不长的患者疗效较好,对被有机磷毒物(杀虫剂)抑制超过 36 小时已"老化"的胆碱酯酶的复能作用效果甚差。因此,应用本品治疗有机磷毒物中毒时,用药越早越好。对慢性有机磷杀虫剂中毒抑制的胆碱酯酶无复活作用。本品对不同品种有机磷毒物中毒的疗效不同。一般认为对沙林、对硫磷、内吸磷、硫特普、马拉硫磷、乙硫磷的疗效较好;对塔崩、敌敌畏、美曲膦酯的效果较差;对索曼无效;对乐果、氧化乐果尚有争议。本品虽能迅速消除肌肉震颤、肌无力等外周性烟碱样症状,但不能直接对抗乙酰胆碱的大部分效应,即不能消除中枢症状、毒蕈碱样症状及其他烟碱样症状,故对中、重度有机磷毒物中毒患者,必须与抗胆碱药合用。本品不易透过血-脑脊液屏障进入中枢神经系统,对中枢的中毒酶没有明显重活化作用,故对中毒的中枢症状无明显效果。根据病情掌握剂量及间隔时间,用药过程中应密切观察病情变化及检测血液胆碱酯酶活性,以作为用药指标。有机磷农药口服中毒时,由于有机磷可在下消化道吸收且排泄较慢,因此这类患者应用本品至少要维持 48~72 小时。停药指征以烟碱样症状(肌颤、肌无力)消失为主,血液胆碱酯酶活性应维持在 50%~60% 或以上。本品在碱性溶液中容易水解,故不能与碱性药物配伍使用。老年中毒患者应适当减少用量和减慢静脉注射速度。本品生物半衰期短,不宜静脉滴注。

　　禁忌证:对本品及碘过敏的患者禁用。

　　药物监护:注射速度过快可引起恶心、呕吐、心率增快,严重时有乏力、头痛、眩晕、视物模糊、复视、动作不协调等。大剂量或注射速度过快时可引起血压波动、呼吸抑制等。偶见咽痛和腮腺肿大等碘反应。本品对局部组织刺激性较强,静脉注射时如漏至皮下可致剧痛及周围皮肤发麻。

　　用法与用量:注射液:可直接缓慢静脉注射,每次 0.4~0.8g 注射 10~15 分钟。粉针剂:临用前,将本品 0.4~0.8g 用氯化钠注射液、5% 葡萄糖注射液或 10% 葡萄糖注射液 20~40ml 溶解后缓慢静脉注射,注射 10~15 分钟。静脉注射:成人常用量:轻度中毒,一次0.4~0.8g,必要时 1 小时后重复用药一次;中度中毒,首次 0.8~1.6g,以后每 1 小时重复 0.4~0.8g,肌颤缓解或血液胆碱酯酶活性恢复至正常的 60% 以上后酌情减量或停药;重度中毒,首次 1.6~2.4g,以后每 1 小时重复 0.8~1.6g,肌颤缓解或血液胆碱酯酶活性恢复至正常的60% 以上后酌情减量或停药。小儿常用量:轻度中毒,一次 15mg/kg;中度中毒,一次 20~30mg/kg;重度中毒,一次 30mg/kg。用法同成人。

氯解磷定　Pralidoxime Chloride

　　适应证:用于有机磷毒物中毒。单独应用疗效差,应与抗胆碱药联合应用。

　　注意事项:本品对马拉硫磷、美曲膦酯、敌敌畏、乐果、甲氟磷、丙胺氟磷和八甲磷等的中毒效果较差;对氨基甲酸酯杀虫剂所抑制的胆碱酯酶无复活作用。本品可用于对碘及碘解磷定过敏者。老年中毒患者应适当减少用量,减慢静脉注射速度。本品在碱性溶液中容易分解失效,禁与碱性药物配伍。有机磷毒物中毒患者越早应用本品越好。皮肤吸收引起中毒的患者,应用本品的同时要脱去被污染的衣服,并用肥皂清洗头发和皮肤;眼部用 2.5% 碳酸氢钠溶液和灭菌氯化钠等渗溶液冲洗;口服中毒患者用 2.5% 碳酸氢钠溶液彻底洗胃。由于有机磷毒物可在下消化道吸收,因此口服患者应用本品至少要维持 48~72 小时,以防引起延迟吸收后加重中毒,甚至致死。用药过程中要随时测定血胆碱酯酶作为药物监护指标。要求血胆碱酯酶维持在 50%~60% 或以上。急性中毒患者的血胆碱酯酶水平与临床症状有关,因此密切观察临床表现,亦可及时重复应用本品。本品有效血药浓度为 4mg/L;最高重活化作用的浓度是 17.2mg/L。剂量相同时,静脉注射较肌内注射能达到更高的血药浓度,较高的血药浓度维持时间也较长;肌内注射吸收迅速,能达到有效的血药浓度,应用比较方便,不易出现副作用。人肌内注射氯解磷定 30mg/kg,5 分钟血药浓度为 20mg/L,20 分钟为 15mg/L,90 分钟为 9mg/L,说明肌内注射效果不低于静脉注射。总结既往有机磷农药中毒的治疗经验,氯解磷定首次用量以 30mg/kg(总量 1.5~2.0g)肌内注射或静脉注射效果较好,目前国内很少生产。

药物监护:静脉注射的反应与碘解磷定相同,注射速度过快可引起恶心、呕吐、心率增快,严重时有头痛、眩晕、视物模糊、复视、动作不协调等,但比碘解磷定反应小。药物的局部刺激性大,肌内注射局部疼痛,但通常能忍受。

用法与用量:肌内注射或静脉滴注。用于肌内注射时,本品可直接使用,用于静脉注射时,临用前应将本品 0.75~1g 用氯化钠注射液 20~40ml 稀释后缓慢静脉注射,注射时间为 5~10 分钟。成人常用量:轻度中毒,一次 0.5~0.75g,肌内注射,必要时 1 小时后重复一次;中度中毒,首次 0.75~1.5g,肌内注射或静脉注射,以后每 1 小时重复 0.5~1g,直至肌颤消失或血液胆碱酯酶活性恢复至正常的 60% 以上后,酌情减量或停药;重度中毒,首次 1.5~2.5g,分两处肌内注射或静脉注射,以后每 0.5~1 小时重复 0.5~1g,直至肌颤消失或血液胆碱酯酶活性恢复至正常的 60% 以上后酌情减量或停药。小儿常用量:轻度中毒,一次 15~20mg/kg;中度中毒,一次 20~30mg/kg;重度中毒,一次 30mg/kg。用法同成人。

双复磷 Obidoxime

适应证:用于有机磷中毒。

注意事项:对中度及重度中毒者仍应联合使用阿托品。其他参见碘解磷定。

药物监护:注射过快可引起全身发热、口干、面部潮红、恶心、呕吐,严重者可引起神经肌肉传导阻滞、心律失常。偶见中毒性黄疸。

用法与用量:肌内注射或静脉注射。成人常用量:轻度中毒,肌内注射,一次 0.125~0.25g,必要时 2~3 小时后重复 1 次。中度中毒,肌内注射或静脉注射,一次 0.5g,2~3 小时后再注射 0.25g,必要时重复 2~3 次。重度中毒,缓慢静脉注射,首次 0.5~0.75g,2 小时后再注射 0.5g,以后根据病情可重复使用,并酌情减量。

硫酸阿托品 Atropine Sulfate

适应证:用于有机磷毒物中毒。单独应用疗效差,应与胆碱酯酶复活剂联合应用。

注意事项:治疗有机磷毒物中毒,特别是经口严重中毒时,要求达到阿托品化,即出现口干、皮肤干燥、面色潮红,心率增快至每分钟 100 次左右,体温 37.3~37.5℃,或有小躁动(此为正常的治疗反应,不属于药物不良反应范畴)。阿托品严重过量或中毒时,可出现谵妄、狂躁、两手抓空、胡言乱语、幻听幻视、定向力丧失、昏迷等症状,心率快至每分钟 120 次以上,体温高达 38~40℃,甚至发生肺水肿或脑水肿而危及生命。治疗有机磷毒物中毒时,为了获得最好的疗效,阿托品必须与胆碱酯酶复活剂配伍用。胆碱酯酶复活剂不仅能恢复中毒胆碱酯酶的活性起治本作用,且对有机磷毒物引起的外周 N 样症状(肌颤、肌无力、肌麻痹等)有直接对抗作用,弥补了阿托品作用的不足。

用法与用量:肌内注射或静脉注射。肌内注射时,本品可直接使用;静脉注射时,将本品 2~5mg 用 25% 葡萄糖注射液或 50% 葡萄糖注射液 10~20ml 稀释后缓慢静脉注射,注射 5~10 分钟。成人常用量:轻度中毒,一次 1~3mg,静脉注射,15~30 分钟 1 次,阿托品化后逐渐改为一次 0.5~1mg;肌内注射,2~6 小时 1 次,疗程 3~5 日。中度中毒,一次 5~10mg,静脉注射,15~30 分钟 1 次,阿托品化后逐渐改为一次 1~4mg;静脉注射或肌内注射,1~6 小时 1 次,疗程 5~7 日。重度中毒,一次 10~20mg,静脉注射,10~15 分钟 1 次;阿托品化后逐渐减量,延长间隔时间,疗程 7~10 日。小儿常用量:用量可根据体重折算,用法同成人。

氢溴酸东莨菪碱　Scopolamine Hydrobromide

适应证：用于有机磷毒物中毒。

药物监护：与阿托品相同，但中枢神经系统症状更明显。常见口干，眩晕，严重时瞳孔散大，皮肤潮红，灼热，兴奋，烦躁，谵语，惊厥，心跳加快。

用法与用量：皮下注射、肌内注射、静脉注射或静脉滴注。用于皮下注射、肌内注射和静脉注射时，本品可直接使用；用于静脉滴注时，将本品 0.6 ~ 2.0mg 用 5% 葡萄糖注射液或 10% 葡萄糖注射液 500ml 稀释后使用。成人常用量：首次剂量，轻度中毒 0.3 ~ 0.5mg，中度中毒 0.5 ~ 1.0mg，重度中毒 2.0 ~ 4.0mg；重复用药剂量。一次 0.3 ~ 0.6mg。小儿常用量：尚不明确。

盐酸戊羟利定　Penehyclidine Hydrochloride

适应证：用于有机磷毒物中毒急救治疗和中毒后期或胆碱酯酶（ChE）老化后维持阿托品化。单独应用疗效差，应与胆碱酯酶重活化剂联合应用。

注意事项：本品对心脏（M_2 受体）无明显作用，故对心率无明显影响。本品不能以心跳加快来判断是否"阿托品化"，而应以口干和出汗消失或皮肤干燥等症状判断"阿托品化"。心跳不低于正常值时，一般不需加用阿托品。孕妇及哺乳期妇女每次用药间隔时间不宜过短，剂量不宜过大。儿童对本药较敏感，应当慎用，特别是伴有高热的患者更应当慎重。本品对前列腺肥大的老年患者可加重排尿困难，用药时应严密观察。

药物监护：用量适当时常伴有口干，面红和皮肤干燥等。如用量过大可出现头晕；尿潴留，谵妄和体温升高等。一般不需特殊处理，停药后可自行缓解。

用法与用量：肌内注射。成人常用量：轻度中毒，首次 1 ~ 2mg，必要时联合用氯解磷定 250 ~ 750mg；中度中毒，首次 2 ~ 4mg，同时用氯解磷定 750 ~ 1500mg；重度中毒，首次 4 ~ 6mg，同时用氯解磷定 1500 ~ 2500mg。首次用药 45 分钟后，如仅有恶心、呕吐、出汗、流涎等毒蕈碱样症状时，仅需应用盐酸戊羟利定 1 ~ 2mg 即可；如仅有肌颤，肌无力等烟碱样症状或胆碱酯酶活力低于 50% 时，仅需应用氯解磷定 1000mg 即可。无氯解磷定时可用碘解磷定代替；如上述症状均有时，则需重复应用盐酸戊羟利定和氯解磷定首次用量的半量 1 ~ 2 次。中毒后期或胆碱酯酶老化后，可用盐酸戊羟利定 1 ~ 2mg 维持阿托品化，每次间隔 8 ~ 12 小时。急性有机磷毒物轻、中、重度中毒的用药总量分别为 1 ~ 3mg，5 ~ 7mg，10 ~ 14mg。小儿常用量：参照成人用量。

3. 氰化物中毒解毒药　氰化物系指分子中含有氰基（—CN）的化合物，其中的碳原子和氮原子通过叁键相连接（HC≡N）。氰化物是一类剧毒物，常见的有氰化氢、氰化钠、氰化钾、氰化钙及溴化氰等无机类和乙腈、丙腈、丙烯腈、正丁腈等有机类，另外某些植物果实中如苦杏仁、桃仁、李子仁、枇杷仁、樱桃仁及木薯等都含有氰苷，分解后可产生氢氰酸。

氰化物进入体内后释放出氰离子（—CN），可抑制线粒体中细胞色素氧化酶的活性。在生理情况下，氧化型细胞色素氧化酶分子中的 3 价铁（Fe^{3+}）获得电子后变为还原型细胞色素氧化酶（Fe^{2+}）；后者遇氧分子时又变为氧化型细胞色素氧化酶，并把电子传给氧分子生成氧离子，氧离子与氢结合成水。通过这一可逆的氧化还原反应，细胞色素氧化酶起着传递电子的作用。氰化物中毒时，—CN 与氧化型细胞色素氧化酶的 Fe^{3+} 有高度亲和力，结合生成氰化高铁细胞色素氧化酶，阻止 Fe^{3+} 还原为 Fe^{2+}，使电子传递中断，抑制细胞的有氧代谢，导致细胞缺氧窒息。组织细胞不能利用氧;而出现全身各系统的缺氧症状,以中枢神经系统最为突出。

氰化物中毒的解毒药有两种作用机制,一种机制是利用高铁血红蛋白与氰离子结合形成氰化高铁血红蛋白,使被抑制的细胞色素氧化酶恢复活性,解除组织缺氧。常用药物主要有高铁血红蛋白形成剂,如亚硝酸钠、亚硝酸异戊酯与亚甲蓝等。另一种机制是利用钴螯合物羟钴胺、依地酸二钴等直接与氰离子结合,形成稳定的、无毒的氰钴胺、钴氰螯合物从尿中排出。

亚硝酸钠和亚硝酸异戊酯是目前我国常用的高铁血红蛋白形成剂。亚硝酸钠催化高铁血红蛋白形成的作用为4.5~9分钟。对氨基苯丙酮形成高铁血红蛋白的速度比亚硝酸钠缓慢,因此不适合氰化物中毒的急救使用,但其形成高铁血红蛋白后维持时间长、副作用小、口服吸收好,可作为氰化物中毒的预防药。亚甲蓝形成高铁血红蛋白的作用快、副作用小,但其形成高铁血红蛋白的能力不如亚硝酸钠,且作用时间短,大剂量能导致溶血。现已不采用。

亚硝酸钠　Sodium Nitrite

适应证:用于氰化物中毒。

注意事项:患者出现休克时,应抗休克充分后再使用本品。注射本品时,要停止吸入亚硝酸异戊酯,同时注意血压变化,一旦收缩压降至80mmHg时,应立即停止给药。本品不得与硫代硫酸钠混合注射,否则将加重不良反应,血压明显下降。如用量过大而导致形成过多的高铁血红蛋白时,可静脉注射1%亚甲蓝溶液5~10ml(0.1~0.2ml/kg),以促进高铁血红蛋白还原为血红蛋白。对儿童患者,要特别注意本品的使用剂量。本品必须在中毒早期应用,使用愈早效果愈好。

禁忌证:休克患者禁用。

药物监护:本品有扩张血管作用,注射速度过快时可致血压下降、心动过速、头痛、出冷汗、甚至晕厥、休克、抽搐。用量过大时引起高铁血红蛋白血症,从而出现严重发绀、呼吸困难等症状。

用法与用量:静脉注射。本品可以直接缓慢静脉注射,注射速度0.06~0.09g/min(3%溶液2~3ml);或将本品0.3~0.45g用氯化钠注射液100ml稀释后缓慢静脉注射,注射5~20分钟。成人常用量:一次0.3~0.45g或3%溶液10~15ml。本品注射完毕后,随即用同一针头及相同速度静脉注射25%硫代硫酸钠溶液40ml,必要时0.5~1小时后可重复本品和硫代硫酸钠半量或全量。小儿常用量:一次4.5~9mg/kg或3%溶液0.15~0.30ml/kg。用法同成人。小儿最好根据血液中血红蛋白的含量调整亚硝酸钠的用量。

亚硝酸异戊酯　Amyl Nitrite

适应证:用于氰化物中毒。

注意事项:本品可降低血压,故老年人和有心血管疾病的患者慎用。接触本品可导致接触性皮炎。本品有易燃性,不可近火。其余同亚硝酸钠。

禁忌证:休克患者禁用。青光眼、近期脑外伤或脑出血患者禁用。

药物监护:吸入后因血管扩张可致剧烈头痛、暂时性血压下降、心动过速、甚至晕厥。用量过大时,形成过多的高铁血红蛋白而出现头晕、心悸、气短等缺氧症状。

用法与用量:鼻腔吸入。使用方法:将本品安瓿包在一层手帕或纱布内压碎或折断后给患者经鼻腔吸入。成人常用量:一次 0.2~0.4ml,每次吸 15 秒钟,每 2~3 分钟 1 次,直至开始静脉注射亚硝酸钠为止。总量不超过 1~1.2ml。小儿常用量与成人相同。

硫代硫酸钠　Sodium Thiosulfate

适应证:与高铁血红蛋白形成剂联合应用,用于氰化物中毒。

注意事项:静脉注射量大时,应注意不良反应。若注射速度过快,或与亚硝酸钠混合同时静脉注射均会引起血压下降。不能与其他药物混合注射,否则发生沉淀或降低疗效。口服中毒者,还须用本品 50% 溶液洗胃,以减少肠道内氰化物的吸收。

药物监护:偶见头晕、乏力、恶心、呕吐等。静脉注射速度过快时可引起血压下降。

用法与用量:静脉注射。临用前,将本品 10~15g 用灭菌注射用水或氯化钠注射液 40~60ml 溶解,制成 25% 的溶液缓慢静脉注射,注射速度 2.5~5ml/min。成人常用量:注射高铁血红蛋白形成剂后,立即缓慢静脉注射 10~15g,必要时 1 小时后再与高铁血红蛋白形成剂联合重复使用半量或全量。小儿常用量:一次 0.25~0.375g/kg。用法同成人。在静脉注射亚硝酸钠后,不需拔出针头,立即由原注射针头注射本品。

制剂与规格:注射用硫代硫酸钠:0.5g(以 $Na_2S_2O_3 \cdot 5H_2O$ 计,相当于 $Na_2S_2O_3$ 0.32g);1g(以 $Na_2S_2O_3 \cdot 5H_2O$ 计,相当于 $Na_2S_2O_3$ 0.64g)。

4. 亚硝酸盐中毒解毒药　亚硝酸盐中毒,亦称肠源性青紫症。白菜、青菜、韭菜、菠菜等蔬菜及新鲜腌菜、熟的剩菜剩饭和水中都含有硝酸盐,正常情况下不会引起中毒,但进食变质的蔬菜、食物或含硝酸盐较多的食物,硝酸盐会在细菌作用下还原为亚硝酸盐而引起中毒。亚硝酸盐量达 0.2~0.5g 即可引起中毒,主要作用于血管运动中枢和血液。亚硝酸盐自肠道吸收后,进入血液发生氧化作用,使血液中供组织输氧的低铁血红蛋白氧化成失去输氧能力的高铁血红蛋白。这种高铁血红蛋白在血液中超过 10%(1.5g)时,就会引起组织缺氧,产生发绀。

亚硝酸盐中毒危重者应静脉注射 1% 亚甲蓝解毒。

亚甲蓝　Methylthioninium Chloride

适应证:用于亚硝酸盐(包括烂白菜及腌制不好的蔬菜、酸菜等)及苯胺类化合物中毒引起的高铁血红蛋白血症。

注意事项:本品不能皮下及肌内注射,否则可引起注射局部组织坏死;不能椎管内注射,否则可引起中枢神经系统器质性损害。静脉注射速度不可过快,一般注射稀释后溶液 2ml/min 左右。一次注射剂量不得超过 200mg,24 小时总量不得超过 500mg。治疗高铁血红蛋白血症时,本品一日用量约 120mg 即可,重者可用 2~3 日,不需大量反复应用。因本品完全排泄需 3~5 日,大量反复使用可导致体内蓄积,引起与治疗相反的结果。对先天性还原型辅酶 Ⅱ(NADPH)及高铁血红蛋白还原酶缺乏引起的高铁血红蛋白血症效果差,可一日口服本品 300mg,并给予大剂量维生素 C。对异常血红蛋白 M 病伴有高铁血红蛋白血症无效。葡萄糖-6-磷酸脱氢酶缺乏患者和小儿应用剂量过大,亚甲蓝从还原剂变成氧化剂,可引起溶血。肾功能不全者慎用。

药物监护:静脉注射过快可引起头晕、恶心、呕吐、胸闷、腹痛等;剂量过大时除上述症状加剧外,还可引起头痛、呼吸困难、血压降低、心率增快和心律紊乱、大汗淋漓、意识障碍,严重时有心肌损害。用药后尿呈蓝绿色,有时可产生尿路刺激症状,如尿道灼痛等。

用法与用量:静脉注射,临用前将本品 50~100mg(1% 溶液 5~10ml)用 5%~25% 葡萄糖注射液 20～40ml 稀释后缓慢静脉注射,注射 10～12 分钟。成人常用量:首次 1～2mg/kg。若静脉注射 30～60 分钟后皮肤黏膜发绀不消退,可按原量重复注射 1 次。以后可视病情每 2～4 小时重复注射半量,直至皮肤黏膜青紫明显好转或高铁血红蛋白降至 10% 左右,每次不超过 200mg,每日不超过 600mg。小儿常用量:一次 1～2mg/kg,用法同成人。

5. 灭鼠药中毒解毒药　根据灭鼠药进入鼠体后作用的快慢,灭鼠药物分为急、慢性两类。急性灭鼠药包括磷化锌、氟乙酰胺、氟乙酸钠、毒鼠磷、毒鼠强、溴代毒鼠磷、溴甲灵、敌溴灵等。氟乙酰胺和毒鼠强由于毒性强,无特效解毒剂,很容易引起人、畜中毒,国家已明令禁用。慢性灭鼠药可分第一代、第二代抗凝血灭鼠剂,第一代包括敌鼠钠、杀鼠灵、杀鼠迷(立克命)、杀鼠酮、氯敌鼠等;第二代包括溴敌隆、大隆、杀它仗、硫敌隆等。

乙酰胺　Acetamide

适应证:用于氟乙酰胺、氟乙酸钠等有机氟化合物中毒。

药物监护:本品使用剂量过大或长期用药可引起血尿。

注意事项:所有氟乙酰胺、氟乙酸钠等有机氟化合物中毒患者,包括可疑中毒者,应及时给予本品,以免贻误治疗时机。早期应给予足量。对有机氟化合物中毒患者,不论病程早晚,给予本品后均有一定作用。在中毒早期用药可挽救生命、控制发病,在中毒晚期用药可减少后遗症,至中毒后 5～7 日给药仍有一定效果。本品与 2% 盐酸普鲁卡因注射液混合注射,可减轻注射局部疼痛。如因用药而发生血尿可停药,应用糖皮质激素以减轻血尿。

用法与用量:肌内注射。临用前,将本品 2.5～5.0g 加 2% 盐酸普鲁卡因注射液 1～2ml 混合后肌内注射。成人常用量:一次 2.5～5.0g,一日 2～4 次;或一日 0.1～0.3g/kg,分 2～4 次肌内注射。疗程一般 5～7 日。严重中毒者,一次 5～10g。小儿常用量:一日 0.1～0.3g/kg,,分 2～4 次肌内注射,连用 5～7 日。

维生素 K₁　Vitamin K₁

适应证:用于抗凝血类灭鼠剂敌鼠钠、杀鼠灵等毒物的中毒。

注意事项:严重的凝血酶原减少并发严重出血时,维生素 K_1 的作用延迟,必须加用凝血因子(凝血酶原复合物)或新鲜血浆以迅速止血。大剂量注射本品时可有暂时性抗维生素 K 作用,此时应重新使用抗凝药如肝素等。

禁忌证:对本品过敏者禁用。

药物监护:偶见过敏反应。少数人可出现皮疹。静脉注射过快,超过每分钟 5mg,可引起面部潮红、出汗、胸闷,严重时有支气管痉挛和血压下降。肌内注射可引起局部红肿和疼痛。

用法与用量:肌内注射或静脉注射。用于静脉注射时,将本品 20～50mg 用氯化钠注射液或 5% 葡萄糖注射液 20ml 稀释后缓慢注射,注射速度 4～5mg/min。成人常用量:肌内注射,一次 10～20mg,一日 2～3 次;严重中毒者,静脉注射,一次 40～60mg,一日 100～300mg,待出血倾向基本停止或凝血酶原时间恢复正常后改为肌内注射,直至停药。

6. 化学药物中毒解毒药　药物中毒的原因,不外乎误服或服药过量以及药物滥用等。药物品种多,不良反应发生率高,危害性大,鉴别诊断难度大,因此预防药物中毒更加重要。以下介绍一些常用药品中毒的解毒药。

乙酰半胱氨酸　Acetylcysteine

适应证:用于对乙酰氨基酚中毒。

注意事项:严重支气管哮喘及糖尿病患者慎用。在中毒后 8～10 小时使用效果最好,超过 15 小时疗效降低,24 小时后可能无效。与铁、铜等金属和橡胶、氧气接触时间较长易失效。

药物监护:口服偶见恶心、呕吐,罕见皮疹和支气管痉挛等过敏反应。静脉注射和过量可引起血管扩张、皮肤潮红、恶心、呕吐、支气管痉挛和水肿、心动过速及血压降低。

用法与用量:口服或静脉滴注。口服:成人常用量,首次 140mg/kg,以后一次 70mg/kg,每 4 小时一次,共 17 次;小儿常用量,同成人常用量,按体重给药。静脉滴注:成人常用量,第 1 阶段,150mg/kg,加入 5% 葡萄糖注射液 200ml 中静脉滴注 15～20 分钟;第 2 阶段,50mg/kg,加入 5% 葡萄糖注射液 500ml 中静脉滴注 4 小时;第 3 阶段,100mg/kg,加入 5% 葡萄糖注射液 1000ml 中静脉滴注 16 小时(严重者可持续静脉滴注)。小儿常用量:同成人常用量,按体重给药。

纳洛酮　Naloxone

适应证:用于阿片类药物、镇静催眠药及急性酒精中毒。

药物监护:偶见口干、恶心、呕吐、食欲缺乏、困倦或烦躁不安、血压升高和心率加快,大多数不用处理自行恢复。个别患者可能诱发心律失常、肺水肿和心肌梗死。

注意事项:高血压和心功能不全患者慎用。密切观察生命体征的变化;如呼吸、心律和心率、血压等,如有变化应及时采取相应措施。阿片类及其他麻醉性镇痛剂成瘾者,当注射本品时将会立即出现戒断症状,遇此情况时要注意掌握剂量。

用法与用量:静脉注射。临用前,将本品 0.4～0.8mg 用灭菌注射用水或 5% 葡萄糖注射液 10～20ml 溶解(稀释)后静脉注射,注射时间 4～5 分钟。成人常用量:一次 0.4～0.8mg,必要时 2～3 分钟重复 1 次,须根据病情重复用药以巩固疗效。小儿常用量与成人相同。

烯丙吗啡　Nalorphine

适应证:主要用于阿片受体激动药急性中毒的解救。适用于吗啡、哌替啶等镇痛药过量中毒。

注意事项:临床上不将其用于镇痛。本品对喷他佐辛(镇痛新)和其他阿片受体激动-拮抗药引起的呼吸抑制无拮抗作用,对巴比妥类或其他全身麻醉药引起的呼吸抑制也无拮抗作用,如果使用,反而使呼吸抑制明显加重。近年来已被纳洛酮取代。

药物监护:大剂量可产生发音困难、缩瞳、倦怠和发汗等。

用法与用量:皮下注射或静脉注射:成人常用量一次 5～10mg,极量一日 40mg。

阿扑吗啡　Apomorphine

适应证:主要用于抢救意外中毒及不能洗胃的患者,催吐作用。

注意事项:皮下注射 5～10 分钟后先出现恶心、面色苍白,继而发生呕吐。对吗啡及其衍生物过敏的患者,对阿扑吗啡也常可过敏。对麻醉药物中毒的患者,由于中枢已被抑制,本品常难奏效,甚至可能加重其抑制作用,故不适用。为提高疗效,注药前应先饮水,成人饮水量为 250ml。给药过程中可出现血清催乳素浓度降低。阿扑吗啡遇光易变质,变为绿色则不能使用。妊娠、哺乳期妇女用药尚不明确,幼儿、老年衰弱患者对阿扑吗啡的易感性增高,均应慎用。用药时应监测患者的心血管功能。

禁忌证:心力衰竭或心力衰竭先兆,腐蚀性中毒,张口反射抑制,醉酒状态明显,已有昏迷或有严重呼吸抑制,阿片、巴比妥类或其他中枢神经抑制药所导致的麻痹状态,癫痫发作先兆,休克前期,强酸、强碱、士的宁中毒,昏迷或严重呼吸抑制,开放性肺结核,胃及十二指肠溃疡,中枢神经系统器质性病变等患者。

药物监护:本品可刺激又可抑制中枢神经系统,可出现呼吸抑制、呼吸急促、急性循环衰竭、昏迷,甚至死亡。用量过大可引起持续性呕吐、昏睡、晕厥和直立性低血压等;快速或不规则的呼吸、疲倦无力、颤抖或心率加快以及中枢神经刺激反应。皮下注射可出现瘙痒、红色结节等局部反应。

用法与用量:皮下注射:成人一次 2~5mg 一次极量 5mg;小儿 0.07~0.1mg/kg;极量一次 5mg。不得重复使用。

纳美芬 Nalmefene

适应证:本品主要用于阿片类药物过量或中毒的急救,也用于手术后的麻醉催醒、酒精中毒的急救、戒毒后防复吸、休克的辅助治疗及酒精依赖的辅助治疗等,是阿片受体拮抗剂纳洛酮和纳曲酮的理想替代品。

注意事项:对与阿片样物质无关的镇静及低血压的病例,本品不产生作用。只有患者有使用阿片样物质过量的经历或呼吸抑制并伴随瞳孔收缩的临床特征来判断在阿片样物质过量的情况下,才可以给患者使用本品进行治疗。

用法与用量:用于术后阿片样物质抑制:静脉注射,使用 1ml:0.1mg 规格的制剂。初始剂量 0.25μg/kg,2~5 分钟后再给 0.25μg/kg 补充,呈现阿片逆转作用后立即停止给药。累计剂量超过 1μg/kg 不会增加治疗效应。在已知可能增加患者心血管危险的情况下,可将本品用氯化钠注射液或灭菌注射用水进行 1:1 稀释,并使用 0.1μg/ml 这样较小的初始及补充剂量。用于已知或怀疑使用阿片样物质过量,初始剂量 0.5mg/70kg,如有必要,2~5 分钟后给予第 2 个剂量。如总剂量达到 1.5mg/70kg 仍无临床作用,则增加剂量也不会起作用。当呼吸频率达到正常情况后,就应停止给药,以尽可能减少发生心血管危险与催促戒断综合征的概率。

氟马西尼 Flumazenil

适应证:用于苯二氮䓬类药物中毒,作为苯二氮䓬类药物过量时中枢镇静作用的特效解毒药。

注意事项:混合性药物中毒慎用。哺乳期妇女慎用。对于 1 周内大剂量使用过苯二氮䓬类药物者,以及(或)较长时间使用苯二氮䓬类药物者,应避免快速静脉注射本品。如快速静脉注射本品可出现戒断症状,如兴奋、焦虑、心悸、恐惧、情绪不稳、轻微混乱和感觉失真等,故应缓慢注射。如出现严重戒断症状,应静脉注射地西泮 5mg 或咪达唑仑 5mg。

禁忌证:对本品过敏的患者禁用。妊娠早期妇女禁用。麻醉后肌松剂作用未消失的患者禁用。

药物监护:可见面部潮红、恶心、呕吐,快速注射后可见焦虑、心悸、恐惧等戒断症状。

用法与用量:静脉注射或静脉滴注。用于静脉注射时,将本品 0.5~1mg 用氯化钠注射液或 5% 葡萄糖注射液 10ml 稀释后缓慢静脉注射,注射 1~3 分钟;用于静脉滴注时,将本品 1~2mg 用氯化钠注射液或 5% 葡萄糖注射液 100~200ml 稀释后缓慢静脉滴注,滴注 2~5 小时。成人常用量:0.5~2mg,静脉注射或静脉滴注、首次 0.2mg,静脉注射。如 1 分钟内未达到要求的清醒程度,可以重复给药。重复给药一次增加 0.1mg,或以每小时 0.1~0.4mg 速度静脉滴注,直至患者清醒为止。一般最大剂量 0.5mg,但大剂量苯二氮䓬类药物中毒者可用至 1~2mg 或以上。小儿常用量:0.01mg/kg,最大剂量 1mg。

贝美格 Bemegride

适应证:用于巴比妥类及其他催眠药的中毒,也用于减少硫喷妥钠麻醉深度,以加快其苏醒。

注意事项:急性血卟啉症患者慎用,因可能诱发急性发作。如用量太大或静脉滴注速度太快,可引起恶心、呕吐。腱反射亢进、低血压、肌肉抽搐甚至惊厥,可静脉注射地西泮或硫喷妥钠加以控制。

药物监护:静脉滴注速度如太快,可引起肌肉抽搐甚至惊厥。迟发毒性,表现为情绪不安、精神错乱、幻视等。

用法与用量:静脉滴注。将本品 50mg 用 50% 葡萄糖注射液 250~500ml 稀释后静脉滴注,3~5 分钟滴完,视病情可重复给药。

甲硫氨酸维 B$_1$ Methionine and Vitamin B$_1$

适应证:本品用于改善肝功能,对肝脏疾病,如急慢性肝炎、肝硬化,尤其是对脂肪肝有较明显的疗效,能改善肝内胆汁淤积;可用于酒精、巴比妥类、磺胺类药物中毒时的辅助治疗。

注意事项:对有血氨增高的肝硬化前及肝硬化患者应注意监测血氨水平。孕妇及哺乳期妇女用药的安全性尚不明确。尚无儿童用药的经验。老年患者用药的安全性尚不明确。

禁忌证:对甲硫氨酸及维生素 B$_1$ 过敏的患者禁用。肝性昏迷患者禁用。

药物监护:静脉滴注时偶有恶心、头痛。

用法与用量:肌内注射:一次 40~100mg(以甲硫氨酸计),一日 1~2 次。静脉滴注,一次 100~200mg(以甲硫氨酸计),一日 1 次。临用前用氯化钠注射液或 5% 葡萄糖注射液 250~500ml 稀释后使用。

亚叶酸钙 Calcium Folinate

适应证:用于甲氨蝶呤、乙胺嘧啶或甲氧苄啶等抗叶酸代谢药过量中毒。用于甲醇中毒的辅助治疗。

注意事项:亚叶酸制剂含有防腐剂,偶可致变态反应。本品不宜与甲氨蝶呤同时使用,以免影响后者的抗叶酸作用,一次大剂量应用甲氨蝶呤 24~48 小时后再应用本品,使甲氨蝶呤的血药浓度不低于其治疗浓度。

药物监护:静脉注射容易发生不良反应,但肾功能正常者很少发生中毒。长期应用偶见食欲缺乏、腹胀、恶心等。偶见过敏反应,可出现皮疹和支气管痉挛,甚至诱发癫痫。大量服用尿液呈黄色。

用法与用量:口服、肌内注射或静脉注射。用于肌内注射时,将本品 3~25mg 用灭菌注射用水或 5% 葡萄糖注射液 2~4ml 溶解后使用;用于静脉注射时,将本品 200~250mg 用 5% 葡萄糖注射液 20ml 溶解后注射,注射 4~5 分钟。抗叶酸代谢药过量中毒:首次使用相当于抗叶酸代谢药的剂量,即 15~100mg,静脉注射。如为甲氨蝶呤过量中毒,一次 15mg,注射给药或口服,每 3~6 小时 1 次,共 8 次;如为甲氧苄啶过量中毒,一次 5mg,口服,一日 1 次,共 5~7 日。甲醇中毒:一次 50mg,静脉注射,4 小时 1 次,共 2 日。

维生素 B$_6$ Vitamin B$_6$

适应证:用于异烟肼、偏二甲基肼等肼类化合物中毒。

注意事项:超大剂量应用维生素 B_6 可引起外周神经病变,出现感觉异常、肌无力、肢体运动障碍等,多发生在一日总量超过 15g 以上者,剂量越大发病率越高。异烟肼等中毒时,应建立静脉通道药物解毒,尽早应用维生素 B_6,剂量相当于摄入异烟肼的总量。

用法与用量:静脉注射或静脉滴注。用于静脉注射时,临用前将本品 50 ~ 300mg 用 5% 葡萄糖注射液 20 ~ 40ml 溶解(稀释)后注射,注射 4 ~ 6 分钟;用于静脉滴注时,临用前将本品 1000mg 用 50% 葡萄糖注射液或 10% 葡萄糖注射液 250 ~ 500ml 溶解(稀释)后滴注,滴注 2 ~ 3 小时。成人常用量;异烟肼中毒,首剂按摄入异烟肼总量的 1/2 或 1/3,缓慢静脉注射或静脉滴注,随后分次重复使用,根据病情可重复使用到与所摄入的异烟肼同量,直至癫痫样症状完全控制;偏二甲基肼中毒,首剂 1 ~ 5g,缓慢静脉注射,随后静脉滴注 1 ~ 5g 至惊厥停止,一日总量不宜超过 10g。小儿常用量:参照成人用量与用法。

7. 蛇毒中毒解毒药

抗蝮蛇毒血清　Agkistrodon Halys Antivenin

本品系用蝮蛇毒素免疫的马血浆,经酶消化、盐析制成。

适应证:用于蝮蛇、竹叶青蛇、龟壳花蛇等蝮蛇科毒蛇咬伤。

用法与用量:静脉注射。临用前,将本品 6000 ~ 12 000U 用氯化钠注射液或 25% 葡萄糖注射液 20 ~ 40ml 稀释后缓慢静脉注射,注射速度 4ml/min。成人常用量:一次 6000 ~ 12 000U。儿童常用量:一次 6000 ~ 12 000U。

抗五步蛇毒血清　Agkistrodon Acutus Antivenin

本品系用五步蛇毒素免疫的马血浆,经酶消化、盐析制成。

适应证:用于五步蛇及蝮蛇科的其他毒蛇咬伤。

用法与用量:静脉注射。临用前,将本品 4000 ~ 8000U 用氯化钠注射液 40 ~ 80ml 稀释后缓慢静脉注射,注射速度 4ml/min。成人常用量;一次 4000 ~ 8000U。儿童常用量:一次 4000 ~ 8000U。

抗银环蛇毒血清　Bungarus Multicinctus Antivenin

本品系用银环蛇毒素免疫的马血浆,经酶消化、盐析制成。

适应证:用于银环蛇咬伤。

用法与用量:静脉注射。临用前,将本品 10 000U 用氯化钠注射液 20 ~ 40ml 稀释后缓慢静脉注射。成人常用量:一次 10 000U。儿童常用量:一次 10 000U。

抗眼镜蛇毒血清　Naja Naja(atra)Snake Antivenin

本品系由眼镜蛇毒或脱毒眼镜蛇毒免疫马所得的血浆,经胃酶消化后纯化制成的冻干抗眼镜蛇毒球蛋白制剂。

适应证:用于眼镜蛇咬伤。

用法与用量:缓慢静脉注射。成人常用量:一次 2500 ~ 10 000U。儿童常用量:一次 2500 ~ 10 000U。

8. 肉毒中毒解毒药

肉毒抗毒素　Botulinum Antitoxin

适应证:用于预防及治疗肉毒中毒。凡已出现肉毒中毒症状者,应尽快使用本抗毒素进行治疗。对可疑中毒者亦应尽早使用本抗毒素进行预防。在一般情况下,人的肉毒中毒多为 A 型、B 型或 E 型,中毒的毒素型别尚未得到确定之前,可同时使用 2 个型,甚至 3 个型的抗毒素。

药物监护:过敏性休克。血清病,主要症状为荨麻疹、发热、淋巴结肿大、局部水肿,偶有蛋白尿、呕吐、关节痛,注射部位可出现红斑、瘙痒及水肿。一般系在注射后7~14日发病,称为延缓型。亦有在注射后2~4日发病,称为加速型。对血清病应对症疗法,可使用钙剂或抗组胺药物,一般数日至数十日即可痊愈。

禁忌证:过敏试验为阳性反应者慎用,详见脱敏注射法。

注意事项:本品为液体制品。制品混浊、沉淀、异物或安瓿有裂纹、标签不清,过期失效者均不能用。安瓿打开后应一次用完。每次注射须保存详细记录,包括姓名、性别、年龄、住址、注射次数、上次注射后的反应情况、本次过敏试验结果及注射后反应情况、所用抗毒素的生产单位名称及批号等。使用抗毒素须特别注意防止过敏反应。注射前必须做过敏试验并详细询问既往过敏史。凡本人及其直系亲属曾有支气管哮喘、花粉症、湿疹或血管神经性水肿等病史,或对某种物质过敏,或本人过去曾注射马血清制剂者,均须特别提防过敏反应的发生。过敏试验:用氯化钠注射液将抗毒素稀释10倍(0.1ml抗毒素加0.9ml氯化钠注射液),在前掌侧皮内注射0.05ml,观察30分钟。注射部位无明显反应者即为阴性,可在严密观察下直接注射抗毒素。如注射部位出现皮丘增大、红肿、浸润,特别是形似伪足或有痒感者,为阳性反应,必须用脱敏进行注射。如注射局部反应特别严重或伴有全身症状,如荨麻疹、鼻咽刺痒、喷嚏等,则为强阳性反应,避免使用抗毒素。如必须使用时,则应采用脱敏注射,并做好抢救准备,一旦发生过敏休克,立即抢救。无过敏史者或过敏反应阴性者,也并非没有发生过敏休克的可能。为慎重起见,可先注射小量于皮下进行试验,观察30分钟,无异常反应,再将全量注射于皮下或肌内。脱敏注射法:在一般情况下,可用氯化钠注射液将抗毒素稀释10倍、分小量数次做皮下注射,每次注射后观察30分钟。第1次可注射10倍稀释的抗毒素0.2ml,观察无发绀、气喘或显著呼吸短促、脉搏加速时,即可注射第2次0.4ml,如仍无反应则可注射第3次0.8ml,如仍无反应,即可将安瓿中未稀释的抗毒素全量做皮下或肌内注射。有过敏史或过敏试验强阳性者,应将第1次注射量和以后的递增量适当减少,分多次注射;以免发生剧烈反应。门诊患者注射抗毒素后,须观察30分钟方可离开。

用法与用量:皮下注射,应在上臂三角肌附着处。同时注射类毒素时,注射部位须分开。肌内注射应在上臂三角肌中部或臀大肌外上部。只有经过皮下或肌内注射未发生异常反应者方可静脉注射。静脉注射应缓慢,开始每分钟不超过1ml,以后每分钟不宜超过4ml。一次静脉注射不应超过40ml,儿童不应超过0.8ml/kg,亦可将抗毒素加入葡萄糖注射液、氯化钠注射液等输液中静脉滴注。静脉注射前将安瓿在温水中加热至接近体温,注射中发生异常反应,应立即停止。预防:1次皮下注射或肌内注射1000~20 000U(指1个型)。若情况紧急,亦可酌情增量或采用静脉注射。治疗:采用肌内注射或静脉滴注。第1次注射10 000~20 000U(指1个型),以后视病情决定,可每隔约12小时注射1次。只要病情开始好转或停止发展,即可酌情减量(例如减半)或延长间隔时间。

第二节 常见中毒的药物治疗

一、酒精中毒

酒精(乙醇)中毒主要是由于一次性摄入大量含有酒精的饮料所致,对中枢神经系统产生兴奋,中毒的严重程度与摄入的酒精量、体重、机体对乙醇的耐受性有关。乙醇在胃吸收70%,十二指肠吸收25%。乙醇被吸收后,除2%～10%以原形经肺、肾、皮肤排出外,其余约90%在肝内通过乙醇脱氢酶转化为乙醛,约8%通过微粒体乙醇氧化酶转化为乙醛。

（一）中毒机制

乙醇具有脂溶性,可迅速透过脑中的神经细胞膜,并作用于膜上的某些酶而影响细胞功能,小量乙醇(BAC＜50mg/dl)具有兴奋作用,这是由于乙醇能作用于中枢苯二氮䓬,γ-氨基丁酸受体,阻断γ-氨基丁酸对中枢的抑制所致。随着剂量的增加,血中乙醇浓度增高时,对大脑皮质、边缘系统、网状结构、小脑均可产生抑制而导致相应的临床症状。浓度极高时(BAC＞400mg/dl)可抑制延髓中枢,导致呼吸循环衰竭而死亡。乙醇可使末梢血管扩张、皮肤发红,这与乙醇中间代谢产物乙醛进入末梢循环有关。

（二）临床表现

1. 急性中毒　一次大量摄入含乙醇的饮料后,多数人会产生正常的一系列生理反应,临床过程通常可分为兴奋期、共济失调期和睡眠期。

（1）兴奋期:饮酒后,由于大脑抑制功能削弱,出现情绪兴奋。通常的表现为放松、欢欣、健谈、精力充沛、面部潮红、心率加快、呼吸急促及有各种的反射亢进,在这个阶段意识并无改变,自控能力并无明显减弱。

（2）共济失调期:兴奋期进一步发展,患者的意识逐渐进入混沌状态,易被激惹或情绪不稳,性格及行为改变,如自我中心、说话大声、态度傲慢,可以不顾及周围而大声喊叫、骚动等。患者出现共济失调,动作笨拙,步态蹒跚,语无伦次,恶心、呕吐、手眼震颤等。激动和抑郁混合,表现出攻击性行为,又常出现悲哀、伤感、厌世等现象。

（3）睡眠期:共济失调期后,精神兴奋症状随之消失。渐渐进入睡眠期,大部分患者经过一段睡眠之后,情绪便会恢复正常。亦有小部分中毒严重者随即转入昏睡,呼吸抑制,面色苍白,皮肤湿冷。一旦延髓抑制,则可发生呼吸麻痹造成死亡。

2. 酒精依赖与戒断综合征　酒精依赖是长期反复饮酒而引起对酒渴求的一种心理状态。酒精是亲神经物质,可产生依赖。长期酗酒可导致心理及躯体的依赖。酒精依赖者中有部分在中断饮酒后会出现震颤、幻觉、意识障碍、肌肉抽搐、自主神经功能紊乱等表现,被称为戒断综合征或酒精依赖综合征。早期表现为焦虑、失眠和自主神经功能紊乱:血压中度升高、脉率变快、呼吸频率加快、出汗、震颤。不到5%的酒精依赖患者可有癫痫发作及意识障碍。

3. 慢性中毒　长期酗酒可造成多脏器损害及Wernicke脑病。Wernicke脑病是由于维生素B$_1$摄入或吸收不足所造成的,与长期饮酒和营养不良有关。最常见的病因是酒精中毒,表现为症状和体征呈急性发展:眼肌麻痹,其次为垂直运动障碍和同向凝视障碍;明显的躯干性共济失调和水平眼震。有注意力和记忆力障碍和时间、空间障碍,多伴有虚构;意识障碍多表现为嗜睡或昏迷。眼球震颤,共济失调,意识模糊被称为Wernicke脑病的三联征,但只有10%的Wernicke脑病患者表现出典型的三联征。

此外,消化系统方面可发生酒精性肝病包括脂肪肝、酒精性肝炎、酒精性肝硬化。发病机制可有多种因素共同作用的结果:①NADH/NAD平衡失调:NADH是指脂肪酸合成的辅酶,NAD是脂肪酸氧化的辅酶,造成合成增加,分解减少,以致甘油三酯在肝内大量聚集,引起脂肪肝。②乙醇、乙醛对肝细胞的毒性作用,造成细胞膜损伤;造成肝细胞抗原改变,引起自身免疫反应。③缺氧:乙醇高代谢状态引起肝细胞缺氧,加重肝细胞损伤。④乙醛促进胶原合成,炎症刺激胶原纤维增生,造成肝纤维化。

由于酒精本身及其代谢产物的细胞毒作用,导致胰腺实质进行性损害及纤维化,胰液黏稠,蛋白沉淀,引起胰管引流不畅及结石形成,是急性和慢性胰腺炎的重要病因。慢性酒精中毒还可导致心肌病、巨幼细胞贫血及缺铁性贫血等。

(三)治疗

1. **急性酒精中毒的治疗** 首先气道评估、呼吸功能的观察、确保呼吸道畅通、预防误吸、机械通气(必要时)、建立静脉通路并纠正低血糖和电解质紊乱、止吐、镇静。同时要排除有无合并其他毒物中毒、外伤可能。对于一般较轻的醉酒者可静卧、保温。因酒精在胃内吸收快,现在不主张洗胃。补液防止患者脱水,输液纠正电解质紊乱或低血糖。

2. **解毒** 有资料显示,美他多辛(300~900mg,静滴)在急性酒精中毒治疗中效果明显,它可以通过增加乙醛脱氢酶活性、增加乙醇和乙醛的血浆清除率,增加尿酮排除率,促进乙醇的代谢。美他多辛还能防止谷胱甘肽缺乏、预防脂质过氧化损伤、防止胶原沉积、防止 α-肿瘤坏死因子的释放。

3. **纳洛酮(naloxone)** 目前在很多地方作为常用的急救方案,但是因无确切证据,现此治疗措施仍备受争议。其支持者认为:急性酒精中毒时,垂体分泌内源性阿片类物质增加,酒精代谢的某些产物也具有阿片样作用,因而近年来有人将阿片受体拮抗剂纳洛酮用于急性酒精中毒的救治。一般用纳洛酮 0.4mg(轻症),0.8~1.2mg(重症),加入 50% 葡萄糖注射液 20ml 静脉注射,必要时每半小时可重复使用。昏迷者一般在 1~2 小时内清醒。个别患者在使用过程中有抽搐现象。

4. **胰岛素(insulin)** 采用 10U 加入 10% 葡萄糖注射液 500ml 静脉滴注。此前或同时肌注维生素 B_1 100mg。胰岛素可促进乙醇代谢。维生素 B_1 是葡萄糖代谢的重要辅酶。长期酗酒者体内维生素 B_1 贮备不足,如只给予葡萄糖注射而不同时补充维生素 B_1,则可能促发 Wernicke 脑病。对于意识障碍原因不能排除的低血糖者或长期酗酒营养不良者,胰岛素的使用应谨慎。

5. **其他** 烦躁兴奋者可酌用氟哌利多或氟哌啶醇,但勿用吗啡或巴比妥类药物,以免加重呼吸抑制。

(四)戒酒综合征的治疗

1. **断绝酒源** 由于单纯依靠患者本人很难实现戒断的目的,故应有适当的环境条件以保证断绝酒源,并使医疗、护理、心理指导等方面的措施得以落实。

2. **一般戒酒综合征的处理及脱瘾治疗** 利用与乙醇有交叉耐受性的中枢镇静剂进行替代治疗,然后根据患者反应情况逐渐撤减替代药物的用量。目前临床常用半衰期较长的苯二氮䓬类治疗(如地西泮、氯氮䓬等),根据患者的饮酒量、饮酒总时间、戒酒症状的严重程度、肝功能情况及患者年龄等确定初始剂量。一般换算公式为(以口服地西泮为例):50% ~ 60%(v/v)的白酒 500ml/d 为地西泮 40~60mg/d,尽可能口服给药,但如果患者因呕吐等不能口服,可暂用肌内注射。用药间隔不应小于 1 小时,期间定时检查生命体征。

应注意的是,若肝功能明显受损,肝脏代谢药物的能力下降,应相应减少用药剂量。用药的理想状态是既可控制戒酒症状又不致过度镇静。近年来,因传统的"逐日替代递减法"过于烦琐且难以调整剂量,有人推荐"负荷剂量法",具体做法是在开始时,隔1~2小时重复给予地西泮,直到戒酒综合征症状被完全控制为止,此后即让药物在体内自然消除,基本不再给药。其理论基础是地西泮的半衰期较长,而其代谢产物去甲地西泮的半衰期更长且同样有活性,可在体内存留相当长时间。

其他药物:除苯二氮䓬类药物外,也有人使用其他药物进行脱瘾治疗。如有人用普萘洛尔,有人用吩噻嗪类药,还有人试用可乐定、卡马西平等获得成功。近来的一些研究提示,钙通道阻滞药可减轻戒断综合征。

3. 震颤谵妄的治疗　震颤谵妄为一种急性脑综合征,常发生于末次饮酒 24 ~ 72 小时后。震颤谵妄是酒依赖者常见的急诊情况之一,需迅速、有效地采取措施。其救治原则为:使用苯二氮䓬类及普萘洛尔等药物,控制戒断症状的发生及发展;积极补充水分及电解质,防止或纠正脱水及电解质紊乱;小量抗精神病药物(如氟哌啶醇)控制精神症状;预防感染等并发症;记出入量,必要时留置导尿管;视情况可采取保护性约束,防冲动及自伤。

4. 戒酒的巩固治疗

(1)酒增敏药物:急性戒酒期过后,生理依赖性解除,但不少人还会复发,因而需进行巩固治疗。所谓酒增敏药物,是指能够与乙醇发生相互作用,使体内乙醇及其产物(主要是乙醛)代谢减慢,从而增高体内乙醇或其代谢物浓度的药物。此类药物以双硫仑为代表,另还有枸橼酸氰氨化钙及硝法唑等。最近,国内有人发现呋喃唑酮也有类似作用。现以双硫仑为例进行介绍。双硫仑进入人体后,通过阻断 2 个重要的酶系统而产生作用。其主要的作用发生在肝脏内,它可抑制醛脱氢酶的活性,使乙醛-乙酸的反应受阻,体内乙醛蓄积,血中乙醛浓度升高 5 ~ 10 倍,从而引起一系列症状与体征,如濒死感、呼吸窘迫、视物不清、面赤、头痛、眩晕、恶心、呕吐等,称为乙醇双硫仑反应。服用此药期间,一旦饮酒即出现特征性的双硫仑反应,可望建立对酒的条件化厌恶反射。

双硫仑适用于成年无精神病史且自觉戒酒者,作为脱瘾后进入专门康复项目之前的一项措施。用法:必须在停用酒精后至少 12 小时方可给药,且停药后一周内不能饮酒。第一阶段给予最大量每日 500mg,通常在早上一次给予,共 1 ~ 2 周。使用初次剂量后 12 小时即可产生药效。如患者出现嗜睡等副作用,剂量可酌情下调。以后给予维持量,每日 125 ~ 500mg(平均 250mg)。药物自体内排出缓慢,故应警告患者服药期间甚至在停药后 1 ~ 2 周内饮酒均可出现上述反应。每日用药不间断,直到患者充分恢复其社会活动及持久的自控能力。长期给予双硫仑不产生耐药性。

双硫仑不能连续使用超过 3 ~ 6 个月,时间过长,体内蓄积易出现严重副作用。治疗期间绝不能饮用含有酒精的饮料,以防止乙醇-双硫仑反应。一般说来,使用双硫仑后最常出现的反应为精神萎靡,口中有金属或大蒜样气味,头痛与疲乏感。少数可产生精神异常,尤其是脑脊液中多巴胺 β-羟化酶低者,或使用双硫仑超过 500mg/d 及既往有重度精神病史者。

双硫仑的常见不良反应为:焦虑与濒死感,视物不清,呼吸窘迫,面部及颈部赤红,头痛,恶心与呕吐,姿势性晕厥,出汗,心动过速,心悸,口渴,眩晕。严重反应为:血压升高,昏迷,休克,惊厥,心电图改变(T 波低平,ST 段下降,Q-T 间期延长),死亡。使用双硫仑的禁忌证:近期有饮酒,使用甲硝唑、副醛及含酒精制剂的历史者,心肌病、冠心病、精神病以及对双硫仑过敏者。本品不宜与苯妥英钠同用,因易致苯妥英钠中毒。

(2)减少饮酒量药物:其中主要包括盐酸纳曲酮、高牛磺酸钙以及 5-羟色胺再摄取抑制剂等。

盐酸纳曲酮(naltrexone hydrochloride)为内源性阿片类物质,使用纳曲酮 50 ~ 100mg/d(每周 3 次,每次 150mg,或者每个月 380mg),总饮酒天数减少,复发率降低。乙酰高牛磺酸钙(calcium bis- acetylhomoturinate,acamprosate)为 γ- 氨基丁酸(GABA)受体激动剂,与 GABA结构相似,既是 GABA 受体激动剂,又对 N- 甲基-D- 天冬氨酸(NMDA)受体有抑制作用。用法用量为每天 3 次,每次 0.66g,对治疗酒依赖有效。高牛磺酸钙的副作用较少,常见为腹泻、恶心等。目前,此药已经被法国、英国等欧洲国家批准上市。

选择性 5- HT 再摄取抑制剂,目前已在临床应用的有 5 种:氟西汀(fluoxetine,百忧解)、氟伏沙明(fluvoxamine)、帕罗西汀(paroxetine)、舍曲林(sertraline)与西酞普兰(citalopram)。有研究报道,西酞普兰在不伴抑郁的患者治疗中,短期治疗效果明显,一周之后效果不佳。它们有共同的药理特性:抑制神经元再摄取 5- HT,增强 5- HT 的作用,同时可适当降低饮酒量。若干研究提示,此类药物可降低总饮酒量的 15% ~ 20%。不过,其用量较高,如氟西汀60mg/d,舍曲林 200mg/d。伴有抑郁和焦虑的患者目前不推荐使用该类药物。

（五）案例分析

1. 主题词　酒精中毒;低血糖;纳洛酮;上消化道出血;吸入性肺炎。

2. 病史摘要　患者男性,47 岁,和朋友聚会,白天饮白酒 2 斤,晚上又饮白酒 1 斤,意识逐渐由开始的高度兴奋转为意识障碍,120 急诊送至医院,在车上呕吐咖啡色胃内容物约400ml。入院查体:患者神志不清,唤之不应,周身酒味,口唇发绀,血压 140/90mmHg,呼吸23 次/分,周身湿冷,心率 120 次/分,心界不大,双肺布满干湿性啰音,腹软。实验室检查:随机纸片法测指尖血糖 1.3mmol/L,白细胞 23×10^9/L,血气分析 pH 7.35,$PO_2$65mmHg,$PCO_2$35mmHg。头颅 CT 扫描未见异常。肺部 CT 提示双侧肺炎。

入院诊断　①酒精中毒;②低血糖;③吸入性肺炎;④消化道出血。

3. 治疗方案

（1）纠正低血糖:50% 葡萄糖 60ml 静脉注射。

（2）拮抗酒精中毒:纳洛酮 2mg +5% 葡萄糖 250ml,ivgtt,q12h。

（3）治疗应激性溃疡:奥美拉唑 80mg +0.9% 氯化钠 100ml,ivgtt,qd。

（4）抗感染:莫西沙星 0.4g,ivgtt,qd。

（5）化痰:盐酸氨溴索(沐舒坦)30mg,iv,bid。

（6）脱水:复方甘露醇注射液 250ml,ivgtt。

维持水、电解质平衡,促进酒精排出。

4. 药学监护要点

（1）纠正低血糖:50% 葡萄糖 60ml 静脉注射。纠正低血糖后,如果找不到原因,患者可能再次出现低血糖,检测血糖水平,胰岛素分泌水平。

（2）拮抗酒精中毒:纳洛酮 2mg 加入 5% 葡萄糖 250ml,每 12 小时静滴一次。纳洛酮有拮抗阿片受体的作用,可以促醒,但对长期饮酒的患者应用可出现抽搐,甚至精神症状。监护患者意识状态,注意与酒精中毒引起的欣快感区别。监护酒精中毒量,如果躁动或抽搐,可适当应用镇静药。监护呼吸,伴有吸入性肺炎的患者应用镇静药应慎重,非严重抽搐不用。

（3）控制消化道出血:0.9% 氯化钠 100ml 加奥美拉唑 80mg 静滴。奥美拉唑是质子泵抑制剂,抑制胃酸分泌,控制消化道出血,如果患者用药后仍有出血,可以建议医生加用奥美拉唑方案。2012年溃疡消化道出血指南推荐使用质子泵抑制剂方法:奥美拉唑80mg静脉滴注结束后,奥美拉唑以8mg/h速度持续输注维持72小时,常用的质子泵抑制剂还有泮托拉唑等。加用生长抑素、止血药控制。

(4)抗炎:莫西沙星0.4g,每日一次静滴。患者出现吸入性肺炎,吸入性肺炎感染的菌群以厌氧菌、肠道杆菌为主的混合感染,因此选用莫西沙星。监护患者饮酒后不能使用头孢哌酮和含有铋剂的药物等,可引起双硫仑样反应(见酒精中毒章节)。

(5)化痰:沐舒坦30mg,每日两次静推。化痰促进肺内痰液分泌,快速排出,监护呼吸状况,必要时吸痰,避免窒息。

(6)脱水:复方甘露醇注射液250ml静滴。患者曾出现过低血糖,容易出现脑水肿,脑水肿时间过长,可出现脑细胞损伤。给予甘露醇减轻脑水肿,保护神经细胞。注意监护患者肾脏的相关指标,如肌酐,尿素氮等。

(7)维持水、电解质平衡,促进酒精排出。因为患者处于昏迷状态,禁食水,需要补液,注意水电解质平衡。

5. 药学监护过程 患者因过量饮酒引发昏迷、低血糖,继而出现消化道出血及吸入性肺炎。病情比较复杂,给予促醒药物治疗,一旦出现抽搐,注意镇静药物的使用。患者出现吸入性肺炎,在选择抗生素时一定要选择既兼顾厌氧菌感染,又规避与酒精相互作用的药物,如头孢哌酮,甲硝唑等药物。药师要建议医生注意有关药物与酒精的双硫仑反应。如果患者发热或咯痰及时做痰菌培养,及时更换抗生素。个别患者后期出现肺脓肿,需要外科治疗、脓液培养后再更换敏感的抗生素。

6. 药学分析与建议 该患者低血糖诊断明确,给予50%葡萄糖静脉注射,注意监护血糖变化。同时给予纳洛酮拮抗阿片受体以促使患者清醒,在给药过程中要注意极个别长期大量饮酒患者用纳洛酮后有精神症状和戒断症状出现,监护患者血中酒精含量及肝功能。患者出现吸入性肺炎,在选择抗生素时注意避免头孢类抗生素,尤其是含有哌酮和铋剂的抗生素临床禁用,可以出现双硫仑样反应,选用喹诺酮类,符合2012年社区获得性肺炎指南。患者消化道出血,应用质子泵抑制剂治疗,密切注意各组药物之间的反应,以及与酒精之间的药动学作用及影响。患者由于酒精中毒和低血糖出现脑水肿,给予甘露醇治疗,要有持续性,注意肾功能指标。

7. 药物治疗小结 该病例用药经验在于患者昏迷的原因包括低血糖与酒精中毒,关键注意酒精与各种药物之间的作用及药物互相作用。

二、有机磷中毒

有机磷农药是我国目前使用最广的杀虫剂,占急诊抢救病例的1/10~1/5,在基层医院甚至占到1/2。按化学结构分类可分为磷酸酯类、硫化磷酸酯类、焦磷酸酯类。按毒性大小分为剧毒类、高毒类、中毒类、低毒类。常用的有机磷农药有:高毒类:甲拌磷(3911)、内吸磷(1059)、对硫磷(1605)等;中等毒类:氧化乐果、敌敌畏、乐果等;低毒类:敌百虫、马拉硫磷(4049)等。由于生产、包装、运输、使用过程中,违反操作规程或防护不周,可经皮肤、呼吸道吸收而发生中毒。

（一）中毒机制

有机磷进入体内后可表现出毒蕈碱样、烟碱样、中枢神经系统及循环系统的各种临床表现。急性中毒后期和重症患者，其酸根迅速与神经系统的胆碱酯酶活性基团结合，形成磷脂化胆碱酯酶，使胆碱酯酶失去水解乙酰胆碱的作用。正常情况下，胆碱能神经末梢分泌的传导介质乙酰胆碱，在完成生理作用之后，剩余的乙酰胆碱即为组织中的胆碱酯酶破坏。当胆碱酯酶失去活性后，大量的乙酰胆碱积蓄，强烈作用于胆碱能神经效应器官，使之过度兴奋而产生临床症状。

（二）临床主要表现

1. 毒蕈碱症状　瞳孔缩小，流涎多痰，气促发绀，恶心呕吐，腹痛腹泻，二便失禁，多汗，心律不齐，心动过缓、低血压，双肺干湿啰音，可用阿托品缓解。

2. 烟碱症状　面部，四肢，胸腹部的肌束震颤，心动过速，高血压，瞳孔扩大，晚期出现肌阵挛，肌麻痹，可因呼吸肌麻痹死亡。阿托品不能改善。急性重度中毒除上述症状外，并出现下列情况之一者，可诊断为重度中毒：肺水肿；昏迷；呼吸麻痹；脑水肿，全血胆碱酯酶活性一般在30%以下。

3. 中间综合征　20%～47%的有机磷中毒患者可能出现中间综合征，通常在中毒后1～4日，个别7日，以屈颈肌无力为初始表现，并逐渐累及呼吸肌，表现为肢体无力，抬头困难，可因呼吸肌麻痹而致呼吸衰竭死亡。

4. 反跳作用　特别在乐果、马拉硫磷等经口中毒后，在经过急救好转后或基本恢复后（10～21天），突然出现病情反复，可再度昏迷，出现肺水肿而死亡。分析可能与毒物清除不彻底或停止治疗时间过短有关。

5. 常见的后遗症　中毒性心肌炎、中毒性肝病、失明、肾功能损害等。迟发性神经病在急性重度中毒症状消失后2～3周，有的病例可出现感觉、运动型周围神经病，末梢神经炎、瘫痪、中毒性精神障碍等。神经-肌电图检查显示神经源性损害。

（三）治疗

首先对患者进行评估，对呼吸、心跳停止的患者及时心肺复苏。

1. 过量接触者立即脱离现场，至空气新鲜处。皮肤污染时立即用大量清水或肥皂水冲洗。眼污染时用清水冲洗。若口服药量大，洗胃后留置胃管，每隔4～6小时反复洗胃。洗胃后用50%硫酸钠50ml导泻。禁用油剂，因其可加速有机磷的吸收；禁用硫酸镁，因为硫酸镁可致括约肌松弛，加剧中枢神经系统的抑制。敌百虫在碱性环境中水解为无毒产物之前先形成毒性更强的敌敌畏，故敌百虫中毒时禁用碱性溶液处理。

2. 特效解毒剂　遵循早期、足量、联合的原则。详见前述"特异性解毒药"项下的"有机磷毒物中毒解毒药"。

（四）案例分析

1. 主题词　有机磷农药中毒；乙酰胆碱酯酶；阿托品化；中间综合征；阿托品过量。

2. 病史摘要　患者男性，23岁，中午12点被家人发现倒卧在地，意识不清，口吐白沫，周身湿冷，二便失禁，身旁有100ml空农药瓶，商标为乐果100ml。平素健康，当天早晨与父亲发生争执。入院查体：患者昏迷，周身湿冷，唤之不醒，血压：90/60mmHg，呼吸16次/分，脉搏70次/分，口唇发绀，蒜味明显，眼睑有不自主的肌束颤动，瞳孔1mm，光反射弱，心音听不清，双肺布满湿啰音。

急诊实验室检查:胆碱酯酶 500U/L。

入院诊断:有机磷农药中毒。

3. 治疗方案

(1)抗胆碱:阿托品注射液 2mg 静脉注射,阿托品注射液 2mg 静推 + 阿托品注射液 10mg 静滴。

(2)洗胃:清水洗胃,每次进液体 200～300ml,吸出,反复多次,直至洗出来的水为清水。

(3)胆碱酯酶复活:氯解磷定 1.0g + 0.9% 生理盐水 250ml,ivgtt,bid。

(4)保护肝脏、心脏及补液支持:腺苷三磷酸 40mg + 辅酶 A100U + 维生素 C2.5g + 氯化钾 0.5g + 5% 葡萄糖注射液 250ml,ivgtt,qd。

(5)抗感染:左氧氟沙星 500mg,ivgtt,qd。

4. 药学监护要点

(1)抗胆碱治疗:静推或静滴阿托品后注意观察生命体征,正确评估患者是否阿托品化,监护瞳孔、腺体分泌、皮肤、肺部啰音、心率、血压、呼吸等。洗胃同时观察是否有阿托品中毒症状。阿托品间隔 20 分钟反复静脉注射,直至达到治疗目标,阿托品化(面色潮红、皮肤干燥温暖、瞳孔扩大、心率在 120 次/分左右,双肺湿啰音消失)时减量至维持量。监护患者尽快阿托品化,并且维持阿托品化的药物剂量。一旦阿托品过量,患者将出现躁动、视物模糊、幻视、幻听、精神症状等阿托品中毒的表现。

(2)洗胃:清水洗胃,每次进液体 200～300ml,吸出,反复多次,直至洗出来的水为清水。由于患者口服农药,从现场推断可能为乐果,但不能完全确定,给予清水洗胃。监护洗胃时液体量是否量入为出,否则洗胃液只进不出,很容易急性胃扩张。需要注意误吸的可能。

(3)胆碱酯酶复活剂:应用阿托品同时要配合使用胆碱能复活剂氯解磷定,监护肌束颤动等烟碱样症状是否消失,同时监护注射的速度不宜过快,浓度过高,可出现恶心、呕吐、头痛、眩晕等症状。

(4)保护心脏及维护水电解质平衡:监护腺苷三磷酸静滴速度,监护可能出现的头痛、头晕、出冷汗、胸闷、低血压等现象。监护液体总量、葡萄糖量、氯化钠总量,钾、钠是否合乎生理需要量,监护补液后以下指标是否达标:中心静脉压(CVP)8～12mmHg;中心静脉氧饱和度($ScvO_2$)≥70%,混合静脉氧饱和度(SvO_2)≥65%;平均动脉压(MAP)≥65mmHg;尿量>0.5ml/(kg·h)。

(5)预防感染治疗:监护反映感染的各项指标,如血常规、体温、CRP、PCT 及痰微生物培养结果。监护左氧氟沙星可能引起的不良反应:过敏反应、肝肾毒性、中枢神经系统毒性等。

5. 药学监护过程 患者入科时病情危重,生命体征不稳定,胆碱能中毒症状较重,给予阿托品 2mg,反复静脉注射,至患者可以有洗胃的时间后,继续给予阿托品治疗,及早阿托品化,同时联合胆碱酯酶复活剂氯解磷定 1.0g,每日 2 次静滴。符合早期、联合、足量的治疗原则。但是患者一旦出现阿托品化也意味着患者容易出现阿托品中毒,同时阿托品使用剂量与口服有机磷农药的量、个人敏感度密切相关。要在维持阿托品化的同时尽量找到阿托品最小剂量。如果在此过程中患者出现躁动,精神症状,考虑出现阿托品中毒,立即停用阿托品,并且给予大量补液,如果不能尽快阿托品化,患者出现中间综合征的可能性就大,密切注意患者的呼吸状况,一旦出现呼吸困难,应做好机械通气的准备。患者在昏迷状态要维持水、电解质的平衡及钾、钠摄入量,尤其在洗胃之后会流失部分钾。患者早期出现肺水肿,如果合并肺炎属在入院 48 小时之内,感染菌群多为肺内原有的菌群,多以肺炎链球菌为主,可以选择左氧氟沙星抗感染。等待痰培养结果,再加调整抗感染治疗方案。

6. 药学分析与建议 该患者为有机磷中毒。有机磷农药进入人体后,通过血液、淋巴很快运送至身体各器官,其毒理作用是抑制人体内胆碱酯酶的活力,使乙酰胆碱在体内积累过多。可导致呼吸抑制、肺水肿等。常用的有机磷解毒剂有抗胆碱剂和胆碱酯酶复活剂。治疗初期选用阿托品静推,后每隔 20 分钟反复静脉注射阿托品抗胆碱,是目前抢救有机磷农药中毒最有效的解毒剂之一。对于中毒程度较严重的患者,则应合并使用胆碱酯酶复活剂氯解磷定。

经检查确认属于有机磷农药中毒,应给予彻底洗胃,并给予阿托品使其阿托品化,若洗胃不彻底,很有可能导致大量的阿托品也不能使其阿托品化,从而导致阿托品中毒。因此在给予阿托品过程中应该密切监护瞳孔、腺体分泌、皮肤、肺部啰音、心率、血压、呼吸等生命体征,以防阿托品中毒的发生。

治疗过程中,特别注意要保持呼吸道通畅。出现呼吸衰竭或呼吸麻痹时,立即给予机械通气。患者心音听不清,故加用腺苷三磷酸和辅酶 A 营养心肌,双肺布满湿啰音,加用左氧氟沙星抗感染治疗。患者周身湿冷,大量出汗脱水,故应补液盐,注意水、电解质平衡。

7. 药物治疗小结 有机磷中毒诊断要根据患者病史和实验室检查推断。其次在治疗过程中,抓住治疗原则,早期、联合、足量,及早阿托品化。但是要兼顾各方面的平衡,不偏不倚。一旦患者再次出现阿托品中毒现象时不要惊慌,按阿托品过量治疗。阿托品的致死量与中毒量之间差距很大。

三、杀鼠药中毒

杀鼠药是一类可以杀死啮齿动物的化合物,用于杀灭鼠类。当今,灭鼠剂主要分为两大类:一类是目前已严禁使用的急性灭鼠剂,急性期足够量即可致死,如毒鼠强、氟乙酰胺、氟乙酸钠等;另一类为慢性抗凝血灭鼠药,该类鼠药作用缓慢,可蓄积中毒,中毒动物终因出血衰竭致死,包括杀鼠迷、杀鼠灵、溴敌隆、大隆鼠等。

按其化学特性可分为 4 类。①熏蒸杀鼠剂:氯化苦,溴甲烷,磷化锌;②有机合成杀鼠剂:硫脲衍生物安妥,有机氟类的氟乙酰胺、邱氏鼠药、氟乙酸钠、甘氟、氟乙醇、氟蚜螨;③茚满二酮类:敌鼠,杀鼠灵,杀鼠迷,溴敌隆;④有机磷类杀鼠剂:毒鼠磷、毒鼠灵。

(一)毒鼠强

毒鼠强(Tetramine;Tetramethylene disulfotetramine)又名没鼠命,四二四,三步倒,闻到死,好猫鼠药、速杀神、王中王、灭鼠王等。化学名:四亚甲基二砜四氨,为有机氮化合物。轻质白色粉末。熔点 250～254℃。在水中溶解度约 0.25mg/ml;微溶于丙酮,不溶于甲醇和乙醇。在稀的酸和碱中稳定(浓度至 0.1mol/L)。其饱和水溶液放置 5 个月,仍可保持稳定的生物学活性。在 255～260℃分解,但在持续沸水溶液中分解。加热分解后,放出氮、硫的氧化物烟。主要以原形从尿液和粪便中排出,排出的速度较慢。可以体内存留达 6 个月之久。

1. 中毒机制 本品通过阻断 γ-氨基丁酸 GABA 受体而作用于中枢神经系统,引起中枢神经过度兴奋,尤其是脑干,导致抽搐。GABA 是脊椎动物中枢神经系统的抑制性物质,对中枢神经有强而广泛的抑制作用,GABA 受体被毒鼠强抑制后,中枢神经呈现过度的兴奋而导致惊厥。

2. 临床表现　毒鼠强中毒潜伏期较短,多在进食后 1 小时内发病,最短为数分钟。中毒临床表现与接触毒物量及纯度密切相关。中毒者如不及时治疗,可因剧烈的强直性惊厥导致呼吸衰竭而死亡。

(1)神经系统:轻至中度中毒表现为头痛、头晕、恶心、呕吐、抽搐、口唇麻木、幻视、幻听。即使无抽搐表现,脑电图也多表现异常。重度中毒表现突然晕倒、癫痫样大发作、癫痫持续状态,发作时全身抽搐、口吐白沫、小便失禁、意识丧失。脑电图显示不同程度异常,病情好转后可恢复正常,部分患者遗留中毒性脑病。

(2)消化系统:常有恶心、呕吐伴上腹部烧灼感和腹痛,严重者有呕血、黑便。可有肝大及发现有血、尿淀粉酶升高的病例,但尚未发现重症胰腺炎的报道。

(3)循环系统:较多病例出现窦性心动过缓,心率可慢至 30 次/分;少数呈窦性心动过速;部分心电图有心肌损伤或缺血表现。

(4)泌尿系统:一般无肾损害,无泌尿系统症状,偶见急性肾衰竭。

3. 解救措施

(1)口服中毒患者应立即催吐、洗胃、导泻及对症支持治疗,心率慢于 50 次/分者,临时给予适量山莨菪碱或阿托品。心肌酶谱高和心电图示心肌损伤者,静滴 ATP,CoA 等能量合剂。肝大或转氨酶升高者给予护肝治疗,也可给予维生素 C、维生素 E 或 1,6-二磷酸果糖等氧自由基清除剂。注意全身情况,纠正水、电解质代谢及酸碱平衡的紊乱,防止感染,预防压疮的发生。

(2)争取时间尽早血液灌流。因毒鼠强在体内存留时间久,早期灌流可使血中毒鼠强浓度明显降低,有助于毒物的清除,避免各器官功能的进一步损害。重度中毒患者可选用血浆置换,但血液灌流更为常用,且血流动力学稳定、疗效肯定。血液透析使用最少,除非患者出现肾衰竭。

(3)目前尚无一致公认的解毒药。国内应用较多的是大剂量使用镇静催眠药,尽早使用地西泮或苯巴比妥钠能有效对抗惊厥、抽搐、躁动等,为后续血液净化治疗争取时间,降低病死率。

(二)氟乙酰胺

氟乙酰胺(Fluoroacetamide,Fussol)又名敌蚜胺、邱氏灭鼠药、灭鼠王、灭鼠灵,纯品为无臭、无味白色结晶。挥发性小,易溶于水及有机溶剂,不溶于脂类溶剂。熔点 107 ~ 108℃。可经消化道、皮肤、呼吸道吸收,在体内代谢排泄缓慢,易致蓄积中毒。人口服 LD_{50} 为 2 ~ 10mg/kg。

1. 中毒机制　高毒类农药,可引起神经系统、消化系统和肝脏损害,且可在体内蓄积。进入人体后,脱氨形成氟乙酸,干扰三羧酸循环。氟乙酸与 ATP 和辅酶 A 作用,形成氟代乙酰辅酶 A,再与草酰乙酸缩合,生成氟枸橼酸。后者有抑制乌头酸酶的作用,使氟枸橼酸不能代谢为乌头酸,从而阻断三羧酸循环中枸橼酸的氧化,造成枸橼酸积聚,丙酮酸代谢受阻,妨碍了正常的氧化磷酸作用。主要损伤神经系统和循环系统,容易引起心律失常,室颤等。

2. 临床表现　急性中毒的临床表现与中毒的剂量、途径、原因等有密切关系,一般潜伏期 12 ~ 25 小时发病,重者在 0.5 ~ 2 小时内即可发病,国内报道以神经系统为主,国外有报道以心血管系统损伤为主。

(1)轻度中毒:头痛、头晕、黄视、乏力、四肢麻木、面部及小腿抽搐。恶性、呕吐,但呕吐量少,上腹部不适,腹痛。窦性心动过速,体温下降。

（2）中度中毒:除上述症状外,烦躁不安、精神恍惚、视物模糊、四肢抽搐、肌肉颤动。呼吸道分泌物增多,有时溢出白色泡沫样分泌物,呼吸困难。血压下降、轻度心肌损害。

（3）重度中毒:除上述症状外,尚可出现惊厥,为反复发作性、阵发性、强直性全身抽搐;呼吸衰竭;严重心肌损害,可出现心律失常、心力衰竭、肠麻痹,昏迷等。

3. 实验室检查　血氟、尿氟含量增高;血钙降低、血酮体增加;口服中毒患者,从呕吐物或洗胃液中检测出氟乙酰胺;心电图显示 Q-T 间期延长、ST-T 改变,各种心律失常。

4. 治疗

（1）清除毒物:皮肤污染者,用清水彻底清洗并更换受污染衣服。口服中毒者立即催吐,继之用 1:5000 高锰酸钾溶液或清水彻底洗胃,再用硫酸镁或硫酸钠 20～30g 导泻。为保护消化道黏膜,洗胃后给予牛乳或生鸡蛋清或氢氧化铝凝胶。

（2）控制惊厥:予以地西泮 3mg/kg 及苯巴比妥钠 5mg/(kg·d),为后续进一步治疗争取时机。

（3）早期使用血液净化措施:因氟乙酰胺在体内残留期长,早期灌流可使血中氟乙酰胺浓度明显降低. 有助于毒物的清除,避免各器官功能的进一步损害。目前治疗方法以血液灌流联合透析常用。

（4）解毒剂(详见特异性解毒剂):对症支持保持呼吸道通畅,吸痰、给氧,防治呼吸衰竭。纠正心律失常、改善心功能。有心肌损害者用 1,6-二磷酸果糖 10g 静脉滴注,或用能量合剂(10% 葡萄糖注射液 + ATP 20～40mg + 辅酶 A 50～I00U 静滴)。昏迷患者应注意防治脑水肿。

（三）敌鼠

敌鼠(diphacinone)是一种新型抗凝血灭鼠剂,又名双苯杀鼠酮。无臭,黄色结晶,不溶于水,其钠盐溶于热水,名敌鼠钠盐。目前产品有 1% 敌鼠粉剂及 1% 敌鼠钠盐。属高毒性农药。人口服 0.16g 以上可发生中毒。

1. 中毒机制　在体内竞争性抑制维生素 K,从而影响凝血酶原和第Ⅱ、Ⅶ、Ⅸ、Ⅹ等凝血因子的合成,使出、凝血时间延长;并可直接损伤毛细血管壁,使管壁通透性和脆性增高,因之可致出血,特别是肺毛细血管出血,引起肺水肿而致死亡。

2. 临床表现　中毒后潜伏期很长,早期可以没有任何不适症状,一般在服药数天或数周后,可以出现鼻出血,牙龈出血,咯血,便血,血尿,关节痛,皮肤大量瘀斑,压之不退色,女性常出现阴道流血不止,继而出现心动过速和低血压。严重的可出现脑出血,随后出现昏迷,抽搐,死亡。

3. 实验室检查　凝血时间,凝血酶原时间延长,束臂试验阳性。血红蛋白可降低,尿红细胞及大便隐血可阳性,而血小板一般正常。

4. 治疗

（1）立即催吐、洗胃:可用 1:5000 高锰酸钾或生理盐水洗胃;后用硫酸钠导泻。保持呼吸道通畅,吸痰,给氧,监测生命体征;早期应用激素,维生素 C;失血过多时,迅速输入新鲜血液或静滴凝血酶复合物(含有Ⅱ、Ⅶ、Ⅸ、Ⅹ四种凝血因子)。

（2）维生素 K_1 每次 10～20mg,每天 2～3 次肌注或静脉注射,重者可加入 10% 葡萄糖注射液 250～500ml 中静滴,每日 60～120mg,直致出血停止,凝血酶原时间正常;并注意适当补钙。

（3）如未知服药剂量,在口服后 24 小时和 48 小时测定 PT。口服 1 小时内可以给予活性炭治疗。后续处理依据血液分析结果进行。

（4）对症处理:防治肺水肿,保护肝、肾功能。

（四）香豆素类衍生物

如杀鼠灵(灭鼠灵,华法林,warfarin),杀鼠迷(endox,coumatetralyl),溴敌隆(bromadiolone)中毒机制和临床表现同敌鼠。解毒剂用维生素 K_1。

（五）案例分析

1. 主题词　鼠药;维生素 K_1;部分凝血酶原时间;血红蛋白。

2. 病史摘要　患者女性,40 岁,因腹痛 2 日伴阴道流血不止 10 日,在当地医院就诊,相关发现:患者腹腔内瘀血,胸腔内瘀血,皮肤瘀斑,周身多处出血,当地考虑急腹症转入医院外科就诊,入院后查体:意识清楚,语言流利,口唇苍白,血压 90/60mmHg,呼吸 18 次/分,心律齐,心率 100 次/分,双肺底呼吸音消失,腹软,全腹压痛阳性。实验室检查结果:血红蛋白 5g/L,大便潜血阳性,出、凝血时间,纤维蛋白原,INR 等与凝血相关指标均不显示结果,经实验室反复验证,仍没有结果。在急诊科医生反复追问下,患者终于说出实情,半个月前因与丈夫口角,服用 2 包鼠药。但是没有任何症状,也就没引起注意。

入院诊断:杀鼠药中毒。

3. 治疗方案

（1）输血制品:立即备 B 型新鲜冷冻红细胞 4U 和血浆 800ml。

（2）解毒药:维生素 K_1 30mg + 0.9% 生理盐水 250ml,ivgtt,bid。

（3）维持电解质平衡:腺苷三磷酸 40mg + 辅酶 A 100U + 维生素 C 2.5g + 维生素 B_6 0.1g + 氯化钾 0.5g + 5% 葡萄糖 250ml,ivgtt。

（4）止血:注射用血凝酶 1U + 生理盐水 10ml,iv。人凝血酶原复合物 25U + 生理盐水 100ml,ivgtt。

4. 药学监护要点

（1）输血制品:立即备 B 型新鲜冷冻红细胞 4U 和血浆 800ml。由于血红蛋白 5g/L,已经属于贫血危象状态,为保证全身养分的输送,输新鲜红细胞非常必要,新鲜冷冻血浆中含有丰富的凝血因子,可及时补充血液中流失的有效成分。

（2）解毒药:0.9% 生理盐水 250ml 加维生素 K_1 30mg,每日 2 次静滴。由于患者服用鼠药半个月以后发病,出血严重,可能是慢性鼠药中毒,如敌鼠、香豆素类等。干扰肝脏维生素 K_1 的代谢,从而影响凝血酶原和第 Ⅱ、Ⅶ、Ⅸ、Ⅹ 等凝血因子的合成,使出、凝血时间延长;并可直接损伤毛细血管壁,使管壁通透性和脆性增高,因之可致出血。维生素 K_1 为解毒药。监护维生素 K_1 的用量和用法,监护出、凝血时间,及时调整解毒药物剂量。

（3）维持电解质平衡:5% 葡萄糖注射液 250ml 加腺苷三磷酸 40mg、辅酶 A100U、维生素 C2.5g、维生素 B_6 0.1g,氯化钾 0.5g 静脉注射及保护肝脏。相应地保护肝脏、心脏的药物及大补液。监护液体总量、葡萄糖量;氯化钠总量,钾、钠是否合乎生理需要量。补充钙剂,以增加凝血酶原复合物形成。偶有报道因大量输注本品导致弥散性血管内凝血(DIC)、深静脉血栓(DVT)、肺栓塞(PE)或手术后血栓形成等。

（4）止血:注射用血凝酶 1U 加生理盐水 10ml,静脉注射。针对凝血因子缺乏进行止血治疗。监护出、凝血时间,防止血栓形成。人凝血酶原复合物,按 0.5U/kg 计算用药量。治疗前 3 天如果已经应用以上方法还不能控制出血,可以根据凝血因子缺乏的计算方法给予治疗,监测 FⅦ或 FⅨ水平。

5. 药学监护过程　患者口服鼠药 2 周后发病,主要表现是周身出血,凝血机制异常。这类鼠药消耗维生素 K$_1$,给予补充含凝血因子的血浆,同时给予维生素 K$_1$,监测 INR 数值,观察至少 2 个月左右。药师建议给药要足量,同时在用药过程中,要注意是否存在其他药物与维生素 K$_1$ 的相互作用。通过 INR 及时调整维生素 K$_1$ 的临床用量。

6. 药学分析与建议　该患者因服用慢性鼠药中毒,个人隐瞒病史,病情险些误诊。必须与 DIC 鉴别,才能保证用药的及时和正确。患者来时的状态已经属于休克前期,血压代偿性正常范围,血红蛋白已经严重下降,随时有生命危险。必须及时补充血浆和血细胞,同时积极止血,血压及生命体征才能稳定。维生素 K$_1$ 解毒药给予多少剂量,需要监测凝血时间,调整解毒药剂量,以防副作用产生。

患者已经错过洗胃和灌流的时间,只能对症给予最佳的治疗方案,监护患者凝血时间直至出院后 4 周,每周检查 1 次。血浆、维生素 K$_1$、注射用血凝酶和人凝血酶原复合物同时治疗,一定注意监护出凝血指标。

7. 药物治疗小结　本病例所给予的经验是,病史很重要,一定要考虑到中毒的可能。解毒药使用的同时应注意监护各项临床指标。关键时要联合用药治疗。

四、蛇毒中毒

蛇毒中毒即当毒蛇咬伤人体时,其毒液由沟牙或管牙注入人体,通过血液循环分布至全身而引起各种不同的局部和全身中毒症状。蛇毒由多种酶、非酶蛋白质和多肽组成。每种蛇毒都由不同成分组成,按其性质可分成 3 类。

(一)神经毒类

金环蛇、银环蛇、海蛇等主要含有神经毒,主要影响运动神经-骨骼肌的乙酰胆碱能受体传导功能,抑制横纹肌运动终板的突触递质传递,使肌肉细胞失去收缩的功能,死于呼吸肌麻痹或肌肉衰竭,还可抑制运动神经末梢释放乙酰胆碱。

(二)血液循环毒类

蝮蛇、蝰蛇、竹叶青蛇等主要含有血液循环毒类。凝血、抗凝血毒素对凝血因子、凝血酶原活化,纤维蛋白原的分解均有影响。出血毒素为某些蛇毒损伤血管壁细胞的黏合物质,损伤血管内皮,使血外渗;难以制止的内外出血,甚至可触发 DIC。溶血毒素为通过直接破坏红细胞膜引起溶血,或通过水解磷脂,后者释放脂肪酸而变成溶血卵磷脂引起溶血。心脏毒性为引起心肌细胞膜发生持久的、难逆转性的去极化,使心肌变性、坏死,出现各种心律失常。凝血毒素为通过对凝血因子 X 的激活或蛇毒本身具有凝血酶样的作用,加速血液凝固,甚至引起弥散性血管内凝血(DIC),继而出现消耗性凝血病及继发性纤溶,导致全身出血。蛇毒中含有丰富的蛋白水解酶,引起组织坏死、释放组胺和缓激肽,引起血压下降。

(三)混合毒类

既含神经毒成分,又含血液循环毒成分。

1. 临床表现

(1)神经毒类表现:患者被咬伤后局部症状轻,往往容易被忽视。被咬后 1~6 小时出现全身症状并迅速发展。患者头晕、无力、面无表情、上睑下垂、视物模糊、言语困难、咽下困难、流涎、言语障碍。严重者发生肢体瘫痪、休克、呼吸麻痹。如不及时抢救可危及生命。

（2）血液循环毒类表现：患者被咬伤后，局部红肿疼痛剧烈，迅速向肢体近心端蔓延，常伴有水疱、瘀斑、局部淋巴结肿痛、麻木，无力，脉快，肌肉收缩，伤口异常金属味，凝血异常，呕吐意识障碍，肢体感觉异常等。被蝰蛇和尖吻蝮蛇咬伤者，伤口常流血不止，有血泡及组织坏死，且伴有广泛出血及溶血，引起血压下降，心律失常、少尿或无尿，最后因循环衰竭和急性肾衰竭而死亡。被竹叶青咬伤者因排毒量少，症状较轻。眼镜蛇、眼镜王蛇、蝮蛇以上症状均出现。

2. 治疗　首先要明确是否毒蛇咬伤。毒蛇外观色泽鲜艳，头部多呈三角形，蛇尾粗短。牙痕是比较可靠的判断依据：无毒蛇牙痕多成排，且齿痕较浅；毒蛇牙痕常有一对大而深的牙痕，或呈两点或数点，且齿痕较深。

（1）紧急处理：切忌惊慌奔跑，应立即停止伤肢活动。迅速将伤者送到最近的医院或救助所。途中在伤口上方近心端数厘米处结扎肢体，要求阻断静脉回流而不妨碍动脉血流为宜。每隔 20~30 分钟松解 2~3 分钟，以免组织坏死。

（2）进一步处理：在作好局部处理及注射抗蛇毒血清后，即可解除结扎。局部处理。切开、冲洗、局部浸润注射及封闭非必需。但在咬伤 5 分钟内进行毒血吸出及制动 30 分钟是有价值的。

抗蛇毒血清有单价与多价两类，单价抗蛇毒血清特异性强，效价高，疗效好；多价抗蛇毒血清特异性小，效价低，疗效差，患者应在 30 分钟内使用最好。我国现生产抗蝮蛇毒血清、抗五步蛇毒血清、抗银环蛇毒血清及抗眼镜蛇毒血清。

抗蛇毒治疗（详见特异性解毒药物治疗）。

发生过敏反应，应立即使用地塞米松 5~10mg 加入 25% 或 50% 葡萄糖注射液 20ml 静脉注射；或氢化可的松琥珀酸钠 135mg 或肾上腺素 0.25~1mg 皮下或肌注；或氢化可的松 100mg 加入 25%~50% 葡萄糖注射液 40ml 中静脉注射，或作静脉滴注。严重者住院治疗。

抗蛇毒血清的不良反应包括过敏性休克和血清病。过敏性休克可在注射中或注射后数分钟至数十分钟内突然发生。患者表现沉郁或烦躁、脸色苍白或潮红、胸闷或气喘、出冷汗、恶心或腹痛、脉搏细速、血压下降、重者神志昏迷虚脱，如不及时抢救可以迅速死亡。轻者注射肾上腺素后即可缓解；重者需输液输氧，使用升压药维持血压，并使用抗过敏药物及肾上腺皮质激素等进行抢救。血清病主要症状为荨麻疹、发热、淋巴结肿大、局部水肿，偶有蛋白尿、呕吐、关节痛，注射部位可出现红斑、瘙痒及水肿。一般系在注射后 7~14 日发病，称为延缓型。亦有在注射后 2~4 日发病，称为加速型。对血清病应对症疗法，可使用钙剂或抗组胺药物，一般数日至十几日即可痊愈。

抗蛇毒血清使用注意事项：使用抗蛇毒血清须特别注意防止过敏反应。注射前必须先做过敏试验并详细询问既往过敏史。凡过敏试验为阳性反应者慎用。对蛇咬伤者，应同时注射破伤风抗毒素 1500~3000U。门诊患者注射抗蛇毒血清后，需观察至少 30 分钟方可离开。

对症治疗注意事项：凡受神经毒类及混合毒类毒蛇咬伤后，忌用中枢神经抑制药，如吗啡、氯丙嗪、巴比妥盐、苯海拉明等；横纹肌抑制药如箭毒。凡受血液循环毒素类毒蛇咬伤后，忌用肾上腺素（遇严重血清过敏反应时仍可使用）；抗凝血药，如双香豆素、枸橼酸钠等。

五、吸入气体中毒

(一)一氧化碳中毒

一氧化碳为含碳物质在不完全燃烧时释放出的气体,无色,无味,无臭,几乎不溶于水。一氧化碳中毒主要原因来自职业性和生活两方面。职业性一氧化碳中毒多发生在冶金工业(如钢铁冶炼、炼焦)、采矿业(矿井放炮、瓦斯爆炸等)、化学工业(合成氨、合成甲醛等)等生产环节中。生活中的一氧化碳中毒,常发生在通风设备差、靠煤炉取暖而炉盖不严、烟囱堵塞的房间内。偶然也有因煤气管道漏气而造成煤气中毒者。

1. 中毒机制 一氧化碳吸入体内后,经肺泡迅速弥散入血液中,与血液中的血红蛋白(Hb)结合,形成碳氧血红蛋白(HbCO)。一氧化碳与 Hb 的亲和力比氧与 Hb 的亲和力大200 倍,故血中氧合血红蛋白(HbO)减少而 HbCO 增加;HbCO 的解离速度又比 HbO 慢得多(1:3600)。此外,一氧化碳尚能抑制细胞色素氧化酶。上述诸因素均造成组织缺氧。脑对缺氧最为敏感,脑血管痉挛而后扩张,通透性增加,产生脑水肿。脑血液循环障碍可致血栓形成,导致缺血性脑软化。

2. 临床表现 一氧化碳中毒最常见症状和体征不典型,主要包括头痛、乏力、不适、眩晕、视力障碍、意识错乱、胸痛、呼吸急促。而典型的一氧化碳中毒症状,如口唇呈樱桃红色、周围性发绀和视网膜出血较为少见。中毒症状的轻重与血红蛋白被一氧化碳所饱和的程度有关。中毒程度可分为:①轻度中毒:HbCO 饱和度超过 10% 但未出现临床症状和体征;②中度中毒:出现轻微临床症状和体征,如头痛、嗜睡、乏力恶心呕吐等症状,心悸,视物模糊,低于 20% ~25% ;③重度中毒:皮肤黏膜呈樱桃红色,呼吸急促,心跳加快,神志模糊,意识丧失、惊厥以致昏迷。可出现呼吸循环抑制而死亡,此时 HbCO 饱和度多在 20% ~25% 或以上。亦可出现吸入性肺炎、心肌梗死、脑梗死、皮肤水疱等。

有研究显示,10% ~32% 的患者意识恢复正常后,经历数日,数周或数个月(通常为 2 ~240 天)表现正常或基本正常的"假愈期"后,会再次出现一系列脑病的症状,称为一氧化碳中毒迟发性脑病。主要表现有精神及意识障碍,锥体外系神经系统障碍,锥体系神经损害,大脑皮质局灶性功能障碍等,如认知改变、性格改变、自制力差、抽搐、失认、二便失禁、精神疾病和帕金森病等。

3. 治疗

(1)脱离中毒场所:迅速转移患者到空气新鲜的地方,卧床休息、保暖,保持呼吸道通畅。

(2)氧疗:首选高压氧治疗。在呼吸空气的情况下,HbCO 经 4 ~6 小时后下降 50%(半衰期);吸入纯氧,则半衰期为 40 ~90 分钟;如给予 3 个大气压的高压氧,则 HbCO 半衰期缩短为 20 分钟。

(3)防治脑水肿:对昏迷时间长、高热、频繁抽搐者,可用降温及脱水疗法,促进脑细胞功能的恢复。

(4)药物治疗

1)重症患者应防治脑水肿:激素可减少毛细血管通透性;甘露醇快速静脉推注可脱水。氢化可的松注射液 200mg,或地塞米松磷酸钠注射液 10 ~20mg 加于 20% 甘露醇注射液250ml 静脉滴注,20 ~30 分钟内滴完,每日 1 ~2 次。

2)促进代谢药物:如细胞色素 C、ATP、辅酶 A 等。细胞色素 C 是细胞呼吸激活剂,参与内呼吸链的电子转移过程。ATP是辅酶,也是最重要的高能磷酸键化合物,为生物氧化过程中产能量的重要储存者和传递体。辅酶A为体内乙酰化反应所需要的辅酶,与三羧酸循环等重要代谢过程有密切关系。

3)对症治疗。

（二）急性硫化氢中毒

硫化氢系具有刺激性和窒息性、带臭鸡蛋样气味的有害气体,但在极高浓度下很快引起嗅觉疲劳而不被觉察。其中毒常发生在造纸和一些化学工业中或修理地下水道、隧道、矿井等作业时,为生产过程中排放的废气;也可使在有机腐败物场所(如阴沟、蓄粪池、污物沉淀池)作业者中毒。

1. 中毒机制 硫化氢主要是经呼吸道进入。它的全身毒性作用在于能和氧化型细胞色素氧化酶的高铁结合,抑制酶活性,引起细胞内窒息,造成组织缺氧。神经系统对缺氧最为敏感,故首先受到影响。因为它本身的酸性以及与黏膜表面的钠生成硫化钠,使硫化氢对黏膜具有刺激作用。

2. 临床表现 轻度中毒,主要是刺激症状。可引起结膜炎和角膜炎,表现为畏光、流泪、眼部异物感、疼痛,光源周围看到彩色环等;对呼吸道的刺激引起咽喉灼热感,刺激性咳嗽、咯血和胸闷。长期低浓度吸入可引起机化性肺炎,如果其作为中毒的一个伴随症状,就称为闭塞性细支气管炎合并机化性肺炎(bronchiolitis obliterans with organizing pneumonia, BOOP)。高浓度吸入时,患者除上述症状外,很快感到头痛、头晕、呕吐、呼吸困难、共济失调,如不及时抢救,则可发生黄疸、肝功能异常、支气管炎、中毒性肺炎、肺水肿等症状。重症患者出现谵妄、躁动、抽搐、昏迷,可因呼吸衰竭而死亡。严重的急性中毒者,可后遗神经衰弱症状、精神病、肾及心血管病。吸入极高浓度时($1000mg/m^3$以上)可立即猝死。

3. 治疗

(1)立即移至空气新鲜的地方,严密观察呼吸功能。窒息者需行人工呼吸及加压吸氧,在病情未改善前,不可轻易停止人工呼吸。

(2)吸氧并给予呼吸兴奋药。对于持久神经损害或氧合不足的患者,可辅助性给予高压氧治疗。

(3)眼部受刺激的处理:轻度时应立即用温水或2%小苏打水洗眼,再用4%硼酸水洗眼。然后滴入无菌橄榄油,继续再应用抗生素眼药水,醋酸可的松眼液滴眼,两者同时应用,每日滴4次以上,可起到良好的效果。

(4)防治并发症如肺水肿、脑水肿,同时给予抗生素预防感染等。

(5)治疗BOOP主要为应用皮质激素,它可以快速缓解临床症状,防止发生严重后遗症。

(6)亚硝酸异戊酯、亚硝酸钠:亚硝酸异戊酯引起高铁血红蛋白血症,从而竞争性结合硫化氢离子,这一作用可能会恢复和保护细胞色素氧化酶。

（三）氨气中毒

氨中毒多发生在石油提炼、氨肥生产、合成纤维及塑料、染料工业生产中。氨气是无色、有辛辣刺激气味的气体,易溶于水成为氨水,含氢氧化铵和氨,呈强碱性,具有腐蚀和刺激作用。

1. 中毒机制 氨水呈强碱性,能皂化脂肪。氨通常经呼吸道进入人体,接触呼吸道、皮肤、黏膜产生强烈的刺激和腐蚀作用;高浓度氨气可使中枢神经系统兴奋以致痉挛,严重者会引起心脏停搏,呼吸停止。其毒性作用可能与形成谷氨酰胺而致三羧酸循环障碍,细胞色素氧化酶系统的作用降低,ATP减少等有关。

2. 临床表现　当暴露在氨气时,多数人可闻到刺激气味;轻微刺激眼、鼻和咽喉,可能耐受1~2周也不会有不利影响;浓度超过700ppm时,最长可耐受1小时,随即出现急性眼损害,角膜溃疡、穿孔、角膜混浊、虹膜炎、青光眼、视网膜萎缩;1700ppm时,会出现喉痉挛;2500ppm时,可致死;5000ppm时,可立即死亡。

由于肺毛细血管通透性增加而引起肺水肿、化学性肺炎、急性呼吸窘迫综合征,并可继发感染。接触氨水的皮肤发生化学灼伤,出现红斑、水疱、脂肪碱化而坏死。消化道症状主要由于食入氨水引起,主要表现为吞咽困难、恶心、呕吐和食管炎。神经系统可出现兴奋、精神错乱、谵妄、痉挛、昏迷。其他心肌炎或心力衰竭;黄疸、肝大、转氨酶增高等中毒性肝病表现。

3. 治疗

(1)治疗原则:脱离现场;呼吸道管理,通气和建立循环;清除毒物;特殊处理。医护人员在氨中毒患者急救过程中,一定要做好自我防护措施。

(2)具体措施

1)应急处理:用湿毛巾盖住面部保护眼和呼吸道并迅速脱离现场,脱去污染的衣物,并用大量清水冲洗接触毒物的皮肤和眼14~30小时,用肥皂水再次清洗皮肤。冲洗眼直到pH中性。消化道保护采取先大量水冲洗口腔,再吞咽100~200ml水。不可诱吐、给予活性炭、洗胃或尝试中和消化道氨。

2)吸氧:给予100%湿化氧气,保证呼吸道通畅。必要时酌情采用气管切开、加压给氧或高压氧疗法。并发急性呼吸窘迫综合征者应用呼气末正压呼吸(PEEP)治疗。

3)气管切开者可间断滴入解痉剂、痰液稀释剂、抗感染等药物的混合液。未作气管切开可吸入水蒸气。雾化吸入支气管扩张剂如沙丁胺醇,治疗支气管痉挛,在急救第1小时内需要的话,可每20分钟重复吸入1次。

4)激素治疗:早期、足量、短程应用糖皮质激素防治肺水肿。地塞米松10~20mg肌内注射或静脉给药,每天3~4次,根据病情及时减量或停药,一般不宜超过5天。注意防止消化道出血等副作用。

5)眼部用药:可选止痛药,预防性应用抗生素(推荐盐酸环丙沙星滴眼液,患眼每天4次,一次一滴),扩瞳和睫状肌麻痹剂。

六、金属中毒

(一)砷中毒

砷具有金属及非金属两性元素的性质。元素砷基本无毒。砷的氧化物、盐类及有机化合物均有一定毒性。其中,尤以三氧化二砷(砒霜)的毒性最大。

1. 中毒机制　砷与体内酶蛋白的巯基(—SH)有很强的亲和力,特别是与丙酮酸氧化酶的巯基结合,使酶失活,影响细胞内的氧化代谢过程,导致细胞死亡。代谢障碍首先危害神经细胞,引起神经衰弱症状及多发性神经炎等;可麻痹血管平滑肌,直接损害毛细血管,使其扩张松弛,通透性增强;可使血管舒缩中枢麻痹;可引起肝、肾、心肌等实质器官的脂肪变性和坏死。

2. 临床表现

（1）急性中毒：经呼吸道进入人体时，主要表现为呼吸道及神经系统症状，如咳嗽、呼吸困难、胸痛及头痛头晕、全身衰弱、烦躁不安、痉挛、昏迷等。胃肠道症状轻而发生较晚，如恶心、吐泻、腹痛等。严重者呼吸和血管舒缩中枢麻痹死亡。经消化道进入人体时，主要表现为胃肠炎症状。可引起中毒性心肌病（心脏扩大、心力衰竭、心律失常等）、中毒性肝病（黄疸、肝功能损害等）及急性肾衰竭。亦可出现神经系统症状。患者衰竭虚脱。

（2）慢性中毒：除一般神经衰弱综合征外，主要表现为皮肤黏膜病变及多发性神经炎。在皮肤皱褶或湿润处出现丘疹、疱疹、溃疡等。四肢皮肤有过度角化，毛发脱落，皮肤色素沉着等。指甲变薄变脆。皮肤感觉过敏，肌肉无力，直至完全麻痹。

3. 治疗

（1）口服中毒者，立即洗胃。洗胃前可先给解毒剂氢氧化铁，然后给予活性炭及导泻。

（2）解毒剂：详见特异性解毒药物。

（二）铅中毒

工业生产中铅或其化合物的粉尘或蒸气污染空气或食物而被摄入；生活中用含铅容器贮存食品和饮料，服入含铅中药如黑锡丹等，均可导致铅中毒。

1. 中毒机制　进入人体的铅先分布于肝、肾、肺、脑等组织。然后，90%的铅均转移并贮存于骨中。铅可抑制含巯基的酶，特别是与血红蛋白合成有关的几种酶。铅抑制红细胞 δ-氨基酮戊酸脱水酶，使 δ-氨基酮戊酸（δ-ALA）形成卟胆原受抑而在血清和尿中增多。铅可抑制铁螯合酶，阻碍原卟啉与二价铁的结合，使血红蛋白的合成受阻。铅可抑制红细胞膜三磷腺苷酶的活性，使红细胞内的钾离子外逸；铅与红细胞表面的磷酸盐结合成不溶性磷酸铅，使红细胞脆性增加，以上两种因素与溶血有关。铅可抑制、干扰肠壁碱性磷酸酶及三磷腺苷酶的活性；亦有认为铅能引起末梢交感神经节特别是太阳神经丛病变，以上两种因素可导致平滑肌痉挛引起肠绞痛。ALA 可通过血脑屏障。铅中毒时 ALA 在血清中增多，乃大量进入脑组织。ALA 与 γ-氨酪酸化学结构相似，故能竞争突触后膜上的 γ-氨酪酸受体而干扰 γ-氨酪酸的功能，引起神经精神症状。铅尚能使肌肉内磷酸肌酸的再合成受阻，这可能与铅中毒性瘫痪的发生有关。铅能直接损害肝细胞和使肝内小动脉痉挛，引起局部缺血。

2. 临床表现

（1）急性中毒：恶心、呕吐、便秘或腹泻、口中有金属味，顽固的肠绞痛。重症者出现肝病、周围神经病、溶血性贫血、高血压、中毒性脑病等。

（2）慢性中毒：分为轻度、中度以及重度。①轻度为神经衰弱综合征、腹部隐痛、食欲缺乏、便秘，牙龈黏膜可能出现硫化铅点状沉积形成的"铅线"；②中度为难忍的腹部绞痛反复发作，发作时面色苍白、出冷汗、腹部柔软、肠鸣少、贫血、肢体闪电样疼痛、麻木、手套袜套样分布的感觉障碍；③重度为垂足、垂腕、记忆及情感异常，数周或数个月内出现嗜睡、谵妄、震颤、惊厥、昏迷等，多见于儿童。

3. 治疗

（1）急性中毒者：立即用1%硫酸钠或硫酸镁洗胃，使形成不溶性铅而防止吸收。或先给予牛奶蛋清保护胃黏膜，然后再行洗胃。洗毕给予硫酸镁导泻。

（2）解毒剂：详见特异性解毒药物。

（3）对症治疗：腹部绞痛发作时最有效的疗法是驱铅疗法。如无驱铅药物，可用葡萄糖酸钙或阿托品。铅和钙在体内有类似的生化过程,主要均沉着于骨内。能促使钙贮存及排出的因素,也能促使铅贮存及排出。如血钙降低时,骨钙转移至血液,骨铅亦随之转移到血液。注射钙剂使血钙增高,血铅随血钙转移贮存骨中,血铅暂时下降,腹绞痛可缓解。可用10%葡萄糖酸钙(calcium gluconate)10~20ml,静脉注射,需要时每4~6小时可重复应用。

七、苯　中　毒

苯是一种芳香族碳氢化物,无色、有芳香气味的油状液体,易挥发、易燃、易爆。是在工业上广泛使用的一种有机溶剂和原料。苯主要以蒸气状态通过呼吸道进入人体,亦可以通过消化道和皮肤进入体内。在通风不良的场所或室内,短时间吸入高浓度的苯蒸气和摄入苯污染的食物和水可引起急性中毒。长时间接触苯亦可导致慢性中毒。苯主要来自汽车尾气,在室内主要来自香烟。

1. 中毒机制　苯具亲脂性,可吸附于神经细胞表面,抑制细胞的氧化还原,导致麻醉作用;苯的代谢产物多元酚类可抑制红细胞的巯基,使谷胱甘肽的代谢发生障碍,进而直接破坏红细胞;苯的代谢产物酚具有多样毒性,可抑制造血细胞的核分裂,抑制造血组织。苯的氨基、硝基化合物种类很多,但绝大多数共同的毒作用是形成高铁血红蛋白,可伴有溶血和肝、肾损害。邻甲苯胺、对甲苯胺、氯邻甲苯胺等除形成高铁血红蛋白外,可致化学性膀胱炎。

2. 临床表现

(1)急性中毒:主要表现如下。①轻度中毒:表现为乏力、头痛、头晕、咽干、咳嗽、恶心、呕吐、视物模糊、步态不稳、幻觉等。②中度中毒:表现为眩晕、酒醉状称为"苯醉"、嗜睡、语无伦次、意识障碍、手足麻木、步态蹒跚,甚至昏倒。③重度中毒:意识丧失,血压下降,瞳孔散大,全身肌肉痉挛或抽搐,可因呼吸麻痹而死亡,个别病例可有心律不齐。极高浓度苯蒸气可使人短时间内闪电式死亡。

(2)慢性中毒:主要表现为造血组织症状。对造血系统的毒性是慢性苯中毒特征之一。早期以白细胞计数持续降低为主要表现,随后发生血小板减少(可有出血倾向),严重时出现由骨髓抑制导致的再生障碍性贫血及各种类型的白血病。

3. 治疗

(1)迅速脱离现场:立即将患者移至空气新鲜处,换去被污染的衣服,及时清洗被污染的皮肤(因为液态苯可经皮肤被机体吸收)。吸氧及肌内注射呼吸兴奋剂;呼吸停止时,即行人工呼吸。禁用肾上腺素,以免发生心室颤动。误服者用0.5%活性炭混悬液洗胃,然后导泻。

(2)葡醛内酯(肝泰乐,glucurolactone):本品在水溶液中加水分子转变为葡萄糖醛酸,两者成平衡状态。葡萄糖醛酸可与体内苯的代谢产物酚类等结合成为低毒的苯基葡萄糖醛酸酯而起解毒作用。每次0.2g,每天2次,肌内或静脉注射;或用片剂0.2g,每日3次,口服。

(3)高铁血红蛋白血症的治疗:接触反应仅需休息,服用含糖饮料、维生素C,必要时用50%葡萄糖溶液40~60ml加入0.5~1.0g维生素C静脉注射。轻度高铁血红蛋白血症,可给1%亚甲蓝5ml或1mg/kg加入25%葡萄糖注射液20~40ml中,缓慢静脉注射,一次即可。必要时可再给予维生素C。中度和重度高铁血红蛋白血症,可给予1%亚甲蓝5~10ml或1~2mg/kg加入25%葡萄糖注射液20~40ml中,缓慢静脉注射。必要时可隔2~4小时重复使用1次。根据高铁血红蛋白动态测定的结果可酌情用2~4次。当第二次给予亚甲蓝疗效不明显时,应积极寻找原因,如毒物未清除干净、灼伤处理不当等,而不应盲目反复应用。

（4）溶血性贫血：无特殊治疗方法，主要为对症和支持治疗，重点在于保护肾脏功能，碱化尿液，应用适量肾上腺糖皮质激素。当含赫恩滋小体(变性珠蛋白小体)红细胞的比例大于50%时，可及早进行换血。

（5）化学性膀胱炎：主要为碱化尿液，应用适量肾上腺糖皮质激素，防治继发感染。并可给予解痉剂及支持治疗。

（6）对症治疗：主要处理呼吸衰竭，休克、抽搐、昏迷和肺水肿，肝、肾功能损害等。

八、核辐射中毒

核辐射是原子核从一种结构或一种能量状态转变为另一种结构或另一种能量状态过程中所释放出来的微观粒子流。核辐射可以使物质引起电离或激发，故称为电离辐射。电离辐射又分直接致电离辐射和间接致电离辐射。直接致电离辐射包括质子等带电粒子；间接致电离辐射包括中子，光子等不带电粒子。放射性物质以波或微粒形式发射出的一种能量就叫核辐射，核爆炸和核事故都有核辐射。

核辐射主要是 α、β、γ 三种射线。α 射线是氦核，只要用一张纸就能挡住，但吸入体内危害大；β 射线是电子流，照射皮肤后烧伤明显。这两种射线由于穿透力小，影响距离比较近，只要辐射源不进入体内，影响不会太大。γ 射线的穿透力很强，是一种波长很短的电磁波。γ 辐射和 X 射线相似，能穿透人体和建筑物，危害距离远。宇宙、自然界能产生放射性的物质不少，但危害都不太大，只有核爆炸或核电站事故泄漏的放射性物质才能大范围地对人员造成伤亡。

1. 中毒机制　电离辐射对组织器官的作用是很广泛的，可以影响到全身所有组织系统。但在一定剂量水平上，由于组织细胞的辐射敏感性不同，各器官的反应程度也不一致。电离辐射通过直接和间接的作用可以产生生物分子自由基，引起生物分子破坏。自由基反应能不断地生成新自由基，继续与原反应物起反应，形成连锁反应。电离辐射通过直接对DNA 的作用或断裂、交联作用，破坏细胞增殖和遗传的物质基础，这是引起细胞生化、生理改变的关键。DNA 合成抑制、分解 DNA 代谢增强与合成 DNA 所需的 4 种脱氧核苷酸形成障碍、酶活力受抑制、DNA 模板损伤、启动和调控 DNA 合成的复制子减少，以及能量供应障碍等都有关。造血器官是辐射敏感组织，电离辐射主要是破坏或抑制造血细胞的增殖能力，所以损伤主要发生在有增殖能力的造血干细胞、祖细胞和幼稚血细胞上。对成熟血细胞的直接杀伤效应并不十分明显。胃肠道也是辐射敏感器官之一，尤以小肠最敏感，胃和结肠次之。对心血管系统、神经系统、免疫系统等均有不同程度的损伤。

2. 临床表现　人们在长期的实践和应用中发现，少量的辐射照射不会危及人类健康，过量的放射性射线照射对人体会产生伤害，使人致病、致癌、致死。受照射时间越长，受到的辐射剂量就越大，危害也越大。根据损伤的特点分为：①骨髓型：以骨髓造血组织病变为主，表现为脱发、发热、感染、出血、精神萎靡；重度死于出血和感染。②肠型：表现为频繁呕吐、严重腹泻、电解质紊乱，发病急、快，较骨髓型重。③脑型：损伤表现为意识障碍、定向力丧失、共济失调、抽搐、震颤等。如果受照剂量 > 10 000cGy，则立即出现昏迷、休克并很快死亡。其他还有心血管型，会使成人产生基因变异，并有可能被传递下去，诱发血癌、皮肤癌等疾病。这些作用包括较小的头部与脑部、眼部发育缺陷、生长缓慢和严重的认知学习缺陷。大量的辐射还会烧伤甚至烧死一切有生命的物质。

3. 治疗

（1）核与辐射突发事件发生后，人有可能摄入放射性碘，并集中在甲状腺内，使这个器官受到较大剂量的照射。碘化钾片的用法：在摄入放射性碘（如进入放射性沾染区）前 24 小时至摄入放射性碘后 4 小时内口服一次，100mg。对孕妇和 3~12 岁的儿童，服用量为 50mg，3 岁以下儿童服用量为 25mg，每日 1 次，必要时可重复用药。服用碘的确可封闭甲状腺，让放射性碘无法"入侵"，但是过量的碘会导致碘中毒，在短期内可能会出现肠部不适和过敏现象及甲状腺疾病，严重者甚至会致命。

（2）普鲁士蓝：普鲁士蓝为胶囊剂型，意外摄入大量放射性铯，或长期工作于放射性铯污染环境下的人员。每次用量 1g，一日 3 次，5 天为一疗程，休息一周后，再用一疗程。

（3）促排灵注射液（DTPA）：当空气中稀土和镧系放射性核素，如 ^{144}Ce、^{147}Pm、^{140}La、^{239}Pu 等浓度明显增高，有可能超过年摄入量限值时，可预防注射促排灵。在内污染早期，肌注 500mg，一天 1 次，连续用 3~5 天，或采用吸入给药，剂量 120mg/d，连续 7 天，停药一周后还可重复数疗程。在内污染晚期，肌注 100~250mg，每日 1 次，连续注射 7~10 天，或按吸入方案用药，必要时可重复数疗程。

（4）褐藻酸钠：褐藻酸钠为淡棕色针状晶体，使用时制成 2% 的糖浆。意外摄入大量放射性锶、钡或镭核素的人员，应立即服用 2% 褐藻酸钠糖浆 500ml。长期工作于上述放射性核素污染环境中的人员，首次服用 2% 褐藻酸钠糖浆 250ml，以后每隔 4 小时服用 150ml，一天内总量不超过 750ml，必要时可连续服用 7 天。

（5）523 片的用法：可采用下列方法之一：①预防：受核辐射照射前 2 天内口服一次，30mg。②治疗：受照射后 1 天内尽早口服一次，30mg。③防治结合：受照射前 2 天内口服一次，20mg；受照后 1 天内再服 10mg。523 片的副作用：用药后少数人可出现暂时性乳房胀痛、硬结及女性月经失调。

思考题

1. 有机磷中毒的治疗原则是什么？
2. 重金属中毒的解毒药有哪些？
3. 酒精中毒的治疗药物有哪些？
4. 抗蛇毒血清使用注意事项有哪些？

（邓 颖撰稿；宋娟娟审校）

参考文献

[1] 方克美,杨大明,常俊. 急性中毒治疗学. 南京：江苏科学技术出版社,2002.
[2] Texas department of State Health Services. Department of health and human services Public Health Service Agency for Toxic Substances and Disease Registry Division of Health Assessment and Consultation. Atlanta. Georgia 30333. 2008. www.atsdr.cdc.gov.
[3] 程德云,陈文彬. 临床药物治疗学. 第 4 版. 北京：人民卫生出版社,2012.

第十七章 肠外与肠内营养支持治疗

第一节 肠外与肠内营养概述

2013年6月1日,在陕西省西安市召开的第七届全国肠外肠内营养学大会上,由中华医学会肠外肠内营养学分会(Chinese Society of Parenteral and Enteral Nutrition,CSPEN)主任委员兼大会主席蔡威教授宣布,在 CSPEN 下成立药学协作组,标志着临床营养支持治疗需要药师这一群体参与的开始,也标志着肠外肠内营养学专业对药师的认可。其成立旨在促进药师与临床医师、营养师及护士协作,不断探索和完善营养支持治疗小组(Nutrition Support Team,NST)的工作模式,开展相关药学研究,进一步推动肠外肠内营养支持治疗的规范应用。临床药师可在下列临床工作中发挥自身的价值。

第一,临床药师可对患者进行简单的营养状况评估,用于判断患者是否有营养支持治疗的适应证,并根据患者有无胃肠道功能,对医嘱的营养支持治疗途径(肠内或肠外)进行审核。

第二,如患者使用肠外营养液,药师可发挥重要作用。众所周知,如肠外营养液处方开具不当或配制不当,其配伍变化与稳定性等问题可能会导致肺毛细血管栓塞、呼吸衰竭,严重者危及患者生命安全。临床药师的优势在于,在医师开具处方时即可帮助医师把关配伍等问题,而不是到了配制时再审核。另外,药师擅长离子限量、pH、渗透浓度等方面的计算,构成患者用药监护的一部分。

第三,关注药物相互作用的影响,如药物-药物、药物-食物、药物-疾病、药物-实验室检查、药物-输液器材等相互作用。可帮助临床医师规避此类问题,或解释因相互作用造成的药动学、药效学的变化。如透析对药物的影响、高脂饮食对口服药物的影响、聚氯乙烯(PVC)容器对胰岛素的吸附等。

第四,临床药师能在用药监护与患者用药教育中发挥作用。药师熟知药物使用注意事项与不良反应,如剂量、溶媒的选择、配制方法、输注途径、输注速度、常见不良反应等问题。在患者用药前告知患者如何正确使用药物和贮存,并告知用药可能出现的情况,协助医生解决患者治疗中出现的用药问题。

最后,临床药师能为医师提供特殊人群的用药安全性、剂量调整和药动学变化等信息,如老年人、儿童、孕妇、哺乳期妇女、肝功能不全和肾功能不全等患者。如不同类型氨基酸注射液的选择、老年患者剂量调整、肾功能不全患者磷摄入的限制等。临床药师可将中立、客观的专业药物信息提供给临床医师、护士,便于对患者的诊治。

一、基 本 概 念

营养支持(nutrition support)是指经口、肠道或肠外途径为患者提供全面、充足的营养素,以达到预防或纠正营养不足的目的,增强患者对严重创伤的耐受力,促进患者康复。2009年,美国肠外肠内营养学会将"营养支持"上升到"营养支持治疗"的高度,充分说明营养支持在临床上的重要性。

根据输注途径不同,营养支持治疗分为肠外营养(parenteral nutrition,PN)与肠内营养

(enteral nutrition,EN)。顾名思义,肠外营养指的是通过胃肠道外途径,即经静脉为患者提供各种营养素;所有营养素完全经肠外获得的营养方式称为全肠外营养(total parenteral nutrition,TPN);肠内营养指的是通过胃肠道内途径提供各种营养素。当前普遍认为因肠内营养方式更符合人体生理情况,所以能通过肠内营养方式的应选择使用肠内营养。

营养支持治疗实际包含机体一系列动态平衡的调节机制,如能量平衡、氮平衡、水电解质平衡等,通过这些平衡使得机体得到足够的营养素,并向我们希望的方向发展,如负氮平衡向正氮平衡转化等。另一方面,由于机体的动态平衡机制,制订营养支持治疗计划时不用追求过度精确,摄入量是一个范围,目前国内外肠外肠内营养支持治疗指南推荐量也是如此。

总能量消耗(total energy expenditure,TEE):主要包括静息能量消耗(resting energy expenditure,REE,约占 TEE 的 60%)和机体活动引起的能量消耗(约占 TEE 的 30%)。食物引起的热效应约占 TEE 的 10%。其中静息能量消耗是机体禁食 2 小时以上平卧位休息 0.5 小时后的能量消耗,是由内稳态反应所产生的。基础代谢率(basal metabolic rate,BMR)是指人体在基础状态下的单位时间能量代谢。基础能量消耗(basal energy expenditure,BEE)是指在清醒而又安静,不受肌肉活动、环境温度、食物及精神紧张因素的影响状态下的能量消耗。很多研究表明 REE 比 BEE 多 10%,实际工作中可以替换使用。

由于直接或间接定能量消耗非常复杂,因此多采用公式计算。健康成人的 BEE 计算公式有很多,最为常用的是 Harris-Benedict 公式:

$$BEE 男性(kcal/d) = 66.47 + 13.75W + 5.0H - 6.76A$$
$$BEE 女性(kcal/d) = 65.51 + 9.56W + 1.85H - 4.68A$$

注:其中 A 为年龄(岁),H 为身高(cm),W 为体重(kg)。

当得到 BEE 后,还应根据患者不同情况乘以活动系数与应激系数,以确定患者的 TEE。经这种方法计算较为准确,但过程复杂。此外,Harris-Benedict 公式是通过健康成人推导而出的,临床患者因营养不足导致体重较轻者则不适用。临床实际工作中,大部分患者可按照 25~35kcal/(kg·d) 计算能量需要。应注意特殊疾病、生理状态时具体的能量需要是不同的,可参照国内外相关营养支持治疗指南确定。蛋白质的需求与能量需求类似,可按照 0.8~2.0 g/(kg·d) 计算。具体疾病、生理状态按相应指南确定,可见后文相应章节。总能量消耗及蛋白质需求量通常可按表 17-1 估算。

表 17-1 不同应激情况下的能量和蛋白质需求

应激情况	总能量消耗[kcal/(kg·d)]	蛋白质需要量[g/(kg·d)]
无应激	25	0.8
轻度应激	28	1~1.2
中度应激	30	1.2~1.5
重度应激	35	1.5~2

二、营养风险的评估

营养不良(malnutrition)是指因能量、蛋白质及其他营养素缺乏或过度,导致机体功能乃至临床结局发生不良影响,不仅包括营养不足(undernutrition),还包含肥胖等不良状态。

营养不足通常指蛋白质-能量营养不良(protein-energy malnutrition),指能量或蛋白质摄入不足或吸收障碍者,造成特异性的营养缺乏症状。

1990 年以来,中国 13 项流行病学调查数据得出中国人 BMI 正常值 18.5 ~ 24kg/m²。 < 18.5kg/m² 为营养不足,> 28kg/m² 为肥胖,24 ~ 28kg/m² 为超重。BMI 计算公式为:体重 kg/(身高 m)²。

营养风险(nutritional risk)是指现存的或潜在的营养和代谢状况对疾病或手术有关的不良临床结局有负面影响的风险,而非发生营养不良的风险。2004—2006 年,我国首次对全国 15 098 例三甲医院住院患者进行营养风险筛查,表明营养风险总发生率达 35.5%,老年患者营养风险发生率高于中青年患者。

营养评定(nutritional assessment)指由营养专业人员对患者的营养代谢、机体功能等进行全面检查和评估,如脏器功能、人体组成等。

营养风险筛查与营养评定的区别在于营养风险筛查可以判断是否应该给予患者临床营养支持治疗,而在具体营养支持治疗前及支持过程中应对患者进行评定,以确定具体营养支持治疗计划。整体营养支持治疗过程全貌请参见图 17-1。

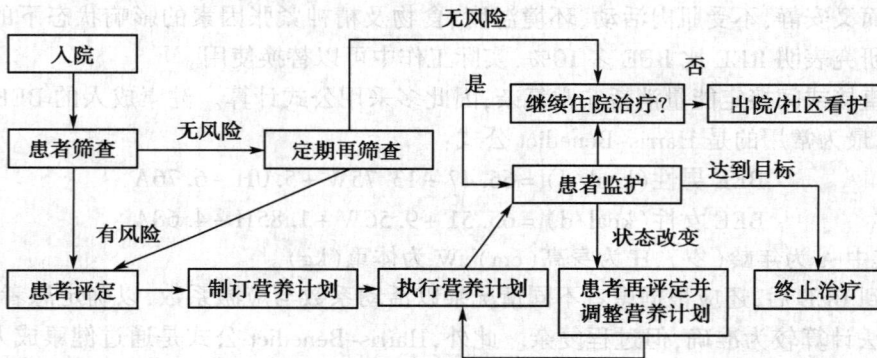

图 17-1　营养支持治疗流程图

营养筛查工具包括营养风险筛查工具和营养不良筛查工具,不同的工具适用于不同的人群,常见的营养筛查工具如下。

1. 营养风险筛查 2002(Nutritional Risk Screening Tool 2002, NRS2002)　由欧洲肠外肠内营养协会(The European Society for Clinical Nutrition and Metabolism, ESPEN)于 2002 年发布,适用于住院患者的营养筛查,也是目前我国最为流行的营养筛查工具。

2. 主观全面评定法(Subjective Global Assessment, SGA)　1987 年发表于美国肠外肠内营养协会期刊。此法仍是筛查而非评定,适用于发现已经存在的营养不良。

3. 营养不良通用筛查工具(Malnutrition Universal Screening Tool, MUST)　2003 年由英国肠外肠内营养协会发布,协会适用于对社区人群的营养筛查,主要用于因功能受损所致的营养不良。

4. 微型营养评定法(Mini Nutritional Assessment, MNA)　1999 年发表,主要用于社区老年患者的营养不良筛查。

下面对临床最常用的 NRS2002 法作一详细介绍。由 2002 年欧洲肠外肠内营养协会推出,该法基于 128 个临床随机双盲对照研究,从疾病、营养和年龄三方面来筛查住院患者是否存在营养风险以及其程度,并结合临床决定是否给予营养支持治疗。对总评分 ≥ 3 分的住院患者,结合临床要求制订营养支持治疗计划;对评分 <3 分者,定期再行营养风险筛查。该法十分简便,通过床旁问诊和简单的人体测量,再加上年龄因素即可完成筛查,详见表 17-2 与表 17-3。NRS2002 法的优点是有临床 RCT 基础、简便、医患有沟通。此外,临床医师、药师、营养师、护士都可以进行操作。

表 17-2　NRS2002 初始筛查表

初始筛查			
1	BMI <20.5?	是	否
2	患者最近 3 个月内是否有体重减轻?		
3	患者在最近 1 周内饮食摄入是否减少?		
4	患者病情是否严重?(如加强医疗)		
注:如以上任何一个问题答案为"是",则进行正式筛查; 如果所有答案为"否",随后每周再次复筛			

表 17-3　NRS2002 正式筛查表

正式筛查		
营养状况受损情况		疾病严重程度(营养需求增加情况)
缺乏 0 分	营养状况正常	营养需求与正常
轻度 1 分	3 个月内体重减轻大于 5%;或前 1 周饮食摄入为平时的 50% ~75%	髋骨骨折;慢性疾病急性发作或有并发症;COPD;慢性血液透析;糖尿病;肿瘤
中度 2 分	2 个月内体重减轻大于 5%;或 BMI 为 18.5~20.5 且一般情况受损;或前 1 周饮食摄入为平时的 25% ~60%	腹部大手术;脑卒中;重度肺炎;血液恶性肿瘤
重度 3 分	1 个月内体重减轻大于 5%(3 个月内体重减轻大于 15%);或 BMI <18.5 且一般情况受损;或前 1 周饮食摄入为平时的 0 ~25%	颅脑损伤;骨髓移植;ICU 患者(APACHE >10)
得分	+	=总分
年龄	≥70 岁,总分加 1	
如总分≥3 分:患者存在营养风险,应给予营养支持治疗; 如总分 <3 分:对患者每周复筛。如患者择期大手术,可考虑预防性给予营养支持治疗以避免营养风险。		

注:表中的疾病严重程度解释如下:

1 分:患者有慢性疾病因并发症而住院,患者身体虚弱但可以定时下床活动。患者对蛋白质的需求增加,但在大多数情况下通过正常饮食或膳食补充剂即可恢复。

2 分:患者因病需卧床休息,如腹部大手术。患者对蛋白质需求大幅增加,但在多种情况下可以通过人工营养支持治疗得到恢复。

3 分:重症监护患者并依靠机械通气支持。蛋白质需求增加,即便人工营养支持治疗也无法恢复,但可使蛋白质分解和氮流失显著减少

三、营养指标的监测

（一）体格检查

主要在于发现营养缺乏的迹象与程度,如肌肉和脂肪的丢失程度。肩部的肌肉和皮下脂肪的丢失,手部掌侧和掌骨间皮下脂肪的丢失是常见的体征。此外,体征的变化还包括头发、皮肤、口腔、指甲、精神状态的改变。

（二）人体测量学指标

除了身高体重外,肱二头肌、肱三头肌、肩胛下和髂脊的皮褶厚度也常用来反映总体脂肪含量多少。还有一些专用设备如人体成分仪可以利用生物导电的特性,测定人体的总导电率和身体电阻抗,再依据年龄、身高和体重等数据可呈现整体的成分分析报告,如脂肪、骨质、蛋白质、水分的质量及百分比,内脏脂肪分析、肌肉分析、体型状态、肥胖分析和营养评估等信息。

（三）生化指标

生化指标是临床最为常用的营养监测指标,主要围绕体内蛋白及脂肪的代谢。通常对于监测而言有两方面的含义,其一是治疗的有效性,另一个是不良反应或并发症的监测。

1. 体内蛋白的代谢　体内蛋白的代谢主要通过血浆蛋白的水平来评判,以反映肝脏的合成代谢能力。最常用的指标有白蛋白、前白蛋白、转铁蛋白和视黄醇结合蛋白。当肝脏功能受损或摄入不足时,这些指标往往存在不同程度的下降,而营养支持治疗时这些指标亦会有不同程度的改善。此外,急性应激状态、感染和长期饥饿状态也会改变血浆蛋白浓度。由于不同的血浆蛋白指标其半衰期特点不同,因此可以通过不同的变化判断营养支持治疗的趋势,其半衰期见表17-4。

表 17-4　不同血浆蛋白的半衰期

血浆蛋白	半衰期（d）
白蛋白	18～21
前白蛋白	2～3
转铁蛋白	8～10
视黄醇结合蛋白	0.5

白蛋白是最常用于评估营养状态的血浆蛋白,并具有诊断意义。白蛋白由肝实质细胞合成,是血浆中含量最多的蛋白,占血浆总蛋白的 40%～60%,在维持血浆胶体渗透压方面有着至关重要的作用,半衰期 18～21 天。短期的营养状态变化不会改变白蛋白数值。

前白蛋白由肝脏合成,是一种载体蛋白,可结合 T_3 和 T_4,与视黄醇结合蛋白形成复合物,具有运载维生素 A 的作用,半衰期 2～3 天。前白蛋白的浓度也可以反映肝脏合成蛋白的功能,因其半衰期短,比白蛋白和转铁蛋白更为敏感。

例如,当患者近日遭遇营养风险时,白蛋白因半衰期较长而没有显著变化,但前白蛋白因半衰期短,会出现较明显变化。而当患者给予恰当的营养支持治疗后,前白蛋白较白蛋白先恢复。如前白蛋白数值并未明显改善,可以侧面证明营养支持治疗不甚恰当。

2. 其他监测指标　临床药师应了解肝功能、肾功能、血脂、血常规等生化指标,并会解读营养多项指标及相关含义。在平日的查房中要对这些数值进行记录,并随之调整营养支持治疗方案。

在电解质中,需注意血钙的数值解读。人体中98%的钙位于骨骼,2%的钙位于血液。而在这2%的钙中,大部分与白蛋白结合,剩下的少数钙以游离形式存在。通常检验科测得的血钙为血浆总钙浓度,而营养不良患者通常白蛋白水平低下,导致血钙数值偏低,但实际起作用的游离钙并不一定减少。这就需要我们对血钙进行校正,以免补充过多的钙,给患者身体造成负担,还有可能对肠外营养液中的脂肪乳稳定性造成严重影响。

血钙校正公式:Ca 校正$(mmol/L) = Ca$ 实测$(mmol/L) + 0.2 \times [4 - 0.1 \times Alb(g/L)]$

四、肠外营养在临床中的应用

(一)肠外营养处方的组成

肠外营养液由碳水化合物、氨基酸、脂肪乳、水、电解质、维生素和微量元素并通过特定的混合过程配制而成。

1. 碳水化合物 通常碳水化合物是肠外营养液中最主要的能量来源,而葡萄糖是最为常见的碳水化合物。国内常见的葡萄糖注射液浓度规格有5%,10%和50%,选择不同浓度规格的葡萄糖注射液可以调整肠外营养液的总液体量。《中国药典》(2010年版)对葡萄糖注射液中的"葡萄糖"标定为葡萄糖-水合物,而非葡萄糖单体。因此,葡萄糖注射液应按照3.4kcal/g计算,而通常营养学中所指的葡萄糖提供4kcal/g能量指的是葡萄糖单体。

2. 氨基酸注射液 使用氨基酸注射液的目的在于补充必需氨基酸及非必需氨基酸以满足体内蛋白质代谢需要。常见市售氨基酸注射液可分为平衡型、肝用型、肾用型、儿童型、二肽注射液等。健康成人每日氨基酸需要0.8～1g/kg。氨基酸(或蛋白质)与氮的换算关系为:6.25g氨基酸约含1g氮。

(1)平衡型氨基酸注射液:适用于肝、肾功能正常患者,通常由18种氨基酸构成。

(2)肝用型氨基酸注射液:适合于肝病患者,这类氨基酸中支链氨基酸与芳香族氨基酸的比值(BCAA/AAA)比平衡型高。因为BCAA可不经肝脏代谢,直接在外周组织代谢,因而减轻了肝脏负担。缬氨酸、亮氨酸和异亮氨酸是3种BCAA,需注意的是仅由这3种氨基酸组成的"复方氨基酸注射液(3AA)"用于各种原因引起的肝性脑病、重症肝炎以及肝硬化、慢性活动性肝炎,但无法用于营养支持治疗。因为3AA仅有3种氨基酸,而人体正常组成蛋白质的氨基酸达20种,显然仅补充3种无法满足氨基酸补充目的。

(3)肾用型氨基酸注射液:适合于肾病患者,这类氨基酸的特点是富含必需氨基酸(essential amino acid,EAA)。苏氨酸、赖氨酸、缬氨酸、色氨酸、亮氨酸、异亮氨酸、苯丙氨酸和甲硫氨酸,这8种氨基酸构成成人的必需氨基酸。所谓必需氨基酸与非必需氨基酸都是相对体内能否合成而言,对于体内代谢而言两者都是必需的。肾病患者由于肾脏排泌氮的能力减低,故需限制氨基酸给予的量(血透患者需额外补充)。为保证机体有充分的氨基酸供应,只能牺牲非必需氨基酸,如"复方氨基酸注射液(9AA)"。

(4)儿童型氨基酸注射液:根据儿童特别是小儿对氨基酸代谢的需求设计的处方。如组氨酸为小儿生长发育期间的必需氨基酸;精氨酸、胱氨酸、酪氨酸、牛磺酸为早产儿所必需。

(5)二肽注射液:通常为丙氨酰谷氨酰胺注射液,其中谷氨酰胺是人体最为丰富的氨基酸,也是一种条件必需氨基酸,对免疫及胃肠道有着重要功能。主要用于围术期、维持肠黏膜屏障及肿瘤等疾病。

（6）氨基酸供能：每克氨基酸（或蛋白质）可提供4kcal能量，通常我们不希望氨基酸氧化功能，而是希望其用于蛋白合成和人体组织修复。但人体自身代谢是不会区分的，因此计算总能量时需考虑氨基酸的供能。

3. 脂肪乳注射液　人体脂肪酸绝大多数为14～22个碳原子构成的长链脂肪酸。含有双键的脂肪酸成为不饱和脂肪酸，其中的亚油酸、亚麻酸和花生四烯酸为必需脂肪酸。

脂肪乳是肠外营养的重要能量来源，补充脂肪乳的目的除提供能量外，还包括补充必需脂肪酸。脂肪乳注射液多为大豆油、大豆油和红花油混合物通过乳化技术制成水包油型（O/W）乳剂。常见的浓度有10%、20%和30%，其中10%和20%脂肪乳注射液可以单独输注，而30%脂肪乳注射液仅可用于配制肠外营养液而不能单独输注。按分子结构和组分不同，又可分为长链脂肪乳、中长链脂肪乳、结构脂肪乳、鱼油脂肪乳、SMOF等。

（1）长链脂肪乳注射液：脂肪的结构为1分子甘油和3分子脂肪酸酯化而成的甘油三酯。长链脂肪（long chain triglycerides，LCT）指的是12个碳原子以上的脂肪，主要来源于大豆油和红花油。长链脂肪乳注射液富含亚油酸和亚麻酸等必需脂肪酸，研究发现由于其亚油酸含量较高，可影响粒细胞活性而影响免疫功能。

（2）中长链脂肪乳注射液：指的是中链脂肪和长链脂肪1：1物理混合的脂肪乳注射液。中链脂肪（medium chain triglycerides，MCT）指的是8～12个碳原子的脂肪，主要来源于椰子油。MCT由于分子量小，可无需载体而自由进入线粒体氧化，且不需额外耗能，故可以较快地提供能量，其血清廓清和氧化速度也高于长链脂肪酸。而长链脂肪则需逐步降解生成许多乙酰辅酶A，然后进入三羧酸循环循环彻底氧化产生能量，进入线粒体时需要左旋肉毒碱（L-carnitine）作为载体。既然中链脂肪比长链脂肪乳氧化效率高，又不对肝脏产生过多的负担，为什么不做成单纯的中链脂肪乳注射液，而要将两者1：1物理混合呢？是因为必需脂肪酸都是长链的，补充脂肪乳的目的在于供能和补充必需脂肪酸，如仅使用中链脂肪乳则无法提供必需脂肪酸。因此，中长链脂肪乳注射液是目前临床最为常用的脂肪乳注射液。

（3）结构脂肪乳注射液：指的是中链脂肪与长链脂肪1：1经化学混合的脂肪乳注射液，化学混合即脂肪分子先水解，然后再随机酯化成在同一个分子上，形成既有长链脂肪酸又含有中链脂肪酸的结构脂肪分子。这样就随机产生了6种分子构型，其中包含化学混合前的2种构型，而结构化的新构型约占全部的70%。研究表明结构脂肪乳比物理混合的中长链脂肪乳更具优势，如促进氮平衡和改善肝脏蛋白质合成等方面更有优势，但也有研究表明两者无临床结局的差异。进一步研究尚需更多的数据。

（4）鱼油脂肪乳注射液：多不饱和脂肪酸（polyunsaturated fatty acids，PUFA）指的是分子中含有2个或2个以上碳碳双键的不饱和脂肪酸。根据双键的位置，分为ω-3、ω-6、ω-7和ω-9四系。由于人体缺乏7个碳以下的脱氢酶，无法合成亚麻酸（ω-3）和亚油酸（ω-6），这就是这两者被称为必需脂肪酸的含义。亚麻酸的两个重要代谢产物二十碳五烯酸（EPA）和二十二碳六烯酸（DHA）具有抗炎和促进脂质代谢等一系列生理作用。鱼油脂肪乳注射液富含ω-3脂肪酸，研究表明ω-3脂肪酸在保护组织微循环及机体免疫功能、对抗肿瘤、抗凝、抗炎等方面具有一定作用。普通脂肪乳多为大豆油、红花油和椰子油等植物来源，ω-3含量很低。补充鱼油脂肪乳后，有改善一定临床结局的作用。需注意的是，鱼油脂肪乳不能作为肠外营养中唯一的脂肪来源，需与普通脂肪乳搭配使用，因为鱼油脂肪乳中缺少ω-6系的必需脂肪酸——亚油酸。

（5）SMOF 脂肪乳注射液：指由大豆油（soybean）、中链脂肪（MCT）、橄榄油（olive oil）、鱼油（fish oil）和维生素 E 物理混合而成的脂肪乳注射液。这种新的配方调整了 ω-3 与 ω-6 脂肪的比例，具有调节免疫和抗炎等作用。

（6）脂肪乳供能：每克脂肪可提供 9kcal 能量，但对于脂肪乳注射液，能提供能量的物质不仅包含脂肪，还有甘油。甘油可以调节渗透压浓度。因各厂家甘油含量不同、脂肪乳浓度不同，如需精确计算可参照脂肪乳注射液说明书上标示的能量计算，粗略计算可参考表 17-5。该表中的能量密度已考虑了甘油的供能。

表 17-5　不同浓度脂肪乳的能量密度

脂肪乳注射液	能量密度（kcal/ml）
10%	1.1
20%	2
30%	3

4. **商业化肠外营养液**　由于肠外营养液配制复杂，且需要一定的配制条件，有些厂家生产出预调配的肠外营养制剂，如"二合一"（氨基酸葡萄糖注射液）和"三合一"（脂肪乳氨基酸葡萄糖注射液）等制剂。在使用前仅需少量操作即可完成混合，这些制剂具备的优点包括方便使用、减少配制污染和无需洁净室等。但也正因为其配方及配比在出厂前已经固定，在对于一些特殊患者的个体化配方可能不适用。

（二）肠外营养液处方设计

1. 能量需求

（1）体重的选择：能量的计算前文已有介绍，Harris-Benedict 公式的局限性和复杂度要求我们在临床中多选用简便的能量需求公式计算，此时仅有一个参数，就是体重。仅有体重而无身高时，我们无法判断患者的营养情况，因此选择正确的体重至关重要，这里特别对体重的选择进行说明，临床药师要注意患者体重的评估。我国成人 BMI 指数为 $18.5 \sim 24kg/m^2$，可由此判断患者处于何种营养状态（营养不足、正常、超重、肥胖）。对于超重及肥胖患者，如按照实际体重（actual body weight，ABW）计算能量及蛋白质需要，则很容易造成过度喂养（overfeeding）。

脂肪组织是能量的储存单位，不参与能量消耗，然而脂肪组织中约有 1/4 的支撑组织会消耗能量。因而我们据此对体重进行选择，对于营养不足及正常体重患者，可采用 ABW 计算能量及蛋白质消耗。而对于肥胖患者则应使用校正体重（adjust body weight，ABW*），公式如下。

$$校正体重 = 0.25 \times (ABW - IBW) + IBW$$

其中 IBW 为理想体重（ideal body weight），可按下式计算，也可使用简便算法（身高 cm - 105）得出。

$$男性 IBW = 50 + 2.3 \times (身高 inches - 60)$$
$$女性 IBW = 45 + 2.3 \times (身高 inches - 60)$$

此外，住院患者的体重还跟疾病因素有关，当患者伴有严重腹水、水肿、脱水时，当前体重不能反映患者的真实体重,临床药师可根据具体情况适当调整。

(2)总能量需求的计算:通过对患者体重的选择,根据患者应激情况,按前文提到的简便公式[无应激 25kcal/(kg·d);轻度应激 28kcal/(kg·d);中度应激 30kcal/(kg·d);重度应激 35kcal/(kg·d)]进行计算。对于正常体重的患者如需精确计算能量需要,也可参考 Harris-Benedict 公式,并乘以应激系数及活动系数。近年也有提倡对围术期患者给予允许性低摄入(permissive under feeding),即给予较低热量[15~20kcal/(kg·d)]可减少感染并发症及住院费用。目前国内外很多指南都给出了不同疾病的推荐能量给予范围,具体情况可详见后文的"第二节 常见疾病的肠外与肠内营养支持治疗"。

2. 氨基酸需求及选择 与能量需求类似,根据不同的疾病及应激情况选择氨基酸需求,如肾功能不全 0.6~0.8g/(kg·d);无应激 0.8g/(kg·d);轻度应激 1~1.2g/(kg·d);中度应激 1.2~1.5g/(kg·d);重度应激 1.5~2g/(kg·d);烧伤 2g/(kg·d)以上等,也可参考国内外指南给予的推荐剂量。总克数确定后,选择适宜的氨基酸制剂,如肾病患者可选用肾用型氨基酸注射液,肝病患者可选用肝用型氨基酸注射液,以此类推。选择好制剂后,根据制剂的浓度反推出所需的体积。

3. 液体量需求 肠外营养除提供患者每日所需的能量、氨基酸、电解质等,还有一个重要作用是调节患者水平衡。计算肠外营养液体量首先要了解患者每天需要多少液体量。对于普通成年患者维持性的液体量可按照下列公式计算。

$$液体量\ ml/d = 1500ml + [(20ml/kg) \times (体重\ kg - 20kg)]$$

在此基础上减去其他输液治疗液量,再减去一定液体量(通常为 500ml 左右)作为治疗药物液量预留,剩余的液量即可作为肠外营养液量。此外,还应考虑患者是否处于肾衰竭、心力衰竭及使用利尿药,以及造瘘的渗出液、引流液、夏季高温出汗等情况。

4. 能量的分配 首先需计算非氮热量(non-protein calorie,NPC),即将计算的总能量减去氨基酸的供能。NPC 由葡萄糖和脂肪乳构成,双能源是十分必要的,因为如果全部给予葡萄糖,则会导致高血糖、肝功能损伤等并发症,也无法补充必需脂肪酸;而如果全部给予脂肪乳,则会引起高脂血症、脂肪栓塞等并发症。此外,三大能量物质(氨基酸、葡萄糖和脂肪乳)的体内代谢都是息息相关的,因此 NPC 必须由两者共同提供。通常脂肪乳供能应占 NPC 的30%~40%,葡萄糖供能占 NPC 的 60%~70%。特殊情况如呼吸系统疾病及肿瘤恶病质时两者可各占 50%,有研究表明脂肪供能超过 NPC 的 60% 则无法完全代谢,易引起代谢性并发症。

确定分配比例后,再根据制剂的浓度即可以反推出脂肪乳注射液及葡萄糖注射液所需的体积。由于脂肪乳及氨基酸注射液的制剂浓度跨度较小,而葡萄糖注射液从 5% 到 50%均有,甚至国外有 70% 的葡萄糖制剂。我们可以通过选择不同浓度的葡萄糖注射液调整肠外营养液的液量,或者可以选用无菌注射用水调整液量。但需注意无菌注射用水加入后导致的渗透压变化问题,肠外营养液配制多采用 500ml 或 1000ml 规格的无菌注射用水,而100ml 以上的无菌注射水即属于高危药物,使用时应当格外注意。

目前国内医院因为物价规格问题,无法按照毫升数对制剂收费,这就导致我们如果过度精确地计算会在收费方面(只能整瓶收费)面临一定的浪费现象,此外过度精确会增加手工配制的难度。美国多采用自动化机器配制,可以精确到毫升;我国有些医院引进自动化配液设备,但受限于国内药品厂家没有大包装市售制剂以及物价规格等问题,并不能发挥自动化机器的效率,有时对于特定的处方比手工配制还要费时。另一方面,大部分指南对于营养素的需求都是一个范围,在这个范围内选择都是适宜的,因此也有人将"肠外营养支持治疗"视为一门"艺术",当然这与临床经验也是息息相关的。

5. 其他组分　包含宏量电解质(钾离子、钠离子、钙离子、镁离子和磷酸根等)、微量元素、水溶性维生素和脂溶性维生素。通常每日需要钠 80~100mmol、钾 20~50mmol、钙2.5~5mmol、镁 8~12mmol、磷 15~30mmol。而微量元素、水溶性维生素和脂溶性维生素通常单包装市售制剂即可满足患者每日需要。需注意的是,肠外营养不能作为电解质严重缺乏的补充途径,因肠外营养输注时间较长,无法在短时间内纠正电解质紊乱,此外肠外营养液中的脂肪乳剂稳定性受阳离子影响较大,可详见后文。

(三)配伍禁忌及稳定性

1. 配伍禁忌　临床药师必须掌握配伍禁忌相关知识,在这方面药师能够发挥其他医务人员不可替代的作用。此外,如能在医师开具处方时给予建议,则能减少审核处方时发现的问题与差错。

(1)沉淀反应:1994 年,美国 FDA 曾就肠外营养液中出现的磷酸钙沉淀致死事件发布警告。两名患者因输入肠外营养液后,死于呼吸衰竭。尸检报告显示患者肺部弥漫性肺毛细血管血栓,栓子成分主要为磷酸钙,系因磷酸钾与葡萄糖酸钙配制不当造成。国内有些医院使用复合磷酸氢钾注射液应特别注意,而研究表明甘油磷酸钠不会与钙离子发生沉淀反应。此外,我们还应警惕含磷注射液,如"果糖二磷酸钠"、"复方氨基酸注射液"等溶液与钙离子的配伍问题,特别是有些制剂辅料中包含而又未在标签中注明的应格外小心。

磷酸钙的形成与离子浓度、溶液 pH、氨基酸中磷酸盐含量、氨基酸浓度、钙和磷添加剂的形式、混合顺序、温度、配液者操作等多种因素相关。FDA 建议配制全营养混合液(total nutrient abmixture,TNA)又称作"全合一"(all in one,AIO)时先加入磷制剂,而最后才加入钙制剂,而且混合过程中的振摇操作很重要,既要维护 TNA 的稳定性,又要减少溶液中离子集中碰撞的机会。并在加入钙制剂后加入脂肪乳注射液,有助于阻隔沉淀的生成。不同的钙制剂对磷酸钙的形成也有影响,氯化钙比葡萄糖酸钙更容易形成磷酸钙沉淀。葡萄糖可与钙、磷形成可溶性的复合物,因而提高葡萄糖浓度可提高磷酸钙的溶解度。氨基酸也能与钙、磷形成可溶性复合物,减少游离的钙、磷离子;而另一方面,某些氨基酸注射液含有磷酸盐成分,配制时必须考虑这部分磷酸盐。温度的升高会导致钙离子解离增多,导致更多的钙离子参与磷酸钙沉淀的形成。降低溶液 pH 有助于磷酸钙沉淀的溶解,有些氨基酸注射液含有盐酸半胱氨酸成分,能降低溶液 pH。

此外,维生素 C 易降解为草酸并与钙离子形成草酸钙沉淀。终端滤器的使用有助于减少沉淀,对于含脂肪乳的注射液使用 $1.2\mu m$ 滤器,而不含脂肪乳的注射液可使用 $0.2\mu m$ 滤器。

(2)其他药物配伍问题:有报道门冬氨酸钾镁注射液、多种微量元素注射液、维生素 C注射液两两之间混合会发生颜色变化,存在配伍禁忌。维生素 C、水溶性维生素、脂溶性维生素、多种微量元素等药物由于自身容易氧化分解,故需在加入肠外营养液后 24 小时内使用。

胰岛素本身与肠外营养液不存在配伍禁忌,可按照每克葡萄糖 0.1U 加入肠外营养液中,但这样做也有一定的问题,需要考虑所选用的输液包材性状。如 PVC 材质的输液袋会对胰岛素及维生素 A 产生吸附,因此尽量使用乙烯-醋酸乙烯共聚物(EVA)材质输液袋。此外,添加过多胰岛素后一旦患者输注中途出现低血糖,只能舍弃剩余肠外营养液,造成医疗资源浪费,而重新配制又会给患者造成一定的经济负担。有条件的可以选择注射泵单独泵入胰岛素。此外,只有速效胰岛素才能加入肠外营养液,而预混胰岛素与长效胰岛素禁止加入。

对于其他药物能否加入肠外营养液的判断较为复杂。可参照目前配伍禁忌方面的权威书籍,如 Lawrence A. Trissel 教授编写的 *Handbook of Injectable Drugs*。这本书基于公开发表的实验文献数据,给出几百种不同肠外营养液的配伍问题,但因国内制剂有些辅料与国外制剂不尽相同,药师查询时应予注意。对于配伍问题文献数据的解读,如未查到某药物的配伍问题,不能视为没有问题,而应避免配伍。必要时可按临床常用的配伍要求开展相关研究。

2. 脂肪乳安全性　美国药典 USP729 章规定脂肪乳平均粒径(mean droplet size,MDS)应小于 0.5μm,这一指标反映生产厂家的生产水平。粒径大于 5μm 的百分比(percent of fat>5μm,PFAT5)应小于 0.05%,这一指标反映了脂肪乳的稳定性。PFAT5 能影响脂肪廓清,人体最细的毛细血管直径约 5μm,故可沉积于肺毛细血管,进而导致呼吸衰竭。而PFAT5 如大于 0.4% 则会导致脂肪乳注射液油水两相分离或破乳。

电解质会影响脂肪乳稳定性,阳离子可以中和阴离子型乳化剂,并且改变脂肪乳滴表面的 ζ-电位(Zeta 电位),导致乳滴表面斥力消失,乳滴聚集合并,最终破坏稳定性,严重的还会引起油脂分层(肠外营养袋内表面漂浮一层淡黄色油脂)无法恢复。通常控制肠外营养液中一价阳离子小于 130~150mmol/L,二价阳离子小于 5~8mmol/L。

脂肪乳的浓度会影响其自身稳定性,也会影响肠外营养液中其他脂溶性制剂的稳定性。如果脂肪乳浓度过低,则无法保持乳滴之间的斥力。肠外营养液中脂肪乳的最终浓度应大于 20g/L。

3. pH　人体血液正常 pH 为 7.35~7.45,可通过缓冲系统、肺、肾、离子交换等 4 方面调节维持。一般血液的 pH<7.0 或 >7.8 会引起酸中毒或碱中毒,应避免将过低或过高 pH 的液体输入体内,改变血液 pH,导致酸碱平衡失调,影响上皮细胞吸收水分,改变血管的通透性,使局部红肿,血液循环障碍,组织缺血缺氧,严重干扰血管内膜的正常代谢和功能,导致静脉炎。此外,pH 过低或过高也会对脂肪乳的稳定性产生不利影响。

4. 渗透压摩尔浓度　临床上所指的溶液"渗透压"是浓度单位而不是压力单位,指的是溶液中能产生渗透作用的溶质粒子(分子或离子)的总物质的量浓度,因而确切地说应称为渗透压摩尔浓度,后文简称"渗透压"。单位为 mOsm/L 或 mOsm/kg,医学中因常涉及液体制剂,故常用 mOsm/L 表示。肠外营养液渗透压的计算可按照表 17-6 粗略计算,如需精确数值,可使用渗透压测定仪测定。

表 17-6　肠外营养渗透压摩尔浓度估算表

肠外营养成分	毫渗克分子(mOsm)
葡萄糖	5/g
氨基酸	10/g
脂肪乳,20%	1.3~1.5/g
电解质	1/mEq

将上述毫渗克分子累加,除以总体积,即得渗透压摩尔浓度(mOsm/L)。

人体正常血浆渗透压为280～320mOsm/L,肠外营养液渗透压的大小直接关系到患者输注途径。当外周静脉输注的渗透压>900mOsm/L时,容易导致血栓性静脉炎。而中心静脉可输注2000mOsm/L以上,故对于高渗溶液应尽量选择中心静脉输注。如肠外营养液使用无菌注射用水等低渗溶液配制而成,则应避免出现低渗的情况,避免将低渗溶液输入血液中引起溶血,引发临床风险。

(四)静脉通路选择

1. 外周静脉 外周静脉输注包含钢针穿刺及静脉留置针。美国静脉输液护理协会(INS)的指南推荐:浓度超过10%葡萄糖或5%氨基酸的肠外营养液、pH<5或>9的液体及渗透浓度高于500mOsm/L的液体,均不适合经外周静脉输注。有研究表明,当液体渗透浓度高于600～800mOsm/L时,易引起静脉炎的发生。而肠外营养液渗透浓度通常都大于900mOsm/L,长期外周静脉输注易诱发静脉炎。故CSPEN指南推荐:预计输注肠外营养液大于10～14天的,建议采用中心静脉置管。如没有条件,可以采用降低输注速度、更换注射部位等方法以减少静脉炎的发生。

2. 中心静脉 中心静脉导管(central venous catheter,CVC)可分为经外周静脉穿刺置入中心静脉导管(peripherally inserted central catheter,PICC)、经皮穿刺中心静脉置管、隧道式中心静脉导管(central venous tunnel catheter,CVTC)及输液港(port)。中心静脉相比外周静脉具有较宽的内径与较快的血流速度,因而可以耐受更高的渗透浓度,可输注2000mOsm/L以上的液体。中心静脉导管可以常年使用,其中输液港可以使用近20年。

然而CVC也有一定的风险,导管相关性感染是其主要的并发症之一,此外还包括血栓性静脉炎、机械性并发症及导管内血栓形成等。

(五)肠外营养适应证与禁忌证

1. 肠外营养适应证 首先患者存在营养风险或营养不足,其次包含如下几点:①肠道生理及功能不适合肠内营养(肠穿孔、肠梗阻、吸收不足或动力障碍等);②肠内营养不安全或无效(缺血性肠道疾病、重症胰腺炎、放射性肠炎、难治性呕吐等);③永久性的胃肠道异常(短肠综合征等)。

2. 肠外营养禁忌证

(1)严重水、电解质紊乱和酸碱平衡失调。

(2)休克,器官功能衰竭终末期。

(六)肠外营养并发症

肠外营养支持治疗并发症包括置管并发症、输注并发症和代谢性并发症。其中与临床药师相关的常见代谢性并发症如下。

1. 低钾血症 钾离子随着葡萄糖从细胞外移至细胞内,而且组织合成时每消耗1g氮则需3mmol钾。大量的葡萄糖促进糖原合成时也需要钾。

2. 低镁血症 组织合成时每消耗1g氮则需0.5mmol镁。在肠外营养液配方中镁离子容易被忽略。

3. 低磷血症 血清磷低于1mg/dl时,患者可能出现的症状包括感觉异常、肌肉无力、惊厥、昏迷,严重者呼吸衰竭,可能致死。低磷血症通常由于短时内大量摄入碳水化合物,细胞磷的量增加导致。

4. 血糖代谢异常

(1)高血糖:引起高血糖的主要原因有输注的葡萄糖总量过高、输注速度过快和胰岛素不足或胰岛素抵抗。研究表明当葡萄糖输注速度 > 每分钟 4~5mg/kg 时,易引起高血糖。

(2)低血糖:引发低血糖的原因有胰岛素用量过大、突然停止肠外营养输注以及 PVC 材质输液袋对胰岛素的吸附。通常建议胰岛素单独输注,或按 1g 葡萄糖给予 0.1U 胰岛素的比例加入并混合均匀,且肠外营养输注速度不宜过快。

5. Wernicke 脑病　长期输注肠外营养液而给予维生素不足,则易引起维生素 B_1 缺乏导致的 Wernicke 脑病,以精神障碍、眼肌麻痹和共济失调为主要症状。

6. 再喂养综合征(re-feeding syndrome)　指在长期饥饿后过快的再喂养(尤其是碳水化合物,包括经口摄食、肠内或肠外营养)所引起的一系列代谢和病理生理学改变,影响心脏、肺、血液系统、肝脏和神经肌肉系统等,造成临床并发症,严重时可致死。通常在再喂养 1 周内发生,主要表现为心律失常,急性心力衰竭,心搏骤停,低血压,休克,呼吸肌无力,呼吸困难,呼吸衰竭,麻痹,瘫痪,谵妄,幻觉,腹泻,便秘等。患者血液生化主要表现为严重的低磷血症(< 0.3mmol/L)、低镁血症(< 0.5mmol/L)和低钾血症(< 3mmol/L)。预防再喂养综合征可逐步(1~10 天)增加能量至全量,并给予适当的磷、钾、镁及维生素。

7. 肝胆功能异常　长期肠外营养支持治疗易导致肝功能异常,通常在 1~2 周内出现血清肝脏酶系升高和瘀胆,常为短期轻度升高,停止治疗后多可恢复。主要原因为肠外营养液中葡萄糖和脂肪乳过多,以及细菌在小肠的过度增生和胃肠道缺乏刺激。最有效的解决途径是尽早开展肠内营养。

8. 肠黏膜萎缩　长期肠外营养由于肠道空闲导致肠黏膜萎缩甚至肠道屏障受损,进而引起细菌移位、全身炎症反应等症状。临床上可使用谷氨酰胺制剂或尽可能给予少量肠内营养预防。

五、肠内营养在临床中的应用

(一)肠内营养制剂的分类

迄今分类方法较多,按蛋白质类型分为整蛋白型(TP)、短肽型(SP)和氨基酸型(AA);按制剂形态可分为粉剂、混悬剂和乳剂;按是否含有膳食纤维分为纤维型(F)与无纤维型;按适用疾病可分为普通型、糖尿病型(DM)、肿瘤型(T)和高能量型(HE)等制剂。

(二)肠内营养的制剂选择

肠内营养制剂的选择主要基于总营养需求、液体需求以及患者消化吸收功能受损的程度。市售的肠内营养制剂能量密度一般分为 1kcal/ml 与 1.5kcal/ml,但作为临床药师应清楚地了解肠内营养制剂之间进一步的区别,以帮助医师选择药品。营养制剂之间没有孰优孰劣之分,只有对患者适合与不适合之别。

1. 碳水化合物来源　主要包括蔗糖、麦芽糖糊精、玉米淀粉、木薯淀粉和果糖等来源。其中木薯淀粉和果糖通常用于糖尿病型肠内营养制剂;而有些制剂不含乳糖,有些含量较小可以忽略,适合于乳糖不耐受的患者。

2. 蛋白质来源　主要包括大豆蛋白、酪蛋白、水解乳清蛋白与氨基酸。其中氨基酸型肠内营养制剂因其无需过多消化而吸收最为完全,适合消化吸收功能障碍的患者,但其渗透压摩尔浓度也是最高,较易引起腹泻。整蛋白型适合消化吸收功能正常的患者,可帮助刺激消化液分泌,价格也较便宜。短肽型位于两者之间,水解乳清蛋白可在小肠黏膜水解后入血,容易被机体利用。需注意患者是否对大豆、牛奶等食物过敏,预防这种交叉过敏的可能性。

通常衡量蛋白质含量用非氮热量:氮(NPC∶N)来表示。标准处方 NPC∶N 为(140～200)∶1;低蛋白配方 NPC∶N 可达 250∶1,适合于肾病等对蛋白质需求受限的患者;高蛋白配方 NPC∶N 为(75～130)∶1,适合于创伤或急症期等高代谢患者。

3. 脂肪来源 多为植物来源,如大豆油、红花油、椰子油、玉米油、菜籽油、葵花籽油,也有动物来源,如鱼油。其中鱼油具有抗炎、抗肿瘤等功能。除了来源,脂肪含量也是选择制剂时需考虑的问题。如低脂配方可减少对胰腺分泌和消化液分泌的刺激,无需或较少消化液即可吸收;高脂配方适合于肿瘤恶病质等高分解代谢患者及肺病患者。有些制剂富含 MCT,与 LCT 相比,可通过门静脉吸收,无需经过淋巴管,故可用于淋巴管转运异常及肝胆功能障碍患者,如小肠淋巴管扩张症。此外,MCT 的优点还包括吸收时对胰酶和胆盐的依赖性相对较小,其代谢较快且不依赖于左卡尼汀。

(三)肠内营养输注通路选择

临床给予肠内营养的方式主要有经口进食和管饲途径。对于管饲的方式主要有两种:鼻饲和造口术。还有一个重要参数是送达部位,如胃、十二指肠与空肠。这种"入口"+"送达部位"或"入口"的形式构成了管饲的常见命名,如鼻胃管、鼻十二指肠管、鼻空肠管、咽造口、胃造口、空肠造口等。其中经鼻途径方式的管饲是无创的,而造口形式是有创的。目前在有创造口中,经皮内镜胃造口(percutaneous endoscopic gastrostomy,PEG)和经皮内镜空肠造口(percutaneous endoscopic jejunostomy,PEJ)两者属于微创。但在某些情况如胃肠外科手术,直接在术中造口十分方便。

目前管饲的输注方式有连续输注、循环输注、间断输注和间断推注这 4 种方式。①连续输注指 24 小时持续输注,一般情况使用肠内营养输注泵(enteral feeding pump)输注;②循环输注指在几小时内持续输注;③间断输注指通常每天 3～6 次,每次 30～60 分钟,通过重力滴注或肠内营养输注泵输注;④间断推注指每日 6～8 次,每次 200～300ml,在 15～20 分钟内将肠内营养推入。间断推注仅用于送达部位是胃的管饲情况,也更接近生理过程。

(四)肠内营养适应证与禁忌证

1. 肠内营养适应证 首先患者需存在营养风险或营养不足。只要患者胃肠道存在功能并且胃肠道可用,就应考虑给予肠内营养。即便患者只有一小段肠道存在功能,也应该利用这一小段进行肠内营养支持治疗。

2. 肠内营养的禁忌证 完全性肠梗阻、麻痹性肠梗阻、处于严重应激状态、消化道出血、腹膜炎、严重腹泻急性期、急性重症胰腺炎的急性期。

(五)肠内营养并发症

肠内营养并发症包括:消化道并发症、机械性并发症、导管性并发症和代谢性并发症。

1. 消化道并发症 腹泻是肠内营养最为常见的并发症,在一些特定的患者中发生率可高达 60%。腹泻的发生往往与肠内营养使用不当有关(如温度过低、输注速度过快、乳糖不耐受、麦胶性肠病等),可以通过合理应用及更换适宜的制剂(如含纤维素的制剂)避免或减少发生率。有时一些其他因素也会导致腹泻,如抗生素相关性腹泻、感染性腹泻、脂肪吸收不良等。其次,代谢性并发症还包括恶心、呕吐和便秘等情况。

2. 机械性并发症　误吸发生率1%~4%,易导致吸入性肺炎,严重者可危及生命。为了减少误吸的风险,可将患者床头抬高30°~45°,并在喂养结束后保持30分钟。胃潴留易发生胃食管反流,使得误吸风险增高。

3. 导管性并发症　导管移位和导管堵塞是导管性常见并发症。前者主要因操作不当及患者自身原因造成,后者主要因导管使用过程造成。导管堵塞多是由于喂养前后没有冲管、加入某些不溶性药物、随意将食物通过喂养管给予等原因造成。如发生堵塞,可尝试用碳酸氢钠通管。

4. 代谢性并发症　肠内营养所引起的代谢性并发症较肠外营养低,但常见类型与肠外营养相似,包括水电解质紊乱、血糖紊乱、再喂养综合征等,可详见肠外营养支持治疗相关章节内容。

第二节　常见疾病的肠外与肠内营养支持治疗

一、肾脏疾病的营养支持治疗

(一)急性肾损伤

急性肾损伤(acute kidney injury,AKI)是指突发(1~7天)和持续(>24小时)的肾功能突然下降,血清肌酐至少上升0.5mg/dl,可伴有少尿或无尿,表现为氮质血症、水电解质和酸碱失衡以及全身各系统症状等。研究表明约42%的AKI患者存在重度营养不良,处于高分解代谢状态,蛋白质分解代谢加快,肌肉分解率增加,还会促使整个机体内环境发生改变。除限制液体摄入量外,急性肾损伤时由于肾脏排泌氮的能力减低,每日给予的蛋白量应减至0.6~1g/kg。在糖代谢方面,患者容易出现胰岛素抵抗,并可能与有AKI的危重患者病死率有关。脂代谢方面,AKI患者容易出现高脂血症。

1. AKI主要临床表现

(1)尿量减少:发病后数小时或数日出现少尿(尿量<400ml/d)或无尿(尿量<100ml/d)。

(2)氮质血症:血尿素氮升高,急性肾损伤患者摄入蛋白质的代谢产物不能经肾排泄而潴留在体内,可产生中毒症状,即尿毒症。少尿型急性肾损伤患者通常有高分解代谢。

(3)液体平衡紊乱:由于电解质和水排出减少致水、钠潴留,常常导致全身水肿、脑水肿、肺水肿及心力衰竭、血压增高和低钠血症。

(4)电解质紊乱:高钾血症是急性肾损伤严重的并发症之一,也是少尿期的首位死因。低钠血症主要是由于水过多所致的稀释性低钠血症。高磷血症是急性肾损伤常见的并发症。在高分解代谢或急性肾损伤伴横纹肌溶解和溶血时,会加重高磷血症。低钙血症、高镁血症和低镁血症也常见于AKI。

(5)代谢性酸中毒:急性肾损伤时,肾脏不能排泄酸性物质或受限,易引发代谢性酸中毒。

(6)消化系统:主要表现为厌食、恶心、呕吐、腹泻、呃逆和消化道出血。

此外,AKI还会引发呼吸系统、循环系统、神经系统和血液系统的并发症表现。

2. 肾脏替代治疗　肾脏替代治疗(renal replacement treatments,RRTs)通常用于治疗肾

功能持续恶化的 AKI 患者,可以帮助患者排出大量水分、含氮副产物和电解质,也可使患者不受限制地补充液体、营养素和电解质。

持续性肾脏替代治疗(continuous renal replacement therapy,CRRT)包括连续性动静脉、静静脉血液滤过(CAVH、CVVH),连续性动静脉、静静脉血液透析(CAVDH、CVVDH),连续性动静脉、静静脉血液透析滤过(CAVHDF、CVVHDF)等模式。

接受肾脏替代治疗的患者,如行营养支持治疗,需考虑透析液含 1.5% ~ 2.5% 的葡萄糖,部分葡萄糖在透析过程中被吸收而产生热量。例如,含葡萄糖 1.5% 的透析液按 1L/h 速度,每小时可供给 5.8g 葡萄糖,如为 2.5% 则可供给 11.5g 葡萄糖。氨基酸通过滤膜时每日丢失的氮有 20 ~ 28g,需额外补充氨基酸以弥补每日的丢失量。此外,肾脏替代治疗后,电解质快速丢失,需检测患者可能发生的低钾血症、低镁血症和低磷血症,如症状明显可从外周补充,而非加入肠外营养液中补充。

3. AKI 营养支持治疗要点　AKI 患者营养支持治疗需限制液量和电解质外,能量需求范围应为 20 ~ 30kcal/(kg·d)。此外非氮热量中,可使脂肪乳供能占 40% ~ 50%,以降低 AKI 患者的糖代谢负担。蛋白质需求见表 17-7。

表 17-7　不同肾功能损伤情况的蛋白质需求

分类	蛋白质需求[g/(kg·d)]
保守治疗	0.6 ~ 0.8
血液透析	1 ~ 1.5
合并高代谢	1.5 ~ 2.5

(二)慢性肾功能不全

慢性肾功能不全(chronic renal failure,CRF)是指各种原因造成慢性进行性肾实质损害,致使肾脏明显萎缩,不能维持基本功能,临床出现以代谢产物潴留,水、电解质、酸碱平衡失调,全身各系统受累为主要表现的临床综合征。各种营养素代谢失调是慢性肾衰竭的主要表现。

1. CRF 的主要临床表现　水电解质、酸碱平衡代谢紊乱:水钠潴留、高钾血症、高磷血症、低钙血症、高镁血症等较为常见。蛋白质代谢紊乱,导致血尿素氮升高,出现氮质血症和营养不足,可产生中毒症状,还会出现多种血清蛋白下降以及代谢性酸中毒。

2. CRF 营养支持治疗要点　对于体重正常的稳定 CRF 患者,经肠道摄入热量 35kcal/(kg·d)有助于改善氮平衡,蛋白质摄入量应控制在 0.55 ~ 0.6g/(kg·d)。血透患者可参考前面所提到的蛋白质需要量,可达到 1.5g/(kg·d),持续性腹膜透析的患者蛋白质摄入量可达 1.2 ~ 1.3g/(kg·d)。电解质摄入量为:钾 1.5 ~ 2g/d,钠 1.8 ~ 2.5g/d,磷 0.6 ~ 1g/d。

二、肝脏疾病的营养支持治疗

(一)肝脏疾病的代谢特点

肝脏是体内以代谢功能为主的器官,起着去氧化,储存肝糖,蛋白质合成等作用。肝脏是围绕营养代谢最重要的器官,三大营养物质蛋白质、碳水化合物和脂肪的合成与分解主要在此完成。肝脏也是体内合成、活化和储存维生素的主要器官。在患者药物治疗过程中,肝脏也是绝大多数药物的代谢场所。因此当肝脏受损时,各种营养素及药物的代谢将受到影响,并最终导致蛋白质-能量型营养不良,而这又会加重肝脏的负担。

(二)肝性脑病与支链氨基酸

肝性脑病,是严重肝病引起的、以代谢紊乱为基础的中枢神经系统功能失调的综合征,其主要临床表现是意识障碍、行为失常和昏迷。其发病机制有很多假说,主要由于肝脏代谢能力下降,假神经递质在大脑中蓄积,导致神经传导异常,引发一系列临床表现。

在人体的氨基酸中,有些按结构可分为支链氨基酸(BCAA)和芳香族氨基酸。支链氨基酸包括亮氨酸、异亮氨酸和缬氨酸,可直接在外周组织代谢,而芳香族氨基酸则需要在肝脏代谢分解。肝病患者随着病情的加重,伴有显著的蛋白分解。由于上述两类氨基酸的代谢特点,支链氨基酸可及时消耗,而芳香族氨基酸则因肝衰竭导致代谢缓慢,结果造成两者在血液中的比例失调。占据上风的芳香族氨基酸进入血脑屏障也较多,代谢后在脑脊液产生的假神经递质(主要为氨)也较多,引发神经传导异常。

当补充富含支链氨基酸的制剂后,可以减少两者比例失调的程度,并竞争性抑制芳香族氨基酸进入大脑,减少假神经递质的形成,有助于改善患者氮平衡,改善肝性脑病的程度。有些肠内营养制剂富含BCAA;而肠外营养中也有肝用型的具有较高比例BCAA的氨基酸注射液。

(三)肝脏疾病的营养支持治疗特点

营养支持治疗对肝衰竭患者是必需的,首选推荐肠内营养,因其较肠外营养具有更好的治疗效果,也可以避免肠外营养进一步加重肝脏损伤的风险。肠内途径的能量需求推荐为30~40kcal/(kg·d),其中葡萄糖所占的供能比例应适当降低,蛋白质需求为1.2~1.5g/(kg·d)。肝硬化失代偿或肝性脑病患者,应给予含BCAA的制剂。无肝性脑病的肝衰竭患者不推荐常规使用BCAA制剂。需注意的是仅含有支链氨基酸的复方氨基酸3AA注射液,需与其他复方氨基酸注射液合用,方能用于营养支持治疗。

三、肿瘤及恶病质的营养支持治疗

肿瘤患者往往伴随着营养不足,其程度与肿瘤的类型、部位、大小和分期都有关。肿瘤患者营养不足的发生率可达31%~87%,此外约15%的患者在确诊时发现近6个月体重下降超过10%。消化系统肿瘤和中晚期肿瘤对人体营养状况的影响更大。导致营养不足的因素除肿瘤自身作用外,还包括肿瘤产生的各类细胞因子导致的代谢异常,抗肿瘤治疗以及患者精神与睡眠等全身性因素。

肿瘤患者营养支持治疗的目的在于纠正营养不足的情况,改善生理功能,减少相关的并发症,改善患者结局。此外,至今尚无临床研究证实营养支持治疗对肿瘤生长有影响。

(一)肿瘤患者营养支持治疗分类

1. 非终末期肿瘤患者　对预期寿命超过3个月的患者,一旦发现营养缺乏应尽早开始营养干预,如持续10天摄入量小于能量消耗的60%、预计禁食超过1周或近期体重下降超过5%的肿瘤患者。此时营养干预的目的在于弥补需求与实际摄入之间的差异,改善营养状态。肿瘤患者可采用标准的营养配方,无需肿瘤专用型配方。

(1)围术期肿瘤患者:其营养支持治疗需参照围术期营养支持治疗原则。研究表明添加

ω-3 脂肪酸可改善患者免疫状态,减少全身炎症反应的发生率,缩短术后住院时间。

(2)非手术肿瘤患者:即放化疗患者,约 90% 恶性肿瘤患者需要进行放疗或化疗,这种医源性的干预可能会影响患者营养的摄入和吸收。另一方面,营养不足也会影响患者放化疗的实施,营养不足严重的患者往往放化疗产生的不良反应也较重,故应给予营养支持治疗。但不推荐在放化疗期间常规给予营养支持治疗,应视其有无营养不足而定。

2. 恶性肿瘤终末期患者　对预期寿命小于 3 个月的患者,这一时期多存在肿瘤导致的消化道梗阻及癌症恶病质,无法经口进食或摄入极少。显然这些患者往往无法治愈,且是否提供积极的营养支持治疗尚有争议,尤其是从药物经济学角度来考虑。但从伦理学角度考虑,如患者同意,可给予肠内营养以尽可能减少体重丢失。此外在临近生命终点时,主要的目的是通过少量食物和液体减轻饥饿感和口渴的症状,也可静脉给予少量输液,避免脱水引起的神志不清。

(二)肿瘤恶病质

恶病质(cachexia)是一种多因素综合征,表现为患者正在丢失骨骼肌质量,而传统营养支持治疗不能完全逆转,继而引起功能损伤持续恶化。其病理生理特征为蛋白质和能量呈负平衡,这是由食物摄入减少和异常代谢综合因素所造成。研究发现细胞因子是引发肿瘤恶病质的主要原因,ω-3 脂肪酸能阻断细胞因子的活性,改善恶病质程度。肿瘤恶病质的患者,给予甲地孕酮等孕激素可刺激晚期肿瘤患者的食欲,增加进食量和体重,改善营养指标及精神情绪。

(三)肿瘤患者营养支持治疗特点

肿瘤患者虽然代谢增加,但由于活动相关能量消耗降低,总体上看能量需求无异常增加,故卧床患者 20 ~ 25kcal/(kg·d),非卧床患者 25 ~ 30kcal/(kg·d)即可满足患者需求,蛋白质的需求约为 1.5g/(kg·d)。非氮热量中葡萄糖和脂肪乳的供能比可达 1:1。某些肿瘤患者存在腹水,需限制总液量及钠离子。

四、肥胖患者的营养支持治疗

当进食热量多于消耗热量,多余热量以脂肪形式储存于体内,其量超过正常生理需要量,达到一定程度即演变为肥胖。肥胖是体内脂肪堆积过多和分布异常的一种状态。按照世界卫生组织的定义,肥胖是一种疾病,它包括肥胖本身对健康的损害以及肥胖的相关疾病,如高血压、糖尿病、高血脂、心脑血管疾病和某些癌症等对健康的损害。肥胖患者虽然整体营养状况不存在营养不足的情况,但在某些疾病状态等条件下可能会存在营养风险。本节内容中的肥胖患者指的是因其他疾病入院存在营养风险而需使用营养支持治疗的肥胖患者。

(一)肥胖的标准与程度

世界卫生组织(WHO)1999 年发布适用于亚洲成年人群的肥胖标准,通过计算 BMI 值分为不同的程度,见表 17-8。中国肥胖工作组有关中国人群的 BMI 分级为:18.5 ~ 24kg/m² 为正常,小于 18.5kg/m² 则为营养不足,大于 28kg/m² 则为肥胖,24 ~ 28kg/m² 则为超重。

表 17-8 亚洲人群 WHO 肥胖分级

BMI 值（kg/m²）	WHO 分级	并发症的危险性
18.5～23	正常	平均水平
23～25	超重	上升
25～30	Ⅰ 度肥胖	中等
≥30	Ⅱ 度肥胖	严重

（二）肥胖患者的代谢特点

研究发现肥胖患者往往伴有胰岛素抵抗、高血压、高脂血症、2 型糖尿病等症状。继而当出现多种代谢成分异常聚集的病理状态时，即为代谢综合征（metabolic syndrome，MS）。MS 是一组复杂的代谢紊乱综合征，是导致糖尿病心、脑血管疾病的危险因素，其核心问题与胰岛素抵抗有关。此外，肥胖还容易导致呼吸功能改变（如阻塞性睡眠呼吸困难、肥胖性低换气综合征等）、肌肉骨骼病变（关节炎）、内分泌系统改变（抑制生长激素与性腺激素、高尿酸血症等）。

（三）肥胖患者的营养支持治疗特点

1. 能量需求 脂肪组织是能量的储存单位，不参与能量消耗。研究发现虽然脂肪组织不消耗能量，但其中约有 1/4 重量的支撑组织会消耗能量，因而需对体重进行修正以计算真实的能量需要。对超重及肥胖患者则可使用校正体重（ABW*），公式如下。

$$校正体重 = (0.25)(ABW - IBW) + IBW$$

其中 IBW 为理想体重，可按下式计算，也可使用简便算法（身高 cm - 105）得出。

$$男性 IBW = 50 + (2.3 \times height - 60 inches)$$
$$女性 IBW = 45 + (2.3 \times height - 60 inches)$$

根据美国肠外肠内营养协会（ASPEN）2013 年发布的成人住院肥胖患者指南，推荐对成人肥胖患者使用 MSJ 公式；成人危重肥胖患者使用 PSU 公式。

MSJ（Mifflin St Jeor）公式为：

$$男性(kcal/d) = 5 + 10 \times 体重(kg) + 6.25 \times 身高(cm) - 5 \times 年龄(y)$$
$$女性(kcal/d) = -161 + 10 \times 体重(kg) + 6.25 \times 身高(cm) - 5 \times 年龄(y)$$

注："体重"为实际体重。

PSU 公式为 2010 年美国宾夕法尼亚大学在 MSJ 公式基础上，对危重的成人肥胖患者能量预测公式：

$$RMR(kcal/d) = MSJ(0.96) + T_{max}(167) + VE(31) - 6212$$
$$RMR(kcal/d, >60 岁) = MSJ(0.71) + T_{max}(85) + VE(64) - 3085$$

注：VE = 每分通气量（L/min）；T_{max} = 24 小时前最高体温（℃）。

MSJ 公式与 PSU 公式是基于欧洲人的能量代谢特点，中国人群的适用性尚缺乏数据。此外，住院患者的体重还跟疾病因素有关，当患者伴有严重腹水、水肿、脱水时，当前体重不能反映患者的真实体重，临床药师可根据具体情况适当调整。

2. 蛋白质需求 对于肥胖患者的营养支持治疗，近年有研究表明高蛋白低热量与高蛋白等热量相比至少是等效的，但低蛋白低热量会带来不利的临床结局。高蛋白指按照 1.2g/kg

实际体重或 2~2.5g/kg 理想体重给予蛋白质;低热量指从总能量需求的 50%~70% 或按 14kcal/kg 实际体重给予能量。

3. 高血糖的控制　肥胖患者常存在胰岛素抵抗,如患者又存在感染、创伤或手术的应激,激素调节的改变和细胞因子的大量分泌导致胰岛素抵抗加重。如需肠外营养支持治疗,胰岛素可加入到肠外营养液中,但需注意胰岛素总量不宜过大,配制时需充分混匀。加入肠外营养的胰岛素可按每克葡萄糖 0.1U 开始。此外推荐使用输液泵单独输注胰岛素,以便于调节剂量和减少低血糖的发生率。

五、呼吸系统疾病的营养支持治疗

(一)呼吸系统疾病相关营养不良概述

营养不良是慢性呼吸系统疾病[如慢性阻塞性肺疾病(chronic obstructive pulmonary diseases,COPD)、慢性呼吸衰竭、支气管哮喘、支气管扩张、肺囊性纤维化、间质性肺病等]患者常伴有的临床症状之一,患者营养不良发生的概率较高,尤其在重度 COPD[1 秒用力呼气容积(forced expiratory volume in one second,FEV_1)低于预计值的 50%]患者中,营养不良更为常见。COPD 等慢性呼吸系统疾病患者营养不良已成为不依赖于气道梗阻程度的独立危险因素,与患者预期生存期直接相关(合并恶病质与 FEV_1 <50% 的患者中位生存期为 2~4 年)。

急性呼吸衰竭及呼吸系统危重症患者较少发生慢性消耗性营养不良,但极有可能在短时间内呼吸能耗骤增及摄入减少,导致水、电解质紊乱及能量供求失衡而出现营养不良,而营养不良者发生急性呼吸窘迫综合征(acute respiratory distress syndrome,ARDS)的危险性也较高。此类患者多无法自主进食,往往无明显体重减低,但多有过度蛋白质消耗及水、电解质紊乱,且由于机械通气等原因,需要使用肠内营养与肠外营养联合治疗来维持机体营养供给,部分患者需要行全肠外营养治疗。

(二)呼吸系统疾病营养风险筛查及营养不良发生机制

呼吸系统疾病出现营养不良的根本原因是能量供求失衡,可能是下面多种因素综合作用的结果。

1. 摄入不足及能源底物配比不合理　缺氧、进食后呼吸困难及食欲下降均会导致摄入不足,其中食欲减低是体重减低的重要原因,可能与 COPD 急性加重期和(或)呼吸衰竭时咀嚼及吞咽时呼吸困难、缺氧导致体内激素水平变化有关;碳水化合物、脂肪及蛋白质三大能源底物配比不合理,如碳水化合物比例过高会导致 CO_2 生成过高,对合并通气功能障碍的呼吸病患者会加重二氧化碳潴留及 Ⅱ 型呼吸衰竭。

2. 呼吸功增加　呼吸困难导致呼吸做功大量增加,能耗较正常人增加。

3. 体液因素　低氧血症、激素水平改变导致蛋白质合成代谢减低。

4. 应激状态　感染、慢性炎症、缺氧、躯体疾病伴发精神障碍等均会使患者处于高代谢状态,能量消耗和尿氮排出增加,部分有大量咳痰患者也会导致蛋白质丧失。

5. 胃肠道功能障碍　低氧血症及右心功能不全导致的胃肠道淤血均会导致胃肠道功能障碍。

6. 药物影响　慢性呼吸衰竭患者在治疗过程中长期应用的药物如糖皮质激素会抑制蛋白质合成、β 受体激动剂抑制脂肪合成,使肌肉萎缩、体重减低;目前对于糖皮质激素及 β 受体激动剂均不主张长期全身应用,通过吸入疗法使用减少上述药物的影响。

（三）呼吸系统疾病营养不良的临床表现及支持治疗原则

1. 呼吸系统疾病营养不良的临床表现　呼吸系统营养不良可导致原发疾病加重致能耗增加、食欲减低致营养不良以及能量供应不足致骨骼肌损耗、疲劳等方面。其主要临床表现如下。

（1）体重减低：可有持续性及短期内体重减低（3 个月内体重减低超过 5%，如 1 个月内体重减低超过 10%，则患者可能处于危急营养状态），多伴有食欲减低及进食量减少。

（2）活动耐力下降：在同样疾病状态下，活动耐力较前明显减低，表现为生活逐渐无法自理，单位时间内匀速步行距离缩短。

（3）呼吸困难加剧：在运动或静息状态下，呼吸困难逐渐加重，活动时往往伴有发绀；疾病终末期由于能量供应失衡及呼吸肌疲劳等多种因素，需要机械通气协助方能维持有效通气。

2. 慢性呼吸系统疾病患者营养状态评价　常用的营养评价指标主要有体重指数（BMI）、去脂体重指数（FFMI）、体重变化情况、食欲及摄入量评价、物理检查（如肱三头肌皮纹皱褶厚度、臂肌围）、血清白蛋白（Alb）、前白蛋白（PA）、肌酐身高指数（CHI）等；特异性的评价指标有呼吸力学指标，通过测定最大口腔呼气压（MEP）及最大口腔吸气压（MIP），评估患者呼吸肌肌力来间接判断营养状况。

3. 支持治疗原则

（1）COPD 及慢性呼吸衰竭患者：实施营养支持的基本目标是提供适宜的热量、维持氮平衡，提供合理的营养配比、防止体重减轻；合理的营养支持还可以提高患者的呼吸肌肌力及耐力，改善呼吸功能。其基本原则如下：早期营养支持；允许性低热量；首选 EN，存在 EN 禁忌证或 EN 无法满足治疗需要时使用 PN，不建议持续使用 TPN；在能量构成上，适当降低糖的供能比，增加脂肪比例，高脂低糖；适度肺康复治疗（如骨骼肌锻炼等），可有效提高 FFMI，改善预后。

（2）急性呼吸衰竭患者：实施营养支持的基本目标是提供维持机体代谢最基本需要，避免超负荷能量供应加重应激性损伤。其基本原则主要有：营养支持，只有在生命体征稳定情况下进行；尽量早期营养支持；只要胃肠道解剖和功能允许，应首选 EN；EN 无法满足治疗需要时使用 PN；TPN 时早期足量补充谷氨酰胺（Gln）有助于肠黏膜细胞损伤修复，维护肠屏障完整性，减少肠源性感染的发生。

（四）营养支持治疗方案

1. 热量的估算　补充热量是营养支持的基础，为患者提供适当热量的营养支持（提供热量为每日需要量的 90%～110%）可获得正氮平衡，营养不足或过剩均可能导致负氮平衡。患者营养需要量可根据年龄、身高、体重、应激状态等估算。

第一步：计算每日基础能耗（BEE），参考前文公式

第二步：根据病情乘以临床校正系数得患者全日热能消耗：

$$能量需要量 = BEE × 活动系数 × 应激系数$$

活动系数：卧床 1.2，下床少量活动 1.25，正常活动 1.3；对于慢性呼吸衰竭患者，推荐应激系数为 1.5。

2. 营养支持途径的选择　一般来说，在没有口服或 EN 禁忌证的情况下，口服[包括口服营养补充品（ONS）]应作为首选；如口服无法满足营养需求，可选择 EN；存在 EN 禁忌证或 EN 无法满足治疗需要的情况下，方考虑使用 PN；随着胃肠道功能恢复，可 PN、EN 联用，

后逐步过渡到 EN。COPD 急性加重期,因胃肠道淤血胀气、药物对胃肠道黏膜的损伤及肠道菌群失调等,导致消化吸收障碍,越来越多的学者建议早期 EN、PN 联合支持治疗。

3. 营养支持成分配比　三大营养物质——碳水化合物(葡萄糖)、蛋白质、脂肪的呼吸熵(RQ,即呼吸作用所释放的 CO_2 和吸收的 O_2 的分子比,与 CO_2 生成量呈正比)分别为 1,0.8,0.7,碳水化合物比例越高,产生 CO_2 就越多,肺通气负荷越大。高脂低糖营养对 COPD 患者的支持作用及改善 COPD 患者呼吸功能优于常规营养和高糖低脂营养。ESPEN 推荐 COPD 患者可适当减少碳水化合物(约占总能量的 30%)、增加脂肪供能(占总能量的 35% 以上),并且中长链脂肪乳要优于单纯的长链脂肪乳。

由于 COPD 患者存在胃排空延迟,高脂 EN 可致餐后呼吸困难,大量进食后甚至有呕吐及误吸,且餐后饱胀感会影响依从性,故应少量多次喂养,并采用低碳水化合物、高蛋白质的营养形式。而 PN 获取脂肪不存在饱食感或呕吐误吸情况,可予以高脂高蛋白质配方。呼吸系统疾病患者营养推荐量,见表 17-9。

表 17-9　呼吸系统疾病患者营养推荐量

营养构成	占每日总热量的百分比(%)
蛋白质	15~20[1~2g/(kg·d)]
碳水化合物	40~50
脂肪	30~40

4. 电解质、微量元素、维生素的供给　COPD 患者常合并不同程度呼吸衰竭,呼吸衰竭所致呼吸性酸中毒可使磷向细胞外转移,加上治疗中常常使用氨茶碱、$β_2$ 受体激动剂、糖皮质激素、利尿药等药物,使钙、磷排出增多,易导致体内钙、磷或维生素 D 缺乏,继而加重呼吸困难。因此及时补充钙、磷和维生素也是非常必要的。

5. 药理营养素的供给　营养配方中加入特定的药理营养素,不仅可为机体提供能量和底物,还可调控机体的炎症反应、增强免疫功能。临床常用的药理营养素主要有谷氨酰胺(Gln)、ω-3 多不饱和脂肪酸(ω-3 PUFAs)、精氨酸、脂肪酸等。Gln 是人体条件必需氨基酸,具有促进 COPD 患者蛋白质合成、保持小肠黏膜正常结构和功能、增强免疫等作用;ω-3 PUFAs 属亚麻酸类,为人体必需脂肪酸,可通过提高 COPD 患者细胞免疫功能,加速 COPD 患者感染的控制;同时抑制炎症反应,减轻气道的慢性炎症。部分文献报道,急性呼吸衰竭患者应用低碳水化合物配方配合特定类型脂肪酸补充(如 γ- 亚麻酸、ω-3 PUFAs、二十碳五烯酸),相比高脂配方,可减少机械通气时间,降低新发器官衰竭概率,降低继发性感染危险及缩短 ICU 入住时间。上述特定脂肪酸作用机制可能是减少炎症介质的产生与释放,下调过度的炎症反应。

6. 呼吸系统疾病常用营养支持制剂　临床上专用于肺部疾病患者的肠内营养制剂(肺病型)为高脂、低碳水化合物配方,可减少二氧化碳的生成,减少 COPD 或急性呼吸衰竭引起的二氧化碳潴留,适用于 COPD、呼吸衰竭等患者。

(五)支持治疗管理和药学监护

1. 疗效监测　患者血浆白蛋白、前白蛋白、视黄醇结合蛋白等可作为营养支持疗效的评判标准。一般情况下,患者通过有效营养支持 3~5 天后,前白蛋白水平会有上升或者下降幅度减小;7~14 天后,白蛋白水平会上升或者下降幅度减小。此外,患者精神状态、呼吸功能、胃肠道功能好转等也可作为营养支持疗效的判断。

2. 并发症的防范及药学监护 呼吸系统疾病营养支持常见的并发症有吸入性肺炎、呼吸困难加重、代谢紊乱、腹泻等。因此,营养支持过程中应密切监护,EN 如有腹泻,应调整输注速度或更换制剂;PN 应匀速缓慢输入,定期监测血糖血脂,如有呼吸困难加重或氧分压下降,应立即停止输入;PN 应用过程中还应密切监测患者肝、肾功能,如肝功能受损严重,应暂停通过肝代谢的营养物质,如普通氨基酸制剂、脂肪乳等,或换为肝病用氨基酸;如肾功能受损,应根据肌酐清除率调整或暂停通过肾排泄的营养物质,如普通氨基酸制剂、丙氨酰谷氨酰胺、脂肪乳等。

3. 营养不良患者的教育和管理 COPD 或慢性呼吸衰竭患者营养不良的发生率较高,应给予必要的营养教育和生活指导(如营养自我评估、常用营养物质的能量构成、补充足够的水果和蔬菜、适当锻炼等)。如营养风险较高,应进行家庭营养支持(如每日营养支持需要量为 25 ~ 35kcal/kg;高脂肪低碳水化合物饮食等)。

(六)案例分析

案例一:

1. 主题词 危重症;营养支持治疗;营养支持时机;特殊营养素。

2. 病史摘要 患者女,75 岁,身高 158cm,体重 45kg,体重指数 18kg/m^2;系"纳差 4 ~ 5 天",入住消化内科,经相应治疗后病情进一步加重,并逐渐出现意识障碍,呼吸浅快,查体:双肺呼吸音粗,两肺底可闻及湿啰音,心电监护示血压 68/40mmHg,心率 89 次/分,律不齐,血氧饱和度逐渐下降,查血气分析示:PCO$_2$ 74.7mmHg,PO$_2$ 51.3mmHg,pH 7.153,HCO$_3$act 25.6mmol/LL,O$_2$SAT 72.7%,BE(B)-5.0mmol/L,BE(ecf)-3.2mmol/LL,HCO$_3$ 19.6mmol/LL。患者病情危重,为进一步诊治于 10 月 09 日转入 ICU。

入院诊断:Ⅱ型呼吸衰竭;肺部感染;高血压 3 级(极高危);阵发性心房颤动;心功能不全;Ⅲ级脑萎缩;脑梗死。

3. 治疗方案 入科后予气管插管接呼吸机辅助呼吸,予插鼻胃管行胃肠减压同时准备行肠内营养支持。予多巴胺维持血压、补液维持有效血容量及纠正电解质紊乱等抢救治疗后,患者血压恢复至 100/60mmHg。入科第二天查房,患者浅昏迷状态,口插管接呼吸机辅助通气下 SPO$_2$:98%,生命体征平稳,开始给予肠外联合肠内营养支持。

肠外肠内营养支持医嘱:

肠外	10.10—10.23	复方氨基酸(18AA-Ⅴ)500ml(16.2g)+ 丙氨酰谷氨酰胺 20g + 复合物维生素 12 种 + 10% KCl 15ml,ivgtt qd
	10.10—10.12	20% 中长链脂肪乳 250ml + 脂溶性维生素(Ⅱ)1 支,ivgtt qd
肠内	10.10—10.13	肠内营养(SP)500ml 鼻饲 qd
	10.13—10.14	肠内营养(SP)1000ml 鼻饲 qd
	10.14—10.15	肠内营养(TPF)1500ml 鼻饲 qd
	10.15—10.18	肠内营养(TPF)1000ml 鼻饲 qd
	10.18—10.23	肠内营养(TPF)1500ml 鼻饲 qd

4. 药学监护要点 患者在行营养支持时,需观察生命体征(包括体温、血压、脉搏、呼吸)是否平稳;每日出入水量以判断体液平衡状况;定期检测血清蛋白(白蛋白、前白蛋白、转

铁蛋白等)水平,评价营养支持效果。

(1)肠外营养:单瓶使用脂肪乳时,需监护药物初始用药速度应低于0.15g/(kg·h),或5~10滴/分,用药时间约4小时。每周监测血清甘油三酯浓度、脏器功能生化指标及血糖、电解质变化。

(2)肠内营养:注意肠内营养输注的速度、温度、浓度;每4小时监护患者胃潴留情况;注意患者排便次数、量和性质;观察腹部体征有无腹胀、腹痛等。

5. 药学监护过程　患者入科后,针对其是否需要进行营养支持、营养支持方式及是否需要使用补充性肠外营养方面,临床药师与医生进行了分析与探讨。对于不能经口进食患者需行早期肠内营养支持,这是大家一致认可的,但是否需要行补充性肠外营养支持,目前还存在很大的争议。对于该患者,医嘱给予了早期肠内联合肠外的营养支持方式。营养支持的第1天先给予少量的短肽型肠内营养制剂500ml,患者无明显不适,第3天增加肠内营养为1000ml,患者也能很好耐受。目前患者肠内营养提供的能量大于总能量的60%,药师建议停用脂肪乳,过渡为全肠内营养支持的方式。在第4天更换了整蛋白型的肠内营养制剂,并加量至1500ml。患者在第5天(10月15日)出现了腹泻,减少肠内营养的量和速度,鼻饲双歧杆菌乳杆菌片、蒙脱石散止泻后好转,并最终能耐受全量的肠内营养支持。该患者在经过13天的营养支持后,体重及血清蛋白无明显变化,考虑这与患者疾病进展有很大的关系。

6. 药学分析与建议

(1)营养风险筛查是临床营养支持的第一步。营养风险筛查重在发现那些已存在营养不良(营养不足)或存在营养风险的患者,尤其是那些存在营养风险的患者。营养风险筛查(NRS2002)是以128项随机对照研究作为循证基础,为欧洲肠外肠内营养学会(ESPEN)官方推荐的营养风险筛查工具。NRS2002总评分计算方法为3项评分相加,即疾病严重程度评分+营养状态受损评分+年龄评分,总分值≥3分,患者有营养风险,进行营养支持可以改善临床结局(并发症发生率降低、住院时间减少等);总分值<3分,不需要营养支持。

该患者入科后,药师对其行NRS2002营养风险筛查:疾病状态(重症加护患者)3分,营养状况(BMI=18)3分,年龄75岁加1分,总评分为7分,为重度营养不良,需要营养支持。

营养支持途径有肠内和肠外两种。危重症患者应首先考虑EN,早期EN在全身性感染等并发症的发生及费用方面优于PN。危重症营养支持指南建议,如血流动力学稳定,肠内营养应在24~48小时内尽早开始,早期肠内营养对于降低感染发生率和改善疾病预后具有重要价值。最新有文献报道,对于术后危重症患者,因为并发胃肠道功能障碍,此类患者的营养支持主要通过肠外途径,与全肠外营养相比,即使只给予大于总能量10%的肠内营养,就可以明显改善临床结局。因此,只要胃肠道有功能,我们就要利用它。

该患者胃肠道功能完好,早期开始给予肠内营养。肠内给予了短肽型制剂,其主要成分为:16%乳清蛋白(其中80%短肽、15%为AA),15%的脂肪(其中50%为易吸收的MCT),麦芽糊精69%。配方特点是低脂低蛋白,各成分易吸收,比较适合病情较重、胃肠道功能差的患者。

(2)多数危重症患者单纯依靠肠内营养往往难以满足能量和蛋白质需求,而部分患者早期的血流动力学不稳定和胃肠功能受损也会导致肠内营养无法实施,为防止长期能量和蛋白质"负债"对临床结局的不良影响,还应注意补充性应用肠外营养。有研究指出,只有对于在入住 ICU 前已经存在蛋白质热量营养不良、近期体重丢失大于 10%～15% 或低体质指数的患者,给予 PN 才可以降低感染率和总的并发症发生率,改善临床结局。美国危重症营养支持指南推荐:如果患者此次发病之前身体健康且没有蛋白质热量营养不良,静脉营养应在住院后 7 天开始(如果肠内营养无法实施);如果患者入院时存在蛋白质热量营养不良,且肠内营养无法实施,应该在入院后尽早开始静脉营养。但是相反的是,欧洲肠外肠内营养协会指南推荐:肠内营养摄入不足的 ICU 患者,入住 2 天后可以考虑开始联用肠外营养。针对以上是否早期开始肠外营养支持的争议,近期一项在 7 个重症监护病房(ICU)进行的多中心随机对照试验(RCT)研究比较延迟和早期足量肠外营养对于存在营养不良风险(BMI≥17)的重症患者病死率和并发症的研究结果显示,存在营养不良风险的重症患者,延迟足量肠外营养有助于降低感染发生率、缩短住院时间、减少医疗费用。对于无营养不良的重症患者不必早期积极行肠外营养支持实现目标营养。对于存在蛋白质热量营养不良,且有肠内营养禁忌证的患者,早期的 PN 显著改善 60 天生活质量,减少有创通气天数,但不能改善 60 天病死率和缩短 ICU 住院时间。

考虑患者肠内营养支持在短期不能达到目标喂养量[20～30kal/(kg·d)],给予了补充性肠外营养支持。肠内营养制剂中蛋白质的含量低(20g),给予静脉补充氨基酸及谷氨酰胺达目标量[1.3～1.5g/(kg·d)]。

(3)特殊的营养素,包括谷氨酰胺、精氨酸、ω-3 脂肪酸、核酸和膳食纤维素等,有不同程度的调节炎症、代谢和免疫的作用,有助于改善患者营养支持的效果。文献报道,补充谷氨酰胺可以提高危重症患者血浆中谷氨酰胺浓度,降低危重症患者的总并发症发生率和病死率。指南推荐危重症患者 PN 配方中也应包括谷氨酰胺双肽给药 0.3～0.6g/(kg·d)。尚无足够证据支持外科患者或各科危重患者肠内补充 Gln。ω-3 脂肪酸具有抗炎和改善免疫功能的作用,但对于有全身性感染、危重症患者,含有精氨酸的"免疫肠内营养"可能反而导致病死率增加。ESPEN 指南建议轻度脓毒症患者(APACHEI＜15),择期上消化道手术的外科患者、创伤患者、ARDS 患者使用富含 Arg、RNA 和 ω-3 脂肪酸的免疫调节 EN 配方效果优于标准 EN 配方;严重脓毒症患者(APACHEI≥15),应用免疫调节 EN 配方可能有害。对于该患者,我们使用了丙氨酰谷氨酰胺 20g,提高患者免疫力,改善营养支持的效果。

7. 药物治疗小结 营养支持是危重症患者治疗方案中不可缺少的一部分。合理恰当的营养支持可以供给细胞代谢所需要的能量与营养底物,维持组织器官结构与功能;并通过营养素的药理作用调理代谢紊乱,调节免疫功能,增强机体抗病能力,从而影响疾病的发展与转归。不恰当的营养支持不仅疗效不明显,而且可引起很多相应的并发症。

案例二:

1. 主题词 COPD;营养支持;高脂低糖。

2. 病史摘要 患者,男,78 岁,身高 170cm,体重 59kg,BMI 20.42。患者 3 年前无明显诱因下出现咳嗽咳痰,伴有活动后胸闷气喘,多于受凉后或冬季易出现,并逐渐加重,症状反复发作,每次发作经解痉平喘,抗感染等治疗可好转,诊断为"慢性阻塞性肺病,慢性肺源性心脏病"。1 个月前受凉后症状再发,咳嗽,黄色脓痰,量少易咳出,活动后胸闷气喘明显,慢步行走数十米即感胸闷明显,休息后可缓解,为明确诊治入呼吸科。

入院查体:桶状胸,两肺呼吸音明显减低伴呼气延长,两肺湿性啰音,左肺为著,全身水肿明显。

实验室检查:血常规提示白细胞 $3.02 \times 10^9/L$,中性粒细胞百分比 72%,红细胞 $4.44 \times 10^{12}/L$,血红蛋白 147g/L,血小板 $70 \times 10^9/L$,血生化总蛋白 67g/L,白蛋白 27g/L。

入院诊断:慢性阻塞性肺病;肺源性心脏病;呼吸衰竭。

3. 治疗方案

(1)抗感染:头孢哌酮/舒巴坦钠 2g ivgtt q12h。

(2)平喘祛痰:氨溴索 30mg ivgtt q12h,多索茶碱 0.3g ivgtt q12h。

(3)糖皮质激素:甲泼尼龙琥珀酸钠 40mg ivgtt qd。

(4)预防应激性溃疡:泮托拉唑 40mg iv q12h。

(5)营养支持

1)经口饮食:自制蛋白粉喂养。

2)白蛋白 10g ivgtt qd。

3)肠外营养:5% 葡萄糖生理盐水 500ml + 50% 葡萄糖 200ml + 20% 中长链脂肪乳 250ml + 10.325% 复方氨基酸注射液(18AA-Ⅶ)400ml + 10% 氯化钾 30ml + 多种微量元素 10ml + 脂溶性维生素 10ml + 水溶性维生素 10ml + 胰岛素 20 U ivgtt qd。

4. 药学监护要点

(1)记录患者每日经口进食情况,指导患者和家属喂养,防止出现误吸,并宣传营养支持对疾病治疗的重要性。

(2)控制肠外营养输注速度,密切关注输注过程中患者的反应,监测患者对肠外营养支持的耐受情况,如是否出现导管相关并发症(如静脉炎等)。

(3)监测实验室相关指标,如血糖、血脂、电解质、白蛋白、肝肾功能等,定期评估营养支持的效果,关注是否出现代谢性并发症如高血糖、低血糖、高血脂、电解质和酸碱平衡紊乱,随时与医生沟通并调整营养支持方案。

5. 药学监护过程　患者近来纳差、乏力明显,营养状况差(NRS2002 营养风险评分 5 分)。入院第 1 天,患者食欲较差,经口进食不能保证每日能量需求,药师建议患者通过鼻饲行肠内营养支持,家属拒绝,因此药师嘱患者家属尽量增加经口进食,特别是增加蛋白质粉喂养,少食多餐。入院第 3 天,患者下肢出现水肿,医师考虑与右心功能不全与低蛋白血症有关,因此给予白蛋白 10g 静脉输注,以纠正低蛋白血症、缓解水肿和改善营养状况,患者输注白蛋白 10g 后耐受情况可,无不良反应发生。同时,患者每日进食量未见明显增加,供应量约占需要量的 20%,因此药师建议给予肠外营养补充;考虑到患者有呼吸困难,适当降低葡萄糖的供应量,糖脂供能比维持在 1∶1 左右。入院第 6 天,患者精神好转,肺部感染症状减轻,说明治疗有效。入院第 10 天,患者肺部感染基本控制,经口进食明显增加,达需要量一半以上,因此停止肠外营养。入院第 14 天,患者精神状态尚可,基本能正常进食,白蛋白、前白蛋白恢复正常(入院第 13 天,白蛋白 37g/L,前白蛋白 292mg/L),予以出院,嘱患者加强家庭营养支持。

6. 药学分析与建议

(1)COPD 患者营养不良发生的原因分析:通常认为 COPD 患者发生营养不良的常见因素有:①长期的气道阻塞,呼吸耗能增多,肺泡弹性回缩力下降。②常伴有心、肝功能减退,进食量减少,营养物质吸收减少。③持续低氧血症,高碳酸血症,细菌感染,毒素吸收,造成人体电解质、酸碱平衡紊乱,机体高代谢状态,从而影响营养物质的吸收。④长期使用多种药物,影响胃肠功能,肠道菌群失调,营养物质吸收减少。⑤近年来研究发现,COPD营养不良还与炎症细胞因子如肿瘤坏死因子-α介导的代谢紊乱相关。

(2)对患者的营养风险筛查:根据NRS-2002营养风险筛查,患者营养风险评分为5分。具体情况:①疾病严重程度:1分(慢性阻塞性肺病急性加重);②营养受损状况:3分(白蛋白水<30g/L,最近1周进食量减少75%以上);③年龄矫正:1分(患者78岁)。结合患者综合情况,判断患者目前存在重度营养不良风险,营养支持对疾病的临床结局和预后有益。

(3)COPD营养支持方式和能量摄入的探讨:对于稳定期COPD营养不良的患者,首先考虑膳食指导和补充高能量营养制剂;当COPD患者无法通过口服摄入足够热量时,有必要考虑营养支持,首选管饲肠内营养;如患者胃肠道功能受损,不能耐受肠内营养,可选择肠外营养。

慢性呼吸系统疾病患者有呼吸功能受损和CO_2潴留,营养支持过程中适当降低葡萄糖的供给、控制糖脂比有利于减少CO_2生成,降低通气负担,缩短机械通气时间。因此,推荐每天摄入葡萄糖150~250g,脂肪供能占总能量的30%~50%。

结合患者实际情况,患者因慢性阻塞性肺病、呼吸衰竭入院,行无创呼吸机辅助通气,此时应首选肠内营养支持,但家属拒绝管饲,因此可选择肠外途径补充能量。患者经口进食大约只占需要量的20%,肠外营养提供能量占80%,为1200~1500kcal。该患者脂肪供能为488kcal(20%中长链脂肪乳250ml),葡萄糖供能为500kcal(125g葡萄糖),糖脂比大约为1:1。

住院期间,应鼓励患者多经口进食高热量食物,少食多餐,辅以高能低糖的肠外营养支持;病情平稳出院后,嘱患者加强家庭营养支持,从调整饮食习惯和合理安排食谱着手,少量多餐和软食为主,缺氧明显者进餐时和饭后做氧疗;应选择营养丰富,含热量高的食物,以最大化保证热量及营养物质的摄入。

7.药物治疗小结　COPD患者营养不良发生率较高,积极对COPD患者进行营养支持可明显改善预后。患者经口进食不能满足需要时,要积极给予肠内营养支持,必要时给予肠外营养支持。作为临床药师,要积极与医护人员和患者沟通交流,增强患者对自身营养状况的重视程度,积极主动接受营养支持,出院后自觉进行家庭营养支持。

六、消化系统疾病的营养支持治疗

(一)消化系统疾病的概述

消化系统疾病是指由于食管、胃肠道、肝、胆、胰等脏器功能障碍所引起的疾病。消化系统的基本生理功能是摄取、转运和消化分泌吸收营养物质,排除代谢废物,从而维持基本的生命所需。全身性的神经内分泌功能障碍及胃肠道等脏器的局部功能障碍,均可影响消化系统正常功能而发生相应的疾病。消化系统疾病在我国属于常见病,该系统恶性肿瘤的病死率一直位于前列,消化性溃疡及乙肝后的肝硬化等疾病也普遍存在。

消化系统疾病的诊断主要是根据详细的病史询问、仔细的体格检查和合理的影像学应用等得出。该系统疾病的症状较多,常见有恶心、呕吐、吞咽困难、反酸、食欲不振、腹痛、腹胀、腹泻、便秘、黄疸、呕血、便血等,常可引起营养物质的摄入不足,影响正常的生理功能。

消化系统疾病涉及的器官组织较多,引起的症状也较复杂,不同疾病的病因、发病机制和病理生理的变化有很大区别,所以治疗上也有一定的差异。治疗主要分为药物治疗、介入或手术治疗、营养支持治疗。消化系统疾病往往会引起患者食欲下降、恶心、呕吐,加之饮食的控制,会导致营养吸收障碍和水、电解质、酸碱平衡的紊乱。由于消化系统在机体营养吸收过程中具有的重要作用,决定了营养支持治疗在其疾病治疗过程中亦具有重要意义。

(二)常见消化系统疾病的发病机制与诊断

1. 病因和发病机制

(1)胰腺炎的发病机制:胰腺炎(pancreatitis)包括急性胰腺炎和慢性胰腺炎两类,常见的发病原因有胆道疾病、过量饮酒、高脂血症等。共同通道学说和自身消化理论被认为是胰腺炎发病的重要机制。具体指在各种致病因素存在下,胰酶通过不同途径相继在胰管或胰泡内被提前激活,导致机体产生局部和全身损害。在局部,对胰腺及其周围组织产生"自生消化",造成组织细胞坏死;在全身,大量胰酶及有毒物质被腹膜吸收入血可导致心、脑、肺、肝、肾等器官损害,引起多器官功能障碍综合征。大多数急性胰腺炎病程是轻度、自限性的,这些患者不易出现营养不良,病程5~7天后可进食。重症急性胰腺炎和反复发作的慢性胰腺炎患者可能出现营养不良,合理的营养支持有利于疾病的恢复。

(2)短肠综合征及肠瘘的发病机制:短肠综合征(short bowel syndrome)是由于不同原因造成小肠被广泛切除之后,出现吸收面积减少而导致消化、吸收功能不全的一个临床综合征。常见的原因有肠扭转、克罗恩病、肠系膜血栓栓塞等所致的肠切除术。当肠切除术后残留小肠小于100cm,则可出现不同程度的消化、吸收功能不良,小肠越短,症状越重。

胃肠道瘘是指胃肠道之间或与体表间形成的异常通道,如胃空肠瘘、胃结肠瘘、空肠膀胱瘘等。常见的原因有手术损伤、严重腹腔感染、慢性肠道炎症及肿瘤等原因所致。

(3)炎症性肠病的发病机制:炎症性肠病(inflammatory bowel disease,IBD)是一组病因尚不十分清楚的慢性非特异性肠道炎症性疾病,包括溃疡性结肠炎(ulcerative colitis,UC)和克罗恩病(Crohn disease,CD)。目前认为炎症性肠病是由环境、遗传、感染和免疫等多因素相互作用所致。

2. 临床表现及诊断

(1)急性胰腺炎:临床上表现为腹痛、腹胀、恶心、呕吐、发热、休克、不同程度的腹膜刺激症状和血尿淀粉酶的增高等。慢性胰腺炎是由于胰腺局部或节段性、弥漫性、进展性炎症导致的胰腺功能不全所致,典型者可出现腹痛、胰腺钙化、脂肪泻、胰腺假性囊肿及糖尿病等症状。明确的病因、典型的症状及体征、及时的血尿淀粉酶监测及完善的CT等影像学检查,常易于诊断出急、慢性胰腺炎。

(2)短肠综合征:一般早期因大量腹泻导致水、电解质紊乱,严重者危及患者生命。数个月或1年后腹泻明显减轻,水及电解质紊乱有所缓解,临床表现为营养不良性消瘦,严重者出现低蛋白血症和全身水肿引起多器官功能衰竭,也可因维生素缺乏而出现周围神经炎等,一般术后1~2年有半数患者可完全得到代偿。

胃肠瘘患者可以没有症状,但较大的胃结肠瘘患者可出现腹泻、营养不良和消瘦等症状。肠道与肠道之间的内瘘有的可无症状,有的则出现腹泻、急性感染、营养障碍等。短肠综合征的诊断主要依靠病史和典型的临床表现。胃肠道外瘘的诊断较为容易,从伤口排出的多为消化液和食物残渣等。胃肠道内瘘的诊断比较困难,其临床表现与瘘孔的大小及其所在部位有关,X线和钡餐检查、CT等可有助于鉴别诊断,也有一些复杂的瘘最终通过手术确诊。

（3）溃疡性结肠炎：患者临床上常出现腹泻、腹痛、腹胀症状，严重者可有食欲缺乏、恶心、呕吐、左下腹疼痛不适症状。重症或病情持续活动的患者可出现消瘦、贫血、衰弱、低蛋白血症及水电解质紊乱等表现。溃疡性结肠炎还可出现外周关节炎、结节性红斑、坏疽性皮病等。

克罗恩病常见的临床表现为腹痛、腹泻、腹部包块、瘘管形成及肛门直肠周围病变，全身表现为发热及由于慢性腹泻、食欲不佳、慢性消耗引起的营养障碍。克罗恩病肠外表现为杵状指、关节炎、结节性红斑、巩膜睫状体炎等。典型临床症状、血液检查、结肠镜检查及 X 线钡剂灌肠检查等可有助于溃疡性结肠炎与克罗恩病的诊断与鉴别诊断。

（三）常见消化系统疾病的营养支持治疗原则

1. 胰腺炎患者存在营养风险，应当进行营养筛查，对于轻至中度患者，推荐镇痛药、静脉补液，从开始禁食逐渐过渡到日常饮食（一般 3～4 天）。轻至中度患者一般无需 NT，除非出现了胰腺炎的并发症如肠瘘、腹水、假性囊肿等。对于预期禁食超过 5～7 天，就应当考虑 NT，无需考虑疾病严重程度。对于已经禁食 5～7 天的轻至中度胰腺炎患者应当开始 NT。重症急性胰腺炎是早期 NT 的指征，NT 有益于出现外科并发症的胰腺炎患者的治疗。

2. 短肠综合征虽然行小肠移植可彻底解决问题，但由于小肠移植后严重排斥反应，临床上应用较少。对其进行营养支持治疗，一直被认为是治疗的关键。在短肠综合征患者术后 3～5 天内，首要的治疗目标是纠正由于严重腹泻而导致的脱水、低血容量、电解质紊乱及酸碱失调。待患者循环、呼吸等生命体征稳定后，应尽早开始营养支持。患者大多需要 1 个月以上的肠外营养支持。剩余小肠少于 100cm 且结肠大部切除患者所需肠外营养支持时间更长。相反，保留结肠（特别是保留回盲部）的患者，即使剩余小肠少于 50cm，通常仍能够完全脱离特殊营养支持，恢复正常饮食。

多数术后胃肠道瘘可能在 6～8 周后逐步自愈，无需手术。营养支持有益于肠瘘患者的疾病转归。胃肠瘘患者最主要的死因是感染。感染和瘘口大量消化液丢失可加重患者的病情。因此，禁食的肠瘘患者应在病程的 7～14 天内开始较全面的营养支持。

3. 对于炎症性肠病伴有营养不良或有营养风险的患者如重度营养不良，中度营养不良预计营养摄入不足 >5 天，营养状况正常但有营养风险（NRS-2002 评分≥3 分）者，推荐给予营养支持。合并营养摄入不足、生长发育迟缓及停滞的儿童和青少年患者，强烈推荐给予营养支持治疗。营养支持不仅能够改善 CD 患者营养状况，提高生活质量，减少手术并发症，还能够诱导和维持 CD 缓解，促进黏膜愈合，改善自然病程。因此，认为将 CD 的营养支持称为营养支持治疗更为合适。对于药物治疗无效或禁忌（如激素无效、不耐受或骨质疏松）的成人活动期 CD，也可考虑使用 EN 作为诱导缓解的替代治疗，不推荐使用 EN 诱导或维持 UC 缓解。

（四）常见消化系统疾病的营养支持治疗方案

1. 胰腺炎营养治疗方案

（1）能量的选择：早期热量摄入在 1.0～1.1 倍静息能量消耗（REE）或 20kcal/（kg·d）左右，氮量为 0.20～0.24g/（kg·d）。待病情稳定后总热量摄入应在 1.2～1.5 倍 REE 或 30～35kcal/（kg·d），氮量为 0.20～0.24g/（kg·d）。2 个月后能量可进一步增加至 1.5～2.0 倍 REE 或 35～40kcal/（kg·d），氮量为 0.25～0.30g/（kg·d），最终过渡至经口饮食。

（2）营养方式的选择：在早期患者应以 PN 为主，待其胃肠动力能够耐受，应及时建立

EN通路,及早(发病48小时内)实施EN。EN持续输注优于间断输注或推注。实施EN可以使用鼻胃管。并非必须幽门下置管。

(3)营养素的选择:PN中葡萄糖是最主要的碳水化合物来源。对于脂肪乳的应用,只要基础甘油三酯低于400mg/dl(4.4mmol/LL)并且之前没有高脂血症病史,通常静脉注射脂肪乳是安全的并且能够耐受的。如果脂肪廓清良好,糖脂比例可达到5:5。EN可先采用短肽类制剂,再逐渐过渡到整蛋白类制剂。

2. 短肠综合征及胃肠道瘘营养治疗方案

(1)能量的选择:短肠综合征患者非蛋白质热量应达到25~30kcal/(kg·d),氨基酸供给量应达到1.0~1.2g/(kg·d),病情渐趋稳定后,可以开始EN支持,EN总量应达到1800~2000kcal/d,无法补足应辅助PN。肠外瘘患者应测量静息能量消耗(REE)。按1.1~1.2 REE供给非蛋白质热量,总氮量按0.24~0.4g/(kg·d)供给,或按营养底物氧化率供给糖、脂肪和蛋白质。对于不能实际测量的肠外瘘患者,可按25~35kcal/(kg·d)供给非蛋白质热量,总氮量按0.16~0.24g/(kg·d)供给。

(2)营养方式的选择:短肠综合征患者待循环、呼吸等生命体征稳定后,应尽早开始肠外营养(PN)支持,病情稳定后可逐渐过渡到EN治疗。对于肠瘘患者,急性期及合并严重腹腔感染的患者,经口或经肠内营养支持无法达到营养需要量时,全肠外营养(TPN)是唯一的营养支持手段。随着对肠瘘患者病理生理的认识和各种肠内营养产品的问世,有些类型的肠外瘘患者已可在实施肠内营养时达到自愈。

(3)营养素的选择:在短肠综合征患者术后3~5天内,首要的治疗目标是纠正由于严重腹泻而导致的脱水、低血容量、电解质紊乱及酸碱平衡失调。根据生命体征(血压、脉率、呼吸率),动脉血气分析及血电解质(钾、钠、氯、钙、镁及磷)测定结果,确定静脉补充晶、胶体溶液量及电解质量。肠瘘患者进行EN时,应选择短肽或氨基酸、葡萄糖及游离脂肪酸为主的少渣肠内营养制剂。

3. 炎症性肠病营养治疗方案

(1)能量的选择:IBD的营养供给根据患者REE的1.2~1.5倍。无能量测定仪时,缓解期成人IBD的每日总能量需求与普通人群类似,可按照25~30kcal/(kg·d)给予。活动期IBD的能量需求增加,高出缓解期8%~10%。儿童和青少年患者处于生长发育期,每日提供的能量推荐为正常儿童推荐量的110%~120%。IBD患者氮量应达到0.24~0.36g/(kg·d)。

(2)营养方式的选择:强烈推荐遵循"只要肠道有功能,就应该使用肠道,即使部分肠道有功能,也应该使用这部分肠道"的原则,首选EN。根据摄入量占营养需求总量的比例,EN分为单一EN(exclusive enteral nutrition,EEN)和部分EN(partial enteral nutrition,PEN),EEN指营养完全由EN提供,不摄入普通饮食;PEN指在进食的同时补充EN。以纠正营养不良或维持缓解为目的时,二者无明显差异,但PEN具有较好的顺应性。用于诱导活动期CD缓解时,EEN效果优于PEN。在EN存在禁忌或无法达到目标量(总能量需求的60%)时,推荐联合使用PN。

(3)营养素的选择:对于EN制剂而言,可根据患者顺应性来选择整蛋白配方、低聚(短肽)配方或氨基酸单体配方,IBD活动期建议减少膳食纤维的摄入。对于PN,脂肪应占非蛋白热量的30%~50%。低脂制剂可提高EN诱导CD缓解的效果,但应注意长期限制脂肪摄入可能导致必需脂肪酸缺乏。

（五）胃肠道疾病的营养支持治疗管理

1. 特殊营养素和药物的应用

（1）谷氨酰胺：添加谷氨酰胺能够明显维护急性重度胰腺炎（SAP）、肠瘘、CD 患者的肠黏膜屏障，减少内毒素和细菌移位；同时改善白细胞功能，减少促炎递质的释放。对炎症的控制和肠道功能的维护，可减少全身炎症反应综合征（SIRS）等并发症的发生，有利于疾病的恢复。

（2）ω-3 多不饱和脂肪酸（ω-3 PUFAs）：富含 ω-3 PUFAs 的营养支持能减轻急性呼吸窘迫综合征患者的炎症反应，改善 SAP 的预后；能够降低活动期 UC 的内镜和组织学评分，也能够改善活动期 CD 的炎症指标水平，但不能改善 UC 和 CD 的临床结局。短肠综合征患者长期 PN，可出现胆汁淤积和肝衰竭，静脉应用 ω-3 PUFAs 有一定逆转作用。

（3）可待因、洛哌丁胺、阿片酊等：口服上述药物可减轻短肠综合征患者的腹泻，减少脱水、电解质紊乱及酸碱平衡失调的风险。

2. 胃肠道疾病营养支持治疗的药学监护

（1）进行营养支持时，应注意定期监测电解质、血脂、血糖、血常规及肾功能等，以评价机体代谢状况，调整营养的供给。

（2）胃肠道疾病患者往往存在胃肠功能受损，肠内营养不耐受的发生率高于普通患者。对于短肠综合征的患者，易出现严重腹泻，此时可降低肠内营养的浓度，并适当使用止泻药物。

（3）肠道是钙、维生素等物质吸收的重要场所，短肠综合征、肠瘘、炎症性肠病等患者因上述物质的吸收障碍，最终可引起贫血、视觉障碍、骨质疏松的发生，该类患者应注意补充微量元素。

（4）胰腺炎患者需关注腹痛、肠麻痹、腹部压痛等胰腺炎症状和体征是否加重，炎症性肠病患者应进行疾病分期，按照不同分期机体的需求个体化营养支持治疗。

（六）案例分析

1. 主题词　急性胰腺炎；营养支持；早期肠内营养；营养方式转换。

2. 病史摘要　患者，男，59 岁，主诉"上腹部疼痛 30 小时"。患者 30 小时前饮酒后出现上腹部疼痛，疼痛为持续性，伴恶心呕吐、腹泻、尿黄，无畏寒发热，无肛门停止排气排便，昨日于外院输液（具体不详）后腹痛缓解，8 小时前腹痛再次发作加剧，于外院就诊，查血淀粉酶：2044U/L，上腹部 CT 示：急性胰腺炎，脂肪肝。现来医院就诊，急诊拟急性胰腺炎收住院。病程中睡眠差，食纳差，体重无减轻，身高 172cm，体重 60kg。查体：T 36.9℃，P 84 次/分，R 20 次/分，BP 152/102mmHg。神志清，巩膜无黄染，浅表淋巴结未及肿大，腹稍膨，肝脾肋下未及，上腹部压痛，无反跳痛，肝区无叩痛，Murphy 征（－），肠鸣音 4 次/分，弱，移动性浊音（－），双下肢无水肿。

既往史：否认高血压、糖尿病、心脏病等内科病史。

入院诊断：急性胰腺炎。

诊疗计划：完善检查，予抑酸、抑酶、抗感染、补液治疗。

3. 治疗方案

（1）抗感染：头孢曲松针 2g + 100ml 5% GS，ivgtt，qd。

（2）抑酸、预防应激性溃疡：泮托拉唑钠 40mg + 100ml NS，ivgtt，q12h。

（3）抑酶：奥曲肽 0.3mg + 47ml NS q12h 静脉泵入。

（4）补充维生素、营养支持：5% GS 500ml + 维生素 C 1g + 维生素 B₆ 200mg, ivgtt qd。

脂肪乳氨基酸（17）葡萄糖（11%）注射液 1440ml ivgtt qd。

肠内营养液（整蛋白型肠内营养）500ml 肠内营养泵 qd。

4. 药学监护要点

（1）抗感染治疗：每日监护反映感染的各项指标，如局部创口分泌物、体温、血常规、CRP、PCT 等。监护头孢曲松可能造成的过敏反应及胃肠道反应。

（2）抑酸、预防应激性溃疡：每日监护患者是否出现胃灼热、反流等相关主诉，并关注泮托拉唑可能造成的胃肠道、肝脏等不良反应，监测血常规、生化指标等。

（3）抑酶：重点关注奥曲肽可能造成的胃部不适，恶心呕吐等不良反应，若患者不能耐受，可尝试使用注射用生长抑素。

（4）营养支持：在应用营养过程中，应注意观察血清总蛋白（TP）、白蛋白（Alb）、血红蛋白（Hb）及电解质、肝肾功能、血糖等指标，用于判断营养支持对患者能量补充的效果和对其他检验指标的影响。在应用肠外营养时，重点关注感染等并发症是否出现，开始转为肠内营养时应关注腹痛、肠麻痹、腹部压痛等胰腺炎症状和体征是否加重，以及是否出现腹泻等不耐受情况。

5. 药学监护过程

第 1 天：患者禁食，胃肠减压，医师拟经外周静脉给予营养支持。临床药师建议，本例患者急性起病，患者的 BMI 为 20.2，病前无营养不良，根据胰腺炎营养支持原则，应完善检查，视病情严重程度决定是否积极营养支持。目前禁食观察即可，医师采纳。

第 2 天：T 37.8℃，P 110 次/分，R 21 次/分，BP 142/93mmHg。CT：急性胰腺炎（胰腺实质密度不均，胰腺体积增大，胰周可见斑片状渗出性改变，周边脂肪间隙模糊），胆囊炎（未见胆管扩张），两侧胸腔积液；血常规：白细胞 18.04 × 10⁹/L，淋巴细胞绝对值 0.77 × 10⁹/L，中性粒细胞百分比 82.6%，红细胞 5.51 × 10¹²/L，血红蛋白 165g/L，血细胞比容 45.9%，血小板 92 × 10⁹/L；血生化：总胆红素 286.8μmol/L，直接胆红素 195.0μmol/L，间接胆红素 91.8μmol/L，总蛋白 57.8g/L，白蛋白 37.3g/L，谷丙转氨酶 331.8U/L，谷草转氨酶 313.9U/L，尿素 8.63mmol/LL，肌酐 109.1μmol/L，淀粉酶 1521.40μ/L。患者年龄 >55 岁，入院 WBC 18.04 × 10⁹/L，AST 升高明显，Rasson 评分≥3 项，SAP 诊断明确且存在胸腔积液，病情严重，有指针进行营养支持。临床药师建议早期尝试通过鼻胃管肠内营养，医师认为患者目前病情危重，且肠麻痹不能排除，给予肠内营养可加重病情，可采用肠外营养进行支持，给予脂肪乳氨基酸（17）葡萄糖（11%）注射液 1440ml 静脉滴注，每日 1 次。临床药师分析，患者处于疾病初期，能量供给量控制在 20kcal/(kg·d)，患者甘油三酯及血胆固醇指标均在正常值范围，应在使用脂肪乳的同时监测血脂廓清能力，并根据患者的病情调整营养供给量。

第 6 天：患者诉腹胀较前缓解，肛门恢复排气排便，但偶有腰部疼痛，胃肠减压管畅，24 小时引流量 50ml，为墨绿色胃液。血生化示白蛋白 31.7g/L。药师建议：患者入院已 5 日，白蛋白出现下降趋势，目前恢复排气排便，建议医师尽早开始肠内营养（EN），医师、药师与患者沟通，患者自述经济条件较差，愿意自行制作营养饮食，今日开始试饮水。

第 9 天：患者腹痛缓解，试给予无渣流质饮食。

第 11 天：流质饮食不能耐受，出现恶心呕吐，再次予禁食。临床药师建议患者入院已 11

日,经口饮食不能恢复,再次禁食,此时需要更积极的营养支持,建议肠外营养(PN)+肠内营养(EN)。因患者饮食耐受差,建议空肠置管给予 EN,建议从少量肠内营养液 SP 开始,不足部分继续给予肠外营养补充。

第 12 天:今于介入科置入空肠营养管给予肠内营养,并调整肠外营养。SP500ml 肠内营养泵,每日 1 次。药师建议逐步增加肠内喂养量,同时减少肠外营养。

第 14 天:患者在应用肠内营养过程中,未出现腹泻、呕吐等不耐受症状。临床药师建议可适时增加肠内营养的剂量以及转换为整蛋白型肠内营养剂。

第 16 天:肠内营养液(TPF)1000ml 肠内营养泵,每日 1 次,嘱患者家属可继续进行自制饮食喂养。医嘱停用肠外营养。

第 20 天:经以上治疗,患者逐渐康复出院。

6. 药学分析与建议

(1)营养支持的适应证和途径:评估 AP 的严重度和患者的营养状况,在决定是否需要人工营养的过程中是至关重要的。

AP 病情严重程度评估:1992 年亚特兰大会议共识关于重症胰腺炎的标准包括器官衰竭和(或)局部并发症(坏死、脓肿或假性囊肿)。入院后 48 小时内的早期重症预测因子包括 Ranson 评分≥3 项和 APACHE Ⅱ ≥8。重症危险因子包括:高龄(>55 岁)、肥胖(BMI >30)、器官衰竭、胸腔积液和(或)渗出等。区分轻症和重症实验室检查:血 Cr > 2mg/dl(176.8μmol/L),血糖 >250mg/dl(13.8mmol/LL),HCT≥44 及入院 24 小时内不能使 HCT 下降,CRP >150mg/L。CT 严重度分级(Balthazar- Ranson criteria)2 级以上。

按照 ESPEN 指南,轻症急性胰腺炎,若患者能在 5~7 天后正常进食,EN 是不必要的。重症坏死性胰腺炎,若可行则 EN,若有需要还应当通过 PN 补充。早期 EN 改善重症胰腺炎进展。本例患者入院第 2 日,Ranson 指标和 APACHE Ⅱ 评分临床资料不完全,但按既有资料已经提示重症可能(年龄 >55 岁,WBC > 16 × 10^9/L,AST >250U/L,BP182/120mmHg,白细胞 18.04 × 10^9/L)。符合重症的其他因素:血细胞比容 45.9%,两侧胸腔积液。入院时应当尽早启动经空肠或胃给予人工营养。管饲喂养在多数 AP 患者是可行的,若胃内喂养不能耐受,尝试空肠途径。即使 EN 不能达到目标喂养量而需要补充 PN,若经胃或空肠以 10~30ml/h 的速度补充 EN,可通过向胃肠腔内提供营养,帮助维护肠道黏膜屏障完整。至于早期还是延迟补充 PN,ESPEN 和 ASPEN 有不同的推荐,后者赞成延迟 PN,即 7 天后。

(2)肠内营养支持的时机和配方:本例患者入院第 12 日置入空肠营养管开始 EN。SAP 患者应当抓住时间窗早期 EN,因早期 EN 可以对患者结局有利。早期 EN 的好处:可以维护胃肠黏膜的完整,下调免疫反应,减少氧化应激,降低病情严重度,促进疾病恢复进程,减少并发症(减少感染和外科干预的需要,缩短住院日和可能减少多器官衰竭发生)。EN 可联合 PN,随肠内摄入的增加,逐步减少和停用 PN(通常 EN 达 60% 的需要量,约 1000kcal)。

短肽配方可以安全地使用于 AP。若能耐受,应当尝试标准肠内营养配方。专家建议 EN 应当在喂养泵辅助下空肠管连续 24 小时输入。

自制营养液不能保证也无法计算热量的供应,容易出现呕吐、腹泻等并发症,还有空肠营养的无菌问题。除非那些需要家庭长期营养患者,在专业指导下,可以使用自制匀浆膳喂养作为 EN 的补充。

7. 药物治疗小结　急性重症胰腺炎的营养支持在疾病治疗中占重要地位,临床药师在规范的营养支持中,在营养的适应证与禁忌证、营养能量的供应、营养方式的选择,配方的选择等方面起到重要作用,合理的药学干预可以有效地改善患者营养供应状况,提高患者顺应性,缩短病程,有助于患者康复。

七、围术期的营养支持治疗

(一)围术期概述

围术期是指从决定手术治疗时起,直到与这次手术有关的治疗基本结束为止的一段时间,包括手术前、手术中和手术后3个阶段,常为术前5~7天至术后7~12天。按照手术的时限性,将外科手术分为3种。①急诊手术:如脾脏破裂等需要短时间内进行的紧急手术;②限期手术:如各种恶性肿瘤手术,虽然时间可选择,但应尽快行手术治疗,以免耽误最佳手术时机;③择期手术:如腹股沟疝等良性疾病手术。对于非急诊手术的患者,应充分做好术前准备,将患者的全身情况调整至最佳状态,以提高手术成功率,降低手术风险。手术后,要采取综合治疗措施,防治可能发生的并发症,尽快恢复生理功能,促进患者早日康复。

对手术的耐受力归纳为两类:①耐受力良好,指外科疾病对全身的影响较少,或有一定影响,但易纠正;患者的全身情况较好,重要器官无器质性病变,或其功能处于代偿状态。术前只要进行一般性准备。②耐受力不良,指外科疾病已经对全身造成明显影响;患者有全身情况欠佳或重要器官有器质性病变,功能濒于或已有失代偿的表现。这一类患者需作积极和细致的特殊准备,待全身情况改善后,方可施行手术。

(二)围术期的代谢特点及营养风险

1. 围术期的代谢特点　因疾病或手术治疗,患者常处于饥饿或感染、创伤等应激状态,这时机体会发生一系列代谢反应,以维持组织、器官功能及生存需求。

在饥饿时,机体首先动用肝脏及肌肉的糖原储备,待糖原耗尽后再依赖糖异生作用,分解肝脏及肌肉蛋白,导致蛋白合成下降。随后脂肪动员增加,成为主要能源物质,同时蛋白质消耗减少。血浆葡萄糖及胰岛素浓度下降,血酮体及脂肪酸浓度增加。饥饿第3天,体内酮体形成及糖异生作用达到高峰,大脑及其他组织越来越多地利用酮体作为能源,减少对葡萄糖的利用,减少对糖异生的依赖,从而减少肌蛋白的分解。

在外科感染、手术创伤等应激状态下,机体代谢变化的特征是静息能量消耗增加、高血糖及蛋白分解增强。其中碳水化合物代谢表现为内源性葡萄糖异生作用明显增加,组织、器官葡萄糖的氧化利用下降以及外周组织对胰岛素抵抗,从而造成高血糖。蛋白质代谢变化时蛋白分解增加、负氮平衡,其程度和持续时间与创伤应激程度、术前营养状况、患者年龄及术后的营养摄入有关,同时也受体内激素反应制约。脂肪是应激患者的重要能源,创伤应激时机体脂肪分解增加。

2. 营养风险　营养不良是影响外科手术患者预后的重要因素。营养不良的患者术后创伤愈合缓慢,免疫应答能力易受损,手术耐受能力下降,导致术后并发症的发生率高于无营养不良者。围术期的营养支持治疗可改善患者的营养状况,提高对手术的耐受能力,减少术后的并发症、提高康复率和缩短住院时间。因此对营养不良患者进行围术期营养支持治疗是有必要的,但因营养支持治疗也有一定副作用和并发症,因此需要评估患者的营养状况及营养风险,更好地指导临床的营养支持治疗。中华医学会肠外肠内营养学分会推荐使用NRS 2002对围术期患者进行营养风险筛查。

（三）围术期的营养支持治疗原则

营养支持治疗是围术期综合治疗的一部分,针对围术期患者可分为 3 类:术前需要营养支持;术前开始营养支持并延续至手术后;术前营养状况良好,术后发生并发症,或者是手术创伤大、术后不能经口进食的时间较长,或者术后摄入的营养量不足而需要营养支持。

对已有营养不良的患者术前给予营养支持的效果明显优于术后营养支持,在术后短期内,营养支持难以达到改善机体代谢与营养状态的目的。术后先有应激性分解代谢过程,其后进入合成代谢期,营养支持虽有节省机体蛋白质的作用,但效果并不显著。因此,术后营养支持多应用在那些术后病程长、易发生营养不良以及高代谢、营养耗损严重的患者,以改善其预后。并非所有患者在围术期都需要营养支持,对于那些术前营养状况良好,手术创伤小的患者,进行额外营养补充可能有害无益。因此,在对患者实施肠外肠内营养支持治疗时,应根据患者的营养状况及营养风险评估的结果来决定是否进行营养干预;根据手术情况、并发症、胃肠及肝肾功能等来决定选择何种支持治疗途径;根据病情进展、代谢状况、术后恢复等来决定营养素的供给量及支持治疗的时间。

中华医学会肠外肠内营养学分会关于围术期肠外肠内营养支持治疗的推荐:无胃瘫的择期手术患者不常规推荐在术前 12 小时禁食;有营养不良风险的患者,大手术前应给予 10~14 天的营养支持;预计围术期禁食时间大于 7 天或预计 10 天以上、经口摄入量无法达到推荐摄入量 60% 以上的患者应尽早开始营养支持(尽可能通过肠内途径);围术期有营养风险或有营养不良的患者,由于各种原因导致连续 5~10 天无法经口摄食或肠内途径达到营养需要量的患者,给予肠外营养支持;对于有营养支持指征的患者,经由肠内途径无法满足能量需要(<60% 的热量需要)时,可考虑联合应用肠外营养。

总之,围术期选择肠外肠内营养支持治疗的原则是:①所选择的治疗方式一定要遵守安全、有效和价廉为原则;②根据每一个患者的具体情况来选择最合适的营养支持途径;③肠内营养途径为首选,不足者辅以肠外营养途径;④营养状态良好或轻度营养不良以及可自然饮食者,无需特殊营养支持;⑤方式目前包括:肠外营养、肠内营养、快速康复营养、肠外肠内序贯营养。

（四）围术期的营养支持治疗方案

1. 肠外营养方案　围术期 PN 可替代胃肠道为机体提供各种所需的营养素,对于长时间无法利用胃肠道,或经胃肠道营养不能满足需求的患者显示出独特的作用。针对围术期患者建议的标准配方为热量 25~30kcal/(kg·d),其中 30%~40% 由脂肪供能。0.15~0.2g/(kg·d)氮摄入已能够满足机体需要(热氮比约为 120:1),并添加常规剂量的矿物质与微量营养素。围术期有营养风险或有营养不良而需要 PN 支持的患者,尤其是危重症患者,可添加谷氨酰胺、富含 ω-3 脂肪酸的鱼油脂肪乳等特殊营养素。

一般患者可使用三腔袋或双腔袋等市售制剂,不提倡多瓶输液系统(multiple bottle system,MBS),不推荐单瓶脂肪乳或氨基酸的输注。如患者有特殊需要,可根据其个体化情况配制 TNA。

2. 肠内营养方案　EN 的主要优点是能维护肠黏膜屏障功能,预防长期禁食所致的并发症,从营养支持的有效性来说,EN 至少与 PN 同样有效,而在维持机体免疫功能方面优于 PN,故应是首选的营养支持途径。围术期 EN 禁忌证为肠梗阻、血流动力学不稳定、肠缺血。

术前鼓励那些不能从正常饮食中满足能量需要的患者接受口服或肠内营养支持,手术后应尽早开始正常食物摄入或肠内营养。对不能早期进行口服营养支持的患者,在术后24小时内应用管饲喂养,特别是因肿瘤接受了大型头颈部和胃肠道手术、严重创伤、手术时已存在明显营养不良及预计无法经口摄入足够的(>60%)营养超过10天的患者。

鼻胃管适用于接受肠内营养时间少于2~3周的患者;管饲时,头部抬高30°~45°可以减少吸入性肺炎的发生。接受腹部手术,并且术后需要较长时间肠内营养的患者,建议术中放置空肠造瘘管。当施行了近端胃肠道的吻合后,通过放置在吻合口远端的空肠营养管进行肠内营养。非腹部手术患者,若需要接受大于2~3周的肠内营养,如严重的头部外伤患者,经皮内镜下胃造口是首选的管饲途径。

标准的整蛋白配方适用于大部分患者,因为肿瘤接受大型的腹部或颈部手术患者可考虑在围术期应用含有免疫调节成分(精氨酸,ω-3脂肪酸和核苷酸)的肠内营养。由于肠道耐受力有限,管饲肠内营养推荐采用输注泵以较低的滴速(10~20ml/h)开始,可能需要5~7天才能达到目标摄入量。

3. 快速康复营养方案　20世纪90年代兴起于胃肠外科的快速康复外科(fast track surgery,FTS)理念为围术期处理模式带来了革命性的变化。FTS是通过优化围术期的处理措施,减少创伤应激代谢,减少并发症,达到患者的快速康复,缩短住院时间。针对一些择期手术无营养风险的患者,围术期的营养支持和管理有了新的理解,包括术前不常规进行肠道准备、术前缩短禁食时间、术前口服碳水化合物进行代谢准备、术后早期恢复口服饮食、术后早期下床活动,以及使用硬膜外麻醉及术后止痛,不常规使用鼻胃管、腹腔引流管,尽早去除导尿管等诸多优化措施。

术前不常规进行肠道准备,术前2小时自由饮水,术前6小时自由进食,可以减少液体和营养素的丢失。口服碳水化合物进行代谢准备可以减少术后高血糖的发生率,缓解胰岛素抵抗及高分解代谢。术后4小时,患者清醒以后就可以恢复口服清流质,而不需要等到通气或通便才开始恢复口服饮食。使用硬膜外止痛,减少了各种导管的使用,早期下床活动可以促进合成代谢。

4. 肠外肠内序贯营养方案　术后早期胃肠道的耐受性差,常影响肠内营养的实施。序贯营养方案适应胃肠道手术后早期胃肠功能特点,增加胃肠手术后肠内营养耐受性及效果,减少浪费。

具体内容为:术后肠外营养3天+早期(术后第1天)肠内营养。①术后1~3天使用氨基酸型EN300~600ml/d,以滴速20~30ml/h泵入,逐天增速增量;②术后第4天使用短肽型EN 500~1000ml/d,以滴速30~50ml/h泵入,逐天增速增量,肠内营养提供热量不足部分由肠外营养补充;③术后5~7天使用完全整蛋白型EN 500~1500ml/d,以滴速50~80ml/h泵入,逐天增速增量,并停用肠外营养。

(五)围术期的营养支持治疗管理

1. 对于已有显著营养不良的围术期患者,营养的补充不宜过少或过多,过少不足以满足机体需要,过多则将加重器官负担而产生副作用。因此手术后短期内可进行"允许性低热量"摄入,降低"再喂养综合征"的发生。

2. 对于合并有糖尿病、高血压及呼吸、肝肾功能不全患者,根据所患疾病特点,应充分考虑到长期服用治疗药物对营养素吸收的影响,如存在营养风险,需要积极在术前纠正。

3. 对于术后出现血糖异常、感染的患者,应积极寻找、分析与营养支持治疗的相关性,并通过调整支持治疗方式及营养组方来改善上述症状,从而减少因营养支持造成的血糖波动及营养状态不佳引发的感染。

4. 根据喂养管置入消化道的位置,可推荐临床选择适宜的肠内营养制剂,如氨基酸型的肠内营养制剂口味较差,适合管饲。控制好肠内营养制剂输注的浓度、温度及速度,减少腹泻、呕吐和误吸。

5. 不可在全营养混合液及肠内营养液中添加其他药物,以免发生药物相互作用,影响药物治疗效果,如围术期常用的抗菌药物、止血药、白蛋白等。定期查看患者输注的情况,发生不适及时协助临床处理。

八、危重病的营养支持治疗

(一)危重病概述

所谓危重病(critical illness)就是机体遭受严重的创伤、感染、烧伤及大手术等打击后,发生的一系列病理生理反应及代谢改变,出现生命体征不稳定或潜在不稳定,一个或多个器官或系统功能受损,已经或潜在危及生命为主要特征。随着重症医学的发展,多器官功能障碍综合征(multiple organ dysfunction syndrome,MODS)的理论得到深刻的认识,认为机体遭受上述因素的打击后,产生大量致炎因子及相关抗炎因子,分别产生全身炎症反应综合征及代偿性抗炎反应综合征,只有两者处于平衡状态才有利于机体正常免疫功能的发挥,一旦失去平衡即造成炎症反应失控,使其保护作用转变为自身破坏作用,不仅损伤局部组织,同时打击远隔器官,导致 MODS,免疫功能的低下加重感染的发生。由此可见,危重病的治疗要点在于恢复全身炎症反应综合征和代偿性抗炎症反应综合征的动态平衡,其治疗的重点为控制原发病、免疫调理治疗、器官功能支持治疗、控制血糖、营养支持等。

随着重症医学的发展,危重病患者的营养支持,已从单纯的"供给细胞代谢所需的能量与营养底物,维持组织器官的结构与功能",发展到"调控应激状态下的高分解代谢、改善机体的免疫状态和保护器官功能等",即由"营养支持"向"营养治疗"发展。对于危重病患者,了解机体患病时代谢、免疫反应及器官功能状态的变化,采取合适的营养支持治疗,已成为危重病患者综合治疗的重要组成部分。

(二)危重病的代谢特点及营养风险

危重病在各种应激状态下引起一系列以高分解代谢为主要表现的代谢平衡紊乱,表现如下。

1. 高分解代谢　突出表现是尿氮排出增加,形成负氮平衡。大量瘦体组织和内脏蛋白分解提供能源、氮源,具有强制性,外源性营养底物不能减少这种分解代谢,即自噬现象。

2. 高能量消耗　主要与神经内分泌和系统性炎症反应有关,同时还受到患者的体温、意识状态、肌张力、活动度和治疗等的影响。病情越重,能量消耗越多,由于其高能量消耗是以分解代谢为主,临床上很难完全达到患者对营养物质的需求量。

3. 高血糖　由于炎症介质、细胞因子、神经内分泌系统的影响,危重病糖代谢特点为糖异生增加,但葡萄糖直接氧化供能减少,无效循环增加,使血糖升高;胰岛素抵抗,糖利用障碍。

4. 免疫功能障碍　早期主要表现为某种程度细胞免疫的抑制,随着病程的延续,持续高分解代谢带来蛋白质-热量的营养不良和胃肠道屏障功能障碍,对机体的免疫功能影响巨大,使机体容易合并各种感染并发症。

5. 胃肠道功能障碍 早期神经内分泌和系统性炎症反应的影响,缺血再灌注损伤,局部组织代谢障碍,使胃肠道功能受损。如长期禁食和肠外营养,也使得胃肠道功能受损,表现为肠道细菌、毒素异位,免疫功能受损。

营养状况的下降、甚至营养不良在危重病患者普遍存在,并成为一独立因素影响此类患者的预后。临床调查显示,住院患者营养不良发生率为15%~60%,对于一些高龄患者尤为明显。临床研究表明,营养底物的摄入不足和蛋白质、能量的负平衡与营养不良发生及血源性感染显著相关,延长呼吸机依赖时间,并导致住ICU及住院时间延长,增加医疗花费。

(三)危重病的营养支持治疗原则

营养支持已成为危重病患者不可缺少的治疗措施,机体在应激状态下代谢紊乱明显,使营养支持治疗变得更加复杂。入住重症监护室(ICU)后24~48小时,经过充分、有效的复苏使内环境及各种失衡初步纠正后(包括在药物、呼吸机、血液净化等治疗措施控制下保证的血流动力学、呼吸、肝肾功能初步稳定),可尽早给予营养支持。对于未充分液体复苏的休克患者、存在严重的酸碱紊乱、严重的肝功能障碍、肝性脑病、严重氮质血症未给予肾脏替代治疗等,不适宜营养支持治疗。

营养支持时,若胃肠道解剖、功能完整,应尽可能首选EN,并根据疾病进展和肠道耐受的情况作出适当调整。单纯EN无法满足营养需求或不能耐受EN时,应考虑肠外营养支持,并应立即给予。营养补充量应该相当于其营养需求的水平,要避免过度喂养。鉴于代谢紊乱的严重,应根据疾病不同时期,结合器官功能,给予最佳的热量及营养素。应激早期掌握"允许性低热量"的热量补充原则,同时注意控制血糖,降低代谢并发症发生。大多数危重病患者EN推荐整蛋白制剂,PN供给时,提倡糖、脂双能源系统供能,适当降低非蛋白质热量比例,提高热氮比(100~150kcal:1g N)。免疫营养制剂的补充需要选择适宜人群以获得影响预后的效果。接受全肠外营养的危重病患者建议早期补充药理剂量的谷氨酰胺,支持细胞免疫与肠屏障功能;急性呼吸窘迫综合征及全身感染患者应用药理剂量的鱼油脂肪乳剂将有助于改善全身炎症反应与免疫状态,改善氧合。

总之,在营养支持治疗过程中,要考虑不同原发病、疾病不同阶段的代谢改变及器官的耐受能力,避免过度喂养及低喂养带来的危害。

(四)危重病的营养支持治疗方案

1. 基本的支持治疗方案

(1)能量的选择:经过多年的发展,目前认为合并全身炎症反应的急性危重病患者,能量供给20~25kcal/(kg·d),是多数重症患者应激早期能够接受并可实现的能量供给目标,即所谓的"允许性"低热量,目的在于避免营养支持的相关并发症,如高血糖、高碳酸血症、胆汁淤积等。随着患者病情的稳定、应激状态好转,能量供给可适当增加,25~30kcal/(kg·d),目标喂养可达30~35kcal/(kg·d)。

(2)营养素的选择:①碳水化合物的补充:一般占非蛋白热量的50%~60%,糖脂比例保持在60:40~50:50,此外,要加强胰岛素治疗、将血糖控制为7.8~10mmol/LL。②脂肪:危重病患者高应激状态下,脂肪供给在于减轻葡萄糖的代谢负荷、保护脏器功能及提供必需的脂肪酸,供给量每天1~1.5g/kg。但应监测脂肪廓清能力及血糖水平、肝肾功能,对合并脂代谢障碍及老年患者,应降低脂肪乳剂的供给。重症患者肉毒碱水平的下降对于长链脂肪酸代谢的影响较大,临床上常将次中链脂肪酸与长链脂肪酸混合应用,提高脂肪的廓清及利用力、降低对胆红素代谢的影响。③蛋白质:是解决危重病患者负氮平衡的重要手段。蛋白质补充应达到热氮比(100～150)kcal:1g N,同时需参照患者的肝、肾功能调整蛋白质及氨基酸种类。④此外还应包含机体所需的电解质(钾、钠、氯、钙、镁、磷等)以及维生素、微量元素等机体必需的微量物质。

(3)途径选择:经胃肠道途径供给营养应是重症患者首先考虑的营养支持途径。因为它可获得与肠外营养相似的营养支持效果,并且在全身性感染等并发症发生及费用方面较全肠外营养更具有优势。

但对于合并肠功能障碍的重症患者,可选择 PN。研究显示,合并有营养不良而又不能通过胃肠道途径提供营养的重症患者,如不给予有效的 PN 治疗,死亡危险将增加 3 倍。

肠内营养液对于危重病患者一般采用持续泵注形式,每天间断 2～4 小时。泵注过程可使用加热器;如经细管径导管输注时,每 4 小时冲管一次,避免堵塞。采用持续泵注的好处是速度均匀,更有利血糖控制,呕吐、反流、腹胀发生率低。

肠外营养可经过外周静脉和中心静脉途径实施,一般要求使用全营养混合液持续泵注,依脂肪廓清率、血糖水平、患者耐受性等调节速率,不能和其他治疗液同管输入。

2. 不同危重病的支持治疗方案特点

(1)脓毒症(sepsis)与多器官功能障碍综合征:这类患者处于高代谢状态,且代谢途径异常,对外源性营养底物利用率低,主要靠分解自身组织获取能量,其中对蛋白的消耗增幅最大,可在短期内导致蛋白-能量营养不良。应密切监测其器官功能与营养素的代谢状态,非蛋白质热量:氮比可进一步降低至(80～130)kcal:1g N,严重脓毒症患者,应避免应用富含精氨酸的免疫营养制剂。

(2)创伤:严重烧伤的胃肠屏障功能损害十分严重,肠内营养对维护患者的胃肠黏膜屏障功能具有特殊意义和重要性。研究表明,烧伤后 6 小时内给予肠内营养是安全、有效的,能够更快地达到正氮平衡。与其他重症患者相比,烧伤患者有胃肠功能时宜及早开始肠内营养。颅脑损伤者易出现胃排空延迟,继而导致胃瘫,影响肠内营养支持治疗的实施,研究表明,颅脑损伤患者能较好地耐受空肠营养,因此对重度颅脑创伤患者,宜选择经空肠实施肠内营养。

(3)急性呼吸窘迫综合征:应避免过度喂养,特别是碳水化合物补充过多将导致二氧化碳的产生过多,增加呼吸熵,加重患者的呼吸负荷。应用 EN 并联合二十碳五烯酸(EPA),γ-亚麻酸(GLA)以及一些抗氧化物质,并及时补充电解质及微量元素,对这类患者是有益的。给予肠内营养时应采取充分的措施避免反流和误吸。

(4)心功能不全:这类患者往往需要控制液体入量,应综合考虑,根据患者应激程度和心力衰竭症状,调整肠外营养底物及非蛋白热量的摄入量,提供的非蛋白热量一般取决于患者的静息能量消耗及其活动情况,可采用高热量密度(1.0～1.5kcal/ml)的营养配方。一般提供 20～30kcal/(kg·d),过高的葡萄糖/胰岛素摄入通常认为能增加心脏葡萄糖供应,糖脂比通常选择 7:3 或 6:4;氮 0.16g/(kg·d),热氮比一般为(100～150):1。中长链(MCT/LCT)混合脂肪乳剂、充足的维生素和微量元素通常认为更有益于心功能不全患者。严密监测心脏功能。

（五）危重病的营养支持治疗管理

1. 免疫营养素的应用

（1）谷氨酰胺：谷氨酰胺是条件必需氨基酸，是肠黏膜、肾脏及免疫细胞等的重要能源物质，具有促进蛋白质合成、维护肠黏膜屏障的防御功能以及改善细胞免疫功能正性作用。常以静脉输注补充，由于谷氨酰胺单体极不稳定，常以二肽（丙氨酰谷氨酰胺）形式输注，补充剂量每天≥0.5g/kg，需同时和其他普通氨基酸同时输注，肾功能障碍、氮质血症患者应慎用，老年患者注意氮的排泄。近几年临床 meta 分析认为，经肠道补充谷氨酰胺有较好的耐受性，能够减轻炎症反应，降低感染性并发症的发生率，降低危重病患者的住院时间和医疗费用。

（2）ω-3 多不饱和脂肪酸：能降低炎症反应与较少免疫抑制的作用，促进巨噬细胞的吞噬功能，改善免疫功能，有助于危重病状态下的血流动力学稳定。剂量为 0.1~0.2g/（kg·d），肠内与肠外均可补充。

（3）精氨酸：具有增强免疫功能，促进分泌促蛋白合成激素使蛋白质合成增加，改善负氮平衡。但同时促进一氧化氮的合成，扩大了脓毒症引起的舒血管作用，故在严重应激及感染早期不主张补充。

2. 危重病营养支持治疗的药学监护

（1）危重病患者因使用镇静、儿茶酚胺类药物，肠内营养不耐受的发生率高于普通患者，通过使用促胃肠动力药、调整配方、输注细节（如营养液浓度；输液泵速度；营养液温度等）可增加耐受性，减少低喂养现象。

（2）危重病患者血清抗氧化剂含量降低，肠外和肠内营养时可添加维生素 E、C 和 β-胡萝卜素等抗氧化物质。应用含维生素 E 的脂肪乳剂亦有助于防止脂质过氧化的产生。

（3）危重病患者的血糖控制尤为重要，任何形式的营养支持，应控制血糖水平 8~10mmol/LL，并应避免低血糖发生。胰岛素的使用首选静脉泵入的形式，也可加入 TNA（按1g 葡萄糖给予 0.1U 胰岛素的比例加入并混合均匀）或皮下补充。

（4）对于危重病患者要严格控制脂肪乳的输注速度，防止脂肪超载综合征的发生，脂肪乳剂输注速度小于 0.12g/（kg·h）时是安全的。

（5）不可在 TNA 及肠内营养液中添加其他药物，以免发生药物相互作用，影响药物治疗效果，如常用的抗菌药物、抑酸剂、白蛋白等。定期查看患者输注的情况，发生不适及时协助临床处理。

（6）监护使用生长激素时血糖的变化；使用益生菌类药物与抗菌药物的相互作用；使用抗凝药物与营养药物的相互作用等。

（7）协助临床在营养支持治疗时对水电解质、酸碱平衡，血糖与肝、肾等脏器功能的监测。监护肠内营养实施中的浓度、速度、温度、洁净度、适宜度及耐受度。

思考题

1. 营养支持治疗的适应证是什么？
2. 肠外营养和肠内营养如何选择？
3. 营养支持相关实验室指标有哪些？有何意义？

4. NRS2002 是什么工具？它的特点是什么？

5. 三大能量物质是什么？每 1g 分别能提供多少能量？

6. 呼吸系统疾病的营养支持对碳水化合物和脂肪乳的比例要求是什么？为什么？

（梅 丹　范鲁雁　秦 侃撰稿；赵 彬　李华凤审校）

参考文献

[1] 蒋朱明,于康,蔡威. 临床肠外与肠内营养. 第 2 版. 北京:科学技术文献出版社,2010.

[2] 蔡威. 临床营养基础. 第 4 版. 上海:上海交通大学出版社,2013.

[3] 李宁,于健春,蔡威. 临床肠外肠内营养支持治疗学. 北京:中华医学电子音像出版社,2012.

[4] Rollins C,Durfee SM,Holcombe BJ,et al. Standards of practice for nutrition support pharmacists. Nutr Clin Pract,2008,23(2):189-194.

[5] SD Anker. ESPEN Guidelines on Parenteral Nutrition:On Cardiology and Pneumology. Nutr,2009,28(4):455-460.

[6] Lawrence A Trissel. Handbook on Injectable Drugs. 16th ed. Maryland:American Society of Health-System Pharmacists,2010.

[7] 吴永佩,焦雅辉. 临床静脉用药调配与使用指南. 北京:人民卫生出版社,2010.

[8] Judith E Thompson,Lawrence W Davidow. A Practical Guide to Contemporary Pharmacy Practice. 3rd ed. New York:Wolters Kluwer | Lippincott Williams & Wilkins,2009.

[9] 中华医学会. 临床诊疗指南肠外肠内营养学分册(2008 版). 北京:人民卫生出版社,2009.

[10] Gary P Zaloga,Andrew J Dunham,Thomas M Gonyon,et al. Safety and Stability of Lipid Emulsions. Nutr Clin Pract,2007,22:367.

[11] Jay Mirtallo,Todd Canada,Deborah Johnson,et al. Safe Practices for Parenteral Nutrition. Journal of Parenteral and Enteral Nutrition,2004,28(6):S39-70.

[12] Mary A Koda-Kimble,Lloyd Y Young,Wayne A Kradjan,et al. Applied Therapeutics:The Clinical Use of Drugs. 9th ed. New York:Wolters Kluwer | Lippincott Williams & Wilkins,2008.

[13] Susan M Stein. Boh's Pharmacy Practice Manual:A Guide to the Clinical Experience. 3rd ed. New York:Wolters Kluwer | Lippincott Williams & Wilkins,2008.

[14] Marie A Chisholm-Burns,Terry L Schwinghammer,Barbara G Wells,et al. Pharmacotherapy:Principles & Practice. 2nd ed. New York:McGraw Hill Medical,2010.

[15] Choban P,Dickerson R,Malone A,et al. A. S. P. E. N. Clinical guidelines:nutrition support of hospitalized adult patients with obesity. JPEN J Parenter Enteral Nutr,2013,37(6):714-744.

第十八章 麻醉和疼痛

第一节 麻醉用药

麻醉用药是指用于临床麻醉相关的药物。麻醉用药的范围比麻醉药更广,除了临床手术上常用的局麻用药和全麻用药外,还包括肌肉松弛药、麻醉镇痛药等一系列的麻醉辅助用药。

一、局部麻醉药

局部麻醉药(local anesthetics)简称局麻药,是以适宜的浓度应用于神经末梢或神经干丛周围,在意识清醒的状态下使局部痛觉暂时消失。局麻作用消除后,神经功能可完全恢复,对组织无影响。目前临床使用的局麻药按化学结构不同可分为酯类和酰胺类。常用的酯类局麻药有普鲁卡因、氯普鲁卡因、丁卡因等;酰胺类局麻药有利多卡因、布比卡因、罗哌卡因等。按作用时效的长短可分为短效、中效和长效局麻药,短效局麻药有普鲁卡因和氯普鲁卡因等;中效局麻药有利多卡因等;长效局麻药有布比卡因、丁卡因、罗哌卡因等。

(一)局麻药的药动学

1. 吸收 局麻药进入血液循环的速度由给药部位、剂量、局部组织血液灌流和是否使用血管收缩药物,以及用药局部体温等因素决定。本类药物在体内吸收的速度与给药部位的血液供应成正比,通常不同部位的吸收速度依次为气管内 > 肋间神经 > 骶丛 > 硬膜外 > 臂丛 > 坐骨神经 > 蛛网膜下腔。如果在局麻药液中加入肾上腺素或去甲肾上腺素,可引起局部血管收缩,延缓局麻药的吸收,从而减轻或防止毒性反应。但在手指、足趾、阴茎、耳垂等末梢部位麻醉用药时不宜使用血管收缩剂,以免引起局部组织坏死。

2. 分布 局麻药在体内的分布主要与器官血流量、体液 pH、药物的血浆蛋白及组织结合率等因素相关。局麻药吸收后首先分布到高灌流器官如心脏、肺、脑、肝等,然后再分布到低灌流组织,如肌肉、脂肪和皮肤等。随着局麻药在体内被组织器官摄取,药物分布逐渐达稳定状态。血浆蛋白结合率高的局麻药在血中分布较多,组织中较少,而脂溶性较高的药物则在组织中分布较多。另外,局麻药在体内呈未解离型和解离型两种状态,只有未解离型药物能通过轴索和神经细胞膜进入神经膜内侧起作用。当体液 pH 较高时,未解离型多,局麻作用强,反之则局麻作用弱。因此,在炎症区域手术时,炎症区域 pH 较低,只有在炎症周围应用局麻药才能产生更好效果。

3. 生物转化和消除 局麻药进入血液循环后,其代谢产物的水溶性更高,有利于从尿中排出。酯类局麻药被假性胆碱酯酶水解,其 $t_{1/2}$ 短。酯酶主要存在血浆及肝细胞,脑脊液中很少。如有先天性假性胆碱酯酶异常,或因肝硬化、严重贫血和晚期妊娠等引起假性胆碱酯酶减少者,酯类局麻药的用量都应减少。酰胺类局麻药主要通过肝脏微粒体混合功能氧化酶和酰胺酶进行代谢,代谢过程比较复杂,代谢速率也慢。该类局麻药在肝内代谢的速率各不相同,代谢产物主要经肾脏排出,仅少量以原形随尿排出。利多卡因还有小部分可通过胆汁排泄。

（二）局麻药的药理及作用机制

1. 药理作用 局麻药可作用于神经,低浓度时阻滞感觉神经冲动的发生和传导,高浓度时对各类神经都有阻滞作用。局麻药能提高神经纤维兴奋阈值,减慢传导速度,抑制去极化上升速度,降低动作电位幅度,进而使神经纤维丧失产生动作电位的能力。神经纤维末梢、神经节及中枢神经系统的突触部位对局麻药最为敏感。细神经纤维比粗神经纤维更易阻断。无髓鞘的交感、副交感神经节后纤维相比于有髓鞘的感觉和运动神经纤维更为敏感。局麻药在作用于混合神经时,首先消失的是持续性钝痛,其次是短暂性锐痛,继而冷觉、温觉、触觉和压觉消失,最后发生运动麻痹。神经冲动传导的恢复则按相反的顺序进行。

2. 作用机制 神经受刺激时引起膜通透性改变,产生神经动作电位,产生 Na^+ 内流和 K^+ 外流。局麻药能阻止通透性的改变,使 Na^+ 不能进入细胞。有关局麻药的作用机制学说较多,目前比较认可的是局麻药阻滞神经细胞膜上的电压门控性 Na^+ 通道(voltage-gated Na^+ channels),使传导阻滞,进而产生局麻作用。生理 pH 条件下,局麻药的非解离型(RH)与解离的阳离子(RNH$^+$)处于平衡状态,只有脂溶性的 RN 可跨膜进入细胞内,进入细胞内的 RN 在较低的 pH(7.08)条件下又部分转变为阳离子型的 RNH$^+$,与膜内侧 Na^+ 通道上带负电荷的特异性作用位点结合,阻滞 Na^+ 通道、抑制 Na^+ 内流,产生神经阻断作用。亲脂性和非解离型是局麻药透入神经的必要条件,且须转变为解离型带电的阳离子才能发挥作用。Na^+ 内流的作用具有使用依赖性,即通道开放次数越多,阻滞作用越明显,局麻效应就越强。故此类药物作用与神经状态相关,处于兴奋状态的神经比静息状态的神经对局麻药敏感。此外,高浓度的局麻药还可与细胞膜蛋白结合阻滞 K^+ 通道,但对静息膜电位无明显和持续性影响。

（三）常用局麻药

1. 酯类局麻药

（1）普鲁卡因(procaine)

1）临床应用:主要用于浸润麻醉,也可用于神经阻滞麻醉、蛛网膜下腔麻醉、硬膜外麻醉及封闭疗法等。

①局部浸润麻醉:常用 1%~2% 溶液。不加肾上腺素使用时一次最大剂量不得超过 400mg,作用持续 20~30 分钟;加肾上腺素使用时一次最大剂量不得超过 600mg,持续约 30 分钟。②神经传导阻滞麻醉:常用 2% 溶液。不加肾上腺素时剂量为 100~400mg,平均持续 15~30 分钟,加肾上腺素时持续时间可达 30~60 分钟。③蛛网膜下腔阻滞麻醉:一次用量不应超过 150mg,麻醉作用可持续约 1 小时。④硬膜外麻醉:常用 2%~3% 溶液,一次注射量为 15~30ml,总剂量为 300~900mg,起效时间 5~15 分钟,作用持续时间 30~90 分钟。⑤封闭疗法:用量同局部浸润麻醉。

2）不良反应及处理:①兴奋型神经毒性:表现为精神紧张、好语多动、心率增快,较严重时表现为呼吸急促、烦躁不安、血压升高、发绀甚至肌肉震颤直到惊厥,最终可导致呼吸、心跳停止。②抑制型神经毒性:表现为淡漠、嗜睡、意识消失,较严重时表现为呼吸浅慢、间歇呼吸、脉搏徐缓、血压下降,最终导致心跳停止。如果出现上述反应可进行面罩加压吸氧,或气管插管进行人工通气;另可根据血压变化适当给予升压药。

3）药物相互作用:①本药与氯化琥珀胆碱合用可相互抑制代谢过程,增强各自的麻醉及肌松作用。②毒扁豆碱、毛果芸香碱等胆碱酶抑制药能减慢本药的代谢,从而使麻醉作用增强和延长。③少量肾上腺素能延长本药的作用时间。④中枢神经系统抑制药能增强本药的局麻作用。⑤本药与奎宁有协同作用。⑥单胺氧化酶抑制药能减少本药代谢灭活。⑦本药属酸性,因此不能与碱性药液合用。

4)注意事项:①用药前应询问患者的过敏史,对过敏体质患者应做皮试。②应从最低有效剂量开始应用,以避免中毒。③孕产妇应慎用本药。④葡萄糖注射液可使本药的局麻作用降低,故配制成注射液时应用0.9%氯化钠注射液进行稀释。⑤注射部位避免接触碘试剂,否则可导致普鲁卡因沉淀。

5)禁忌证:恶性高热患者及对本品过敏者禁用,心、肾功能不全者,重症肌无力,败血症患者应在密切监护下谨慎使用。

(2)盐酸丁卡因(tetracaine hydrochloride)

1)临床应用:主要用于黏膜表面麻醉,也可用于硬膜外阻滞、蛛网膜下腔阻滞和神经传导阻滞。

①黏膜表面麻醉:常用浓度为1%,眼科用1%等渗溶液,耳鼻咽喉科用1%～2%溶液,一次限量为40mg。一般1～3分钟起效,持续60～90分钟。②硬膜外阻滞:常用0.15%～0.3%溶液,一次常用量为40～50mg,极量为80mg。③蛛网膜下腔阻滞:常用其混合液(混合液组成:1%盐酸丁卡因1ml、10%葡萄糖注射液1ml、3%盐酸麻黄碱1ml),一次常用量为10mg,15mg为限量,3～5分钟起效,持续2～3小时,加少量肾上腺素时,持续时间可达4～6小时。④神经传导阻滞:常用浓度0.1%～0.2%,一次常用量为40～50mg,极量为100mg。

2)不良反应及处理:①毒性反应:表现为头昏目眩、继之寒战、震颤、恐慌,最后可致惊厥和昏迷,并出现呼吸衰竭和血压下降,需及时抢救,措施包括辅助或人工呼吸维持氧合,以及给予适当的升压药维持循环功能,必要时尽早实施有效的心肺复苏救治。②皮疹或荨麻疹、颜面、口和(或)舌咽水肿等。

3)药物相互作用:①本药能使顺阿曲库铵的神经阻滞作用增强,两者合用时应减少顺阿曲库铵的用量。②肾上腺素能延长本药作用时间,减少中毒反应发生。③本药能使磺胺类药物的抗菌作用受到抑制,因此两者不宜合用。

4)注意事项:①禁用于局部浸润麻醉、静脉注射和静脉滴注。②与其他局麻药合用时应减量。③不得用于中耳或用于可能导致药物渗入到中耳的相关操作。④本药的滴眼液和眼膏不宜长期使用,以避免出现严重的角膜炎或其他眼部并发症。⑤本药为酸性,不得与碱性药液混合。⑥碘制剂能引起本药沉淀,因此应避免注射部位含碘的消毒液沾染本药液。

5)禁忌证:对本品过敏者、严重过敏性体质者,以及心、肾功能不全和重症肌无力等患者禁用。

2. 酰胺类局麻药

(1)盐酸利多卡因(lidocaine hydrochloride)

1)临床应用:主要用于浸润麻醉、表面麻醉(包括胸腔镜检查或腹腔手术时作黏膜麻醉)、硬膜外麻醉及神经传导阻滞。

①浸润麻醉:常用0.5%～1%溶液,加肾上腺素使用时一次最大剂量为500mg,持续时间约2小时。②表面麻醉:常用2%～4%溶液,一次量不超过100mg。③硬脊膜外阻滞:胸腰段常用1.5%～2.0%溶液,用量为250～300mg,一般5～15分钟可起效。④外周神经阻滞:臂丛(单侧)用量为250～300mg(1.5%);牙科用量为20～100mg(2%);肋间神经用量为

30mg(1%),300mg 为限;宫颈旁浸润常用 0.5% ~1.0% 溶液,左右侧各 100mg;椎旁脊神经阻滞(每支)用量为 30 ~50mg(1%),300mg 为限;阴部神经用 0.5% ~1.0% 溶液,左右侧各 100mg。⑤交感神经节阻滞:颈星状神经用量为 50mg(1%);腰麻用量为 50 ~100mg(1%),作用可维持 30 ~90 分钟。

2)不良反应及处理:主要由于剂量过大和长时间使用所致。利多卡因可作用于中枢神经系统,引起嗜睡、感觉异常、肌肉震颤、惊厥昏迷及呼吸抑制等不良反应,此外亦可出现严重窦性心率过快、心搏骤停、房室传导阻滞及心肌收缩力减弱等心血管异常情况。如发生不良反应,除及时停药外,还应保持气道通畅,必要时立即按照心肺复苏流程维持循环呼吸功能,同时根据实际情况给予脂肪乳等其他药物治疗。

3)药物相互作用:①中枢神经系统抑制药可增强本药的局麻效果。②氨基糖苷类抗生素可增强本药的神经阻滞作用。③与普鲁卡因和布比卡因合用时,麻醉效力增强。④本药可使丙泊酚的催眠效应增强。⑤西咪替丁可减少本药的消除,导致本药中毒。⑥安普那韦、利托那韦、奎奴普丁、达福普丁可使本药的血药浓度升高,增加毒性反应发生。⑦本药与阿布他明合用,可增加发生心律不齐的危险性。⑧本药与左旋美沙朵、多非利特合用时,可增加心脏中毒反应。⑨与氢麦角胺合用可导致血压极度升高,因此两者禁忌联用。

4)注意事项:①本药与苯巴比妥、美索比妥、硫喷妥钠、硝普钠、甘露醇、两性霉素 B、氨苄西林、磺胺嘧啶等药物呈配伍禁忌。②硬膜外阻滞时药物可由该处静脉丛经奇静脉进入心脏,故应谨慎。③本药加肾上腺素使用时,不适用于心脏疾病、甲亢、高血压、外周血管病等患者。④2% 利多卡因与 0.5% 布比卡因各 1 份混合,可增强镇痛局麻作用。

5)禁忌证:对局部麻醉药过敏者禁用。阿-斯综合征(急性心源性脑缺血综合征)、预激综合征、严重心脏传导阻滞(包括窦房、房室及心室内传导阻滞)患者静脉禁用。

(2)布比卡因(bupivacaine)

1)临床应用:主要用于神经阻滞、硬膜外阻滞和蛛网膜下腔阻滞。

①臂丛神经阻滞:常用 0.25% 溶液 20 ~30ml。②骶管阻滞:常用 0.25% 溶液 15 ~30ml 或 0.5% 溶液 15 ~20ml。③硬膜外麻醉:常用 0.25% ~0.75% 溶液 15 ~30ml,起效时间10 ~20 分钟,持续时间 3 ~5 小时。④交感神经节阻滞:用 0.25% 溶液 20 ~50ml,15 ~30 分钟起效,作用持续时间可达 6 小时以上。⑤蛛网膜下腔阻滞:常用量为 5 ~15mg,并加 10% 葡萄糖配成高密度液或用脑脊液稀释成近似等密度液,作用可持续 75 ~150 分钟。

2)不良反应及处理:少数患者可出现头痛、恶心、呕吐、尿潴留及心率减慢等。用药过量可致高血压、抽搐、心搏骤停、呼吸抑制及惊厥。应及时停药,给予抗惊厥、人工呼吸、维持循环以及脂肪乳输注等治疗。

3)药物相互作用:①鞘内注射本药的同时硬膜外给予罗哌卡因,可使本药的药效延长。②本药可增加顺阿曲库铵、拉帕溴铵的神经肌肉阻滞效应。③与抗心律失常药合用时,心脏抑制的危险性增加。④与卡托普利等血管紧张素转换酶抑制药合用时,可加重心动过缓、低血压,甚至引起意识丧失。⑤与普萘洛尔合用时,本药毒性反应的危险性增加。

4)注意事项:①本药心脏毒性大,禁用于静脉注射。②不得与碱性药物混合,否则会出现沉淀而失效。③加肾上腺素使用时,禁用于毒性弥漫性甲状腺肿、严重心脏病或服用三环类抗抑郁药的患者④硬膜外给药时应在注药之前回抽腰穿针,以防止药物注入蛛网膜下腔而导致致命的高位或全脊髓麻醉。

5）禁忌证：对本品过敏者禁用。

（3）罗哌卡因（ropivacaine）

1）临床应用：①外科手术麻醉：硬膜外麻醉，包括剖宫产术；区域阻滞。②急性疼痛控制：持续硬膜外输注或间歇性单次用药，如术后或分娩疼痛；区域阻滞。

罗哌卡因注射液推荐剂量，见表18-1。

表 18-1　罗哌卡因注射液推荐剂量表

			浓度（mg/ml）	容量（ml）	总剂量（mg）	起效时间（分）	持续时间（小时）
手术麻醉	腰椎硬膜外给药	外科手术	7.5	15～25	113～188	10～20	3～5
			10.0	15～20	150～200	10～20	4～6
		剖宫手术	7.5	15～20	113～150	10～20	3～5
	胸椎硬膜外给药	术后镇痛	7.5	5～15	38～113	10～20	尚无资料
	区域阻滞	如末梢神经阻滞和浸润麻醉	7.5	1～30	7.5～225	1～15	2～6
急性疼痛控制	腰椎硬膜外给药	单次给药量	2.0	10～20	20～40	10～15	0.5～1.5
		追加剂量（足量）（如分娩镇痛）	2.0	10～15（最小间隔30分钟）	20～30		
		持续滴注（如分娩镇痛和术后镇痛）	2.0	6～14ml/h	12～28ml/h	尚无资料	尚无资料
	胸椎硬膜外给药	持续滴注（如术后镇痛）	2.0	4～8ml/h	8～16ml/h	尚无资料	尚无资料
	区域阻滞	如末梢神经阻滞和浸润麻醉	2.0	1～100	2～200	1～5	2～6

注：以上数据反映了所需平均剂量的预计范围

2）不良反应及处理：最常见的不良反应为低血压和恶心。超常规用药，可因血药浓度过高而出现中枢神经系统毒性和心血管毒性反应。一旦发生惊厥等中枢神经毒性，治疗措施为供氧、抗惊厥和维持循环；对于心血管系统抑制症状，可静脉注射麻黄碱进行解救。如出现循环衰竭，必须立即进行心肺复苏。

3）药物相互作用：本药主要由 CYP1A2 代谢，故与抑制该酶的药物（如氟伏沙明、维拉帕米）合用时，本药的血药浓度升高；而丙米嗪、茶碱也经 CYP1A2 代谢，可竞争性抑制本药的代谢，导致本药的血药浓度升高。

4）注意事项：①本药在 pH > 6 的溶液中难以溶解，易析出沉淀。②肾功能不全者单次给药或短期治疗时一般不需调整用量；肝病患者的药物排泄延迟，重复用药时需减少剂量。

③硬膜外大剂量注射前,建议先用 3～5ml 含肾上腺素的利多卡因作为试验剂量,以排除蛛网膜下腔或静脉注射。④硬膜外麻醉在注射前及注射期间,应反复回吸以防止注入血管内,并应注意缓慢注射或逐渐加快注射速度,同时密切观察患者的生命指征。

5)禁忌证:对本药或同类药物过敏者。

(4)利丙双卡因(lidocaine and prilocaine)

1)临床应用:本药乳膏用于皮肤穿刺、浅层外科手术的表面局部麻醉;本药贴片用于无破损皮肤进行小手术的表面麻醉,如穿刺和表面无破损的局部外科手术。

成人:①乳膏:小面积皮肤手术,每 10cm² 涂药 1.5g,覆盖密封敷膜,可保持 1～5 小时;大面积皮肤手术,每 10cm² 涂药 1.5～2g,保持 2～5 小时。②贴片:贴于皮肤表面,最短贴用 1 小时。③生殖器黏膜的外科手术:涂药 5～10g,不需覆盖密封敷膜,5～10 分钟可开始手术。④腿部溃疡清创术:每 10cm² 涂药 1～2g,最多 10g,涂药时间至少 30 分钟,清除乳膏后可立即手术。

2)不良反应及处理:用于无损皮肤或生殖器黏膜时,常见局部反应如苍白、红斑和水肿,但反应短暂而轻微;用于腿部溃疡时,常见局部反应及皮肤过敏。出现上述不良反应后应立即停药,并及时就诊。

3)药物相互作用:参考利多卡因。

4)注意事项:①使用本药后不能皮下注射活疫苗。②本药不能用于受损的耳鼓膜。③特应性皮炎患者如使用本药乳膏应缩短涂药时间,一般 15～30 分钟即可。④本药乳膏可引起角膜刺激,用于眼周时应谨慎,避免接触眼睛。

5)禁忌证:①对酰胺类局部麻醉药或本药其他任何成分过敏者。②先天性或特发性高铁血红蛋白血症患者。③妊娠不足 37 周的早产儿。

二、全身麻醉药

全身麻醉药(general anesthetics),简称全麻药,是一类作用于中枢神经系统,能可逆性引起不同程度的意识抑制、感觉(特别是痛觉)和反射消失、骨骼肌松弛,主要用于辅助外科手术进行的药物。全麻药分为吸入性麻醉药和静脉麻醉药。目前临床常用药仅 10 余种。静脉全麻药与吸入全麻药相比,其特点有:①使用方便,不需特殊设备或仅需微量输注泵。②诱导快,苏醒快且舒适,无呼吸道刺激,患者乐于接受。③无燃烧、爆炸的危险,对手术室环境无污染。④本类药在体内代谢,故可控制性相比吸入全麻较差。⑤用药量个体差异较大,耐受不一,且作用时间受循环时间影响。⑥药理作用不完善,除氯胺酮外,均无明显的镇痛作用。本类药目前主要用于麻醉诱导及全身麻醉维持。当用于静脉复合全麻或静吸复合全麻时,通常须与其他麻醉药或镇痛药合用,以完善麻醉效果。

(一)全麻药的药理及作用机制

1. 吸入性麻醉药 吸入性麻醉药(inhalational anesthetics)是一类挥发性的液体或气体。本类药物经由呼吸道吸收进入体内,产生中枢神经系统抑制,使患者意识消失。通过对吸入气体中药物浓度(分压)的调节来控制麻醉深度,可连续使用,以满足手术需要。目前临床常用吸入麻醉药有异氟烷、恩氟烷、七氟烷、地氟烷及氧化亚氮。

(1)药理作用:目前临床常用的吸入麻醉药经呼吸道吸入后,通过与脑细胞膜的相互作用而产生全身麻醉作用。①本类药均可降低脑代谢率,与减弱脑电活动有关,但恩氟烷吸入时如果致癫痫样脑电活动时,其脑代谢率却是增加的;不同的吸入麻醉药对脑血流的作用各异;如使脑血流增加,均可升高颅内压。②除氧化亚氮外,其他吸入麻醉药都会有不同程度的呼吸抑制,通气量减少,进而导致肺泡每分钟通气量减少。③所有强效吸入麻醉药均能抑制心肌收缩力,降低动脉血压,且随麻醉的加深而加重。其中,氟烷能增加心肌对儿茶酚胺的敏感性,易引起心律失常。④吸入麻醉药的优点是同时具有肌肉松弛作用,并且易于调节控制。可减少非去极化肌松药的用量,减少麻醉后呼吸抑制发生的概率。恩氟烷增强肌松药的效果比氟烷、异氟烷为好。氟烷对子宫平滑肌松弛作用较强,不宜用于剖宫产或刮宫术患者,可能会增加产后出血。

(2)作用机制:有关全麻药作用机制的学说很多,目前尚未统一。脂溶性学说是各种学说的基础。其依据是化学结构各异的全麻药均有较高的脂溶性,麻醉作用的强弱与药物的脂溶性呈正相关。脂溶性较高的全麻药容易进入神经细胞膜的脂质层,引起胞膜物理化学性质的改变,使膜蛋白(受体)及钠、钾通道发生构象和功能上的改变,抑制神经细胞除极或影响其递质的释放,进而广泛抑制神经冲动的传递,引起全身麻醉。但最近有研究认为,全麻药可以通过抑制兴奋性突触和增强抑制性突触的传递功能而发挥作用,其特异性的机制是干扰配体门控离子通道的功能。中枢抑制性神经递质 γ-氨基丁酸(GABA)的 A 型受体(GABA$_A$)组成神经膜上的 Cl$^-$ 通道,绝大多数的全麻药都可以与 GABA$_A$ 受体上的特殊位点结合,提高 GABA$_A$ 受体对 GABA 的敏感性,增加 Cl$^-$ 通道开放,使细胞膜超极化,产生中枢抑制而发挥全身麻醉作用。

(3)药动学

1)吸收:吸入性麻醉药都是挥发性液体或气体,脂溶性高,易通过生物膜,首先经肺泡进入血液,然后分布转运至中枢神经系统。当药物达到一定的分压(浓度)时,临床的全麻状态即会产生,其浓度越高,全麻状态越深。全麻药经肺进入血液循环的速率主要受药物浓度的影响,吸入浓度越高,药物的肺泡浓度越大,吸收速率越快。在一个大气压下,能使50%患者痛觉消失的肺泡气体中全麻药的浓度称为最小肺泡有效浓度(minimal alveolar concentration, MAC)。各种吸入性全麻药都有恒定的数值。MAC 数值越低,该药物的麻醉作用越强。此外,吸收速率还受肺通气量和肺部血流量的影响。

2)分布:吸入麻醉药物入血后,药物在血液中的分布量主要与其在血液中的溶解度有关,通常以血中药物浓度与吸入气体中药物浓度达到平衡时的比值(即血/气分布系数)来表示。血/气分布系数大的药物,其在血液中溶解度和容量大,肺泡、血中和脑内的药物分压上升会较慢,麻醉深度改变需要的时间长。血/气分布系数小的药物,其在血液中溶解度和容量小,肺泡气、血中和脑内的药物分压易提高,麻醉深度改变的时间较短。

吸入麻醉药物在各器官的分布量主要依赖于该器官的血流供应量。休息状态时,每100g 脑组织每分钟平均血流量为54ml,而肌肉只有 3~4ml,脂肪组织更少,因此麻醉药进入脑组织比进入肌肉和脂肪快。进入脑组织的药物量受脑/血分配系数影响,脑/血分配系数小,药物进入脑组织的量则小,当给药停止后,易被血液带走,苏醒快,相反则苏醒慢。

3)生物转化及代谢:吸入麻醉药绝大部分以原形从肺呼出,少数经肝代谢,其代谢速率:氧化亚氮(N$_2$O)<地氟烷<异氟烷<七氟烷<氟烷<甲氧氟烷。常用吸入麻醉药的特性见表 18-2。

表 18-2　常用吸入麻醉药的特性比较

	氧化亚氮	氟烷	异氟烷	七氟烷	恩氟烷
血/气分布系数	0.47	2.3	1.4	0.63	1.8
脑/血分布系数	1.06	2.3~3.5	4	1.7	1.45
MAC(%)	100	0.75	1.15	1.7	1.68
诱导用吸入气浓度(%)	80	1~4	1.5~3.0	0.5~5%	2.0~2.5
维持用吸入气浓度(%)	50~70	1.5~2.0	1.0~1.5	0.5%~3%	1.5~2.0
诱导期	快	快	快	快	快
骨骼肌松弛	很差	差	好	好	好

2. 静脉麻醉药　静脉麻醉药(intravenous anesthetics)为非挥发性全身麻醉药,主要通过静脉注射给药。一般仅适用于短时间、镇痛要求不高的小手术。单独使用的范围不广,临床上常用的静脉麻醉药有硫喷妥钠、氯胺酮、丙泊酚和依托咪酯等。

(1)作用机制:静脉麻醉药物的作用机制目前尚无确切理论学说,但麻醉药物通过中枢神经系统发挥作用这一点是非常明确的。具体位点可能是离子通道、神经递质及其受体,也可能是神经细胞内的第二信使系统等。中枢神经系统内存在兴奋性神经递质系统和抑制性神经递质系统,麻醉药物可通过抑制前者或兴奋后者而产生麻醉作用。现已确定与麻醉药物作用相关的神经递质系统有 GABA 受体、N-甲基-D-天冬氨酸(NMDA)受体、阿片受体以及 α_2 肾上腺能受体等。

(2)药动学:药物由动脉弥散通过血脑屏障进入脑内而产生麻醉作用。本类药物通过血脑屏障进入脑内的速度影响因素有:①蛋白结合率:仅未与血浆白蛋白结合的药物能够通过血脑屏障。当体内的血浆白蛋白浓度降低或其他药物与白蛋白结合时,麻醉药的蛋白结合率降低,游离浓度增加,产生的麻醉作用增强。②脑血流量:当心输出量减少时麻醉作用可能延迟,而如果脑血管扩张,脑血流量占心排出量的比例增加,同等的静脉给药剂量,到达脑内的药物浓度较正常时高,麻醉作用也会增强。③麻醉药细胞外液的 pH 条件下离子化程度及其 pK_a 值也会影响药物的作用强度。④脂溶性高的药物转移入脑的能力较强。⑤静脉注射速度快时,药物初始浓度高,使麻醉诱导更快,同时也使不良反应增加。

静脉麻醉药物在机体的分布过程随着时间推移有着不同的药时曲线。最初,药物进入血液循环,血药浓度很快下降;随即分布至血管丰富、灌注好的器官,如脑、心、肝及肾等(中央室);其次分布至肌肉等含水组织,由于其脂质含量低而分布缓慢,但其总量大且血液循环相对较好,故缓慢持续增加,曲线上升较内脏滞后;单次给药后,药物在血液、内脏及含水组织中含量均下降至很低或已明显减少时,而分布至脂肪的静脉麻药还可能继续增加,使体内仍残留大部分药物,如静脉注射硫喷妥钠 24 小时后,仍有 65%~75%存留在体内。大多数麻醉药主要经过肝药酶代谢或生物转化。静脉麻醉药分布容积很大,总的清除时间长,有的甚至达数日。静脉全麻药需在体内代谢,因此其可控性不如吸入全麻药。少部分药物以原形自尿液中排出。

(二)常用的全麻药

1. 吸入性麻醉药

(1)异氟烷(isoflurane)

1)临床应用:各年龄段患者吸入性全身麻醉诱导及维持。起效快,5～10 分钟可达到手术要求的麻醉水平,苏醒也较快。

①麻醉诱导:起始吸入浓度建议为 0.5%,当逐渐增加至 1.5%～3.0% 的浓度时,7～10 分钟内达到手术麻醉。②全麻维持:外科手术时将 1.0%～2.5% 的药物和 O_2/N_2O 气体混合吸入;若单独与 O_2 混合吸入,则药物浓度应增加 0.5%～1.0%。③剖宫产:O_2/N_2O 气体混合吸入时,本药浓度为 0.5%～0.75% 最合适。

2)不良反应及处理:①高浓度引起"心肌窃血";②深麻醉可出现低血压和呼吸抑制;③术后可出现寒战、恶心和呕吐、分泌物增加等,还可出现房性心律失常和室性心律失常;④偶见恶性高热。手术过程中应及时调整吸入量,以减少不良反应的发生。

3)药物相互作用:①与氨基糖苷类的链霉素、庆大霉素、新霉素、卡那霉素、林可霉素等合用时,可导致呼吸抑制增强或神经肌肉阻滞时间延长。②本药可通过叠加或协同作用增加非去极化肌松药的神经肌肉阻滞效应,导致呼吸抑制或呼吸暂停,故合用时应防止肌松药物的残留作用而导致的呼吸抑制。③中枢神经抑制药可与本药产生协同作用,从而延长术后呼吸抑制的时间并增加心动过缓发生率。④与黄嘌呤类药合用易出现心律失常。⑤与维拉帕米合用,可因叠加效应而使心脏受到过度抑制。

4)注意事项:①临床常采用低流量的呼吸环路系统(或密闭循环式麻醉系统)。②因本药的个体差异较大,且小儿和老人更明显,故需依据患者的具体情况谨慎调整用量。③本药有乙醚样气味,单纯吸入时有中度刺激性,可使患者咳嗽和屏气。④辅助呼吸或手术刺激等均可降低本药对呼吸的抑制效应。⑤本药的 MAC 值随年龄而改变,不同年龄组的平均 MAC 值见表 18-3。

表 18-3 不同年龄组的平均 MAC 值

年龄	纯氧中的平均 MAC 值
12 个月以前	1.60%～1.85%
1～5 岁	1.50%～1.60%
25 岁左右	1.25%～1.30%
45 岁左右	1.10%～1.20%
65 岁左右	1.00%～1.10%

5)禁忌证:对异氟烷或其他卤素麻醉剂过敏者、恶性高热易感者、全身麻醉的有关禁忌证。

(2)七氟烷(sevoflurane)

1)临床应用:用于成人和儿科患者手术时全身麻醉的诱导和维持。其起效快,苏醒也快。

成人:①麻醉诱导:单用本药诱导时吸入浓度达 5% 时,通常 2 分钟内可达到外科麻醉的效果。静脉/吸入复合全麻:使用睡眠量的静脉麻醉时,本药浓度通常为 0.5%～5%。②麻醉维持:维持浓度为 0.5%～3%。儿童:吸入本药浓度达 7% 时,通常 2 分钟可达到外科麻醉效果。

2)不良反应及处理:①常见:恶心和呕吐;成人,低血压;老年人,低血压和心动过缓;儿童,激动不安和咳嗽加重。②可见:兴奋、嗜睡、寒战、心动过缓、头晕、唾液增多、呼吸紊乱、高血压、心动过速、喉痉挛、发热、头痛、体温降低、转氨酶增高。③偶见:心律不齐、乳酸脱氢酶增高、转氨酶增高、低氧血症、呼吸暂停、白细胞增多、室性期外收缩、室上性期前收缩、哮喘、精神错乱、肌酐增高、尿潴留、血糖升高、房颤、完全的房室传导阻滞、二联律、白细胞减少。可根据不良反应的发生情况及时进行相应处理。

3)药物相互作用:①与氨基糖苷类抗生素合用,本药的肌松作用增强。②异烟肼能增加本药的代谢。③与黄嘌呤类药合用易致心律失常。④本药可增强去极化类肌松药的作用,合用时需减少后者用量。⑤本药与中枢神经系统抑制药(如咪达唑仑、氧化亚氮、芬太尼、苯二氮䓬类、阿片类)可产生协同作用,合用时中枢神经抑制药用量宜酌减。

4)注意事项:①在麻醉诱导过程中为避免吸入挥发性麻醉药的降解产物,应使碱石灰保持潮湿状态,且不得使用含有氢氧化钾的石灰。②为减少肾毒性,本药的吸入量在 1 ~ 2L/min流速下不应超过 2MAC/h。③本药苏醒时间短,因此需较早给予镇痛药以减轻术后疼痛。④本药过量时应立即停药,并保持呼吸道畅通,吸入纯氧以帮助或控制呼吸并维持心血管功能。⑤本药的不同年龄患者 MAC 值如表 18-4 所示。

表 18-4　不同年龄患者的 MAC 值

患者年龄(岁)	七氟烷在氧气中 MAC	七氟烷在 65%N$_2$O/35%O$_2$ 中的 MAC
<3	3.3% ~2.6%	2.0%
3 ~5	2.5%	/
5 ~12	2.4%	/
25	2.5%	1.4%
35	2.2%	1.2%
40	2.05%	1.1%
50	1.8%	0.98%
60	1.6%	0.87%
80	1.4%	0.70%

注:儿科患者使用60% N$_2$O/40% O$_2$

5)禁忌证:对七氟烷过敏的患者、已知或怀疑有恶性高热遗传史的患者。

(3)恩氟烷(enflurane)

1)临床应用:用于全麻的诱导与维持。

①全麻诱导:建议初始浓度为 0.5%,在呼吸抑制后逐渐增加剂量,直至达到手术所需的麻醉深度。此时本药浓度不应超过 4.0%。②全麻维持:常用 0.5% ~2%的浓度可维持一定的麻醉深度,其使用浓度极限为3%;手术快结束时将本药浓度降为 0.5%。

2)不良反应及处理:吸入浓度过高时可出现呼吸减慢、呼吸抑制或呼吸困难,应随时保持通气充足;少数患者麻醉后出现后遗性中枢神经兴奋。此外,可见轻度的恶心、呕吐等现象,常自行消失。

3)药物相互作用:参考异氟烷。

4)注意事项:①吸入麻醉期间切忌过度通气,以免在苏醒后出现中枢性兴奋或惊厥。②停用本药后,应及早给予镇痛药止痛。③停用本药后至少要 10 分钟才能进行多沙普仑的治疗。

5）禁忌证：对本药及含氟吸入麻醉药过敏者；恶性高热或恶性高热史患者；癫痫患者以及颅内高压患者。

（4）地氟烷（desflurane）

1）临床应用：主要用于成人吸入全麻的诱导与维持，以及儿童的全麻维持。其麻醉诱导和苏醒较快，易于调节麻醉深度。

①全麻诱导：气管插管：单用本品浓度为12%～15%，也可配合应用静脉麻醉药或氧化亚氮等。外科麻醉：如术前用过阿片类药，则本品常用起始浓度为3%，每隔2～3次呼吸可增加0.5%～1%的浓度，吸入浓度达到4%～11%后，2～4分钟可达到麻醉效果。②全麻维持：同 N_2O 混合吸入，2%～6%浓度可维持麻醉水平；同氧气或空气/氧气混合吸入，则需2.5%～8.5%浓度；单药吸入，需5.2%～10%浓度。

2）不良反应及处理：本药可导致剂量依赖性血压下降和呼吸抑制，应立即吸氧或人工呼吸。麻醉诱导时可出现咳嗽、屏气、分泌物增多、呼吸暂停、喉痉挛，以及暂时性、可逆性肝功能异常。浓度迅速增加时可引起心率增快、血压升高，对高血压和冠心病患者不利，因此需密切关注心率和血压的变化，必要时进行降压处理。对易感者可导致恶性高热。术后可有恶心和呕吐。

3）药物相互作用：参考异氟烷。

4）用药说明：①需要用专门蒸发器，以保证给药的准确性和恒定性。使用本药加氧气进行麻醉诱导时应注意呼吸道刺激作用。②麻醉诱导后24小时内避免驾驶和机械操作。③短期内重复麻醉应谨慎。④若患者突然出现恶性高热，应立即停药，并给予坦曲洛林及支持对症治疗。⑤本药的 MAC 与年龄相关，如表18-5所示。

表18-5 不同年龄患者的 MAC 值

患者年龄（岁）	在100%氧中的MAC	在60%氧化亚氮/40%氧中的MAC
0～1	8.95%～10.65%	5.75%～7.75% *
1～12	7.20%～9.40%	5.75%～7.00% * *
18～30	6.35%～7.25%	3.75%～4.25%
30～65	5.75%～6.25%	1.75%～3.25%
>65	尚无资料	尚无资料

注：*3～12个月；* * 1～5岁

5）禁忌证：对含氟吸入麻醉药过敏者、有恶性高热病史或怀疑有恶性高热病者、使用氟类麻醉药后发生肝功能损害者、不明原因的发热，以及白细胞增多者禁用。不推荐用于产科手术及神经外科手术。

（5）氧化亚氮（nitrous oxide）

1）临床应用：常与静脉麻醉药、麻醉性镇痛药、骨骼肌松弛药、镇静药等合用，组成全身复合麻醉。也可用于无痛分娩与镇痛。吸入浓度30%～50%有镇痛作用，吸入80%以上才出现麻醉作用。

①全麻诱导时，吸入浓度可达70%。麻醉诱导先采用高流量，当吸入浓度与肺泡浓度达平衡后，再减低流量。给予低流量吸氧期间，应严密监测吸入氧的浓度。②全麻维持时，吸入浓度为50%～70%，应严防供氧不足。

2）不良反应及处理：①高浓度、长时间吸入后可抑制维生素 B_{12} 的合成，引起巨幼细胞贫血，抑制白细胞形成。②本品高浓度吸入（大于 80%）有引起缺氧的危险。出现不良反应应立即停药或降低吸入浓度，并及时通气。

3）药物相互作用：①与阿芬太尼可能有协同作用，可增加阿芬太尼心动过缓、呼吸抑制的危险。②本药与泮库溴铵、维库溴铵、筒箭毒碱存在协同作用，合用时可增加后者中毒的危险。③与顺阿曲库铵合用时，可导致神经肌肉阻滞作用过度延长。④与七氟烷可能有协同的心肺抑制作用，合用时可引起深度麻醉。⑤与维拉帕米可能有协同作用，合用时可引起心血管功能抑制。⑥利多卡因与本药合用时，可增加氧化亚氮窒息的危险。⑦本药与麻醉性镇痛药合用可抑制前者对交感神经的兴奋作用。⑧维生素 B_{12} 可部分对抗氧化亚氮的骨髓抑制作用。

4）注意事项：①麻醉诱导前应常规给氧去氮，先吸纯氧 3~5 分钟。停止吸入氧化亚氮后应继续吸入纯氧 5~10 分钟，以预防"弥散性缺氧"。②本药主要采用平衡麻醉的方式，以氧化亚氮辅以吸入麻醉药或静脉麻醉药加肌松药复合应用。③使用本药时必须配备有准确精密的麻醉机，用浮旋量气标测定每分钟氧和氧化亚氮气流量。

5）禁忌证：体内存在气囊肿、肠梗阻及肠胀气、气胸、气脑、高头位开颅手术者禁用。

2. 静脉麻醉药

（1）硫喷妥钠（thiopental sodium）

1）临床应用：主要用于全麻诱导，复合全麻及儿童基础麻醉。属于超短效的麻醉药，起效快，作用时间短，一般持续 10~30 分钟。

①全麻诱导：成人，4~8mg/kg 静脉注射，应先用小剂量证明患者无特殊反应，才注入足量。②基础麻醉：成人，肌注 15~20mg/kg；儿童，肌注 5~10mg/kg。极量：静脉或肌内注射，成人一次 1g，一日 2g；儿童肌内注射，一次 20mg/kg。

2）不良反应及处理：①静脉注射过快或反复多次给药可导致血压下降和呼吸抑制，应及时进行辅助通气或人工呼吸，使用适当的升压药和补液，防止低血压。②有少数病例会出现神志不清、兴奋、幻觉、颜面和口唇或眼睑肿胀、瘙痒、皮疹、颤抖、呼吸困难，甚至出现心律失常。

3）药物相互作用：①甲氧氯普胺可加强本药的催眠作用，培拉嗪可延长本药的作用时间，胡椒碱可加强本药的中枢神经系统抑制。②与磺胺甲噁唑合用，可使本药的麻醉用量减少并缩短复苏时间。③本药与其他中枢性抑制药合用，可引起中枢过度抑制，同时可伴有呼吸微弱或暂停、血压下降和苏醒延迟，因此合用时应减量。④与大剂量氯胺酮合用，可出现低血压、呼吸浅而慢，两者均应减量。⑤与丙磺舒合用，可导致麻醉持续时间延长。⑥圣·约翰草的抗抑郁作用可以拮抗本药的中枢抑制作用，两者合用时应监测本药的疗效和不良反应。⑦利福平、利福喷汀能够诱导本药的代谢，并降低血药浓度及其疗效。⑧与缬草合用可能出现过度镇静和其他中枢神经系统抑制状态。⑨与卡法根合用可增强对中枢神经系统的抑制，故合用时需慎重。

4）注意事项：①本药与硫酸阿托品、氯化筒箭毒碱、氯化琥珀胆碱等混合易产生沉淀。②本药碱性强，故不宜用于肌内注射。③一日内多次给药需慎重。

5）禁忌证：①对本品或巴比妥类药过敏者。②潜在性卟啉病患者。③心力衰竭、肝肾功能严重不全、糖尿病、低血压、高钾血症、严重贫血、严重酸中毒、有脑缺氧情况者、休克或有休克先兆、重症肌无力以及呼吸困难、气道堵塞和哮喘患者。④咽喉手术患者。⑤新生儿。

（2）氯胺酮（ketamine）

1）临床应用：用于各种浅表麻醉、短小手术麻醉、不合作小儿的诊断性检查麻醉及复合麻醉，尤其适合哮喘患者、老年患者及危重患者的麻醉。

①全麻诱导：成人，静脉注射 1 ~ 2mg/kg，30 秒后可进入全麻状态，作用维持 5 ~ 10 分钟。②麻醉维持：10 ~ 30μg/kg 连续静脉滴注，不超过 1 ~ 2mg/min。加用苯二氮䓬类药，可减少其用量。③镇痛：成人先静脉注射 0.2 ~ 0.75mg/kg，后连续静脉滴注 5 ~ 20μg/（kg·min）。④基础麻醉：临床个体间差异大，儿童肌内注射 4 ~ 5mg/kg，必要时追加 1/2 ~ 1/3 量。

2）不良反应及处理：①麻醉恢复期可出现幻觉、躁动不安、噩梦及谵语等，一般青壮年多且严重，常用地西泮或注射小量的巴比妥类静脉全麻药治疗。②术中常有泪液、唾液分泌增多，血压、颅内压及眼压升高。③偶见不能自控的肌肉收缩，偶有呼吸抑制或暂停、喉痉挛及气管痉挛等。出现呼吸抑制应进行辅助呼吸，不宜用呼吸兴奋药。

3）药物相互作用：①与阿曲库铵合用可导致神经肌肉阻滞增强。②与筒箭毒碱合用可导致神经肌肉阻滞增强，故合用时需慎重。③与抗高血压药或中枢神经抑制药合用可导致血压急剧下降和（或）呼吸抑制。④本药与泛影葡胺合用，癫痫发作的风险增加。

4）注意事项：①不适用于咽、喉或气管区的手术。②严禁椎管内注射，以避免本药所含防腐剂三氯叔乙醇的神经毒性。③本药宜空腹使用，肌注一般仅限用于小儿。④本药静脉注射速度短于 60 秒时易致呼吸暂停，因此应缓慢给药。⑤术前可给予阿托品等，以减少支气管及唾液分泌。

5）禁忌证：难治性、顽固性高血压，严重的心血管疾病及甲亢患者禁用。

（3）丙泊酚（propofol）

1）临床应用：主要用于全身麻醉的诱导和维持；重症监护患者辅助通气治疗时的镇静。麻醉起效快，维持时间短，起效时间 30 ~ 60 秒，维持时间仅为 10 分钟左右。

成人：①麻醉诱导：小于 55 岁的成人诱导剂量常为 1.5 ~ 2.5mg/kg。55 岁以上成人诱导剂量为 2mg/kg。ASA Ⅲ-Ⅳ 患者，特别是心功能不全的患者，重症患者，应严格控制给药剂量和速度，不超过 20mg/秒为宜。②麻醉维持：静脉输注每小时 4 ~ 12mg/kg，在应激小的手术过程中可将剂量减至每小时 4mg/kg，或依据反应情况重复单次静脉注射 25 ~ 50mg。对于老年人、一般状态不稳定或低血容量及 ASA Ⅲ-Ⅳ 患者，建议维持剂量减至每小时 4mg/kg。

儿童：①麻醉诱导：8 岁以上的儿童麻醉诱导剂量约为 2.5mg/kg。高危（ASA Ⅲ-Ⅳ）年幼患者，应用更低剂量。②麻醉维持：建议剂量为 9 ~ 15mg/（kg·h）。麻醉最长时间一般不超过 60 分钟左右。

重症监护成人患者的镇静：连续静脉输注，给药剂量为 0.3 ~ 4.0mg/（kg·h），给药速度不能超过 4mg/（kg·h）。

2）不良反应及处理：①多见诱导期注射局部疼痛。②常见低血压、面部潮红、心动过缓、诱导期一过性呼吸暂停。③偶见血栓形成及静脉炎。④偶见诱导过程中肌阵挛。出现心脏和呼吸抑制时，应立即进行人工通气维持足够通气；对于心血管抑制患者，应使用血浆扩容药和升压药进行解救。

3）药物相互作用：①与阿片类药物合用，可增强呼吸抑制作用。②本药可增加阿芬太尼的血药浓度,出现阿芬太尼过量症状;芬太尼可增加本药的血药浓度,两者合用时应适当减少本药用量。③布比卡因、利多卡因可加重本药的催眠作用,两者合用时应减少本药的用量。④本药能延长地西泮镇静作用的时间、增加地西泮中毒的危险。⑤本药能加强维库溴铵的神经肌肉阻滞作用。⑥与氟烷合用,可增加中毒危险。⑦与咪达唑仑合用,可产生协同催眠作用。⑧与琥珀酰胆碱合用可致心动过缓。⑨茶碱对本药有拮抗作用,合用时导致药效下降。

4)注意事项:①本药不能肌内注射。②为减弱本药的注射疼痛,可选择较粗的静脉注射或预先注射2ml的1%利多卡因。③用作全麻诱导时,呼吸和循环功能抑制呈剂量依赖性,并与注射速度呈正相关。④应选择较粗静脉,以4mg/s速度慢注,并随时注意患者呼吸和血压变化。老年、体弱、心功能不全患者应减量,注射速度应减为2mg/s。⑤肥胖患者给药剂量应根据标准体重或肥胖指数进行计算。⑥用药过程中如产生低血压或呼吸暂停,需加用静脉输液或减慢给药速度。⑦苏醒过程中偶有角弓反张出现,可用少量硫喷妥钠或咪达唑仑缓解。

5)禁忌证:对丙泊酚及其赋形剂过敏者、妊娠期妇女及产科患者(流产者除外)。不得用于1个月以下小儿的全身麻醉及16岁以下重症监护儿童的镇静。

(4)依托咪酯(etomidate)

1)临床应用:主要用于静脉全麻诱导。也可用于短小手术麻醉。通常1分钟即可产生麻醉效应。

成人:①全麻诱导:在30~60秒注射0.3mg/kg的剂量可达所需效果。术前如果给予镇静药,或在全麻诱导前1~2分钟静脉注射芬太尼0.1mg时,本药剂量应酌减。②全麻维持:10μg/(kg·min)静脉滴注,同时给予芬太尼及氧化亚氮。③短小手术(如眼科手术、人工流产等):剂量为0.1~0.2mg/kg。可根据需要重复使用。

儿童:静脉全麻诱导:10岁以上儿童用量可参照成人。

2)不良反应及处理:常见恶心、呕吐及注药后出现肌阵挛。有时会出现咳嗽,呃逆和寒战。在麻醉诱导前,可预先给予小剂量本药以减轻肌阵挛发生。

3)药物相互作用:①与阿片类药、镇静药合用,可增强催眠效果。②本药作为氟烷麻醉诱导剂时,应减少氟烷用量。③本药与芬太尼合用可增加恶心、呕吐的发生率。

4)注意事项:①给药后易出现恶心、呕吐的患者应避免使用本药。②本药不得用于肌内注射。③预先注射利多卡因可减轻注射部位疼痛。④为减少肌肉抽搐和疼痛的发生,术前应给予氟哌利多或芬太尼。⑤中毒性休克、多发性创伤或肾上腺皮质功能低下者,应同时给予适量氢化可松等肾上腺皮质激素。

5)禁忌证:对本品或脂肪乳过敏者、重症糖尿病、高钾血症患者。

3. 阿片类镇痛及镇静催眠药　详见疼痛章节。

三、肌肉松弛药

肌肉松弛药(muscle relaxants)简称肌松药,是一类能阻断神经肌肉接头传导功能而使骨骼肌松弛的药物,目前作为临床上全身麻醉中重要的辅助用药,便于气管内插管和在术中保持良好肌松。肌松药不仅便于手术操作,也减少深麻醉带来的危害,但是肌松药物无麻醉、镇痛作用,不能替代麻醉药和镇痛药。在使用肌松药时气道管理和呼吸支持非常重要,必须确保患者有效和足够的每分钟通气量。不同的肌松药均具有其药理学特性,使用时需要结合病情,根据手术需要、患者病理生理特点、配伍用麻醉药和其他治疗用药,选择合适的肌松药及给药剂量。

(一)肌松药的作用机制

1. 去极化型肌松药的作用机制　以琥珀胆碱为代表,该药能够与神经肌肉接头终板膜上的胆碱能受体结合产生去极化状态。当药物与受体结合后,在神经肌肉接头处不易被胆碱酯酶分解,作用时间较长,使突触后膜不能复极化而处于持续的去极化状态,不再对神经冲动释放出的乙酰胆碱发生反应,结果产生肌肉松弛作用。当接头部位的药物浓度降低后,突触后膜发生复极化,神经肌肉接头的传导功能恢复正常。当反复使用琥珀胆碱后,肌细胞膜虽可逐渐复极化,但受体对乙酰胆碱的敏感性降低,导致肌松作用时间延长,称为脱敏感阻滞。

本类药作用特点如下:①用药后多有肌纤维颤动的表现,一般在静脉注射后一个臂脑循环内即可发生,首先出现在颜面部和颈部,逐渐波及胸大肌、腹部肌肉,终止于下肢肢端。②长期给药容易发生耐药。③对心肌无直接作用,但是能刺激自主神经节,兴奋 M 受体,导致心脏节律改变,甚至引起心脏停搏。④可能会释放组胺,但皮下注射试验的结果表明,琥珀胆碱释放组胺的活性仅是筒箭毒碱的 1%。

2. 非去极化肌松药的作用机制　以筒箭毒碱为代表,本类药能与突触后膜的乙酰胆碱受体相结合,但不引起突触后膜的去极化。当正常神经冲动到达神经肌肉接头时,神经末梢可以释放乙酰胆碱,进而与运动终板膜上的胆碱受体结合,结合后能改变膜对某些离子的通透性,导致膜内外的电位差呈现一时性消失,引起"去极化",从而产生动作电位和肌肉收缩。而非去极化肌松药占据膜上的胆碱受体,突触后膜不能去极化,其结果形成骨骼肌松弛。胆碱酯酶抑制药(如新斯的明)的拮抗作用可使乙酰胆碱浓度增高,当乙酰胆碱与受体结合的数量达到阈值时,即可引起突触后膜去极化、肌肉收缩。因此,本类肌松药的作用可被新斯的明等药拮抗。

本类药作用特点:①阻滞部位在神经肌肉接头处,占据突触后膜上的乙酰胆碱受体。②神经兴奋时突触前膜释放乙酰胆碱的量并未减少,但不能发挥作用。③出现肌松作用前没有肌纤维成束收缩。④能被胆碱酯酶抑制药拮抗。

3. 肌松药使用过程中的肌力监测

(1)应注意骨骼肌收缩力监测的患者:①术中给予大剂量或多次给予非去极化肌松药患者,肌力监测能合理地指导肌松药应用,有效避免术后肌松药残留阻滞作用。②肝、肾疾病及重症肌无力患者。③神经外科、显微外科和腹腔镜手术等要求绝对无体动或深度肌肉松弛的手术患者。④术毕需要拔除气管内导管但不宜用新斯的明拮抗的患者。⑤手术结束无法确定肌松药肌松作用已完全消退的患者。

(2)神经肌肉传导功能监测仪和神经刺激模式:临床常用的神经肌肉传导功能监测仪包括简便的神经刺激器(nerve stimulator)和加速度肌松监测仪(TOF-Watch SX)。临床常用神经刺激的模式有单次颤搐刺激、四个成串刺激(TOF)、强直刺激后计数(PTC)和双短强直刺激(DBS)。PTC 主要监测深度阻滞,TOF 消失,但 PTC >2 为中度肌松,PTC <2 为深度肌松。TOF 和 DBS 主要监测是否存在肌松药残留阻滞作用。

（二）临床常用的肌松药

1. 去极化肌松药

琥珀胆碱（suxamethonium）

1）临床应用：用于全身麻醉时气管插管和术中维持肌松。起效快，一般静脉注射后30秒即可起效，持续时间短，为4～10分钟。

①气管插管：成人1～1.5mg/kg，最高2mg/kg；儿童1～2mg/kg。静脉或深部肌内注射，肌注一次不得超过150mg。②维持肌松：静脉滴注，一次150～300mg，溶于500ml的5%～10%葡萄糖注射液中，也曾与1%盐酸普鲁卡因注射液混合滴注，维持麻醉肌松。

2）不良反应及处理：可出现乙酰胆碱样全身反应，在小儿可引起肌球蛋白血症和肌球蛋白尿。常见不同程度的全身性肌肉纤维自发性收缩，并伴有肌痛、高血压症，在一定条件下会导致心律失常甚至心搏停止、眼压和胃内压增加以及肌球蛋白尿等。对于上述症状，给药前预先使用小剂量的非去极化肌松药，这样不仅能消除肌肉成束收缩，又能降低小儿肌球蛋白血症和肌球蛋白尿的发生率。

3）药物相互作用：①本药可使心肌细胞内钾外流，致细胞失钾。用地高辛维持治疗的患者应用本药后，可致心律失常。其他强心苷与本药之间也可能发生类似的相互作用。②糖皮质激素、烷化剂、锂盐、班布特罗、环孢素、普马嗪、他克林能使本药的神经肌肉阻滞作用延长。③两性霉素B可引起低血钾，增强本药的肌松作用。④亚硝氧化物、氯喹、卷曲霉素、万古霉素、地斯的明、异氟磷、缩宫素、普鲁卡因胺、特布他林、维拉帕米、朵列哌啶可增强本药的神经肌肉阻滞作用。⑤与西咪替丁、雷尼替丁合用，本药神经肌肉阻滞作用延长。⑥依可碘酯可明显延长本药的作用时间。⑦马拉硫磷可延长本药的神经肌肉阻滞作用。⑧与咪噻吩合用，可使本药神经肌肉阻滞作用增强，呼吸抑制时间延长。⑨毒扁豆碱、新斯的明、依酚氯铵、吡斯的明、二乙氧磷酰胆碱等可使本药导致的肌肉成束收缩更强烈、持久。

4）注意事项：①勿与硫喷妥钠配伍使用。②麻醉前使用适量的阿托品或东莨菪碱可避免本药导致的唾液分泌过多。③反复给药，若总量超过了500～600mg，可发生快速耐药。④使用本药前后2～3日内不能使用抑肽酶。⑤应避免与右旋泛酰醇同时使用，以免发生呼吸窘迫。

5）禁忌证：恶性高热、脑出血、青光眼、视网膜脱离、白内障摘除术、低血浆胆碱酯酶、严重创伤大面积烧伤、上运动神经元损伤的患者及高钾血症患者禁用。

2. 非去极化肌松药

（1）顺苯磺阿曲库铵（cisatracurium besylate）

1）临床应用：顺苯磺阿曲库铵属于中效肌松药，强度为阿曲库铵的3～4倍。用于多种手术和重症监护患者的治疗（如气管插管、机械通气），可起骨骼肌松弛作用。

成人 静脉注射。①气管插管：单次0.15mg/kg，2分钟后可达到良好的插管条件（丙泊酚诱导）。②手术中的维持用量：单次0.03mg/kg，可产生约20分钟临床有效的神经肌肉阻滞作用。静脉滴注手术中的维持用量：推荐先以0.18mg/（kg·min）的速度给药，一旦达到稳定状态后，只需以0.06～0.12mg/（kg·h）的速度给药，即可达到持续阻滞作用。

2）不良反应及处理：可见皮肤发红、皮疹、心动过缓、低血压和支气管痉挛。重症监护患者长期使用或与类固醇药合用可出现肌无力、肌病、癫痫。对于上述出现的不良反应，可通过维持足够通气和正常稳定的循环功能，以及给予适当镇静剂和抗胆碱酯酶药进行解救。

3)药物相互作用:①与镁盐、锂盐、神经阻滞药、麻醉药、利尿药、抗生素、抗心律失常药合用,可使本药作用增强和(或)作用时间延长,故合用时应调整本药用量或减慢给药速度。②两性霉素 B 能使本药肌松作用增强,导致肌肉麻痹。③皮质激素可拮抗本药的神经肌肉阻滞作用,增加肌病的发生率或严重程度。合用时,应监测本药的疗效。

4)注意事项:①本药与酮咯酸氨丁三醇注射液、丙泊酚注射乳液及碱性溶液、乳酸林格注射液、5% 葡萄糖加林格注射液存在配伍禁忌。②烧伤患者因药物的作用时间缩短,可能需要较大剂量。③本药能麻痹呼吸肌,应在麻醉医师严密监护下给药。

5)禁忌证:对阿曲库铵、苯磺酸、顺阿曲库铵及其他双苄基异喹啉药物过敏者。

(2)维库溴铵(vecuronium bromide)

1)临床应用:本品属于中效肌松药,静脉注射后 2~3 分钟可起效,作用持续时间为 20~35 分钟。主要用于辅助全身麻醉,用于全麻时的气管插管及手术中松弛肌肉。

①插管剂量:0.08~0.12mg/kg。②维持剂量:0.02~0.03mg/kg,当颤搐高度恢复到对照值的 25% 时可追加维持剂量。③新生儿和婴儿首次剂量应为 0.01~0.02mg/kg,如颤搐反应未抑制到 90%~95%,可再追加剂量。在临床手术中,用药剂量不应超过 0.1mg/kg。5 个月至 1 岁的婴幼儿所需剂量与成人相似。儿童维持剂量应酌减。④持续静脉滴注时,应先给予单剂量(ED$_{90}$ 或 2 倍的 ED$_{90}$),等神经肌肉阻滞开始恢复时,再开始静脉滴注,滴速调节到维持颤搐高度在对照值的 10% 为宜。新生儿和婴儿参照上述内容。

2)不良反应及处理:本药不良反应少,偶见过敏反应。重复大剂量使用时,可出现药物蓄积。

3)药物相互作用:①与氨基糖苷类抗生素或其他类抗生素(如克林霉素、林可霉素、卷曲霉素、多黏菌素等)合用,以及全麻药、局麻药、大量枸橼酸钠保存的库血、曲咪酚等合用,本药肌松作用增强,可导致呼吸抑制或暂停,自主呼吸的恢复时间延长。②长期使用锂盐的患者使用本药后,其时效可被延长。③本药可因血钾下降而增效,故与能引起血钾下降或下降趋势的药(如促皮质素、两性霉素 B 以及许多利尿药)同用时,应先纠正低血钾再给药。④β肾上腺素受体阻断药(如硫酸沙丁胺醇)可使本药增效。⑤本药可使洋地黄糖苷类对心脏的效应增强。⑥筒箭毒碱可以显著增强本药的神经肌肉阻滞效应。⑦与糖皮质激素合用,本药效果降低。⑧与茶碱、雷尼替丁合用,可相互拮抗。

4)注意事项:①本药使用前,必须备有呼吸器和给氧装置。②肥胖患者用量酌减,剖宫产和新生儿手术不应超过 0.1mg/kg。

5)禁忌证:对本品或溴离子有过敏史者。

(3)罗库溴铵(rocuronium bromide)

1)临床应用:本品属于中效肌松药,起效较快,作用维持时间为 30~45 分钟。用于常规诱导麻醉期间气管插管,以及维持术中肌松。

①气管插管:常规麻醉中本品的标准插管剂量为 0.6mg/kg,60 秒可达到满意的插管条件。②维持剂量:维持剂量为 0.15mg/kg,长时间使用吸入麻醉药的患者可适当减量至 0.075~0.1mg/kg,当肌肉颤搐恢复至对照值的 25% 时可给予维持剂量。③连续输注:若连续输注罗库溴铵,建议先静脉注射负荷剂量 0.6mg/kg,当肌松开始恢复时再行连续输注。适当调整输注速率,使肌肉颤搐高度维持在对照的 10% 左右或维持于对 4 个成串刺激保持 1~2 个反应。在成人静脉麻醉下,维持该水平肌松时的滴注速率为 5~10μg/(kg·min),吸

入麻醉下 5 ~ 6μg/(kg·min)。由于输注需要量因人及麻醉方法而异,输注给药时建议采用连续监测肌松。④老年患者、肝和(或)胆道疾病及肾衰竭患者在常规麻醉期间气管插管的标准剂量为 0.6mg/kg;无论采取何种麻醉方法,推荐用于这些患者的维持剂量均为 0.075 ~ 0.1mg/kg,滴注速率为每分钟 5 ~ 6μg/kg。⑤超重和肥胖患者应适当减少剂量。⑥氟烷麻醉下,儿童(1 ~ 14 岁)和婴儿(1 ~ 12 个月)对罗库溴铵的敏感性与成人相似,但起效较成人快,其临床作用时间儿童较成人短。

2)不良反应及处理:有轻微组胺释放作用,但临床无心率及血压变化;应注意可能在注射部位发生瘙痒、红斑和(或)发生全身类组胺反应。大剂量时有对抗迷走神经的作用,可能引起心率加快。用药过量时应给予患者持续呼吸和镇静,一旦出现自主呼吸恢复,可给予乙酰胆碱酯酶药以加速肌肉松弛的恢复。

3)药物相互作用:①甲乙炔巴比妥钠、氯胺酮、芬太尼、γ-羟基丁酸钠、依托咪酯、丙泊酚及大剂量硫喷妥钠可增强本药的作用时间。②琥珀胆碱可增强本药的作用,因此应在琥珀胆碱作用完全消失后才能使用本药。③氨基糖苷类、万古霉素、四环素类、杆菌肽、多黏菌素、黏菌素及大剂量甲硝唑可增强本药的作用。④利尿药、维生素 B_1、单胺氧化酶抑制剂、奎尼丁、鱼精蛋白、β 受体阻断药、镁盐、钙离子通道阻滞药、锂盐可增强本药的作用。⑤新斯的明、吡斯的明、依酚氯铵、氨基吡啶衍生物、去甲肾上腺素、硫唑嘌呤、氯化钙、茶碱可减弱本药的作用。⑥长期应用类固醇激素、苯妥英钠、卡马西平可减弱本药的作用。

4)注意事项:①本药与两性霉素 B、硫唑嘌呤、头孢唑林、邻氯西林、地塞米松、地西泮、依诺昔酮、红霉素、法莫替丁、呋塞米、戈拉碘铵、琥珀酸钠氢化可的松、胰岛素、甲乙炔巴比妥钠、甲泼尼龙、硫喷妥钠、甲氧苄啶、万古霉素等呈配伍禁忌。②低钾血症、高镁血症、低钙血症、低蛋白血症、脱水、酸中毒、高碳酸血症及恶病质可增强本药的作用,故用药前应尽可能纠正严重电解质紊乱、血 pH 改变或脱水等。③低温可使本药的肌肉松弛作用增强,作用时间延长。④肥胖患者用药时药效持续时间延长、自主呼吸恢复延迟。

5)禁忌证:对罗库溴铵或溴离子有过敏反应者。

(4)哌库溴铵(pipecuronium bromide)

1)临床应用:本品属于长效肌松药,起效快,作用维持约 64 分钟。用于全身麻醉过程中肌肉松弛,特别适用于缺血性心脏病、心动过速以及心血管功能不全患者长时间的手术。

①气管插管:静脉给予 0.08 ~ 0.1mg/kg,3 分钟后达气管插管状态。②肌松作用的维持:镇痛麻醉时为 0.06mg/kg,吸入麻醉时为 0.04mg/kg。③肾功能不全患者,推荐剂量一般不超过 0.04mg/kg;在重复给药时,重复剂量为最初剂量的 1/4 ~ 1/3。

2)不良反应及处理:偶见过敏反应。肾功能不全时其消除时间延长。用药过量造成的不良反应可通过人工辅助呼吸,使用拮抗剂进行解救。

3)药物相互作用:参见维库溴铵。

4)注意事项:①手术时间少于 90 分钟或可能延长呼吸机使用时间的重症患者,不推荐使用本药。②本药可因血钾的下降而增效,因此使用前应先纠正低钾血症。③肥胖或肾衰竭患者应根据患者的体重及肾功能等情况个体化用药。④为避免用药过量,可使用外周神经刺激器来监控本药的神经肌肉阻滞作用。

5)禁忌证:重症肌无力及对哌库溴铵或溴离子过敏者。

四、麻醉辅助用药

使用麻醉辅助药物的目的是解除患者焦虑,达到充分镇静和镇痛的作用;减少麻醉药使用量,降低不良反应的发生率;同时还可降低误吸胃内容物的危险程度,稳定内环境,抑制呼吸道腺体活动,防止术后恶心、呕吐等。常用的麻醉辅助药物有:①抗胆碱药,如阿托品和东莨菪碱。②镇静、镇痛和肌松拮抗剂,主要有阿片类拮抗药,如纳洛酮;以及苯二氮䓬类拮抗药,如氟马西尼等。③围术期常用血管收缩药、扩张药及强心药调控手术期的血流动力学。血管收缩药主要包括去甲肾上腺素、去氧肾上腺素和多巴胺等;而扩血管药物主要包括直接松弛血管平滑肌药物、钙通道阻滞药及 α 受体阻断药,强心药主要有米力农和去乙酰毛花苷。④支气管扩张药,如沙丁胺醇和氨茶碱等。本节主要介绍常用药物合理应用原则,作用机制及药理作用介绍详见相关章节。

(一)抗胆碱药

(1)硫酸阿托品(atropine sulfate)

1)临床应用:用于全身麻醉前给药、严重盗汗和流涎症。成人术前 0.5 ~ 1 小时,肌注 0.5mg,小儿皮下注射量为:体重 3kg 以下者为 0.1mg,7 ~ 9kg 为 0.2mg,12 ~ 16kg 为 0.3mg,20 ~ 27kg 为 0.4mg,32kg 以上为 0.5mg。

2)不良反应:见相关章节。

(2)氢溴酸东莨菪碱(scopolamine hydrobromide)

1)临床应用:抑制腺体分泌,用于麻醉前给药。对心血管和体温的影响较轻,适用于对阿托品不适的患者。氢溴酸东莨菪碱注射液:皮下或肌内注射,一次 0.3 ~ 0.5mg,极量一次 0.5mg,一日 1.5mg。

2)不良反应:见相关章节。

(二)镇静、镇痛、肌松拮抗剂

(1)氟马西尼(flumazenil)

1)临床应用:逆转全身麻醉手术后因使用苯二氮䓬类药物所致的中枢镇静和催眠。首次剂量:在 15 秒内静脉注射氟马西尼 0.2mg,60 秒后唤醒患者。追加剂量:首次剂量后 60 秒钟,如不能唤醒患者,可追加 0.1mg,再等 60 秒后再唤醒。每次可追加 0.1mg,总量不超过 1mg。

2)不良反应:如快速注射氟马西尼会导致患者出现焦虑不安,长期服用苯二氮䓬类药物的患者亦会出现戒断症状。

3)注意事项:①不推荐用于长期接受苯二氮䓬类药物治疗的癫痫患者。②使用本药时,应对再次镇静、呼吸抑制及其他苯二氮䓬类反应进行监控。③勿在神经肌肉阻滞药的作用消失之前使用本药。④不推荐用于苯二氮䓬类的依赖性治疗和长期苯二氮䓬类戒断综合征的治疗。⑤对于一周内大剂量使用过苯二氮䓬类药物,以及(或)较长时间使用苯二氮䓬类药物者,应避免快速注射本药。

4)禁忌证:①对本药及苯二氮䓬类药物过敏患者;②对使用苯二氮䓬类药物以控制对生命构成威胁的情况(例如用于控制严重头部损伤后的颅内压或癫痫情形)的患者;③严重抗抑郁药中毒者;④妊娠早期。

(2)盐酸纳洛酮(naloxone hydrochloride)

1)临床应用:①解救麻醉性镇痛药急性中毒;拮抗麻醉性镇痛药的残余作用。新生儿受母体中麻醉性镇痛药影响而致呼吸抑制,可用本品拮抗;对疑为麻醉性镇痛药成瘾者,静脉注射 0.2~0.4mg 可激发戒断症状,有诊断价值。②在术后治疗使用过量阿片药物导致呼吸抑制的患者时,可静脉输注纳洛酮(由 0.4mg/ml 稀释至 0.04mg/ml),以 0.5~1μg/kg 的剂量每 3~5 分钟递增,直到恢复足够的通气量及意识状态。静脉注射纳洛酮作用时间短暂,为 30~45 分钟,肌内注射或持续静脉输注 4~5μg/(kg·h)。婴儿由于母体摄入阿片类药物所导致的呼吸抑制,纳洛酮用量为 10μg/kg,必要时每 2 分钟重复。

2)不良反应:偶见低血压、高血压、室性心动过速和心室颤动、呼吸困难、肺水肿和心脏停搏。

3)药物相互作用:①本药可拮抗可乐定的抗高血压效果。②可诱导美索比妥阻止阿片戒断症状的急性发作。③可拮抗卡托普利的降压效应。④甲乙炔巴比妥可阻断纳洛酮诱发阿片成瘾者出现的急性戒断症状。

4)注意事项:①由于某些阿片类药物的作用时间长于纳洛酮,因此应该对使用本药效果良好的患者进行持续监护,必要时应重复给药。②有心血管疾病史或接受其他有严重的心血管不良反应(如低血压、室性心动过速或心室颤动、肺水肿)的药物治疗患者应慎用本药。

5)其他阿片受体拮抗药:纳美芬和纳曲酮均是纯阿片受体拮抗药,对 μ 受体的亲和力很高,这两种药的半衰竭均长于纳洛酮,纳美芬静脉注射 0.25μg/kg,每隔 2~5 分钟可以追加 1 次,直到总量达到 1μg/kg。用于治疗可疑阿片类药物过量,推荐的剂量是纳美芬 0.5mg/70kg,极量为 1.5mg/70kg。

(3)甲硫酸新斯的明(neostigmine methylsufate)

1)临床应用:用于手术结束时拮抗非去极化肌肉松弛药的残留肌松作用,用于重症肌无力,手术后功能性肠胀气及尿潴留等。皮下或肌内注射,一次 0.25~1mg,1 日 1~3 次;极量 1 次 1mg,1 日 5mg。

2)不良反应:见相关章节。

(三)血管活性药及强心药

1. 血管收缩药

(1)重酒石酸去甲肾上腺素(noradrenaline bitartrate)

1)临床应用:用于围术期低血压的治疗。静滴:成人以 5% 葡萄糖注射液稀释,开始滴速为 8~12μg/min,以后调整速度,使血压达到理想水平,维持量 2~4μg/min。儿童开始为 0.02~0.1μg/(kg·min),按需调整滴速。

2)不良反应:见相关章节。

3)药物相互作用:与全麻药如三氯甲烷、环丙烷、氟烷等同用,可使心肌对拟交感胺类药反应更敏感,容易发生室性心律失常,不宜同用,必须同用时应减量给药。

(2)盐酸肾上腺素(adrenaline hydrochloride)

1)临床应用:用于过敏性休克的抢救、围术期的心肺复苏以及局麻药的配伍应用。皮下或肌内注射:成人 1 次 0.5~1.0mg;儿童每次 0.02~0.03mg/kg,必要时 1~2 小时可重复。静脉或心内注射:1 次 0.25~0.5mg(以生理盐水 10 倍稀释后注射)。

2)不良反应:见相关章节。

3)药物相互作用:α 受体阻断药以及各种血管扩张药可对抗本品的加压作用。与全麻药合用,易产生心律失常,甚至室颤。用于指、趾部局麻时,药液中不宜加用本品,以免造成组织坏死。

(3)盐酸多巴胺(dopamine hydrochloride)

1)临床应用:适用于围术期休克早期的治疗。成人常用量:常用20mg加入250ml的5%葡萄糖注射液中,以1～5μg/(kg·min)的速度静滴,根据血压情况可加快滴速或加大浓度。紧急情况即刻静滴2～3mg,继以静滴。

2)不良反应:见相关章节。

3)药物相互作用:与全麻药(尤其是环丙烷或卤代碳氢化合物)合用时,由于后者可使心肌对多巴胺异常敏感,将引起室性心律失常。

2. 血管扩张药

(1)甲磺酸酚妥拉明(phentolamine mesilate)

1)临床应用:①用于诊断嗜铬细胞瘤及治疗其所致的高血压发作,包括手术切除时出现的高血压,也可用于协助诊断嗜铬细胞瘤。②治疗左心室衰竭。

成人:①酚妥拉明试验先静脉注射5mg,也可先注入1mg,若反应阴性再给5mg,这样假阳性反应率可以减少,又可减少血压骤降的危险性;②嗜铬细胞瘤手术,术时如血压升高,可静脉注射2～5mg或滴注0.5～1mg/min,以防肿瘤手术时出现高血压危象;③用于心力衰竭时减轻心脏负荷,静脉滴注,0.17～0.4mg/min。

小儿:①酚妥拉明试验,静脉注射每次1mg,也可为0.15mg/kg或3mg/m²;②嗜铬细胞瘤手术,术中血压升高时可静脉注射1mg,也可为0.1mg/kg或3mg/m²,必要时可重复或持续静脉滴注。

2)不良反应:见相关章节。

(2)硝普钠(sodium nitroprusside)

1)临床应用:用于外科麻醉期间进行控制性降压。用前将本品50mg溶解于5ml的5%葡萄糖溶液中,再稀释于250～1000ml 5%葡萄糖液中,在避光输液瓶中静脉滴注。成人静脉滴注,0.5μg/(kg·min),根据治疗反应以0.5μg/(kg·min)递增,逐渐调整用量,常用量3μg/(kg·min),极量为10μg/(kg·min),总量为3.5mg/kg。小儿静脉滴注,1.4μg/(kg·min),按效应逐渐调整用量。

2)不良反应:见相关章节。

(3)硝酸甘油(nitroglycerin)

1)临床应用:可用于降低血压或治疗充血性心力衰竭。用5%葡萄糖注射液或氯化钠注射液稀释后静脉滴注,开始剂量为5μg/min,最好用输液泵恒速输入。用于降低血压或治疗心力衰竭,可每3～5分钟增加5μg/min,如在20μg/min时无效可以10μg/min递增,以后可为20μg/min。本药个体差异很大,应随时根据个体生命体征来调整用量。

2)不良反应:见相关章节。

(4)盐酸尼卡地平(nicardipine hydrochloride)

1)临床应用:用于围术期异常高血压的急救处置。本品用生理盐水或5%葡萄糖注射液稀释后,配制成0.01%～0.02%(1ml中含盐酸尼卡地平0.1～0.2mg)的溶液进行静脉滴注,速度为2～10μg/(kg·min),当血压降到目标值后,监测血压并调节滴注速度。用量过多引起明显低血压时,应中止给药。如需迅速恢复血压,应给予升压药。

2)不良反应:见相关章节。

（5）盐酸艾司洛尔(esmolol hydrochloride)

1)临床应用:用于麻醉或手术时高血压或心动过速的控制。即刻控制剂量为:1mg/kg,30秒内静脉注射,继续予0.15mg/(kg·min)静滴,最大维持量为0.3mg/(kg·min)。

2)不良反应:见相关章节。

3.强心药

（1）米力农(milrinone)

1)临床应用:适用于多种原因引起的急、慢性顽固性充血性心力衰竭。静脉注射:负荷量25~75μg/kg,5~10分钟缓慢静脉注射,以后每分钟0.25~1.0μg/kg维持。每日最大剂量不超过1.13mg/kg。口服:一次2.5~7.5mg,每日4次。

2)不良反应:见相关章节。

（2）去乙酰毛花苷(deslanoside)

1)临床应用:①主要用于心力衰竭。由于其作用较快,适用于急性心功能不全或慢性心功能不全急性加重的患者;亦可用于控制伴快速心室率的心房颤动、心房扑动患者的心室率。②静脉注射。成人常用量:用5%葡萄糖注射液稀释后缓慢注射,首剂0.4~0.6mg,以后每2~4小时可再给0.2~0.4mg,总量1~1.6mg。小儿常用量:按下列剂量分2~3次间隔3~4小时给予。早产儿和足月新生儿或肾功能减退、心肌炎患儿,肌内或静脉注射0.022mg/kg,2周~3岁,0.025mg/kg。

2)不良反应:见相关章节。

（四）支气管扩张药

（1）沙丁胺醇(salbutamol)

1)临床应用:用于围术期哮喘及支气管痉挛的预防和治疗。本药气雾剂含0.2%沙丁胺醇,供气雾吸入给药,吸入每次0.1~0.2mg,必要时重复使用。

2)不良反应:见相关章节。

3)药物相互作用:①本品与茶碱类药品合用时,可增加松弛支气管平滑肌的作用,但也可能增加不良反应。②与氟烷在产科手术中合用时,可加重子宫收缩无力,导致大出血。③与甲基多巴合用时,可出现严重的急性低血压反应。

4)同类药

克仑特罗(clenbuterol):为选择性肾上腺素β₂受体激动药。扩张支气管效应强度为沙丁胺醇的100倍。气雾吸入约5分钟起效,作用维持2~4小时。偶见短暂头晕、轻度肌震颤、口干、恶心、呕吐和心悸等。

麻黄碱(ephedrine):平喘作用温和、缓慢而持久,口服有效,有快速耐受性,用于轻度哮喘发作和预防性用药。

（2）氨茶碱(aminophylline)

1)临床应用:主要用于支气管哮喘、喘息型支气管炎、阻塞性肺气肿等缓解喘息症状,也可用于急性心功能不全和心源性哮喘。

成人常用量:①静脉注射,一次0.125~0.25g,一日0.5~1g,每次用0.25g,以50%葡萄糖注射液稀释至40ml,注射时间不得短于10分钟。②静脉滴注,一次0.25~0.5g,一日0.5~1g,以5%~10%葡萄糖注射液稀释后缓慢滴注。③静脉给药极量:一次0.5g,一日1g。

小儿常用量:静脉注射,一次 2～4mg/kg,以 5%～25% 葡萄糖注射液稀释后缓慢注射。

2)不良反应:见相关章节。

3)同类药:多索茶碱(doxofylline):直接松弛呼吸道平滑肌较茶碱强,不阻断腺苷受体,有较强的镇咳作用,对心血管系统和中枢神经系统无兴奋作用,主要用于预防慢性哮喘的急性发作。

五、案例分析

案例一:

1. 主题词　腰椎间盘突出症;扩张型心肌病;手术;麻醉。

2. 病史摘要　患者,女,40 岁,62kg,以"腰痛 2 年,加重伴右臀部及右下肢疼痛 3 个月"为主诉入院。既往有劳累后胸闷气短史,曾行冠状动脉造影,被告知扩张型心肌病,口服辅酶 Q_{10} 10mg,2 次/日,丹参滴丸 10 丸,1 次/日,美托洛尔 25mg,2 次/日。查体:P 68 次/分,BP 128/84mmHg,HR 72 次/分,律齐,无杂音。行 MRI 等影像学检查,"腰椎间盘突出症"诊断明确。心脏 B 超提示左心室大,EF 25%。拟行"腰 4/5 椎板减压髓核摘除术"。

术前诊断:①腰椎间盘突出症;②扩张型心肌病;③心功能不全。

3. 治疗方案　麻醉方法:硬膜外蛛网膜下腔联合麻醉。

(1)麻醉:芬太尼 1～2μg/kg,静脉注射;50% 葡萄糖 0.2ml + 0.75% 罗哌卡因 1.3ml,蛛网膜下腔注射。

(2)补液:乳酸林格液 500ml,静脉滴注;羟乙基淀粉 130/0.4 氯化钠 500ml,静脉滴注,输液速度约为 10ml/(kg·min)。

4. 药学监护要点

(1)麻醉药物:芬太尼用于镇痛,增加患者对麻醉及手术操作的耐受,从而减少血压、心率的过大波动,减轻了心脏负担,有利于心肌氧供需平衡的维持,有利于围术期安全。但使用芬太尼有可能引起呼吸抑制,应用时需要同时监测呼吸循环功能和氧合情况,监护患者呼吸、血压、心率、心律、脉搏血氧饱和度,并维持血压、心率平稳,维持血氧饱和度在 95% 以上。必要时可给予吸氧。提前准备全套气道管理设备。50% 葡萄糖 0.2ml + 0.75% 罗哌卡因 1.3ml:局麻药蛛网膜下腔内注射后 5,15 分钟分别测麻醉平面,避免麻醉平面过高引起的呼吸循环抑制;等麻醉平面固定后再根据手术要求安排体位。如果有血压下降,应首先确保气道和呼吸正常,可通过加快输液、应用血管活性药物处理低血压。

(2)补液:对于扩张型心肌病心功能不全患者,输液量过大、速度过快均可能引起心脏负荷过重,诱发心律失常及心力衰竭。因此,术中应根据出入量及血压、心率的变化及时调整输液速度及输入量。

5. 药学监护过程　患者入手术室后,马上建立生命体征监测,BP 127/79mmHg,HR 65 次/分,RR 18 次/分,T 36.7℃;建立静脉输液通道。局麻药注入蛛网膜下腔 5 分钟后测麻醉平面为胸 10 水平,15 分钟后再测麻醉平面,固定于胸 8 水平。麻醉操作开始前给予芬太尼 0.05mg,手术开始前以同等剂量追加芬太尼一次,麻醉效果满意。术中持续面罩吸氧,持续缓慢输液,血压、心率/心律平稳,维持脉搏血氧饱和度 99%～100%。术后麻醉平面降至胸 10 水平,BP 130/70mmHg,HR 82 次/分,RR 19 次/分。之后患者安全返回病房,生命体征稳定。

6. **药学分析及建议**　患者入院诊断为腰椎间盘突出症、扩张型心肌病、心功能不全,需手术治疗。围麻醉期给了芬太尼镇痛、50% 葡萄糖 + 0.75% 罗哌卡因蛛网膜下腔神经阻滞麻醉,给予乳酸林格液及羟乙基淀粉 130/0.4 氯化钠补液治疗,符合腰椎间盘突出症手术麻醉策略。为了确保患者在围麻醉期的安全,进入手术室后要建立生命体征监测,建立静脉通道,准备好复苏器械及复苏药品,以及时发现、及时处理可能引起的呼吸循环抑制、局麻药中毒反应以及随时可能发生的心律失常或心力衰竭。手术结束转入病房后,应继续建立生命体征监测,持续吸氧,并确保静脉通道。

7. **药物治疗小结**　对扩张型心肌病的患者进行手术治疗,术前应完善对心脏及功能的检查,并给予心功能营养支持治疗,认真制订一个麻醉方案和应激处理方案,麻醉前建立好静脉通道,建立生命体征监测。围麻醉期注意维持心肌的氧供需平衡,预防增加心脏负担和心肌氧耗的事情发生。确保呼吸道通畅、呼吸正常。此外,确保心血管系统稳定应是围麻醉期管理的重点。

案例二:

1. **主题词**　嗜铬细胞瘤;麻醉管理。

2. **病史摘要**　患者,男性,48 岁,70kg,以"发现右肾上腺占位 2 周"为主诉入院。患者于 2 周前无诱因出现发作性头晕、头痛,伴胸闷、心慌、气短,发作时面色苍白、大汗、恐惧焦虑。BP 180/140mmHg,于当地医院诊断为"高血压、冠心病",给予降压治疗,效果不理想。既往体健。辅助检查:血常规、凝血及生化指标均正常。尿 24 小时香草苦杏仁酸(VMA) 89.4μmol/L,较正常值高。监测 ECG 检查提示:Ⅱ、Ⅲ、aVF 导联 ST 段下移 < 0.05mV。腹部 CT 示"右侧肾上腺区 2.2cm × 1.4cm 的椭圆形结节影,边缘光滑、界限清楚"。术前诊断: "右肾上腺占位"。拟于全身麻醉下行"后腹腔镜右肾上腺占位切除术"。

术前诊断:嗜铬细胞瘤。

3. **治疗方案**　全身麻醉下行"后腹腔镜右肾上腺嗜铬细胞瘤切除术"。

(1)麻醉:咪达唑仑 0.1 ~ 0.15mg/kg,静脉注射;芬太尼 2 ~ 4μg/kg,静脉注射;丙泊酚 1 ~ 2.5mg/kg,静脉注射;维库溴铵 0.1mg/kg,静脉注射。诱导满意后行气管内插管。维持麻醉:吸入 1.5% ~ 3% 七氟烷,瑞芬太尼持续泵注,间断追加维库溴铵。

(2)补液:乳酸林格液 500ml,必要时用;羟乙基淀粉 130/0.4 氯化钠 500ml,必要时用。

(3)血管活性药:酚妥拉明 1mg,静脉注射,必要时重复使用;硝普钠或硝酸甘油用 5% 葡萄糖注射液或 0.9% 氯化钠注射液稀释,开始以 0.5μg/(kg·min)泵注,根据情况每 3 ~ 5 分钟加 0.5μg/min 泵注。

4. **药学监护要点**

(1)镇静催眠药及镇痛药:咪达唑仑、丙泊酚均可安全用于麻醉诱导;芬太尼及其衍生物可安全用于抑制应激反应及术后镇痛;氯胺酮可增加儿茶酚胺的释放,应避免使用。常用的吸入性麻醉药物如七氟烷、异氟烷等均被认为可安全地用于此类麻醉。维库溴铵无交感兴奋及组胺释放作用,是最为理想的选择。麻醉过程应保证足够的深度,把握手术进程,调整麻醉深度,避免因麻醉过浅而导致儿茶酚胺释放增加甚至诱发高血压危象。

(2)补液:麻醉诱导插管后维持较深的麻醉,在手术开始前多主张适量多补液,较普通患者可多 500 ~ 1000ml,但应防止术后肺水肿的发生。个别专家认为,肺动脉楔压及每搏输出量变异(SVV)监测对容量控制有指导意义,但临床上并不实用。

（3）血管活性药物：术中建立气腹及探查、分离肿瘤均可能导致儿茶酚胺释放增加，血压骤升，应密切关注并及时用药物干预。可选药物有酚妥拉明、硝普钠、硝酸甘油等，可根据需要单次推注或持续泵注。

5. 药学监护过程　选择气管插管全麻。入室 BP 175/85mmHg，HR 95 次/分，RR 18 次/分。入室后建立外周静脉通道，ECG、脉搏血氧饱和度（SpO_2）、有创动脉血压（ABP）。气管插管后监测呼气末二氧化碳分压（$P_{et}CO_2$）、中心静脉压（CVP）。建立静脉通道和生命体征监护后，给予咪达唑仑 2mg，5 分钟后患者血压降至 155/73mmHg；依次给予芬太尼 0.3mg，丙泊酚 150mg，维库溴铵 7mg 进行诱导，气管插管顺利。术中采用静吸复合维持麻醉，给予 1.5% ~3% 的七氟烷吸入，瑞芬太尼持续泵注，间断追加维库溴铵维持麻醉。维持 $P_{et}CO_2$ 于 35 ~40mmHg。术中补液选择乳酸林格液和羟乙基淀粉。麻醉诱导期安全。建立气腹时，血压从 125/70mmHg 升高至 170/93mmHg，给予酚妥拉明 1mg，并加深麻醉后血压降至 136/81mmHg，之后维持平稳。探查肿瘤时，血压骤升至 176/95mmHg，给予酚妥拉明 1 ~2mg，血压下降至 143/78mmHg，后持续泵注硝酸甘油 0.2 ~0.5μg/（kg·min），血压维持于130/70 ~145/85mmHg。肿瘤切除前停用降压药物，肿瘤切除后，血压依然呈较高水平，使用硝酸甘油 0.2 ~0.3μg/（kg·min）至手术结束。术毕，患者苏醒良好，顺利拔除气管导管后转至重症监护室。术后使用静脉镇痛泵，芬太尼 20μg/ml，1.0ml/h 背景剂量及患者自控剂量镇痛。术后第 1 天，病情平稳，无相关并发症，镇痛满意，停用硝酸甘油，转回普通病房。

6. 药学分析与建议

（1）术前高血压的控制：常用降压药物有 α 受体阻断药和钙离子拮抗剂，此外还有儿茶酚胺合成的抑制药。

1）酚苄明：不可逆地与 α_1 和 α_2 受体结合，其半衰期为 24 小时，是目前术前准备的一线药物。但伍用镇静药时可造成明显的直立性低血压和反射性心动过速，或造成术后顽固性低血压。

2）哌唑嗪：选择性的 α_1 受体拮抗剂，可竞争性拮抗 α_1 受体，作用时间相对较短，发生低血压的风险较低。

3）钙离子拮抗剂：较安全，可单用，也可联合 α 受体阻断药使用，对于仅有发作性高血压者尤为适用，同时还可预防冠状动脉痉挛。

4）甲基酪氨酸：可竞争性抑制儿茶酚胺合成过程中一种重要的酶——酪氨酸-β-羟化酶。由于其可耗尽儿茶酚胺，故仅用于一些广泛的无法彻底切除的病变，可与扩血管药物联合使用。

术前常使用 β 受体阻断药控制快速型心律失常。但是，必须和 α 受体阻断药联合使用，因为阻断 β 受体的舒血管作用后可能会加重血管的收缩，诱发心功能不全。一般在使用 α 受体阻断药物 2 天后开始使用，常用的有阿替洛尔、美托洛尔和艾司洛尔。控制术前高血压所需要的 α、β 阻断作用至少应达到 4∶1，否则可诱发高血压的发作甚至高血压危象。

（2）术前扩容治疗：术前扩容治疗有助于维持心血管系统的正常功能，一定程度上预防直立性低血压，稳定术中血压，特别是预防肿瘤切除后严重低血压的发生。但是，目前扩容治疗的最佳方法和时间尚无定论，通畅和术前的降压治疗同时进行；胶体液是最常用的选择。

（3）术前准备的理想状态：目标为：BP 低于 160/90mmHg 至少 24 小时；可以存在直立性

低血压,但直立位血压不低于80/45mmHg;室性期前收缩每5分钟不应多于1次,术前1周的心电图不应有S-T改变及T波倒置。

(4)麻醉前用药:可适当给予镇静药,待患者进入手术室建立静脉通道及心电监测后给予镇静药。吗啡可通过组胺释放作用刺激儿茶酚胺的释放,阿托品可使交感兴奋,导致心动过速及高血压,故应避免使用。

(5)麻醉中事件的处理

1)高血压危象:是该手术、麻醉过程中可能出现的严重致死性并发症,阵发性或持续性收缩压增高超过250mmHg以上,持续1分钟即称为高血压危象。常见诱因有麻醉过浅、体位改变和术中探查、分离肿瘤。可能后果:脑出血、心力衰竭、室颤、心搏骤停甚至死亡。处理方法:①暂停手术;②降压治疗;③纠正心律失常,必要时进行胸外心脏按压或电除颤;④关注血流动力学及内环境的变化,对因及对症处理。

2)低血压:多发生于结扎肿瘤血管或切除肿瘤之后。原因为儿茶酚胺分泌的突然中断、术前长效α受体阻断药的残余作用及血容量不足等。处理方法:重在预防,如及时停用降压药物,提前适量扩容等,辅以缩血管药物,避免容量负荷过多引起术后肺水肿。多选择去甲肾上腺素和多巴胺,极少使用肾上腺素。

3)心电图的缺血性改变:麻醉中应持续观察心电图,新发缺血性改变时,应积极分析病因,平衡心肌的氧供和氧耗,对因治疗并联合营养心肌治疗。如控制心率以降低心肌耗氧,降低心脏后负荷(或前后负荷)及扩冠治疗。而低血压时,应以恢复冠状动脉的灌注压为主。

(6)术后可能事件分析

1)高血压:约40%的患者术后仍存在高血压,持续时间不定。原因包括:肿瘤残余;长期高血压致肾血管病变引起肾性高血压、肾上腺髓质增生、疼痛、低氧和二氧化碳潴留等。治疗包括对因处理及降压治疗。

2)低血压:术后低血压多持续数小时,少数会超过24小时。原因为儿茶酚胺分泌骤然减少,继发外周血管张力下降、容量相对不足;受体对内源性儿茶酚胺的敏感性下调、低血糖等。治疗应适当扩容,必要时辅以血管收缩药物。

3)低血糖:与肿瘤切除后原本受抑制的胰岛细胞大量释放胰岛素有关。患者可有头晕、心悸、乏力等症,部分患者仅表现为持续性低血压。低血糖导致的精神状态改变有时会被误诊为麻醉药物的残余作用。因此,术后24小时内应持续监测血糖水平。

7. 药物治疗小结　嗜铬细胞瘤麻醉准备要充分。术前应接受充分的降压和扩容准备。术前口服盐酸哌唑嗪及美托洛尔控制血压、心率,每日静脉输注羟乙基淀粉注射液500ml扩容。术中常规监测ECG、SpO_2、ABP、CVP和$P_{et}CO_2$,条件允许时应建立麻醉深度监测。血压波动大时,用各种备好的血管活性药进行控制。

第二节　疼痛用药

一、疼痛的定义和发生机制

(一)定义

疼痛是一种复杂的感觉,是机体对伤害性刺激的反应(躯体运动性反应及内脏自主性反应），常常使患者感到不舒服，影响患者的情绪、睡眠甚至正常生活。1979 年，国际疼痛研究协会（International Association for the study of Pain，IASP）对疼痛的定义是"疼痛是与组织损伤和潜在的组织或类似的损伤有关的一种不愉快的感觉和情绪体验"。该定义明确指出疼痛涉及患者的生理变化和心理变化。因此，在治疗疼痛时还应关注患者的心理状态。

疼痛可分为急性疼痛和慢性疼痛。急性疼痛持续时间较短（一般小于 3 个月），是一种机体受到伤害的警示，有利于机体反射避开有害或攻击性刺激。而慢性疼痛通常无任何可识别的原因或组织损伤，常伴有抑郁、焦虑等精神心理改变，给患者造成严重的痛苦。慢性疼痛是一种疾病，需要加以重视，尽早治疗缓解疼痛，减轻患者痛苦。

（二）发生机制

疼痛是导致组织损伤的各种刺激性伤害所引起的，包括物理性刺激，如刀割、棒击、针刺、高温等，化学刺激，如强酸、强碱等和生物性刺激，如蜜蜂叮咬等。组织细胞损伤或炎症时释放的增敏物质如前列腺素、缓激肽、5-羟色胺、组胺、乙酰胆碱和 P 物质等，引起伤害性受体激活、敏感化，导致疼痛或痛觉过敏。

1. 急性疼痛的发病机制　急性疼痛又称"伤害性疼痛"，发生于强烈、有害性的刺激作用于皮肤或者深部组织，引起兴奋和神经递质的释放，感觉神经末端最终将信号传送到大脑皮质感受器。疼痛形成的神经传导主要包括 4 个基本过程：疼痛的传感，痛觉上行传递，皮质和边缘系统的痛觉整合和下行痛觉调控。

2. 慢性疼痛的发病机制　慢性疼痛除具有伤害感受性疼痛的基本传导调制过程，还表现出区别于急性疼痛的特殊发生机制。主要包括：脊髓敏化形成伤害感受器，受损神经异位电活动，痛觉传导离子通道和受体异常，以及中枢神经系统重构。

二、疼痛的分类

（一）根据病因分类

1. 外伤性疼痛　有明确的机械性创伤和物理性创伤病史，包括术后急性疼痛，一般疼痛多较剧烈，随着时间的延长而减轻。

2. 病理性疼痛　炎性疼痛和缺血性疼痛。

3. 代谢病引起疼痛。

4. 神经源性疼痛。

5. 组织器官畸形引起疼痛。

6. 心理性疼痛　复合因素引起疼痛。

（二）根据病程分类

1. 短暂性疼痛　呈一过性疼痛发作。

2. 急性疼痛　突然或逐渐发生，疼痛程度轻重不等，有明确的开始时间，持续时间一般不超过 3 个月，常用的止痛方法可以控制疼痛，如刀刃刺痛。

3. 慢性疼痛　由慢性病理过程造成，逐渐发生，开始时间不明确，通常为发作性或持续性存在，时而加重时而减轻，疼痛持续发作时间常常超过 3 个月。如癌性疼痛，纤维肌痛、慢性腰肌劳损等。

（三）根据疼痛程度分类

1. 微痛　似痛非痛，常与其他感觉同时出现，如痒、酸麻、沉重、不适感。

2. 轻度疼痛　疼痛反应轻微,对日常工作和生活几乎无影响。

3. 中度疼痛　疼痛较强烈,通常会影响机体的正常活动和功能。

4. 剧烈疼痛　疼痛难忍,反应剧烈,更甚者可能会导致晕厥。

（四）根据疼痛的临床综合分类

临床上常用的疼痛分类方法以解剖部位为基础,并包含疼痛涉及器官、病因、病理和诊断名称。

1. 头痛　主要有偏头痛、紧张型头痛、丛集性头痛、损伤性头痛、血管源性头痛、颅内压异常性头痛、炎性头痛和外伤后头痛等。

2. 颌面部痛　三叉神经痛及其分支痛、舌咽神经痛、耳带状疱疹及疱疹后神经痛、面部器官源性疼痛。

3. 项枕部疼痛　耳大神经痛、枕后神经痛、乳突痛、乳突炎等。

4. 颈肩痛　颈椎关节病、颈肩综合征、寰枕畸形、颈肋、颈部淋巴结病变、肩周炎等。

5. 上肢痛　上肢血管性疼痛（包括雷诺病和大动脉炎）、肱骨外上髁炎、腕管综合征、前斜角肌综合征、胸廓出口综合征。

6. 胸部痛　肋间神经痛、带状疱疹及疱疹后神经痛、胸部外伤、肋骨骨折、乳腺疾病。

7. 腹痛　腹壁外伤性疼痛、腹壁静脉炎、腹内脏器疾病（譬如穿孔、炎症、缺血、肢堵塞、痉挛、肿瘤等）。

（五）根据疼痛的部位,发生原因和性质分类

1. 末梢性疼痛

（1）浅表痛:大多疼痛剧烈,定位准确,呈局限性如刀割针刺样。

（2）深部痛:常表现为灼痛,定位不十分准确,多因内脏、关节、胸、腹膜等部位受刺激所致。

（3）牵涉痛:指从疼痛刺激部位扩散至其他部位而呈现的疼痛,如:胆囊炎表现为右肩痛;心肌梗死表现为左肩痛等。

2. 中枢性疼痛　由脊髓、脑干、丘脑、大脑皮质发出的刺激而引起的疼痛,一般神经阻滞无效,常需作用于大脑皮质的麻醉性镇痛药方能有效。

3. 心理性疼痛　无明确的病变和组织损害而患者感到有顽固性疼痛,并受精神因素影响。

三、治疗原则

（一）一般治疗原则

疼痛病因复杂,临床表现各异,患者对疼痛耐受的程度和治疗的反应个体差异明显。目前临床对疼痛的一般治疗原则主要包括以下几方面。

1. 先诊断、后治疗的原则　疼痛性疾病应重视诊断和鉴别诊断,因多数疼痛的诊断较为困难,且常被疼痛症状掩盖了原发疾病,以致误诊、漏诊而延误病情。因此,必须树立治痛先诊断的正确理念。

2. 先简后繁,先无创、后有创　实施各种治疗措施时,应按照先简单易行、无创伤、痛苦小,后复杂、有创、风险多的顺序考虑选用,即以能用简单、无创、安全的措施达到治疗目的为原则。例如,先考虑口服给药、经皮电神经刺激疗法,后采用注射、介入疗法。

3. 相辅相成,综合治疗　神经阻滞为目前治疗疼痛的重要手段,同时应和局部、全身治疗相辅应用。多数疼痛性疾病仅靠单一疗法很难奏效,应考虑需采用中西医、跨学科、多元化措施治疗,以提高疗效。

4. 节省医疗资源,减轻医疗负担的原则　"以患者为中心",以有限的医疗资源及最小的代价获取最高的医疗质量。合理利用医疗资源,发挥各级医疗机构的特点和功能,对某些慢性疼痛性疾病,在条件允许的情况下可以开展家庭病床。

5. 保护患者生理功能,提高生活质量的原则　尊重患者的知情权,在选择各种治疗,尤其是风险大、后遗症、并发症较多的治疗措施之前,应向患者、家属解释清楚,并征得同意后方可施行。治疗实施过程中,应严格执行爱护组织、保护患者生理功能的基本要求,提高患者的生活质量。

（二）药物治疗原则

药物治疗仍是目前治疗疼痛应用最多的方法,选择药物应以最新的、科学的、成功的研究结果为依据。药物治疗的基本原则主要有以下 4 点。

1. 用药应规范。规范用药是保证有效、安全的关键。癌性疼痛应按照 WHO 三阶梯药物治疗,口服为主,主动按时给药、按阶梯给药、个体化给药。

2. 非癌性疼痛疾病应用非甾体抗炎药时,要坚持疗程,不宜频繁更换和（或）同类药物重叠使用。尤其是非甾体类抗炎镇痛药物重叠使用不仅不能提高疗效,反而增加不良反应。

3. 使用糖皮质激素药物应严格掌握适应证和禁忌证,注意和记录用药剂量、日期和总剂量。选择和判定药物的疗效,必须以远期预后为终点,作后效评价。

4. 联合用药要注意配伍禁忌,提倡单方剂对症下药,不推荐多种药物混合,尤其是向关节腔内、硬膜下间隙注射给药。

四、镇痛药物的分类及作用机制

（一）非甾体抗炎药

非甾体抗炎药（nonsteroidal anti-inflammatory drugs, NSAIDs）,又称为解热镇痛药,具有良好的解热、镇痛和抗炎作用。目前临床上广泛用于各种急、慢性疼痛和癌痛的阶梯治疗。

1. 药理作用

（1）镇痛作用:NSAIDs 具有中等程度的镇痛作用,主要用于组织损伤或炎症引起的疼痛,对各种严重创伤性剧痛及内脏平滑肌绞痛无效。对临床常见的慢性钝痛如头痛、牙痛、神经痛、肌肉痛、痛经等有良好的作用,无欣快感和成瘾性,镇痛作用部位主要在外周,因此临床应用广泛。长期使用时应注意该类药物的副作用以及封顶效应,不宜盲目增加剂量。

（2）抗炎作用:NSAIDs 类药物大多具有抗炎作用,对控制风湿性及类风湿关节炎有较好疗效。其机制主要是:抑制缓激肽的生物合成,稳定溶酶体及抑制前列腺素（prostaglandin, PG）的合成。炎症早期时溶酶体释放的磷酸酯酶能使细胞膜上的花生四烯酸代谢生成前列腺素,出现各种炎症反应。NSAIDs 通过抑制前列腺素合成,发挥抗炎作用。

（3）解热作用:NSAIDs 类药物解热作用良好,主要是增强机体散热,而非抑制散热。只能降低发热者的体温,对正常体温没有影响。组织损伤、炎症时,大量致热原白介素-1、白介素-6 肿瘤坏死因子等细胞因子进入中枢神经系统,使中枢合成与释放前列腺素增多,并作用于体温调节中枢引起发热。本类药物是通过抑制体内环氧化酶,阻断前列腺素的合成,达到调节体温的目的。

2. 作用机制　NSAIDs 类药物的作用机制与末梢前列腺素在体内的合成有关。前列腺素是一类致热物质,其中前列腺素 E_2(PGE_2)的致热作用最强。前列腺素虽然自身致痛作用较弱,但能加强其他镇痛物质如缓激肽、5-羟色胺、组胺等的致痛作用。NSAIDs 是通过抑制炎症介质前列腺素生物合成中的限速酶环氧化酶(cyclooxygenase, COX),从而阻断花生四烯酸(arachidonic acid, AA)转化为前列腺素合成产物。如 PGE_2 和 PGI_2,这两者本身不能引起疼痛,但能使痛觉敏感化。$PGE_{2\alpha}$能提高血管张力和降低血管通透性,PGI_2 抑制白细胞趋化性,TXA_2 提高血管张力和血小板聚集能力。正是由于 NSAIDs 抑制了保护胃和肾脏的前列腺素的合成,进而导致该类药物不可避免的副作用。

研究发现环氧化酶具有 COX-1 和 COX-2 两种同工酶。COX-1 分布于 PG 合成细胞的内质网中,负责细胞间信号传递和维持细胞功能的平衡。COX-2 通过酶诱导方式表达,在静息细胞中很少甚至不出现。在炎症组织中可被白细胞介素-1、肿瘤坏死因子等多种因子诱发表达,其水平急剧增长达 $8 \sim 10$ 倍,促使炎症部位 PGE_2、PGI_2 和 PGE_1 合成的增加,进而加重炎症反应和组织损伤。

NSAIDs 类药物对 COX-1 和 COX-2 的抑制具有选择性,当抑制 COX-1 时可导致胃肠道、呼吸道、肾脏和中枢系统的不良反应,抑制 COX-2 时产生抗炎作用。有报道称药物对 COX-2 抑制的选择性越强,诱发胃肠道副作用越小。

3. 常用的非甾体抗炎药　临床常用的非甾体抗炎药物见表18-6。

表 18-6　常用的非甾体抗炎药

	常用剂量(mg)	适应证	不良反应	禁忌证
阿司匹林	$50 \sim 1000$	发热、疼痛、风湿病及抗血栓	主要为胃肠道的不良反应及出血危险	凝血障碍、哮喘、心功能不全或高血压慎用
布洛芬	$200 \sim 800$	风湿病、疼痛、发热	同上	孕妇及哺乳期妇女不宜使用,有出血倾向慎用
萘普生	$250 \sim 1000$	风湿和类风湿关节炎、疼痛、发热	同上	凝血障碍、哮喘、心功能不全或高血压慎用
吲哚美辛	$1.5 \sim 150$	炎性疼痛、解热	主要为食欲缺乏、恶心、腹泻、头痛、眩晕	癫痫,帕金森病及精神病患者,肝、肾功能不全者禁用
萘丁美酮	$500 \sim 2000$	骨关节炎、类风湿关节炎	同上	肾功能不全者减量或禁用
对乙酰氨基酚	$40 \sim 600$	感冒、发热、头痛、关节痛、偏头痛、神经痛、痛经	主要不良反应为肝、肾功能损害	肝、肾功能障碍的患者禁用或慎用,一旦出现肝、肾损害,应及时处理
氯诺昔康	$8 \sim 24$	消炎、发热、疼痛	主要为胃肠道的不良反应	18 岁以下患者、妊娠和哺乳期妇女禁用;肝、肾功能受损者、老年人慎用
美洛昔康	$7.5 \sim 15$	发热、消炎、疼痛	主要为胃肠道的不良反应和肾功能损害	儿童、孕妇和哺乳者禁用,肝、肾功能不全老年患者慎用

续表

	常用剂量(mg)	适应证	不良反应	禁忌证
吡罗昔康	10～20	类风湿关节炎,强直性脊柱炎	主要为胃肠道不良反应,中性粒细胞减少、嗜酸性粒细胞增多等	消化性溃疡、慢性胃病患者禁用,长期使用本品需定期复查肝、肾功能及血象
双氯芬酸	50～100	类风湿关节炎、痛风急性发作、疼痛	主要为胃肠道的不良反应、肝损伤及粒细胞减少等	高血压、心脏病患者慎用,胃肠溃疡史或严重肝功能损害患者应严密监护
尼美舒利	50～200	慢性关节炎、术后疼痛、发热	主要为胃肠道的不良反应、罕见过敏性皮疹	消化道出血、溃疡活动期及肝、肾功能不全患者禁用
罗非昔布	12.5～50	骨关节炎、缓解疼痛、治疗原发性痛经	恶心、胃灼热感及腹泻,罕见口腔溃疡	晚期肾脏疾病患者禁用
塞来昔布	100～400	骨关节炎、类风湿关节炎、强直性脊柱炎、急性疼痛	主要是胃肠道的不良反应	NSAIDs 或磺胺过敏者、消化道溃疡及重度心力衰竭者禁用
帕瑞昔布	20～80	术后急性疼痛	恶心、头痛头晕、呕吐、腹痛、咽炎及静脉疼痛	NSAIDs 或磺胺过敏者、严重肝功能损伤、充血性心力衰竭和冠状动脉旁路移植术后疼痛者禁用

(1)阿司匹林(aspirin)

1)临床应用:解热镇痛,抑制血小板聚集,防止血栓形成和抗炎抗风湿。

口服。解热镇痛,成人每次 300～600mg,每日 3 次或必要时服。预防血栓和心肌梗死,每次 75～300mg,每日 1 次。

2)不良反应及处理:较常见的有恶心、呕吐、上腹部不适或疼痛(由于本品对胃黏膜的直接刺激引起)等胃肠道反应(发生率 3%～9%),停药后多可消失;长期或大剂量服用可有胃肠道出血或溃疡;服用一定疗程时,可能出现可逆性耳鸣、听力下降。偶见过敏反应,表现为哮喘、荨麻疹、血管神经性水肿或休克,严重者可致死亡,称为阿司匹林哮喘。用药剂量过大时可出现肝、肾功能损害,长期使用导致缺铁性贫血。停药后可恢复。

3)药物相互作用:①与其他非甾体抗炎镇痛药同用时疗效并不加强,因为本品可以降低其他非甾体抗炎药的生物利用度,但胃肠道副作用(包括溃疡和出血)却增加;此外,由于对血小板聚集的抑制作用加强,还可增加其他部位出血的危险。本品与对乙酰氨基酚长期大量同用有引起肾脏病变包括肾乳头坏死、肾癌或膀胱癌的可能。②与任何可引起低凝血酶原血症、血小板减少、血小板聚集功能降低或胃肠道溃疡出血的药物同用时,有加重凝血障碍及引起出血的危险。③与抗凝药(双香豆素、肝素等)、溶栓药(链激酶、尿激酶)同用,可增加出血的危险。④尿碱化药(碳酸氢钠等)、抗酸药(长期大量应用)可增加本品自尿中排泄,使血药浓度下降。碳酸酐酶抑制药可使尿碱化,但可引起代谢性酸中毒,不仅能使血药浓度降低,而且使本品透入脑组织中的量增多,从而增加毒性反应。⑤尿酸化药可减低本品的排泄,使其血药浓度升高。本品血药浓度已达稳定状态的患者加用尿酸化药后可能导致本品血药浓度升高,毒性反应增加。⑥糖皮质激素可增加水杨酸盐的排泄,同用时为了维持本品的血药浓度,必要时应增加本品的剂量。本品与激素长期同用,尤其是大量应用时,有增加胃肠溃疡和出血的危险性。⑦胰岛素或口服降糖药物的降糖效果可因与本品同用而加强。

4)注意事项:①本药不宜长期服用。②用药过量可引起中枢神经系统、血液系统及肝、肾等不良反应,应避免过量服用。③老年患者服用本药应适当减量。

5)禁忌证:对本品过敏者禁用;活动性溃疡病或其他原因引起的消化道出血;血友病或血小板减少症;3个月以下婴儿;孕妇。

(2)布洛芬(ibuprofen)

1)临床应用:用于各种慢性关节炎的急性发作期或持续期;感冒、急性上呼吸道感染引起的发热;缓解轻至中度疼痛。

口服。①轻至中度疼痛:成人每次200~400mg,每4~6小时1次,日最大剂量2400mg。②抗风湿:成人每次400~800mg,每日3~4次。③发热:一次200mg,一日3~4次。④抗炎:一次300~600mg,早、晚各一次。

儿童用量:一次10~20mg/kg,每日3次。口服,儿童日最大剂量2000mg。

2)不良反应及处理:本品不良反应总发生率低,少数患者可出现恶心、呕吐、胃灼热感或轻度消化不良,停药后即消失;偶见头痛、头晕、耳鸣、视物模糊、精神紧张、嗜睡、下肢水肿或体重骤增。极少数患者出现视力减低和辨色困难,停药后症状消失,未见视力改变。罕见皮疹、过敏性肾炎、膀胱炎、肾病综合征、肾乳头坏死或肾衰竭、支气管痉挛。

3)药物相互作用:①与其他非甾体抗炎药物合用增加胃肠道不良反应,甚至导致溃疡。②与肝素、双香豆素等抗凝药合用,导致凝血酶原时间延长,增加出血倾向。③与地高辛、甲氨蝶呤、口服降血糖药物同用时,能使这些药物的血药浓度增高,不宜同服。④本品与呋塞米同用时,后者的排钠和降压作用减弱。⑤与抗高血压药同用时,也降低后者的降压效果。⑥长期与对乙酰氨基酚合用增加肾脏不良反应。

4)注意事项:①治疗慢性关节炎时,应与其他抗风湿药同用来控制病情。②应用其他非甾类抗炎药引起胃肠道不良反应者可改用本药,但密切注意不良反应。③有溃疡病史者使用本药,严密观察或加用抗酸药。④用药期间如出现肝、肾功能损害,视力障碍,血象异常等,立即停药。

5)禁忌证:本药过敏者,消化性溃疡,对阿司匹林及其他非甾体抗炎药过敏者,孕妇、哺乳期妇女及有失血倾向者禁用。

(3)塞来昔布(celecoxib)

1)临床应用:治疗成人急性疼痛,缓解骨关节炎和类风湿关节炎;作为常规疗法(如内镜检查,手术)的一项辅助治疗,可减少家族性腺瘤息肉(familial adenomatous polyposis,FAP)患者的腺瘤性结直肠息肉数目;可用于强直性脊柱炎、原发性痛经和急性疼痛等。

①骨关节炎:本品缓解骨关节炎的症状和体征推荐剂量为200mg,一日1次;或100mg,一日2次口服。

②类风湿关节炎:本品缓解类风湿关节炎的症状和体征推荐剂量为100~200mg,每日两次。

③急性疼痛：推荐剂量为第 1 天首剂 400mg，必要时可再服 200mg；随后根据需要，一日 2 次，每次 200mg。

④FAP：推荐剂量为口服 400mg，一日 2 次，与食物同服。

⑤肝功能受损患者：中度肝功能损害患者（Child-Pugh Ⅱ级），本品的每日推荐剂量应减少约 50%。不建议严重肝功能受损患者使用本品。

2）不良反应：常见胃肠胀气、腹痛、腹泻、消化不良、吞咽困难、呃逆、食管炎、胃炎、胃肠炎、胃食管反流、呕吐等；可导致严重的心血管血栓事件，增加心肌梗死、脑卒中发生风险；可见磺胺过敏反应，常见皮疹、瘙痒、荨麻疹等；偶见肝功能异常，ALT 及 AST 升高，有罕见的严重肝反应报道。发生上述不良反应时，应及时停药，并给予相应的对症治疗。严重过敏反应者宜给予肾上腺皮质激素及支持治疗。胃肠道出血者按急腹症处理。

3）药物相互作用：①阿司匹林：本品可以和低剂量的阿司匹林合用。然而与单独使用本品相比，同阿司匹林联合使用时胃肠道溃疡和其他并发症的发生率增加。由于缺乏对血小板的作用，本品不能替代阿司匹林在预防心血管事件方面的治疗。②氟康唑：同时服用氟康唑 200mg，每日一次，塞来昔布的血药浓度升高两倍。这是由于塞来昔布经 CYP2C9 的代谢被抑制。接受氟康唑治疗的患者应给予本品最低的推荐剂量。③锂剂：在健康受试者中进行的研究表明，同时服用锂剂 450mg、每日两次和本品 200mg、每日两次的受试者中，锂稳态血药浓度较单用锂的受试者升高了约 17%。对接受锂治疗的患者在开始使用和停用本品时，须密切观察。④华法林：接受华法林或其他类似药物治疗的患者，使用本药会增加出血的危险，需监测抗凝活性，已有联合后因凝血酶原时间延长而导致出血的报道。

4）注意事项：①用于镇痛抗炎对症治疗时，不能替代皮质激素或治疗皮质激素缺乏。②非感染性疼痛与感染同时存在，本药抗炎及解热作用可能减弱对感染的诊断依据。

5）禁忌证：对塞来昔布过敏者，已知对磺胺过敏者，服用阿司匹林或其他非甾体抗炎药后诱发哮喘、荨麻疹或过敏反应的患者，冠状动脉旁路移植术围术期疼痛的治疗，有活动性消化道溃疡/出血的患者及重度心力衰竭患者禁用。

（二）阿片类镇痛药

阿片类镇痛药，又称麻醉性镇痛药（narcotic analgesics），可选择性减轻或消除疼痛以及疼痛引起的精神紧张和烦躁不安等情绪反应。阿片类药物具有多种药理作用，除镇痛外，还具有镇静、欣快或舒适等作用。临床主要用于中、重度疼痛的治疗。

1. 阿片类药物的分类

（1）按化学结构分类：阿片类药物按化学结构可分为吗啡类和异喹啉类，前者即天然的阿片生物碱（如吗啡、可待因），后者主要是提取的罂粟碱，不作用于阿片受体，有平滑肌松弛作用。

（2）按药理作用分类

完全激动剂：μ、κ、δ 受体激动剂，如吗啡、可待因、二氢吗啡酮、美沙酮、芬太尼、羟考酮、哌替啶等。

部分受体激动-拮抗混合剂：喷他佐辛是 κ 受体激动剂，高剂量有轻度拮抗吗啡作用，有剂量极限，不能与吗啡等完全激动剂同时使用，以免促发戒断综合征，使疼痛加剧。丁丙诺啡有剂量极限，是 μ、κ 受体激动剂，对 δ 受体有拮抗作用，与吗啡联合使用可降低吗啡的镇痛效能。

受体阻断药:纳洛酮受体阻断强度依次为:μ > κ > δ,可以逆转强阿片类药物的药理作用,用于吗啡过量抢救。

目前在临床已使用纯激动药治疗的患者在药效有效时间内不能换用混合激动-拮抗药或部分激动药,否则可能导致戒断反应,而用激动-拮抗药或部分激动药进行治疗的患者可较安全地换用纯阿片激动药,不会产生戒断反应。

(3)按作用强度分类:临床分为强阿片药和弱阿片药。弱阿片药如可待因、双氢可待因,强阿片药包括吗啡、芬太尼、哌替啶、舒芬太尼和瑞芬太尼。弱阿片药主要用于轻至中度急慢性疼痛和癌痛的治疗,强阿片类则用于全身麻醉诱导和维持的辅助用药,以及术后镇痛和中至重度癌痛、慢性痛的治疗。

2. 作用机制 阿片类药物作用于具有 7 个跨膜螺旋的 G 蛋白偶联受体、目前有 3 种亚型的阿片类受体(μ、δ、κ)被克隆。阿片受体分布集中,在中枢神经系统的各个区域均有表达,包括初级感觉神经元的外周突和中枢突、脊髓(中间神经元、投射神经元)、脑干、中脑网状结构和导水管周围灰质。阿片类药物作用于导水管周围灰质并影响延髓头端腹内侧,进而启动下行抑制通路,调节伤害感受在脊髓后角的传导。除下行抑制外,阿片药物的镇痛机制主要靠局部作用于脊髓。在脊髓中,阿片药物作用于突触前和突触后,抑制初级感觉神经元释放 P 物质。阿片药物镇痛作用的关键是对延髓通路的作用,也可以通过外周机制产生作用。此外,阿片类药物可阻滞钙通道、抑制外钙内流和内钙释放,降低胞内游离钙浓度也可能是其镇痛作用机制之一。

3. 常用治疗药物 临床常用的阿片类药物见表 18-7。

表 18-7 常用的阿片类镇痛药物

	常用剂量(mg)	适应证	常见不良反应	禁忌证
盐酸吗啡	5 ~ 30	强效镇痛、镇静、心源性哮喘	耐受性、依赖性、恶心、呕吐、便秘、呼吸抑制	有药物滥用史;颅内压升高;严重肾衰竭;严重慢性阻塞性疾病;严重肺源性心脏病;呼吸抑制
哌替啶	25 ~ 100	强效镇痛、人工冬眠、心源性哮喘	耐受性、依赖性、眩晕、出汗、口干、恶心、呕吐、心动过速等	室上性心动过速、颅脑损伤、慢性阻塞性肺疾病、支气管哮喘、严重肺功能不全等禁用
芬太尼透皮贴	25 ~ 100 (μg/h)	中度到重度慢性疼痛	耐受性、依赖性	本药过敏患者、急性痛、术后疼痛及 40 岁以下慢性非癌性痛患者
羟考酮	5 ~ 200	中度到重度疼痛	耐受性、依赖性、便秘、恶心、呕吐、头痛、口干、多汗等	颅脑损伤、麻痹性肠梗阻、羟考酮过敏、中至重度肝功能障碍、重度肾功能障碍、孕妇或哺乳期妇女禁用
可待因	15 ~ 30	镇咳、中度疼痛、儿科术后镇痛	镇静过度、精神异常、呼吸抑制	本药过敏者、妊娠期妇女及痰多黏稠者禁用
曲马多	50 ~ 100	中度和重度疼痛、外科手术后止痛	出汗、眩晕、恶心、呕吐、口干、疲劳	酒精、安眠药、镇痛药急性中毒者

	常用剂量（mg）	适应证	常见不良反应	禁忌证
丁丙诺啡	0.15～0.8	癌痛、术后痛、烧伤痛及内脏痛；阿片药脱毒及维持治疗	头痛、头晕、恶心、呕吐、出汗、便秘、皮疹、肝细胞坏死或黄疸	本药过敏者
布托啡诺	1～4	癌性疼痛、术后疼痛	镇静、嗜睡、头晕、恶心、呕吐	本药过敏者、那可汀依赖者及18岁以下患者
纳洛酮	0.1～1.2	麻醉镇痛药急性中毒及急性酒精中毒	血压上升、心率加快、胸闷、恶心、呕吐	心功能不全和高血压患者慎用

（1）吗啡（morphine）

1）临床应用：本品为强效镇痛药，适用于其他镇痛药无效的急性锐痛。如严重创伤、战伤、烧伤、晚期癌症等疼痛。用于心肌梗死而血压尚正常者，可使患者镇静并减轻心脏负担。可使心源性哮喘患者肺水肿症状暂时有所缓解。麻醉和手术前给予可保持患者宁静进入嗜睡。

口服给药，常用量：一次5～15mg，一日15～60mg。极量：一次30mg，一日100mg。重度癌痛：首次剂量范围较大，每日3～6次，以预防癌痛发生及充分缓解癌痛。缓释片和控释片，根据疼痛的严重程度、年龄及服用镇痛药史来决定，个体差异大。最初应用本药者，宜一次10mg或20mg，每12小时1次。

皮下注射，成人常用量：一次5～15mg，一日15～40mg；极量：一次20mg，一日60mg。

静脉注射，成人镇痛时常用量5～10mg；用作静脉全麻不得超过1mg/kg，不够时加用作用时效短的本类镇痛药，以免苏醒迟延，术后发生血压下降和长时间呼吸抑制。

手术后镇痛注入硬膜外间隙，成人自腰脊部位注入。一次极限5mg，胸脊部位应减为2～3mg，按一定的间隔可重复给药多次。注入蛛网膜下腔，一次0.1～0.3mg，原则上不再重复给药。

2）不良反应及处理：连用本品3～5天即产生耐药性。1周以上可成瘾，需慎用。但对于晚期中至重度癌痛患者，如果治疗适当，少见依赖及成瘾现象；常见不良反应有恶心、呕吐、呼吸抑制、便秘、心动过速、直立性低血压等。偶见瘙痒、荨麻疹等过敏反应。本药成瘾者或有依赖性的患者突然停药或给予麻醉拮抗药可出现戒断综合征。本品急性中毒的主要症状为昏迷、呼吸深度抑制、瞳孔极度缩小或呈针尖样，由于严重缺氧致休克、循环衰竭、瞳孔散大、死亡。中毒解救：①口服者应尽早洗胃以排出胃内药物。②人工呼吸、给氧。③给予升压药，β肾上腺素受体阻断药减慢心率，补充液体，维持循环功能。④静脉注射纳洛酮。⑤当血液中药物浓度过高，可进行血液透析。

3）药物相互作用：①与吩噻嗪类、镇静催眠药、单胺氧化酶抑制剂、三环类抗抑郁药、抗组胺药等合用，可加剧及延长吗啡的抑制作用，故合用时本药应减量。②可使艾司洛尔血药浓度升高。③本药可增强硫酸镁静脉注射后的中枢抑制作用。④纳洛酮和烯丙吗啡可拮抗本药。⑤与抗高血压药、利尿药或其他药物合用时，直立性低血压发生率升高。⑥与西咪替丁合用,可能引起呼吸暂停、精神紊乱和肌肉抽搐等。

4)注意事项:①本药与氨茶碱、巴比妥类、甲氧西林、肝素钠、碳酸氢钠、磺胺嘧啶、磺胺甲噁唑、碘化物、苯妥英钠以及铁、铝、镁、银、锌等化合物属配伍禁忌。②疼痛原因未明者忌用本药,以防掩盖病情。③老年人体内清除缓慢,半衰期长,易引起呼吸抑制,应慎用。

5)禁忌证:呼吸抑制已显示发绀、颅内压增高和颅脑损伤、支气管哮喘、肺源性心脏病代偿失调、慢性阻塞性肺炎、甲状腺功能减退、皮质功能不全、前列腺肥大、排尿困难及严重肝功能不全、哺乳期妇女、早产儿、休克尚未纠正控制前、炎症性肠梗阻等患者禁用。

(2)芬太尼(fentanyl)

1)临床应用:麻醉前给药及全麻诱导;手术前、中、后的多种剧烈疼痛,本药贴片用于持续应用阿片类镇痛药的癌痛或慢性疼痛患者。

①静脉注射:成人麻醉前用药或术后镇痛:$0.0007 \sim 0.0015mg/kg$;肌内注射给药量与静脉注射相同;②硬膜外给药:手术后镇痛初量0.1mg,加0.9%氯化钠注射液稀释到8ml,每2~4小时可重复,维持量每次为初量的一半;③局部给药:贴片,每3日1贴,按反应调整剂量。

2)不良反应及处理:典型阿片样症状,如呼吸抑制、呼吸暂停、骨骼肌强直、肌阵挛、低血压、心动过缓、恶心、呕吐和缩瞳等;少见咽部痉挛、过敏反应和心搏停止。大剂量快速静脉注射可引起颈、胸腹壁强直,影响通气功能,一旦出现,需用肌松药对抗。硬膜外单独注入本药镇痛时,可有全身瘙痒,并有呼吸频率减慢和潮气量减小的可能,应及时处理。

3)药物相互作用:①与肌松药合用时,肌松药用量应减少。肌松药能解除本药引起的肌肉僵直,但有呼吸暂停时,又可使呼吸暂停的持续时间延长。②与巴比妥类制剂、阿片制剂、镇静剂、神经安定制剂、酒精等合用,可能导致本品对呼吸和中枢神经系统抑制作用加强。③本品不宜与单胺氧化酶抑制剂(如呋喃唑酮、丙卡巴肼)合用。④利巴韦林可增加本药的毒性。

4)注意事项:颅脑创伤、颅内压增高或颅内病变者,给药后呼吸抑制或颅内压升高加重;甲状腺功能低下、肺疾病、肝肾功能不全患者使用时要特别注意,建议做长时间术后观察。

5)禁忌证:本药过敏者,支气管哮喘患者,呼吸抑制患者,重症肌无力患者,2岁以下儿童,对本药或其他阿片物质不耐受者。

(3)羟考酮(oxycodone)

1)临床应用:用于缓解持续的中度到重度疼痛,如关节痛、背痛、癌性疼痛和术后疼痛等。

整片吞服,每12小时服用一次,用药剂量取决于患者的疼痛严重程度和既往镇痛药用药史。首次服用阿片类药物或用弱阿片类药物不能控制其疼痛的中至重度疼痛患者,初始用药剂量一般为5mg,每12小时服用一次。然后根据病情仔细滴定剂量,直至理想止痛。大多数患者的最高用药剂量为200mg,每间隔12小时给药一次,少数患者可能需要更高的剂量。迄今,临床报道的个体用药最高剂量为520mg,间隔12小时给药一次。已接受口服吗啡治疗的患者,改用本品的每日用药剂量换算比例:口服本品10mg相当于口服吗啡20mg。由于存在个体差异,因此应根据患者的个体情况滴定用药剂量。

2)不良反应及处理:可能出现阿片受体激动剂的不良反应。可能产生耐受性和依赖性。常见不良反应有便秘、恶心、呕吐、头晕、头痛、口干、多汗等。如果出现恶心和呕吐反应,可用止吐药治疗。偶见不良反应有厌食、失眠、发热、精神错乱、腹泻、消化不良、呼吸困难、直立性低血压等。药物过量处理与吗啡相同。

3）药物相互作用：①本品可与下列药物有叠加作用：镇静药、麻醉药、催眠药、抗精神病药、肌肉弛缓剂、抗抑郁药、吩噻嗪类和降压药。合用时本药起始剂量应为常规用药的 1/3～1/2。②尽管未观察到羟考酮与单胺氧化酶抑制剂发生相互作用，但是服用任何阿片类药物都应避免同时使用单胺氧化酶抑制剂。③利福平为 CYP450 诱导药，可使本药经肝脏代谢增加，血药浓度降低，疗效下降。④部分羟考酮经 CYP2D6 酶作用，代谢成为羟氢吗啡酮。羟氢吗啡酮的浓度不足给药总量的 15%。某些药物（如抗抑郁药，胺碘酮和奎尼丁等心血管药物）可能阻断该代谢途径。然而，合用具有抑制 CYP2D6 酶作用的奎尼丁，并未影响羟考酮的药效。可能抑制羟考酮代谢的其他药物包括西咪替丁，酮康唑和红霉素等 CYP3A 酶抑制剂。⑤与纳曲酮合用时，可竞争性抑制与阿片受体的结合，诱发戒断综合征。应禁止合用。

4）注意事项：①手术前或手术后 24 小时内不宜使用。②老年人或过度劳累者出现呼吸抑制的危险增加。③肾功能和肝功能不全者、甲状腺功能低下者慎用。④本药可引起嗜睡，用药期间从事机械操作或驾车时应谨慎。

5）禁忌证：缺氧性呼吸抑制、颅脑损伤、麻痹性肠梗阻、急腹症、胃排空延迟、慢性阻塞性呼吸道疾病、肺源性心脏病、慢性支气管哮喘。高碳酸血症、已知对羟考酮过敏、中至重度肝功能障碍、重度肾功能障碍（肌酐清除率 <10ml/min）、慢性便秘、孕妇或哺乳期妇女禁用。

（三）辅助镇痛药

1. 抗抑郁药　慢性疼痛患者抑郁症的发生率非常高，不管是原发性或继发性抑郁都对疼痛患者的生活质量产生严重影响。研究表明，伴有抑郁的慢性疼痛患者病程延长，治疗效果更差，常常加剧睡眠问题、快感及兴趣的丧失，而且患者的精神痛苦比躯体疼痛要更为严重。患者一旦出现抑郁情绪，可能会对治疗方案产生抵触，甚至对疾病能否治愈失去信心；另外由于患者情绪不稳，医患冲突及患者自杀发生率提高，将使得治疗变得更加困难。因此，治疗慢性疼痛的抑郁症或抑郁症状具有重要意义。对合并抑郁情绪的慢性疼痛患者进行抗抑郁治疗可减少患者情感上的痛苦、睡眠障碍、焦虑、紧张等，进而改善患者的健康水平及生活质量。

（1）抗抑郁药物的镇痛作用机制：突触间隙 NE 和 5-HT 的增多可能是抗抑郁药镇痛作用的主要机制。慢性疼痛时脑干脊髓下行疼痛抑制通路通常是受损伤的，抗抑郁药物可作用于该通路的多个重要区域（如蓝斑、中缝背核、脊髓背角等），增强或维持通路作用，加强内源性疼痛控制，提高疼痛阈值。一般认为，抗抑郁药产生的镇痛作用是通过中枢介导的，但目前也有研究表明存在外周作用位点。而 NE 和 5-HT 在外周是增加疼痛传导的，因此抗抑郁药外周镇痛作用可能并非增加 NE 和 5-HT 的量。研究表明，其外周镇痛疗效可能是对 NE 受体、5-HT 受体、组胺受体和 M 型乙酰胆碱受体的拮抗作用而实现的。腺苷在外周也具有镇痛作用，而抗抑郁药能够增加腺苷的转运，提高细胞外腺苷水平，这可能也是该类药外周镇痛的作用机制。

（2）常用抗抑郁药：临床常用的抗抑郁药主要包括：三环类抗抑郁药，如丙米嗪，阿米替林；单胺氧化酶抑制剂，如苯乙肼；选择性 5-HT 再摄取抑制剂，如氟西汀；5-HT 再摄取增强剂，如噻奈普汀；5-HT 和 NE 再摄取抑制剂，如文拉法辛；肾上腺素能和特异 5-HT 能抗抑郁药,如米氮平。目前抗抑郁药可用于治疗神经病理性疼痛已经得到公认。镇痛常用的剂量比抗抑郁治疗时所用的要小得多。本类药物的合理使用详见相关章节。

2. 抗惊厥类药物　神经病理性疼痛是中枢或周围神经系统功能失调引起的慢性疼痛症状。多项研究资料证实其产生机制与痛觉过敏、中枢致敏作用、兴奋性激增现象和神经元异位放电等有关。神经病理性疼痛的类型主要有带状疱疹后神经痛、糖尿病神经痛、中枢性脑卒中疼痛、三叉神经痛和多发性硬化症等。临床治疗上与组织损伤所致伤害性和炎性疼痛不用,非甾体抗炎类和阿片类药物疗效较差,但抗惊厥类药物却有很好的反应。

(1)抗惊厥药物的镇痛作用机制:癫痫和神经病理性疼痛存在相似的病理生理学和生物化学机制,神经受损后产生的"wind-up现象"和癫痫患者中海马神经元"点燃"现象的病理生理过程非常相似。在神经源性疼痛模型中,初级传入神经元和传导神经元对钠通道阻滞药的易感性已被公认,这与癫痫模型相类似。因此,抗惊厥药在治疗神经病理性疼痛方面发挥重要作用。多数抗惊厥药能通过抑制离子通道而减少神经元的超兴奋性,并且一种抗惊厥药可以同时作用于疼痛传导的不同部位,故可在一种药物无效时尝试另一种抗惊厥药。

(2)常用抗惊厥药:常用的抗惊厥药主要有苯二氮䓬类、卡马西平、乙琥胺、苯巴比妥、苯妥英钠、丙戊酸钠、非尔氨酯、加巴喷丁、普瑞巴林、拉莫三嗪、左乙拉西坦、奥卡西平、噻加宾、托吡酯、氨乙烯酸等。本类药物的合理使用详见相关章节。

3. 镇静催眠药　镇静催眠药指能够选择性抑制中枢神经系统,并能引起镇静催眠作用的药物,其主要适应证不是疼痛,但可用于辅助镇痛。例如低浓度的巴比妥类药物可以降低疼痛阈值。如使用小剂量硫喷妥钠诱导后或从硫喷妥钠麻醉中苏醒后。苯二氮䓬类药物氯硝西泮用于治疗针刺样或阵发性神经性疼痛综合征等。本类药物的合理使用详见相关章节。

4. α_2肾上腺素能受体激动剂　α_2肾上腺素能受体激动剂能产生抗焦虑、镇静、镇痛等多种药理作用,其镇痛作用可能是通过抑制脊髓P物质的释放,并激活脊髓突触α_2受体而产生的。脊髓是α_2肾上腺素能受体激动剂镇痛的主要部位,因此该类药物在治疗疼痛时,硬膜外和鞘内注射比静脉给药效果更好。有研究表明蛛网膜下腔注射可乐定等α_2受体激动剂,其镇痛作用呈剂量相关性,镇痛效价是吗啡的10~60倍,缓解疼痛比吗啡强10~20倍,可用于急慢性疼痛和神经病理性疼痛的治疗。本类药物的合理应用详见相关章节。

5. 糖皮质激素　疼痛药物治疗中,糖皮激素的应用比较广泛。目前临床上主要用于治疗软组织或骨关节无菌性炎症疼痛,肌肉韧带劳损,风湿性疼痛,炎症创伤后疼痛,神经根病变疼痛、癌痛及复杂区域疼痛。糖皮激素类药物能阻断感受伤害性信息的C纤维传入,抑制敏感化背根神经节和受损神经纤维的异位放电,缓解疼痛。糖皮质激素的不良反应与用药时间和剂量有关,其主要不良反应有类肾上腺皮质功能亢进;诱发和加重感染;影响伤口愈合,加重溃疡;影响生长发育和停药反应等。因此,在使用糖皮激素时应遵循低剂量、短期、按需用药的基本原则,严禁滥用。本类药物的合理使用详见相关章节。

五、疼痛的诊断和强度评估

(一)疼痛诊断的思路和内容

任何一种疾病治疗的前提和基础都是诊断。1999年第九届世界疼痛大会首次提出"疼痛不仅仅是一种症状,也是一种疾病"。因此,疼痛也需要明确病因和诊断,才能有效祛除患者的疾苦。疼痛是一种主观感觉,到目前尚没有一种仪器能够评估疼痛的性质和强度,因此,疼痛的诊断是非常困难的工作,具有一定的复杂性和特殊性。在疼痛诊断时,首先需要明确以下几方面。

1. 明确疼痛的病因和病程的急缓 引起疼痛的病因有很多种,炎症、外伤、畸形、肿瘤等均能引起相应部位的疼痛,社会、经济和心理因素也在一定程度上影响患者对疼痛的感受。只有明确疼痛的病因和病程的急缓,才能给予患者及时有效的治疗方案,而且还可以避免一些医疗纠纷的发生。明确发病的急缓、病程长短很重要,诊断可能有差异,相应地,给予的治疗方案也不同。

2. 明确疼痛的部位和深浅 明确疼痛在皮肤表面的投射及病变组织层次,治疗方案在病变局部和组织才能发挥作用。

3. 明确疼痛的性质和程度 例如炎症引起的疼痛,要分清感染性(一般的、特殊的)还是无菌性的;损伤要分清是急性外伤还是慢性劳损,以便选择合适的治疗措施。评价患者的疼痛强度对决定治疗方案至关重要。镇痛药物的选择、给药途径和用药剂量都需据此作出选择。目前还没有一种仪器可以准确评估患者的疼痛强度。一般应用疼痛评分量表对疼痛程度进行评估。

4. 进行相应的心理评估 如果患者的主述症状和疼痛程度超过了体征和诊断性治疗的解释时,则需要对患者进行心理评估和心理学支持治疗。可以应用相应的量表进行心理评估,从心理评估结果中对患者应对能力的强弱进行评价。

5. 明确患者重要生命器官的功能 疼痛治疗的一些方法具有一定的危险性,在诊断过程中,应强调对重要脏器功能的判断,特别是年老、体弱、合并重要脏器功能低下者,对一些治疗方法耐受性差,应严格掌握适应证,控制麻醉药的剂量。

(二)疼痛诊断的方法

疼痛的定位与病因诊断,必须依靠详细的病史采集、体格检查、有关实验室检查与器械检查,有的疾病还需要动态观察才能确定诊断。

1. 详细询问病史 系统而重点地采集疼痛病史,通过有技巧地全面而详细地了解和分析疾病可能的诱因、病因、发生、发展情况,可以提供很多重要的临床资料,对疼痛的诊断很有价值,临床上有些疼痛病例,在影像学检查和实验室检查结果出来以前,可根据病史初步诊断,甚至有些疼痛病例,病史是诊断的唯一依据。采集疼痛患者的病史要注意以下几点:①一般资料:包括姓名、性别、年龄、籍贯、职业、民族、婚姻以及工作单位等均应详细询问;②主诉和相关症状;③既往医疗史、家族史、感染史、肿瘤及手术史、应用激素史等都应当引起重视。

2. 体格检查 在详细询问患者既往病史的基础上,进行全面系统的体格检查。临床体格检查应以望诊、触诊、叩诊、听诊,脊柱四肢的动、量诊为基础,重点是神经系统及运动系统的检查,例如脑神经检查、感觉功能检查、叩顶检查等。体格检查的程序可按照医生的诊疗习惯和患者的实际情况按部位进行,一般先进行全身和一般检查,再依次按头颈部、肩部、上肢、胸腹部、下肢进行检查,可将有关的神经检查置于全身和各部位检查之中,或按照体位顺序进行,以减少患者体位变动引起的疼痛,且节约体检时间。

3. 实验室检查 从临床实际需要出发,有针对性地选用一些实验室检查,可提高诊断的准确性。在疼痛临床诊断中常用的实验室检查有血常规、尿常规及尿液检查、粪便检查、红细胞沉降率(ESR)、C-反应蛋白测定(CRP)、抗链球菌溶血素"O"测定(ASO)、类风湿因子凝集试验(RF)、血浆尿酸测定、HLA-B27 等。这些检查结果的分类与不同性质的疼痛疾病密切相关,可根据临床表现进行针对性的诊断和鉴别诊断。

4. 神经传导研究和肌电图 肌电图(electromyography,EMG)是通过描记神经肌肉单位活动的生物电流来判断所检查神经肌肉的功能状态、区别病变是肌源性还是神经源性,并可确定神经损伤程度和部位。神经传导研究(nerve conduction study,NCS)基本上属于 EMG 的一部分,但又与 EMG 不同,前者提供定量信息,而后者则提供定性信息。

5. 脑电图 脑电图(electroencephalography,EEG)的原理是通过脑细胞群的自发性、节律性电活动来反映大脑有无受损或损伤程度,对脑部疾病有一定的诊断价值,但应结合患者的临床表现、实验室检查等来综合诊断。EEG 的主要适应证为颅内器质性病变,如癫痫、脑炎、脑血管疾病、颅内占位性病变及脑外伤。

6. 红外热像图 临床红外热像学是利用红外线辐射成像原理观察人体表面温度变化,研究人体生理病理现象的一门新兴学科。红外热像技术在国外临床应用已近 40 年,近 10 余年来我国临床应用与研究也有迅速发展,尤其是在疼痛临床的应用逐渐受到重视。红外热像图利用疼痛可以引起皮肤的某些区域温度升高也可以引起其温度降低的原理,对疼痛进行检查并推断引起疼痛的原因。

7. 诊断性治疗 当病因一时难以查明时,在不影响进一步检查的情况下,可按可能性较大的病因进行诊断性治疗,期待获得疗效而作出临床诊断。对于疼痛性疾病,诊断性阻滞治疗是最常用、最有效的方法。诊断性阻滞即神经干、神经根及交感神经节等处注射局麻药,阻滞或在某种程度上改变神经的传导功能,并对阻滞前后患者的疼痛进行对比。若治疗有效,可能诊断基本初步确定,再采取进一步治疗,继续观察;若治疗无效,则可否定其可能诊断。

(三)疼痛强度的评估

疼痛是一种主观体验,也是一种复杂的现象,是病理生理、心理、文化修养、生活环境等诸多因素经神经中枢对这些信息的调整和处理,最终得出疼痛的感受。迄今,没有任何一种仪器或方法能评价疼痛的不同性质和强度,因此如何量化一直是疼痛评估的难点。目前国内外临床较常采用的评估方法如下。

1. 视觉模拟量表(visual analogue scale,VAS) 该表是一种简单易行、有效而且比较客观的测量方法,目前较广泛地应用于临床和科研。视觉模拟量表是使用一条滑动标尺,0 分表示无痛,10 分表示难以忍受的剧烈疼痛。临床评定以 1~3 分为轻度疼痛、4~6 分为中度疼痛、7~10 分为重度疼痛。

2. 麦吉尔疼痛问卷(McGill pain questionaire,MPQ) 此为一种多因素疼痛调查评分方法,它的设计较为精密,重点观察疼痛及其性质、特点、强度和伴随状态与疼痛治疗后患者所经历的各种复合因素及其相互关系。MPQ 采用的是调查表形式,表内包括人体图像指示疼痛的部位,附有 78 个分为 4 个组 20 个亚类,分别表达从时间、空间、压力、热和其他性质等方面来描述疼痛的感觉特性的词(1~10 组);从紧张,恐惧和自主性质等方面描述疼痛的情感特性的词(11~15 组);描述受试者全部疼痛过程总强度的评价词(16 组)和非特异性类 4 类(17~20 组)。

3. 疼痛强度简易描述量表(verbal rating scale,VRS) 该表是由疼痛测量尺与口述描绘评分法相结合构成,特点是将描绘疼痛强度的词汇通过疼痛测量尺图形表达,使描绘疼痛强度的词汇梯度更容易使患者理解和使用(图 18-1)。在使用该方法时,应注意患者在表达疼痛强度时会受到情绪的影响,要正确对待患者的情绪化因素并进行评价。

疼痛表情

疼痛分值　0　1　2　3　4　5　6　7　8　9　10
疼痛等级　无痛　轻度疼痛　　中度疼痛　　重度疼痛

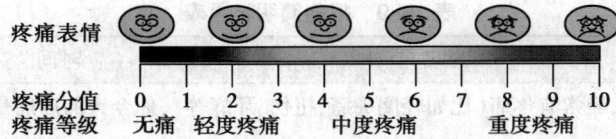

图 18-1　疼痛强度简易描述量表

4. 0-10 数字疼痛强度量表(numerical rating scale,NRS)　该表是 VAS 方法的一种数字直观的表达方法,其优点是较 VAS 方法更为直观,患者被要求用数字(0~10)表达出感受疼痛的强度,由于患者易于理解和表达,明显减轻了医务人员的负担,是一种简单有效和最为常用的评价方法。不足之处是患者容易受到数字和描述字的干扰,降低了其灵敏性和准确性。

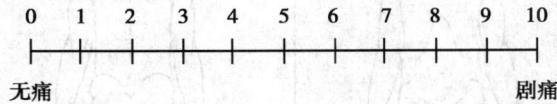

0　1　2　3　4　5　6　7　8　9　10

无痛　　　　　　　　　　　　　　剧痛

5. 疼痛简明记录表　该表是美国威斯康星大学神经科疼痛研究小组为研究目的而研制的。当使用这个调查量表时,患者对疼痛的强度和干扰活动均要记分。记分参数的等级为 0~10。虽然它产生大量的临床资料,但作为临床常规应用显得过于麻烦。在原量表的基础上简化,得出疼痛简明记录。另外在原量表的基础上,加入躯体图便于记录疼痛的部位,产生疼痛简明记录见表 18-8 和表 18-9。

表 18-8　请圈一个数字描述在上周内疼痛是如何妨碍你的

A. 一般活动

10	9	8	7	6	5	4	3	2	1	0

完全影响　　　　　　　　　　　　　　　　　　　　　无影响

B. 情绪

10	9	8	7	6	5	4	3	2	1	0

完全影响　　　　　　　　　　　　　　　　　　　　　无影响

C. 行走能力

10	9	8	7	6	5	4	3	2	1	0

完全影响　　　　　　　　　　　　　　　　　　　　　无影响

D. 正常工作(包括家庭以外的工作和家务工作)

10	9	8	7	6	5	4	3	2	1	0

完全影响　　　　　　　　　　　　　　　　　　　　　无影响

E. 与他人关系

10	9	8	7	6	5	4	3	2	1	0

完全影响　　　　　　　　　　　　　　　　　　　　　无影响

F. 睡眠

10	9	8	7	6	5	4	3	2	1	0

完全影响　　　　　　　　　　　　　　　　　　　　　无影响

G. 对生活的热爱

10	9	8	7	6	5	4	3	2	1	0

完全影响　　　　　　　　　　　　　　　　　　　　　无影响

表 18-9 疼痛简明记录表

日期	姓名	时间

1. 在人的一生中很多人经常有疼痛(比如轻度头痛、扭伤、牙痛等),你今天的疼痛是不是每天那种疼痛

   是   不是

2. 在下图中你感到疼痛的部位画上阴影,并在最痛处打上 ×

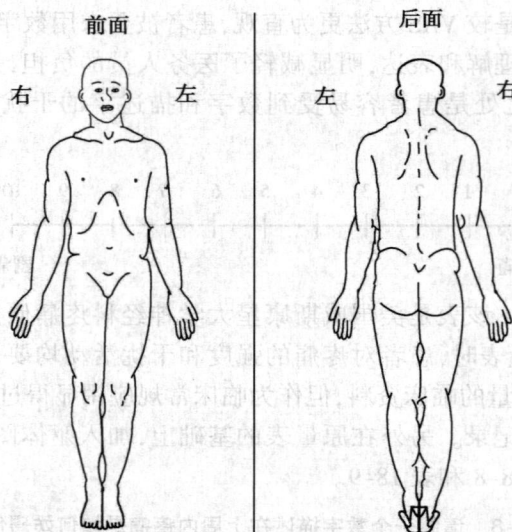

6. 痛阈测定

(1)冷或热刺激法(cold stimulation,CS):以温度作为刺激源,此时周围温度应保持恒定,常常以 20～25℃为宜,冷刺激时以 1℃左右的冷水为刺激源,热刺激时以辐射灯照射为刺激源,分别记录疼痛出现时的温度和时间,使用冷、热刺激法时应注意调节温度梯度,避免皮肤冻伤或烧伤。

(2)机械刺激法(mechanical stimulation,MS):多数以压力作为刺激源,以往较常用弹簧式压力计,所给予的压力刺激量可以调节大小,并根据其刻度记录疼痛的产生及其程度。

(3)热辐射法(thermal radiation,TR):为温度测痛方法,它使用凸透镜聚焦,将热源发出的光线均匀地投射到受测试皮肤表面区域,随着热辐射能的增强,受测试皮区产生疼痛并逐渐增强,当热辐射疼痛与患者原有疼痛程度相等时,可用此时的单位面积皮肤每秒钟所受到的热量表示疼痛的强度。

(4)电刺激法(electrical stimulation,ES):多种类型的电流均可作为疼痛刺激源,目前常用的为方波电刺激。

7. 心理状态的评估 在大多数患者中,持续疼痛总伴随着心理的改变,表现为焦虑、抑郁、睡眠障碍、食欲减退、易怒,干扰患者的正常生活,造成"疼痛→失眠疲乏→疼痛→失眠心理障碍"的恶性循环。常用的疼痛患者精神病理学评估方法有 Beck 抑郁调查表、症状自评量表 90 修正版、Spielberger 症状焦虑调查表、明尼苏达多相个性调查表(MMPI-2)、IBQ 和 MMPI。对慢性疼痛患者的心理测评,MMPI 与其后改进的 MMPI-2 应用最多。

疼痛是一种个人的主观体验,它受文化水平、所处的状态、注意力、社会环境和心理学变量的影响。目前尚无客观方法得出患者疼痛的程度,来自患者自己所报告的疼痛是最有效的测量,这也是目前疼痛测量方面的"金标准"。在临床实践和研究中,VAS 和 MPQ 是目前疼痛评估中最常用的方法。但临床实际工作中最需要的是简单易懂的量表,既能达到对患者的评价,又能给患者和医护工作人员减轻负担。对于慢性疼痛患者(包括癌症疼痛患者),简明疼痛记录表(BPI)是最为实用的,首先它非常简便,其次它可以 24 小时进行疼痛评价,从而得出疼痛强度的变化。疼痛的评估是一个综合体系,联合应用多种方法,以获得对患者全面深入的了解,可能是我们最终攻克疼痛的有效途径。

<h2 style="text-align:center">六、疼痛治疗相关药物的合理应用</h2>

(一)急性疼痛的治疗

1. 成人术后疼痛的药物治疗　术后急性疼痛是指机体对疾病本身和手术造成组织损伤的一种复杂的生理反应,表现为心理和行为上的一系列反应以及情感上一种不愉快的经历。随着对术后疼痛病理生理认识的提高,人们已将术后镇痛视为提高患者安全性、促进患者术后早日康复的重要环节,术后急性疼痛的处理已经成为麻醉学的重要组成部分。由于术后疼痛对患者身体的多器官、系统产生不利影响,不仅对患者术后的康复十分不利,而且会给患者造成严重的心理创伤,良好的术后镇痛不仅能够减轻和消除患者的疼痛及不适,使患者的躯体功能、舒适度和满意度提高,同时对于减少或预防术后有关并发症以及促进患者康复等方面具有重大意义。

术后的疼痛一般可以分为两大类,一类是术后立刻疼痛,一般高峰期是 48～72 小时,产生疼痛主要的原因是手术本身造成的急性创伤[切口和(或)内脏器官损伤及刺激和引流物的刺激],属于急性疼痛范畴;另一类是手术创伤本身愈合后发生的疼痛,产生疼痛主要的原因是手术切口愈合后的瘢痕、神经组织的损伤和胸、腹膜的粘连、周围组织产生继发的异常变化,发生时间可以从术后数个月到数年不等,一般属于慢性疼痛的范畴。我们在此所涉及的术后疼痛是第一类,即术后急性疼痛的治疗。

(1)成人术后疼痛的临床特点:①手术后绝大多数患者均会主诉明显的切口疼痛。②临床可见由于疼痛刺激所产生的各系统体征(明显的心率、血压和呼吸变化等)及伴随情绪异常(如抑郁、焦虑等)。③实验室检查可以发现内分泌系统功能异常(临床上可见儿茶酚胺类、血管紧张素Ⅱ、醛固酮、皮质醇、高血糖素、ACTH 等多种激素分泌增高而产生机体内环境的紊乱)。

(2)成人术后疼痛治疗常用药物:术后镇痛的传统方法是按需间断肌内注射哌替啶或布桂嗪等镇痛药物。随着生活质量的提高和学科的发展,传统的术后镇痛方法难以满足完善镇痛的要求,现代积极的镇痛方法希望尽可能充分镇痛且副作用最小,以提高患者的舒适度和满意度。

已经证实,术后镇痛不仅可以减轻患者术后的痛苦,而且可以减少患者术后体内儿茶酚胺和其他应激性激素的释放,有利于患者术后的恢复。作为提高患者安全性、促进患者术后早日康复的重要环节,术后镇痛十分有必要在临床广泛推广应用。

1)局部麻醉药:局部麻醉应该是全面管理的一部分,需要和其他镇痛药物一起使用才是合理的。局麻药和阿片药联合应用可减低两类药物的毒性,增强镇痛效果。鉴于长期使用高浓度的局麻药硬膜外注射可能产生脊神经毒性,而单用阿片类药物止痛,药物的副作用如瘙痒、恶心、呕吐、尿潴留发生率高且镇痛作用并不比静脉镇痛作用更强,故两种药物联合已成为共识。

防止局麻药中毒最重要的因素是避免血管内注射。小心回抽至关重要,尤其是在移动针时。如果怀疑出现中毒反应,应停止注射并评估患者的呼吸循环功能,避免低氧,患者可能发生惊厥,此时需开放气道,维持呼吸和循环,必要时用升压药并使用地西泮或丙泊酚、硫喷妥钠甚至肌松药(前提是有气管插管和人工通气的条件)。

用于急性疼痛治疗的局麻药,见表18-10。

表18-10 用于急性疼痛治疗的局麻药

药物	镇痛方式	镇痛阻滞的溶液(%)	时效(h)	最大单次剂量 mg/kg(成人总量 mg)	输注溶液(%)
利多卡因	局部浸润	0.5~1	1~2	7	—
	硬膜外	1~2	1~2	(500)	0.3~0.7
	神经丛或神经阻滞	0.75~1.5	1~3		0.5~1
甲哌卡因	局部浸润	0.5~1	1.5~3	7	—
	硬膜外	1~2	1.5~3	(500)	0.3~0.7
	神经丛或神经阻滞	0.75~1.5	2~4		0.5~1
布比卡因	局部浸润	0.125~0.25	1.5~6	1.5	—
	硬膜外	0.25~0.75	1.5~5	(1.5)	0.0625~0.125
	神经丛或神经阻滞	0.25~0.5	8~24	0.125~0.25	
氯普鲁卡因	局部浸润	1	0.5~1	14	—
	硬膜外	1.5~3	0.5~1	(1000)	0.5~1
罗哌卡因	局部浸润	0.15~0.30	2~8	3	—
	硬膜外	0.5~0.75	1~4	3	0.0625~0.15
	神经丛或神经	0.25~0.75	2~8	3~5	

注:健康患者在溶液中加入1:200 000的肾上腺素。如果溶液中不含肾上腺素,括号内最大剂量应降低40%。如注入血管,很小剂量即可致命

2)非阿片类镇痛药:最常用的非阿片类药物为NSAIDs,如阿司匹林和对乙酰氨基酚等。

阿司匹林口服短时间内就能产生活性,因为它很快就代谢为水杨酸,水杨酸具有镇痛作用。阿司匹林有显著的胃肠道作用,可能引起恶心、呕吐,或因不可逆的抗血小板作用造成胃肠道出血。基于后一种原因,如有其他选择,术后不应使用阿司匹林。阿司匹林在流行病学上与瑞夷综合征(Reye syndrome)相关,12岁以下的儿童不应常规使用阿司匹林镇痛。

对乙酰氨基酚几乎没有抗炎作用,但一般情况下也不与其他药物产生交叉反应,口服吸收很好,几乎全部通过肝脏代谢。正常剂量下几乎没有副作用,被广泛用于疼痛的第一线治疗或作为合剂用于平衡镇痛。

非选择性NSAIDs具有镇痛和抗炎作用。所有NSAIDs通过同一途径起作用,加上该类药物都是高血浆结合率药物。因此同时给予两种以上NSAIDs可能发生与血浆蛋白结合的竞争,可导致药物游离部分增多,而该类药物治疗作用有封顶效应,过多的游离药物将使副

作用显著增加,因而是不合理的。此外,此类药物个体反应差异很大,因此没有首选药物或治疗作用最强的药物。由于作用方式不同,与阿片类药物合用可能有相加或协同效果。

布洛芬是口服药物之一,该药具有良好的临床效果,价格低廉,为非处方类药物,其他常用的药物有双氯芬酸、氯洛昔康、酮咯酸、美洛昔康等。

3)弱阿片类药物:可待因是一种弱阿片类镇痛药,是罂粟碱的衍生物,对轻至中度疼痛有效。可与对乙酰氨基酚合用,但在使用复合片剂时须注意不要超过对乙酰氨基酚的最大推荐剂量。剂量范围:每 4 小时 15 ~ 16mg,最大剂量每日 300mg。右丙氧酚在结构上与美沙酮类似,对阿片受体和兴奋性氨基酸受体均有作用,但镇痛的活性较低。右丙氧酚与对乙酰氨基酚复合制剂同样要注意对乙酰氨基酚不要超量,与可待因相比,该药几乎没有优势。

弱阿片类药与外周作用药物的复合制剂常用于疼痛较轻的小手术和门诊患者,如对乙酰氨基酚 500mg 和可待因 30mg 的合剂,羟考酮 5 ~ 10mg 与对乙酰氨基酚 325 ~ 500mg 的合剂,曲马多 37.5mg 与对乙酰氨基酚 375 ~ 500mg 的合剂等。

4)强阿片类药物:术后如果不能立即口服给药,可以通过其他途径给药。总的来说,肌内注射阿片类镇痛药是一种较为熟悉的方法,具有较好的安全性,可以提供短期有效的镇痛,但其缺点在于可能剂量过大(副作用)或过小(不能缓解疼痛)。另外,注射本身导致疼痛,而药物需要吸收起效,所以镇痛效果出现较晚。肌注阿片类药物后,其血药浓度水平及吸收速率差异可能很大。原因包括肝、肾疾病,年龄及合并其他药物,外周血流减少,低温及甲状腺功能降低等,由于药物代谢降低,因而机体对药物的敏感性增加。

最低有效镇痛浓度(minimum effective analgesic concentration,MEAC)不同患者有差异,加上生理活动的影响,对镇痛的需求也存在巨大差异。采用患者自控镇痛(patient controlled analgesia,PCA)可较好地避免这一差异的影响。

强阿片类药物,可见表 18-11。

表 18-11 强阿片类药物

药物名称	给药途径	剂量(mg)	作用时间(h)
吗啡	肌注/皮下	5 ~ 10	2 ~ 4
美沙酮	肌注	7.5 ~ 10	4 ~ 6
哌替啶	肌注	100 ~ 150	1 ~ 2
丁丙诺啡	舌下	0.2 ~ 0.4	6 ~ 8

注:静脉给药为肌注给药的 50%,缓慢推注超过 5 分钟

应用阿片类药物的方法如下。

①口服给药:是应用最为广泛而且患者最容易接受的给药途径。口服给药治疗急性疼痛的缺点在于药物吸收可能因手术后肠胃排空延迟而降低。

②舌下给药:药物吸收后直接进入体循环,因此没有首关代谢。因为代谢的原因,即使吞下也不会造成毒性反应。最常经此途径应用的药物是丁丙诺啡,该药吸收迅速,作用时间可达 6 小时,但引起恶心、呕吐、镇静的概率较高。

③直肠给药:阿片类药物可以使用栓剂给药,优点是可减少与胃肠道阿片受体结合,减轻胃肠道副作用,避免肝脏首关代谢。在维持镇痛方面非常理想,但在即刻缓解急性疼痛方面效果不佳,因为该方法吸收缓慢,且有时吸收不稳定。大多数强阿片类药物直肠给药的剂

量是口服给药的50%。

④肌注给药:给药途径产生的效应存在波峰和波谷。克服此问题的方法是每间隔4小时规律给药。已证明间断肌注阿片类药物缓解疼痛的效果与PCA相同。但为达到这种镇痛水平,需定期评估并记录疼痛评分,并据此制定自动给药的方案。

⑤静脉给药:静脉注射与其他方法相比可产生更快的镇痛效果,但可能引起血药浓度的波动,必须对患者进行监护。

⑥PCA:它是一种新型的给药系统,通过一个微处理器-控制泵来达到稳定的止痛,并根据不同个体和不同的生理活动需要调整药量,基本设置有负荷量、持续(背景)量、冲击量和锁定时间。它将传统的一次性口服、肌注或静脉注射用药方式改为小剂量、分次给予,较为客观地满足了个体对止痛药的要求,不仅使镇痛效果趋于完善,而且克服了传统用药不及时,起效慢,镇痛不全和副作用明显的缺点。原则上为保证治疗效果,应采用起效快、作用强的药物,使用PCA泵时,仍采用与基础给药相同的阿片类药物,但每次给药剂量不应低于24小时总量的0.1倍。为了能够达到最大药效且避免药物蓄积产生副作用,设置了锁定给药时间的安全措施。PCA既可静脉给药,也可肌内、皮下或硬膜外给药。经硬膜外腔患者自控镇痛(patient controlled epidural analgesia,PCEA)以及经静脉患者自控镇痛(patient controlled intravenous analgesia,PCIA)常用治疗方案见表18-12。

表18-12 PCEA和PCIA常用治疗方案

PCEA治疗方案	1	吗啡(8~10mg)+氟哌啶(2.5~5.0mg)
	2	吗啡(8~10mg)+氟哌啶(2.5mg)+布比卡因(100mg)
	3	曲马多(300~500mg)+氟哌啶(2.5mg)+布比卡因(100mg)
PCIA治疗方案	1	吗啡(50~100mg)+氟哌啶(5.0mg)
	2	曲马多(400~600mg)+氟哌啶(2.5mg)

注:上述处方药物均加生理盐水配至100ml,首次剂量:4ml,基础剂量:1.5~3.0ml,追加剂量:2~3ml,PCEA锁定时间:15~20分钟,PCIA锁定时间:10~15分钟

⑦阿片类药物和局部麻醉药合剂:目的是为了减少单纯应用局麻药或阿片类药产生的副作用的频率及程度,并可以产生镇痛协同作用。

低浓度布比卡因尤其是低浓度的罗哌卡因对运动阻滞轻微。0.1%的布比卡因或0.0625%~0.125%罗哌卡因与0.01%的吗啡或0.3~0.6μg/ml舒芬太尼或2~4mg/ml的芬太尼配成合剂后以5~10ml/h输注,可产生良好的镇痛效果,而运动阻滞不明显,患者可以行走,不影响分娩的子宫收缩而且没有低血压的风险。

⑧经皮、经黏膜、吸入及经鼻应用阿片类药物:芬太尼透皮贴剂,枸橼酸芬太尼棒糖,芬太尼雾化吸入以及布托诺啡滴鼻剂在癌痛、慢性痛和慢性疼痛突发性发作的应用日趋广泛。

2. 小儿疼痛的药物治疗 小儿较成人遭受疼痛的反应更为强烈,但对疼痛及治疗效果的感知、反应不同于成人,因而小儿疼痛的处理更加需要精力与关心。

(1)小儿疼痛的临床诊治特点:小儿疼痛的诊断和治疗比较复杂,无论病史采集、体检、实验室检查还是用药都有其特殊性。

1)合作性差:小儿的合作性较差,因此无法准确地描述疼痛,很难获得准确的病史和体格检查资料,使各项诊断和治疗措施难以正确地施行。

2)痛阈低:小儿的痛阈低于成人,且与年龄呈正相关,即年龄越小越易感受疼痛。突发性和阵发性是小儿疼痛发作的特点,持续时间较成人短。

3)器官代偿能力差:小儿的器官代偿能力较差,表现为和成人相比对疼痛反应较强烈,疼痛时常伴有明显的生理生化改变。具体表现为呼吸频率、心率、血压和颅内压均升高,耗氧量和代谢率也增加等。严重时可致哮喘或喉痉挛及食欲缺乏,继而导致发育不良。

4)存在回避性:小儿对疼痛存在较强的回避性,因为害怕吃药、打针或住院等,宁愿隐瞒和忍痛,也不告诉家长和医护人员,常采用某种姿势或动作来避免或减轻疼痛,从而延误疼痛的诊断和治疗。

5)药物治疗的特殊性:镇痛药的药动学和药效学都随着年龄的增长而改变。儿童各种肝药酶系统的成熟速率不同,也决定了药物临床效果的不同。由于新生儿肝药酶系统尚未完全发育成熟,对许多药物的清除率较低;而2~6岁儿童,可能是因为其肝脏的体积(经体重标准化后)大于成年人,以致CYP450对许多药物的代谢率高于成年人。儿童更高的药物清除率意味着需要给予更多的药物,如吗啡缓释片,成人每天用2次,儿童则每天需要3次;新生儿体内水分所占比重高于大年龄儿童,在新生儿的脑、心脏及其他内脏、肌肉和脂肪中,可与药物结合的血浆蛋白浓度相对较低。对于那些与血浆蛋白结合率高的药物,由于新生儿血浆蛋白水平及蛋白结合率较低,可能使血浆中游离药物浓度增加而引起毒性增强,从而使麻醉性镇痛药的副作用更明显。以上这些特点足以说明新生儿和婴儿每千克所需的药物剂量应偏低,而给药间隔时间应延长。小儿机体尚未发育成熟,由于药物的敏感性和分布率不同,使某些药物用于小儿甚至需要相对较大的剂量。

6)其他:儿童对疼痛的感受不仅取决于组织损伤的程度,还与儿童的年龄、性别、发育水平、既往的疼痛感受,以及相关的环境和心理因素有密切关系。因此,理想的小儿镇痛需要集中在以下两点,一是选择合适的镇痛干预措施;二是不管疼痛的原因如何,都必须改善所有加重疼痛的因素,即将必要的镇痛药物治疗与行为、心理调节结合起来。

(2)小儿疼痛治疗常用药物

1)非甾体抗炎药:适用于轻、中度疼痛的手术后患儿。除新生儿外,非甾体抗炎药在小儿的药动学与药效学和成人并无明显差异。临床上应根据药物作用时间的长短、是否有抗炎作用及副作用的大小等因素选择药物。

对乙酰氨基酚:是小儿最常用的解热镇痛药,新生儿应用也安全有效。口服量10~15mg/kg,每4~6小时1次;肛门栓剂20~25mg/kg,每4~6小时1次,肛栓用药时血药浓度较低,而镇痛效果与口服相同。本药副作用较小,无呼吸抑制作用,也无中枢抑制作用,无成瘾性。即使较大剂量即每日160mg/kg仍属安全范围剂量。长期使用应注意监测肝、肾功能。新生儿、小儿对乙酰氨基酚的清除率和成人相似。

阿司匹林:用于小儿炎性疼痛,口服剂量与对乙酰氨基酚相同。新生儿清除阿司匹林比成人慢,1周岁时对阿司匹林的清除半衰期可达到成人水平。阿司匹林胃肠副作用大,并可降低血小板功能引起出血,严重者可发生瑞夷综合征(重度脑损害、内脏脂肪性变),故近年来在小儿的应用明显减少。

布洛芬:液体制剂易被小儿接受,用于轻、中度疼痛,长期应用副作用少。手术结束时应用布洛芬栓剂可减轻术后疼痛,并可减少术后麻醉镇痛药30%药量。

吲哚美辛:早产儿应用吲哚美辛可提高动脉导管的关闭率,但早产儿应用吲哚美辛其清除延迟,可能发生少尿、体重增加及低钠血症,1周岁以上小儿并不会发生,原因是小儿1周岁时其分布容积及清除半衰期达到成人水平。

2)阿片类镇痛药:小儿应用阿片类药物应强调的是,许多腹部手术后需应用阿片类药的患儿,如腹裂、脐膨出、肠旋转不良修补等手术后腹内压增高,肝血流降低,使吗啡清除率进一步减速少。现在公认6个月以内的婴儿应用吗啡应加强观察,并作呼吸监测,如能在手术后继续进行机械通气,更加强了安全性。其他阿片类药如芬太尼、舒芬太尼、哌替啶及美沙酮均在肝脏生物转化,在小儿肝酶系发育成熟前,其清除半衰期也延长,故3个月以下婴儿应用这些药物应加强观察。

可待因:可待因由于具有使用方便、镇痛时间中等以及不良反应明确等特点,是治疗急慢性疼痛的一种有效药物,是小儿最常用的口服镇痛药,除片剂外,还可制成糖浆,适宜于小儿,剂量是1mg/kg。除单独应用外,常与对乙酰氨基酚联用,安全性及耐受性均适用于小儿疼痛。

羟考酮:目前仅有片剂,可应用于小儿,常与对乙酰氨基酚合用,可加强其镇痛作用。与可待因相比,较少引起胃肠不适,因而常被推荐应用,起始剂量是0.15mg/kg。

吗啡:吗啡长期应用对机体重要器官无损害且无封顶效应。可通过静脉注射、肌注、皮下、口服以及经直肠黏膜等方式给药,在<12岁小儿中,吗啡镇痛高峰在20分钟内,可持续1~3小时。

3)给药方法

口服法:适用于中等程度的疼痛,可选用曲马多,副作用小,也可服用可待因、吗啡或美沙酮。应尽可能选用缓释或控释制剂。

肌内注射法:小儿对疼痛是相对敏感的,特别是肌内注射带来的疼痛,往往不敢诉说疼痛,宁愿忍受疼痛而不愿肌内注射,故小儿镇痛不推荐肌内注射法。

静脉注射法:小儿术后镇痛通常应用静脉途径给药。单次静脉给药(吗啡、芬太尼或舒芬太尼)可产生快速镇痛,但作用时间短,用药期间血药浓度波动明显。近年来提倡用静脉持续输注及患儿自控镇痛法,可保持恒定的血药浓度。

持续静脉滴注法:小儿不愿口服用药或因年龄较小,不能理解或者应用自控镇痛时,应用微量泵持续静脉滴注(以吗啡为主)能维持恒定的血药浓度,提供有效的术后镇痛,适用于术后中、重度疼痛。血内吗啡浓度达10~20μg/ml时有镇痛作用,为达到此浓度,吗啡需持续静脉滴注5~15μg/(kg·h),负荷量25~75μg/kg。应注意新生儿及婴儿吗啡代谢及排泄较慢,用量应减至上述的1/3,并由专人观察,一旦发现嗜睡及呼吸变慢,应及时处理(面罩加压给氧、应用纳洛酮对抗)。

对术后需长期气管插管人工通气的小儿,可连续静脉滴注芬太尼或舒太尼。应用大剂量芬太尼10~20μg/(kg·h)不仅镇痛效果良好,并可阻断疼痛所致的血流动力学及肺血管反应,也可减弱内分泌应激反应。因进行人工通气,芬太尼的呼吸抑制作用已不成问题。

患儿自控镇痛法:患儿自控镇痛法近年来在小儿推广,不仅避免了单次注射,且小儿可以自己控制给药,已证实本法镇痛效果满意。应用PCA的关键因素是患儿要有理解应用这一方法的能力,并能按需要使用仪器按钮,故仅适用于5~6周岁或以上有理解能力的小儿。应用前医师要详细解释,教会家长和小儿使用此仪器。当然,应设置好参数以控制每小时药物最大量及使用次数,以避免毒副作用。

采用 PCA 时,阿片类药引起的恶心、呕吐及尿潴留并不比肌内注射高。如单用阿片类药,PCA 时呼吸抑制的发生率低,若有呼吸抑制,及时给氧并应用纳洛酮拮抗。当然,无论应用 PCA 或静脉滴注阿片类药,均有呼吸抑制及低氧血症的可能,必须严密监测,并准备好复苏药物及器械(氧、加压面罩、纳洛酮等),以确保患儿安全。

皮下或黏膜下给药:癌痛患儿如无法应用口服镇痛药且无静脉通路时,可皮下注射阿片类药,通常应用吗啡。为避免注射部位瘙痒及发红,每隔 2~3 次应更换注射部位。癌痛小儿也应用芬太尼透皮镇痛法,但作用缓慢,只适应于慢性疼痛,急性发作时要加用吗啡静脉注射。芬太尼贴于黏膜处可达到全身镇痛效果,已经用于小儿,用药后 10~30 分钟起效,缺点是有恶心、呕吐及面部瘙痒。

3. 分娩疼痛的药物治疗　产妇正常分娩常伴随剧烈的疼痛,长期以来这一过程被认为是女性一生中不可避免的生理现象,认为这种疼痛是理所当然的自然现象而被人们忽略。1847 年,苏格兰一位产科医生成功将乙醚用于分娩镇痛,开启了无痛分娩的先河。1857 年,英国女王 Victoria 接受三氯甲烷分娩镇痛,成功生下王子 Beatrice。19 世纪中后期到 20 世纪早期,人们慢慢尝试并成功地将氧化亚氮、哌替啶、吗啡等药物用于无痛分娩,并且在一些女权组织的不断争取下,分娩镇痛技术开始应用于普通民众。同时,从最初的乙醚麻醉镇痛到 20 世纪 80 年代硬膜外麻醉镇痛的盛行,药物分娩镇痛的技术也在不断发展,近十年随着患者自控镇痛技术的成熟和新药的不断出现,会使分娩镇痛过程中对产妇、胎儿及产力的影响逐渐降低到最低程度,使分娩镇痛的安全系数保持在最佳范围。

(1)分娩疼痛的临床诊治特点

1)症状:Mcgill 将疼痛的级别指数分为 6 级,分别表示为:无疼痛、轻度、中度、重度、剧烈的和非常剧烈的疼痛。用此法进行的研究发现,10% 初产妇,24% 经产妇有轻、中度的疼痛,两组各有 30% 重度疼痛;38% 初产妇,35% 经产妇感到剧烈疼痛;23% 初产妇,11% 经产妇感到非常剧烈的疼痛。这些疼痛的性质为:锐痛、痉挛性痛、令人痛苦的痛、跳痛、刺痛。

2)体征:第一产程的疼痛主要为宫缩时对子宫下段和宫颈扩张、牵扯的结果,初产妇持续 10~12 小时,经产妇持续 6~8 小时。疼痛部位主要在下腹部,腰背及骶部。胎儿位置异常或骶骨外形变异可导致最低位的腰骶部疼痛。疼痛最为剧烈往往发生在宫颈扩张到 7~8cm 时。

第二产程宫口开全后,先露部压迫盆腔的痛敏感结构以及对骨盆出口及会阴的扩张是产生疼痛的主因。子宫的疼痛传导仍然是经过 T_{10}-L_1 传递,而膀胱、尿道、腹膜、直肠等盆腔脏器组织的压迫或牵引痛则经过骶神经节传递,初产妇持续 30~40 分钟,经产妇 20~30 分钟。疼痛部位主要在下腰部、大腿、小腿及会阴处。在第二产程中,会出现强烈的、不受控制的"排便感"。

第三产程时子宫容积缩小,宫内压力下降,会阴部牵拉感消失,疼痛也明显减轻。

3)辅助检查:充分了解妊娠晚期母体的变化,有利于为孕妇提供最佳的分娩镇痛方法,应作以下必要的辅助检查。

超声心动图或心电图检查:可发现心排血量增加,心肌呈轻度肥厚,ECG 示心脏左移及电轴左偏。

妊娠高血压综合征的孕妇应进行血流动力学监测。中心静脉压和动脉压可出现升高现象。

　　血气及呼吸功能监测:合并有严重心肺疾患者如肺水肿、严重贫血、心肺疾病等,易出现低氧血症、高碳酸血症和呼吸性酸中毒。

　　血生化及血液系统检查:Ca^{2+}减少,血糖升高,血浆纤维蛋白比非孕妇女约增加50%,妊娠末期可达5~6g/L,血沉加快,血蛋白减少。

　　内分泌检查:催乳素分娩前达高峰,为非孕妇的20倍。血清皮质醇增加,血清胰岛素增高。

　　(2)分娩疼痛治疗常用药物:目前药物分娩镇痛从药物作用的部位来说主要分为两类:一类主要是通过影响大脑中枢来镇痛,如经静脉、肌内注射药物或吸入药物镇痛多属此类;另一类主要是作用于局部神经系统而起镇痛作用,如区域阻滞及椎管内给药镇痛。

　　1)静脉或肌内注射药物:静脉或肌内注射哌替啶、地西泮、曲马多、芬太尼等药物可减缓产妇紧张情绪,减轻分娩疼痛,但这些药物的副作用是均能通过胎盘屏障进入胎儿血液循环,从而影响胎儿的呼吸和循环,因此应严格把握其用量及用药时机,以最大限度地降低药物的副作用。

　　哌替啶:用于第一产程,肌注50~100mg,10~20分钟后出现镇痛作用,1~1.5小时达峰值,2小时后消退,最多注射两次,最后一次应在估计分娩前4小时。

　　地西泮:主要用于子痫或先兆子痫,精神紧张的孕妇,不能达到完全无痛,与镇痛药合用可以提高效果,肌注,0.2~0.3mg/kg,间隔4~6小时重复用药,总量应少于30mg。

　　芬太尼:适用于无法用硬膜外镇痛的患者,可达到中度镇痛的效果,静脉注射,负荷量:50~100μg(静脉注射),配制浓度为10~25μg/ml,静脉一次为1ml,起效时间为6~10分钟。

　　曲马多:研究发现肌注100mg曲马多与75mg哌替啶在分娩中的镇痛效果相当,但不会产生呼吸抑制的副作用。

　　2)药物吸入镇痛:最早的乙醚及三氯甲烷吸入镇痛,现在已经很少使用,原因主要是污染环境且镇痛效果欠佳,另外长期应用可引起血液系统病变。目前临床上最常使用的吸入性镇痛药物是50% N_2O-50% O_2的混合气体,通过抑制中枢神经系统兴奋性神经递质的释放和神经冲动的传导及改变离子通道的通透性而产生作用,是毒性最小的吸入性镇痛麻醉药,其镇痛作用强而镇静作用弱,短暂吸入对胎儿和宫缩无抑制作用,同时对呼吸道无刺激,产妇始终保持清醒,吸入30~50秒即能产生有效镇痛,停止吸入后数分钟作用即可消失,一般用于第一产程和第二产程。

　　3)区域阻滞:主要包括宫颈旁神经阻滞及阴部神经阻滞。宫颈旁神经阻滞常用于第一产程,主要消除宫颈扩张时的疼痛,后者主要解除阴道下部和会阴部的疼痛,对第一、二产程疼痛均有效,常用于第二产程。其中阴部神经阻滞较常用,主要是通过局麻药阻滞阴部神经,减轻分娩过程中由于产道和盆底扩张所致的疼痛,并使阴道、会阴松弛,常用的局麻药为10ml 1%利多卡因,其效果取决于操作者的准确定位。

　　4)椎管内给药镇痛:是目前最常用的分娩镇痛方法,主要有连续硬膜外镇痛、腰麻-硬膜外联合阻滞镇痛、产妇自控硬膜外镇痛。

　　硬膜外镇痛是分娩镇痛最常用的方法,方法是在宫口开大3~4cm时,选择腰2-3或腰3-4椎间隙进行穿刺,向头端置入硬膜外导管3~4cm,可通过导管注入麻醉药。常用的局麻药为:0.0625%~0.125%布比卡因+芬太尼1~2μg/ml或舒芬太尼0.25~1.0μg/ml混合液,滴速为10~12ml/h。其优点包括镇痛平面更加恒定,减少运动阻滞,降低了低血压的发生率以及局麻药的血药浓度和全身浓度,减少了感染和导管移位引起的高平面阻滞,母婴耐受良好。联合应用阿片类药物减少了产妇的寒战及追加药物的剂量,增强了镇痛效果。

腰麻-硬膜外联合阻滞镇痛综合了腰麻和硬膜外镇痛的优点,镇痛起效更快,用药量少,运动阻滞较轻,产妇更为满意。在产程早期注射短效脂溶性阿片类药物(如舒芬太尼 5 ~ 10μg 或芬太尼 10 ~ 25μg)可以提供持续性运动及满意的第一产程镇痛。第二产程宫缩剧烈时,需要联合使用局麻药和镇痛药,临床常用的配方为舒芬太尼 100μg 加布比卡因 2.5mg,无明显运动阻滞,且可产生较长时间的镇痛。随着电子镇痛泵的出现,目前临床上应用最广泛的分娩镇痛技术是产妇自控硬膜外镇痛。

产妇自控硬膜外镇痛的具体方法是在硬膜外穿刺置管成功后,首先给予 3 ~ 5ml 的局麻药试验剂量,观察 5 分钟,没有腰麻体征后再给予一定的负荷量,持续剂量为每小时 6 ~ 12ml,患者自控剂量为每次 3 ~ 5ml,锁定时间为 10 ~ 30 分钟。常用药物主要包括局麻药以及阿片类镇痛药,目前主要是两药联用:0.062 5% ~ 0.125% 布比卡因加芬太尼 1 ~ 2μg/ml 混合液,滴速为 10ml/h;0.125% 布比卡因加舒芬太尼 0.1 ~ 0.2μg/ml,滴速 10ml/h;0.025% 布比卡因加可乐定 120μg。该镇痛技术最大的优点是镇痛作用持久稳定;应用局麻药量小且浓度低,母体中毒机会小;产妇能根据自己产痛的程度增减药量,既避免用药过量又避免镇痛不足,而且减少了医护人员的工作量。缺点是输药泵的费用较高,产妇必须事先学会正确使用输药泵的方法,且输药泵内的药物浓度与剂量配制尚未见统一意见。近年来大量的临床研究和观察表明,这种分娩镇痛技术对母婴无害,能全产程镇痛,对产程无影响或可加速产程,降低剖宫产率及产后抑郁症的发生率,同时减少产后出血和胎儿的缺氧、窒息。

(二)神经病理性疼痛的治疗

目前神经病理性疼痛的治疗一般采用个体化的综合治疗方案,包括药物治疗、神经阻滞、物理治疗、介入手术治疗和心理治疗等。

药物治疗由于简单、方便,常作为首选的治疗方法。但是传统的镇痛药物如非甾体抗炎药对这类疼痛的治疗效果不佳,阿片类药物虽然具有强大的中枢性镇痛作用,但并不能有效阻断神经病理性疼痛的产生途径,更多的是通过提高痛阈来缓解疼痛。随着对神经病理性疼痛研究的不断深入,一些疼痛专家达成共识,确定了神经病理性疼痛的一、二、三线用药,使其治疗水平上了一个新的台阶。

1. **慢性头面部疼痛的药物治疗** 由于目前对大多数慢性疼痛的发生发展尚不能给出特异的机制和明确的定义,因此头面部疼痛的分类方法还存在一定的分歧。现在采用的大多数对头面部疼痛的诊断和评估方法都是第一届世界疼痛会议形成的。临床常见的慢性头面部疼痛包括原发性神经血管源性头痛、紧张型头痛、三叉神经痛。

(1)原发性神经血管源性头痛:此类头痛包括偏头痛、丛集性头痛(CH)、阵发性头痛(PH)和伴头部自主神经症状的短暂单侧神经痛样头痛发作(SUNA)等。除了要向患者解释配合治疗过程外,其治疗主要涉及急性发作期的治疗和预防性治疗。

1)偏头痛的治疗:国际头痛协会(international headache society,IHS)分类定义的慢性偏头痛为"15 天以上或者超过 1 个月的偏头痛"。是否需要进行预防性治疗取决于头痛发作的频率和缓解的难易程度,每个月发作 1 ~ 2 次则不需要治疗,每个月 3 ~ 4 次可以考虑治疗但并非必须,每个月发作 5 次以上者则必须进行治疗。

①偏头痛发作间歇期的预防性治疗：在使用预防性治疗药物之前须与患者进行充分的沟通，根据患者的个体情况进行选择，注意药物的治疗效果与不良反应，同时注意患者的共病、与其他药物的相互作用、每日用药次数及经济情况。通常首先考虑证据确切的一线药物，若一线药物治疗失败、存在禁忌证或患者存在以二、三线药物可同时治疗的并发症时，方才考虑使用二线或三线药物。避免使用患者其他疾病的禁忌药，及可能加重偏头痛发作的其他疾病治疗药物。长效制剂可增加患者的顺应性。

药物治疗应从小剂量单药开始，缓慢加量至合适剂量，同时注意副作用。对每种药物给予足够的观察期以判断疗效，一般观察期为 4~8 周。患者需要记录头痛日记来评估治疗效果，并有助于发现诱发因素，调整生活习惯。偏头痛发作频率降低 50% 以上可认为预防性治疗有效。有效的预防性药物治疗需要持续约 6 个月，之后可缓慢减量或停药。若发作再次频繁，可重新使用原先有效的药物。若预防性治疗无效，且患者没有明显的不良反应，可增加药物剂量；否则，应换用第二种预防性治疗药物。若数次单药治疗无效，才考虑联合治疗，也应从小剂量开始。目前临床预防偏头痛发作的药物有以下几类。

a. β 受体阻断药：在偏头痛预防性治疗方面效果明确，例如非选择性 β 受体阻断药普萘洛尔和选择性 β 受体阻断药美托洛尔。

b. 钙通道阻滞药：非特异性钙离子通道阻滞药氟桂利嗪对偏头痛预防性治疗证据充足，剂量为每日 5~10mg，女性所需的有效剂量低于男性。

c. 抗癫痫类药物：丙戊酸（至少每日 600mg）和托吡酯（每日 25~100mg）的随机对照试验结果证实其对偏头痛预防有效。

d. 抗抑郁药：唯一在所有研究中均被证实有效的药物是阿米替林，使用剂量为每日 10~150mg，特别适用于合并有紧张型头痛或抑郁状态的患者。

e. 非甾体抗炎药：阿司匹林对偏头痛预防治疗的研究结果不一。两项大型队列研究发现每日 200~300mg 的乙酰阿司匹林可降低偏头痛发作的频率。阿司匹林与有确定疗效药物的对比试验显示其效果相当或较差，而在与安慰剂的对照试验中却从未被证实有效，由于样本量过小，需进一步证实。

f. 其他药物：抗高血压药物赖诺普利及坎地沙坦各有一项对照试验结果显示对偏头痛预防治疗有效，但仍需进一步证实。

推荐的偏头痛预防性治疗药物如表 18-13 所示。

表 18-13 偏头痛预防性治疗药物推荐表

药物	每日剂量（mg）	推荐等级	副作用	禁忌证
β 受体阻断药				
美托洛尔	50~200	A	常见：心动过缓、低血压、嗜睡、无力、运动耐量降低；	哮喘、心衰、房室传导阻滞、心动过缓；
普萘洛尔	40~240	A		
比索洛尔	5~10	B	少见（＜1% 发生率）：失眠、噩梦、阳痿、抑郁、低血糖	慎用于使用胰岛素或降糖药者
钙离子通道阻滞药				
氟桂利嗪	5~10	A	常见：嗜睡、体重增加；少见：抑郁、锥体外系症状	抑郁、锥体外系症状

药物	每日剂量(mg)	推荐等级	副作用	禁忌证
抗癫痫药				
丙戊酸钠	500~1800	A	恶心、体重增加、嗜睡、震颤、脱发、肝功能异常	肝病
托吡酯	25~100	A	共济失调、嗜睡、认知或语言障碍、感觉异常、体重减轻	对有效成分或磺酰胺过敏
加巴喷丁	1200~2400	B	恶心、呕吐、抽搐、嗜睡、共济失调、眩晕	加巴喷丁过敏
抗抑郁药				
阿米替林	50~100	B	口干、嗜睡、体重增加	青光眼、前列腺癌
NSAIDs				
萘普生	250~500,bid	B		
阿司匹林	300	B		
其他药物				
坎地沙坦	16	B		
赖诺普利	20	B		
镁盐	24mmol	B		
核黄素	400	B		
辅酶 Q_{10}	300	B		
二甲麦角新碱	4~12 2~6 每6个月停用1个月	B	常见:恶心、眩晕、失眠;少见:腹膜后纤维变性	高血压,冠脉供血不足、动脉病、胃溃疡、肝或肾衰竭

②偏头痛急性发作期的治疗:急性期治疗目的包括:快速止痛;持续止痛,减少本次头痛再发;恢复患者的功能;减少医疗资源浪费。

其治疗药物分为非特异性药物和特异性药物两类。此外还有复方制剂。

非特异性药物:非甾体抗炎药,包括对乙酰氨基酚、阿司匹林、布洛芬、萘普生等及其复方制剂;巴比妥类镇静药;可待因、吗啡等阿片类镇痛药及曲马多。

a. 非甾体抗炎药:大量研究表明,解热镇痛药及其咖啡因复合物对于成人及儿童偏头痛发作均有效,故对于轻、中度的偏头痛发作和既往使用有效的重度偏头痛发作,可作为一线药物首选(如阿司匹林、布洛芬、萘普生、双氯芬酸、阿司匹林 + 对乙酰氨基酚 + 咖啡因复合剂等)。在偏头痛发作时应尽早使用。

b. 其他药物:甲氧氯普胺、多潘立酮等止吐和促进胃动力药物不仅能治疗伴随症状,还有利于其他药物的吸收和头痛的治疗,单用也可缓解头痛(表18-14)。

表18-14　止吐和促胃动力药治疗偏头痛发作的效果及不良反应

药物	证据级别	剂量(mg)	不良反应	禁忌证
甲氧氯普胺	I	10~20 口服 20 直肠	锥体外系症状	<10 岁儿童,肌张力障碍
	II	10 肌注或静脉注射		癫痫、妊娠、哺乳期
多潘立酮	I	20~30 口服	同甲氧氯普胺	<10 岁儿童

苯二氮䓬类、巴比妥类镇静药可促使患者镇静、入睡,促进头痛消失。因镇静药有成瘾性,故仅适用于其他药物治疗无效的严重患者。阿片类药物有成瘾性,可导致药物过度使用性头痛并诱发对其他药物的耐药性,故不予常规推荐,仅适用于其他药物治疗无效的严重头痛者,并在权衡利弊后使用。肠外阿片类药物如布托啡诺,可作为偏头痛发作的应急药物,即刻止痛效果好(Ⅲ级证据)。

特异性药物

a. 曲坦类药物:曲坦类药物为 5-羟色胺 1B/1D 受体激动剂,能特异地控制偏头痛的症状。与麦角类药物相比,曲坦类治疗 24 小时内头痛复发率高(15% ~40%),但如果首次应用有效,复发后再用仍有效;如首次无效,则改变剂型或剂量可能有效。患者对一种曲坦类无效,仍可能对另一种有效。

b. 麦角胺类药物:麦角胺类药物治疗偏头痛急性发作的历史很长,但判断其疗效的随机对照试验却不多。麦角胺具有药物半衰期长、头痛复发率低的优势,适用于发作持续时间长的患者。另外,极小量的麦角胺类即可迅速导致药物过度使用性头痛,因此应限制药物的使用频度,不推荐常规使用。

c. 降钙素基因相关肽(calcitonin gene related protein,CGRP)受体拮抗剂:CGRP 受体拮抗剂(gepant 类药物)通过将扩张的脑膜动脉恢复至正常而减轻偏头痛症状,且该过程不导致血管收缩。部分对曲坦类无效或者对曲坦类不能耐受的患者可能对 gepant 类药物有良好的反应。偏头痛常用特异性药物见表 18-15。

复方制剂:麦角胺咖啡因合剂可治疗某些中至重度的偏头痛发作(Ⅱ级证据)。其他常用的复方制剂有:阿司匹林、对乙酰氨基酚及咖啡因的复方制剂,对乙酰氨基酚与咖啡因的复方制剂,双氯芬酸与咖啡因的复方制剂,咖啡因、异丁巴比妥和(或)颠茄的复方制剂等。其中合用的咖啡因可抑制磷酸二酯酶,减少 cAMP 的分解破坏,使细胞内的 cAMP 增加,从而发挥广泛的药理作用,包括收缩脑血管减轻其搏动幅度,加强镇痛药的疗效等。要注意,合用的咖啡因会增加药物依赖、成瘾及药物过度使用性头痛的危险。

2)丛集性头痛的治疗:又称组胺性头痛,是反复发作性短暂的单侧剧烈头痛为特征的一种原发性头痛。其临床特点是反复的密集性发作的头痛。发作时血浆中 5-HT 并不减少,而组胺升高,由颈部血管对组胺超敏反应所致,紧张、饮酒、过敏体质等均可能诱发。

因丛集性头痛起病迅速,头痛剧烈,常规的口服药物(阿片类药物、NSAIDs 药物和联合使用镇痛药)吸收较慢,若增大剂量非但不会增强疗效,反而还会增加副作用的发生。丛集性头痛急性发作的治疗主要包括以下几种药物。

5-HT1B/1D 激动剂——曲坦类药物:研究发现,皮下注射舒马曲坦 6mg 能在 15 分钟内控制头痛的发作,当剂量高达 12mg 时疗效并不增强而副作用发生率增加。对于有心肌缺血性疾病或未控制高血压的患者禁忌,对那些中年尤其吸烟伴心血管疾病的患者要慎重使用。鼻内吸入舒马曲坦的疗效较皮下注射稍差。

吸氧:是治疗丛集性头痛的一种安全、有效的方法,但对其他类型的神经血管源性头痛无效。

利多卡因:可用 4% 的利多卡因 20 ~60mg 滴入鼻内。

麦角衍生物:双氢麦角胺静脉注射或鼻内喷雾均被认为对丛集性头痛治疗有效,但并不适于长期使用,临床推荐剂量为 2 ~4mg。

表 18-15　偏头痛特异性药物剂量及推荐

药物	剂量(mg)	证据级别	推荐等级	副作用和禁忌证
曲坦类				副作用:疲劳,恶心,头痛,头晕,眩晕,嗜睡,骨痛,胸痛,无力,口干,呕吐,感觉异常,胃肠道反应,精神异常,神经系统疾病等,严重不良事件包括心肌梗死,心律失常,卒中。禁忌证:未控制的高血压,冠心病,Raynaud 病,缺血性卒中史,妊娠,哺乳,严重的肝功或肾功不全,18 岁以下和 65 岁以上者
舒马曲坦	25,50,100(口服,包括速释剂)	I	A	
	25(栓剂)		A	
	10 和 20(鼻腔喷剂)		A	
	6(皮下注射)		A	
佐米曲坦	25,5(口服,包括崩解剂,鼻腔喷剂)	I	A	
那拉曲坦	25(口服)	I	A	
利扎曲普坦	5,10(口服,包括糯米纸囊剂型)	I	A	
阿莫曲坦	12,5(口服)	I	A	
依来曲坦	20,40(口服)	I	A	
夫罗曲坦	25(口服)	I	A	
麦角胺类				副作用:恶心,呕吐,眩晕,嗜睡,胸痛,焦虑,感觉异常,精神萎靡和麦角胺类中毒
麦角胺咖啡因		II	B	禁忌证:心血管和脑血管病,Raynand 征,高血压,肾功能不全,妊娠期,哺乳期等
降钙素基因相关肽受体拮抗剂 Teleagepant (MK-0974)	300(口服)	I	B	恶心,呕吐,头晕,眼花,嗜睡,口干,疲劳无力,感觉异常,胸闷不适

丛集性头痛的预防性治疗有以下几种药物。

维拉帕米:对周期发作型丛集性头痛和慢性型丛集性头痛的预防均有效,由于该药能降低房室结的传导,使用时需密切监测 ECG 变化(如 P-R 间期)。

锂剂:平均 600~900mg/d,需连续用药 2 周。副作用包括虚弱、恶心、干渴、震颤、说话急促不清和视物模糊,禁与 NSAIDs 药物、利尿药和卡马西平联合用药。

二甲基麦角新碱(美西麦角):剂量为 4~10mg/d,个别患者需达 16mg/d 才能终止发作,疗程 4~6 周。

双氢麦角胺:每次 0.2~0.5mg,每日 3 次;麦角胺:麦角胺片 2mg,每天 2~3 次。长期用药应注意其副作用。

肾上腺皮质激素:如泼尼松剂量为 10~80mg/d,疗程为 2 周。起效后应逐渐减量。

褪黑素:研究发现丛集性头痛患者血清褪黑素水平降低,尤其是病情发作时。目前此方面研究刚起步,推测褪黑素将会成为一种有效的辅助用药。

3)短暂的、伴有结膜充血和流泪的神经痛样头痛发作的治疗:短暂的伴有结膜充血和流泪的神经痛样头痛发作(SUNCT)较少见,特征表现为频繁发作性、短暂持续性的单侧眼痛及同侧自主神经表现,以结膜充血和流泪最多见,其次为前额出汗和鼻溢。发作可累及两侧,但仍以一侧为重。本型被认为是较为顽固的一类头痛,对其他头痛有效的药物均无效,卡马西平可能有部分改善作用。目前对 SUNCT 的急性发作没有有效的治疗方法,对亚急性发作,有研究发现静脉注射 2~4mg/kg 利多卡因能快速控制发作症状,但同时需密切注意生命体征的监测。对于 SUNCT 的预防性治疗,据研究报道拉莫三嗪对某些患者有一定的疗效。此外还有一些报道发现某些 SUNCT 患者对加巴喷丁(900~2700mg/d)和托吡酯(50mg/d)的反应良好。但这些都没有经过大型的随机对照研究所证实。

(2)紧张型头痛:紧张型头痛(TTH),又称肌收缩性头痛、压力性头痛等,是神经内科门诊中最为常见的疾病,表现为慢性头部紧束样或压迫性疼痛,通常为双侧头痛。紧张型头痛确切的发病机制目前仍不清楚,近年的研究表明紧张型头痛的发病有着其神经生物学的基础,尤其是较严重的亚型。目前常用的治疗药物有以下几类。

1)非甾体类药物

阿司匹林:是最常用于紧张型头痛急性治疗的药物,大多数研究把阿司匹林 650mg 的止痛效果作为一个标准剂量。

对乙酰氨基酚:对轻到中度紧张型头痛是一个较好的药物。急性治疗的初始剂量是 1000mg,1~2 小时内的重复剂量是 1000mg。

布洛芬:在慢性紧张型头痛的治疗中起效较早。

萘普生:对紧张型头痛的治疗作用明显优于对乙酰氨基酚和安慰剂。

酮洛芬:急性治疗的初始剂量是 75mg,1~2 小时内的重复剂量是 50mg。

2)肌肉松弛剂:临床常用的药物有巴氯芬片、地西泮、替托尼定等,经验性的治疗包括巴氯芬片 10mg 一日 3 次、右佐匹克隆 2mg 睡前服用、马来酸咪达唑仑片 7.5~15mg 麻醉前 2 小时给药,盐酸乙派立松 50mg 一日三次、马来酸氟吡啶胶囊 1~2 粒,一日 3 次。

3)镇痛药和镇静药联合使用:常用的止痛合剂有:咖啡因-对乙酰氨基酚、布洛芬-咖啡因、阿司匹林-咖啡因-异丁巴比妥、对乙酰氨基酚-咖啡因-异丁巴比妥。止痛药合剂的主要缺点是药物依赖和反跳性头痛。因此,严格控制这些药物的摄入十分重要。

预防性治疗紧张型头痛的首选药物是三环类抗抑郁药,主要机制是抑制去甲肾上腺素和 5-HT 在中枢神经系统神经末梢的再摄取。阿米替林是目前认为最好的长期应用药物。其他的三环类抗抑郁药如多塞平、丙米嗪、马普替林、去甲替林等也可用于紧张型头痛的预防。妊娠、哺乳、闭角型青光眼、尿潴留时禁用。

(3)三叉神经痛:三叉神经痛是一种常见病,其发病机制尚无定论,常与高血压、动脉硬化、贫血有关。患者大多为一侧患病,右侧较多。三叉神经痛的特点为阵发性剧烈疼痛,如电击、刀割、针刺或烧灼样。发作时间短暂,在数秒至 1 分钟左右。每天可发生数次至数十次,并有愈来愈重的趋势。

主要治疗药物如下。

1)抗癫痫药物

卡马西平：是目前认为治疗三叉神经痛首选的药物。每日 0.2~0.6g,分 2~3 次服用,最大剂量不超过 1.8g/d。

苯妥英钠：肌内或静脉注射,一次 0.125~0.25g,每日总量不超过 0.5g。副作用有头晕、嗜睡、共济失调。

氯苯氨丁酸：可作为以上两种药物的替代药物。剂量为每次 10~80mg,每日 3 次。副作用有嗜睡、恶心或呕吐。

加巴喷丁：每日 300~800mg,一日 3 次,疗程 6 个月。

丙戊酸钠：用于缓解三叉神经痛的症状,剂量为 600~1200mg。

氯硝西泮：剂量为 0.5~1mg/d,每日 3 次。其不良反应较重,主要为嗜睡和步态不稳。

拉莫三嗪以及托吡酯目前也有用于治疗三叉神经痛的报道,但仍需大量临床试验进一步验证。

2)抗痉挛药物

贝克洛芬：既可在卡马西平或苯妥英钠无效时单独使用,也可与它们联合应用,以增强治疗效果。初剂量可用 5mg,一日 3 次;3 天后改为 10mg,一日 3 次;以后每 3 天增加 1 次剂量,每日总剂量增加 15mg,最大剂量为 40~80mg/d。副作用有嗜睡、头晕以及疲乏。

3)多巴胺受体阻断药

匹莫齐特：主要用于治疗抗精神病,只有在其他药物治疗三叉神经痛无效时可试用,口服剂量为 4~12mg/d。

4)维生素：B 族维生素(如 B_1、B_6 及 B_{12})可以用于促进神经修复。大剂量的维生素 B_{12} 不仅可以促进神经修复,而且还可以起到镇痛的作用。

其他非药物治疗还有神经阻滞治疗和手术治疗。

2. 慢性颈肩部疼痛的药物治疗　颈肩痛又称颈臂痛,是由颈椎骨、关节、韧带、肌肉、筋膜及肩关节软组织病变或内脏疾病引起的一种常见综合征,常表现为局部疼痛。退行性病变引起的颈肩痛为最多见的发病原因。20 世纪 70 年代,颈肩部疼痛被主要归因于颈椎病,对其治疗措施是阿司匹林药物治疗和理疗。随着时间的推移以及研究的深入发展,以上观点和治疗措施受到怀疑并被驳斥。然而目前它们仍然存在,只是阿司匹林被 NSAIDs 类或其他一些能有效缓解颈痛的药物所替代。

目前尚无治疗颈肩痛的特效药物,主要是使用消炎止痛药、神经营养药及血管扩张药等进行对症治疗。但颈肩痛系慢性疾病,如长期使用上述药物可产生一定副作用,故仅在症状剧烈、严重影响患者生活及睡眠时才可短期、交替使用。当患者局部有固定、范围较小的痛点时,可局部注射皮质类固醇制剂;如有典型神经根痛者可行颈硬膜外注射,通常用醋酸泼尼松龙 1.7ml 加 2% 利多卡因 4ml,每 7~10 天 1 次,3~4 次为一个疗程,一般间隔 1 个月可重复一个疗程。如注射 3 次无效,则无需继续注射。关节内注射局麻药治疗颈椎关节突关节痛疗效显著优于关节内注射糖皮质激素。在 1970—1980 年,有学者提倡采用"经皮射频神经切断术"治疗颈椎关节突关节痛,但此技术未经解剖学准确定位,且患者也未经诊断性阻滞的初筛。后来,Lord 等人验证了一种改良的脊神经内侧支射频神经切断术,于目标神经平行方向放置电极,不同于垂直放置电极的传统做法。一个紧接着的随机、双盲、安慰剂对照的临床试验表明,射频神经切断术较假治疗组相比,能显著完全缓解 70% 接受治疗的患者的颈肩痛症状,且疼痛缓解能持续平均 280 天而不复发。重要的是,重复操作可以继续保持疼痛的缓解。在治疗颈肩痛的历史上没有其他治疗措施能如此持续地缓解疼痛的发生,射频神经切断术创造了史无前例的成功。

其他治疗方法还有颈枕带牵引、理疗、自我保健疗法、手术治疗。

3. 腰背疼痛的药物治疗 腰背痛是下腰、腰骶、骶髂、髋、臀及下肢痛的总称,俗称腰背痛。腰背痛是一种常见病、多发病,90%的成年人都有腰背痛的体验。虽然90%的腰背痛因良性疾病引起,但腰背痛可能导致神经受损甚至致残,影响患者的工作、学习和生活,增加医疗费用和社会成本。英、美的统计资料表明,每年腰背痛的患病率达75%,其中10%～20%的人需要就医,5%的腰背痛持续达6个月以上。

在腰背痛的药物治疗中,对乙酰氨基酚是公认的一线药物。因其属非酸性药物,对消化道、肾脏、血小板以及心脏的不良反应小,如果单药剂量≤4g/d,合剂或联合用药时剂量≤2g/d,一般不发生肝脏不良反应(是其主要副作用),因而对乙酰氨基酚的安全性高,而且与其他所有止痛药合用能发挥止痛协同或相加作用。且由于对乙酰氨基酚血浆蛋白结合率低,与其他药物合用时不良反应小,因而其单剂或合剂得到广泛应用。近几年,也有研究证明长效强阿片类药物用于中度尤其是重度慢性疼痛治疗的安全有效性,而过度担心其成瘾或滥用是缺乏依据的。

4. 骨关节疼痛的药物治疗 骨性关节炎是一种常见的以关节软骨退变为主的慢性关节疾病,临床包括骨关节病、退行性关节炎、肥大性关节炎等。骨性关节炎的治疗方法繁多,有药物疗法、物理疗法、支具疗法、运动疗法、针灸推拿、注射疗法直至手术治疗。但迄今没有一种疗法能使医患双方满意,因其治疗结果一方面增加了重复就诊,另一方面说明这种疾病的治疗方案应该是多种方法的综合,而且治疗的预期应科学合理。本节仅就骨性膝关节炎的药物治疗做一简述。

(1)对症治疗药物:该类药物主要用于缓解疼痛症状,增加关节活动度,改善生活质量。

1)非甾体抗炎药:NSAIDs可以减轻关节疼痛、肿胀和僵直,改善关节活动度,一直是广泛应用的主要药物。临床常用的NSAIDs有布洛芬、双氯芬酸以及塞来昔布、依托考昔等。但长期应用存在着一定的风险。一项挪威风湿协会会员的调查显示,服用NSAIDs患者的胃肠道不良反应发生率高达68%。上消化道出血的相对风险与药物剂量、患者年龄以及有无酗酒史和消化性溃疡病史有关。近年,对NSAIDs引起的心血管不良反应也引起了临床关注,尤其是有缺血性心脏病病史者,其应用NSAIDs的心血管不良反应与用药时间的长短并无关联。NSAIDs除了上述消化道溃疡和心血管不良反应外,还有众所周知的肾功能损害和血小板功能损害等。因此,服用NSAIDs前应个体化评估胃肠道及心血管等风险。另外,在体外动物实验中,已证明NSAIDs对软骨有一定损害作用。

目前,已公认对乙酰氨基酚是骨性关节炎的一线治疗药物。对乙酰氨基酚是作用机制尚不明确的另一种非麻醉性止痛药,止痛作用确切,对于以疼痛为主要症状的患者来说是有益的,但它的肝损害作用使临床使用存在顾忌,因为临床经常应用的是亚治疗剂量的对乙酰氨基酚与其他镇痛药的复合制剂,如氨酚可待因、氨酚曲马多、氨酚羟考酮等。

2)阿片类:将阿片类药物作为重度骨性关节炎的药物治疗时应注意严格掌握适应证和禁忌证,履行知情同意手续,从小剂量开始规范疗程并严密监控不良反应。

3)糖皮质激素:糖皮质激素可抑制滑膜炎症反应,减低微血管的通透性和炎症介质的合成,稳定溶酶体膜,防止溶酶溢出,减少软骨破坏。在骨性关节炎的治疗中,可在关节腔中或关节周围的压痛点注射糖皮质激素,用于减轻骨性关节炎导致的关节疼痛和肿胀,阻断疼痛的恶性循环,缩短疗程。糖皮质激素不能改变退行性变的进程,更不能大剂量、长时间应用。目前常用的糖皮质激素制剂多为长效制剂,如地塞米松棕榈酸酯、复方倍他米松等。这些制剂的特点是强效、长效,且不良反应少而轻。

4)体表用药:临床常用的体表用药包括多磺酸黏多糖乳膏、酮替芬凝胶、双氯芬酸二乙胺乳胶剂、硫酸镁溶液等。多磺酸黏多糖乳膏具有消除炎症、促进水肿吸收、增加局部血液循环的功能,其乳剂的剂型为亲脂性,透皮吸收效果好,可迅速减轻疼痛、缓解症状和压迫感,使肢体的沉重感迅速消失。酮洛芬凝胶则为亲水性,易于涂展,性状稳定,有显著的消炎镇痛作用,迅速消除关节及周围肌腱、韧带、肌肉的疼痛和炎症。双氯芬酸二乙胺乳胶剂同时具有乳剂和凝胶两者的优点,其有效成分可迅速透皮达到炎症区域,抑制前列腺素的合成,从而产生抗炎、镇痛作用,使之炎性肿胀减轻,疼痛缓解。骨性关节炎急性发作时常伴有关节积液的产生,临床使用50%硫酸镁溶液是一种高渗溶液,通过镁离子的渗入,改善组织间隙与细胞内的渗透压,促进肿胀部位组织水肿液在短时间内吸收和消肿,方法简便易行。

5)封闭疗法:封闭疗法是由局部麻醉演变而来的一种治疗软组织慢性损伤所致疼痛的方法,是将药物注射到疼痛的部位,达到消炎、止痛的目的,并有缓解局部肌肉紧张的作用,对消除局部的疼痛症状有较好的效果。封闭治疗的药物配方多由局麻药和少量激素类药物组成。常用局麻药如普鲁卡因和利多卡因等,激素类药物有醋酸泼尼松、醋酸泼尼松龙以及复方倍他米松注射液等。

(2)对因治疗药物:该类药物主要用于改善疾病进展,保护关节软骨,勿使其破坏加剧。

1)硫酸氨基葡萄糖(glucosamine sulphate):又称硫酸葡萄糖胺、盐酸氨基葡萄糖,是软骨细胞合成蛋白聚糖、玻璃酸必需的生理性物质,已被确认为第一个改变骨性关节炎病性的药物。它可以阻断骨性关节炎的病理进程,同时抑制一些可损害软骨的酶,且不抑制前列腺素的合成。经临床验证,硫酸氨基葡萄糖同时具有保护软骨、促进软骨修复、阻断OA进一步发展等生理、药理和抗炎作用,副作用小,安全性高、疗效持续时间长。

2)玻璃酸(hyaluronic acid,HA):骨关节炎患者关节软骨的黏弹性下降,关节软骨的分子屏障作用和机械性保护作用受损,软骨被破坏,玻璃酸降解,炎症介质的扩散产生滑膜炎症和疼痛等症状。关节内注入HA后在关节软骨面形成一层黏弹性保护膜,恢复滑液的黏弹性,发挥关节润滑和缓冲作用,防止关节粘连挛缩,并见膜下软骨修复。当外源性HA消失后,滑液中HA浓度增加,黏性指数增加。关节中注入HA治疗,不单纯是一短时效的被动替代治疗,并有长时效的主动修复治疗效果。临床应用每周1次,5次为1个疗程。注射时应严格无菌操作,避免关节腔感染。

3)双醋瑞因(diacerein):双醋瑞因作为新一代改善骨性关节炎病情的药物,可以明显缓解关节疼痛,提高膝关节的活动功能,为骨性关节炎的临床治疗提供了新的选择。双醋瑞因的代谢产物大黄酸具有抑制IL-1和自由基的产生与释放,抑制基质金属蛋白酶的活性,稳定溶酶体膜的作用,因而可以抗炎、保护关节软骨,对骨关节炎有延缓疾病进程的作用。

总之,药物治疗在骨性关节炎的治疗过程中发挥着重要的作用。在临床实践中,对症治疗药物可用于骨性关节炎的急性发作期或慢性期中至重度疼痛时的短期治疗,而对因治疗药物则可长期应用。大量临床试验研究证实,根据患者的受累关节结构、功能,结合患者的一般情况和重要器官的功能,制定安全、有效、简单的个体化用药方案,选择联合应用药物治疗,可以进一步缓解疼痛,改善骨性关节炎的进展。

5. 内脏痛的药物治疗　内脏痛与躯体痛不同,躯体痛定位明确、容易辨认,而内脏痛的患者往往诉说不明、疼痛部位不定,常投射到体表(如肌肉和皮肤组织),且常伴有较强烈的情绪反应和自主神经反射。中空脏器的扩张、肠系膜的牵拉以及内源性化学物质特别是炎症过程的产物,可引起明显的内脏痛。常见的内脏痛一般有心绞痛、腹痛以及泌尿生殖器疼痛。

(1)心绞痛的治疗:心绞痛即心肌缺血所致的胸痛,是一种十分严重的症状,如未能得到及时处理,可危及生命。急性心肌梗死时使用吗啡可迅速缓解疼痛。静脉注射肾上腺素能β受体阻断药后,可通过降低心率、血压和心肌收缩力达到减少氧耗的目的,也可以作用于心脏神经系统而直接发挥镇痛作用。硝酸甘油也可用于注射、口服或舌下含服。

(2)腹痛的治疗:急性腹痛的治疗主要是针对病理生理改变,如抗炎药物治疗炎症性肠道疾病,手术治疗内脏穿孔、缺血。常用的代表性药物有以下几种。

1)多巴胺拮抗剂:多潘立酮和甲氧氯普胺均广泛应用于食管疾病以增加食管蠕动,改善胃排空和胃窦十二指肠协调收缩,用于溃疡病,胃炎,胃食管反流病,功能性消化不良,恶心,呕吐等。

2)5-HT 受体类药物

5-HT$_3$ 的拮抗剂:阿洛司琼、西兰司琼、昂丹司琼和格拉司琼等。抑制内脏敏感性,强效止吐,能明显提高肠易激综合征(irritable bowel syndrome,IBS)患者对直肠扩张的感受阈值,但对 IBS 腹泻型(IBS-D)的疗效尚不确定。

5-HT$_4$ 的激动剂:苯甲酰胺类,代表药有西沙必利、莫沙必利,用于胃食管反流病,功能性消化不良,胃轻瘫综合征;苯丙咪唑类,代表药有替加色罗,用于 IBS 便秘型(IBS-C)和功能性便秘,也可用于胃食管反流病和功能性消化不良。

3)钙离子通道拮抗剂:维拉帕米和硝苯地平可用于 IBS。匹维溴铵和奥替溴铵可使 IBS 腹泻型肠通过时间延长,解痉止痛,大便次数减少,而对于 IBS 便秘型则可缩短肠通过时间,改善腹痛、便秘。

4)改善中枢情感痛觉异常的药物:包括抗抑郁药,例如三环类抗抑郁药(提高患者情绪,改善肠道症状);抗焦虑药(如地西泮)等。

5)止泻药和泻药。

(3)泌尿生殖系疼痛的治疗:针对尿路结石和尿路感染引起的疼痛,主要的治疗药物有抗生素、镇痛药和 NSAIDs。

6. 复杂性区域疼痛综合征的药物治疗　复杂性区域疼痛综合征(complex regional pain syndrome,CRPS),指因局部软组织或神经损伤导致的一种慢性神经病理性疼痛综合征,常伴有神经病理性疼痛、运动功能低下、皮肤温度改变、组织营养不良等一系列改变。CRPS 包括反射性交感神经营养不良症(CRPS Ⅰ型)和灼性神经痛(CRPS Ⅱ型)。目前,CRPS 的病因和发病机制仍未阐明,常与创伤、制动、静脉穿刺、肌内注射或手术创伤等有关。CRPS 治疗的目的在于缓解疼痛、恢复功能和改善心理状态,其药物治疗主要包括抗感染和镇痛治疗,可防止其进一步发展为灼痛。

常见的药物治疗有糖皮质激素、抗抑郁药、抗心律失常药、抗癫痫药、α 肾上腺素能受体激动剂、解痉药以及阿片类药物。治疗 CRPS 时经常局部应用阿片类药物,口服阿片类药物一般用于缓解难治性 CRPS 重度疼痛。

（三）癌痛的药物治疗

疼痛是癌症患者最常见的症状之一,严重影响癌症患者的生活质量。初诊癌症患者疼痛发生率约为 25%；晚期癌症患者的疼痛发生率为 60%～80%,其中 1/3 患者为重度疼痛。癌症疼痛(以下简称癌痛)如果得不到缓解,患者将感到极度不适,可能会引起或加重患者的焦虑、抑郁、乏力、失眠、食欲减退等症状,严重影响患者日常活动、自理能力、交往能力及整体生活质量。

本部分主要介绍癌痛的药物治疗及其合理用药。应当根据癌症患者疼痛的程度、性质、正在接受的治疗手段、伴随疾病等情况,合理选择止痛药物和辅助药物,个体化调整用药剂量、给药频率,防治不良反应,以期获得最佳止痛效果,减少不良反应的发生。

1. 非甾体抗炎药物　非甾体抗炎药物是癌痛治疗的基本药物,常用于缓解轻度疼痛,或与阿片类药物联合用于缓解中、重度疼痛。常用于癌痛治疗的非甾体抗炎药包括布洛芬,双氯芬酸,对乙酰氨基酚,吲哚美辛,塞来昔布等。

非甾体抗炎药常见的不良反应有消化性溃疡、消化道出血、血小板功能障碍、肝肾功能损伤等。其不良反应的发生与用药剂量、使用持续时间相关。非甾体抗炎药的日限制剂量为:布洛芬 2400mg/d,对乙酰氨基酚 2000mg/d,塞来昔布 400mg/d。非甾体抗炎药的用药剂量达到一定水平以上时,增加用药剂量并不能增强其止痛效果,但药物毒性反应将明显增加。因此,如果需要长期使用非甾体抗炎药,或日用剂量已达到限制性用量时,应考虑更换为阿片类止痛药；如为联合用药,则只增加阿片类止痛药的用药剂量。

2. 阿片类药物　阿片类药物是中、重度疼痛治疗的首选药物。目前临床上常用于癌痛治疗的短效阿片类药物为吗啡即释片,长效阿片类药物为吗啡缓释片、羟考酮缓释片、芬太尼透皮贴剂等。对于慢性癌痛治疗,推荐选择阿片受体激动剂类药物。长期使用阿片类止痛药时,首选口服给药途径,有明确指征时可选用透皮吸收途径给药,也可临时皮下注射用药,必要时可自控皮下给药或自控静脉给药镇痛。

（1）初始剂量滴定:阿片类止痛药的疗效及安全性存在较大个体差异,需要逐渐调整剂量,以获得最佳用药剂量,称为剂量滴定。对于初次使用阿片类药物止痛的患者,按照如下原则进行滴定:使用吗啡即释片进行治疗;根据疼痛程度,拟订初始固定剂量 5～15mg,间隔 4 小时给药一次;用药后疼痛不缓解或缓解不满意,应于 1 小时后根据疼痛程度给予滴定剂量(表 18-16),密切观察疼痛程度及不良反应。第一天治疗结束后,计算第二天药物剂量:次日总固定量 = 前 24 小时总固定量 + 前日总滴定量。第二天治疗时,将计算所得次日总固定量分 6 次口服,次日滴定量为前 24 小时总固定量的 10%～20%。依法逐日调整剂量,直到疼痛评分稳定在 0～3 分。如果出现不可控制的不良反应,疼痛强度 < 4,应该考虑将滴定剂量下调 25%,并重新评价病情。

对于未使用过阿片类药物的中、重度癌痛患者,推荐初始用药选择短效制剂,个体化滴定用药剂量,当用药剂量调整到理想止痛及安全的剂量水平时,可考虑换用等效剂量的长效阿片类止痛药。

对于已使用阿片类药物治疗疼痛的患者,根据患者疼痛强度,按照表 18-16 要求进行滴定。

表 18-16　剂量滴定增加幅度参考标准

疼痛强度（NRS）	剂量滴定增加幅度
7～10	50%～100%
4～6	25%～50%
2～3	≤25%

对疼痛病情相对稳定的患者,可考虑使用阿片类药物控释剂作为背景给药,在此基础上备用短效阿片类药物,用于治疗暴发性疼痛。

（2）维持用药:我国常用的长效阿片类药物包括吗啡缓释片、羟考酮缓释片、芬太尼透皮贴剂等。在应用长效阿片类药物期间,应当备用短效阿片类止痛药。当患者因病情变化,长效止痛药物剂量不足或发生暴发性疼痛时,立即给予短效阿片类药物,用于解救治疗及剂量滴定。解救剂量为前 24 小时用药总量的 10%～20%。每日短效阿片解救用药次数大于 3次时,应当考虑将前 24 小时解救用药换算成长效阿片类药按时给药。

阿片类药物之间的剂量换算,可参照换算系数表（表 18-17）。换用另一种阿片类药时,仍然需要仔细观察病情,并个体化滴定用药剂量。

表 18-17　阿片类药物剂量换算表

药物	非胃肠给药	口服	等效剂量
吗啡	10mg	30mg	非胃肠道: 口服 = 1:3
可待因	130mg	200mg	非胃肠道: 口服 = 1:1.2
			吗啡（口服）: 可待因（口服）= 1:6.5
羟考酮	10mg		吗啡（口服）: 羟考酮（口服）= 1.5～2:1
芬太尼透皮贴剂	25μg/h（透皮吸收）		芬太尼透皮贴剂 μg/h,q72h
			剂量 = 1/2 × 口服吗啡 mg/d 剂量

注:如需减少或停用阿片类药物,则采用逐渐减量法,即先减量 30%,两天后再减少 25%,直到每天剂量相当于 30mg 口服吗啡的药量,继续服用两天后即可停药

（3）不良反应防治:阿片类药的不良反应主要包括便秘、恶心、呕吐、嗜睡、瘙痒、头晕、尿潴留、谵妄、认知障碍、呼吸抑制等。除便秘外,阿片类药物的不良反应大多是暂时性或可耐受的。应把预防和处理阿片类止痛药不良反应作为止痛治疗计划的重要组成部分。恶心、呕吐、嗜睡、头晕等不良反应,大多出现在未使用过阿片类药物患者的用药初期。初用阿片类药物的数天内,可考虑同时给予甲氧氯普胺等止吐药预防恶心、呕吐,如无恶心症状,则可停用止吐药。便秘症状通常会持续发生于阿片类药物止痛治疗全过程,多数患者需要使用缓泻药防治便秘。出现过度镇静、精神异常等不良反应,需要减少阿片类药物用药剂量。用药过程中,应当注意肾功能不全、高钙血症、代谢异常、合用精神类药物等因素的影响。

（4）辅助用药:辅助镇痛药物包括抗惊厥药物、抗抑郁药物、皮质激素、NMDA 拮抗剂和局麻药。辅助药物能够增强阿片类药物止痛效果,或产生直接镇痛作用。辅助用药的种类选择及剂量调整,需要个体化。

药物止痛治疗期间,应当在病历中记录疼痛评分变化及药物的不良反应,以确保患者癌痛得到安全、有效、持续的缓解。

七、案例分析

案例一:

1. 主题词　直肠癌术后;肝脏多发转移灶;盐酸羟考酮;加巴喷丁;便秘预防。

2. 病史摘要　患者,男,47 岁,身高 175cm,体重 61kg,体重指数 19.92kg/m²,患者 6 个月前因大便带血就诊于当地医院,行肠镜检查诊断为直肠癌并行直肠根治术,术后病理符合直肠癌,之后行"氟尿嘧啶 + 亚叶酸钙"方案化疗 4 周期,期间复查病情稳定。近两周患者自觉右上腹胀痛不适,伴乏力,CT 结果提示肝脏多发转移灶,并出现胸部疼痛。当地医院给予氨酚羟考酮 330mg q8h,疼痛缓解不明显。为进一步诊治来医院,门诊以"直肠癌术后肝转移?"收住入院,患者近两周来,精神、体力、食欲可,睡眠可,大小便正常,体重无明显变化。右上腹、胸部、肛周疼痛,疼痛 NRS 评分 5~6 分。经筛查,其父亲因"贲门癌"已故,母亲患有高血压,兄弟姐妹健在,药物过敏史不详。入院体检显示体温 36.3℃,P 59 次/分,RR 18 次/分,BP 110/80mmHg。发育正常、营养中等、正常面容,表情自如,自主体位,神志清楚,查体合作。皮下无水肿,无肝掌、无蜘蛛痣。心前区无隆起,心尖冲动未见异常,心浊音界未见异常,心率 59 次/分,律齐,各瓣膜听诊区未闻及病理性杂音,无心包摩擦音。颈动脉搏动未见异常,颈静脉无怒张,肝颈静脉回流征阴性,双股动脉搏动良好,未闻及血管杂音。双下肢无水肿。

诊断:①直肠癌术后肝转移;②右上腹、胸部、肛周疼痛。

3. 治疗方案

(1)直肠癌化疗:伊立替康 160mg d1,8 + 卡培他滨 1500mg d1,14,po q12h

(2)镇痛药物:盐酸羟考酮 20mg po,q12h;加巴喷丁第 1 日,100mg po,qd;第 2 日,100mg q12h;第 3 日,100mg q8h。此后,剂量随临床疗效调整,最高剂量不超过 2400mg/d。

(3)升白细胞类药物:重组人粒细胞集落刺激因子注射液,ih,150μg。

(4)便秘治疗:乳果糖口服液 50ml po,qd。

4. 药学监护要点

(1)直肠癌化疗:监护化疗药引起的恶心、呕吐、食欲缺乏、腹痛、肠麻痹、肺炎、呼吸困难等不良反应。伊立替康、卡培他滨均具骨髓抑制作用,应密切监测患者血常规,以便及时根据粒细胞、血小板减少情况给予对症治疗;若出现Ⅳ度骨髓抑制,下一周期抗肿瘤药物需减量。同时注意监测肝功能状况。

(2)镇痛药物:每 24 小时对患者进行疼痛评估(如评估疼痛程度、性质变化情况),监测患者液体及膳食纤维摄入,适当锻炼。密切监测患者使用镇痛药物时可能出现的不良反应,如呼吸抑制、依赖性、便秘、呕吐、恶心、皮疹等。如出现相应症状请及时处理,暂不停药,鼓励患者多饮水、多活动、多食粗纤维食物。阿片类药物盐酸羟考酮和抗惊厥药加巴喷丁合用时便秘的发生率会增高。因此用药期间给予乳果糖口服液预防便秘。

(3)升白细胞类药物:监护患者的血常规,密切关注患者白细胞计数是否 ≤4.0×10⁹/L,是否出现重度骨髓抑制。

(4)便秘治疗:监护患者排便情况,使用乳果糖口服液或麻仁丸防治患者使用镇痛药出现的便秘。

5. 药学监护过程　患者入院后给予肿瘤化疗后健康教育,采用伊立替康 160mg,d1,8

和卡培他滨 1500mg,d1,14,每 12 小时 1 次的直肠癌化疗方案。盐酸羟考酮 20mg 口服,每 12 小时 1 次。第 2 天,NRS 评分 5~6 分,患者疼痛仍未缓解,且存在肛周放射性疼痛。药师建议联合加巴喷丁(服用剂量见治疗方案),并同时给予乳果糖口服液 50ml 口服,每日 1 次。第 3 天,NRS 评分 4~5 分,继续原方案止痛;实验室检查尿常规、电解质、血凝结果回报基本正常,血常规提示:白细胞计数 3.0×10^9/L。经临床药师与主管医生分析,结合病情给予患者重组人粒细胞集落刺激因子注射液 150μg 皮下注射。第 4 天,患者 NRS 评分 2~3 分,未出现便秘。第 5 天,NRS 评分 1~2 分,白细胞计数 4.0×10^9/L,患者病情好转,出院。嘱其院外继续口服化疗药。监测血常规,每周 2~3 次,继续按时服用止痛药物,定期门诊随诊。

6. 药学分析与建议　患者诊断为直肠癌术后肝转移,2 周前出现胸部疼痛,不排除双肺转移。胸、腹、盆腔 CT 检查结果显示:直肠缺如,左下腹壁造瘘术后改变,肝内多发转移瘤,两肺散在转移瘤并两肺下叶少许条索灶。根据《2013 年 NCCN 结直肠癌治疗指南》,考虑给患者伊立替康联合卡培他滨治疗。向患者及家属交代病情及治疗计划,各项检查无明显化疗禁忌,签署知情同意书后,给予患者化疗方案"伊立替康 160mg d1,8 和卡培他滨 1500mg d1,14 po q12h"。

伊立替康会引起典型的"胆碱能综合征",主要表现为:急性腹痛和水样腹泻,同时伴有鼻炎、瞳孔缩小、面部潮红、心动过缓和腹部绞痛的肠蠕动亢进症状,一般在静脉滴注伊立替康或结束后的 24 小时内。伊立替康引发的恶心、呕吐等不良反应,根据 NCCN 恶心、呕吐治疗指南,可以应用托烷司琼 + 地塞米松预防治疗;对迟发性恶心、呕吐,可以应用甲氧氯普胺等预防治疗。

伊立替康、卡培他滨均具骨髓抑制作用,中性粒细胞减少是伊立替康剂量限制性毒性之一。两药合用在治疗结直肠癌时,中性粒细胞减少发生率为 9.18%。因此,建议密切监测患者血常规,以便及时根据粒细胞、血小板减少情况给予对症治疗;若出现Ⅳ度骨髓抑制,下一周期抗肿瘤药物需减量。本案例患者在行化疗方案 3 日后,出现白细胞减少,建议给予注射重组人粒细胞集落刺激因子注射液治疗。服药 2 日后,复查血常规,结果显示血小板在正常范围。

患者右上腹、胸部、肛周疼痛,经详细询问疼痛程度及性质,NRS 评分为 5~6 分属于中度疼痛,按照 WHO 癌痛规范化治疗原则,选药第二阶梯盐酸羟考酮控释片 20mg,每 12 小时 1 次,符合治疗规范,用药合理。盐酸羟考酮属于半合成纯阿片受体激动剂,其药理作用与吗啡相似,主要通过中枢神经系统内的阿片受体而其镇痛作用,止痛药效是吗啡的 1.5~2 倍。本药的不良反应与吗啡相同,因此使用期间注意监测不良反应,如呼吸抑制、便秘、呕吐、恶心、皮疹等。如出现相应症状请及时处理,暂不停药,鼓励患者多饮水、多活动、多食粗纤维食物。患者服药期间如出现暴发痛,可给予吗啡注射液皮下注射缓解疼痛。

患者服用盐酸羟考酮控释片 1 日后,疼痛未见缓解,且存在肛周放射性疼痛。经分析患者疼痛中出现神经病理性疼痛或转移痛时,建议联合镇痛辅助药物,以达到增强阿片类药物镇痛效果、治疗并发症及降低不良反应等目的。加巴喷丁是目前应用最多的治疗神经源性疼痛的抗惊厥药,生物利用度为 60%,很少与其他药物发生相互作用。本药预先或术后给药可减少术后疼痛,或作为术后常用止痛药使用。可增强阿片类药物和非甾体类镇痛药的止痛效果。因此将止痛方案调整为口服盐酸羟考酮合用加巴喷丁。为预防便秘发生,同时给予患者乳果糖口服液。服用 3 日后,疼痛明显缓解,未出现便秘。阿片类药物盐酸羟考酮和抗惊厥药加巴喷丁均为神经病理性疼痛的有效治疗药物。考虑到目前患者肝功能受损,为增加用药安全性,选择100mg/d为加巴喷丁的起始剂量,盐酸羟考酮20mg,每12小时一次。

7. 药物治疗小结　化疗是目前肿瘤治疗的重要手段,临床药师对化疗患者进行药学监护,对于减少不良反应、提高疗效具有重要的意义。本案例中重点监护伊立替康和卡培他滨所引起的胆碱能综合征、恶心、呕吐和骨髓抑制等不良反应,以及相应的处理措施。

根据《2013年NCCN成人癌痛临床实践指南》,在癌痛患者的治疗中首先应明确疼痛性质,准确NRS评分,严格按WHO三阶梯止痛原则选择合理的镇痛药物进行治疗;严禁滥用止痛药。当患者出现神经病理性疼痛时应联合抗惊厥药物治疗,联合用药的目的是:有效缓解疼痛,增加止痛效果,降低止痛药物的不良反应。如疼痛缓解不明显时可考虑增加药物剂量,因阿片类药物无封顶效应,能够缓解疼痛的剂量就是患者的合适剂量;同时在使用阿片类药物时应该密切关注药品不良反应,如呼吸抑制、便秘、呕吐等。

案例二:

1. 主题词　骨关节炎;双膝关节疼痛;NRS评分;非甾体抗炎药;疼痛缓解。

2. 病史摘要　患者,女,62岁。患者于2年前无明显诱因出现行走及劳动后双膝关节疼痛,经休息后可缓解,随后症状逐渐加重,且左侧较右侧重。2年前,左膝关节出现晨起僵硬,活动后方可行走,行走约200m即感疼痛难忍,行走困难。目前疼痛进一步加重,僵硬加重,曾在当地医院就诊,行X线片检查提示:双膝关节退行性骨关节病。为求进一步治疗来医院就诊,门诊以"双膝关节骨性关节炎"收住入院,患者自发病以来,神志清,精神可,睡眠可,饮食、大小便正常,体重无明显变化,双膝关节活动时疼痛,NRS评分3分。经筛查,父母健在,兄弟姐妹健在,药物过敏史不详。入院体格检查:T 36.5℃,P 80次/分,RR 18次/分,BP 110/80mmHg,发育正常、营养中等、正常面容,表情自如,自主体位,神志清楚,查体合作。专科检查:步入病房,步态不稳,双膝关节略肿胀左侧较重,双膝关节屈曲内翻畸形,左侧较重,左侧屈曲挛缩10°,双膝关节可闻及明显弹响,双膝关节压痛(+),髌骨周围压痛(+)。

入院诊断:①双膝关节骨性关节炎;②骨质疏松。

3. 治疗方案

(1)镇痛药物:对乙酰氨基酚注射液250mg im q6h d1、500mg im q6h d2-3,注射用帕瑞昔布钠40mg iv q12h d4、20mg iv q12h d5-6。

(2)糖皮质激素:醋酸泼尼松龙注射液10mg qd关节腔内注射。

(3)软骨保护剂:玻璃酸钠注射液25mg q7d关节腔内注射。

(4)胃黏膜保护剂:注射用兰索拉唑30mg iv q12h。

4. 药学监护要点

(1)镇痛药物:监护患者的肝功能指标及帕瑞昔布钠引起的恶心、呕吐、腹泻、便秘、上消化道溃疡等胃肠道反应,以及头痛、头晕、耳鸣、嗜睡等神经系统反应。

(2)糖皮质激素:监护醋酸泼尼松龙的不良反应包括血钾、血糖水平以及是否发生消化道出血的征象。

(3)软骨保护剂:监护玻璃酸钠在局部引起的疼痛肿胀和发热感。

(4)胃黏膜保护剂:监护兰索拉唑的不良反应,包括困倦、头晕、纳差、白细胞减少等症状。

5. 药学监护过程　患者入科时步态不稳,双膝关节压痛(+),髌骨周围压痛(+),给予对乙酰氨基酚注射液(注射剂量见治疗方案),治疗 3 天后,患者疼痛仍未缓解,NRS 评分前 3 天均为 3 分,实验室检查肝功能指标基本正常。经临床药师与主管医生分析,结合病情建议调整止痛方案,改为注射用帕瑞昔布钠(注射剂量见治疗方案),醋酸泼尼松龙注射液 10mg 静脉滴注,每日 1 次,并同时给予兰索拉唑 30mg 静脉注射,每 12 小时一次。治疗 3 天后,患者疼痛明显缓解,NRS 评分 0 分,实验室检查血常规、大便潜血、肾功能正常,未出现消化性溃疡或出血。患者病情好转,出院。嘱其院外加强营养、加强功能锻炼、监测血便常规,不适随诊。

6. 药学分析与建议 患者入科时诊断为双膝关节骨性关节炎,NRS 评分 3 分,根据 2012 年美国风湿病学会(ACR)指南推荐,给予患者对乙酰氨基酚注射液控制疼痛,玻璃酸钠帮助缓解滑膜炎症、减轻软骨破坏和改善关节功能,用药合理,符合指南推荐的骨关节炎(OA)治疗策略。对乙酰氨基酚属乙酰苯胺类解热镇痛药,是目前公认的骨性关节炎一线治疗药物,其止痛作用与其他非选择性环氧化酶抑制药相似,但因属非酸性药物,消化道、肾脏、血小板以及心脏的不良反应远低于其他环氧化酶抑制药,但对肝脏有损害,因此,使用期间注意监测肝功能指标,如肝功能异常则立即停药。玻璃酸钠是一种软骨保护剂,除缓解疼痛外,还能提高关节功能,疗效持续时间长且无全身毒副作用,但在注射部位偶会引起疼痛肿胀和发热感,停药症状消失。

本案例在药物治疗 3 天后,患者的疼痛症状未得到明显缓解,每天进行 NRS 评分 3 分。2012 年 ACR 指南指出,若使用最大剂量对乙酰氨基酚后仍不能取得满意的疗效,则推荐使用 NSAIDs 或关节腔内注射糖皮质激素,但需严格注意这些药物使用的禁忌证及不良反应。经该患者的临床药师与主管医生共同谈论后,决定调整镇痛方案,使用 NSAIDs 类药帕瑞昔布钠和关节腔内注射糖皮质激素醋酸泼尼松龙镇痛治疗。帕瑞昔布钠和醋酸泼尼松龙合用,在其他药物尚未发挥作用之前,可以控制退行性骨关节炎活动期的症状,但两药合用会增加消化道出血的可能性,所以,同时使用胃黏膜保护剂兰索拉唑,并监护患者的血便常规、血钾、血糖以及精神状态。治疗 3 天后,患者神志清楚,疼痛明显缓解,NRS 评分 0 分,实验室检查血常规、大便潜血、肾功能正常,未出现恶心、呕吐、腹泻、便秘、上消化道溃疡等胃肠道反应以及头痛、头晕、耳鸣、嗜睡等神经系统反应。患者病情好转,出院。

7. 药物治疗小结 骨关节炎是一种慢性长期的疾病,因此安全性是选择有效治疗药物时的主要考虑因素,其镇痛治疗是一种与生活质量密切相关的治疗过程。根据 ACR 指南,在骨关节炎患者的镇痛治疗中,对乙酰氨基酚是骨关节炎患者控制疼痛的一线药物,若使用最大剂量对乙酰氨基酚后疼痛症状仍未缓解,则根据病情结合 ACR 指南进行个体化药物治疗或剂量调整,必要时应换药或采取综合治疗措施,但需严格注意这些药物使用的禁忌证、不良反应以及处理措施,以免患者病情加重。

思考题

1. 简述局部麻醉药的分类及临床应用。
2. 七氟烷相比于其他吸入麻醉药有何优点?
3. 简述静脉麻醉药中毒的解救措施。
4. 疼痛的药物治疗原则是什么?

5. 神经病理性疼痛的发生机制是什么？与伤害性疼痛有何区别？

6. 吗啡的禁忌证有哪些？

7. 肾功能不全的疼痛患者，应选哪种非甾体抗炎药？

8. 什么样的阿片类镇痛药可用在自控镇痛术中？

（熊利泽撰稿；李华凤　张　波审校）

参考文献

［1］曾因明,邓小明等译. 米勒麻醉学. 第6版. 北京:北京大学医学出版社,2006.

［2］Grant SA. The HOLY Grail:long-acting local anaesthetics and liposomes. Best Pract Res Clin Anaesthesiol, 2002,16(2):345-352.

［3］庄心良,曾因明,陈伯銮. 现代麻醉学. 第3版. 北京:人民卫生出版社,2003.

［4］Rogers JF, Nafziger AN, Bertineo JS. Pharmacogenetics affects dosing, efficacy, and toxicity of cytochrome P450-metabolized drugs. Am J Med,2002,9(113):746-750.

［5］Solt K,Forman SA. Correlating the clinical actions and molecular mechanisms of general anesthetics. Curr Opin Anaesthesiol,2007,20(4):300-306.

［6］Craig AD. Pain mechanisms:labeled lines versus convergence in central processing. Annu Rev Neurosci,2003, 26(1):1-30.

［7］A. Paez Borda, F. Charnay-Sonnek, V. Fonteyne, et al. Guidelines on Pain Management & Palliative Care. EuropeanAssociation of Urology. 2013.

［8］M Ashburn,R Caplan,D Carr,et al. Practice Guidelines for Acute Pain Management in the Perioperative Setting. Anesthesiology,2012,116(2):248-273.

［9］NICE. Neuropathic pain-pharmacological management. NICE clinical guideline. 2013.

［10］Feinberg S,et al. ACPA Resource Guide To Chronic Pain Medication & Treatment. American Chronic Pain Association. 2013.

［11］NCCN. NCCN clinical practice guidelines in oncology-Adult Cancer Pain. 2nd ed. National Comprehensive Cancer Network. 2013.

第十九章 儿科疾病

第一节 总 论

一、小儿用药特点

药物治疗是儿科防病治病的主要手段之一,儿科临床药物治疗研究的对象广义上包括胚胎、胎儿、新生儿、婴儿、幼儿、学龄前儿童、学龄期儿童到青春期儿童。

儿童是处于迅速生长发育过程中的不成熟机体,具有独特的生理特点,因而对药物具有特殊的反应性,不仅与成人有很大差异,不同年龄阶段的儿童之间亦存在一定差异。药物在儿童中引起的不良反应与成人有所不同,其后果也往往比成人严重。因此,临床在治疗儿童疾病时,不仅要了解儿童的生理、病理和心理状态,还要掌握药物相关知识。

随着循证医学(evidence-based medicine)和循证药学(evidence-based pharmacy)概念的引入,人们对小儿用药特点的理解不断提高,对治疗药物的选择和治疗方案的调整有了新的认识。疗效的判断是以患儿获得最佳的临床治疗效果为标准,即最大限度地发挥药物的治疗作用;最低的药物不良反应,即最大限度地避免或减少药物的不良反应;最经济的药物利用,包括药物资源与费用的消耗。与此相对应,小儿用药的原则可以概括为:①必须针对病因对症用药,且少而精;②抗生素一般不用于预防感染,视患儿全身情况选择合适的抗生素,剂量应视年龄甚至日龄而定;③严密观察药物的疗效与不良反应,及时调整用药方案,对不良反应较大的药物力争进行治疗药物监测(therapeutic drug monitoring,TDM)。

(一)新生儿生理特点及对药物反应的特殊性

1. 新生儿的生理与药物效应 胎儿从母体娩出后,为了适应外界生存环境,新生儿的生理功能需进行一个有利于生存的重大调整,在解剖学及生理学上均发生了一系列的重要变化,约在1个月内功能渐趋完善。这段生命时期称新生儿期(出生后28天内),主要是肺呼吸的建立、血液循环的改变、消化和排泄功能的开始等。迅速变化的生理过程是新生儿期的显著生理特点。

新生儿期药物的吸收、转运、分布、代谢、排泄等体内过程均有其特殊性,若将正常成人或年长儿的研究资料应用于新生儿,所给剂量和用法可能无效或引起中毒。新生儿剂量不能单纯以成人剂量机械地折算,也不能原样照搬年长儿剂量,必须考虑新生儿的胎龄和实足年龄所反映的成熟程度,根据药物特性并按日龄、体重、体表面积等进行计算,才能使剂量不至于不足或过大而影响疗效或发生毒性反应。

2. 新生儿对药物反应的特殊性 不少药物的毒性反应对新生儿较成人明显,例如过量的水杨酸可引起代谢性酸中毒,而成人很少发生;新生儿对吗啡的耐受性差,较易出现呼吸抑制。

(1)高胆红素血症:新生儿期胆红素与白蛋白结合不牢固,某些血浆蛋白结合率高且竞争力强的药物可夺取白蛋白,使游离胆红素增高,即使在血清总胆红素水平不太高的情况下也极易发生高胆红素血症甚至核黄疸。竞争力最强的有新生霉素、吲哚美辛、水溶性维生素

K、毛花苷丙、地西泮等;较强的有磺胺类药物、水杨酸盐、安钠咖等;较弱的有红霉素、卡那霉素、氯丙嗪、肾上腺素等。这些药在新生儿有黄疸时应慎用或禁用。

（2）高铁血红蛋白血症:新生儿的高铁血红蛋白还原酶活性低,某些有氧化作用的药物可能引起新生儿高铁血红蛋白血症,如磺胺类、氯丙嗪类、对氨基水杨酸及其他硝基化合物等。

（3）溶血:先天性葡萄糖-6-磷酸脱氢酶缺乏的新生儿可在某些具有氧化作用的药物存在时引起溶血。这类药包括水溶性维生素 K、抗疟药、磺胺类、呋喃类、对氨基水杨酸、阿司匹林、氯霉素、新生霉素等。

（4）其他可能对新生儿产生不良反应的药物:氢氯噻嗪可抑制碳酸酐酶活性,进而影响新生儿呼吸暂停的恢复,并能使游离胆红素增加,还具有光敏作用,故新生儿应禁用。某些外用药如新霉素软膏、硼酸、乙醇等可通过皮肤吸收;1%阿托品滴眼液等可通过黏膜吸收而引起新生儿中毒。

（二）儿童的生理特点及对药物反应的特殊性

1. 儿童的生理特点和用药的关系　婴幼儿期指出生 1 个月~3 岁的儿童。此期儿童体格发育显著加快,各器官功能渐趋完善。体重除了初生数日呈生理性下降外,头 3 个月以平均每周 200~250g 即每个月 800~1000g 的速率增加,3~4 个月时约为初生的 2 倍,以后渐慢,3~6 个月时平均每个月增重 500g,6~12 个月时平均每个月增重 250g,1 周岁时体重约为初生的 3 倍,2 周岁时约为 4 倍。这一时期生长迅速,要密切注意有些药物可通过不同机制影响儿童的发育(如四环素类药物、类固醇、某些含激素的制剂等)。婴幼儿对药物的毒性反应或过敏反应可能不明显;应用某些具有中枢神经系统毒性的药物可能会发生神经损伤。因此,在使用这类药品时要严格掌握用药指征,必要时应进行血药浓度监测。

3~12 岁儿童的生理特点是生长发育较前减缓,10 岁前体重平均每年增长约 2kg。儿童期的末期由于内分泌的改变使生长发育特别快,这一时期可以说服患儿主动服药,对一般病症能用口服用药达到治疗目的则尽量避免注射给药,以减轻患儿痛苦与家长负担。注意取量的准确性和防止药物误入气管或误用药品等意外事件的发生。

儿童期水、电解质调节能力差,易受外界或疾病影响引起平衡失调,如利尿药可能引起低钠、低钾现象;低氧血症、酸中毒时可以增加异丙肾上腺素的毒性反应,发生室性心动过速。儿童期使用药物时要特别注意药物是否对儿童的听力、注意力、营养吸收等有影响,长期用药是否影响生长发育,例如长期使用某些含激素的药物对生长发育产生的影响。这一时期容易产生各种意外中毒,必须注意用药安全。特别是按体重计算的剂量,对年长儿有时剂量可能偏大,故一般在考虑年长儿药物剂量时可选用在有效剂量范围内偏小一些,且其总剂量不应超过成人剂量。

选用抗菌药物时,原则上应根据病原菌种类及细菌药敏试验结果而定。急需治疗的患儿在未获得病原菌及药敏试验结果前,可根据患儿的临床症状、感染部位、发病场所、发病季节、原发病灶、基础疾病等认真推断最可能的病原菌,并结合当地细菌的耐药状况先给予经验性抗菌药物治疗,待获得细菌药敏试验结果后应立即给予调整。

2. 儿童的生理特点与适当的给药途径　给药途径不仅影响药物的吸收,也关系到药物的分布和药物发挥作用的快慢、强弱及作用持续时间。应根据儿童各生长发育阶段的生理特点,慎重选择适当的给药途径。

（1）消化道给药：此为最常用的给药方式。

1）口服给药：口服给药是最方便、最经济、最安全的给药方法，除了作用于胃肠道局部的药物外，都要经消化道黏膜吸收后产生预期的药理作用。口服给药的吸收可受许多因素的影响，不易溶解或吸收慢的药物可能吸收不规则、不完全；刺激性的药物可引起恶心、呕吐。由于影响口服吸收的因素较多，剂量不如注射剂准确，特别是对吞咽能力差的婴幼儿，口服给药受到一定限制。

2）直肠给药：儿童经直肠给药较为常见。直肠给药适用的剂型为栓剂与部分灌肠剂。药物从直肠下部吸收后，不经过肝脏直接进入体循环，从而可保证那些易在肝脏代谢药物的有效性。脂溶性药物在直肠易于吸收，即分子型比离子型容易吸收。

（2）非消化道给药：部分制剂在消化道给药时可能存在吸收问题，或在消化道内有较多破坏，或为快速取得治疗效果等，此时可选择非消化道给药。

1）静脉注射：静脉给药时药物直接进入体循环，不存在吸收问题，且可准确调节剂量，还可用于注射大容量及有刺激性的药物，尤其适用于急救，但较易发生不良反应。油剂或不溶性药物不能静脉注射。

2）动脉注射：药物可直接到达作用部位，适用于某些肿瘤化疗药物，但操作复杂，不常使用。

3）肌内注射：水溶性药物很快吸收，其吸收与局部血流量有关，可注射中等容量的药物，但不宜注射矿物油剂。

4）皮下注射：水溶液易吸收，也可用混悬液，不宜用于大容量的药液，其吸收亦与局部血流量有关。

5）椎管内注射：药液直接进入脑脊腔，不易透过血脑屏障的药物可由此途径给药，也用于某些局部麻醉药，操作也较复杂。

6）呼吸道给药：经肺泡毛细血管吸收，吸收面积大、速度快，主要用于某些麻醉药与哮喘治疗药。如为固体药物，其吸收与颗粒粒径的关系较密切。

7）透皮给药：药物经皮吸收与药物的分子量大小以及脂溶性等有关。透皮吸收比较安全、方便、患者痛苦少，但这种制剂工艺较复杂。目前已上市者不太多，但发展迅速。

（三）儿科药物代谢动力学特点

1. 药物吸收　药物吸收的速度和程度取决于给药途径、药物的理化性质和机体的生理病理状况。

（1）胃肠功能对口服药物吸收的影响：①胃生理容量：出生后从第 1～10 天新生儿胃的平均生理容量分别为 2、4、10、16、19、21、23、24、25 和 27ml/kg，1 岁小儿为 45ml/kg，成人为 60ml/kg。小儿由于幽门括约肌收缩较强、贲门括约肌收缩较弱、受哭闹等因素影响，胃内容物易反流入食管引起呕吐。胃仅表现为收缩而很少蠕动，新生儿的胃排空时间为 6～8 小时，6～8 月龄时才接近成人水平，因此主要在胃内吸收的药物可较成人的吸收更完全。②肠道：新生儿肠道长度约为身长的 8 倍，幼儿则为 6 倍，成人为 4～5 倍。大、小肠长度之比新生儿为 1∶6，成人为 1∶4。小肠主要表现为分节运动，主要在十二指肠中吸收的药物吸收推迟，出现作用较慢。③胃液酸度：足月新生儿的胃液 pH 为 6～8，接近中性；但出生后 24～48 小时的 pH 下降至 1～3，此后又回升到 6～8，并持续 2 周左右。早产儿出生后 1 周内几乎没有胃酸分泌，以后酸度又逐渐增加，到 3 岁时才达成人水平。因此新生儿口服药物的吸收量较难预料,胃肠道吸收功能有较大的个体差异。由于新生儿的消化道特点,可使有些药物的口服吸收量较成人增加,有些较成人减少,亦有一些与成人相似,还有些药物吸收不规则。因此,新生儿口服给药应充分考虑其生理特点和药物特性。

(2)用药部位血流对注射给药的影响:新生儿的平均心率为 116 ~ 146 次/分,心脏搏出量为 180 ~ 240ml/(kg·min),比成人多 2 ~ 3 倍。血流速度快于成人,循环 1 周仅需 12 秒,成人为 22 秒。新生儿肌内或皮下注射后的吸收和成人一样主要取决于注射部位的血流速度。由于新生儿肌肉组织较少,皮下组织相对量较大,血液循环较差,当这些部位的灌注减少时,情况较为复杂,药物可滞留在肌肉中,吸收变得不规则,难以预料。有时药物蓄积于局部,当灌注突然改变时,进入循环的药量可骤增,导致血药浓度升高而往往引起中毒,这种情况对强心苷、氨基糖苷类抗生素、抗惊厥药尤为危险。

(3)皮肤或黏膜对药物吸收的影响:新生儿皮肤、黏膜、肺泡等相对面积(m^2/kg)大于成人或年长儿,且黏膜娇嫩、皮肤角化层薄,故药物外敷后被动转运吸收速度较快。某些药物可以通过黏膜或皮肤给药,如小儿口服滴剂、口腔膜剂、喷雾剂、通过直肠黏膜吸收的栓剂、微型灌肠剂、通过皮肤吸收的贴敷剂以及经皮给药制剂等。新生儿黏膜血管丰富,药物吸收迅速,是一种方便的给药方法。某些外用药如滴鼻剂、滴眼剂等可因透皮吸收较多而引起不良反应,特别是有炎症或破损时局部用药过多,可使药物因吸收过多而引起中毒。

(4)直肠给药对药物吸收的影响:对于呕吐或不愿吃药的新生儿和婴儿,直肠给药较为方便,也避免了肝脏的首关效应。止吐药、解热药(如对乙酰氨基酚)、镇静药(如水合氯醛)、阿片类药物(如氢吗啡酮)、抗惊厥药(如地西泮)等均可直肠给予。

(5)皮下给药对药物吸收的影响:新生儿肌肉组织和皮下脂肪少、局部血流灌注不足、肌肉血流量变化大等因素影响药物吸收;新生儿接受皮下注射后,局部逐渐蓄积可产生"储库效应(reservoir effect)",导致药物释放缓慢。

(6)特殊给药途径:新生儿除了一般的口服、注射、吸入、外敷等给药途径外,尚有哺乳给药;特殊情况下,初生数日的新生儿也可做脐带血管注射。某些药物如红霉素可浓集于乳汁中,母乳中的红霉素浓度较母亲血浆中的浓度高 4 ~ 5 倍,故必要时可通过哺乳给药。静脉注射给药后药物快速进入血液,故新生儿重症时宜静脉给药。一般不用脐血管注射给药,因脐静脉给药有可能引起肝坏死,脐动脉给药则有可能引起肢体或肾坏死。

2. **药物分布** 药物作用主要取决于靶器官中游离药物的浓度及维持时间的长短。药物的分布及转运与体液、组织血流量、药物蛋白结合率、体内脂肪含量、膜通透性等有关。特别是生理性水分布与蛋白结合率对药物分布容积的影响更大,新生儿与成人或年长儿的这些因素差异很大。

(1)体液因素对药物分布的影响:新生儿的体液总量一般约为体重的 80%,极低出生体重儿可达 85%,1 岁时降至 57%,与成人值相接近。新生儿的细胞外液占体重的 45%,约为成人的 2 倍,因此间质液所含药物浓度将被稀释为成人的 1/2。细胞内液占体重的 35%,低于其他年龄,故细胞内液的药物浓度相对较高,最大时可较成人高 25%。新生儿的体内脂肪含量低,早产儿的脂肪含量更低,仅占体重的 1%,脂溶性药物不能充分与其结合,导致脂溶性药物的血中游离药物浓度升高。一般药物的表观分布容积(V_d)在新生儿期往往相对较大,药物排泄亦较慢,血浆 $t_{1/2}$ 亦较长,因此新生儿的用药间隔时间应适当延长。新生儿的细胞外液比例高,对影响水盐代谢和酸碱平衡的药物较成人敏感。

（2）膜通透性对药物分布的影响：新生儿的膜通透性高，血脑屏障功能低于成人，有些药物在脑组织和脑脊液中的分布较成人多，如氨苄西林等抗生素，对脑膜炎的治疗较为有利。

（3）血浆蛋白浓度对药物分布的影响：药物与血浆蛋白的结合是影响药物分布的重要因素。药物与血浆蛋白的结合率取决于它们之间的亲和力（亲和常数）及血浆蛋白的量。白蛋白是结合容量最大的血浆蛋白。①新生儿的血浆蛋白结合率低：一般新生儿的血浆蛋白含量较成人或年长儿低，足月儿为 37.6～37.9g/L，早产儿为 35.5g/L。加之新生儿的白蛋白为胎儿白蛋白，与药物的亲和力较低，因此当血液药物总浓度不变时，游离药物量增加，使药物的作用强度增大，药物的清除半衰期缩短。当新生儿出现酸中毒、高胆红素血症或同时接受其他蛋白结合力强的药物治疗时，均可降低药物与白蛋白的结合率。由于游离型药物比例较高，有较多的药物透过生物膜进入组织。一般只有游离型药物才表现药理作用，尽管新生儿的血浆药物浓度正常或低于正常，仍能导致更强的药理作用，甚至出现中毒，特别是一些蛋白结合率较高的药物。因此新生儿的千克体重剂量应较年长儿或成人小一些。②其他因素的影响：新生儿易出现血清胆红素生理性升高，一般在出生后 2～4 天出现，称为生理性黄疸。也较易出现较高浓度的游离脂肪酸，且血 pH 稍低，它们也可置换与白蛋白结合的药物，使游离药物浓度明显增高，导致药理作用增强，甚至出现毒性。有些药物可与血清胆红素竞争白蛋白结合部位，将胆红素置换出来成为游离胆红素，新生儿的血脑屏障功能不成熟，大量胆红素易进入脑组织引起核黄疸。例如磺胺类抗菌药物用于预防早产儿脓毒症时，可出现核黄疸。

3. **药物代谢**　药物代谢最重要的器官是肝脏。部分水溶性药物在生理酸碱度时可以原形从尿中排出，但大多数药物则需要在肝脏通过药物代谢酶的作用进行氧化、还原、分解，再进一步与葡萄糖醛酸、乙酰基、硫酸酯、甘氨酸等结合后成为水溶性的代谢产物排出体外。药物的代谢速率取决于肝脏酶系统的活性大小。

新生儿肝重约占体重的 3.6%，新生儿肝重与成人比较相对较大（成人约 2%），但新生儿的药物代谢酶系统发育不成熟，某些酶分泌量不足或完全缺失。催化氧化、还原、水解反应的细胞色素 P450、细胞色素 C 还原酶等的活性在新生儿较低，某些药物（如地西泮、苯巴比妥、茶碱等）代谢较慢，导致药物的 $t_{1/2}$ 延长。葡萄糖醛酸转移酶的活性在新生儿很低，特别在新生儿早期含量极低，按单位体重计算，其活性只相当于成人的 1%～2%，使大部分需和葡萄糖醛酸结合失活的药物在新生儿体内代谢减慢，$t_{1/2}$ 延长，导致药物效应增强。例如氯霉素在新生儿的结合与排出量不到 50%，加上肾小球（排出游离氯霉素）、肾小管（排出结合型氯霉素）功能均低下，导致血中的氯霉素浓度增高，可引起心血管循环衰竭，即"灰婴综合征"（grey baby syndrome）。

新生儿特别是新生儿早期体内较多的胆红素亦因葡萄糖醛酸转移酶活性低下而不能与葡萄糖醛酸结合排出，易引起黄疸甚至核黄疸。新生儿的肝脏乙酰化能力较弱，使磺胺类药物形成乙酰磺胺的作用较差，因而血中游离的与总的磺胺比例较年长儿及成人要高。

4. **药物排泄**　新生儿的肾脏重量约占体重的 1/125，肾小球数目虽与成人相等，但肾小球直径只有成人的 1/2，肾小管长度仅达成人的 1/10，肾小管发育差，毛细血管小，且分支少。由于肾发育不成熟，肾功能差，有效肾血流量只为成人的 20%～40%，足月儿的肾小球滤过率为 5～7ml/min，早产儿为 3～5ml/min，远低于年长婴儿、儿童和成人。

婴幼儿期肾小球滤过率和肾血流量逐步增加，6～12 个月可达成人水平；肾小管排泌能力在 7～12 个月也接近成人水平。肾脏重量在全身的比例婴幼儿期为 0.7%，1～2 岁为

0.74%,略高于成人的 0.42%。由于婴幼儿期药物的肝脏代谢速率与肾排泄快,一些以肾脏代谢为主要消除途径的药物总消除速率也较成人快,使某些药物的 $t_{1/2}$ 短于新生儿。如茶碱的 $t_{1/2}$ 在新生儿为 13~26 小时,幼儿为 4.6 小时,成人为 5~10 小时。

新生儿的肾小球滤过率按体表面积计算,在 4 个月时只有成人的 25%~50%,2 岁时接近成人值;而肾小管最大排泄量在出生后 1 个月内很低,在 1~5 岁时接近成人值。此外,肾小管分泌酸的能力低,尿液 pH 高,影响碱性药物的排泄,因此可能导致肾排泄药物的消除减慢(如地高辛、庆大霉素等),易致蓄积中毒。早产儿对青霉素类的清除率按体表面积计算,仅为 2 岁小儿的 17%。一些以肾排泄为主要消除途径的药物由于在新生儿的清除率降低,$t_{1/2}$ 延长,血药浓度较高,使药物有效作用时间延长而可能引起蓄积中毒。这类药物包括氨基糖苷类、林可霉素、磺胺类、异烟肼、地高辛、毒毛花苷 K 等。所以在给药时应注意新生儿的月龄、药物剂量以及给药间隔。

(四)儿科用药注意事项

1. 药物治疗浓度范围　成人资料不一定适用于婴幼儿;国外儿童的用药资料不一定适用于中国儿童。已见报道的我国儿童治疗浓度范围的药物种类较少,有待于进一步努力完善我国儿童的用药数据库。

2. 药物过量及中毒　超常量或超疗程用药极易引起小儿药物中毒。

(1)中毒处理:许多药物中毒可在中毒症状出现之后予以救治,但是应注意有的药物在使用过程中必须在中毒症状出现之前即予救治(如细胞毒性药物、抗代谢药、对乙酰氨基酚等),待中毒症状出现后往往为时已晚。

(2)用药过量时的药动学特点:儿童药物中毒多为过量用药所致,常规用量的药动学参数不适用于中毒时的毒性动力学(toxicokinetics)状态。当体内药物浓度超过了机体的最大消除能力时,其代谢方式呈零级动力过程。如阿司匹林常量时 $t_{1/2}$ 为 3~6 小时,t_{max} 为 1 小时;当用药过量时 $t_{1/2}$ 可达 5~30 小时,t_{max} 则为 6 小时。

3. 药物滥用　患儿家长及医师均可能出现药物滥用的现象。往往为了保险起见,将一些可能有作用的药物同时使用,即所谓的"鸟枪疗法(gun shot therapy)",不仅浪费药物资源,还可能引发药源性疾病。最多见的滥用药物是抗生素、解热镇痛药、激素、补药、中药等,在儿科用药时要特别加以注意。

4. 剂量选择

(1)根据用药目的选择剂量:如阿司匹林用于退热时的剂量为每次 10mg/kg,抗风湿时为 80~100mg/(kg·d),分 3~4 次使用。

(2)有一定剂量范围的药物一般选中间值:年长儿童多用下限,年幼儿童多用上限,但总剂量不得超过成人剂量。

(3)患儿状况:Ⅰ度营养不良者应减少 15%~25% 的剂量,Ⅱ度营养不良者应减少 25%~40% 的剂量,肥胖患儿则应酌情增加剂量。

(4)不同文献报道的剂量不同:一般选用权威性文献与近期文献使用的剂量。

(5)新生儿剂量:应根据日龄计算给药量。

5. 利用小儿的药动学资料设计给药方案　以前,儿童的用药剂量一般根据年龄、体重、体表面积及成人剂量按比例换算等方法进行换算,这种方法实际上是小儿当作按比例缩小的"小大人"对待,未充分考虑不同年龄阶段小儿的生理特点,给药后体内药物浓度是否已达到并保持在有效治疗浓度范围内,用药后某一时刻的体内药物浓度有多高,即使按千克体重剂量给药,用药者往往很难心中有数。近来开始利用小儿药动学研究得到的参数来设计小儿的个体化给药方案,估算体内药物浓度,并结合实际测得的 TDM 结果调整给药方案。此外,随着药物疗效个体差异与基因多态性的阐明,从基因入手设计给药方案,可以弥补根据血药浓度进行个体化给药的不足。

6. 药物与哺乳 母乳是新生儿的理想食物,大多数药物均能从母亲血浆转移到乳汁中。虽然母乳中的药物浓度不高,但新生儿的肝、肾功能相对不健全,有可能发生药物蓄积;且新生儿血浆中的蛋白浓度较低,没有足够的血浆蛋白与药物结合,游离药物浓度相对较高,因此给哺乳母亲用药前必须考虑药物对婴儿安全的影响。一般可以直接给婴儿应用的药物也可以给母亲应用;给母亲应用的药物婴儿通常不用,否则需查找此药在乳汁和婴儿血中浓度的资料作为用药依据。如缺乏资料,母亲用药期间最好考虑暂时人工喂养,否则需密切观察婴儿有无中毒症状。在母亲有效治疗的同时,为了减少对婴儿的危险,可考虑采取如下措施:①避免在血药浓度高峰期间喂乳;②用单剂疗法代替多剂疗法;③选用短效药物或其他较安全的药物,例如母亲泌尿道感染时不用磺胺而改用氨苄西林代替等。

二、儿科合理用药

药物治疗是儿科治疗学的基本方法,由于小儿的解剖生理特点和对药物的特殊反应,极易发生药物不良反应。随着药物品种的增多和联合应用以及中西药合用的因素,小儿药物的不良反应发生率呈上升趋势。国外统计小儿药物的不良反应发生率平均为 10%,故合理用药是小儿药物治疗中面临的普遍问题。

(一)根据儿童的个体差异,严格掌握用药剂量

儿科用药剂量的计算历来是儿科医务人员十分关注的问题。用药后总希望患者体内的血药浓度尽快达到并保持在治疗浓度范围之内,为此需要根据药物代谢动力学参数,结合患者的具体情况制订给药方案。由于儿童机体发育不够成熟,其药动学、药效学、药物感应性与成人相比都有其特殊性,个体差异大,许多药物儿童剂量的计算需视药物的性质而定。

许多儿科常用药物的儿童与新生儿千克体重剂量是已知的,对这类药物剂量的计算比较简单,以千克体重剂量乘以体重千克数即可。这种方法比较方便、实用,是目前最常用的方法,即儿童用量=儿童剂量×体重。

1. 体重的估算 进行实际称量其结果准确,但对大多数门诊患儿,特别在冬季脱衣不便,实施称量有一定的困难,可根据年龄对体重进行估算,视儿童的营养状况适当增减。

1~6 个月的各月儿童体重(g) = 3000g(出生时的体重) + 月龄×600g;7~12 个月的各月儿童体重(g) = 3000g(出生时的体重) + 月龄×500g;1 岁以上的儿童体重(kg) = 年龄×2 + 8。

2. 千克体重剂量的选择 有些药物用途或给药途径不同,千克体重剂量可能不同,需根据用药目的、给药途径选择相应的千克体重剂量,有些药物的千克体重剂量可在一定范围内进行选择。年长儿特别是学龄儿童算出的剂量往往稍微偏高,可采用千克体重剂量偏下或下限值;有时算得的剂量可能比成人剂量还大,实际给药时不得超过成人剂量。幼儿按千克体重剂量计算所得的结果往往稍为偏低,可采用千克体重剂量偏上或上限值计算。此外还需结合临床经验或病情适当增减,例如营养不良时对药物的敏感性增加,应酌情减量,Ⅰ度营养不良者减 15%~25%,Ⅱ度营养不良者减 25%~40%。有些药物其千克体重剂量在

不同的文献有一定出入,可能是由于研究方法不同或个体差异所致,可进行比较研究后选用,一般情况可以近期国内权威性的文献为准,必要时可测定血药浓度后选择。

3. 根据成人剂量折算　新药或其他缺乏儿童或新生儿千克体重剂量资料的药物可根据成人剂量按体重比例折算方法计算儿童剂量,但该方法比较粗糙,仅适用于一般药物的计算。计算结果对幼儿往往偏小,应用时宜结合具体情况适当调整。儿童用量 = 成人用量 × 儿童体重/100。

4. 按体表面积折算剂量　按体表面积折算更能反映全身体液和细胞外液之间的关系,是一种较为合理的计算方法,可适用于各年龄段包括新生儿及成人的整个阶段。

按体重折算剂量与按体表面积折算剂量存在一定差异。一般认为体表面积法计算儿童剂量比较合理,但计算起来比较麻烦,其前提是需要准确的儿童体重与身高数值。实际工作中,对每一患者特别是门诊患者测量体重与身高较难做到,只能根据年龄估算,所以按体表面积计算剂量不大方便,故临床上目前仍然较普遍采用按千克体重剂量计算剂量。

5. 利用小儿的药动学参数计算剂量　①根据儿童药动学研究得到的参数来设计临床给药方案,计算用药剂量,并根据血药浓度测定结果进行调整,使患儿体内的药物浓度尽可能达到有效治疗范围内而又不引起毒性反应的程度,并能在该浓度范围内维持一定时间。有些药物具有简便可测的作用指标,如血压、心率等,可通过这些指标变化来估计或调整给药剂量,不一定需要测定血药浓度;还有一些药物的作用与血药浓度关系不密切或为局部用药,也没有必要测定血药浓度。药物剂量与血药浓度及药物效应之间的关系还可受到药物的生物利用度、个体差异等因素的影响,情况较复杂。用药时可运用有效药物治疗浓度范围、半衰期等参数计算用药剂量,估算用药后某一时刻体内的所剩药量或体内的药物浓度。②有些药物的剂量适应幅度较大,如复方甘草合剂、硫酸镁等,可按年龄递增。有些药物如消化药、蓖麻油等仅分为婴儿与儿童剂量,有些药物的剂量对整个儿童期都一样,甚至和成人一样,如甲苯咪唑、大蒜素等。有的药物应用目的不同,剂量亦不同,如阿司匹林。有的根据病情,剂量有所不同,如肾功能受损时应根据受损程度减少剂量等。所以,计算药物剂量时应根据小儿的生理特点、病情轻重、药物作用及适用范围,结合临床经验,酌情应用。

（二）根据儿童的生理特点选择给药方法

根据儿童不同年龄阶段的生理特点采取适当的给药方法。比如口服用药,因新生儿、婴幼儿的吞咽能力较差,吞服片剂有一定的困难,且大多不愿服药,稍有不慎还可误入气管。因此,新生儿和婴儿最好给予滴剂,幼儿可给予糖浆剂、合剂、混悬剂等液体制剂;学龄儿童可给予片剂、胶囊等,并注意色、香、味,以减少或避免婴幼儿服药不合作等情况。口服给药要防止呕吐,切不能采取硬灌等粗暴的方法,以防意外。

儿童的应激能力较差,对药物较敏感,极易发生药物不良事件,在用药期间应密切观察患儿用药后的变化,以免由于药物不良反应造成严重后果。

（三）抗菌药物在儿童用药中的合理应用

1. 儿童应用抗菌药物的特点　抗菌药物在儿童中的使用有别于成人,规范使用抗菌药物的难度也较成人更为明显。①儿科感染作为发热性疾病,其鉴别诊断的范围虽然比成人小,但从病史、体检、实验室等辅助检查各方面获得阳性结果从而作出诊断的难度常较大;②规范收集临床标本,明确感染病源诊断的难度大,即使做血培养、痰培养、中段尿培养都有相当的难度;③缺少小儿致病菌耐药长期监测的专科资料,难以指导临床合理选药;④某些抗菌药物在儿童中应用的资料不全,常不能明确可否使用或明确具体的用药方案,不良反应发生率高,但监测较成人困难。

2. 儿童应用抗菌药物的基本原则

(1)严格掌握治疗和预防用药的适应证。诊断为细菌性感染者或由真菌、结核分枝杆菌、非结核分枝杆菌、支原体、衣原体、螺旋体、立克次体及部分原虫等病原微生物所致的感染是应用抗菌药物的明确指征。当类似诊断不能成立或病毒性感染者,均不可视为适应证。预防一种或两种特定病原菌入侵体内引起的感染、预防在一段时间内发生的感染、对于原发性疾病可以治愈或缓解者预防用药可能有效等3种情况,可视为抗菌药物预防使用的指征。

(2)尽早查明感染病原,根据病原体种类及细菌药敏试验结果选用抗菌药物。

(3)宜选用安全有效的杀菌剂,如青霉素类、头孢菌素类等。

(4)新生儿的药动学过程随日龄而变化,故应按日龄调整剂量与用药方案。

(5)避免使用毒性明显的药物,如氨基糖苷类、氯霉素、多黏菌素、万古霉素、呋喃类、四环素类、磺胺药等,必须应用时应进行血药浓度监测。儿童抗菌、抗真菌和抗病毒药物使用的年龄限制分别见表19-1、表19-2和表19-3。

(6)避免肌内注射给药。

表19-1 儿童的抗生素用量与安全临界年龄

月龄/年龄	不推荐使用的药物	使用条件、剂量范围与疗程
早产儿和月龄<1个月	克林霉素、头孢克洛(头孢克洛分散片、头孢克洛干糖浆)、头孢唑林、头孢哌酮、磷霉素	月龄>1个月后:头孢克洛的用量为20~40mg/(kg·d),分3次给予,但一日的总剂量不超过1g
月龄<2个月	不推荐使用磺胺嘧啶	磺胺嘧啶:50~60mg/(kg·d),q12h;治疗流脑:100mg/(kg·d),分3~4次,静脉注射,预防疗程为2~3天
月龄<3个月	头孢呋辛酯、头孢西丁	月龄>3个月后:头孢呋辛酯治疗急性咽炎、扁桃体炎,20mg/(kg·d),分2次,日剂量不超过0.5g;急性中耳炎、脓疱病,30mg/(kg·d),分2次,日剂量不超过1.0g
月龄<6个月	头孢克肟、克拉霉素	月龄>6个月后:治疗中耳炎、社区获得性肺炎,首日10mg/(kg·d),第2~5日5mg/(kg·d),一日的最大量不超过250mg
<2岁	阿奇霉素治疗小儿咽炎、扁桃体炎	

注:18周岁以下的患者不推荐使用氟喹诺酮类药物

表19-2 儿童的抗真菌药物用量与安全临界年龄

月龄/年龄	不推荐使用	使用条件、剂量范围
<6个月	氟康唑	
<1岁	咪康唑	>1岁后:咪康唑20~40mg/(kg·d),每次<15mg/kg
<2岁	酮康唑	>2岁后:酮康唑3.3~6.6mg/(kg·d),q12h或顿服;或选用灰黄霉素

表 19-3　儿童的抗病毒药物用量与安全临界年龄

月龄/年龄	不推荐使用	使用条件、剂量范围
<2 个月	奈韦拉平	
<1 岁	金刚烷胺	
<2 岁	伐昔洛韦、阿昔洛韦	伐昔洛韦治疗疱疹:每次 10mg/kg,q8h,疗程为 5 ~ 7 天;治疗免疫缺陷合并水痘:疗程为 10 天,出现症状立即开始治疗。因半衰期约为 215 小时,无尿者半衰期长达 1915 小时,故肾功能不全者需调整剂量
<6 岁	利巴韦林	
>6 岁		利巴韦林:10mg/(kg·d),分 4 次口服,疗程为 7 ~ 14 天;静脉滴注 10 ~ 15mg/(kg·d),分 2 次,疗程为 3 ~ 7 天;气雾吸入的儿童给药浓度为 20mg/ml,每日 3 次,每 4 小时一次,疗程为 3 ~ 7 天

注:奥司他韦、齐多夫定、拉米夫定缺乏年龄 <16 岁患者应用的安全资料

第二节　常见儿科疾病的药物治疗

一、新生儿呼吸窘迫综合征

(一)病因和发病机制

新生儿呼吸窘迫综合征(neonatal respiratory distress syndrome,NRDS)也称为肺透明膜病(hyaline membrane disease),是由于肺表面活性物质(pulmonary surfactant,PS)缺乏而导致的在出生后不久出现的进行性呼吸困难的临床综合征。

肺表面活性物质是由肺Ⅱ型细胞产生的一种磷脂蛋白复合物,覆盖在肺泡表面,降低肺泡的表面张力,以防止呼气末肺泡萎陷。肺表面活性物质从孕 22 ~ 24 周开始产生,35 周后迅速增加达肺成熟水平。肺表面活性物质还受到一些体液因素和物理因素的调节,如糖皮质激素、甲状腺素和肾上腺素可促进肺表面活性物质的合成,胰岛素可抑制其合成,低体温、母亲低血压、围生期窒息以及母亲因素所致的胎儿血容量减少等因素都可影响肺表面活性物质的合成。如果肺表面活性物质缺乏,肺泡的表面张力增加,肺泡趋于萎陷,使肺顺应性下降,气道阻力增加,通气/血流比值降低,气体弥散障碍,导致缺氧及通气功能障碍;由于缺氧和酸中毒使肺毛细血管通透性增高,肺间质水肿和纤维蛋白沉着于肺泡表面,肺泡壁至终末细支气管壁上形成嗜伊红透明膜,进一步加重气体弥散障碍,加重缺氧和酸中毒,逐渐形成肺不张,其范围逐渐增大,并抑制肺表面活性物质合成,形成恶性循环。也有少数新生儿存在表面活性物质蛋白的基因变异或缺陷,使表面活性物质不能发挥作用,也可发生新生儿呼吸窘迫综合征。

(二)临床表现及诊断

1. 临床表现　出生后不久(一般在 6 小时内)出现呼吸困难,并进行性加重,常在 24 ~ 48 小时病情最重,能存活 3 天以上者肺成熟度增加,病情逐渐恢复。但部分患儿常并发肺炎。

主要表现为呼吸急促,呼吸次数增加,>60 次/分,鼻翼扇动、点头样呼吸、青紫、呼气呻吟、吸气性三凹征;严重时表现为呼吸浅表、节律不整、暂停及四肢肌张力降低。

肺部听诊双肺呼吸音降低,吸气时可闻及细湿啰音。

2. 辅助检查　胸部 X 线检查具有特征性表现,表现为早期两侧肺野普遍性透亮度减低,可见弥漫性均匀分布的细小颗粒网状影(毛玻璃样改变)以及清晰充气的树枝状支气管影(支气管充气征),后期双肺野均呈白色(白肺)。

3. 诊断　具有新生儿呼吸窘迫综合征的高危因素,如早产儿(胎龄 < 37 周)、母亲有糖尿病、宫内窘迫或出生窒息新生儿等,出生后不久(多在 6 小时内)出现进行性加重的呼吸困难;X 线胸片显示典型的表现可诊断。

4. 鉴别诊断

(1)湿肺(新生儿暂时性呼吸增快):是由于肺部淋巴和(或)静脉吸收功能暂时低下,使肺液积留在肺内,影响气体交换。多见于足月的剖宫产儿,出生后数小时内出现呼吸增快,但一般情况好,2~3 天症状可缓解。胸部 X 线检查表现为肺泡、间质、叶间积液等特点。

(2)早发性新生儿 B 组链球菌肺炎:早发性新生儿 B 组链球菌肺炎的临床症状与新生儿呼吸窘迫综合征非常相似。可通过血培养以及血常规中白细胞计数升高或减少、血小板减少或 C 反应蛋白增高等感染征象来进行鉴别诊断。对诊断为呼吸窘迫综合征的新生儿均应使用针对 B 组链球菌感染的抗生素,直至血培养阴性排除 B 组链球菌败血症。

(3)其他新生儿肺炎:出生后 12~24 小时后出现的呼吸困难一般不考虑新生儿呼吸窘迫综合征,新生儿肺炎可有持续性呼吸困难、发热、呼吸道分泌物和血培养可培养出致病菌等指征。胸部 X 线检查可有弥漫性肺部病变。

(三)治疗原则

新生儿呼吸窘迫综合征的治疗原则以补充肺表面活性物质、提高气道阻力、改善肺泡气体弥散功能、纠正酸中毒为主。

患儿应置保温箱内,相对湿度保持在 50% 左右,保证患儿的体温在 36~37℃;随时清除咽部黏液,保持呼吸道通畅;吸氧、保证营养和液体入量是必不可少的措施,尽早使用持续呼吸道正压(continuous positive airway pressure,CPAP)通气,无效时可选择气管插管进行机械通气。

(四)药物治疗方案

1. 治疗药物

(1)肺表面活性物质:肺表面活性物质(PS)能调节肺泡表面张力,从而保护肺泡上皮细胞,降低毛细支气管末段的表面张力,可通过外源性 PS 治疗 NRDS。PS 分为天然制剂、人工合成制剂和混合制剂 3 种。

1)天然制剂:来源于人羊水或由动物肺提取,主要从猪肺或小牛肺灌洗液或肺匀浆中制备。天然制剂起效更快,疗效肯定,是治疗 NRDS 的首选药物。

2)人工合成制剂:将各种磷脂成分或其他代用品按一定比例配制而成,以促进磷脂扩散与吸附,使其发挥生理作用,其不含肺表面活性物质蛋白质。疗效比天然的 PS 差,预防 NRDS 时可选用人工合成的 PS。

3)混合制剂:包括改进的天然型 PS,即在天然型 PS 制剂的基础上进行加工,补充适当比例的磷脂等;合成的"天然"型 PS,即由人工合成的磷脂成分加一定比例的用基因工程生产的 PS 蛋白质配制而成,使 PS 药物的所有成分达到人工化,属于新一代的 PS 药物。

PS 有 2 种制剂,需冷冻或冷藏保存,干粉剂用前加生理盐水混匀,混悬剂用前预热摇匀。每种 PS 制剂具有不同的推荐量,用药的方法有滴入法(气管插管、气管插管侧孔、喉罩)和雾化吸入,目前主要采用气管插管或气管插管侧孔滴入法。由气管导管分别滴入气管内,滴入时需变换 4 个体位(仰卧,右、左侧卧,再仰卧),每次注入后分别用面罩气囊复苏器加压呼吸 1~2 分钟,使 PS 在两侧肺内均匀分布。PS 注入方式有两种:一种为通过气管内插管插入鼻饲管至气管分叉处,将 PS 快速注入;另一种为通过气管插管接头的侧孔将 PS 缓慢注入。

(2)关闭动脉导管的药物:NRDS 患儿在使用肺表面活性物质治疗后或疾病处于恢复期时,由于肺小动脉痉挛解除,肺动脉压力降低至低于主动脉压力,如同时存在动脉导管未闭(patent ductus arteriosus,PDA),可出现由左向右分流,分流量大时可导致心力衰竭及肺水肿,患儿表现为临床症状好转时突然出现呼吸困难加重,此时可使用药物关闭动脉导管。目前临床使用的关闭 PDA 的药物是前列腺素合成酶抑制剂,主要是吲哚美辛,其治疗机制为前列腺素 E 是胎儿及生后初期维持动脉导管开放的重要物质,而前列腺素合成酶抑制剂可减少前列腺素 E 的合成,有助于导管关闭。

2. 治疗方案　对于胎龄 <32 周,出生体重 <1250g;产前没有接受过地塞米松预防的早产儿;证实胎龄不成熟,PS 缺乏的早产儿应该预防性使用 PS。可采用出生后正常呼吸前或在出生 10~30 分钟初步复苏后使用,每次 100~200mg/kg。

对于 NRDS 每次 100~200mg/kg,12 小时后可重复相同剂量,出生后 2 天内可多次(2~3 次)使用。

在使用呼吸机时或治疗后恢复期,尤其是在体重 <1500g 者应严格限制入液量。如并发 PDA 并且有心力衰竭及肺水肿症状的新生儿可用吲哚美辛,共用 3 剂,每剂间隔 12 小时,首剂 0.2mg/kg,第 2、第 3 剂的剂量根据日龄渐增,日龄 <2 天者各次 0.1mg/kg,日龄为 2~7 天者各次 0.2mg/kg,日龄 >8 天者各次 0.25mg/kg,静脉滴注或栓剂灌肠。吲哚美辛的不良反应有肾功能减低、尿量减少、血钠降低、血钾升高,停药后可恢复。若药物不能关闭动脉导管,可用手术结扎。

(五)药物治疗管理

1. 疗效评估　气管内给予肺表面活性物质治疗 3 小时后,患儿的呼吸系统顺应性应有显著改善,呼吸困难明显缓解,吸入氧浓度下降。用药过程中要观察患儿呼吸困难及氧合的改善情况,对疗效及时评价。如呼吸困难好转不明显,12 小时内再追加 100mg/kg(最大总剂量为 300~400mg/kg),可重复给药,多次使用可将治愈率提高至 90% 以上。

2. 药学监护　表面活性物质降低肺泡表面与空气交界面的表面张力,使肺泡张开,行使正常呼吸。因此,干粉剂的 PS 用前加生理盐水摇匀,混悬剂的 PS 用前在 37℃ 水温中预热,上下转动药瓶使药液混均匀。用药前要先给患儿充分吸痰,清理呼吸道,滴入前确保气管插管的位置正确,使用过程监测心率、呼吸、血气、胸廓抬起。用药后监测患儿的血氧分压及血氧饱和度十分重要,通过密切动态观察动脉血气,决定是否需要继续应用表面活性物质。同时监测体温、呼吸、心率,经皮测 PO_2、PCO_2 和 pH。应用中应注意可能出现的问题,如滴入操作的过程中可导致暂时性呼吸道阻塞、血氧暂时降低、PCO_2 升高、心动过缓、PS 反流溢出、分布不均等,PS 注入后可迅速提高肺容量、功能残气量及顺应性,因此要相应地调节机械通气参数。

（六）案例分析

1. 主题词　新生儿呼吸窘迫综合征；猪肺磷脂。

2. 病史摘要　患儿，女，出生 1 小时，因"气促伴发绀 30 分钟"而入院。患儿系第 1 胎、第 2 产，孕 32 周因孕母妊娠高血压（子痫前期）和妊娠糖尿病剖宫产娩出，出生体重 1580g，Apgar 评分 1-5-10 分钟分别为 8-9-9 分。羊水清亮，脐带无异常，无胎膜早破，无宫内窘迫史，否认出生后抢救史。患儿出生后 30 分钟出现进行性呼吸困难，面色、口唇发绀，气促、呻吟，无惊厥、尖叫、抽搐及呕吐等。查体：经皮测血氧饱和度为 70%，面色及口唇发绀，呼吸急促，呼吸 78 次／分，可见鼻翼扇动及吸气性三凹征，双肺呼吸音减弱，未闻及啰音，心律齐，心音有力，未闻及杂音。

辅助检查：胸片示双肺透光度降低，可见细颗粒网状阴影及支气管充气征，考虑新生儿肺透明膜病。血气分析：pH 7.2，PCO_2 9.5kPa，PO_2 6.6kPa，HCO_3^- 20mmol/L。

入院诊断：新生儿呼吸窘迫综合征，早产儿，呼吸衰竭。

3. 治疗方案

（1）氧疗。

（2）肺表面活性物质。

猪肺磷脂：初始剂量为 200mg/kg，根据临床情况可重复给药 1～2 次，总量为 400mg/kg。

4. 药学监护要点

（1）猪肺磷脂：主要含有磷脂和特异的疏水性低分子蛋白。肺表面活性物质能降低肺泡表面张力，保持呼气末肺泡扩张而不致塌陷。气管内给予本药治疗 3 小时后，患儿的呼吸系统顺应性有显著改善，呼吸困难明显缓解，吸入氧浓度下降。

（2）关注疗效：观察患儿呼吸困难及氧合的改善情况，对疗效及时评价。如好转不明显，可考虑重复给药或评价诊断是否有误或存在其他如气胸、感染、新生儿持续肺动脉高压（persistent pulmonary hypertension of newborn，PPHN）等并发症。

（3）给药后患儿应继续供氧及机械通气，各项机械通气指标应与给药前一致，然后再根据患儿的临床表现，尤其是胸廓扩张情况和血气指标，及时调节呼吸机设置通气指标。给药后患儿的血氧分压及血氧饱和度迅速提高，因此应密切动态观察动脉血气的变化。使用时病房内必须备有用于婴儿的机械通气及监测设备。

5. 药学监护过程　治疗过程及转归：入院后先后予头罩吸氧及持续正压通气（CPAP）辅助通气，并经气管内给予肺表面活性物质，经过 1 小时后，患儿呼吸困难及低氧症状有所改善。

6. 药学分析与建议　对于妊娠在 28～32 周，至少有以下 3 项危险因素的 NRDS 高危新生儿应选择性预防用药：①出生前未预防性使用糖皮质激素，或预防用量不足；②出生时有窒息；③出生后需气管插管，母亲有糖尿病，多胎，男婴，家族有类似病史，剖宫产。本病例中患儿肺表面活性物质缺乏的高危因素有早产（胎龄 32 周），低体重（1580g），双胎剖宫产儿，且出生前未预防性使用过糖皮质激素，患儿母亲有妊娠高血压综合征、妊娠糖尿病。

肺表面活性物质（PS）是一种磷脂-蛋白质复合物，磷脂占 PS 的 90%，其中 80% 为磷脂酰胆碱（phosphatidylcholine，PC），PC 中一半为饱和磷脂即二棕榈酸卵磷脂（dipalmitoylphos-phatidylcholine，DPPC），是 PS 薄膜中的主要成分。肺泡表面与空气的交界面具有表面张力，压缩肺泡,因此需有表面活性物质降低这种张力,才能使肺泡张开,行使正常呼吸。若缺乏PS,肺泡被压缩,形成肺不张,血流通过不张区域,气体未经氧气交换又回心脏,形成肺内短路,于是氧合功能降低,血氧下降。体内代谢在缺氧的情况下进行,增加了酸性产物而发生酸中毒。缺乏PS还可使肺血管渗透性增加而出现肺水肿。尽早予以呼吸支持(氧疗及给予PS)是治疗NRDS成败的关键。

7. **药物治疗小结** 肺表面活性物质在胎儿28~32周开始分泌,胎龄35周以后是PS迅速进入肺泡表面的阶段,所以临床中应尽量避免早产,对于有发生早产可能的孕妇应预防性使用地塞米松或倍他米松5~10mg/d,连用3天。治疗NRDS的关键是氧疗和肺泡表面活性物质的使用。早期治疗是NRDS患儿治疗成败的关键,一般使用PS后1~2小时患儿的呼吸窘迫症状即可减轻。肺泡表面活性物质目前临床应用较多的是天然的PS,猪肺磷脂是其中一种,其初始剂量为200mg/kg,根据临床情况可重复给药1~2次,总量为400mg/kg。

二、新生儿溶血病

(一)病因和发病机制

新生儿溶血病(hemolytic disease of newborn,HDN)是指母亲和婴儿血型不合而引起的胎儿或新生儿同族免疫性溶血。在已发现的人类30多个血型系统中,以ABO血型不合最为常见,其次为Rh血型不合。

母婴血型不合的抗原抗体反应造成新生儿溶血病。由于胎儿红细胞通过胎盘进入母体或母亲通过其他途径(如输血、接种疫苗等)接触抗原后,刺激母体产生相应的抗体,当母亲的这些抗体通过胎盘进入胎儿循环,与胎儿红细胞表面的相应抗原结合,引起溶血。

1. **ABO溶血病** 发生在母亲为O型血,胎儿为A或B型血,不会发生在母亲为AB型血或胎儿为O型血。因A或B血型物质在自然界中广泛存在,母亲在第一胎妊娠时,母体内就已存在抗A或抗B血型物质抗体,胎儿红细胞刺激母体产生相应的抗体少;另一方面因为胎儿红细胞抗原数量少,而且除红细胞外,在其他组织或血浆中也存在A或B血型物质,因此造成的抗原抗体反应轻,发生溶血反应轻或临床上无溶血反应。在ABO血型不合中,仅有少部分人因为严重的溶血发生ABO溶血病。

2. **Rh溶血病** 在人类红细胞上的Rh血型系统中包括5种不同的抗原,分别称为C、c、D、E和e。其中D抗原的抗原性最强,传统上把红细胞具有D抗原称为Rh阳性,而缺乏D抗原称为Rh阴性。绝大多数的中国人为Rh阳性,临床上以RhD溶血病最常见,其次为RhE、RhC、Rhc和Rhe。由于Rh血型系统一般不存在天然抗体,因此RhD溶血病多为母亲是Rh阴性血型,在再次妊娠时少量的胎儿血进入母体循环,使得已致敏的孕母即迅速产生大量的IgG抗体,经胎盘使胎儿或新生儿发生溶血病,胎次越多,溶血越重。

(二)临床表现及诊断

1. **临床表现** 临床症状的轻重与溶血程度一致,一般来说ABO溶血病轻于Rh溶血病。ABO溶血病主要表现出生后第2~3天出现黄疸、贫血。

Rh溶血病多在出生后24小时内出现黄疸,并迅速加重,严重贫血伴有心力衰竭、肝脾大,严重者可造成死胎。

新生儿溶血病的严重并发症为新生儿胆红素脑病,是因为胆红素造成基底神经节、海马、下丘脑神经核和小脑神经元坏死。最早表现为嗜睡、拒食、肌张力减退;然后进入痉挛期,表现为痉挛、发热、肌张力增高、尖叫、眼球震颤等兴奋症状;后期常留有手足徐动、眼球运动障碍、听觉障碍等一系列的神经系统后遗症。

2. 辅助检查

(1)母婴血型检查:检查母婴的 ABO 和 Rh 血型,存在血型不合。

(2)溶血检查:红细胞和血红蛋白减少,网织红细胞增高,血清总胆红素和非结合胆红素明显增加。

(3)致敏红细胞和血型抗体检查

1)改良直接抗人球蛋白试验:改良 Coombs 试验阳性,用抗人球蛋白血清与洗涤后的受检红细胞盐水悬液混合,如受检红细胞已致敏,则产生凝聚。用来测定新生儿红细胞上结合的血型抗体,Rh 溶血病阳性率高,ABO 溶血病少数阳性,为该新生儿溶血病的确诊试验。

2)抗体释放试验:通过加热使患儿血中致敏红细胞的血型抗体释放于释放液中,检测致敏红细胞的敏感试验。测定患儿红细胞上结合的血型抗体,Rh 溶血病和 ABO 溶血病均为阳性,为新生儿溶血病的确诊试验。

3)游离抗体试验:测定患儿血清中来自母体的游离 ABO 或 Rh 血型抗体,评估是否继续溶血和换血后的效果。

3. 诊断

(1)母亲有过流产、死胎、输血史,或兄姐患过新生儿溶血病者,母婴血型不合。

(2)新生儿先天性水肿,面色苍白,出生后数小时至 36 小时内出现黄疸,呈进行性加重,呼吸急促,心跳增快,肝脾大。黄疸严重者可出现嗜睡、尖叫、反应差、角弓反张、惊厥等核黄疸症状。

(3)有溶血性贫血的证据。

(4)致敏红细胞和血型抗体测定阳性可确诊。

4. 鉴别诊断

(1)新生儿失血性贫血:因双胎的胎-胎间输血或胎-母间输血可引起新生儿贫血,无重度黄疸,无母婴血型不合及溶血的证据。

(2)生理性黄疸:有些轻型的新生儿 ABO 溶血病可仅表现为黄疸,与生理性黄疸难以区别,可通过母婴血型检测及溶血抗体检测进行鉴别。

(三)治疗原则

光照疗法为首选方法,药物治疗为辅助疗法,重症需采用换血疗法。

1. 早分娩　可防止宫内严重贫血造成的死胎。

2. 光照疗法　原理为蓝光、白光和氧作用下可使非结合胆红素Ⅸa(Z)转化为水溶性异构体Ⅸa(E),从胆汁或尿中排出,从而降低血清胆红素。重症贫血病换血前和无换血指征的患儿均可用光疗。

3. 换血疗法　换血的目的是移出抗体及胆红素,防止核黄疸,纠正贫血。有重症贫血、水肿或黄疸迅速加重,尤其是 Rh 溶血病,需进行换血治疗,以防止发生核黄疸。换血疗法是治疗新生儿严重高胆红素血症的有效方法。

(1)换血指征:产前诊断基本明确为新生儿溶血病,出生时脐血 Hb 低于 120g/L,伴水肿、肝大、心力衰竭者;有早期胆红素脑病症状者;早期新生儿血清胆红素超过中华医学会儿科学分会新生儿学组制定的新生儿黄疸干预推荐方案中的换血标准者。

（2）血源选择：Rh 血型不合采用与母亲相同的 Rh 血型，ABO 血型与新生儿相同。ABO 血型不合采用 AB 型血浆和 O 型红细胞混合的血。宜用新鲜血液，库血时间不宜超过 3 天，以免发生高钾血症。

（3）换血前准备：换血量为新生儿血容量的 2 倍，新生儿的血容量通常为 80ml/kg，因此换血量为 160ml/kg 左右。

（四）药物治疗方案

1. 治疗药物

（1）糖皮质激素：短期使用糖皮质激素有助于抑制溶血过程。可采用氢化可的松 10mg/（kg·d）静脉滴注，或泼尼松 1～2mg/（kg·d）口服。

（2）酶诱导剂：苯巴比妥具有肝酶诱导作用，促进肝葡萄糖醛酸转移酶的活性增高，有利于非结合胆红素经肝酶作用变为结合胆红素，而不透过血脑屏障。可采用苯巴比妥 5～10mg/kg，分 2～3 次口服，服用 3～7 天。

（3）人血白蛋白：人血白蛋白可使游离胆红素与白蛋白结合，防止核黄疸发生。适用于早产儿低白蛋白血症，胆红素/白蛋白比例增高时可给予人血白蛋白 1g/kg，加 10～20ml 葡萄糖溶液，静脉滴注；也可给予血浆 10ml/kg。最好在换血前 1～2 小时用 1 次人血白蛋白。

（4）人免疫球蛋白：封闭新生儿单核-吞噬细胞系统的巨噬细胞 Fc 受体，从而抑制溶血。于出生后 4～6 小时静脉滴注 0.5～1g/kg，用 1 次即可，必要时可重复。

（5）锡中卟啉：抑制血红素加氧酶的活性，减少胆红素的生成，但目前此类药物临床应用尚未得到美国 FDA 的批准，我国国内尚无此药源供应。

2. 治疗方案　药物在新生儿溶血病的治疗中起到辅助治疗的作用，减少胆红素的生成，抑制溶血，防止核黄疸。

（五）药物治疗管理

1. 疗效评估　光照疗法为首选治疗方法，药物治疗起效慢，以血清总胆红素水平下降作为疗效判断指标。如光疗 4～6 小时后血清总胆红素仍上升 0.5mg/（dl·h），则需调整治疗方案，如考虑换血疗法。

2. 药学监护　在整个治疗过程中要密切观察新生儿的黄疸、血清总胆红素水平、血红蛋白、网织红细胞情况等。

（六）案例分析

1. 主题词　新生儿溶血；血型系统；人免疫球蛋白。

2. 病史摘要　患儿，男，出生 23 小时。主诉：发现皮肤黄染 2 小时。

患儿系第 2 胎、第 2 产，孕 39^{+1} 周，自然分娩，Apgar 评分 1-5-10 分钟均为 10 分。羊水清亮、量正常，否认脐带异常，无宫内窒迫及出生后抢救史。出生后 22 小时发现皮肤黄染，病程中无抽搐，无发热。母亲血型 O 型。

查体：体温 36℃，心率 140 次/分，呼吸 45 次/分，血压 65/33mmHg，体重 3.54kg，身长 51cm。反应可，皮肤中度黄染，心、肺、腹查体未见异常，四肢肌张力正常，原始反射可引出。

实验室检查结果：血常规：WBC 23×10⁹/L，N 75%，L 25%，Hb 125g/L，Ret 7%，PLT 205×10⁹/L。肝功能：总胆红素 256μmol/L，非结合胆红素 256μmol/L，白蛋白 32g/L。新生儿血型抗体检查：血型 B 型，RhD 阳性；直接抗球蛋白试验阳性；ABO 系统游离抗体阳性，放散试验阳性。

入院诊断:新生儿 ABO 血型不合溶血病。

3. 治疗方案 主要治疗药物为人免疫球蛋白 3.5g ivgtt st。

4. 药学监护要点

(1)寻找病因:新生儿溶血病是由于母儿血型不合引起的胎儿或新生儿同族免疫性溶血病。由于母亲和胎儿存在血型不合,妊娠期胎儿血液进入母亲体内,导致母体致敏,产生抗胎儿血型抗体,初次致敏时母体产生 IgM 抗体,如再次妊娠或母亲既往曾受过含有异种血型抗原的物质刺激,母体产生 IgG 抗体,可通过胎盘进入胎儿循环导致溶血病。该患儿出生后24 小时内出现明显的皮肤黄染、贫血,查血清总胆红素增高,以非结合胆红素增高为主,血网织红细胞明显增高,结合该患儿母亲血型为 O 型、患儿血型为 B 型,患儿血清直接抗球蛋白试验、ABO 系统游离抗体及放散试验均阳性,故患儿确诊为新生儿 ABO 血型不合溶血病。

(2)药物选择

1)人免疫球蛋白:患儿出生后一旦明确诊断为新生儿溶血病,可静脉输注免疫球蛋白,阻断新生儿单核-吞噬细胞系统的 Fc 受体,抑制溶血过程。治疗过程中需严密监测患儿的血清胆红素及血红蛋白水平。

2)人血白蛋白:游离的非结合胆红素更容易透过血脑屏障与神经细胞连接,聚集并通过生物膜,导致细胞损伤,引起胆红素脑病。1g 白蛋白可与 16mg 胆红素联连接,预防胆红素脑病,尤其是早产儿、低白蛋白血症、重度高胆红素血症时,可予以白蛋白治疗。如患儿黄疸重,达到换血标准,在换血前输注白蛋白可增加换出的胆红素量。

(3)药物的使用

1)人免疫球蛋白:治疗量为 0.5~1g/kg,单次使用,静脉注射,药品应单独输注,必要时可用5% 葡萄糖注射液稀释,不能与其他药物混合输注。输注速度过快可导致头痛、心慌、恶心等不良反应,在输注全过程定期观察患儿的一般情况和生命体征,必要时减慢或暂停输注。使用人免疫球蛋白至少在 6 周~3 个月内有可能干扰麻疹、风疹、腮腺炎和水痘减毒活疫苗的主动应答。

2)人血白蛋白:治疗剂量为 1g/kg,加 10~20ml 葡萄糖溶液,静脉滴注,滴注速度每分钟不超过 2ml,在开始的 15 分钟内应特别注意速度缓慢,逐渐加量至上述速度。不良反应可出现寒战、发热、颜面潮红、皮疹、恶心、呕吐等症状,快速输注可引起血管超负荷导致肺水肿。禁忌证包括严重贫血及肾功能不全。

(4)关注疗效:如患儿在接受光疗及药物治疗后血清胆红素水平仍持续上升,达到换血指征,应及时予以换血治疗。

5. 药学监护过程 主要治疗过程及转归:入院后经光疗、静脉输注免疫球蛋白治疗,患儿胆红素逐步下降,第 2 天复查血常规:Hb 120g/L,Ret 7%,总胆红素 201μmol/L,非结合胆红素 195μmol/L。入院后第 7 天复查血常规:Hb 100g/L,Ret 4%,总胆红素 180μmol/L,非结合胆红素 170μmol/L,予输注 O 型 RhD 阳性洗涤红细胞治疗。

6. 药学分析与建议 至今人类已发现 26 种红细胞血型系统,其中 ABO 血型不合是导致新生儿溶血病最常见的病因,其次为 Rh 血型不合。新生儿溶血病临床主要表现为黄疸、贫血,溶血较重的患儿可出现肝脾大、水肿、心力衰竭等。主要治疗方法为光疗减轻胆红素血症,视患儿病情输注人免疫球蛋白抑制溶血过程、白蛋白防止胆红素脑病,必要时予以输血治疗,在光疗、药物治疗效果不佳时应予换血治疗。治疗过程中应严密监测患儿的临床状况,监测血红蛋白及胆红素水平,防止发生胆红素脑病。

7. 药物治疗小结 新生儿有母婴血型不合的情况,出生后24小时内出现皮肤黄染,伴或不伴有贫血者因考虑到本病的可能。预后与溶血的严重程度、是否严密监测黄疸情况以及治疗是否及时相关。如不及时治疗,可导致严重贫血及胆红素脑病,严重者可危及生命,可遗留神经系统后遗症。故一旦考虑到本病的可能,应立即予蓝光治疗,溶血严重者可输注丙种球蛋白,考虑有胆红素脑病风险者可予换血治疗,换血前输注白蛋白治疗,溶血重者需根据贫血的严重程度给予输血支持治疗。

三、新生儿出血症

(一)病因和发病机制

新生儿出血症(hemorrhagic disease of the newborn,HDN)是由于新生儿维生素K缺乏引起维生素K依赖性凝血因子减少而导致的出血,多发生在出生后1周内。近年来对新生儿常规注射维生素K,使新生儿出血症的发病率已明显下降。

由于母体内的维生素K不易经胎盘渗透给胎儿,只有10%可经胎盘传递至胎儿,因此胎儿体内的维生素K贮量少;新生儿初生时,母亲常母乳量不足并且母乳中的维生素K含量也低。

新生儿的肝功能不成熟,影响维生素K依赖的Ⅱ、Ⅶ、Ⅸ、Ⅹ凝血因子在肝脏的合成;初生时新生儿肠道内无细菌,维生素K合成不足,导致维生素K依赖性凝血因子下降而出血。

另有一些因素如肝胆疾患,服用抗生素、抗惊厥药物,腹泻等均影响维生素K的合成与吸收,造成新生儿体内的维生素K含量更为低下,从而导致出血。

(二)临床表现及诊断

1. 临床表现 出血多在出生后2~4天内发病,也可在出生后1~3个月内发病,可自然发生或由轻伤引起出血。出血急缓、多少不一,可有脐残端出血、胃肠道出血,表现为呕血和便血,常为鲜血;也可为皮肤、皮下组织瘀血,颅内出血等;全身情况因出血多少及部位而异,出血多时可发生贫血,甚至休克。肾出血和肺出血少见。

在纯母乳喂养期间,有肝胆疾患、腹泻、营养不良的婴儿为高危儿。

2. 辅助检查

(1)凝血功能检测:凝血酶原时间(prothrombin time,PT)明显延长,活化部分凝血活酶时间(activated partial thromboplastic time,APTT)可延长,凝血时间(thrombin time,TT)、血小板计数正常。

(2)血常规:出血明显时可有贫血。

3. 诊断 有高危因素,以出血为主要临床表现,PT延长,凝血时间以及血小板计数正常,维生素K治疗有效即可诊断。

4. 鉴别诊断

(1)新生儿咽下综合征:新生儿出生时咽下母血,出生后不久即发生呕血和(或)便血。患儿无其他部位出血,无贫血,无凝血功能异常。APTT试验可用以鉴别母血及婴儿血。

(2)新生儿其他出血性疾病:血小板减少性紫癜有血小板减少;血友病以男孩多见,多为创伤后出血不止,维生素K治疗效果不佳。

（三）治疗原则

以预防为主,对出生的新生儿常规肌内注射 1 次维生素 K_1 1mg。对消化道出血者要暂时禁食,从肠道外补充营养;对出血量较多导致急性失血性贫血和失血性休克者应立即给生理盐水纠正休克,同时根据患儿的血红蛋白水平给予输血,每次输新鲜血 10～20ml/kg。

（四）药物治疗方案

1. 治疗药物

（1）口服维生素 K:维生素 K_1 和维生素 K_2 为脂溶性维生素,维生素 K_1 和肠道细菌(如大肠埃希菌)合成的维生素 K_2 口服后,需在胆汁的参与下由肠道吸收。维生素 K_3 和维生素 K_4 为水溶性人工合成制剂,口服后可直接吸收,但止血效果比维生素 K_1 作用弱,对新生儿特别是早产儿有较大的不良反应。维生素 K_3 可能引起或加重高胆红素血症及导致溶血,对葡萄糖-6-磷酸脱氢酶(G-6-PD)缺乏的患儿可致急性溶血;维生素 K_4 大剂量可加重肝损伤。维生素 K_3 和维生素 K_4 被肝脏利用生成凝血酶原也远较维生素 K_1 缓慢,故新生儿宜采用维生素 K_1 治疗。

（2）注射维生素 K_1:维生素 K_1 的治疗量为每次 1～5mg,肌内或静脉注射,静脉注射时给药速度应小于 1mg/min,速度过快即超过 5mg/min 时可引起面部潮红、出汗、支气管痉挛、心动过速、低血压等不良反应,严重时可致死。

（3）凝血酶原复合物:对于合并严重出血或危及生命的重要脏器出血如颅内出血,可考虑使用凝血酶原复合物治疗。

2. 治疗方案　维生素 K_1 肌内或静脉注射,静脉注射时一定要掌握好注射速度,同时应注意维生素 K_1 有发生过敏反应的可能,临床表现为休克、心跳和(或)呼吸停止。

（五）药物治疗管理

1. 疗效评估　注射维生素 K_1 起效快,一般在 3～6 小时内止血效果明显,12～14 小时后凝血酶原时间即可恢复正常。

2. 药学监护　使用维生素 K 后要密切观察生命体征的变化,注意有无过敏反应,在数小时后观察出血部位的出血状况,次日应检测血红蛋白、PT、APTT。在用药后还要注意观察有无发生高胆红素血症、黄疸和溶血性贫血等不良反应。

（六）案例分析

1. 主题词　新生儿出血症;维生素 K。

2. 病史摘要　患儿,男,出生 2 天 6 小时。主诉:呕血 4 小时。

患儿系第 6 胎、第 2 产,孕 37 [+1] 周,经阴道分娩,Apgar 评分 1-5-10 分钟分别为 9-10-10 分。羊水清亮、量正常,否认脐带异常,无宫内窘迫及出生后抢救史。出生后 2 天 2 小时时出现呕血 1 次,为 2ml,呈泡沫状鲜血。

查体:体温 36℃,心率 123 次/分,呼吸 68 次/分,血压 66/33mmHg,体重 2.74kg,身长 49cm。反应欠佳,头面部皮肤可见散在瘀点。

实验室检查结果:Hb 165g/L,PLT 175×10^9/L,凝血酶原时间 15.2 秒,部分凝血活酶时间 52 秒。

入院诊断:新生儿出血症。

3. 治疗方案　维生素 K_1 2mg iv st。

4. 药学监护要点

（1）寻找病因：孕母的维生素 K 只有 10% 可经胎盘传递至胎儿，因此胎儿体内的维生素 K 贮量少，母乳中的维生素 K 含量低，新生儿初生时母亲常母乳量不足，初生新生儿肠道无菌，维生素 K 合成不足，导致维生素 K 依赖性凝血因子下降而出血。

（2）维生素 K 的选择：维生素 K_1 和维生素 K_2 为脂溶性维生素，口服后需在胆汁的参与下由肠道吸收。维生素 K_3 和维生素 K_4 为水溶性人工合成制剂，口服后可直接吸收，但对新生儿有明显的副作用，可能引起或加重高胆红素血症及导致溶血，对葡萄糖-6-磷酸脱氢酶（G-6-PD）缺乏的患儿可致急性溶血。而且维生素 K_3 和维生素 K_4 被肝脏利用生成凝血酶原也远较维生素 K_1 缓慢，故新生儿宜采用维生素 K_1 治疗。

（3）维生素 K_1 的使用：治疗量为每次 1~5mg，静脉注射，速度应小于 1mg/min，注射速度过快可引起面色潮红、支气管痉挛、心动过速及血压下降等不良反应。也可采用皮下注射，药物可被较快吸收，注射后采用压迫止血。应避免采用肌内注射，因易引起注射部位大量出血。

（4）关注疗效：一般在注射维生素 K_1 后 4 小时内凝血酶原时间即可趋于正常，治疗后患儿的出血症状得到缓解。

5. 药学监护过程　主要治疗过程及转归：入院后经维生素 K_1 静脉注射治疗，暂时禁食，患儿未再出现呕血，皮肤未见新增出血点，第 2 天复查凝血功能 PT、APTT 恢复正常。

6. 药学分析与建议　新生儿每日的维生素 K_1 需要量为 1~5μg/kg，围生期未使用维生素 K 预防者，新生儿出血症的发病率为 0.25%~1.7%，出生后常规肌内注射维生素 K_1 1mg 可有效防止本病的发生。20 世纪 90 年代有学者认为，肌内注射维生素 K_1 可能增加发生白血病和肿瘤的概率，而主张出生后口服维生素 K_1 1~2mg，部分新生儿在出院前及满月后再各服 1 次。但经多年的对照观察证实，预防性肌内注射维生素 K_1 并未增加癌症的发生率，而口服维生素 K_1 却可能引起晚发性维生素 K 依赖性出血，因此目前仍主张新生儿出生后常规肌内注射维生素 K_1 1mg，预防维生素 K 依赖性出血的发生。母乳喂养者，乳母应进食富含维生素 K 的食物。孕母接受抗惊厥药物治疗者，应在孕晚期的 3 个月每日口服维生素 K 5mg 以预防本病的发生。

7. 药物治疗小结　新生儿出生后 2~5 天内（经典型）出现消化道出血，或皮肤、脐带残端、注射部位、颅内、帽状腱膜下等部位出血，均因考虑到本病的可能。出生后 24 小时内发病者（早发性）罕见，部分患儿于出生后 2~3 个月内发病（晚发性）。预后与出血部位、严重程度以及治疗是否及时相关。一般多于出生后 10 天内止血，不再复发，出血量大或延误治疗可致命，颅内出血预后较差，可遗留后遗症，重者死亡。故一旦考虑到本病的可能，应立即予维生素 K_1 治疗，消化道出血者应暂禁食，出血量大的患儿可发生贫血，需根据贫血的严重程度适当输血支持治疗，轻者可输注血浆以补充凝血因子。早产儿的肝功能不成熟，不能合成足够的凝血因子，在维生素 K_1 治疗后常不能迅速奏效，最好同时输新鲜血治疗。

四、肝豆状核变性

（一）病因和发病机制

肝豆状核变性（hepatolenticular degeneration，HLD）又称 Wilson 病，是一种常染色体隐性遗传的铜代谢障碍性疾病，是因 Wilson 蛋白基因（ATP7B）异常所致的铜在体内的蓄积，临床上表现为进行性加重的锥体外系症状、肝硬化、精神症状、肾功能损害及角膜色素环（K-F 环）。

致病基因 ATP7B 定位于染色体 13q14.3 ~ 21.1 区,由于 ATP7B 基因的突变,导致 ATP 酶功能减弱或丧失,从而不能合成铜蓝蛋白,铜氧化酶活性降低,体内的铜转运功能障碍,铜自胆汁中排出锐减,而肠道铜吸收功能正常,大量铜储积在体内的重要脏器组织中,影响细胞的正常功能。

(二)临床表现及诊断

1. 临床表现　年幼时往往没有临床症状,随着体内铜沉积量的增加,逐渐出现临床症状,以 5 ~ 12 岁发病最常见,少数儿童在体检时发现肝功能异常而被诊断。临床主要表现为肝脏损害和神经精神症状。

(1)肝脏损害:起病可呈急性或慢性发病,表现为急性或亚急性或急性重型或慢性肝炎、肝硬化。

(2)神经系统症状:多出现在 10 岁以后,逐渐出现锥体外系症状,如精细动作困难、肢体震颤等。精神症状主要为精神亢奋或淡漠、坐立不安、失眠、躁狂等。

(3)其他系统表现:铜蓄积在肾、骨关节及角膜等部位,引起肾损害,表现为镜下血尿、蛋白尿、肾小管酸中毒,以及骨关节病、肌肉损害和溶血性贫血等。

2. 辅助检查

(1)血清铜蓝蛋白:明显降低,小儿的正常含量为 200 ~ 400mg/L,患儿通常低于 200mg/L。

(2)尿铜:24 小时的尿铜排出量明显增加,正常小于 40μg,肝豆状核变性的患儿常超过 100μg。

(3)眼底检查:早期在裂隙灯下检查角膜可见 K-F 环,以后肉眼亦可见。

(4)脑影像学检查:MRI 比 CT 的特异性高,病变部位在豆状核(尤其壳核)、尾状核、中脑和脑桥、丘脑、小脑及额叶皮质,还可有不同程度的脑沟增宽、脑室扩大等。

(5)基因诊断:对有先证者的情况下,采用多态标记连锁分析对家系中其他成员进行间接基因诊断;也可对临床可疑的患儿直接检测 ATP7B 基因突变进行基因诊断。

3. 诊断　根据肝脏、神经系统(特别是锥体外系症状)、精神症状以及其他系统损害,血清铜蓝蛋白降低、尿铜显著升高、K-F 环阳性等检查可确立诊断;也可通过基因诊断而确诊。

4. 鉴别诊断　对于不明原因的肝炎、肝硬化、肾病综合征、溶血性贫血、神经运动障碍,需排除肝豆状核变性。

(三)治疗原则

肝豆状核变性是至今少有的几种可治的神经遗传性疾病之一,早诊断、早治疗是关键,晚期治疗基本无效。

治疗原则为减少铜的摄入、减少铜的吸收、增加铜的排泄,终身治疗,有急性肝衰竭和经药物治疗无效的肝硬化失代偿患者应进行肝移植。

1. 减少铜的摄入　不适宜进食含铜量高的食物(如坚果类、巧克力、豌豆、蚕豆、玉米、香菇、贝壳和螺类、蜜糖、动物的肝和血等);不适宜使用某些中药(龙骨、牡蛎、蜈蚣、全蝎)等;勿用铜制的食具及用具。适宜用低铜食物(含铜低的食物有精白米、精面、新鲜青菜、苹果、桃子、梨、鱼类、猪牛肉、鸡鸭、鹅肉、牛奶等),高氨基酸、高蛋白饮食可促进尿铜的排泄。

2. 肝移植　对于暴发性肝衰竭和络合剂治疗无效的严重肝病,可采用原位肝移植(orthotopic liver transplantation,OLT)或亲属活体肝移植(living-related liver transplantation,LRLT)。

（四）药物治疗方案

早期治疗,终身治疗,定期检测。

（1）驱铜及阻止铜的吸收

1）青霉胺（penicillamine,PCA）:PCA 是青霉素的水解产物,为铜离子螯合剂,临床主要应用右旋青霉胺（D-penicillamine）和正-乙酰消旋青霉胺（N-acetyl-DL-penicillamine）。主要可促进尿铜的排泄,尿排铜略低于二巯丁二酸（DMPS）,强于二巯丁二钠（Na-DMS）、DMSA 及锌制剂等。胃肠吸收较好,生物利用度为 40% ~ 70%,吸收入血后 80% 与血清蛋白结合,血中的游离青霉胺较少,80% 以上的青霉胺通过肾脏排出体外,半衰期为 1.7 ~ 7 小时,但个体差异大。长期服用时排铜作用逐渐衰减。PCA 的驱铜疗效和副作用有很大差异,故要求个体化给药,即根据患者的年龄、临床分型、病程及用药后的尿排铜量等确定其服用剂量及服用持续时间。青霉素皮试阴性才可服用,儿童剂量为 20 ~ 30mg/（kg·d）,分 2 ~ 3 次给药,应从小剂量开始,每 3 ~ 4 天递增剂量,至尿排铜量较用药前明显增高;维持量为 600 ~ 800mg/d,应空腹服药,最好在餐前 1 小时、餐后 2 小时或睡前服,勿与锌剂或其他药物混合服用。

2）二巯丁二酸（dimercaptosuccinic acid,DMSA）、二巯丁二钠（sodium dimercaptosuccinate,Na-DMS）和二巯丙磺钠（sodium dimercaptosulphonate,DMPS）:均为重金属螯合剂。DMSA 每次口服 10mg/kg 或 350mg/m²,每 8 小时 1 次。Na-DMS 10mg/kg,按 1.0g 溶于 10% 葡萄糖注射液 40ml 中缓慢静脉注射,每日 1 ~ 2 次,5 ~ 7 天为 1 个疗程,可间断使用数个疗程。静脉注射后血药浓度迅速达高峰,4 小时内排泄 80%,无蓄积作用。Na-DMS 的排铜量较高,不仅尿排铜量增加,而且胆汁排铜量也有增加。DMPS 的尿排铜量较高,剂量为 2.5 ~ 5mg/kg 溶于 5% 葡萄糖溶液 500ml 中缓慢静脉滴注,每日 1 次,6 天为 1 个疗程,连续注射 6 ~ 10 个疗程,两个疗程之间休息 1 ~ 2 天。

3）依地酸钙钠（disodium edetate）:临床常采用肌内或静脉注射,注射后 1 小时左右均匀地分布于全身的细胞外液中,但不能进入红细胞内。连续使用时尿排铜作用逐渐减弱,长期大剂量应用可引起肾脏损害。每日 25mg/kg,按 1g 加入 5% 葡萄糖注射液 250 ~ 500ml 中静脉滴注 4 ~ 8 小时,连续用药 3 天,停药 4 天为 1 个疗程;或肌内注射,用 0.5g 加 1% 盐酸普鲁卡因注射液 2ml,稀释后做深部肌内注射,每日 1 次。

4）曲恩汀（trientine）:为一种多胺类金属络合剂,易吸收,可能通过与球蛋白竞争和铜的络合,使尿排铜量增加。与铜的络合作用较青霉胺弱,不良反应则较青霉胺轻。1982 年,美国 FDA 指定为不能耐受青霉胺患者的用药。< 12 岁的儿童剂量为 500 ~ 750mg/d,分 2 ~ 4 次口服。

目前,PCA 仍为肝豆状核变性的首选药物,也可选择 DMPS 或依地酸钙钠或 Na-DMS 等非口服治疗后,DMSA、PCA 或曲恩汀作为长期维持治疗。由于肝豆状核变性需要终身治疗,药物的疗效和不良反应有时使患者难以坚持治疗,可根据患者的具体情况采用药物交替应用和间断治疗的方法。

（2）阻止肠道对外源性铜的吸收

1）锌制剂:锌可抑制铜的吸收,血液中铜和锌的含量呈负相关,血浆锌浓度增高,铜含量相应减少,提示锌制剂对体内贮积的铜有一定的清除作用。常用的锌制剂有硫酸锌、醋酸锌、葡萄糖酸锌、甘草锌等。用量以锌元素计算,5 岁以下 50mg/d 分 3 次服,5 ~ 15 岁 75mg/d 分 3

次服,在餐后 1 小时服药以避免食物影响其吸收,尽量少食粗纤维以及含大量植物酸的食物。锌剂起效慢(4~6 个月),严重病例不宜作为首选。

2)四硫钼酸铵(ammonium tetrathiomolybdate,TM):是很强的驱铜剂,可与铜形成复合物,在肠道中抑制铜的吸收,从而使血液循环中缺乏可供细胞再摄取的铜。TM 可直接并可逆性下调铜转运金属酶,小剂量的 TM 可将铜自金属硫蛋白移除,而高剂量的 TM 则与铜形成复合物,储存在肝脏中。TM 仍在试验阶段。

(3)对症治疗

1)震颤:静止性且幅度较小的震颤首选苯海索。以意向性或姿势性震颤为主,尤其是粗大震颤者首选氯硝西泮。对精神较紧张的患者可加用普萘洛尔。

2)肌张力障碍:轻者可单用苯海索,帕金森综合征者可用复方多巴制剂;也可单用或合用多巴胺受体激动剂,如吡贝地尔;以扭转痉挛、强直或痉挛性斜颈为主者,除上述药物外,还可选用苯二氮䓬类药物,如氯硝西泮、硝西泮,也可选用巴氯芬或乙哌立松。

3)舞蹈样动作和手足徐动症:可选用苯二氮䓬类药物;对无明显肌张力增高者也可用小剂量氟哌啶醇,合用苯海索。

(五)药物治疗管理

1. 疗效评估 PCA 使用过程中,建议每 2~4 周测 24 小时尿铜作为调整药量的指标,如多次测定 24 小时的尿铜量均为 200~500μg,且症状稳定者,表示用量足够,可减量或间歇用药,如服两周停两周或服 10 日停 10 日。初治治疗的 2~6 个月时,肝脏合成功能恢复及临床体征明显改善。神经系统受累患者的症状进展缓慢。最初使用 D-青霉胺治疗的患者中,有 10%~50% 的患者神经系统退行性变持续进展。

2. 药学监护 监测目的为观察临床症状及生化指标的改善,及时发现并发症和不良反应。监测内容包括血清铜、血浆铜蓝蛋白、肝脏生化指标、全血细胞计数、尿常规。治疗用药的前 3 个月要每个月检查肝、肾功能,24 小时尿铜、血尿常规,病情稳定后每 3 个月检查一次;每 3~6 个月检查一次肝脾 B 超;密切观察药物的不良反应。

D-青霉胺可干扰维生素 B_6 的功能,因此治疗期间应积极补充维生素 B_6(25~50mg/d)。还有部分免疫抑制剂作用。近 30% 的患者可能因严重的药物不良反应而停药。早期表现为发热、皮肤瘙痒、荨麻疹、关节疼痛、淋巴结肿大、中性粒细胞或血小板计数减少。在初治治疗的 1~3 周内可能出现蛋白尿,有骨髓抑制,延迟反应可能出现肾毒性,表现为蛋白尿或尿中其他有形成分增多,还可有血尿、蛋白尿、抗核抗体阳性等狼疮样综合征表现。皮肤反应包括狼疮样红斑、天疱样皮损和口疮炎等。青霉胺的过度治疗可能导致可逆性铁幼粒细胞性贫血和含铁血黄素沉积症。

部分患者可出现过敏反应,偶可进展为剥脱性皮炎。

DMSA 除轻度的胃肠道反应及出血倾向外,不良反应较少。Na-DMS 的出血倾向较重,易引致严重的鼻出血及皮肤紫癜;服药后口、呼出气、汗、尿和粪常带有似蒜臭味;可有轻微的胃肠道不适、食欲减退、腹胀、恶心、呕吐、粪质松稀、腹泻;个别患者出现皮疹或暂时性血清丙氨酸氨基转移酶(ALT)和天冬氨酸氨基转移酶(AST)增高。DMPSA 的不良反应主要是胃肠道和过敏反应等,有部分患者于治疗早期发生短暂脑症状加重。锌剂的不良反应较少,常见为胃肠道刺激、口唇及四肢麻木感、免疫功能降低、血清胆固醇紊乱等。

（六）案例分析

1. 主题词　铜蓝蛋白；肝功能；K-F环；驱铜治疗。

2. 病史摘要　患儿，女，13岁。急性起病，主诉：皮肤黄染12天，发热4天。既往健康，否认家族肝病史。查体：皮肤巩膜重度黄染，肝肋下3cm，质地偏硬，脾未扪及，移动性浊音阴性。

实验室检查结果：血常规：WBC 8.6×10^9/L，RBC 2.49×10^{12}/L，Hb 8g/L，PLT 96×10^9/L，网织红细胞百分比11.52%。肝功能：ALT 82U/L，AST 108U/L，总胆红素358.4μmol/L，结合胆红素293.0μmol/L，白蛋白28.3g/L，球蛋白30.1g/L，碱性磷酸酶103U/L。凝血功能：PT 25.8秒，APTT 83.3秒，Fg 56mg/dl。甲、乙、丙、丁、戊嗜肝病毒抗体阴性，EBV及CMV非嗜肝病毒抗体阴性，铜蓝蛋白55mg/L。Coombs试验阴性。K-F环阳性。

3. 治疗方案　主要治疗药物为青霉胺20mg/（kg·d）；硫酸锌75mg/d（按元素锌计）。

4. 药学监护要点

（1）青霉胺：不良反应多，发生率较高且较严重。用药早期常见的不良反应有畏食、恶心、呕吐、口腔炎和溃疡；20%的服药者有味觉异常。过敏反应有皮肤瘙痒、荨麻疹、发热、关节疼痛和淋巴结肿大；重症者发生狼疮样红斑和剥脱性皮炎。还可以造成骨髓抑制，少数服药者发生白细胞减少、血小板减少、粒细胞缺乏症，严重者发生再生障碍性贫血。长期使用抑制原胶原交叉连接，使皮肤变脆和出血，并影响创口愈合。5.6%～20%的服药者出现蛋白尿、肾病综合征。需要严密监测药物不良反应，一旦出现无法耐受的不良反应就应当停药。由于食物容易抑制该药的吸收，故应在餐前1小时服用。用药后疗效判断需持续监测24小时的尿铜量。

（2）锌剂：有胃肠道刺激性，口服可有轻度恶心、呕吐、便秘。为减少胃肠道不适，可于餐后服用药物，但会降低其吸收率。

（3）关注疗效：观察患者的耐受程度与不良反应，疗效指标需监测24小时的尿铜量以评估驱铜效果，而肝功能、凝血功能等恢复较慢。

5. 药学监护过程　主要治疗过程及转归：患儿黄疸逐渐减退，未再发生溶血，复查血红蛋白及血小板均恢复正常，肝功能及凝血功能逐渐好转。继续口服青霉胺及硫酸锌，门诊长期随访。

6. 药学分析与建议　肝豆状核变性年幼时往往没有临床症状，隐匿性的肝功能异常往往不被发现。青少年期起病多为急性或亚急性或急性重型肝炎，少数表现为溶血性贫血，是由于过多的铜使得红细胞膜破坏所致，因此是一种Coombs试验阴性的溶血。该病诊断需依赖铜蓝蛋白、尿铜、K-F环综合诊断，费时较长。一旦怀疑该病，应首先限制铜的摄入。

患儿的基本治疗是驱铜治疗，首选药物是青霉胺，其驱铜效果强，但不良反应发生率较高，需密切监测。锌剂作用于肠道拮抗铜的吸收，作为有症状者驱铜治疗的辅助用药、无症状者的治疗，以及维持治疗阶段的用药。对不能耐受青霉胺治疗者可选用二巯丁二酸、二巯丙磺钠定期静脉驱铜治疗。

7. 药物治疗小结　肝豆状核变性的各临床症状是因为铜在体内的蓄积，导致多器官系统损害的代谢性疾病。临床上表现为肝脏损害、进行性加重的锥体外系症状、肾损害及角膜色素环（K-F环）。治疗上需限制铜的摄入，同时予以驱铜药物排出体内蓄积的铜。急性重型肝炎以及不能耐受青霉胺治疗，或有严重的副作用时，都可选用静脉用驱铜药物，多为螯合剂。锌剂作为在胃肠道竞争性拮抗铜吸收的药物,可作为无症状者或维持治疗的主要药物。

<h2 style="text-align:center">五、川 崎 病</h2>

（一）病因和发病机制

川崎病(Kawasaki diseases)是由日本的川崎富作首先报道而命名的,又称为皮肤黏膜淋巴结综合征(mucocutaneous lymphnode syndrome,MCLS),是一种由免疫介导的全身血管炎症反应。主要侵犯中型大小的动脉特别是冠状动脉,呈散发或小流行,以亚裔人群发病率高。病因尚不明,目前认为与多种感染性病因触发免疫介导的全身性血管炎有关,导致损害血管及周围炎症,形成血栓和动脉瘤,动脉炎消退后血栓和肉芽形成,可导致动脉特别是冠状动脉部分或完全阻塞。

（二）临床表现及诊断

1. 临床表现　持续性发热,可持续 7 ～ 14 天,常有双侧结膜充血,口唇潮红、皲裂或出血,杨梅样舌,可出现多形性或猩红热样皮疹;急性期手足硬性水肿和掌跖红斑;恢复期特征性指趾端大片状脱皮、肛周脱皮,颈部淋巴结单侧或双侧肿大,有触痛,但表面不红,无化脓。未经治疗的患儿15% ～20% 在病程的 2 ～4 周或疾病的恢复期发生冠状动脉损害。

2. 辅助检查

(1)血常规:白细胞增高,以中性粒细胞为主;血小板早期正常,第 2 ～ 3 周增高;血沉(ESR)增高,C 反应蛋白(CRP)增高。

(2)超声心动图:可见冠状动脉扩张或冠状动脉瘤。

3. 诊断标准　发热 5 天以上,伴下列 5 项临床表现中的 4 项,排除其他疾病后可以诊断;如只出现以下症状中的 3 个症状,但超声心动图或心血管造影检查证实了冠状动脉损害,也可确诊为川崎病。

(1)四肢变化:急性期手足硬性水肿,掌跖及指趾端红斑;恢复期指(趾)端膜状脱皮。

(2)皮疹:多形红斑。

(3)眼结膜:非化脓性充血。

(4)口腔表现:口腔黏膜弥漫性充血,口唇潮红皲裂,杨梅舌。

(5)非化脓性颈部淋巴结肿大。

4. 鉴别诊断　在病程的早期易与脓毒症、猩红热、传染性单核细胞增多症、全身型类风湿关节炎相混淆。

（三）治疗原则

分期治疗,早期治疗减少心血管系统的并发症;有冠状动脉损害的血栓预防;心血管介入及外科治疗。

（四）药物治疗方案

1. 治疗药物

(1)丙种球蛋白:可预防冠状动脉损害,控制炎症,缓解症状。其机制尚未清楚,单剂 2g/kg。

(2)阿司匹林:大剂量(每天 80 ～100mg/kg)有抗炎作用,小剂量(每天 3 ～5mg/kg)有抗血小板聚集作用。

（3）糖皮质激素：在早期炎症反应时一般不单用糖皮质激素。对于丙种球蛋白无反应的川崎病患儿可应用甲泼尼龙 30mg/（kg·d），静脉应用，1～3 天；或口服泼尼松，剂量为 2mg/（kg·d），用药 2～4 周。

2. 治疗方案

（1）急性期治疗：在起病后的 7～10 天内静脉输入丙种球蛋白 2g/kg，不主张在病程的 5 天内应用。口服大剂量的阿司匹林，每天 30～50mg/kg，分 3～4 次口服，用至体温下降后 48～72 小时，或 14 天。

（2）恢复期治疗

1）抗凝治疗：阿司匹林 3～5mg/kg，每日 1 次口服，如无冠状动脉异常，一般在发病后 6～8 周停药。

2）溶栓治疗：对有心肌梗死及血栓形成的患者，采用静脉或导管经皮穿刺冠状动脉内给药，促使冠状动脉再通和心肌再灌注。静脉溶栓 1 小时内输入尿激酶 20 000U/kg，继之以每小时 3000～4000U/kg 输入。冠状动脉给药 1 小时内输入尿激酶 1000U/kg。也可用链激酶，静脉溶栓 1 小时内输入链激酶 10 000U/kg，半小时后可再用 1 次。

（五）药物治疗管理

1. 治疗目的　减低冠状动脉损害。

2. 疗效评估　在静脉丙种球蛋白应用后的 36～48 小时退热，10% 的患者仍然发热不退，需要再次静脉应用丙种球蛋白治疗。

3. 药学监护　监测血常规、血小板、CRP 和超声心动图等，在病后 6 个月、1 年复查超声心动图。对遗留冠状动脉损害的慢性期患者，需长期服用抗凝药物并密切随访。有小的单发冠状动脉瘤患者，应长期服用阿司匹林 3～5mg/（kg·d），直到动脉瘤消退。对阿司匹林不耐受者，可用双嘧达莫每日 3～6mg/kg，分 2～3 次口服。患者有多发或较大的冠状动脉瘤时，应长期口服阿司匹林及双嘧达莫。有巨瘤的患者易形成血栓、发生冠状动脉狭窄或闭塞，可用口服法华林抗凝剂。这些患者应限制活动强度。

（六）案例分析

1. 主题词　川崎病；丙种球蛋白；阿司匹林。

2. 病史摘要　患儿，男，1 岁 6 个月。主诉：发热 6 天，左侧颈部包块 1 天。

患儿 6 天前出现发热，体温 38.5℃，至医院就诊，诊断为"急性扁桃体炎"，予口服阿莫西林。4 天前患儿体温升高达 40℃，再次门诊就诊，血常规检查白细胞总数 13×10^9/L，中性粒细胞 82%，淋巴细胞 18%，予静脉输注头孢硫脒。1 天前家长发现患儿左侧颈部一包块，仍高热不退，达 40℃，门诊以"川崎病？"收治住院。

查体：体温 39℃，心率 148 次/分，呼吸 38 次/分，血压 86/58mmHg，体重 11kg。双眼球结膜充血，口唇干燥，舌充血，舌乳头突起，双侧扁桃体Ⅱ度肿大，可见白色分泌物，左侧颈部可触及直径约 2cm 的肿大淋巴结，躯干可见点状散在的细小斑疹，压之褪色，心肺（-），肝脾不大，神经系统检查阴性。

实验室检查：WBC 19.3×10^9/L，N 82%，L 18%，Hb 110g/L，PLT 450×10^9/L，CRP 64mg/L，血培养 48 小时阴性。

入院诊断：川崎病。

3. 治疗方案　主要治疗药物为丙种球蛋白 20g iv st；阿司匹林 100mg po tid。

4. 药学监护要点

（1）丙种球蛋白的使用时机：目前公认在川崎病发病的 5～10 日内使用丙种球蛋白是预防冠状动脉损伤的最佳时期，使用过早则起不到较好的预防作用，发病 10 天后使用则不少患儿实际上已经出现了冠状动脉损害。

（2）丙种球蛋白的使用方法：目前主张单次剂量 2g/kg，也有报道使用 0.4g/（kg·d），连用 5 天。两种剂量的丙种球蛋白对于川崎病的治疗均能降低冠状动脉扩张及冠状动脉瘤的发生率，但在症状缓解及预防冠状动脉损伤方面，单次大剂量使用相对更好。

（3）阿司匹林的使用：急性期口服大剂量阿司匹林，每天 30～50mg/kg，分 3～4 次口服，用至体温下降后 48～72 小时，或 14 天。恢复期阿司匹林 3～5mg/kg，每日 1 次口服，如无冠状动脉异常，一般在发病后 6～8 周停药。在大剂量使用期间容易出现恶心、呕吐、上腹部不适或疼痛等胃肠道反应，甚至出现胃肠道出血或溃疡；少许患儿出现过敏反应，表现为哮喘、荨麻疹、血管神经性水肿或休克。

（4）关注疗效：一般患儿使用一次大剂量的丙种球蛋白后 24 小时内体温明显下降，部分患儿高热仍然不退，则可考虑再次使用丙种球蛋白。同时彩色超声心动图密切监测冠状动脉有无损害。

5. 药学监护过程　主要治疗过程及转归：入院后给予丙种球蛋白 20g 静脉输注及口服阿司匹林 100mg，每日 3 次，第 2 天患儿体温降至 37.5℃ 以下，精神状态好转，球结膜充血及皮疹明显减轻，彩色超声心动图未发现冠状动脉损害；住院第 5 天改阿司匹林为 30mg 顿服。

6. 药学分析与建议　丙种球蛋白含有广谱抗病毒、细菌或其他病原体的 IgG 抗体，经静脉输注后，能迅速提高患者血液中的 IgG 水平，增强机体的抗感染能力和免疫调节功能。建议单次剂量 2g/kg 治疗川崎病，一般无不良反应，极个别患者在输注时出现一过性头痛、心慌、恶心等不良反应，可能与输注速度过快或个体差异有关。上述反应大多轻微且常发生在输液开始的 1 小时内，因此建议在输注全过程定期观察患者的一般情况和生命特征，必要时减慢或暂停输注，一般无需特殊处理即可在 24 小时内自行恢复。

阿司匹林也叫乙酰水杨酸，是一种历史悠久的解热镇痛药。在川崎病急性期口服大剂量阿司匹林，每天 30～50mg/kg，分 3～4 次口服，能抑制血小板聚集，减少冠状动脉损伤，同时也有降低体温的作用。一般用于解热镇痛的剂量很少引起不良反应，但长期大量用药尤其当药物血浓度 >200μg/ml 时较易出现不良反应，血药浓度愈高，不良反应愈明显。因此，建议大剂量使用阿司匹林时，密切关注患儿有无胃肠道反应、过敏反应及肝肾功能损害等。

7. 药物治疗小结　患儿尤其是婴幼儿出现持续性发热，常超过 5 天以上，伴有双侧结膜充血，口唇潮红、皲裂或出血，杨梅样舌，或出现多形性或猩红热样皮疹；急性期手足硬性水肿和掌跖红斑；恢复期特征性指趾端大片状脱皮、肛周脱皮，颈部淋巴结单侧或双侧肿大，有触痛，但表面不红，无化脓者，均应考虑到本病的可能，尤其是经抗感染治疗后高热仍持续不退或反复高热者，或经抗感染治疗后血常规提示白细胞总数或 CRP 进行性增高者，应高度警惕该病的可能。因该病导致的冠状动脉损伤后果严重，因此一旦高度疑似或确诊川崎病，应立即使用大剂量丙种球蛋白及阿司匹林。注意观察药物副作用，尤其是大剂量阿司匹林容易出现的胃肠道反应及肝肾损害；注意观察患儿的体温，部分患儿在使用大剂量丙种球蛋白后 24 小时高热仍然不退，则可考虑再次使用丙种球蛋白；注意彩色超声心动图监测患儿有无冠状动脉损害，如有损害，则应延长阿司匹林的使用疗程或加用其他药物。

六、珠蛋白生成障碍性贫血

（一）病因和发病机制

珠蛋白生成障碍性贫血（thalassemia）原名地中海贫血，又称海洋性贫血，是珠蛋白生成障碍所致的一组遗传性溶血性贫血疾病。正常人的血红蛋白（hemoglobin，Hb）中的珠蛋白有 4 种肽链（α、β、γ 和 δ），形成 3 种血红蛋白——HbA（α2β2）、HbA2（α2δ2）和 HbF（α2γ2）。由于珠蛋白基因的缺陷使得 β 珠蛋白链合成障碍为 β 地中海贫血，如 α 珠蛋白链合成障碍则为 α 地中海贫血。我国的 β 地中海贫血发病率明显高于 α 地中海贫血，广东、广西、云南、贵州、四川等地区为高发地区。

在 β 地中海贫血时，因为 β 肽链合成障碍，以致含有 β 肽链的 HbA（α2β2）合成减少甚至消失，多余的 α 与 γ 一起合成 HbF（α2γ2）；在 α 地中海贫血时，因为 α 肽链合成障碍，以致含有 α 肽链的 HbA（α2β2）、HbA2（α2δ2）和 HbF（α2γ2）合成均减少。在胎儿期，大量的 γ 肽链合成 γ4（Hb Bert），其对氧的亲和力极高，造成组织缺氧引起胎儿水肿综合征；在杂合子状态时，患者可以合成少量的 α 链，大量的 β 肽链合成 HbH（β4）。HbF、HbH 均与氧的亲和力高，在组织中就不容易释放，造成组织缺氧，并沉积在红细胞膜上，使红细胞的寿命缩短，呈慢性溶血性贫血。

（二）临床表现及诊断

1. 临床表现　轻者终身无症状，多在普查、家系调查或合并其他疾病进行检查时发现，重者胎儿死于宫内或早年夭折。

（1）β 地中海贫血：呈进行性加重贫血，可有发热、食欲缺乏、腹泻、黄疸、肝脾逐渐肿大。3~4 岁时表现为生长发育迟缓，精神委靡，面无表情，体弱无力。骨髓造血代偿性增生使骨髓腔变宽，骨皮质变薄，导致患儿额部、顶部隆起，头颅增大，面颊隆起，鼻梁塌陷，上颌及牙齿前突，形成特殊面容。发病愈早，症状愈重。

（2）α 地中海贫血：呈轻、中度的慢性贫血，伴有黄疸、肝脾大；继发性感染、服用氧化剂类药物可加重 HbH 的不稳定性而促发溶血。患者的发育一般不受影响，骨骼改变也不明显。

2. 辅助检查

（1）血常规：呈小细胞低色素性贫血，红细胞大小不等，中央淡染区扩大，出现异形、靶形和碎片红细胞等；网织红细胞正常或升高。

（2）骨髓象：红系增生明显活跃。

（3）红细胞脆性试验：明显降低。

（4）血红蛋白电泳：β 地中海贫血时 HbF 或 HbA2 含量增高；α 地中海贫血时 Hb Bart、HbH 升高。

（5）地中海贫血的基因诊断：可作为地中海贫血的确诊和早期诊断手段。

3. 诊断　根据发病年龄早、慢性溶血性贫血、特殊面容等临床特点，以及血红蛋白电泳等辅助检查，一般可作出诊断，有条件时可做基因诊断。

4. 鉴别诊断

（1）缺铁性贫血：轻型地中海贫血与缺铁性贫血的临床表现类似，均为小细胞低色素性贫血，但缺铁性贫血常有缺铁的诱因、血清铁蛋白含量降低、骨髓外铁粒幼红细胞减少、铁剂治疗有效。血红蛋白电泳可鉴别。

（2）遗传性球形红细胞增多症：是因为红细胞膜的先天性缺陷所致的溶血性贫血，贫血、黄疸和脾大是其临床特征，红细胞脆性增加、球形红细胞增多可鉴别。

（三）治疗原则

1. 做好婚前指导，以避免地中海贫血基因携带者之间联姻；采用基因分析法进行产前诊断，可在妊娠早期对重型 β 和 α 地中海贫血胎儿作出诊断并及时终止妊娠，是目前预防本病行之有效的方法。

2. 轻型地中海贫血无需特殊治疗；中等和重型地中海贫血应给予相应治疗。治疗的主要措施是输入洗涤红细胞，同时补充叶酸和维生素 E；避免使用氧化性强的药物（如磺胺类、亚硝酸盐类、氯喹等）；后期以驱铁治疗为主。

3. 脾切除　对血红蛋白 H 病和中间型 β 地中海贫血的治疗可采用脾切除。脾切除后可致免疫功能减弱，应在 5～6 岁以后施行。

4. 造血干细胞移植　异基因造血干细胞移植可根治重型 β 地中海贫血。如有人类白细胞抗原（human leukocyte antigen，HLA）相配的造血干细胞供者，应作为治疗重型 β 地中海贫血的首选方法。

5. 基因活化治疗　应用化学药物可增加 γ 基因表达或减少 α 基因表达，以改善 β 地中海贫血的症状。已用于临床的药物有羟基脲、5-氮杂胞苷、阿糖胞苷和白消安等。

（四）药物治疗方案

1. 治疗药物

（1）口服铁螯合剂：常用的有去铁酮（deferiprone）和地拉罗司（deferasirox）。去铁酮是一种二齿状突起的口服铁螯合剂，口服给药后于上消化道快速吸收，药物代谢半衰期为 3～4 小时，空腹服药 24 小时可达血药浓度峰值，经葡萄糖醛酸化代谢，通过使去铁酮的 3-羟基团失活，最终主要经尿液排出。标准剂量为 75mg/(kg·d)，分 3 次口服，每日最大剂量不超过 100mg/kg，适用于 6 岁以上的儿童。去铁酮常见的不良反应有胃肠道反应、大关节痛、一过性的丙氨酸氨基转移酶升高和锌缺乏，胃肠道反应和大关节痛多在用药早期出现，多数患者在继续治疗数日或数周后缓解，可采用逐渐增加剂量至 75mg/(kg·d)；严重的不良反应有粒细胞减少，甚至缺乏。地拉罗司是一种新型的三价铁螯合剂，口服吸收率高，药物代谢半衰期为 8～16 小时，24 小时达血药浓度峰值，3 天后血药浓度达稳态，代谢后主要经粪便排出。剂量为 20～30mg/(kg·d)，每日一次，餐前口服，可用于 2 岁以上的儿童。主要的不良反应有胃肠道反应、皮疹、丙氨酸氨基转移酶升高，偶有听觉减退，还可引起血肌酐升高。

（2）注射用铁螯合剂：常用的有去铁胺（deferoxamine），为三价铁离子螯合剂，可与游离或蛋白结合的三价铁离子结合形成稳定的水溶性铁胺复合物，能清除铁蛋白和含铁血黄素中的铁离子，胃肠道吸收少，其药物代谢半衰期为 20～30 分钟，代谢后主要通过尿液排出。去铁胺可增加铁从尿液和粪便中的排出，但不能阻止胃肠道对铁的吸收。剂量为 20～40mg/(kg·d)，以 10% 的浓度采用携带式微量输液泵持续皮下注射，首选腹部，每天更换腹部注射部位，以助药物吸收，晚上睡觉时使用，每次的输注时间为 8～12 小时，或加入等渗葡萄糖溶液中静脉滴注 8～12 小时。去铁胺偶有过敏反应，长期使用偶可致白内障和长骨发育障碍，剂量过大可引起视力和听觉减退。

2. 治疗方案

（1）单用铁螯合剂：对于 2 岁以上的患儿可口服地拉罗司，常用剂量为 20mg/（kg·d）；如患儿铁负荷量低，可减少剂量为 10～15mg/（kg·d）；如患儿铁负荷量高，可增加剂量 30mg/（kg·d）。对于 6 岁以上的儿童还可以选用口服去铁酮，也可选择注射用去铁胺。

（2）联合用药：应用一种去铁药物疗效不佳时，可两种药物联合应用。

（五）药物治疗管理

1. 去铁治疗的时机　规则输注红细胞 1 年或输血次数 >10～20 次，或血清铁蛋白 > 1000μg/L。

2. 铁负荷评估　铁负荷评估是去铁治疗开始和疗效监测的重要方面，血清铁蛋白是反映机体铁负荷状况最简单实用的指标之一。在排除感染、肝炎或肝损害时，血清铁蛋白升高提示铁负荷增加；在排除患儿维生素 C 缺乏时，血清铁蛋白降低提示铁负荷减少。

3. 药学监护

（1）每 3～6 个月动态检测一次血清铁蛋白，当血清铁蛋白 <1000μg/L 时可暂停使用铁螯合剂。

（2）应用去铁酮时要定期检测外周血常规，在粒细胞减少时应暂停使用，出现粒细胞缺乏时则要换药；应用地拉罗司时要定期检查肾功能，肾功能不全时慎用；应用去铁胺时要监测儿童的生长发育、骨发育、视力及听力。

（六）案例分析

1. 主题词　地中海贫血；输血；去铁治疗。

2. 病史摘要　患儿，男，8 个月。主诉：面色苍白 1 个月，发现血象异常 5 天。

8 个月前患儿出现面色苍白，无发热，无茶色及洗肉水样小便，无呕吐咖啡色样物，无便血及黑便，无全身瘀点、瘀斑，患儿饮食较前无明显变化，家属未引起重视。5 天前患儿于院外儿童保健时发现面色苍白并查血常规，提示血红蛋白 61g/L，遂入华西二院就诊。

查体：体温 36.5℃，心率 120 次/分，呼吸 40 次/分，血压 70/40mmHg。重度贫血貌，前囟平软，张力不高，头发正常，睑结膜苍白，双眼结膜轻度黄染，颜面及双下肢未见凹陷性水肿，双肺呼吸音清晰，未闻及干湿啰音，心率 120 次/分，心律齐，各瓣膜听诊区未闻及病理性杂音，腹部丰满，脾脏肋下 1cm 可及，肝脏未及。全身皮肤及粘膜未见出血点及瘀斑、瘀点，神经系统查体为阴性。

实验室检查结果：WBC 7.5×10⁹/L，Hb 59g/L，PLT 208×10⁹/L，MCV 56fl，MCH 23pg。外周血涂片：呈小细胞低色素性贫血，红细胞形态不一、大小不等，中央淡染区扩大，出现靶形红细胞和红细胞碎片。血红蛋白电泳：HbF 40%，HbA 28%。骨髓像呈红细胞系统增生明显活跃，以中、晚幼红细胞占多数，成熟红细胞改变与外周血相同。红细胞渗透脆性明显降低。

入院诊断：β 地中海贫血（重型）。

3. 主要治疗方案

（1）做好婚前指导以避免地中海贫血基因携带者之间联姻；采用基因分析法进行产前诊断，可在妊娠早期对重型 β 和 α 地中海贫血胎儿作出诊断并及时终止妊娠，是目前预防本病行之有效的方法。

（2）中型和重型地中海贫血需进行输血治疗，输血的目的在于维持血红蛋白浓度接近正常水平,保障机体的携氧能力,抑制自身骨髓产生的缺陷红细胞。推荐:①Hb<90g/L时启动输血计划;②每2~5周输血一次,每次输注红细胞悬液;③输血后Hb维持在120~140g/L。选择血液制品的原则:①应选择ABO及Rh(D)血型相同的红细胞制品,有条件时还可选择与抗原C、E及Kell相匹配的红细胞制品;②推荐使用去除白细胞的浓缩红细胞制品;③对有严重过敏反应者应选择洗涤红细胞;④避免应用亲属的血液。输血同时补充叶酸和维生素E;避免使用氧化性强的药物(如磺胺类、亚硝酸盐类、氯喹等);长期输血后监测铁蛋白负荷,以祛铁治疗为主。

（3）药物祛铁治疗

1）口服铁螯合剂:常用的有去铁酮(deferiprone)和地拉罗司(deferasirox)。去铁酮是一种二齿状突起的口服铁螯合剂,口服给药后于上消化道快速吸收,药物代谢半衰期为3~4小时,空腹服药24小时可达血药浓度峰值,经葡萄糖醛酸化代谢,通过使去铁酮的3-羟基团失活,最终主要经尿液排出。标准剂量为75mg/(kg·d),分3次口服,每日最大剂量不超过100mg/kg,适用于6岁以上的儿童。去铁酮常见的副作用有胃肠道反应、大关节痛、一过性的丙氨酸氨基转移酶升高和锌缺乏,胃肠道反应和大关节痛多在用药的早期出现,多数患者在继续治疗数日或数周后缓解,可采用逐渐增加剂量至75mg/(kg·d);严重的副作用有粒细胞减少,甚至缺乏。地拉罗司是一种新型的三价铁螯合剂,口服吸收率高,药物代谢半衰期为8~16小时,24小时达血药浓度峰值,3天后血药浓度达稳态,代谢后主要经粪便排出。剂量为20~30mg/(kg·d),每日一次,餐前口服,可用于2岁以上的儿童。主要的副作用有胃肠道反应、皮疹、丙氨酸氨基转移酶升高,偶有听觉减退,还可引起血肌酐升高。

2）注射用铁螯合剂:常用的有去铁胺(deferoxamine),为三价铁离子螯合剂,可与游离或蛋白结合的三价铁离子结合形成稳定的水溶性铁胺复合物,能清除铁蛋白和含铁血黄素中的铁离子,胃肠道吸收少,其药物代谢半衰期为20~30分钟,代谢后主要通过尿液排出。去铁胺可增加铁从尿液和粪便中的排出,但不能阻止胃肠道对铁的吸收。剂量为20~40mg/(kg·d),以10%的浓度采用携带式微量输液泵持续皮下注射,首选腹部,每天更换腹部注射部位,以助药物吸收,晚上睡觉时使用,每次的输注时间为8~12小时,或加入等渗葡萄糖溶液中静脉滴注8~12小时。去铁胺偶有过敏反应,长期使用偶可致白内障和长骨发育障碍,剂量过大可引起视力和听觉减退。

（4）造血干细胞移植:异基因造血干细胞移植可根治重型β地中海贫血。如有人类白细胞抗原(human leukocyte antigen,HLA)相配的造血干细胞供者,应作为治疗重型β地中海贫血的首选方法,尤其是同胞亲缘间HLA相合供者。

4.药学监护要点

（1）寻找病因:地中海贫血为遗传性疾病,父母双方均含有地中海贫血的基因,但可能是轻型,并不发病,没有临床表现。但患儿如果具有来自父母双方的致病基因而导致纯合突变,则形成重型地中海贫血,需要长期依赖输血治疗。父母双方可以进行相关致病基因检测,了解患儿的病情及严重程度。

（2）规律足量输血:对于重型地中海贫血的患儿而言,规律足量输血的目的是要将血红蛋白浓度提高至120~140g/L。不能低至90g/L或以下才输血,减轻组织因长期缺血缺氧引起的慢性损伤。患儿2岁左右需定期检测血清铁蛋白,以便及时去铁治疗,减少由于输血引起的铁负荷过多。

(3)安全有效祛铁:每 3～6 个月动态检测一次血清铁蛋白,当规则输注红细胞次数 >10～20 次,或血清铁蛋白 >1000μg/L,可开始进行去铁治疗。应用去铁酮时要定期检测外周血常规,在粒细胞减少时应暂停使用,出现粒细胞缺乏时则要换药;应用地拉罗司时要定期检查肾功能,肾功能不全时慎用;应用去铁胺时要监测儿童的生长发育、骨发育、视力及听力。当血清铁蛋白 <1000μg/L 时可暂停使用铁螯合剂。

(4)关注疗效:定期动态监测血红蛋白及血清铁蛋白水平,在足量的血红蛋白水平及安全的血清铁蛋白水平之间寻找平衡点。有条件的患儿建议行异基因造血干细胞移植,后者为根治重型地中海贫血的治疗方法。

5. 药学监护过程

主要治疗过程及转归:入院后查血型,输血免疫全套检查,合红细胞悬液 0.8U 输注治疗,第 2 天复查 Hb 为 140g/L。嘱患儿家属避免患儿受凉感冒,定期监测血红蛋白,规律足量输血治疗,同时积极与中华骨髓库行 HLA 配型,以寻找 HLA 相合的供者。

6. 药学分析与建议

婴儿期患儿发现血红蛋白下降,经父母双方及患儿基因检测确定为重型 β 地中海贫血。应向患儿家属详细交代疾病预后、转归及治疗方法,以减轻家属的顾虑。自确诊之日始,患儿需行规律足量的输血治疗,血红蛋白浓度维持至 120～140g/L。尽量避免细菌或病毒感染等疾病状态对血红蛋白浓度变化的影响。当规则输注红细胞次数 >10～20 次,或血清铁蛋白 >1000μg/L,可开始进行去铁治疗。对于 2 岁以上的患儿可口服地拉罗司,常用剂量为 20mg/(kg·d);如患儿铁负荷量低,可减少剂量为 10～15mg/(kg·d),如患儿铁负荷量高,可增加剂量 30mg/(kg·d)。对于 6 岁以上的儿童还可以选用口服去铁酮,也可选择注射用去铁胺。对于长期依赖输血导致铁负荷过高的患儿,如应用一种祛铁药物疗效不佳时,可两种药物联合应用。

7. 药物治疗小结 重型 β 地中海贫血患儿在出生后半年并不出现贫血,好发年龄为生后 7～9 月,查外周血可见典型的小细胞低色素性贫血,贫血程度轻重不等,也可于常规体检时发现,细菌或病毒感染等均可加重贫血程度。确诊实验为血常规、血红蛋白电泳及地中海贫血基因检测,建议父母双方均进行相关检查助诊。一旦诊断明确,立即给予规律足量输血治疗,维持血红蛋白浓度至 120～140g/L。定期监测血清铁蛋白,根据铁负荷量给予适当祛铁治疗,注意监测药物副反应。有条件的患儿需行 HLA 配型,以寻找 HLA 配型相合的供者,为造血干细胞移植做好准备。

七、血 友 病

(一)病因和发病机制

血友病(hemophilia)是一组遗传性凝血功能障碍的出血性疾病。血友病 A 和血友病 B 为 X 连锁隐性遗传,由女性携带,男性发病。血友病 A 是因凝血因子Ⅷ缺乏;血友病 B 是凝血因子Ⅸ缺乏而导致凝血过程的第一阶段中的凝血活酶生成减少,引起血液凝固障碍,临床上表现为出血倾向;血友病 C 是因凝血因子Ⅺ缺乏所致,为常染色体不全隐性遗传。临床上以血友病 A 较为常见,在血友病中占 80%～85%,血友病 B 较少见,血友病 C 罕见。

（二）临床表现及诊断

1. 临床表现 主要为出血倾向或出血。症状的轻重与发病年龄的早晚、凝血因子的活性水平相关。可有自发性或轻微损伤或手术后长时间的出血，大多在 2 岁时发病。关节腔积血是血友病 A 最常见的临床表现之一，多见于膝关节，其次为踝、髋、肘、肩、腕关节等处，可反复少量出血，从而造成受累关节形成慢性炎症、纤维化、肌肉萎缩、关节脱位等，形成特征性的血友病步态；其他部位的出血有皮肤、黏膜、肌肉出血和血肿，全身各部位均可出血，其中颅内出血是最常见的致死原因之一。

2. 实验室检查

（1）凝血检查：凝血时间以及活化部分凝血活酶时间（APTT）延长，凝血活酶生成异常，而凝血酶原时间（PT）、出血时间和血小板正常。

（2）凝血因子活性测定：因子Ⅷ促凝活性（Ⅷ：C）测定明显减少。

（3）凝血酶原消耗试验和凝血活酶生成试验的纠正试验：因为硫酸钡吸附后的正常血浆中有凝血因子Ⅷ、Ⅺ，而不含凝血因子Ⅸ，在正常血清中含有凝血因子Ⅸ和Ⅺ而不含凝血因子Ⅷ，因此可以鉴别血友病 A、血友病 B 和血友病 C。若均被吸附后的正常血浆纠正，而不被正常血清纠正，为血友病 A；若均被正常血清纠正，不被吸附血浆纠正，为血友病 B；若均可被正常血清和吸附血浆纠正，则为血友病 C。

（4）基因诊断：通过基因探针等技术对血友病携带者进行诊断及做产前诊断。

3. 诊断 根据病史、出血症状特点和家族史可考虑诊断血友病，通过进一步的实验室检查可确诊。

4. 鉴别诊断

（1）血管性血友病：多为常染色体显性遗传，男女均可患病。出血特点为皮肤黏膜的出血倾向，以鼻出血与牙龈出血最常见。出血时间延长，阿司匹林耐量试验阳性等。

（2）免疫性血小板减少症：是儿童常见的出血性疾病，以皮肤及黏膜广泛出血点、瘀斑为主，或鼻出血、牙龈出血等。外周血中血小板减少，出血时间延长，凝血时间正常，凝血酶原消耗减少，凝血活酶生成不良等。

（三）预防及治疗原则

若产前羊膜穿刺确诊为血友病，应终止妊娠；如出生后确诊为血友病，应避免进行静脉及肌内注射；一旦由创伤或其他原因引起出血，要及时处置，避免引起并发症；禁服使血小板聚集受抑制的药物（如阿司匹林、保泰松、双嘧达莫和前列腺素 E 等）及使血管扩张的药物；若需手术，必须在手术前补足凝血因子。

治疗原则主要是早期替代疗法。血友病 A 首选凝血因子Ⅷ替代治疗，其次可选用冷沉淀剂、新鲜冷冻血浆；血友病 B 首选凝血酶原复合物（prothrombin complex concentrates，PCC），次选新鲜冷冻血浆。氨基己酸、氨甲环酸有利于止血；1-脱氨-8-右旋精氨酸血管加压素（DDAVP）静脉注射可提高因子Ⅷ的活性。

（四）药物治疗方案

1. 治疗药物

（1）血友病 A 的治疗药物

1）人凝血因子Ⅷ：由新鲜血浆或新鲜冷冻血浆分离、纯化而制成，可分为不同纯度的浓缩剂,Ⅷ因子的代谢半衰期为 8 ~ 12 小时。

2)重组人凝血因子 FⅧ:由重组 DNA 技术制备所得,其生物学活性与从血浆中提纯的 FⅧ相同,按每千克体重给予 1U 的因子Ⅷ制品,可使循环血液中的因子Ⅷ活性水平提高 2% 。

3)重组人活化凝血因子 FⅦ:由基因工程技术制备而得,含有激活的重组凝血因子Ⅶ,凝血因子Ⅶa 能与组织因子结合,直接激活凝血因子 X,最后促使纤维蛋白原向纤维蛋白转换形成止血栓,因此可用于血友病 A/B 的严重出血患者。

(2)血友病 B 的治疗药物

1)人凝血因子 FⅨ浓缩物:由除去冷沉淀的新鲜冷冻血浆上清为起始原料,经过吸附、洗脱及层析等工艺过程而制成。Ⅸ因子的代谢半衰期为 18 ~ 24 小时。

2)重组凝血因子Ⅸ:按每千克体重给予Ⅸ因子制品 1U,可使循环血液中的因子Ⅸ活性水平提高 1% ,一般采用每分钟 4ml 的速度缓慢静脉注射给药。

2. 治疗方案　越早开始治疗越好,最好在症状出现的 2 小时以内开始治疗,治疗越早,所需的凝血因子制品剂量越少,出血部位康复越快。治疗的剂量在血友病 A 患者与其血浆 FⅧ:C 的基础水平、在血友病 B 患者与其血浆中 FⅨ:C 的基础水平有密切的关系,同时还与出血的严重程度、出血部位、是否存在抑制物、其他止凝血机制是否完善、患者的血容量以及所用制品的效价等因素有关。血友病 A 患者在应用Ⅷ因子后,需 8 ~ 12 小时后再注射一次;血友病 B 患者在用Ⅸ因子制剂后,需 12 小时后再注射一次,以后酌情延长间歇时间,直至出血停止、FⅧ:C 或 FⅨ:C 水平恢复至出血前水平。

血友病 A 每次所需的 FⅧ制品剂量的计算公式为:

剂量单位(U) = 患者体重(kg) × (欲达的 FⅧ:C 止血水平% - 实测的患者 FⅧ:C 水平%) × 0.5

血友病 B 每次所需的 FⅨ制品剂量的计算公式为:

剂量单位(U) = 患者体重(kg) × (欲达的 FⅨ:C 止血水平% - 实测的患者 FⅨ:C 水平%) × 1.0

(五)药物治疗管理

1. 疗效评估　出血停止;APTT 维持在 50 ~ 60 秒或以下;血友病 A 的血浆 FⅧ:C 水平、血友病 B 的血浆 FⅨ:C 水平维持在 20% ~ 30% 或以上;血友病 A 的 FⅧ抑制物滴度、血友病 B 的 FⅨ抑制物滴度维持在小于 5BU/ml。

2. 不良反应　除基因工程所制备的凝血因子制品外,其他来源于血浆的凝血因子浓缩物都存在输血传染病的风险,常见的有丙型肝炎、乙型肝炎和 HIV 等;另外偶有过敏反应,严重时可危及生命;反复多次、长期输注血液制品可产生相应的凝血因子抑制物,表现为突发临床出血加重,对常规的凝血因子替代疗法无效。

3. 药物监护

(1)用药后除了要进行疗效评估外,还要监测相应的凝血因子Ⅷ/Ⅸ抑制物的出现。抑制物属同种免疫抗体,如抑制物达到高滴度,即 >5BU/ml,应进行相应的处理。

(2)根据临床出血的程度决定凝血因子制品的剂量及疗程(表 19-4 和表 19-5)。

表 19-4　血友病 A 的出血程度与使用凝血因子Ⅷ的剂量和疗程

出血程度	目标 FⅧ:C 水平(%)	剂量(U/kg)×次数/天	疗程(天)
重度出血	40~50	(30~40)×3	7~10
中度出血	30~40	(20~30)×2	5~7
轻度出血	20~30	(15~20)×2	3~4

表 19-5　血友病 B 的出血程度与使用凝血因子Ⅸ的剂量和疗程

出血程度	目标 FⅨ:C 水平(%)	剂量(U/kg)×次数/天	疗程(天)
重度出血	40~50	(30~40)×2	7~10
中度出血	30~40	(20~30)×2	5~7
轻度出血	20~30	(15~20)×2	3~4

注:摘自血友病诊断和治疗的专家共识.临床血液学杂志,2010,23(1):49-53

（六）案例分析

1. 主题词　血友病。

2. 病史摘要　患儿,男,1 岁 2 个月。主诉:发现皮肤瘀斑 2 天。

2 天前患儿学走路时摔倒,出现前额及双膝关节皮肤青紫伴局部隆起,触痛明显,约 2cm×2cm 大小,无发热,无面色苍白,无茶色及洗肉水样小便,无呕吐咖啡色样物,无便血及黑便。1 天前患儿家属发现患儿前额及双膝关节包块较前肿大,表面张力较高,触痛仍明显,遂入华西二院就诊。

查体:体温 36.5℃,心率 100 次/分,呼吸 30 次/分,血压 72/40mmHg,前额可见皮下瘀斑,约 3cm×3cm 大小,局部皮温较高,触痛明显,双肺呼吸音清晰,未闻及干湿啰音,心律齐,各瓣膜听听诊区未闻及病理性杂音,腹部平软,肝脏及脾脏肋下未扪及肿大。双膝关节、双肘关节可见皮下瘀斑多个,大小约 2cm×3cm,神经系统查体为阴性。

实验室检查结果:WBC $8.7×10^9$/L,Hb 146g/L,PLT $190×10^9$/L,PT 13 秒,TT 12 秒,APTT 56 秒,纠正试验阳性,FIB 300g/L,FⅧ:C 8%。

入院诊断:血友病 A(轻型)。

3. 治疗方案

1)人凝血因子Ⅷ:由新鲜血浆或新鲜冷冻血浆分离、纯化而制成,可分为不同纯度的浓缩剂,Ⅷ因子的代谢半衰期为 8~12 小时。

2)重组人凝血因子 FⅧ:由重组 DNA 技术制备所得,其生物学活性与从血浆中提纯的 FⅧ相同,按每千克体重给予 1U 的因子Ⅷ制品,可使循环血液中的因子Ⅷ活性水平提高 2%。

3)重组人活化凝血因子 FⅦ:由基因工程技术制备而得,含有激活的重组凝血因子Ⅶ,凝血因子Ⅶa 能与组织因子结合,直接激活凝血因子Ⅹ,最后促使纤维蛋白原向纤维蛋白转换形成止血栓,因此可用于血友病 A/B 的严重出血患者。

4. 药学监护要点　越早开始治疗越好,最好在症状出现的 2 小时以内开始治疗,治疗越早,所需的凝血因子制品剂量越少,出血部位康复越快。

（1）寻找病因:血友病 A(Hemophilia)是一组由于血液中某些凝血因子的缺乏而导致患

者产生严重凝血障碍的 X 性连锁隐性遗传性出血性疾病。女性携带,男性发病。母方的男性亲属是否具有相似病史可作为家族史助诊。

（2）对症治疗:抬高患肢,局部冰敷,切忌搬动患肢及肌肉注射止痛药。

（3）替代治疗:对于血友病 A 患儿而言,规律足量补充凝血因子的目的是要将 FⅧ浓度提高至安全水平,减轻已出血脏器或潜在重要脏器出血风险。由于 FⅧ存在半衰期,需 8~12 小时后再注射一次,以后酌情延长间歇时间,直至出血停止、FⅧ:C 或 FⅨ:C 水平恢复至出血前水平。输注过程中需考虑到 FⅧ活性降低,以及不同脏器对止血要求的 FⅧ水平不同,需要及时补充输注 FⅧ。治疗的剂量在血友病 A 患者与其血浆 FⅧ:C 的基础水平有密切的关系,同时还与出血的严重程度、出血部位、是否存在抑制物、其他止凝血机制是否完善、患者的血容量以及所用制品的效价等因素有关。

血友病 A 每次所需的 FⅧ制品剂量的计算公式为:

剂量单位(U) = 患者体重(kg) ×（欲达的 FⅧ:C 止血水平% – 实测的患者 FⅧ:C 水平%）× 0.5

（4）关注疗效:注意患处出血情况有无改善,出血是否停止,有无新发出血灶。精准计算出血部位止血所需 FⅧ量,规律足量输注Ⅷ。APTT 维持在 50~60 秒或以下;在血友病 A 时血浆 FⅧ:C 水平维持在 20%~30% 或以上;血友病 A 的 FⅧ抑制物滴度维持在小于 5BU/ml。定期动态监测 FⅧ水平,并推荐预防性Ⅷ输注。

5. 药学监护过程

主要治疗过程及转归:入院后完善输血免疫全套检查,联系输注重组人 FⅧ 200U,静脉输注,q12hr,连续输注 3 天。第 4 天复查 PT 11 秒,TT 12 秒,APTT 34 秒,FIB 356g/L,FⅧ:C 55%。出院后嘱患儿家属避免患儿外伤及针刺,如再次出现深部肌肉出血现象,立即送医院输注 FⅧ治疗。

6. 药学分析与建议

（1）根据临床出血的程度决定凝血因子制品的剂量及疗程（表 19-4 和表 19-5）。

（2）除基因工程所制备的凝血因子制品外,其他来源于血浆的凝血因子浓缩物都存在输血传染病的风险,常见的有丙型肝炎、乙型肝炎和 HIV 等病毒;另外偶有过敏反应,严重时可危及生命;反复多次、长期输注血液制品可产生相应的凝血因子抑制物,表现为突发临床出血加重,对常规的凝血因子替代疗法无效。

（3）用药后除了要进行疗效评估外,还要监测相应的凝血因子Ⅷ/Ⅸ抑制物的出现。抑制物属同种免疫抗体,如达到高滴度抑制物,即 >5BU/ml,应进行相应的处理。

7. 药物治疗小结 血友病 A(Hemophilia)是一组由于血液中某些凝血因子的缺乏而导致患者产生严重凝血障碍的 X 性连锁隐性遗传性出血性疾病。女性携带,男性发病。生后可能并不出现明显的出血倾向,好发年龄为生后 1~1.5 岁,患儿学走路的时候,家属偶因外伤后发现此病。常见的出血部位为双膝关节及额部,患处可反复多次出血。确诊实验为凝血功能检查 APTT 明显延长,排除血小板减少及药物中毒等情况。建议追问患儿家族史,母方的男性亲属是否具有相似病史以助诊。一旦诊断明确,立即给予足量Ⅷ输注治疗,并根据出血部位维持Ⅷ浓度在安全水平以上。避免外伤、针刺及肌肉注射。反复输注Ⅷ注意监测患儿是否产生 FⅧ抗体,并了解 FⅧ疗效是否达到预期。此类患儿的健康宣教非常重要,树立预防性输注的重要性大于治疗性输注的概念,长期维持 FⅧ浓度于正常安全水平。

<h1 style="text-align:center">八、中枢性尿崩症</h1>

（一）病因和发病机制

尿崩症（diabetes insipidus，DI）是由于患儿完全或部分丧失尿液浓缩功能，临床上以多饮、多尿和排出稀释性尿为主要表现。由于抗利尿激素（anti-diuretic hormone，ADH）又名精氨酸加压素（arginine vasopressin，AVP）分泌或释放不足引起的尿崩症称中枢性尿崩症（central diabetes insipidus）。

抗利尿激素（ADH）是由下丘脑视上核和室旁核神经细胞合成分泌的，分泌量主要受细胞外液的渗透压和血容量变化的影响。当正常人在脱水时，血浆渗透压升高，刺激位于视上核的渗透压感受器，使 ADH 分泌增加，尿量减少；另一方面，脱水时血容量下降，使下丘脑渴感中枢兴奋，饮水量增加，结果使血浆渗透压和血容量恢复到正常状态。如下丘脑及神经垂体发育缺陷，或下丘脑-神经束-神经垂体部位受损，或 ADH 基因结构异常，使 ADH 的分泌不足，水分不能再吸收，因而大量排尿，患儿感口渴，从而兴奋口渴中枢，患儿大量饮水，以维持血浆渗透压。对于口渴中枢不成熟的早产儿、新生儿、婴幼儿在大量排尿后，不能多饮，易出现持续性高钠血症，造成高渗脱水。

（二）临床表现及诊断

1. 临床表现 以烦渴、多饮、多尿为主要症状，饮水多大于 3000ml/m²，饮水量与尿量大致相等，可有遗尿、夜尿多，婴儿如供水不足可有发热、烦躁、脱水甚至抽搐。如为继发性垂体肿瘤、颅脑外伤、脑炎等所致的尿崩症，临床常伴有原发症的表现。

2. 实验室检查

（1）尿液检查：每日尿量常大于 4L，色淡，尿比重低于 1.005（正常为 1.011～1.025），尿渗透压可低于 200mmol/L。

（2）禁水试验：是在不饮水的情况下观察患儿的排尿情况，以判断患儿在细胞外液渗透压增高时浓缩尿液的能力。中枢性尿崩症患儿禁水后尿量不减少，持续排出低渗透压尿，甚至脱水等。

（3）加压素试验：禁水试验后给予垂体加压素，观察尿量、尿比重和尿渗透压的变化，以鉴别中枢性尿崩症（部分性或完全性）与肾性尿崩症。对加压素有反应，即尿量减少、尿比重和尿渗透压升高的为中枢性尿崩症。

（4）影像学检查：选择性进行头颅 X 线平片、CT 或 MRI 检查，以明确病因（如排除肿瘤），指导治疗。

3. 诊断 根据多饮、多尿的临床表现，结合 24 小时尿量增加、尿比重和渗透压降低、禁水-加压素试验提示中枢性尿崩症的改变、肾功能正常，即可诊断。

4. 鉴别诊断 需与其他原因引起的多饮、多尿进行鉴别。

（1）肾性尿崩症：通过尿液检查、血生化检查、禁水-加压素试验等可鉴别。

（2）精神性多饮：常因精神因素引起多饮后导致多尿，多为渐进性起病，多饮、多尿逐渐加重，但夜间饮水较少，有时症状缓解，禁水后尿量减少，结合血尿渗透压之间的关系可作出鉴别诊断。

（3）其他原因的尿崩症：如高渗性利尿、继发性肾性多尿等，可有相应的临床特点和实验室检查的改变。

（三）治疗原则

首先是针对不同的病因积极治疗相关疾病，以改善继发的尿崩症病情。轻度尿崩症患者仅需多饮水；如长期多尿，每天尿量 >4000ml，因可能造成肾脏损害而致肾性尿崩症时，需要药物治疗。

（四）药物治疗方案

1. 治疗药物

（1）激素类药物

1）1-脱氨-8-右旋精氨酸血管加压素（desmopressin，DDAVP）：为人工合成的精氨酸加压素类似物，由于其结构中氨基端的半胱氨酸脱去了氨基，因而能抗拒氨基肽酶的分解作用，使其半衰期延长为加压素的 3 倍以上；另外在第 8 位上以右旋精氨酸替代精氨酸，则降低了加压活性，其利尿活性与血管加压作用由天然抗利尿激素的 450∶450 分别变为 1200∶0.5，抗利尿作用加强，而无明显的加压作用，不良反应减少。制剂有鼻吸、针剂和口服 3 种，最常用口服制剂，疗效可维持 8 ~ 12 小时，宜从小剂量开始。口服剂型每 8 小时一次，每次 0.1 ~ 0.4mg。由于每个人对 DDAVP 的反应性不一样，建议从小剂量开始，剂量应个体化。DDAVP 也可由鼻黏膜吸入，每日 2 次，每次 10 ~ 15μg；1 岁以上儿童每日 1 ~ 2 次，每次 0.1 ~ 1μg；1 岁以下儿童首剂量为 0.05μg，然后根据患儿的尿量及电解质状态进行调整。用药 1 ~ 2 小时后尿量减少。

2）鞣酸加压素（vasopressin tannate）：为脑神经垂体提取物，即长效尿崩停，吸收缓慢，先从小剂量 0.1ml 开始肌内注射，必要时可加至 0.2 ~ 0.5ml，作用可维持 3 ~ 5 天或更久。

3）赖氨酸加压素（lysine vasopressin）：为人工合成的粉剂，维持时间短，由鼻黏膜吸入，疗效持续 3 ~ 5 小时，每日吸入 2 ~ 3 次。

4）垂体后叶粉散（垂体后叶粉鼻吸入剂，posterior pituitary powder）：猪脑神经垂体经提取、精制、干燥而成，将粉末吸入鼻腔内，或用手指直接涂抹于鼻腔内，15 ~ 30 分钟即可见效，每次吸入 20 ~ 50mg，药效持续时间为 6 ~ 8 小时。

（2）非激素类抗利尿药

1）氢氯噻嗪：作用机制可能为通过排钠利尿后，血容量减少而刺激血管加压素的分泌与释放，肾小球滤过率减少。儿童用量为 2mg/（kg·d），分 3 次服。服药过程中应限制钠盐摄入，同时应补充钾。氢氯噻嗪长期服用可能会损害肾小管浓缩功能；易引起胃肠道副作用、血糖和血尿酸水平升高等。

2）氯磺丙脲：作用机制可能是增加肾远曲小管 cAMP 的形成，刺激下丘脑视上核或神经垂体促进血管加压素的合成与释放。氯磺丙脲的主要不良反应为低血糖、白细胞减少、肝功能损害、低血钠或水中毒等。

3）氯贝丁酯（clofibrate）：通过刺激神经垂体释放出抗利尿素而起作用。氯贝丁酯与 DDAVP 合用可对抗耐药。长期应用有时可致肝功能损害、肌炎及胃肠道反应。

4）卡马西平（carbamazepine）：通过刺激 AVP 释放产生抗利尿作用。儿童剂量为每天 10 ~ 20mg/kg，每日 3 次，作用迅速。卡马西平的不良反应为头痛、恶心、疲乏、眩晕、肝损害与白细胞减低等。

2. 治疗方案

（1）加压素替代疗法

1）DDAVP 口服：从小剂量开始，逐渐调整用药剂量与间隔时间，直到最佳剂量。

2）鞣酸加压素注射：先从小剂量开始肌内注射，一次注射后待再出现多尿症状后注射第2次，或对疗效不理想者可逐步增加剂量。

（2）非激素药物辅助治疗：除氢氯噻嗪外，其他药物对部分性中枢性尿崩症有效而对完全性尿崩症效果不好，因为这类药物是通过加强 AVP 作用或刺激 AVP 分泌起作用的，可作为辅助用药。

（五）药物治疗管理

1. 疗效评估　多饮、多尿症状明显减轻，饮水量和尿量明显减少，尿比重在正常范围内。

2. 药物监护

（1）用药期间需每天计算液体出入量，以保持适当的出入平衡。

（2）定期测定血及尿渗透浓度，监测电解质状态，以维持最佳药量。

（3）注意检测药物的不良反应：如在应用 DDAVP 时过分水负荷，可能会出现水中毒；DDAVP、鞣酸加压素超量会增加水潴留和低钠血症的危险性；赖氨酸加压素、垂体后叶粉散长期鼻黏膜吸入可发生萎缩性鼻炎。

（4）注意药物之间的相互作用：吲哚美辛可加强 DDAVP 的作用，联用时应予适当减量；氯丙嗪、卡马西平及三环类抗抑郁药物可导致 ADH 释放，并用时应减少 DDAVP 的用量。

九、先天性甲状腺功能减低症

（一）病因和发病机制

先天性甲状腺功能减低症（congenital hypothyroidism）是一组累及下丘脑-垂体-甲状腺轴功能，或甲状腺素受体缺陷所致的甲状腺激素缺乏的临床综合征。甲状腺主要合成的甲状腺激素包括甲状腺素（T_4）和三碘甲腺原氨酸（T_3），其主要原料为碘和酪氨酸，T_4 和 T_3 均有生理活性，T_4 活性低、起效较慢，但持续时间长；T_3 活性高、起效快，但持续时间短，发挥生理作用的主要是 T_3；绝大多数 T_4 需转化为 T_3 之后才能发挥生理效应。甲状腺激素的合成与释放受下丘脑分泌的促甲状腺素释放激素（TRH）和垂体分泌促甲状腺激素（TSH）的控制，而血清中的 T_4 可通过负反馈机制降低垂体对 TRH 的反应性，减少 TSH 的分泌。甲状腺激素广泛作用于机体的各种细胞，维持生长发育特别是中枢神经系统和骨骼的发育，促进新陈代谢，可使全身各系统的生理功能增强。在我国，先天性甲状腺功能减低症的发病率为1/2050，其中甲状腺先天发育异常是最常见的原因；下丘脑和垂体病变可造成继发性甲低；由于母亲孕期或新生儿的各种因素，可致新生儿出生时甲状腺激素分泌暂时缺乏。

（二）临床表现及诊断

1. 临床表现　症状出现的早晚及轻重与残留甲状腺组织的多少及甲状腺功能减退的程度有关，多数患儿在出生后半年出现典型症状，主要的临床特征有智能落后、生长发育迟缓和生理功能低下。

（1）新生儿期：多数无特异性的临床症状或症状轻微。新生儿期黄疸较重或黄疸消退延迟，嗜睡，少哭，哭声低下，吸吮反应弱，肌张力低下，皮肤花纹，便秘，腹胀，前后囟大，心率慢，心音低下。

（2）婴儿及儿童期

1）特殊面容和体态：头大、颈短、皮肤粗糙、面色苍黄、毛发稀疏、无光泽、面部黏液性水肿，眼睑水肿、眼距宽、鼻梁低平、唇厚舌大，常伸在口外；身材矮小，躯干长而四肢短小；上部量明显大于下部量，腹部膨隆。

2）生长发育迟滞及智能落后：表情呆板、淡漠，运动发育落后，如抬头、坐、翻身、爬、立、走的时间均延迟。

3）生理功能低下：安静少动，反应差，嗜睡，食欲低下，声音小，体温低，怕冷，呼吸、心率慢，肌张力低，肠蠕动慢，腹胀，便秘。

2. 实验室及影像学检查 早期诊断对治疗及预后有重要的影响。

（1）新生儿筛查：我国从 1995 年起已将先天性甲状腺功能减退症作为新生儿筛查的疾病之一，采用出生后 3~7 天的新生儿血滴纸片初筛 TSH，有疑问时再检测血清中的 T_4、T_3 和 TSH。

（2）确诊检查

1）血清游离 T_4（free T_4，FT_4）和 TSH 检测：FT_4 和 TSH 检测不受甲状腺结合球蛋白的影响，FT_4 降低、TSH 明显升高，可确诊先天性甲状腺功能减退症。如 FT_4 正常、TSH 升高，可确诊继发性甲状腺功能减退或中枢性甲状腺功能减退。

2）促甲状腺激素释放激素（TRH）刺激试验：若 TSH 正常，可做 TRH 刺激试验，刺激后未出现高峰，应考虑垂体病变；若 TSH 峰值出现时间延长，则提示下丘脑病变。

3）X 线检查：宫内甲低时，新生儿膝关节正位片显示股骨远端骨化中心出现延迟；幼儿和儿童的左手腕部骨龄常明显落后于实际年龄。

4）放射性核素检查：^{99m}Tc 单光子发射计算机体层摄影术（SPECT）检测甲状腺发育情况及甲状腺的大小、形状和位置。

3. 诊断 根据典型的智能落后、生长发育迟缓和生理功能低下的临床表现以及甲状腺功能检测可确诊。

4. 鉴别诊断 新生儿期症状常无特异性，不易确诊，应对所有的新生儿进行群体筛查。婴幼儿和儿童常要与以下疾病进行鉴别：

（1）唐氏综合征：又称 21-三体综合征。智能和运动发育落后，也有眼距宽、鼻梁低、舌伸在口外的特殊面容，但为外眼角上吊，皮肤和毛发正常，踇趾与余四趾分开较明显，小指中节短，通贯手，常合并先天性心脏病，染色体为 21 三倍体，而甲状腺功能正常。

（2）先天性巨结肠：有顽固性便秘、营养不良、发育迟缓，常有误诊为先天性甲低，腹部立位平片多显示低位结肠梗阻，钡剂灌肠侧位片中可见典型的痉挛肠段和扩张肠段，血 T_3、T_4 和 TSH 检查均正常。

（三）治疗原则

对产前检查可疑先天性甲减的胎儿可行羊膜腔内注射 T_4 或 T_3 进行治疗，或直接给甲减的胎儿体内注射甲状腺激素。出生后婴幼儿一经确诊为甲减，应立即开始足量、足疗程的甲状腺素补充治疗。

（四）药物治疗方案

1. 治疗药物

（1）L-甲状腺素钠：是人工合成的四碘甲状腺原氨酸钠（T_4），在体内转变成三碘甲状腺原氨酸(T_3)而活性增强,是甲状腺功能低下的替代药物。婴儿用量为每日 8~10$\mu g/kg$,儿童为每日 4~6$\mu g/kg$,早餐前半小时空腹将一日全剂量一次性用适当液体送服。

（2）干甲状腺片:是来自猪、牛、羊等食用动物的甲状腺体,除去结缔组织与脂肪,绞碎,脱水,脱脂,在 60℃ 以下的温度干燥,研细制成。干甲状腺片 60mg 相当于 L-甲状腺素钠100μg,婴儿剂量为 8~15mg,儿童剂量为 20~60mg。

2. 治疗方案　L-甲状腺素钠的剂量准确易于掌握,一般甲状腺激素治疗应该从低剂量开始,每 2~4 周逐渐加量(12.5~25μg),直至达到足剂量,至临床症状改善,血清 T4、TSH正常,即作为维持量使用。需根据血清 FT_4 和 TSH、生长发育曲线、智商、骨龄等情况调整服药剂量。

如伴有肾上腺糖皮质功能不足者,应同时给予生理需要量的皮质激素治疗,防止突发性肾上腺皮质功能衰竭。如发现其他内分泌激素缺乏,应给予相应的替代治疗。

（五）药物治疗管理

1. 疗效评估　临床症状减轻,心率正常,大便正常,生长发育曲线恢复正常。

2. 药物相互作用　在小婴儿喂 L-甲状腺素钠片剂时,应压碎后在勺内加少许水或奶服用,不宜置于奶瓶内喂药,避免与豆奶、铁剂、钙剂、考来烯胺、纤维素和硫糖铝等食物或药物同时服用,以免减少甲状腺素的吸收。

3. 药物治疗监护　应用甲状腺素补充治疗后,定期复查血清 T_4 及 TSH,开始每周查一次,血中激素浓度达到正常范围之后每 3 个月复查一次,病情稳定后每 6 个月~1 年复查一次。一般在持续用药 1 个月至数月后暂时停药,观察 T_3、T_4 及 TSH 的变化,若 T_4、TSH 在正常水平则为暂时性甲减,可以停药;若 T_4 低、TSH 高则为永久性甲减,应继续治疗。甲状腺发育不良者需治疗更长时间。

十、先天性肾上腺皮质增生症

（一）病因和发病机制

先天性肾上腺皮质增生症(congenital adrenal hyperplasia,CAH)是由于肾上腺皮质激素生物合成途径中的酶缺陷引起皮质醇等激素水平改变所致的一组疾病,常呈常染色体隐性遗传。由于肾上腺皮质激素合成缺陷,致血皮质醇水平降低,负反馈抑制垂体释放促肾上腺皮质激素(ACTH)的作用减弱,致 ACTH 分泌过多,刺激肾上腺皮质增生,使雄激素和一些中间代谢产物增多。临床上可表现为糖、盐皮质激素和性激素水平改变,以及相应的症状、体征和生化改变。

临床上常见的先天性肾上腺皮质增生症有 21-羟化酶(CYP21)缺陷症,占90%~95%,发病率约为1/4500。由于 21-羟化酶缺陷导致类固醇激素的合成阻滞于黄体酮和 17α-羟孕酮水平;而雄性激素的合成不需要 21-羟化酶,在长期大量的 ACTH 刺激下,大量的皮质醇前体进入雄性激素的合成途径,导致雄性激素水平升高。另一常见的为 11β-羟化酶(CYP11β)缺陷症,占5%~8%,发病率为1/7000~1/5000。由于 11β-羟化酶缺陷导致皮质醇水平降低、雄激素和 11-脱氧皮质酮蓄积、雄激素过多,引起不同程度的男性化和生长加速。

（二）临床表现及诊断

1. 临床表现

（1）男性化:多见于 21-羟化酶缺陷症,在女性表现为假两性畸形,性腺为卵巢,但在胎儿期就因雄激素分泌过多,使得出生后就有外生殖器为男性畸形;幼儿期有阴毛及腋毛出现,可见胡须及面部痤疮;青春期不出现女性青春期变化,无月经,乳房平坦,输卵管、卵巢、子宫均呈不发育状态。在男性表现为假性性早熟,出生时外生殖器基本正常,1~2岁后阴茎发育快,能勃起,同时有阴毛出现,肌肉发达,但睾丸小于正常,虽有精液,其内不含精子;发育期出现男性第二性征,如声音低沉、痤疮等。由于骨骺早闭,患者身材较矮小。多数患者能维持水、电解质平衡。

(2)全身其他表现:在21-羟化酶完全缺乏时,黄体酮和17α-羟孕酮明显增高,而皮质醇和醛固酮减少,肾小管排钠多、排钾少,在出生后不久出现拒食、呕吐、腹泻、体重不增或下降、脱水、低血压、高血钾、代谢性酸中毒、皮肤黏膜色素沉着。

(3)高血压:在11β-羟化酶缺乏症时,去氧皮质酮增多,以致钠潴留、血容量增加而出现高血压,除了有男性第二性征外,还合并有高血压,无水、电解质代谢失衡。

2. 实验室及影像学检查

(1)新生儿期筛查:对于出生后2~5天的新生儿可进行足跟血筛查17-羟孕酮。

(2)尿17-酮类固醇检测:尿液中的17-酮类固醇升高是反映肾上腺皮质分泌雄激素的重要指标。

(3)血激素检测:血17-羟孕酮、肾素-血管紧张素原(PRA)、醛固酮(Aldo)、脱氢异雄酮(DHEA)、脱氧皮质酮(DOC)及睾酮(T)等的测定。17-羟孕酮明显升高是21-羟化酶缺乏的特异性指标。

(4)X线检查:左手腕骨骨龄照片常超过实际年龄。

(5)CT或MRI检查:可发现双侧肾上腺增大。

3. 诊断 在新生儿时有外阴两性畸形,或在其他年龄发生了任何程度的性早熟都要进行相应的实验室检查,确诊需依据实验室检查。

血17-羟孕酮显著增高是21-羟化酶缺陷症的可靠诊断依据;血浆11-去氧皮质醇和11-氧皮质酮水平增高、尿17-羟类固醇和17-酮类固醇水平同时升高均是11β-羟化酶缺乏的诊断依据。

4. 鉴别诊断 早期诊断十分重要,早期治疗可维持儿童的正常发育和生活。

(1)先天性肥厚性幽门狭窄或肠炎:新生儿期出现反复呕吐、腹泻,应注意家族史和外生殖器的检查,女性患儿在出生时已有两性畸形,而男性患儿早期诊断较困难。先天肥厚性幽门狭窄表现为进行性加重的呕吐,无皮肤色素减退,可进行钡剂造影检查。

(2)真性性早熟:临床上要与单纯男性化进行鉴别(表19-6)。

表19-6 单纯男性化与真性性早熟的诊断要点

	先天性肾上腺皮质增生症	真性性早熟
睾丸大小	与年龄相符	明显增大
血液17-羟孕酮	明显增高,为正常的数十倍	增高,不超过成人

(三)治疗原则

补充所缺乏的皮质醇,进而抑制ACTH的分泌,控制肾上腺皮质的增生,减少雄性激素的合成与分泌,以解除或缓解男性化症状。在发育期前后补充必要的性激素,以促进生殖器发育成熟及促使第二性征的及时发育。对于女性两性畸形可进行手术矫形治疗。

（四）药物治疗方案

1. 治疗药物

（1）糖皮质激素：所有 CYP21 缺陷症患者和有症状的 CYP11β 缺陷症患者都需要糖皮质激素替代治疗，使过多分泌的下丘脑和垂体促肾上腺皮质激素释放激素（CRH）和促肾上腺皮质激素（ACTH）受到抑制，血中水平异常增高的性激素得以减少。氢化可的松为人工合成的类似天然的肾上腺皮质激素，儿童口服剂量为 $10 \sim 20mg/(m^2 \cdot d)$，每日 2~3 次。

（2）盐皮质激素：可以协同糖皮质激素的作用，使 ACTH 进一步减少。可选用氟氢可的松片，婴儿和初学走路的儿童需给予氟皮质酮 0.1~0.2mg，每日 2 次。应测定血浆肾素活性来调节给药剂量和盐摄入量。

2. 治疗方案

（1）替代或补充治疗：使用生理剂量的氢化可的松口服，半衰期为 8~12 小时，应按照体表面积计算用量，按体重计算易发生过量；适当加用氟氢可的松。

（2）应激治疗：在肾上腺危象时，可用生理盐水维持血容量，在急性扩容后用生理盐水和少量右旋糖酐静脉维持。治疗首选氢化可的松，初始剂量为新生儿 25mg、儿童 50mg；初始负荷剂量后，必须间断给予 $50 \sim 100mg/(m^2 \cdot d)$，分为 6 次给药。

根据应激情况决定剂量、给药途径和给药次数。如在任何发热性疾病时，都要增加氢化可的松的用量，剂量是平时维持剂量的 3~5 倍（直到退热 24 小时以后）。在更严重的应激或口服药效会受影响时，需肠道外应用糖皮质激素。在手术前也应增加氢化可的松的剂量，术前晚上给以平时剂量的 3~5 倍，手术前麻醉诱导时再增加氢化可的松的剂量，诱导时所给的剂量与肾上腺危象时用的初始剂量相似。应激保护要持续 24~72 小时，具体根据手术的类型和恢复情况而定，此后逐渐减量至维持量。

（五）药物治疗管理

1. 疗效评估　生长发育恢复到正常速度。

2. 药物监护　应用糖皮质激素替代疗法时，应注意监测血 17-羟孕酮或尿 17-酮类固醇，失盐型 CAH 患者还应该监测血钾、钠、氯等。必须每年检查 X 线骨龄象，仔细监测生长曲线。对于失盐型 CAH 患者，还必须接受盐皮质激素替代治疗，一些患者在饮食中可以增加盐摄入（1~2g/d）。

<h2 style="text-align:center">十一、生长激素缺乏症</h2>

（一）病因和发病机制

生长激素缺乏症（growth hormone deficiency，GHD）是指在婴儿期或儿童期腺垂体合成和分泌生长激素（GH）部分或完全缺乏，或由于生长激素分子结构异常所致的生长发育障碍性疾病，可因垂体病变（垂体性）或下丘脑和（或）垂体轴病变导致生长激素缺乏（下丘脑性）；可为单一生长激素缺乏，也可伴腺垂体其他激素缺乏。生长激素的释放受下丘脑分泌的促生长激素释放激素（GHRH）和生长激素释放抑制激素的调节，生长激素主要功能是促进生长、代谢，若下丘脑-垂体功能障碍或靶细胞对生长激素无应答等，都会造成生长落后，其原因可为特发性或继发性。在下丘脑肿瘤、放射损伤、头部创伤如产伤、垂体发育异常以及颅内感染等，可以继发生长激素的缺乏，也有部分原因不明的特发性生长激素分泌不足，下丘脑、垂体并无明显病灶。如儿童在相似的生活环境下,同种族、同性别和年龄的个体身高低于正常健康儿平均生长曲线的第3百分位数或平均数减两个标准差,称为矮身材。

（二）临床表现及诊断

1. 临床表现

（1）生长落后:特发性生长激素缺乏的患儿出生时身长和体重均正常,1岁以后出现生长速度减慢,身高落后比体重低下更为显著,身高低于同年龄、同性别正常健康儿童生长曲线的第3百分位数以下(或低于平均数减两个标准差),身高的年增长速率<5cm,智能发育正常,身体的各部比例匀称。

（2）伴或不伴其他一种或多种垂体激素的缺乏,如伴促肾上腺皮质(ACTH)激素缺乏、促甲状腺激素(TSH)缺乏、促性腺激素缺乏等。

（3）继发于肿瘤等可有相应的症状及体征。

2. 实验室及影像学检查

（1）生长激素刺激试验:生长激素在生理状态下是脉冲式分泌的,有明显的个体差异,并受睡眠、运动、摄食和应激的影响,故对疑似诊断的患儿必须做生长激素刺激试验,以判断垂体分泌生长激素的功能。对于确诊生长激素缺乏症的诊断,必须是两种以上药物的刺激试验结果均为异常。

（2）胰岛素样生长因子-1(IGF-1)和胰岛素样生长因子结合蛋白-3(IGFBP-3):IGF-1和IGFBP-3是5岁至青春期前儿童生长激素缺乏症的筛查检测指标,IGFBP-3的产生受生长激素调节,其血中水平在日间无变化,肝脏合成及分泌IGF-1和IGFBP-3,同时反馈抑制垂体生长激素的释放,血清IGF-1和IGFBP-3的浓度和血清生长激素水平在24小时内大致平行,两者的血清浓度随年龄增长和发育进程而增高,也与营养、肝功能等因素相关,对鉴别生长激素缺乏与生长激素受体缺陷有意义。

（3）骨龄检查:是评估生长发育的良好指标。左手腕、掌、指骨正位X线片显示有骨龄幼稚,骨骺久不融合,牙成熟迟缓,骨龄落后于实际年龄2岁或2岁以上。

（4）下丘脑、垂体的影像学检查:均应进行颅部MRI检查,以了解下丘脑-垂体有无异常。

3. 诊断 依据生长落后、缓慢的临床表现,智力正常,生长激素刺激试验低下,排除其他影响生长的疾病后即可诊断。

4. 鉴别诊断 引起生长落后的原因很多,需与生长激素缺乏症鉴别的常见疾病有:

（1）家族性矮身材:父母身高均低,儿童年增长率>4cm,骨龄和年龄相称,智能和性发育均正常。

（2）体质性生长及青春期延迟:男孩多见,幼儿期呈现生长缓慢、骨龄落后和青春发育比正常儿童推迟3~5年,但身高与骨龄一致,最终身高属正常范围,父母中有类似病史。

（3）其他激素分泌异常:先天性甲状腺功能减退症、先天性卵巢发育不全综合征等。

（4）骨骼发育障碍:如各种骨、软骨发育不全等,都有特殊的体态和外貌,可选择进行骨骼X线片和骨活检等,以明确诊断。

（三）治疗原则

生长激素缺乏症的主要治疗方法是外源性补充生长激素。儿童生长激素分泌不足时,只有提供外源性生长激素才能维持正常的生长发育,治疗达成人身高后并不需要再继续替代。人生长激素的使用方法与最佳时机是在生长活跃时,骨龄超过10岁以后治疗的反应较差,需要使用的剂量较大,但只要长骨骨骺未闭合,注射生长激素都有效。临床试验与动物实验表明,疗效与剂量在一定程度上呈正相关。

(四)药物治疗方案

1. 治疗药物 重组人生长激素系采用大肠埃希菌分泌型基因重组表达技术合成的,其氨基酸含量、序列及蛋白质结构与天然的生长激素相同。剂量为 $0.1 \sim 0.15U/kg$ 或 $2.5mg/m^2$,注射给药。

2. 治疗方案 采用生长激素替代疗法,开始治疗的年龄越小,疗效越好;身高随着治疗时间的延长而不断改善,治疗时间越长,身高的改善越显著,疗程至少 1 年以上。治疗应采用个体化治疗,宜从小剂量开始,最大量不宜超过 $0.2U/(kg \cdot d)$。小于胎龄儿存在一定程度的生长激素抵抗,治疗剂量高于其他病种;青春期的治疗剂量高于青春期前的剂量。根据生长情况以及生化检测结果等适时进行剂量调整。可采用每周 $6 \sim 7$ 天的给药方式,于睡前30 分钟皮下注射。

(五)药物治疗管理

1. 疗效评估 第 1 年有效反应的指标为身高标准差比值法增加 $0.3 \sim 0.5$ 以上;生长速度较治疗前增加每年增长大于 $3cm$。

2. 药物治疗监护 在应用生长激素的患儿要定期监测肾上腺皮质功能、甲状腺功能、肝肾功能、骨龄、空腹血糖、胰岛素、IGF-1、IGFBP-3。器质性生长激素缺乏症患儿应注意复查垂体磁共振。部分患者的生长激素抗体滴度较高,但停药 $2 \sim 3$ 个月后滴度逐渐下降,再用生长激素替代治疗时疗效仍可恢复,但抗体滴度可再上升。这种患者须间歇治疗,疗程一般为 $2 \sim 4$ 周。

用生长激素后对营养的需求增加,需给予充足的营养。

应用生长激素治疗期间禁用糖皮质激素,即使有生长激素抗体也不主张使用,因为治疗用的糖皮质激素远超出生理需要量。

思考题

1. 如何根据儿童与新生儿特点选择恰当的给药方法,各种给药方法的特点是什么?
2. 试述儿童应用抗生素药物的基本原则。
3. 肺表面活性物质治疗新生儿呼吸窘迫综合征的机理及应用方法。
4. 肝豆状核变性的药物选择、应用及监测。
5. 地中海贫血应用铁螯合剂的指征及方法。
6. 中枢性尿崩症的治疗药物选择。
7. 生长激素应用的指征、方法及监测。

(万朝敏 吴云明撰稿;邓建军 黄 亮审校)

参考文献

1. 新生儿呼吸窘迫综合征的管理———欧洲共识指南(2013 版).中国新生儿科杂志,2013,28(5):

356-358

2. Engle WA, American Academy of Pediatrics Committee on Fetus and Newborn. Surfactant - replacement therapy for respiratory distress in the preterm and term neonate. Pediatrics,2008,121(2):419-432

3. 中华医学会儿科学分会新生儿学组. 新生儿黄疸干预推荐方案. 中华儿科杂志,2001,39(3):185-187

4. 肝豆状核变性的诊断与治疗指南. 中华神经科杂志,2008,41(8):566-569

5. EASL Clinical Practice Guidelines: Wilson's disease European Association for the Study of the Liver. Journal of Hepatology,2012,56:671-685

6. Diagnosis,Treatment,and Long-Term Management of Kawasaki Disease: A Statement for Health Professionals From the Committee on Rheumatic Fever,Endocarditis and Kawasaki Disease,Council on Cardiovascular Disease in the Young. American Heart Association Circulation,2004,110:2747-2771 doi:10.1161

7. 重型 β 地中海贫血的诊断和治疗指南. 中华儿科杂志,2010,48(3):186-188

8. 中国血友病协作组. 血友病诊断与治疗中国专家共识(2013 版). 中华血液学杂志,2013,34(5):461-463

9. 血友病诊断和治疗的专家共识. 临床血液学杂志,2010,23(1):49-53

10. 中华医学会儿科学分会内分泌遗传代谢学组. 先天性甲状腺功能减低症诊疗共识. 中华儿科杂志,2011,49(6):421-424

11. 中华医学会儿科学分会内分泌遗传代谢学组. 矮身材诊治指南. 中华儿科杂志,2008,46(6):428-443

12. Congenital Adrenal Hyperplasia Due to Steroid 21- hydroxylase Deficiency: An Endocrine Society Clinical Practice Guideline. J Clin Endocrinol Metab,2010,95(9):4133-4160

13. 中华医学会儿科学分会内分泌遗传代谢学组. 基因重组人生长激素儿科临床规范应用的建议. 中华儿科杂志,2013,51(6):426-433

第二十章　妇产科疾病

第一节　产科疾病的药物治疗

一、妊娠期和哺乳期妇女的生理及药动学特点

（一）妊娠期和哺乳期妇女的生理特点

1. 妊娠期妇女的生理特点　　妊娠期是个特殊的生理期,为了适应胚胎、胎儿生长发育的需要,妊娠期妇女的胎盘产生大量的激素及细胞因子,致使其神经内分泌发生相应变化,造成体内各系统发生了一系列适应性的生理变化。妊娠期间母体各系统的生理改变如下。

(1)循环系统及血液的改变:妊娠早期及中期血压偏低,妊娠晚期血压轻度升高,至妊娠32周达高峰,且孕期心排血量对活动的反应较未孕时明显。血压变化以舒张压变化为主,因外周血管扩张、血液稀释及胎盘形成动静脉短路,舒张压轻度降低,收缩压一般无变化,脉压稍增大。孕妇体位影响血压,坐位稍高于仰位。孕晚期因增大的子宫右旋,仰卧位时可致仰卧位低血压综合征。

妊娠期血容量逐渐增加以适应增大的子宫及其血管系统的需要,于妊娠6~8周开始增加,至妊娠32~34周达高峰,孕期共增加40%~45%,平均增加1450ml(血浆平均增加1000ml,红细胞平均增加450ml),维持此水平直至分娩。

妊娠胎盘的灌注主要由子宫动脉及卵巢动脉供应,胎儿及胎盘的生长、代谢,以及废物的排出均依赖于子宫胎盘。绒毛间隙的适宜血流灌注随妊娠进展亦有增加,孕10周时为50ml/min,至孕28周时增至185ml/min,至足月妊娠时胎盘绒毛间隙血流量为450~650ml/min。

(2)泌尿系统的变化:孕妇及胎儿的代谢产物增多,孕期肾脏负担加重。妊娠期肾脏略增大,肾血浆流量(renal plasma flow,RPF)及肾小球滤过率(glomerular filtration rate,GFR)于孕早期开始增加,整个孕期维持较高的水平,代谢产物尿素、肌酐等排泄增多。

(3)呼吸系统的变化:为有效供给孕妇及胎儿所需的氧,孕妇的耗氧量于妊娠中期增加10%~20%,而肺通气量约增加40%,使动脉血PO_2增高达92mmHg,PCO_2降至32mmHg;肺泡换气量约增加65%,有利于胎儿血中的CO_2通过胎盘排出;呼吸次数于孕期变化不大,每分钟不超过20次,但是呼吸较深,残气量约减少20%;上呼吸道(鼻、咽、气管)黏膜增厚,轻度充血、水肿,易发生上呼吸道感染。

(4)消化系统的变化:妊娠期胃液中的游离盐酸及胃蛋白酶分泌减少,且由于孕激素的影响,妊娠期胃平滑肌张力减退,蠕动减少,排空时间延长。肠蠕动亦有所减少,但其吸收功能并无改变,相反,由于身体的需要,对铁和钙的吸收反而有增加。肝脏的血流有所减少,但肝脏功能无明显变化。细胞色素P450 3A4、细胞色素P450 2D6的活性在妊娠期增加。由于黄体酮浓度增加,细胞色素P450 1A2、黄嘌呤氧化酶减少和N-乙酰转移酶的活性下降。非肝酶(如血浆乙酰胆碱酯酶)的活性也下降。

(5)内分泌系统的变化

1）垂体：妊娠期垂体稍增大，尤其在妊娠末期，腺垂体增大明显。嗜酸性粒细胞肥大增多，形成"妊娠细胞"。①促性腺激素（gonadotropin，Gn）：孕期由于体内有大量的雌激素（estrogen）、孕激素（progestin），对下丘脑及垂体的负反馈作用使卵泡刺激素（follicle-stimulating hormone，FSH）及黄体生成素（luteininzing hormone，LH）分泌减少，卵巢内的卵泡不再发育成熟，也无排卵。②催乳素（prolactin，PRL）：从妊娠 7 周开始增多，随妊娠进展逐渐增加，妊娠足月分娩达高峰约 $150\mu g/L$，为非孕妇女（$15\mu g/L$）的 10 倍。催乳激素促进乳腺发育，为产后泌乳做准备。

2）肾上腺皮质：①皮质醇：妊娠期雌激素大量增加，致皮质醇明显增多。但皮质醇入血后约 75% 与肝脏产生的皮质类固醇结合球蛋白（Corticosteroid Binding Globulin，CBG）结合，15% 与白蛋白结合，有活性作用的游离皮质醇仅为 10%，故孕妇一般无肾上腺皮质亢进的表现。②醛固酮：妊娠期醛固酮分泌明显增多，但有活性作用的游离醛固酮仅为 30%～40%，故一般不引起孕妇体内的水钠潴留。③睾酮：妊娠期睾酮分泌亦增加。

3）甲状腺：孕期由于血管增多及腺组织增生，较非孕时甲状腺增大约 65%。血中的甲状腺激素明显增加，但由于孕期肝脏产生的甲状腺素结合球蛋白（thyroxine-binding globulin，TBG）增加 2～3 倍，孕妇血中的游离甲状腺激素浓度并无明显增加，故孕妇无甲状腺功能亢进的表现。促甲状腺激素（thyroid stimulating hormone，TSH）不能通过胎盘相互转运，孕妇与胎儿的甲状腺功能由各自体内的 TSH 负责调节。

4）甲状旁腺：孕早期孕妇体内甲状旁腺激素水平较低，随妊娠进展，血容量和肾小球滤过率增加及钙由母体向胎儿转运，致孕妇体内的钙浓度逐渐降低，从而导致甲状旁腺激素在妊娠中、晚期逐渐增加。

（6）新陈代谢的变化

1）基础代谢率（basal metabolic rate，BMR）：妊娠早期稍下降，于妊娠中期渐增高，至妊娠晚期可增高 15%～20%。

2）体重：妊娠 12 周前体重无明显变化，妊娠 13 周起体重平均每周增加 350g，直至妊娠足月时体重平均增加 12.5kg。其中乳房增加 0.6～1.3kg，子宫增加约 1.1kg，胎盘羊水和胎儿共约 4.8kg，体液增加约 3.6kg，血容量增加约 1.5kg。

3）碳水化合物代谢：妊娠期胰岛功能旺盛，分泌胰岛素增多，使血中胰岛素增加，故孕妇的空腹血糖值稍低于非孕妇女，糖耐量试验显示血糖增高幅度大且恢复延迟。已知于妊娠期间注射胰岛素后降血糖效果不如非孕妇女，提示靶细胞有拮抗胰岛素的功能或因胎盘产生的胰岛素酶破坏胰岛素，故妊娠期间胰岛素的需要量增多。

4）脂肪代谢：妊娠期肠道吸收脂肪的能力增强，血脂增高，体内积存较多的脂肪。同时雌激素、孕激素影响脂肪代谢，容易出现高脂血症。妊娠期糖原储备少，偶尔能量消耗过多时，体内动用大量脂肪易使血中酮体增加发生酮血症。

5）蛋白质代谢：孕妇对蛋白质的需要增加，呈正氮平衡状态。

6）矿物质代谢：胎儿生长发育及胎盘的形成需要大量的钙、磷，应于妊娠 16 周开始常规补充钙及维生素 D，以提高血钙值。胎儿造血及酶合成需要较多的铁，孕妇储存铁量不足，需补充铁剂，否则会因血清铁下降而发生缺铁性贫血。

2. 哺乳期妇女的生理特点　胎盘娩出后，产妇即进入了以自身乳汁哺育婴儿的哺乳期。哺乳期间母体各系统的生理改变如下。

（1）乳房的变化：随着胎盘剥离娩出，产妇血中的雌激素、孕激素、胎盘生乳素水平急剧下降，催乳素水平显著增高，乳汁开始分泌。由于多数药物可经母血渗入乳汁中，故产妇于哺乳期用药时应考虑药物对新生儿或婴儿有无不良反应。

（2）循环系统及血液的变化

1）胎盘娩出后，子宫-胎盘的血液循环停止，子宫缩复导致大量血液从子宫回到体循环，加之妊娠期过多组织间液回吸收，产后72小时内血容量急剧增加15%～25%，于产后2～3周才能恢复到非孕状态。

2）产褥早期血液仍处于高凝状态，纤维蛋白原、凝血酶、凝血酶原于产后2～4周内恢复到非孕状态。

（3）消化系统的变化：产后胃肠肌张力及蠕动减弱，消化能力减弱，易发生便秘，约需2周才能恢复。

（4）泌尿系统的变化：孕期体内潴留的多量水分需经肾脏排出，故产后的最初1周内尿量明显增多。另外，子宫复旧产生的代谢产物亦需随尿液排出，故尿中的氨基酸、肌酐、肌酸浓度明显增加，约1周后恢复。

（5）内分泌系统的变化：产后雌激素及孕激素急剧下降，至产后1周时已降至未孕时的水平。维持泌乳及排乳的催乳素明显增加。垂体催乳素因是否哺乳而异，哺乳产妇于产后下降，但仍高于非孕水平，吮吸乳头时催乳素明显增高；不哺乳产妇则于产后2周降至非孕水平。

（二）妊娠期和哺乳期妇女的药动学特点

大量临床实践和研究证明，药物在人体内的药动学过程受着诸多因素的影响，妊娠期妇女各系统发生了一系列相应的生理改变，可能改变其药动学的规律。胎儿及新生儿处于不同的发育阶段，各器官发育尚未完善，妊娠期或哺乳期妇女用药可能影响胎儿及新生儿。故针对不同阶段妊娠期及哺乳期的药物代谢特点，选择安全、有效的药物，适时适量用药，对于保护母婴健康非常重要。

1. 药物在妊娠期妇女体内的代谢

（1）药物的吸收：妊娠期由于胃肠蠕动减少，口服药物吸收可能延迟，因而药物血浆浓度峰值出现延迟和降低。但由于胃排空时间延长或肠蠕动减少而致药物在胃肠道内的停留时间延长，则吸收的总量可能增加。若因早孕反应出现呕吐，则可能干扰药物的吸收，减少药物的吸收总量。妊娠晚期由于子宫压迫，可能出现下肢血液回流不畅，影响药物经皮下或肌内注射的吸收效率，必要时可采用静脉注射。

（2）药物的分布：妊娠期间药物的分布容积随母体血浆容量的增加而增加，药物的稀释度也增加，故药物的需要量高于非孕期。妊娠期单位体积的血清蛋白含量降低，以白蛋白为甚，加之妊娠期新陈代谢增加，孕妇体内需与白蛋白结合的内源性物质增加，致使药物与白蛋白的结合能力明显降低，结合明显减少，血内的游离药物浓度增加，致组织间药物及通过胎盘的药物增多，故妊娠期用药效率增高。由于妊娠期间母体脂肪含量明显增加，主要分布于脂肪组织的药物分布容积大大增加，而血浆浓度降低。

（3）药物的排出：肾血浆流量及肾小球滤过率于孕早期开始增加，整个孕期维持较高的水平，导致孕期药物从肾脏排出加速。使用主要通过肾脏排出的药物如注射用硫酸镁等宜采用侧卧位，以增加肾血流量，促进药物的排出。若孕期伴发肾功能不全，可能明显影响药物排出,致使药物在体内的半衰期延长,应用药物尤其是经肾脏排出的药物时应充分考虑这一点。

2. 药物在胎盘的转运及代谢 胎盘由羊膜、母体底蜕膜及胎儿叶状绒毛膜构成,发挥物质交换和分泌某些激素的作用。胎盘屏障是由滋养层合体细胞、基底层、基质及绒毛内的胎儿毛细血管组成的薄膜屏障。胎盘的转运作用主要是将母体血中的物质通过胎盘屏障转运到胎儿血中。

(1)胎盘的药物转运方式:胎儿经胎盘由母体吸收和排泄药物。与体内其他生物膜对药物的转运类似,转运方式也包括以下几种。

1)被动扩散:大部分药物是经由被动扩散形式进行胎盘转运的。被动扩散不需要能量,转运的快慢主要取决于药物的浓度梯度和理化性质。

2)易化扩散:是药物通过胎盘的次要方式,是内源性化合物如葡萄糖的重要转运方式,另外,部分药物如头孢氨苄等也是通过此方式转运的。这是一个通过载体介导但不消耗能量的转运过程,该过程有竞争性抑制,也有饱和性。

3)主动转运:主动转运可以逆浓度梯度转运药物,是耗能过程。主动转运的物质通常是对胚胎生长重要的物质,如氨基酸等。多数药物不是通过主动转运途径转运的。

4)胞饮作用:也是胎盘物质转运的一种重要方式。大分子物质如免疫球蛋白被合体细胞吞饮入细胞内,再直接入胎儿血中。

(2)影响胎盘药物转运的因素:胎盘对药物的转运速度和量与药物的理化性质、脂溶性、解离度等有关,同时也与母体内的药动学和胎盘的功能状态及血流情况有关。

1)胎盘因素:药物的转运很大程度上受胎盘血流量及其有效膜面积、厚度的影响。另外,多数药物的胎盘转运是通过子宫-胎盘循环和胎盘-胎儿循环来完成的,影响两种循环血流量的因素可相应影响药物的胎盘转运效率。影响子宫血流和药物转运率的有母体血流压力和脐带。母体低血压会减少胎盘血供,减少药物进入胎盘的转运率;脐带受压会减少进入胎儿的药物转运率。

2)药物因素:也是影响药物在胎盘转运的重要因素。药物的胎盘转运受药物脂溶性和解离度的影响甚大。由于多数药物均为弱电解质,当药物分子处在非解离的情况下,脂溶性较高,易于通过胎盘;而解离后则脂溶性降低,不易通过胎盘。因此,凡能影响药物解离的因素皆可影响药物通过胎盘。分子量大小与药物能否通过胎盘屏障也有密切关系,一般来说,小分子药物较大分子药物易于通过胎盘,分子量在 250~500 的药物易通过,超过 1000 者则很难通过。

(3)胎盘的药物代谢:研究证实除药物转运外,胎盘还具有药物代谢功能。胎盘中存在细胞色素 P450,具有氧化、还原、水解和结合等代谢形式的催化系统。目前已知多种内源性和外源性物质可被胎盘代谢,如肾上腺素、去甲肾上腺素、组胺、雌激素、5-羟色胺、乙酰胆碱和多肽类激素如胰岛素、缩宫素、加压素和血管紧张素等。

3. 药物在胎儿体内的代谢 除胎盘外,药物还可通过羊膜进入羊水后,经胎儿皮肤转运至胎体内。另外,自妊娠第 12~15 周,胎儿可通过吞饮羊水经胃肠道吸收羊水中的药物。

药物吸收后在胎儿体内的分布与胎儿的血液循环一致,分布至脑和肝脏等重要器官中的药物较多。药物需与血浆和组织内的蛋白结合确定药物效应,由于胎儿血浆蛋白与组织蛋白的结合能力较低,且不能同时结合多种药物或体内的内源性物质,药物在胎儿体内的药效持续时间相对较短。胎儿的药物代谢主要由胎盘转运,从胎儿重返母体,再由母体解毒排泄。胎儿自身的肝脏线粒体酶系统功能低,分解药物的酶系统活性也不完善,对药物的解毒能力极低。胎儿肾脏发育不全,肾小球滤过率低,胎儿药物排泄缓慢,药物在胎儿血内或组织内的半衰期延长,容易引起药物的蓄积中毒。

4. 药物对胎儿的影响　孕期母体使用药物除可通过胎盘屏障直接到达胎儿体内,还可通过影响母体内分泌、代谢等间接影响胚胎或胎儿。最严重的药物毒性是影响胚胎分化和发育,导致胎儿畸形和功能障碍,与用药时的胎龄密切相关,也与所使用药物本身的性质、药物的剂量、使用药物的持续时间、用药途径相关。

(1)药物的性质:脂溶性药物的渗透性越高,越容易透过胎盘;离子化程度越低,越容易透过胎盘;分子量越小,越易转运至胎儿。

(2)药物的剂量:胎儿对药物的反应与药物剂量可能有很大关系,小剂量的药物有时仅造成暂时的机体损害,而大剂量的药物可能使胚胎死亡。用药的持续时间越长或重复使用,都会加重药物对胎儿的危害。

(3)药物的亲和性:药物对机体的损害与机体的遗传素质有关。同样的药物对不同胚胎的影响程度不一。

(4)用药时的胎龄:用药时的胎龄与损害性质有密切关系。受精后 2 周内受精卵未着床在子宫内膜内,与母体组织尚未直接接触,胚胎受药物影响的结果是"全"或"无"的:"全"表现为胚胎早期死亡导致流产;"无"则为胚胎未受影响而继续发育。晚期囊胚着床后至 12 周左右是胚胎、胎儿各器官处于分化发育的阶段,是药物的致畸高度敏感期,任何部位的细胞受到药物毒性的影响,均可能造成某一部位的组织或器官发生畸形。药物毒性作用出现越早,发生畸形可能越严重。妊娠 12 周以后至足月是胎儿生长、器官发育、功能完善的阶段,药物的致畸作用明显减弱。但对于尚未分化完全的器官如生殖系统,某些药物还可能对其产生影响,而神经系统因在整个妊娠期间持续分化发育,故药物对神经系统的影响可以一直存在。

5. 药物由血浆到母乳的转运　大多数药物由血浆到母乳的转运是通过被动扩散的方式。众多因素可影响药物由血浆到母乳转运的量及速度,如药物的分子量大小、解离度、脂溶性、血浆与乳汁的 pH 等。此外,乳汁的脂肪含量、婴儿吸吮的乳量、乳腺的血流量等对药物转运到母乳的量也有影响。一般规律如下。

(1)根据被动扩散的原理,药物分子量愈小,愈容易扩散到乳汁中。分子量 <200 的药物如吗啡、乙醇等通过单纯扩散作用即可从血浆向乳汁中转运。

(2)细胞膜具有磷脂-蛋白质结构,非解离的药物更易通过细胞膜进入乳汁中。

(3)由于乳汁中的脂肪含量较血浆高,脂溶性高的药物更易由血浆向母乳中转运。

(4)正常血浆的 pH 恒定在 7.4,母乳的 pH 通常比血浆低,且有明显的波动,变化于 6.8 ~7.12,因而药物在此两种环境中的解离有差异。弱酸性药物如青霉素、磺胺类药物不易通过屏障,则乳汁中的药物浓度明显低于血浆浓度。

(5)蛋白结合率低的药物其血浆游离药物浓度高,更易进入乳汁中。进入乳汁后即与乳蛋白结合,但其结合明显少于血浆中与蛋白的结合。

二、妊娠期和哺乳期患者的安全用药

（一）妊娠期患者的安全用药分类

根据动物实验和临床试验结果,评价药物对人体的安全性,根据药物对动物和人类所具有的不同程度的致畸、发育不良或功能障碍等危险,美国食品和药品监督管理局(Food and Drug Administration,FDA)颁布了药物对胎儿的危险性而进行危险等级(即 A、B、C、D、及 X 级)的分级。分级标准如下。

A 级:对照研究显示无害,已证实此类药物对人类胎儿无不良影响,是最安全的。

B 级:对人类无危害证据,动物实验对胎畜无害,但在人类尚无充分研究。多种临床常用药均属此类。

C 级:不能排除危险性,动物实验可能对胎畜有害或缺乏研究,在人类尚无有关研究。本类药物只有在权衡了对孕妇的好处大于对胎儿的危害之后方可应用。此类药临床选用困难,但妊娠期很多常用药属于此类。

D 级:有对胎儿危险的明确证据。尽管有危险性,但孕妇用药后有绝对的好处,如孕妇有严重疾病或受到死亡威胁急需用药时可考虑应用。

X 级:在动物或人类的研究均表明它可使胎儿异常,或根据经验认为在人、或在人及动物都有危害的。这类药物禁用于妊娠或将妊娠的患者。

妊娠期用药应选用已有肯定的循证医学证据证明对胚胎、胎儿危害较小的药物,如有 B、C 级药物可用,则尽量选用 B 级药,在无 A、B 级药物可选时则应慎用 C 级药,D 级药物只在无其他药物可选且孕妇病重急需时才选用,但仍应权衡利弊,充分知情同意。X 级药物在妊娠期绝对禁用,对未经动物实验及临床资料报告证实是否有危害的药物,应尽量不用。

（二）妊娠期患者的安全用药原则

1. 为避免药物对胎儿的不良影响,妊娠期用药必须有明确的指征。

2. 应严格参照美国食品和药物监督管理局(FDA)拟定的药物分类系统用药。

3. 孕期患病,应根据孕妇的病情需要选用有效且对胎儿比较安全的药物。一般来说,能单独用药就避免联合用药,能用结论比较肯定的药物就避免使用比较新的、但尚未肯定对胎儿是否有不良影响的药物。

4. 有些药物虽然可能对胎儿有影响,但可治疗危及孕妇健康或生命的疾病,则应充分权衡利弊后使用,应根据病情随时调整用量,及时停药,必要时进行血药浓度监测。

5. 根据孕周大小即胎儿发育时期考虑用药。孕 3 个月以前为胎儿器官发育的重要时期,尽量避免用药。烟、酒、麻醉药均属药物范畴,对孕妇和胎儿同样有害。

6. 严格掌握剂量和用药持续时间,注意及时停药。调节用药剂量至控制病情发作之最小剂量,尽量降低药物可能的损害程度。

7. 尽量避免"忽略用药"。有受孕可能的妇女用药时,需注意月经是否过期,孕妇在其他科诊治,应告诉医师自己已怀孕和孕期时间,而任何科的医师问病史时勿忘询问患者的末次月经及受孕情况。

8. 孕妇健康有利于胎儿的正常生长发育,有急、慢性疾病的患者应注意在孕前进行治疗,待治愈后或在医师的指导监护下妊娠;孕妇患病则应及时明确诊断,并给予合理治疗,包括药物治疗和是否需要终止妊娠的考虑。

9. 如孕妇已用了某种可能致畸的药物,应根据用药量、用药时的妊娠月份等因素综合考虑处理方案。早孕期间使用明显致畸的药物应考虑终止妊娠。

10. 中药或中成药一般可按药物说明书孕妇"慎用"或"禁用"执行。

妊娠期常见的禁用及慎用药物分别见表 20-1 和表 20-2。

表 20-1 妊娠期禁用的药物

药物或化学物质	对胎儿的主要危害
乙醇	生长迟缓、智力低下;心、肾、眼等多器官病变
抗代谢药(甲氨蝶呤、氮尿苷、氟尿嘧啶、巯嘌呤)	多发畸形、生长迟缓
烷化剂(环磷酰胺、白消安、苯丁酸氮芥、氮芥)	多发畸形、生长迟缓
氯米芬	神经管畸形及其他异常
己烯雌酚	女婴生殖道异常、阴道癌
达那唑	女性胎儿男性化
利巴韦林	胎儿致畸及毒性
苯妥英	颜面畸形、发育迟缓、智力低下
维 A 酸	早期流产、多发畸形
三甲双酮	多发畸形
沙利度胺(反应停)	肢体畸形;心、肾等器官缺陷
四环素	损害胎儿的骨骼、牙齿;多种先天性缺陷
醋酸亮丙瑞林	早期流产或致胎儿宫内发育迟缓
活疫苗	胎儿感染

表 20-2 妊娠期慎用的药物

药物名称	损害类型及表现
ACE 抑制剂	胎儿肾小管发育不良
氨基糖苷类	脑神经毒性
胺碘酮	胎儿甲状腺功能减退
阿米替林	胎儿肢体短缩缺陷
硫唑嘌呤	脑积水、无脑畸形等
卡马西平	中枢神经缺陷增加
氯霉素	晚期用药可能与新生儿心血管系统畸形有关
可待因	胎儿先天性心脏病、呼吸系统畸形等
麻黄碱	胎心率增加或胎儿心律不齐
乙琥胺	胎儿动脉导管未闭、唇/腭裂、脑积水

续表

药物名称	损害类型及表现
皮质激素	增加口裂的危险性
氟康唑	胎儿肢端结果异常及腭裂
布洛芬	妊娠 34～35 周后使用可致动脉导管过早关闭
锂	妊娠前 3 个月应用增加埃布斯坦综合征的风险
吲哚美辛	胎儿动脉导管狭窄
巯嘌呤	小眼畸形、角膜混浊等畸形
甲巯咪唑	妊娠前 3 个月使用可增加皮肤发育不全的风险
烟碱	胎儿发育迟缓
非甾体抗炎药	妊娠前 3 个月使用轻度增加心脏缺陷及唇/腭裂的风险
喹诺酮	可能致胎儿软骨侵蚀及关节病
利福平	有报道致无脑畸形、脑积水、肢体缺陷等
口服磺脲类	临近分娩使用导致低血压期延长
噻嗪类和相关的利尿药	临近分娩使用可能致婴儿血小板减少及溶血性贫血等
青霉胺	皮肤弹性组织变性
喹诺酮	胎儿软骨侵蚀和关节病
华法林	中枢神经、面部及骨骼畸形

（三）围生期的用药原则

我国围生期的定义指自妊娠 28 周至出生后 7 天，在此期间孕妇、胎儿、新生儿各有其特殊的生理特点，用药后有胎盘转运和乳汁转运的特点，除遵守一般的用药原则外，应考虑到孕妇和胎儿双方的因素，权衡其利弊，合理用药。针对围生期的特殊用药原则如下。

1. 严格掌握药物适应证 由于大部分药物在妊娠第 28 周后均可通过胎盘进入羊水或胎儿体内，对胎儿或新生儿产生不同程度的影响，因此用药必须严格掌握适应证，切不可滥用。

2. 恰当掌握用药剂量、时间和给药途径 用量不宜太大，以最小有效剂量为原则。疗程不宜太长，病情控制即停药。根据需要选择用药途径，用于治疗胎儿的可考虑宫腔内给药。

3. 正确把握治疗时机 妊娠和分娩期某些合并症或并发症加重，严重危及母儿安全时，除加强产科处理外，也应正确把握药物治疗时机，以确保母婴安全。

4. 妊娠晚期、分娩期用药要考虑到药物对新生儿的影响 如 4 小时内可能分娩者，不宜注射吗啡，避免造成新生儿呼吸抑制。

5. 尽量减少药物干预 由于大部分孕妇可自然分娩，因此应尽量避免应用催、引产药物，以减少和降低药物催、引产引起宫缩过强、不协调，胎儿宫内窘迫、新生儿窒息、子宫破裂等并发症。

（四）哺乳期的用药原则

大部分能通过胎盘屏障的药物也能通过乳腺进入乳汁中,故在哺乳期母体使用药物可直接或间接地影响新生儿或婴儿的健康。哺乳期用药的基本原则是尽可能减少药物对子代的影响,如母体用药对新生儿或婴儿影响大,则应实行人工喂养,暂停哺乳。针对哺乳期的特殊用药原则如下。

1. 哺乳期用药必须严格掌握适应证,控制用药剂量,限制用药时间,并告知可能发生的任何不良反应。

2. 尽量选用药物代谢特点比较清楚,进入乳汁最少,且已有一定依据证明对婴儿无明显损害的药物。

3. 哺乳期用药时间尽量选择于哺乳刚结束后,并尽可能将下次哺乳时间相隔4小时或4小时以上,以避开药物浓度高峰期哺乳。也可根据药物半衰期调整用药与哺乳的最佳时间。

4. 哺乳期药物的治疗剂量较大或疗程较长时可能对母儿产生不良影响,应检测血药浓度。

5. 哺乳期妇女必须用药又不能证实药物对新生儿安全时,应暂停哺乳。

6. 如母亲正在接受抗凝剂治疗,而婴儿因某种原因须接受手术治疗,必须在手术前测定婴儿的凝血酶原时间。

7. 哺乳期治疗药物也能用于治疗新生儿疾病者,一般不影响哺乳。

哺乳期常见禁用及慎用的药物分别见表20-3和表20-4。

表20-3 哺乳期禁用的药物

药物名称	损害类型及表现
镇静催眠药	长期应用致小儿嗜睡、生长发育迟缓
抗肿瘤药物	可能有免疫抑制
可卡因	致婴儿中枢神经系统兴奋及沉醉状态
免疫抑制药物	可能致免疫抑制
锂	可引起婴儿锂中毒反应
米索前列醇	可引起婴儿重型腹泻
放射性药物	可通过乳汁排出使婴儿遭受放射性损害
红霉素	从乳汁中的排泄量较大,静脉滴注时乳汁浓度较血药浓度高4~5倍
卡那霉素	婴儿中毒
四环霉素	过敏反应,牙齿色素沉着、牙釉发育不全、龋齿
氯霉素	骨髓抑制
磺胺类药	溶血性贫血、新生儿黄疸
甲氨蝶呤	影响婴儿的免疫功能
溴隐亭、二氮嗪	抑制乳汁分泌
环磷酰胺	抑制免疫系统

药物名称	损害类型及表现
金盐	婴儿皮疹及肝、肾炎症
麦角胺	呕吐、腹泻、惊厥
硫脲嘧啶	引起甲状腺肿、粒性白细胞减少或缺乏
甲巯咪唑	抑制婴儿的甲状腺功能
碘与碘化物	可致婴儿甲状腺功能低下和甲状腺肿
异烟肼	损害乳儿的肝脏

表 20-4　哺乳期慎用的药物

药物名称	损害类型及表现
克林霉素	婴儿出现血样腹泻
氨苄西林及阿莫西林	念珠菌病
磺胺药	叶酸缺乏性贫血、溶血性贫血、新生儿黄疸
庆大霉素及链霉素	婴儿可能出现耳毒性损害
阿司匹林	婴儿可能出现出血倾向
阿托品	婴儿出现瞳孔散大、高热、兴奋不安
溴化钾等溴化物	婴儿嗜睡、皮疹
大量骨化醇(维生素 D_2)	婴儿高钙血症
二氢速固醇	高钙血症
地西泮(安定)	婴儿嗜睡、高胆红素血症
三环类抗抑郁药	在乳汁中有排泄,婴儿对此类药物特别敏感
水合氯醛	可致婴儿嗜睡等不良反应
巴比妥类	可致乳儿镇静,也有报道可致乳儿出现高铁血红蛋白症、全身瘀斑、嗜睡、虚脱
氯丙嗪	婴儿嗜睡、溢乳
抗精神病药	在乳汁中有排泄
蒽醌衍生物	可引起小儿腹泻
西咪替丁	可在乳汁中浓缩,致乳儿胃酸降低,抑制药物代谢,引起中枢兴奋
激素类、阿司匹林、吲哚美辛	大剂量时可致乳儿代谢性酸中毒
女性激素及口服避孕药	男婴乳房女性化,女婴阴道上皮增生
萘啶酸	可致乳儿惊厥
抗组胺药	乳儿对此药排泄缓慢,可致蓄积

乳母选用抗生素应注意：

（1）容易进入乳汁中的药物（>50%者）有阿米卡星、庆大霉素、异烟肼、磺胺类、四环素类以及氨苄西林、阿莫西林、红霉素、甲硝唑等。由于前5种对乳儿极为不利，易造成损害，故应竭力避免选用。

（2）不易进入乳汁的药物（<50%者）有链霉素、卡那霉素、喹诺酮类（如诺氟沙星、左氧氟沙星）、呋喃妥因以及苯唑西林、萘夫西林、青霉素、青霉素V、氨曲南、克林霉素和多数头孢菌素等。由于前4种对乳儿有损害，虽然乳汁中较少，也应避免选用。

三、分娩期合理用药

正常分娩指妊娠37~42周的胎儿及其附属物顺利经阴道自母体自然娩出。目前诱发分娩发动的具体机制尚不清楚。多种因素均可能促使子宫下段形成及宫颈成熟，如妊娠末期的机械性刺激、内分泌变化、神经介质释放等。而子宫下段及成熟的宫颈受宫腔内压力而被动扩张，可致前列腺素及缩宫素释放，子宫由妊娠时的稳定状态转变为分娩期的兴奋状态，子宫平滑肌出现规律收缩，诱发分娩发动。

分娩全过程是指从开始出现规律宫缩直到胎儿胎盘娩出，分为3个产程：第一产程又称宫颈扩张期，指临产开始直至宫口完全扩张即开全（10cm）为止。初产妇的宫颈较紧，宫口扩张缓慢，需11~12小时；经产妇的宫颈较松，宫口扩张较快，需6~8小时。第二产程又称胎儿娩出期，指从宫口完全扩张到胎儿娩出的过程。初产妇需1~2小时，经产妇通常时间略短，但均不应超过2小时；在采用分娩镇痛的情况下，不应超过3小时。第三产程又称胎盘娩出期，指从胎儿娩出后到胎盘胎膜娩出，即胎盘剥离和娩出的过程，需5~15分钟，不应超过30分钟。

（一）引产及催产

引产是指人为刺激宫缩诱发分娩发动。适应证包括继续妊娠将影响母亲和（或）胎儿安全健康的情况，如母亲患严重的内科疾病、绒毛膜羊膜炎、子痫前期、胎死宫内或过期妊娠等。妊娠≥41周是引产常见的适应证。引产的禁忌证与自发阴道分娩的禁忌证相似，包括母体生殖道疱疹感染活动期、前置胎盘、横位或脐带脱垂等。引产前应全面评估母儿情况，加之引产过程中适当监测宫缩情况，引产与自发分娩的母儿结局相似。引产最常用的方法包括使用缩宫素、前列腺素、宫颈球囊和人工破膜。

因宫颈成熟度直接影响引产时药物的选择、引产的成功率，并间接影响引产所需的时间和母婴的预后，引产前必须评价宫颈成熟度。Bishop评分简单、准确性及可行性高，是在临床上使用最广泛的宫颈成熟度评价方法（表20-5）。当Bishop评分超过9分时，阴道分娩率大大提高；当Bishop评分为8分时，临床观察到只需静脉滴注缩宫素就可使产妇进入临产；当Bishop评分≤3分提示阴道分娩失败的可能性大，必须先促宫颈成熟后才能顺利从阴道分娩。临床上常常以6分为分界线，认为<6分时应先促宫颈成熟。

催产指在分娩启动后出现的因自发性宫缩不足而致宫颈扩张和胎头下降停滞，需以人工的方法促进宫缩的情况。充分评估母儿状况适宜于阴道分娩，而宫缩10分钟内小于3次，或强度超过基线不足25mmHg，或两者都有，应适当考虑应用催产药物。通过合理的催产，增加产力，可大幅提高阴道分娩的成功率。

1. 引产及催产的的适应证及禁忌证

表 20-5　Bishop 宫颈成熟度评分法

指标	分数			
	0	1	2	3
宫口开大(cm)	0	1~2	3~4	5~6
宫颈管消退(%)(未消退为 2~3cm)	0~30	40~50	60~70	80~100
先露位置(坐骨棘水平=0)	-3	-2	-1~0	+1~+2
宫颈硬度	硬	中	软	
宫口位置	后	中	前	

（1）引产及催产的适应证：当终止妊娠对母婴的益处大于继续妊娠的风险时，可终止妊娠；符合阴道分娩条件但未自然临产者可予以引产。常见的适应证包括过期妊娠、绒毛膜羊膜炎、胎膜早破未临产者、死胎及严重的胎儿畸形、严重的母体疾病（妊娠期高血压疾病、糖尿病、肾病）及胎盘功能不良等。对合并有妊娠期高血压疾病、双胎妊娠、人工授精与胚胎移植（in vitro fertilization and embryo transfer，IVF-ET）妊娠史、复发性流产史，如有条件阴道分娩，建议在 38 周左右可及时引产，无需等待至预产期。妊娠 34 周以后，胎膜早破超过 12 小时仍未临产即应引产。

当临产后出现因自发性宫缩不足而致宫颈扩张和胎头下降停滞，在排除头盆不称等梗阻性难产后，可予催产。

（2）引产及催产的禁忌证：①无阴道分娩条件者不建议引产、催产，如头盆不称；胎位异常、初产臀位估计不能从阴道分娩者；严重的瘢痕性子宫有可能子宫破裂者（如有未知子宫切口的剖宫产术、穿透子宫内膜的肌瘤剔除术、子宫破裂史等）。②本次妊娠不适宜阴道分娩者：如孕妇有严重的合并症及并发症，不能耐受阴道分娩者；对引产药物过敏者；需要在短时间内结束妊娠者。③不能经阴道分娩者禁止引产、催产：前置胎盘和前置血管；宫颈浸润癌；生殖道感染性疾病，如疱疹感染活动期。

2. 引产及催产的常用药物

（1）缩宫素：目前缩宫素仍是产科用于引产与催产最为普及的药物。

1）作用机制：缩宫素可通过作用于子宫平滑肌上的缩宫素受体诱发子宫平滑肌收缩，增加宫缩的频率和强度，在临床上用于引产及催产；还可通过与子宫蜕膜细胞膜上的缩宫素受体结合，刺激蜕膜释放前列腺素，溶解胶原纤维，改变宫颈细胞外的基质成分而软化宫颈，在临床上用于促宫颈成熟。子宫对缩宫素的敏感性和反应性的大小直接与受体的浓度有关。子宫上的缩宫素受体随孕周增加而增加，在妊娠晚期，子宫上的缩宫素受体浓度达高峰，故在妊娠晚期低浓度的缩宫素即可显示出宫缩效应和促宫颈成熟的双重作用。子宫肌对缩宫素的敏感性与孕周有关，在妊娠 20~30 周，随孕周的增加而逐渐增强，至 34 周后达到最高，而后维持此水平至妊娠足月。

2）药动学及药效学：静脉滴注缩宫素 3~5 分钟后即可诱发宫缩，40 分钟后血药浓度达稳态。体内半衰期一般为 1~6 分钟。缩宫素引发的子宫收缩作用有明显的剂量依赖性，临床上缩宫素应用于引产或催产的用法为将缩宫素 2.5U 加于 0.9% 氯化钠溶液 500ml 内，使每滴溶液含缩宫素 0.33mU,从 4～5 滴/分即 1～2mU/min 开始,根据宫缩强弱进行调整,通常不超过 20mU/min(60 滴/分),维持宫缩时宫腔内压力达 50～60mmHg,宫缩间隔 2～3 分钟,持续 40～60 秒。需强调的是,缩宫素的效应存在极大的个体差异性,对缩宫素敏感者可能很小的剂量即引起过强的子宫收缩,而对于对缩宫素不敏感者可考虑酌情增加缩宫素的剂量。

3)副作用:包括过强子宫收缩、心血管作用及水中毒,故应用缩宫素时应由专人观察产程进展、监测宫缩、听胎心率及测量血压。评估宫缩强度的方法有 3 种:①触诊子宫;②胎儿电子监护;③应用 Montevideo 单位(MU)表示:置羊水中的压力导管测得的子宫收缩强度 mmHg×10 分钟内的宫缩次数,比如 10 分钟有 3 次宫缩,每次压力为 50mmHg,就等于 150MU。一般临产时子宫的收缩强度为 80～120MU,活跃期宫缩强度为 200～250MU,应用缩宫素促进宫缩时必须达到 250～300MU 时才能引起有效宫缩。若 10 分钟内宫缩超过 5 次、宫缩持续 1 分钟以上或听胎心率有变化,应立即停滴缩宫素。外源性缩宫素在母体血中的半衰期为 1～6 分钟,故停药后能迅速好转,必要时加用镇静剂。若发现血压升高,应立即减慢滴注速度。由于缩宫素的抗利尿作用,水的重吸收增加,可出现尿少,若应用大剂量缩宫素的同时静脉滴注大量无电解质的葡萄糖溶液,则更易引起水中毒,因此使用缩宫素时需警惕水中毒的发生。

(2)前列腺素类药物前列腺素 E2(地诺前列酮):地诺前列酮是通过 FDA 认证并被推荐的促宫颈成熟药物,具有使用方便、安全可靠、引产成功率较高等优点,特别适用于宫颈不成熟的足月妊娠者。过期妊娠及宫颈条件不佳者使用地诺前列酮可缩短产程,减少缩宫素的用量,还可降低剖宫产率。其作用机制在于通过调节宫颈细胞外的基质成分(增加宫颈细胞基质内的水分与黏多糖含量)及加速胶原断裂而促进宫颈成熟,并可增加子宫肌层对缩宫素的敏感性。

地诺前列酮阴道栓剂是含前列腺素 E2 10mg 的持续控释阴道栓,以每小时 0.3mg 的速度缓慢释放药物,作用持续 12 小时。该栓剂置于系有尾丝的编织袋内,可在临产或子宫收缩过强时取出药物,确保其临床使用的安全性。使用方法为在无菌操作下将地诺前列酮阴道栓剂横置于孕妇阴道后穹隆深处,留少许棉条于阴道口便于取出。用药后需严密监测胎心、宫缩及血压,若已临产或破膜,则立即将栓剂取出,否则在给药 12 小时后取出;若出现子宫过度刺激、子宫强直性收缩或胎儿宫内窘迫,应立即取出。撤药后至少需持续 15 分钟监测胎心率及宫缩情况。

地诺前列酮阴道栓剂的副作用为发热、恶心、呕吐及腹泻,但都不会导致新生儿不良结局的发生。使用前列腺素 E2 最严重的副作用是子宫过度刺激,可伴有或不伴有胎心率异常,其发生率约为 5%。大多数使用阴道栓所致的子宫过度刺激在撤药后数分钟缓解。

(二)防治产后出血

胎儿娩出后 24 小时内出血超过 500ml 即可诊断为产后出血,为分娩期的严重并发症,居我国孕产妇死亡原因的首位。其发病率占分娩总数的 2%～3%,由于分娩时收集和测量失血量有一定难度,估计的失血量偏少,实际发病率更高。

1.病因　子宫收缩乏力、胎盘因素、软产道裂伤及凝血功能障碍是产后出血的主要原因,这些原因可共存、互为因果或相互影响。

(1)子宫收缩乏力:是产后出血最常见的原因。影响子宫肌收缩和缩复功能的因素均可引起子宫收缩乏力性出血。常见的因素有：①全身因素：产妇精神过度紧张，对分娩恐惧；体质虚弱或合并慢性全身性疾病等。②产科因素：产程延长使体力消耗过多；前置胎盘、胎盘早剥、妊娠期高血压疾病、宫腔感染等可引起子宫肌水肿或渗血，影响收缩功能。③子宫因素：子宫肌纤维过分伸展（多胎妊娠、羊水过多、巨大胎儿）；子宫肌壁损伤（剖宫产史、肌瘤剔除术后、产次过多、急产等）；子宫病变（子宫肌瘤、子宫畸形、子宫肌纤维变性等）。④药物因素：临产后过多使用镇静剂、麻醉剂或子宫收缩抑制剂。

（2）胎盘因素：胎盘滞留、胎盘粘连、胎盘植入或胎盘部分残留均可导致胎盘部分剥离，导致子宫收缩不良，已剥离面血窦开放发生致命性出血。

（3）软产道裂伤：软产道裂伤后未及时检查发现，导致产后出血。常见的原因有阴道手术助产（如产钳助产、臀牵引术等）、巨大儿分娩、急产、软产道组织弹性差而产力过强。

（4）凝血功能障碍：任何原发或继发的凝血功能异常均能发生产后出血。原发性血小板减少、再生障碍性贫血等产科并发症因凝血功能障碍，引起产后切口及子宫血窦大量出血。胎盘早剥、死胎、羊水栓塞、重度子痫前期等产科并发症可引起弥散性血管内凝血（DIC）而导致子宫大量出血。

2. 临床表现及诊断　产后出血的主要临床表现是胎儿娩出后阴道流血量多，严重者出现失血性休克等相应症状。产后出血原因的准确判断对后续治疗方案的选择至关重要。根据阴道流血的发生时间、量与胎儿、胎盘娩出之间的关系，能初步判断引起产后出血的原因：胎儿娩出后立即发生阴道流血，色鲜红，应考虑软产道裂伤；胎儿娩出后数分钟出现阴道流血，色暗红，应考虑胎盘因素；胎盘娩出后阴道流血较多，应考虑子宫收缩乏力或胎盘、胎膜残留；胎儿娩出后阴道持续流血且血液不凝，应考虑凝血功能障碍；失血表现明显，伴阴道疼痛而阴道流血不多，应考虑隐匿性软产道损伤，如阴道血肿。值得重视的是，若产妇出现烦躁、皮肤苍白湿冷、脉搏细数、脉压缩小时，应警惕产妇可能已处于失血性休克早期。

子宫收缩乏力是产后出血最常见的原因。正常情况下胎盘娩出后子宫收缩呈球状、质硬，宫底达脐平面或脐下一横指。胎儿娩出后子宫质软、轮廓不清，宫底升高，阴道流血增加超过300ml，应警惕子宫收缩乏力引起的产后出血发生。

3. 药物治疗　产后出血总的治疗原则为针对出血原因迅速止血；补充血容量，纠正失血性休克；防止感染。

药物治疗主要针对子宫收缩乏力及凝血功能障碍引起的产后出血。子宫收缩乏力的药物治疗主要是使用子宫收缩药物，促宫缩药主要包括缩宫素、麦角新碱、米索前列醇及其他促宫缩药物。

（1）缩宫素：是临床上治疗产后出血的一线药物，作用机制见前述。临床常规用法为10U 加于 0.9% 氯化钠注射液 500ml 中静脉滴注，必要时缩宫素 10U 直接行宫体注射。但由于子宫平滑肌对缩宫素的敏感性存在明显的个体差异，部分产妇对缩宫素不敏感，使用缩宫素促子宫收缩的效果欠佳。如果使用缩宫素止血效果不佳，可选用麦角新碱。

（2）麦角新碱：为麦角成分中作用最强、毒性反应最小的一种，直接作用于子宫平滑肌，增加节律收缩的张力、频率与幅度，故作用迅速、强而持久。小剂量时其收缩频率或强度增加，然后正常放松；剂量加大则宫缩加强并延长，静止张力提高，甚至形成持续收缩。子宫下段与宫体肌肉同时收缩，可使整个子宫肌发生强直性收缩，使胎盘附着处的肌层内血管受到压迫而止血，减少产后出血。

麦角新碱口服或肌内注射后吸收快而完全,口服 6 ~ 15 分钟、肌内注射 2 ~ 3 分钟宫缩开始生效,作用持续 3 小时;静脉注射立即见效,作用约 45 分钟,节律性的收缩可持续达 3 小时。

用法:口服或舌下含服 0.2 ~ 0.4mg,2 ~ 4 次/天,至子宫收缩满意和流血明显减少。肌内或静脉注射 0.2mg,必要时 2 ~ 4 小时后重复 1 次,最多 5 次。静脉注射时需用 25% 葡萄糖溶液 20ml 稀释后缓慢注入,至少 1 分钟,一次的最大剂量不应超过 0.5mg。

不良反应:静脉给药时可出现头痛、头晕、耳鸣、腹痛、恶心、呕吐、胸痛、心悸、呼吸困难、心率过缓,因此不应常规静脉注射,以免引起突发性高血压或脑血管意外。如使用不当可能发生麦角中毒,表现为持久腹泻、手足和下肢皮肤苍白发冷、心跳弱、持续呕吐、惊厥。

禁忌证:重度子痫前期、子痫,动脉硬化,冠状动脉疾病者禁用;胎儿未娩出前禁用。

(3)米索前列醇:可明显增强子宫张力,对子宫平滑肌有很强的收缩作用,目前亦广泛应用于产后出血的防治。相较缩宫素,其最大特点就是口服吸收良好,见效快,作用持续时间长,且对子宫下段及宫体均有更强的收缩作用,即使使用缩宫素无效时,仍可发挥较好的促宫缩作用。临床常规用法为米索前列醇 200μg 口服。

(4)其他类型的促宫缩药物

1)5-甲基前列腺素 $F_{2\alpha}$:5-甲基前列腺素 $F_{2\alpha}$ 与天然前列腺一样,可刺激宫缩,减少产后出血,其药效比人工合成的前列腺素 $F_{2\alpha}$ 更持久,能有效地治疗宫缩乏力性产后出血。其作用机制为通过增加细胞内的钙离子浓度、抑制腺苷酸环化酶、直接刺激缝隙连接形成等机制,增加子宫平滑肌张力,尤其是子宫下段,引起全子宫强而有力且较为持久的收缩,闭合血窦和血管,达到迅速止血的效果。相较缩宫素,其具有半衰期长、生物活性强、使用剂量少等特点。临床上一般采用肌内注射,也可直接子宫肌壁注射。一般首次剂量为 250μg,肌内注射,3 分钟起作用,30 分钟达作用高峰,可维持 2 小时;必要时重复使用,每 15 ~ 90 分钟重复给药 250μg;如果效果不佳,可加量至 500μg,总量不超过 2mg(8 支)。60% ~ 85% 的常规用药治疗宫缩乏力无效的妇女使用该药有效,一般用药 1 ~ 2 次后即起效。子宫肌壁注射有致严重高血压及肺水肿的报道。

最常见的副作用为恶心、呕吐及腹泻,面部潮红及发热也较为常见。多数副作用与药物所致的平滑肌收缩效应有关,较轻微。预先使用止吐药或止泻药可明显减少副作用的发生。少数患者可出现高血压,即便发生也多发生于曾有高血压或子痫前期的妇女。前列腺素 $F_{2\alpha}$ 潜在的血管收缩及支气管收缩作用可引起子宫破裂、肺部疾病和(或)心脏病,因此禁用于心脏病、青光眼、哮喘、对前列腺素过敏者;高血压患者慎用。

2)卡贝缩宫素:卡贝缩宫素是一种合成的长效缩宫素九肽类似物,其临床和药理特性与神经垂体释放的天然缩宫素相似,其与子宫平滑肌上的缩宫素受体结合,可促使子宫收缩同步化、规律化,收缩增强并延长收缩时间,其引起的子宫收缩频率与幅度均明显强于缩宫素。临床常用于选择性剖宫产术后,以预防与治疗子宫收缩乏力及产后出血。卡贝缩宫素对非妊娠的子宫没有作用,仅对妊娠子宫和刚生产的子宫具有有效的子宫收缩作用。

卡贝缩宫素有起效快、作用时间长的特点。静脉注射卡贝缩宫素,子宫可迅速收缩,在 2 分钟内达到一个明确的强度;单剂量静脉注射卡贝缩宫素(100μg)对子宫的活性作用可持续约 1 小时。卡贝缩宫素的不良反应包括腹痛、头痛、恶心、呕吐、面红、发热、低血压和震颤等,其不良反应的发生概率随使用剂量的加大而明显增加。卡贝缩宫素的单剂最优剂量为

$100\mu g$,使用该最优剂量不良反应的发生率极低。

4. 预防 为预防产后出血,临床常在胎盘娩出后使用缩宫素加强宫缩,促进胎盘剥离面的血管收缩。一般缩宫素的用法为10U肌内注射、子宫肌层或宫颈注射,或$10\sim20$U加入500ml晶体液中静脉滴注,常规速度为250ml/h,通常静脉滴注能立即起效,但半衰期短($1\sim6$分钟),故需持续静脉滴注;也可在第三产程口服米索前列醇$400\sim600\mu g$以预防产后出血。偶有产后出血高危因素(既往有产后出血史、产程过长、多胎妊娠、巨大儿、羊水过多等)的产妇,可在胎儿前肩娩出时静脉滴注缩宫素$10\sim20$U,也可在胎儿娩出后立即经脐静脉快速注入内加缩宫素10U的0.9%氯化钠注射液20ml,均能促使胎盘迅速剥离以减少出血。

四、妊娠特有疾病的药物治疗

(一)妊娠期高血压疾病

妊娠期高血压疾病(hypertensive disorders in pregnancy)是妊娠与血压升高并存的一组疾病,包括妊娠期高血压、子痫前期、子痫及慢性高血压并发子痫前期和慢性高血压合并妊娠,发病率为5%~12%。该组疾病严重影响母婴健康,是孕产妇和围生儿病死的主要原因。

1. 高危因素与病因

(1)高危因素:流行病学调查发现有如下高危因素:孕妇年龄<18岁或>40岁;多胎妊娠、首次怀孕;肥胖、营养不良、低社会经济状况;妊娠期高血压病史及家族史;慢性高血压、慢性肾炎、抗磷脂抗体综合征、糖尿病等均与该病的发生密切相关。

(2)病因:妊娠期高血压疾病至今病因不明,但多数学者认为是母体、胎盘、胎儿等众多因素作用的结果。可能的原因学说如下。

1)子宫螺旋小动脉重铸不足:正常妊娠时,子宫螺旋小动脉管壁的平滑肌细胞、内皮细胞凋亡,代之以绒毛外滋养细胞,且深达子宫壁的浅肌层,充分的螺旋小动脉重铸使血管管径扩大,形成子宫胎盘低阻力循环,以满足胎儿生长发育的需要。研究认为妊娠高血压患者的滋养细胞浸润过浅,只有胎膜层血管重铸,俗称"胎盘浅着床"。螺旋小动脉重铸不足使胎盘血流量减少,引发子痫前期的一系列表现,造成子宫螺旋小动脉重铸不足的机制尚待研究。

2)炎症免疫过度激活:妊娠被认为是成功的自然同种异体移植,因此要求母体的免疫系统对其充分耐受。子痫前期患者无论是母胎界面局部还是全身均存在着炎症免疫反应过度激活的现象。Toll样受体家族、蜕膜自然杀伤细胞、巨噬细胞等的数量、表型和功能异常均可影响子宫螺旋动脉重铸,造成胎盘浅着床。异性免疫研究集中在T细胞,正常妊娠时母体Th1/Th2免疫状态向Th2漂移,但子痫前期患者蜕膜局部T淋巴细胞向Th1型漂移。近年发现,$CD4^+CD25^+$调节性T细胞(regulatory T cell,Treg细胞)参与Th1/Th2免疫状态的调控,当Treg细胞显著减少时促进Th1占优势,使母体对胚胎的免疫耐受降低,引发子痫前期。

3)血管内皮细胞受损:炎症介质如肿瘤坏死因子-α(tumor necrosis factor alpha,TNF-α)、白细胞介素-6(interleukin-6,IL-6)、极低密度脂蛋白等可能促成氧化应激,导致大量毒性因子持续生成,引起血管内皮损伤。当血管内皮细胞受损时,血管舒张因子前列环素(prostacyclin,PGI_2)分泌减少,由血小板分泌的血栓素A_2(thromboxane-A_2,TXA_2)增加,导致前列环素与血栓素A_2的比例下降,提高血管紧张素Ⅱ的敏感性,使血压升高,导致一系列的病理变化。

4）遗传因素：妊娠期高血压疾病存在家族多发性，该病发生与遗传因素有关，但具体的遗传方式尚不明确。单基因假设能够解释子痫前期的发生，但多基因遗传特别是基因和环境的相互作用也是可能的。

5）营养缺乏：已发现多种营养缺乏如低白蛋白血症，钙、镁、锌、硒等缺乏与子痫前期的发生和发展有关。研究发现妊娠期高血压疾病患者的血清钙下降，导致血管平滑肌细胞收缩，血压上升；血硒下降可使前列环素合成减少，血栓素 A_2 增加，加剧血管壁损伤；维生素 E 和维生素 C 均为抗氧化剂，可抑制磷脂过氧化作用，减轻内皮细胞损伤。

6）胰岛素抵抗：近年研究发现妊娠期高血压疾病患者存在胰岛素抵抗，高胰岛素血症可导致 NO 合成下降及脂质代谢紊乱，影响前列腺素 E_2 的合成，增加外周血管阻力，升高血压。因此认为胰岛素抵抗与妊娠期高血压疾病的发生密切相关，但尚需进一步研究。

2. 发病机制及病理生理改变　迄今为止，本病的发病机制尚不明确。有学者认为，子痫前期的发病机制可分为两个阶段，第一阶段为临床前期，该期子宫螺旋动脉滋养细胞重铸障碍，导致胎盘缺血、缺氧，释放多种胎盘因子；第二阶段胎盘因子进入母体血液循环，促进系统性炎症反应的激活及血管内皮损伤，引起各种临床症状。

本病的基本病理生理变化是全身小血管痉挛、内皮细胞损伤及局部缺血。全身各系统、各脏器灌流减少，导致的主要病理生理改变如下。

（1）脑：脑血管痉挛，通透性增加，脑水肿、充血、局部缺血、血栓形成及出血等。

（2）肾脏：肾小球扩张，内皮细胞肿胀，纤维素沉积于内皮细胞。

（3）肝脏：子痫前期可出现肝功能异常，如各种氨基转移酶水平升高。肝包膜下血肿形成，甚至发生肝破裂。

（4）心血管：血管痉挛，血压升高，外周阻力增加，心肌收缩力和射血阻力（即心脏后负荷）增加，心排血量明显减少，心血管系统处于低排高阻状态，心室功能处于高动力状态，加之内皮细胞活化使血管通透性增加，血管内液进入细胞间质，导致心肌缺血、间质水肿、心肌点状出血或坏死、肺水肿，严重时导致心力衰竭。

（5）血液：由于全身小血管痉挛，血管壁渗透性增加，血液浓缩，大部分患者血容量在妊娠晚期不能像正常孕妇增加 1500ml 达到 5000ml，血细胞比容上升。妊娠期高血压疾病患者伴有一定量的凝血因子缺乏或变异所致的高凝血状态，特别是重症患者可发生微血管病性溶血，主要表现为血小板减少。

（6）子宫胎盘血流灌注：血管痉挛导致胎盘灌流下降。异常滋养层细胞侵入使螺旋动脉的平均直径仅为正常孕妇螺旋动脉直径的 2/5，加之伴有内皮损害及胎盘血管急性动脉粥样硬化，使胎盘功能下降，胎儿生长受限，胎儿窘迫。若胎盘床血管破裂可致胎盘早剥，严重时母儿均死亡。

3. 分类与临床表现　妊娠期高血压疾病的分类与临床表现见表20-6。

4. 诊断与鉴别诊断

（1）诊断：根据病史、临床表现、体征及辅助检查即可作出诊断，同时应注意有无并发症及凝血功能障碍。

1）病史：患者有本病的高危因素及上述临床表现，特别应注意有无头痛、视力改变、上腹部不适等。

2）高血压：持续血压升高至收缩压≥140mmHg 或舒张压≥90mmHg。舒张压不随患者的情绪变化而剧烈变化是妊娠期高血压诊断和评估预后的一个重要指标。若间隔 4 小时或 4 小时以上的两次测量舒张压≥90mmHg，即可诊断高血压。

表20-6　妊娠期高血压疾病的分类与临床表现

分类	临床表现
妊娠期高血压	妊娠期出现高血压，收缩压≥140mmHg 和（或）舒张压≥90mmHg，于产后 12 周内恢复正常；尿蛋白（−）；产后方可确诊。少数患者可伴有上腹部不适或血小板减少
子痫前期	
轻度	妊娠 20 周以后出现收缩压≥140mmHg 和（或）舒张压≥90mmHg，伴蛋白尿≥0.3g/24h 或随机尿蛋白（+）
重度	血压和尿蛋白持续升高，发生母体脏器功能不全或胎儿并发症。出现以下任一不良情况可诊断为重度子痫前期：①血压持续升高：收缩压≥160mmHg 和（或）舒张压≥110mmHg；②蛋白尿≥5.0g/24h 或随机尿蛋白≥（+++）；③持续性头痛或视觉障碍或其他脑神经症状；④持续性上腹部疼痛、肝包膜下血肿或肝破裂症状；⑤肝脏功能异常：ALT 或 AST 升高；⑥肾脏功能异常：少尿（24 小时尿量 <400ml 或每小时尿量 <17ml）或血肌酐 >106μmol/L；⑦低蛋白血症伴胸腔积液或腹水；⑧血液系统异常：血小板呈持续性下降并低于 100×10⁹/L、血管内溶血、贫血、黄疸或血 LDH 升高；⑨心力衰竭、肺水肿；⑩胎儿生长受限或羊水过少；⑪早发型即妊娠 34 周以前发病
子痫	子痫前期的基础上发生不能用其他原因解释的抽搐。子痫发生前可有不断加重的重度子痫前期，但也可发生于血压升高不显著、无蛋白尿的患者。通常产前子痫较多，仅约 25% 的子痫发生于产后 48 小时。子痫抽搐进展迅速，前驱症状短暂，表现为抽搐、面部充血、口吐白沫、深昏迷；随之深部肌肉僵硬，很快发展成典型的全身高张阵挛惊厥、有节律的肌肉收缩和紧张，持续 1~1.5 分钟，期间患者无呼吸动作；此后抽搐停止，呼吸恢复，但患者仍昏迷，最后意识恢复，但困惑、易激惹、烦躁
慢性高血压并发子痫前期	慢性高血压孕妇妊娠前无尿蛋白，妊娠后出现蛋白尿≥0.3g/24h；或妊娠前有蛋白尿，妊娠后蛋白尿明显增加或血压进一步升高或出现血小板减少 <100×10⁹/L
慢性高血压合并妊娠	妊娠 20 周前收缩压≥140mmHg 和（或）舒张压≥90mmHg（除外滋养细胞疾病），妊娠期无明显加重；或妊娠 20 周后首次诊断高血压并持续到产后 12 周以后

3）尿蛋白：高危孕妇每次产检都应检查尿蛋白。尿蛋白的定义是指 24 小时内尿液中的蛋白含量≥300mg 或随机尿蛋白≥3.0g/L 或定性≥（+）。避免阴道分泌物或羊水污染。

4）辅助检查：包括血常规、尿常规、肝肾功能、血脂、凝血功能、心电图、胎儿监护、产科 B 超等常规检查；根据病情发展可酌情进行眼底检查、凝血功能系列检查、电解质、动脉血气分析、心脏彩超及心功能测定、脐动脉血流指数、子宫动脉血流变化、头颅 CT 或 MRI 检查等。

（2）鉴别诊断：子痫前期应与慢性肾炎合并妊娠相鉴别；子痫应与癫痫、脑炎、脑肿瘤、脑血管畸形破裂出血、糖尿病高渗性昏迷、低血糖昏迷相鉴别。

5. 治疗 妊娠期高血压疾病治疗的基本原则是休息、镇静、解痉，有指征地降压、利尿，密切监测母胎情况，适时终止妊娠。认真评估及监测病情，根据病情轻重分类，进行个体化治疗。

根据孕妇病情及胎儿情况采取不同的治疗方案：妊娠期高血压应休息、镇静、监测母胎情况，酌情降压治疗；子痫前期应镇静、解痉，有指征地降压、利尿，密切监测母胎情况，适时终止妊娠；子痫应控制抽搐，病情稳定后尽快终止妊娠。

（1）药物治疗原则：妊娠期高血压疾病的药物治疗原则是密切监测母胎状态，镇静、解痉、有指征地降压、合理扩容和必要时利尿，适时终止妊娠。子痫的处理原则为控制抽搐，纠正缺氧及酸中毒，控制血压，抽搐制止后终止妊娠。

（2）常用药物的作用和机制

1）镇静药物：地西泮（diazepam）具有较强的镇静、抗惊厥及肌肉松弛作用，对胎儿、新生儿的中枢神经系统影响较小，应用广泛；冬眠药物可广泛抑制神经系统，有助于解痉降压，控制子痫抽搐；苯巴比妥、异戊巴比妥、吗啡等具有较好的抗惊厥、抗抽搐作用，可用于控制子痫抽搐及产后预防和控制子痫发作，但该药可抑制胎儿的呼吸中枢，分娩前 6 小时应慎用。

2）解痉药物：硫酸镁（magnesium sulfate）为子痫治疗的一线药物，也是重度子痫前期预防子痫发作的重要药物。其作用机制为镁离子抑制运动神经末梢释放乙酰胆碱，阻滞神经肌肉接头的信息传导，使骨骼肌松弛；刺激血管内皮细胞合成前列环素，抑制内皮素合成，缓解血管的痉挛状态；使平滑肌细胞内的钙离子水平下降，解除血管痉挛，减少内皮损伤；提高孕妇和胎儿血红蛋白的亲和力，改善氧代谢。

3）降压药物

拉贝洛尔（labetalol）：为 α、β 肾上腺素能受体阻断药。降压但不影响肾及子宫胎盘的血流量，可对抗血小板凝集，促进胎儿肺成熟。该药显效快，不引起血压过低和心动过速。

硝苯地平（nifedipine）：为钙离子通道阻滞药。可解除外周血管痉挛，使全身血管扩张，降压作用迅速。

尼莫地平（nimodipine）：亦为钙离子通道阻滞药。特点是选择性扩张脑血管。

尼卡地平（nicardipine）：为二氢吡啶类钙离子通道阻滞药。平稳降压且不影响胎盘灌注。

酚妥拉明（phentolamine）：为 α 肾上腺素能受体阻断药。降低外周阻力，增加胎盘灌注。

甲基多巴（methyldopa）：为血管运动中枢 α 受体兴奋剂。抑制外周交感神经而降低血压，妊娠期使用效果好。

硝酸甘油（nitroglycerin）：作用于氧化亚氮合酶，可同时扩张动脉和静脉，降低前后负荷，主要用于合并心力衰竭和急性冠状动脉综合征时高血压急症的降压治疗。

硝普钠（sodium nitroprusside）：为强效血管扩张剂，降压迅速。由于药物能迅速通过胎盘进入胎儿体内，并保持高浓度，且代谢物氰化物对胎儿有毒性作用，故不宜在妊娠期使用。

（3）治疗药物的选用

1）地西泮：对于睡眠欠佳的患者可考虑选用。用法为 2.5～5mg 口服，3 次/天或睡前服用，或 10mg 肌内注射，重症者 10mg 静脉缓慢推注（>2 分钟），必要时可以间隔 15 分钟后重复给药。可用于预防子痫发作,但子痫发作过程中不可给药,以免导致心搏骤停。

2)硫酸镁:用药指征为控制子痫抽搐及防止再抽搐;预防重度子痫前期发展为子痫;子痫前期临产前用药预防抽搐。

用药方案:静脉给药结合肌内注射。静脉给药:首次负荷量为25%硫酸镁溶液20ml加入10%葡萄糖溶液20ml中缓慢静脉推注,15~20分钟内推完;继之将40ml硫酸镁加入5%葡萄糖溶液500ml静脉滴注,滴速为1~2g/h。夜间临睡前停用静脉给药,改为深部臀肌内注射,用法为25%硫酸镁溶液20ml加2%利多卡因溶液2ml,臀肌深部注射。每日总量25~30g,用药过程中可监测血清镁离子浓度。硫酸镁的剂量按病情因人而异,硫酸镁用于控制子痫的24小时总量为25~30g,疗程为24~48小时;用于预防子痫发作24小时的总量不超过25g,疗程为5~7天。用药过程中应注意每日评估病情变化,以决定疗程。

3)冬眠药物:哌替啶(pethidine)50mg、异丙嗪(promethazine)25mg肌内注射,间隔12小时可重复应用,但分娩前6小时禁用;哌替啶100mg、异丙嗪50mg、氯丙嗪50mg加入10%葡萄糖溶液500ml中静脉滴注;紧急情况下,将1/3量加入葡萄糖溶液20ml中缓慢静脉推注(>5分钟),其余2/3量加入10%葡萄糖溶液中滴注。由于氯丙嗪可使血压急剧下降,导致肾及子宫胎盘血供减少,且对母儿的肝脏均有一定的损害作用,现仅用于硫酸镁治疗效果不佳者。

4)降压药物:降压的目的是为了预防子痫、脑血管意外、胎盘早剥等严重并发症的发生,延长孕周,改变围生期结局。用药指征为收缩压≥160/110mmHg和(或)舒张压≥110mmHg或原发性高血压妊娠前已用降压药者;收缩压≥140mmHg和(或)舒张压≥90mmHg的高血压孕妇可以使用降压药。降压药物选择的原则为对胎儿无毒副作用,不影响心排血量、肾及子宫胎盘血流量,不致血压急剧下降或下降过低。

拉贝洛尔:该药显效快,不致血压过低和心动过速。用法为静脉注射,首次剂量为20mg,若10分钟内无效则加倍,单次最大剂量为80mg;静脉滴注,50~100mg加入5%葡萄糖溶液250~500ml中,根据血压调整滴速;待血压稳定后改口服,每次100mg,每日2~3次,2~3天后根据需要加量;维持剂量为每次200~400mg,每日2次,饭后服用。总剂量不能超过2400mg/d。副作用为头皮刺痛、呕吐。

硝苯地平:降压作用迅速。用法为10mg口服,每日3次,24小时的总量不超过60mg。

尼莫地平:特点是选择性扩张脑血管。用法为20~60mg口服,每日2~3次;或20~40mg加入5%葡萄糖溶液250ml中静脉滴注,每日1次。每日总量不超过360mg。

尼卡地平:口服20~40mg,每日3次;静脉滴注1mg/h,根据血压变化每10分钟调整剂量。

酚妥拉明:10~20mg加入5%葡萄糖溶液100~200ml中,滴速为10μg/min。

甲基多巴:妊娠期使用效果好。用法为250mg口服,每日3次,最大剂量不超过2g/d。

硝酸甘油:5~10μg/min开始静脉滴注,每5~10分钟增加滴速至维持剂量20~50μg/min。

硝普钠:分娩期或产后血压过高,应用其他降压药物效果不佳时方考虑使用。用法为50mg加入5%葡萄糖溶液500ml中,以0.5~0.8μg/(kg·min)的滴速缓慢静脉滴注。用药不宜超过72小时,期间严密监测血压和心率。

5）利尿药物：仅当患者出现全身性水肿、肺水肿、脑水肿、肾功能不全、急性心力衰竭时，可酌情使用呋塞米等快速利尿药。呋塞米 20～40mg 静脉推注。甘露醇主要用于脑水肿，该药属高渗性利尿药，患者心力衰竭或潜在心力衰竭时禁用，用法为 20% 甘露醇 250ml 快速静脉滴注。甘油果糖适用于肾功能有损伤的患者。严重低蛋白血症有腹水者应补充白蛋白后再应用利尿药，效果较好。

6）促胎肺成熟：孕周 <34 周的子痫前期患者，预计 1 周内可能分娩者均应接受糖皮质激素促胎肺成熟治疗。地塞米松或倍他米松 6mg，肌内注射，每日 2 次，连用 2 日。

7）适时终止妊娠是治疗妊娠期高血压疾病的最有效措施。

终止妊娠的指征：37 周以后的重度子痫前期；子痫前期患者孕周已超过 34 周，胎儿已成熟；子痫前期患者孕龄不足 34 周，经积极治疗 24～48 小时无明显好转者，促胎肺成熟后终止妊娠；子痫控制后 2 小时可考虑终止妊娠。

（4）常用药物的不良反应及处理

1）地西泮：不良反应少见，极少数表现为嗜睡、乏力、肌张力降低等。在治疗子痫抽搐时，应用大剂量的地西泮可能导致新生儿肌张力低下和黄疸，仅在硫酸镁无效或有禁忌证时使用。偶见皮疹、白细胞减少。

2）硫酸镁：治疗剂量与中毒剂量相近，若血清镁离子浓度超过 3.5mmol/L，可能发生镁中毒。首先表现为膝反射减弱或消失，继之全身肌张力减退、呼吸困难、复视、语言不清，严重者可有呼吸肌麻痹，甚至呼吸、心跳停止，危及生命。每次用药前和用药过程中应注意检查膝反射、呼吸不少于 16 次/分、尿量应 >17ml/h。硫酸镁治疗时需备钙剂，一旦出现中毒反应，立即注射 10% 葡萄糖酸钙溶液 10ml，阻断镁离子的作用。肾功能不全时应减量或停用；有条件者监测血清镁离子浓度。

3）拉贝洛尔：疲乏、睡意、虚弱、失眠、性欲下降、服用后头皮刺痛；个别罕见的不良反应有哮喘加重、呼吸困难。

4）尼莫地平：头痛、恶心、心悸及面部潮红。

5）硝苯地平：不良反应少见，且一般较轻，主要为头痛、心率加快、潮热等。

6）尼莫地平：头痛、恶心、心悸及颜面潮红。

7）甲基多巴：嗜睡、便秘、口干和心动过速。

8）硝普钠：急性药物过量反应表现为恶心、呕吐、出汗、头痛、不安、心悸等，停止给药或减慢滴注速度后即可消失。毒性反应为硝普钠代谢产物引起的，肾功能不良可致精神错乱、反射亢进、惊厥等中枢毒性症状。硝普钠可通过胎盘，用量过大可致胎儿氰化物中毒及颅内压增高。

（5）药物相互作用

1）吩噻嗪类、抗惊厥药、麻醉药类等可加强地西泮的作用。地西泮与麻醉性镇痛药合用时，镇痛药量至少应减少 1/3，并应从小量逐渐增加剂量。

2）当硫酸镁与 β 受体兴奋剂联合应用时，硫酸镁可加重 β 受体兴奋剂所致的高血糖、高胰岛素血症、低血钾和低血钙；而硫酸镁与神经肌肉阻滞药或钙拮抗剂联合应用时，则有可能加重神经肌肉阻滞作用。

3）硝苯地平若与硫酸镁联合用药，因两者都作用于钙离子通道，而容易导致较为严重的低血压，重者可致孕妇死亡；如果和 β 受体阻断药合用则容易出现心力衰竭。

6. 案例分析

（1）主题词：妊娠期高血压疾病；重度子痫前期；镇静；降压；解痉；适时终止妊娠。

（2）病史摘要：孕妇，30 岁，G2P0，因"停经 33 周，双下肢水肿 2 周，头痛、视物模糊 1 天"入院。平素月经规则，孕期未行规律产检。近 2 周出现双下肢水肿，以脚踝部为主，休息后不缓解，未行特殊诊治，无乏力、头晕、眼花等其他不适。1 周前产检，发现血压升高（160/90mmHg），不伴头痛、视物模糊，未行特殊处理。今日患者感头痛，以整个头部胀痛为主，伴视物模糊，无头晕、眩晕、恶心、呕吐等其他不适，测血压 170/110mmHg，遂入院治疗。

既往体健，否认高血压、肾病及糖尿病病史。

入院查体：体温 37.0℃，脉搏 87 次/分，呼吸 20 次/分，血压 170/100mmHg。神志清，精神可，呼吸平稳，双肺呼吸音清，双下肺未闻及干湿啰音，心率 80 次/分，律齐，杂音未闻及，双下肢水肿（＋＋）。宫高 29cm，腹围 107cm，胎心 132 次/分，胎方位 LOA，无宫缩。

血常规：白细胞 9.5×10^9/L，红细胞 3.84×10^{12}/L，血红蛋白 117g/L，血小板 112×10^9/L。

尿常规：尿蛋白（＋＋）。

肝功能：丙氨酸氨基转移酶 24U/L，天冬氨酸氨基转移酶 13U/L，总蛋白 57.1g/L，白蛋白 28.8g/L。

肾功能：血尿素氮 5.31mmol/L，血肌酐 86μmol/L。

眼底检查：视神经乳头未见明显水肿、渗出和出血，动静脉比例 1:2。

产科 B 超：双顶径 7.8cm，股骨 5.6cm，羊水指数 161，胎盘后壁，Ⅱ 级。

入院诊断：

1）G2P0 33 周孕。

2）妊娠期高血压疾病，重度子痫前期。

（3）治疗方案

1）一般处理：卧床休息，左侧卧位，吸氧；监测血压；严密监测胎心、胎动。

2）镇静：地西泮 5mg po qn。

3）降压：硝苯地平 10mg po q8h。

4）解痉：首次负荷量为 25% 硫酸镁溶液 20ml 加入 10% 葡萄糖溶液 20ml 中缓慢静脉推注，5～10 分钟内推完；继之将 25% 硫酸镁溶液 80ml 加入 5% 葡萄糖溶液 1000ml 中静脉滴注，滴速为 1～2g/h，总量控制为 25～30g/24h。

5）促胎肺成熟：地塞米松 6mg im bid，连用 2 天。

6）适时终止妊娠：该患者经过前述治疗，头痛及视物模糊症状有效缓解，补充血压控制情况，持续治疗至孕 34 周，尿蛋白（＋＋＋），B 超提示胎儿大小无生长，脐血流 S/D 5.1 明显升高，剖宫产终止妊娠，母儿结局均良好。

（4）药学监护要点

1）密切监测胎儿的宫内状况：妊娠期高血压疾病患者因子宫血管痉挛、内皮细胞损伤、局部缺血，胎儿发生宫内慢性缺氧，若通过左侧卧位、吸氧、镇静、降压、控制子痫发作等治疗仍出现胎儿宫内窘迫，需及时终止妊娠。

2）镇静：对于睡眠欠佳的患者可考虑选用地西泮，也有利于降低血压，根据患者的睡眠情况调整用药，2.5～5mg 口服，可 3 次/日或仅睡前服用。

3)降压:治疗过程中需严密监测血压的动态变化。如收缩压≥160mmHg 和(或)舒张压≥110mmHg,必须应用降压药物;如收缩压≥140mmHg 和(或)舒张压≥90mmHg,可以使用降压药物,以延长孕周,改变围生期结局。降压药物可以选用拉贝洛尔和钙通道阻滞药。

4)解痉:硫酸镁的治疗剂量与中毒剂量相近,若血清镁离子浓度超过 3.5mmol/L,可能发生镁中毒。每次用药前和用药过程中应注意检查膝反射是否存在、呼吸不少于 16 次/分、尿量应>17ml/h。一旦出现中毒反应,立即注射 10% 葡萄糖酸钙溶液 10ml,阻滞镁离子的作用。

(5)药学监护过程:患者入院时病情危重,诊断为重度子痫前期,但孕周未满 34 周,胎儿肺部发育不成熟,在促胎肺成熟的同时积极应用地西泮镇静、硝苯地平降压、硫酸镁解痉治疗后,患者头痛及视物模糊症状明显缓解,血压控制良好,为 140~150/90~95mmHg,监测胎心、胎动正常,提示胎儿宫内状况较好。临床药师与主管医师分析讨论后,认为该患者药物治疗有效,可尽量延长孕周,以改善围生儿预后。治疗 1 周后,患者孕周达 34 周,尿蛋白进一步增加达(+++),且胎儿宫内无生长,脐血流 S/D 5.1(正常<3),明显升高,促胎肺成熟已完成,遂予剖宫产终止妊娠,母儿预后均良好。

(6)药学分析与建议:妊娠期高血压疾病-重度子痫前期严重影响母婴健康,需在严密监测胎儿宫内状况的前提下积极给予药物治疗。治疗的目的是控制病情,延长孕周,确保母儿均安全。重度子痫前期的药物治疗方法主要包括镇静、解痉、有指征地降压、利尿,其中应用硫酸镁解痉控制子痫发作是最得到肯定的方法。但应用硫酸镁时应警惕镁中毒,需严密监测膝反射、呼吸及尿量。硫酸镁治疗时需备钙剂,一旦出现中毒反应,及时应用钙剂解毒。使用降压药物的目标血压为孕妇无脏器功能损伤,收缩压控制在 130~155mmHg,舒张压控制在 80~105mmHg;孕妇有脏器功能损伤,则收缩压控制在 130~139mmHg,舒张压控制在 80~89mmHg。降压过程力求平稳,不可波动过大。为保证子宫胎盘血流灌注,血压不可低于 130/80mmHg。

若经过积极治疗,患者病情得到控制,胎儿宫内状况良好,可考虑尽量延长孕周,有利于提高围生儿预后。但值得注意的是,重度子痫前期病情危重,若患者孕周已超过 34 周,且出现胎儿宫内窘迫征象时应及时终止妊娠,以免病情进展,母儿预后均不良。若重度子痫前期患者药物治疗 24~48 小时无明显好转者,应及时终止妊娠,以提高母儿预后。

(7)药物治疗小结:硫酸镁解痉是治疗重度子痫前期控制子痫发作最重要的部分。在应用解痉及镇静治疗后根据血压控制情况,酌情加用其他降压药物。药物治疗的同时应严密监测胎儿的宫内情况及应用促胎肺成熟的治疗(孕周<34 周)。以本案例为例,解痉、镇静及降压药物联合使用后,患者的症状明显缓解,同时运用促胎肺成熟的药物,持续妊娠至 34 周后终止妊娠,母儿结局均良好。

(二)妊娠期肝内胆汁淤积症

妊娠期肝内胆汁淤积症(intrahepatic cholestasis of pregnancy,ICP)是妊娠中、晚期特有的并发症,临床上以皮肤瘙痒和胆汁酸升高为特征,主要危害胎儿,使围生儿的发病率和病死率增高。因有明显的地域和种族差异,世界各地的 ICP 发病率明显不同,波动于 0.1%~15.6%。

1. 病因 目前尚不清楚,可能与雌激素、遗传及环境等因素有关。

(1)因胎盘合成大量雌激素,孕妇体内的雌激素水平显著增加。雌激素可使 Na^+,K^+-

ATP 酶活性下降,能量提供减少,导致胆酸代谢障碍;雌激素可使肝细胞膜中的胆固醇与磷脂比例上升,流动性降低,影响对胆酸的通透性,使胆汁流出受阻;雌激素作用于肝细胞表面的雌激素受体,改变肝细胞的蛋白质合成,导致胆汁回流增加。前述因素综合作用可能导致 ICP 的发生。

（2）遗传与环境因素:流行病学研究发现,ICP 的发病率与季节有关,冬季高于夏季;世界各地的 ICP 发病率明显不同,以智利和瑞典发病率最高;且在母亲或姐妹中有 ICP 病史的妇女中 ICP 的发生率明显增高。以上各因素表明遗传与环境因素在 ICP 的发生中起一定作用。

2. 临床表现

（1）瘙痒:最常见的首发症状为孕中、晚期不伴皮损的瘙痒,约80%的患者在妊娠30周后出现,有的甚至更早。瘙痒呈持续性,程度不一,常表现为白昼轻、夜间加剧。瘙痒一般先从手掌和脚掌开始,后逐渐向肢体近端延伸甚至可发展到面部,但极少侵及黏膜。瘙痒症状可于分娩后 24 ~ 48 小时缓解,少数在 1 周及 1 周以上缓解。

（2）其他症状:严重瘙痒时引起失眠和疲劳,一般无消化道症状,少数孕妇出现恶心、呕吐、食欲减退及脂肪痢。

（3）体征:四肢皮肤可见抓痕,不伴皮疹;10% ~ 15% 的患者出现轻度黄疸。孕妇有无黄疸与胎儿的预后密切相关,有黄疸者羊水粪染、新生儿窒息及围生儿的病死率均显著增加。

（4）实验室检查

1）血清胆汁酸测定:血清总胆汁酸(total bile acid, TBA)升高是 ICP 最主要的实验室证据,也是监测病情及治疗效果的主要指标。血清 TBA > 10μmol/L 可作为 ICP 诊断, TBA >40μmol/L 提示病情严重。

2）肝功能测定:大部分 ICP 患者表现为肝功能轻度异常,AST、ALT 轻至中度升高,为正常水平的 2 ~ 10 倍,ALT 较 AST 更敏感;部分患者血清胆红素轻至中度升高,很少超过 85.5μmol/L。

3. 诊断与鉴别诊断　根据前述的临床症状和实验室检查结果,ICP 的诊断并不困难。需与非胆汁淤积所引起的瘙痒性疾病如皮肤病、妊娠特异性皮炎、过敏反应、尿毒症性瘙痒等相鉴别。妊娠早期应与妊娠剧吐,妊娠晚期应与病毒性肝炎、肝胆石症、急性脂肪肝、子痫前期和 HELLP 综合征等相鉴别。

4. 治疗　治疗原则为缓解瘙痒症状,改善肝功能,降低血胆汁酸水平,严密监测胎儿的宫内状况,及时发现胎儿缺氧并采取相应的措施,延长孕周,改善母儿结局。

一般处理包括适当卧床休息,左侧卧位以增加胎盘灌注,给予吸氧、高渗葡萄糖、维生素类及能量,既保肝又可提高胎儿对缺氧的耐受性。定期复检肝功能、血胆汁酸水平,监测病情变化。必要时使用药物治疗,既能减轻患者的临床症状,又能有效改善胆汁淤积的生化指标和围生儿预后。

（1）药物治疗原则:药物治疗原则为降低血胆汁酸浓度,缓解因胆盐潴留于皮肤深层引起的瘙痒症状,恢复正常的肝功能,降低因高胆汁酸血症所致的胎儿宫内窘迫、死胎的发生率,改善围生儿结局。

（2）药物作用和机制

1）熊去氧胆酸(ursodeoxycholic acid, UDCA):是一种天然的水溶性胆汁酸,作用机制可能有:①口服可能改变胆酸池的成分,替代肝细胞膜上毒性大的内源性胆酸,抑制肠道对疏水性胆酸的重吸收而改善肝功能;降低胆酸水平,改善胎儿胎盘单位的代谢环境,从而延长胎龄。②其具有利胆作用,防止胆汁淤积,降低血清胆红素。

2)S-腺苷蛋氨酸(S-adenosylmethionine,SAMe):是一种普遍存在于所有生物体中的生理性分子结构,作为许多生物反应的底物遍布机体。它作为甲基,可提供生理性疏基化合物前体,参与体内重要的生化反应。其用于治疗 ICP 的机制在于通过甲基化对雌激素代谢物起灭活作用,并刺激细胞膜的磷脂合成,通过增加肝浆膜的磷脂成分,防止雌激素引起的胆汁淤积;还可通过转疏基反应,促使胆汁酸经硫酸化途径的转化,防止或减轻毒物和胆汁酸引起的氧自由基对肝细胞的损伤。其与熊去氧胆酸合用效果最佳,可减轻痉挛,降低胆汁酸、氨基转移酶、结合胆红素等异常的生化指标。

3)地塞米松:长期使用有降低新生儿头围及出生体重、增加母儿感染的风险,不能作为治疗 ICP 的常用药物。仅用于妊娠 34 周前、估计 7 日内分娩者,促进胎肺成熟,预防早产儿呼吸窘迫综合征的发生。

4)中药治疗:中医理论认为 ICP 属湿热内蕴、营卫不和、气滞血行不畅,可以给予中药茵陈汤治疗。

(3)治疗药物的选用

1)熊去氧胆酸:为 ICP 治疗的一线用药。常用剂量为每日 1g 或 15mg/(kg·d),分 3 次口服。一般可使瘙痒症状减轻、血胆汁酸及 ALT 下降,但停药后可复发。治疗期间每 1~2 周检查一次肝功能,监测生化指标的改变。

2)S-腺苷蛋氨酸:为 ICP 的临床二线用药或联合用药。每日 1g,静脉注射;或 500mg,口服,每日 2 次。

3)地塞米松:6mg 肌内注射,每日 2 次,连用 2 天。

4)中药茵陈汤:柴胡 10g,郁金 10g,丹参 15g,茵陈 10g,泽泻 10g,当归 10g。每日 1 次,7~10天为 1 个疗程。

5. 案例分析

(1)主题词:妊娠期肝内胆汁淤积症;降胆汁酸,适时终止妊娠。

(2)病史摘要:孕妇 28 岁,G1P0,因"停经 36^{+1}周,皮肤瘙痒 1 周"入院。平素月经规则,6~7 天/30 天。孕期定期产检,未见明显异常。入院前 1 周无明显诱因出现皮肤瘙痒,以四肢为主,夜间明显,不伴有皮疹等不适症状。门诊查总胆汁酸(TBA)14.6μmol/L,甘胆酸(CG)25μg/ml,天冬氨酸氨基转移酶 152U/L,丙氨酸氨基转移酶 134U/L,乙肝三对半(-)。予熊去氧胆酸 250mg po tid 和 S-腺苷蛋氨酸 500mg po bid 治疗 1 周后,皮肤瘙痒无明显缓解,为求进一步治疗入院。

既往体健,否认肝炎史、药物过敏史及创伤史。

入院查体:体温 36.8℃,脉搏 90 次/分,呼吸 20 次/分,血压 132/76mmHg。精神可,皮肤、巩膜无黄染,呼吸平稳,双肺呼吸音清,双下肺未闻及干湿啰音,心率 90 次/分,律齐,未闻及杂音,四肢及皮肤见明显抓痕,双下肢无水肿。宫高 32cm,腹围 95cm,胎心率 138 次/分,胎方位 LOA,头先露未入盆,估计胎儿体重 2800g。

血常规:白细胞 8.9×10^9/L,红细胞 3.75×10^{12}/L,血红蛋白 116g/L,血小板 158×10^9/L。

肝功能:丙氨酸氨基转移酶232U/L,天冬氨酸氨基转移酶201U/L,总胆汁酸(TBA)38.2μmol/L,甘胆酸(CG)47μg/ml。

产科B超:双顶径8.9cm,股骨6.8cm,羊水指数117,胎盘后壁,Ⅱ级。脐血流正常。

胎儿电子监护:NST反应型。

入院诊断:

1)G1P0 36^{+1}孕周。

2)妊娠期肝内胆汁淤积症。

(3)治疗方案

1)一般处理:嘱患者注意休息,左侧卧位,吸氧,严密监测胎心、胎动,定期胎心监护及脐血流监测。

2)降胆汁酸:熊去氧胆酸250mg po tid;S-腺苷蛋氨酸1g ivgtt qd。

3)适时终止妊娠:治疗1周后复查总胆汁酸(TBA)32.3μmol/L,丙氨酸氨基转移酶210U/L,天冬氨酸氨基转移酶184U/L,甘胆酸(CG)52μg/ml。胎儿已足月,治疗效果欠佳,监测胎心、胎动正常,无宫缩,当日行剖宫产终止妊娠,手术顺利,母儿情况均良好。

(4)药学监护要点

1)密切监测胎儿的宫内情况:严密监测胎心、胎动,定期胎儿电子监护及脐血流监测。

2)降胆汁酸:熊去氧胆酸和S-腺苷蛋氨酸两药联合应用,定期随访肝功能(胆汁酸、ALT、AST)。

(5)药学监护过程:患者入院后严密监测胎儿的宫内情况,胎儿宫内情况良好,无宫缩。为改善胎儿预后,继续给予改善胆酸代谢、降胆汁酸治疗,尽量延长孕周。药物治疗过程中需严密监测血总胆汁酸、甘胆酸、丙氨酸氨基转移酶、天冬氨酸氨基转移酶等指标的变化。本案例患者予降胆汁酸治疗1周后,复检血总胆汁酸、甘胆酸、氨基转移酶值无明显下降,且总胆汁酸持续高于20μmol/L,对胎儿可能存在损害。临床药师与主管医师分析讨论后,认为该患者降胆汁酸治疗无效,且胎儿已足月,可选择终止妊娠。因孕妇为重度ICP,后予剖宫产终止妊娠,母儿结局均良好。

(6)药学分析与建议:妊娠期肝内胆汁淤积症(ICP)对母儿的危害主要表现为危害胎儿,使围生儿的发病率和病死率增高。该病治疗的主要目的是缓解症状,改善肝功能,降低血胆汁酸水平,延长孕周,改善母儿结局。故对于ICP患者的药物治疗,应在严密监测胎儿宫内状况的前提下进行,早期诊断、及时药物治疗、适时终止妊娠是有效的处理措施。

熊去氧胆酸可增加胆汁酸分泌,并使胆汁成分改变,降低胆汁中的胆固醇及胆固醇脂,可重建胎盘转运胆汁酸的能力,改善胎儿的心肌功能,减少胎儿的并发症。S-腺苷蛋氨酸是应用广泛且效果良好的抗胆汁淤积药物,应用该药后多数患者的症状及肝功能均可以明显好转,该药对孕妇及胎儿的副作用尚未见报道。S-腺苷蛋氨酸与熊去氧胆酸合用效果最佳,可有效降低胆汁酸、氨基转移酶、结合胆红素等异常的生化指标。丙氨酸氨基转移酶>200U/L,总胆汁酸>20μmol/L,应考虑住院静脉治疗;反之可门诊治疗随访,定期复查肝功能。若降胆酸药物的治疗效果欠佳,或胎儿宫内状况不良,妊娠已足月或胎肺已成熟,应及时终止妊娠,可明显提高围生儿的预后。

(7)药物治疗小结:妊娠期肝内胆汁淤积症的主要治疗目的为改善围生儿预后,密切监测胎儿的宫内状况,应用降胆酸药物治疗是该病的常规处理方案。若药物治疗效果欠佳,应注意评估胎儿的宫内情况,谨防 ICP 患者孕晚期胎儿不良预后的风险,不应强求孕周的延长,必要时使用糖皮质激素促胎肺成熟后尽早终止妊娠,以提高围生儿的预后。以本案例为例,药物治疗后血胆汁酸下降不明显,胎儿孕周已达 37 周,当日即行剖宫产终止妊娠,母儿结局均良好。

第二节　常见妇科疾病的药物治疗

一、妇科内分泌相关疾病

(一)妇科内分泌异常相关疾病

1. 病因和发病机制　正常月经的形成涉及下丘脑、垂体、卵巢和子宫内膜。下丘脑分泌促性腺激素释放激素(gonadotropin releasing hormone,GnRH)来调节垂体促性腺激素(follicle stimulating hormone,FSH 和 luteinizing hormone,LH)的分泌,FSH 和 LH 又调节卵巢性激素(雌激素和孕激素)的分泌,卵巢分泌的雌激素和孕激素又反馈性地调节下丘脑和垂体的分泌作用,形成下丘脑-垂体-卵巢轴(hypohalamic-pituitary-ovarian axis,HPO)。

在一个月经周期的开始,下丘脑分泌 GnRH,其促使垂体分泌 FSH 增加,卵泡发育,分泌雌激素,子宫内膜发生增生期改变。卵泡逐渐发育成熟,其分泌的雌激素对下丘脑和垂体产生正反馈作用,LH 和 FSH 达峰值,促使卵泡排卵。排卵后在急剧下降至较低水平的 LH 和 FSH 的作用下,黄体形成,黄体以分泌孕激素为主,其促使子宫内膜发生分泌期改变。排卵第 7~8 天,黄体分泌孕激素和雌激素达峰值,反馈作用使得 FSH 和 LH 下降,黄体开始萎缩,其分泌的孕激素和雌激素水平随之下降,子宫内膜由于失去雌、孕激素支持,发生剥脱,从而月经来潮。雌、孕激素的下降使得负反馈作用消失,下丘脑、垂体分泌增加,卵泡开始发育,逐渐形成下一个月经周期。

正常月经的周期、经期和血量有明显的规律性及自限性,但是当机体受到各种内部和外部因素影响时,可以引起 HPO 轴功能调节异常,从而导致月经异常。月经异常主要包括功能失调性子宫出血、闭经;而近年发病率有上升趋势的妇科内分泌疾病为多囊卵巢综合征。

(1)功能失调性子宫出血(dysfunctional uterine bleeding,DUB):是指由于生殖内分泌轴功能紊乱造成的异常子宫出血,分为无排卵性和排卵性两类。无排卵性功能失调性子宫出血多发生于青春期和绝经过渡期,前者是由于 HPO 轴反馈调节尚未成熟,FSH 呈持续低水平,无促使卵泡排卵的 LH 峰形成,使得无法排卵;后者是因为卵巢功能减退,卵巢对于垂体分泌的 FSH 和 LH 反应低下,卵泡发育受阻,难以形成成熟的卵泡,进而无排卵。无排卵均可使得子宫内膜在单一雌激素作用而无孕激素的拮抗下,发生雌激素突破性出血或撤退性出血。

(2)闭经:表现为无月经或月经停止。正常月经有赖于 HPO 轴的神经内分泌作用、子宫内膜对性激素的反应以及下生殖道的通畅。根据 HPO 轴病变或功能失调的部位,将闭经分为下丘脑性闭经、垂体性闭经、卵巢性闭经、子宫性闭经和下生殖道发育异常导致的闭经。世界卫生组织将闭经分为 3 型:Ⅰ型为无内源性雌激素产生,FSH 水平正常或低下,催乳素(PRL)水平正常,无下丘脑-垂体器质性病变的依据;Ⅱ型为有内源性雌激素产生,FSH 和 PRL 水平正常;Ⅲ型为 FSH 升高,提示卵巢功能衰竭。多囊卵巢综合征及高催乳素血症均可导致闭经。

（3）多囊卵巢综合征（polycystic ovary syndrome，PCOS）：是以持续性无排卵、高雄激素或胰岛素抵抗为特征的内分泌紊乱综合征。

（4）高催乳素血症（hyperprolactinemia，HPRL）：是指各种原因引起的外周血清催乳素（prolactin，PRL）升高的状态（PRL＞880～1000mU/L 或＞25～30ng/ml 或 μg/L）。

2. 临床表现、诊断和鉴别诊断

（1）无排卵性功能失调性子宫出血最常见的临床表现是子宫不规则出血，可以是月经周期紊乱、经期长短不一、经量增多或大量出血，可继发贫血或失血性休克。排卵性功能失调性子宫出血可以表现为周期正常、经量增多或周期缩短、经间出血等。有排卵性功能失调性子宫出血多发生于育龄妇女，患者虽有排卵，但黄体功能有异常，主要包括黄体功能异常、排卵期出血和月经过多。如黄体萎缩不全，临床表现为经期延长，常在点滴出血后方有正式月经来潮，以后又常淋漓数日方净；如黄体功能不全、黄体期缩短，临床表现为周期缩短，经量可稍增多。黄体功能异常者常合并不孕或者流产。黄体功能异常患者基础体温呈双相型，但高温持续时间短，或上升慢，或下降缓慢。排卵期出血表现为月经中期少量出血 2～4 天。月经过多为连续数个周期经期出血量多，月经周期及经期皆正常，但采用碱性正铁血红蛋白法测定的每周期失血量＞80ml。

功能失调性子宫出血的诊断需要排除异常妊娠或妊娠并发症，如流产、宫外孕、葡萄胎、子宫复旧不良、胎盘残留、滋养细胞疾患等；生殖道器质性病变，如阴道、宫颈恶性肿瘤，子宫肌瘤，子宫内膜癌，滋养细胞肿瘤等；全身性疾病，如血液病、肝损害、甲状腺功能亢进或减退、肾上腺、垂体疾病等均可以引起阴道不规则出血；异物，如宫内节育器等，以及性激素使用不当或患者近期有使用性激素史，使用不当可引起阴道不规则出血；生殖道感染，如子宫内膜炎、老年性阴道炎等。鉴别诊断中病史和查体内容很重要。辅助检查主要包括血细胞计数、凝血功能测定、血或尿 hCG 测定、盆腔超声检查、基础体温测定、血清性激素测定以及子宫内膜活检等。

（2）闭经的临床表现为无月经或月经停止。青春期前、妊娠期、哺乳期和绝经后无月经来潮为生理现象，不属于内分泌异常相关疾病。闭经根据患者既往有无月经来潮分为原发性闭经和继发性闭经。前者指患者年龄超过 13 岁，第二性征未发育，或年龄超过 15 岁，第二性征已发育，但无月经来潮；后者指正常月经建立之后，月经停止 6 个月，或月经停止 3 个周期以上。

闭经的诊断需首先除外妊娠。除病史及查体外，辅助检查主要包括血清性激素测定、影像学检查、宫腔镜检查、腹腔镜检查、染色体检查、基础体温测定以及子宫内膜活检等，部分患者需要进行功能试验，包括孕激素试验、雌孕激素试验和垂体兴奋试验。孕激素试验的方案为黄体酮（progesterone）20mg 肌内注射，每日一次，共 5 天；或醋酸甲羟孕酮（medroxyprogesterone，MP）4～10mg/d，共 7～10 天。停药后 2～7 天有撤退性出血者为阳性，表明体内有一定的雌激素水平；如停药后无撤退性出血者，可能为内源性雌激素水平低下或子宫病变及下生殖道发育异常所致的闭经。雌、孕激素试验为服用雌激素如戊酸雌二醇（estradiol valerate）或 17β-雌二醇 2～4mg/d 或结合雌激素 0.625～1.25mg/d，20～30 天后再加用孕激素。停药后如有撤退性出血者可排除子宫性闭经；停药后无撤退性出血者可确定子宫性闭经或下生殖道发育异常所致的闭经。

（3）多囊卵巢综合征最主要的临床表现为月经失调,其他还包括不孕、多毛、痤疮、肥胖、黑棘皮症等。诊断标准目前仍推荐使用 2003 年欧洲人类生殖与胚胎学会和美国生殖医学会在鹿特丹专家会议推荐的标准。

1）稀发排卵或无排卵:①初潮 2 ~ 3 年不能建立规律月经;闭经;月经稀发,即周期≥35 天及每年≥3 个月不排卵者(WHO Ⅱ类无排卵)。②月经规律并不能作为判断有排卵的证据。③基础体温(BBT)、B 超监测排卵、月经后半期黄体酮测定等方法有助于判断是否有排卵。

2）雄激素水平升高的临床表现:痤疮(复发性痤疮,常位于额、双颊、鼻及下颌等部位)、多毛(上唇、下颌、乳晕周围、下腹正中线等部位出现粗硬毛发);雄激素水平升高的生化指标:总睾酮、游离睾酮指数或游离睾酮水平高于实验室参考正常值。

3）卵巢多囊性改变:一侧或双侧卵巢中直径 2 ~ 9mm 的卵泡≥12 个和(或)卵巢体积≥10ml。

4）上述 3 条中符合 2 条,并排除其他致雄激素水平升高的病因,包括先天性肾上腺皮质增生、库欣综合征、分泌雄激素的肿瘤等,以及其他引起排卵障碍的疾病,如高催乳素血症、卵巢早衰和垂体或下丘脑性闭经,以及甲状腺功能异常。

（4）高泌乳素血症的临床表现主要有功能失调性子宫出血、月经稀发或闭经及不孕症,在非产褥期出现乳头水样或乳汁样分泌物,可以有垂体腺瘤的压迫症状:头痛、视力下降、视野缺损和其他脑神经压迫症状、癫痫发作、脑积液鼻漏等。

3. 治疗原则

（1）无排卵性功能失调性子宫出血的治疗原则:①青春期出血可止血、调整月经周期、防止子宫内膜增生及癌变;②围绝经期出血可止血、调整月经周期,近绝经期妇女行诱导闭经;③生育年龄出血可止血、调整月经周期,无排卵且有生育要求者促排卵治疗,有避孕要求者可用避孕药。

（2）黄体功能异常的治疗原则:①如急性严重出血,可用止血法;②如经前出血,出血前补充孕激素或 hCG,或诱导排卵以改善卵泡发育及黄体功能;③如月经期长,周期第 5 ~ 7 天给予小剂量雌激素助修复,或诱导卵泡正常发育,或前周期黄体期用孕激素促内膜脱落;④排除器质性疾病后可采用口服避孕药治疗,尤其适用于有避孕需求的患者。

（3）围排卵期出血的治疗原则:①少量出血者不需治疗;②如出血多,预计出血前补充小剂量雌激素,无生育要求者可用避孕药。

（4）月经过多的治疗原则:首选药物治疗。①对于要求避孕者进行内膜萎缩治疗,主要包括左炔诺孕酮宫内释放系统,从月经周期的第 5 ~ 26 天每日服用 1mg 炔诺酮或注射长效孕激素、短效口服避孕药;②无避孕要求或不愿激素治疗者,经期口服氨甲环酸 1g、每日 2 次,或非甾体抗炎药(NSAIDs);③药物治疗无效、或不能耐受药物治疗、或有药物应用禁忌的严重子宫出血者进行手术治疗。

（5）闭经的治疗原则:需明确闭经的原因后给予相应治疗。

4. 治疗方案

（1）功能失调性子宫出血

1）一般治疗:包括注意休息,加强营养,必要时给予宫缩药、补血药,严重贫血者酌情输血,长期出血者可加用抗生素。

2）止血

孕激素：也称"子宫内膜脱落法"或"药物刮宫"。在孕激素的作用下子宫内膜发生分泌期改变，停药后短期即有撤退性出血，通过子宫内膜全部脱落后再次生长达到止血目的。适用于血红蛋白 >90g/L、生命体征稳定的患者。禁用于不明原因的阴道流血患者及严重肝功能障碍患者。副作用主要包括乳房疼痛、头痛和水肿等。①黄体酮：20 ~ 40mg 肌内注射，每日一次，连用 5 天。可酌情加用丙酸睾酮 3 ~ 5 天，以减少撤退性出血量。②去氢孕酮（dydrogesterone）：10mg 口服，每日 2 次，连用 10 天。③口服微粒化黄体酮（progesterone oral particulates）：200 ~ 300mg/d，连用 10 天。④醋酸甲羟孕酮：6 ~ 10mg/d，连用 10 天。

雌激素：也称"子宫内膜修复法"。通过给予足量的雌激素，使部分脱落的子宫内膜增殖生长，使得全部的子宫内膜处于同步增殖水平，达到止血作用。适用于出血时间长、量多，致血红蛋白 <80g/L 的青春期患者。所有的雌激素疗法在血红蛋白增加至 90g/L 以上后均必须加用孕激素撤退。禁用于已知或怀疑妊娠、不明原因的阴道流血、已知或怀疑患有乳腺癌、雌激素依赖性肿瘤、活动性血栓栓塞性疾病、严重肝功能异常患者。副作用主要包括乳房触痛、突破性点滴出血、体液潴留、黄褐斑、恶心、呕吐等。

复方短效口服避孕药：通过同时给予大剂量的孕激素和雌激素达到快速止血目的。适用于青春期长期而严重的无排卵性出血。目前使用的是第三代短效口服避孕药，如去氧孕烯炔雌醇片（desogestrel and ethinylestradiol tablets）、复方孕二烯酮片（compound gestodene tablets）。用法为每次 1 ~ 2 片，每天 2 ~ 3 次，连用 3 ~ 7 天，然后逐渐减量至 1 天 1 片维持至 21 天周期结束或血红蛋白正常。

孕激素内膜萎缩法：高效合成的孕激素可使内膜萎缩，达到止血目的。此法不适用于青春期患者。妇康片 5 ~ 15mg/d，连用 22 天，停药后撤退性出血的第 5 天可服用第 2 个周期，建议服用 3 个周期。

刮宫术：对于绝经过渡期及病程长的育龄期患者应首先考虑使用刮宫术，对未婚无性生活史的青少年仅适用于大量出血且药物治疗无效、需立即止血或检查子宫内膜组织学者。必要时宫腔镜检查定点活检。

3）调节周期：采用上述方法达到止血的目的后，因病因并未祛除，停药后多数复发，需采取措施控制周期，防止功能失调性子宫出血再次发生。

孕激素：可于撤退性出血的第 15 天起使用去氢孕酮 10 ~ 20mg/d 或甲羟孕酮 4 ~ 12mg/d，每日分 2 ~ 3 次，连用 10 ~ 14 天，酌情用 3 ~ 6 个周期。

口服避孕药：一般在止血用药撤退性出血后，周期性使用口服避孕药 3 个周期，病情反复者酌情延至 6 个周期。

宫内孕激素释放系统：左炔诺孕酮宫内缓释系统（levonorgestrel intrauterine system，LNG-IUS）可有效治疗功能失调性子宫出血，基于其宫腔内局部释放左炔诺孕酮，抑制内膜生长。临床证实能有效减少经血量达 97%，初期会经历月经间期出血，1 年后 15% 闭经。

雌、孕激素序贯法：如孕激素治疗后不出现撤退性出血或出血量少，应考虑是否内源性雌激素水平不足，可用雌、孕激素序贯法。

4）手术治疗：药物治疗疗效不佳或不宜用药、无生育要求的患者，尤其是不易随访的年龄较大者及病理为癌前期病变或癌变者，应考虑手术治疗，如子宫内膜去除术和全子宫切除术。

（2）闭经

1）病因治疗：部分患者祛除病因后可恢复月经。如考虑精神因素的患者需进行心理疏导；低体重或因过度节食所致的下丘脑性闭经者需加强营养；运动性闭经者可减少运动量；对于下丘脑和垂体肿瘤（不含分泌 PRL 的肿瘤）以及卵巢肿瘤引起的闭经，应用手术切除肿瘤；生殖道畸形经血流出障碍引起的闭经需手术矫正。

2）性激素治疗：对低雌激素血症引起的闭经应进行雌激素治疗。用药原则如下：对青春期性幼稚患者，在身高尚未达到预期高度时，治疗起始应从小剂量开始，如戊酸雌二醇0.25~0.5mg/d 或结合雌激素 0.15~0.3mg/d；在身高达到预期高度后可增加剂量，促进性征进一步发育，子宫发育后定期加用孕激素或采用雌、孕激素序贯周期疗法。成人低雌激素血症闭经先采用戊酸雌二醇 1~2mg/d 或结合雌激 0.625mg/d，维持性征发育，子宫发育后定期加用孕激素或采用雌、孕激素序贯周期疗法。

3）针对疾病的内分泌药物治疗：根据闭经的病因采用内分泌药物治疗。有高雄激素血症的 PCOS 患者可采取降雄激素药物；合并胰岛素抵抗的 PCOS 患者可采用胰岛素增敏剂；对先天性肾上腺增生症（CAH）患者可使用糖皮质激素。

4）促排卵：低促性腺激素性闭经患者可采用尿促性素（human menopausal gonadotropin，HMG）联合绒毛膜促性腺激素（hCG）治疗，以促进卵泡发育及诱发排卵；FSH 和 PRL 水平正常的患者可首选枸橼酸氯米芬（clomifene citrate，CC）作为促排卵药物，而 FSH 水平升高的患者不建议采用促排卵药物治疗。

5）辅助生殖技术治疗：对促排卵后未成功妊娠，或合并输卵管阻塞、男方因素等不孕者，可采用辅助生殖技术治疗。

（3）多囊卵巢综合征

1）对有生育要求患者的治疗：①治疗目的：促使无排卵的患者达到排卵及获得正常妊娠。②基础治疗：生活方式调整、戒烟、戒酒，肥胖患者通过低热量饮食和耗能锻炼减轻体重。③降低 LH 水平和雄激素水平：用短效避孕药或螺内酯等，首选含醋酸环丙孕酮或屈螺酮的避孕药。④改善胰岛素抵抗状态：可应用胰岛素增敏剂，临床常用的胰岛素增敏剂包括双胍类和噻唑烷二酮类药物。二甲双胍能够改善分子水平胰岛素的作用，而不影响胰岛素的分泌，常用 500mg 口服，每日 3 次；罗格列酮可以调控与胰岛素效应有关的多种基因的转录，这些基因的功能涉及葡萄糖的产生、运转、利用以及脂肪代谢的调节，从而更好地改善胰岛素抵抗，常用 4mg/d 口服。在妊娠药物分类中，二甲双胍是 B 类药，而噻唑烷二酮类药物属 C 类用药。⑤促排卵治疗：氯米芬为一线促排卵药物。从自然月经或撤退性出血的第 5天开始，50mg/d，共 5 天；如无排卵则每周期增加 50mg/d，直至 150mg/d。对氯米芬抵抗或无效患者可使用促性腺激素类药物，注意预防多胎妊娠和卵巢过度刺激综合征。⑥手术治疗：主要为腹腔镜下卵巢打孔术（laparoscopic ovarian drilling，LOD），但单纯的腹腔镜下卵巢打孔手术目前已较少使用，主要用于因其他疾病需腹腔镜检查的患者，同时行腹腔镜下卵巢打孔。⑦体外受精-胚胎移植：适用于以上方法促排卵治疗失败的患者。

2）无生育要求患者的治疗：①治疗目的：近期目标为调整月经周期，治疗多毛和痤疮，控制体重；远期目标为预防糖尿病，预防子宫内膜癌、心血管疾病。②基础治疗：生活方式调整、戒烟、戒酒，肥胖患者通过低热量饮食和耗能锻炼减轻体重。③调整月经周期：口服避孕药适用于高雄激素血症或有高雄激素表现的患者，可使用各种短效口服避孕药，含醋酸环丙孕酮或屈螺酮的避孕药为首选。孕激素适用于无明显的高雄激素临床和实验室表现,及无明显的胰岛素抵抗的无排卵患者,可单独采用定期的孕激素治疗,以恢复月经。从月经周期的后半期加孕激素,至少两个月撤退性出血 1 次。④胰岛素抵抗的治疗:可应用胰岛素增敏剂。

(4)高泌乳素血症:治疗目标是控制高泌乳素血症,恢复女性的正常月经和排卵功能,减少乳汁分泌及改善其他症状(如头痛和视功能障碍等)。

1)病因治疗:原发病因明确者首先对症治疗,原发病变控制后催乳素随之下降,月经恢复。

2)观察随访:对无生育要求、无肿瘤证据、无临床表现、仅催乳素升高的患者可观察随访。每半年至 1 年测催乳素,每 1 ~ 2 年随诊 CT 或 MRI。

3)药物治疗:药物治疗主要包括麦角碱衍生物。①溴隐亭:从 1.25mg/d 开始,随餐服用,逐渐增加用药剂量,90% 病例需要 2.5 ~ 7.5mg/d,但少数患者需 12.5mg/d 才见效。治疗期间定期监测 PRL 水平以调整剂量,阴道用药可避免胃肠道副作用,吸收率为 100%,用量为 2.5mg/d。有垂体肿瘤的患者应长期用药,酌情定期 MRI 检查。②卡麦角林:为高选择性多巴胺 D_2 受体激动剂,抑制催乳素的作用更强大而不良反应相对减少,作用时间更长。

4)手术治疗:主要适用于药物治疗无效或效果欠佳者;药物治疗反应较大不能耐受者;巨大垂体腺瘤伴有明显的视力、视野障碍,药物治疗一段时间后无明显改善者;侵袭性垂体腺瘤伴有脑脊液鼻漏者;拒绝长期服用药物治疗者。

5)放射治疗:主要适用于大的侵袭性肿瘤、术后残留或复发的肿瘤;药物治疗无效或不能耐受药物治疗副作用的患者;有手术禁忌或拒绝手术的患者以及部分不愿长期服药的患者。

6)高催乳素血症患者妊娠的相关处理:基本原则是将胎儿对药物的暴露限制在尽可能短的时间内。服用溴隐亭后如发现妊娠,应停用溴隐亭。在妊娠期一旦发现视野缺损或海绵窦综合征,立即加用溴隐亭,可望在 1 周内改善缓解。若不见好转,应考虑手术治疗。妊娠期间肿瘤再次增大者给予溴隐亭仍能抑制肿瘤生长,但整个孕期须持续用药直至分娩。对溴隐亭没有反应及视力视野进行性恶化时应该经蝶鞍手术治疗并尽早终止妊娠(妊娠接近足月时)。

7)女性 HPRL 患者不孕的相关治疗:药物治疗 HPRL 正常后仍无排卵者,可采用促排卵治疗。

5. 药物治疗管理 对于青春期无排卵性功能失调性子宫出血大量出血的患者,要求药物治疗 6 ~ 8 小时内见效,24 ~ 48 小时内出血基本停止;若 96 小时以上仍不能止血,需要考虑有无器质性疾病的可能性。患者随后需要恢复正常的内分泌功能,从而建立起正常的月经周期。

对于绝经过渡期功能失调性子宫出血,需要首先考虑除外子宫内膜病变的可能,其后考虑药物治疗。

多囊卵巢综合征患者药物治疗的同时需要兼顾生活方式的调整,并且要警惕和预防远期并发症,如 2 型糖尿病、心血管疾病和子宫内膜癌的发生。

6. 案例分析

(1)主题词:功能失调性子宫出血;失血性休克;重度贫血;止血;调经。

（2）病史摘要：患者，女性，14 岁，未婚，因"月经紊乱 2 年，阴道不规则出血 1⁺ 月"入院。12 岁月经初潮，初潮后月经不规律，月经周期 20 ~ 60 天，经期 5 ~ 15 天，经量较多，无痛经，末次月经 2014 年 1 月 2 日，量多，持续约 30 天，伴头晕、心悸，期间曾口服止血中药治疗，阴道流血无明显减少。前次月经 2013 年 9 月 12 日，否认性生活史。既往体健，无药物过敏史。

入院查体：体温 38℃，脉搏 115 次/分，呼吸 24 次/分，BP 90/55mmHg。面色苍白，心肺（－），腹软，无压痛，未及包块，移动性浊音阴性。妇科检查：外阴（－），肛查子宫前位、常大、质中、活动、无压痛，双侧附件区未及包块及压痛。

血常规：白细胞计数 12.51 × 10⁹/L，中性粒细胞百分比 86%，血红蛋白 52g/L，血小板 160 × 10⁹/L。

直肠 B 超：子宫前位，常大，内膜回声中等，厚 0.6cm，双卵巢大小回声正常。

入院诊断：

1）功能失调性子宫出血。

2）失血性休克。

3）重度贫血。

（3）治疗方案：治疗原则为止血、调整月经周期、防止子宫内膜增生及癌变。

1）一般治疗：休息，吸氧，心电监护，加强营养，输红细胞悬液 400ml。

2）药物治疗：①抗感染治疗：头孢呋辛 1.5g ivgtt q12h；甲硝唑 0.5g ivgtt qd。②补血治疗：琥珀酸亚铁 0.2g po tid；维生素 C 0.1g po tid。③止血：戊酸雌二醇 6mg po q8h。

（4）药学监护要点

1）抗感染治疗：监护反映感染的各项指标，如体温、血常规、CRP 等。

2）补血治疗：观察患者的血压、心率，复查血常规。

3）戊酸雌二醇：观察患者的阴道流血情况，以评价疗效，要求 6 ~ 8 小时内见效（阴道出血明显减少），24 ~ 48 小时内出血基本停止；若 96 小时以上仍不止血，应考虑有无器质性病变。患者大剂量雌激素口服常可出现恶性、呕吐等副作用，需观察患者的胃肠道反应。

（5）药学监护过程：患者入院时病情较重，立即吸氧，心电监护，开放静脉，补液，配血，并输注红细胞悬液 400ml，给予头孢呋辛及甲硝唑抗感染，戊酸雌二醇 6mg 口服。但患者口服戊酸雌二醇后约 5 分钟呕吐大量胃内容物，考虑雌激素已被吐出，为减轻胃肠道反应，决定改变药物为口服避孕药进行治疗，予去氧孕烯炔雌醇 1 片，每 8 小时一次口服，患者用药后 8 小时阴道流血明显减少。第 2 天加用琥珀酸亚铁和维生素 C 口服，患者体温降至正常，复查血常规：白细胞计数 9.82 × 10⁹/L，中性粒细胞百分比 84%，血红蛋白 71g/L，血小板 210 × 10⁹/L。用药 24 小时出血基本停止，连用 4 天，然后每 3 天减少药物剂量的 1/3，逐渐减量至 1 天 1 片维持至 21 天，周期结束。于撤退性出血后，周期性使用口服避孕药 3 个周期。停药后患者月经规律。

（6）药学分析与建议：患者入院时诊断为青春期功能失调性子宫出血，该病因为下丘脑-垂体-卵巢轴反馈调节尚未成熟，FSH 持续低水平，无促使卵泡排卵的 LH 峰形成，使得无法排卵，产生雌激素突破性出血或撤退性出血。除补血及一般治疗外，采取的治疗原则是止血、调整月经周期。患者入院时贫血较重，不适合采用孕激素即子宫内膜脱落法，而采用雌激素即子宫内膜修复法。患者用药后应注意监测疗效及副作用，即阴道流血的减少情况及胃肠道反应等。由于戊酸雌二醇口服的生物利用度仅3%，口服大剂的量戊酸雌二醇后本患者出现较明显的胃肠道反应，因此改为避孕药物去氧孕烯炔雌醇口服。子宫内膜修复疗法在血止后3天药物逐渐减量，每3天减量一次，一般每次减量不超过1/3，至血红蛋白增加至90g/L以上后加用孕激素撤退。采用上述方法达到止血的目的后，因病因并未祛除，停药后多数复发，需随后采取措施，如后半周期孕激素或口服避孕药物等，以控制周期，防止功能失调性子宫出血再次发生。

对于围绝经期功能失调性子宫出血，患者因卵巢功能减退，卵巢对于垂体分泌的FSH和LH反应低下，卵泡发育受阻，难以形成成熟的卵泡，也出现无排卵。但对于这些患者不应立即予以药物治疗止血，而应首先考虑使用宫腔镜检查或分段诊刮术，进行组织病理学检查，以除外子宫内膜器质性病变。

（7）药物治疗小结：功能失调性子宫出血患者常以无排卵性出血为主要表现，对于不同年龄的患者，应采取不同的治疗方案。青春期功能失调性子宫出血的治疗原则为性激素药物止血，调整月经周期，并防止子宫内膜增生及癌变；围绝经期功能失调性子宫出血则首先需要组织学检查，除外子宫内膜病变。

（二）围绝经期综合征

1. 病因和发病机制　围绝经期综合征是指妇女绝经前后性激素波动或减少所致的一系列躯体及精神心理症状，其激素变化主要为雌激素、孕激素降低与FSH水平升高，包括自然绝经与人工绝经。自然绝经是指因卵巢内卵泡的生理性耗竭所致的绝经；人工绝经是指因双侧卵巢经手术切除或放射线照射等所致的绝经。

2. 临床表现、诊断和鉴别诊断　近期内，患者可因稀发排卵或无排卵而出现月经紊乱；雌激素降低引起血管舒缩功能不稳定，造成潮热症状；并可出现心悸、眩晕、头痛、失眠等自主神经失调的症状；还可有注意力不集中、情绪波动大等神经精神症状。患者远期可以出现阴道干燥、反复阴道感染、泌尿系统感染等泌尿生殖道症状，骨质疏松、心血管病变和阿尔茨海默病的患病风险增加。

依据临床表现进行诊断，但应注意除外相关症状对应的器质性病变及精神疾病。卵巢功能检测可协助诊断。

3. 治疗原则　激素补充治疗（hormone replacement，HRT）可以缓解近期症状，包括血管舒缩症状、泌尿生殖道症状，并及早发现和有效预防骨质疏松等老年性疾病。女性健康初始行动（WHI）研究提示，应用妊马雌酮0.625mg/d及醋酸甲羟孕酮2.5mg/天，平均随访5.2年，可显著降低骨折，相对危险度为0.76，证明雌激素可以减少绝经后骨折的风险。目前认为，绝经后应尽早开始HRT，尤其是在绝经后5年内开始，以获得对骨质疏松最有效的预防。

关于HRT与心血管疾病风险：1976年，由2873例妇女参加的大样本研究报道，通过20年的随访，发现绝经后妇女冠状动脉硬化性心脏病（coronary artery heart disease，CHD）的发生率高于绝经前妇女；60岁以前女性的CHD比例仅为同年龄男性的50%，而70岁以后女性的CHD发生率逐渐升高到与同年龄男性相同的水平，提示绝经前女性的雌激素水平有保护心血管系统的作用。该阶段学者普遍认为，预防冠状动脉硬化性心脏病是绝经后妇女选用HRT的重要目的。1998年以后，有多项关于绝经后妇女HRT与CHD二级预防的临床试验报道。心脏与雌、孕激素补充研究（HERS）是美国NIH组织的一项多中心随机临床试验，对2763例具有子宫的绝经后CHD妇女随机给予妊马雌酮0.625mg/d联合甲羟孕酮

2.5mg/d 或给予安慰剂,随访 4.1 年。结果提示,治疗组与安慰剂组比较,CHD 的发生风险在第 1 年增高了 52%,第 3、第 4 年各降低了 13% 及 33%,静脉血栓和胆囊疾病的发生率升高,但各种心血管疾病的研究终点则无显著性差异。其后多项临床试验均支持该研究结果,进而得出结论,不建议将 HRT 作为冠心病的二级预防措施,但患冠心病的妇女若已接受 HRT 数年,特别是用于非心血管疾病目的,则可继续用药。2000 年美国护士健康研究报道,经过 20 年的随访,曾用 HRT 者与未用者相比,患 CHD 的 RR 为 0.82,正在应用者 RR 则为 0.61。在 WHI 研究中,入选绝经后应用 HRT 的美国妇女 2.7 万例,随访 5.2 年,主要目的是评价绝经后妇女长期应用 HRT 的收益/风险比。结果显示,与安慰剂组相比,雌、孕激素联合组 CHD 增加 29%,脑卒中增加 41%。但该试验的研究对象以老年妇女为主,所以应更科学地分析 WHI 的结果。总之,目前不将 HRT 用于 CHD 的一级或二级预防。

关于 HRT 与乳腺疾病:研究指出,HRT > 5 年乳腺癌的危险性轻度增加(RR 为 1.2 ~ 1.4)。2002 年 WHI 研究报道,连续联合 HRT(妊马雌酮和醋酸甲羟孕酮)5.2 年,乳腺癌的 RR 为 1.26,每 1 万名妇女发病增加 8 例,但单用雌激素组并不增加患乳腺癌的风险。有研究提示,与未用 HRT 者相比,HRT 者发生乳腺癌较其他患者相比,早期患者比例高,肿瘤分化程度好,预后较好。护士健康研究也表明,HRT 组乳腺癌死亡的 RR 低于未用组。总之,使用 HRT 在一定程度上增加乳腺癌发生的风险,单用雌激素对乳腺癌风险增加的作用不明显,HRT 者发生乳腺癌的预后较好。

关于 HRT 与子宫内膜癌:健康绝经后妇女单独应用雌激素可明显增加子宫内膜癌的发病率,RR 为 3.0,使用 6 年以上者 RR 升至 12.3。加用孕激素可使该风险显著下降,但不能完全消除该风险。研究也提示 HRT 妇女患子宫内膜癌常为早期、高分化,且预后较好。

4. 药物治疗方案

(1)一般治疗:对绝经过渡期患者进行心理疏导,使其了解这一生理过程,鼓励其积极参加社会活动,进行有益身心的文娱体育活动以愉悦心情。鼓励健康的生活方式,包括健康的饮食、坚持适当的体育锻炼、摄入含钙丰富的食物、增加日晒等。

(2)对症治疗:必要时可适量应用镇静药。艾司唑仑 2.5mg,睡前口服;谷维素 20mg 口服,每日 3 次,调节自主神经功能。

(3)激素补充治疗(HRT)

1)HRT 的适应证:①绝经的相关症状:血管舒缩功能不稳定,如潮热、出汗等;出现神经及精神症状,如烦躁、焦虑、紧张、易激动或情绪低落等。②泌尿生殖道萎缩的相关症状:阴道干涩、疼痛、性交痛、反复发作的阴道炎、反复泌尿系统感染等。③低骨量及骨质疏松症:有骨质疏松的危险因素(如低骨量)、绝经后期骨质疏松症。

2)HRT 的禁忌证:已知或可疑妊娠;原因不明的阴道流血;已知或可疑患有雌激素依赖性肿瘤,如乳腺癌、子宫内膜癌等;严重的肝、肾功能障碍;近 6 个月内患有血栓栓塞性疾病;耳硬化;血卟啉症;脑膜瘤患者禁用孕激素。

3)慎用情况:子宫肌瘤、子宫内膜异位症、子宫内膜增生史;严重的高血压及糖尿病;有血栓栓塞史及血栓形成倾向者;乳腺良性疾病、有乳腺癌家族史者;胆囊疾病、偏头痛、癫痫、哮喘;高泌乳素血症;系统性红斑狼疮;已完全缓解的部分妇科恶性肿瘤,如宫颈鳞癌、卵巢上皮性恶性肿瘤等。

4)用药方案:①雌孕激素联合应用:适于有完整子宫者,合用孕激素的目的是对抗雌激素促子宫内膜过度生长,预防子宫内膜癌。有序贯给药方案、周期性联合给药方案和连续联合给药方案。前两者模拟生理周期,适用于年龄较轻、绝经早期和希望有定期月经样出血的患者;后者避免了周期性出血,适用于绝经多年或不希望定期月经样出血的患者。②单独应用雌激素:适用于已做子宫切除术后不需保护子宫内膜者,如戊酸雌二醇、妊马雌酮等。③单独应用孕激素:适用于围绝经期功能失调性子宫出血患者。

应用最小有效剂量以及与治疗目的一致的最短时间。

5)用药途径:①口服途径:血药浓度稳定,但有一定的肝脏损害作用,还可刺激产生肾素底物和凝血因子。肠道外途径包括阴道给药和经皮肤给药,可以避免肝脏首关效应,对血脂的影响小。②雌激素经阴道用药途径的药物:包括雌二醇阴道环、雌激素霜和雌三醇栓等。经阴道用药用量小,局部生效快,主要用于以泌尿生殖道萎缩症状为主诉者。因阴道给药时雌激素的吸收有很大变异,故不具备骨骼及其他全身性用药的作用。③经皮肤给药途径的药物:包括贴膜和涂胶。能使血管舒缩症状得到缓解,有效预防骨质丢失,降低血胆固醇和低密度脂蛋白胆固醇的浓度,起保护心血管作用。但子宫未切除者也必须加用孕激素保护子宫内膜。

5. 药物治疗管理　因 HRT 存在副作用及相应的风险,所以对 HRT 患者应注意临床随访,及早发现和处理副作用并酌情停药,接受相应的治疗。HRT 的副作用及风险主要包括:

(1)雌、孕激素的副作用:雌激素可以产生乳房胀、白带量多、头痛、水肿、色素沉着等情况;孕激素可有抑郁、易怒、乳房胀痛、水肿等副作用。

(2)需酌情换药或减量:HRT 可轻度增加子宫内膜癌的风险,加用孕激素可降低这种风险;HRT 可使患乳腺癌的风险略为增加。但如发生内膜癌或乳腺癌,常为早期病例,亦不除外与 HRT 患者常密切随访有关。

(3)子宫出血:HRT 患者子宫异常出血,多为突破性出血,但应引起重视,必要时内膜活检,以除外子宫内膜病变。

6. 常用药物介绍　HRT 可经不同途径使用,包括口服途径和非口服途径。口服雌激素上市较早,是经典的治疗方案,绝大多数妇女均采用口服途径,大量的研究也以此为标准方案。非口服途径作为口服途径的补充,主要包括经阴道 HRT(霜、片、栓、硅胶环等)及经皮肤 HRT(皮贴、皮埋片或涂抹胶),后者可避免口服雌激素的肝脏首关效应,剂量一般较口服剂量低,减少了肝脏的代谢负荷,适用于有轻度肝肾功能异常、消化道吸收障碍或口服给药消化道症状重者。

(1)口服途径的 HRT 药物

1)戊酸雌二醇:戊酸雌二醇是天然人体 17β- 雌二醇的前体,但口服的生物利用度仅为3%。口服戊酸雌二醇吸收迅速,在首次通过肝脏的过程中分解为雌二醇和戊酸,雌二醇进一步代谢为雌酮、雌三醇和硫酸雌酮,雌二醇水平可以通过化验进行监测。一般采用每日1mg 口服,剂量根据个体调整,采用最小有效剂量,根据个体情况进行调整,一般出现乳房发胀、易激惹等感觉时表明剂量太高;如果选择的剂量尚未缓解雌激素缺乏的症状,必须增加剂量。对于已经切除子宫的妇女,可以单药连续使用;对于未切除子宫的绝经早期妇女,可采取周期序贯用药,即前半周期单独应用戊酸雌二醇,后半周期加用孕激素治疗,每连续应用20~25 天后中断全部药物 5~6 天,在此期间将会发生撤退性出血,以防止出现雌激素引起的子宫内膜过度增生;对于未切除子宫的绝经多年妇女,采用连续联合用药,即每日均在戊酸雌二醇的基础上加用孕激素药物。

2）妊马雌酮:结合雌激素片为口服制剂,含从孕马尿液中提取的雌激素混合物,为以水溶性雌酮硫酸钠与马烯雌酮硫酸钠为主的混合物,还含有硫酸钠结合物、17α-二氢马烯雌酮、17α-雌二醇和17β-二氢马烯雌酮等。常用规格为0.3mg和0.625mg。口服妊马雌酮后胃肠道吸收好,存在肝脏首关效应。也有软膏外用剂型,通过皮肤和黏膜良好吸收,局部外用时吸收后通常足以产生全身作用。对于有子宫的妇女,同样需要根据情况加用孕激素药物。

3）替勃龙(tibolone):成分为7-甲基异炔诺酮。口服后迅速代谢成3种化合物发挥其药理作用,3α-OH及3β-OH代谢物主要有雌激素活性,△4-异构体和母体化合物主要有孕激素和雄激素活性。本药有明显的组织特异性作用,在骨、大脑的体温中枢(潮热)和阴道表现为雌激素作用;在乳房组织表现为明显的孕激素和抗雌激素作用;在子宫内膜表现为微弱的雄激素和孕激素作用。在有子宫的妇女可单独应用,不需加用孕激素药物。

4）戊酸雌二醇/醋酸环丙孕酮:每盒药物包括11片雌激素和10片雌、孕激素联合药物。雌激素为戊酸雌二醇,是天然人体17β-雌二醇的前体;孕激素为醋酸环丙孕酮,是合成的羟孕酮衍生物,具有孕激素、抗促性腺激素及抗雄激素的特性。戊酸雌二醇/醋酸环丙孕酮复合成分为序贯激素补充治疗方案,包括11天的单用雌激素阶段和10天的雌、孕激素联合用药阶段以及7天的停药间期。如果规律服药,有完整子宫的妇女可建立起月经周期。

5）雌二醇屈螺酮片:每片均含1.0mg雌二醇和2.0mg屈螺酮。每盒含28天的药物,为连续联合激素补充治疗,治疗应连续进行,1盒药服完后立即开始服用下一盒,中间应无间隔。屈螺酮是一种合成的孕激素,拮抗雌激素所增加的子宫内膜增生和子宫内膜癌的发病风险,适用于有子宫的妇女。屈螺酮还具有抗醛固醇的活性,会增加水钠排泄,降低排钾,没有增加体重的副作用。

(2) 非口服途径的 HRT 药物

1）经阴道补充雌激素:包括E$_1$、E$_2$、E$_3$及结合雌激素。剂型有栓剂、片剂、霜剂及硅胶环缓释系统。常用的有结合雌激素软膏(premarin)、微粒化E$_2$阴道片(vagifem)、E$_3$软膏(ovestin)、低剂量E$_2$阴道环(estring,7.5μg/d)、高剂量E$_2$阴道环(femring,50μg/d或100μg/d)等。阴道环可由患者自行置入和取出,使用方便而舒适,可持续使用3个月,易为患者所接受。对一些以泌尿生殖道症状为主的妇女,有时并无必要采用全身雌激素治疗,阴道用药可作为首选。经阴道用雌激素因剂量低,较少发生副作用,极少发生阴道出血。局部副作用为刺激、灼热、瘙痒,但轻微、自限。全身副作用如乳房胀、水肿、偏头痛、下腹胀痛等也较少见。

2）经皮肤补充雌激素:经皮肤有皮贴、皮埋片或涂抹胶。贴剂中的雌激素可恒定释放,透过角质层、表皮进入真皮,扩散到毛细血管,转移到体循环中。一般来说,经皮雌激素剂量是口服途径的5%~10%,可维持稳定的血药浓度。雌激素皮肤贴剂使用方便,每周仅需更换1~2次,适合长期应用。与其他雌激素剂型比较,皮肤贴剂存在局部皮肤不良反应和贴剂脱落等特有的问题。

二、子宫内膜异位症及子宫腺肌病

子宫内膜异位症是指具有生长功能的子宫内膜组织在子宫腔以外的部位出现、生长、浸润、反复出血,可形成结节及包块,引起疼痛和不孕等。卵巢是最常见的受侵部位(80%),另外可侵犯宫骶韧带、子宫直肠陷凹、阴道直肠隔、子宫后壁下部浆膜面及身体其他部位。此病多见于育龄妇女,以 25~45 岁居多。绝经后异位内膜组织可萎缩、吸收;妊娠或使用性激素类药物可暂时阻止此病发展。子宫内膜侵入子宫肌层称为子宫腺肌病。子宫腺肌病常同时合并子宫内膜异位症、子宫肌瘤。子宫内病灶多为弥漫型,亦可局限于肌层形成团块,称子宫腺肌瘤。

(一)病因和发病机制

子宫内膜异位症是由具有生长功能的子宫内膜所致,异位子宫内膜的来源尚不明确,其可能的发病机制存在以下学说。

1. 子宫内膜异位种植学说 由 Sampson 于 1921 年最早提出,经期时月经血经输卵管进入腹腔,其内所含的子宫内膜腺上皮和间质细胞种植于卵巢和盆腔腹膜,形成子宫内膜异位症。临床上阴道闭锁等生殖道畸形患者常合并子宫内膜异位症,以及剖宫产或会阴侧切伤口异位症均支持该学说。也有学者在盆腔血管及淋巴管内发现子宫内膜组织,提示子宫内膜也可经由淋巴和血管发生异位种植。

2. 体腔上皮化生学说及诱导学说 卵巢表面上皮、盆腔腹膜都是由胚胎期具有高度化生潜能的体腔上皮分化而来的。Meyer 提出上述组织反复受到经血等内源性生物化学因素的刺激后,可化生为子宫内膜组织,形成子宫内膜异位症。

3. 遗传因素 子宫内膜异位症有一定的家族聚集性,患者一级亲属的发病风险是无家族史者的 7 倍,单卵双胎姐妹中一方患有子宫内膜异位症时另一方的患病率高达 75%,均提示患者的发病可能与遗传相关。

4. 免疫与炎症因素 由于多数妇女经期均有经血逆流至盆腔,但仅少数患者发生子宫内膜异位症,有实验结果提示此病的发生可能与患者的免疫功能异常有关。

5. 在位内膜决定论 国内学者提出该理论,认为在位子宫内膜的生物学特性是子宫内膜异位症发生的决定性因素,局部微环境是影响因素。子宫内膜异位症患者在位子宫内膜的特性如黏附性、侵袭性和刺激形成血管的能力均强于其他患者。另外,环境因素、血管生成因素等均与发病相关。

子宫腺肌病患者部分子宫肌层中的内膜病灶与宫腔内膜直接相连,所以目前认为子宫内膜异位症是由基底层子宫内膜侵入肌层生长所致,多次妊娠及分娩、人工流产、慢性子宫内膜炎等造成子宫内膜基底层损伤,与腺肌症的发病密切相关。另外,腺肌病常合并子宫肌瘤和子宫内膜增生,提示高水平的雌孕激素也可能是促进内膜向肌层生长的原因之一。

(二)临床表现、诊断和鉴别诊断

1. 子宫内膜异位症 子宫内膜异位症最常见的临床表现为疼痛,70%~80% 患者均有不同程度的盆腔疼痛,与病变程度不完全平行,包括痛经(典型者为继发性痛经,并呈进行性加重)、非经期腹痛(慢性盆腔痛)、性交痛,以及排便痛等,卵巢内膜异位症囊肿破裂可引起急性腹痛;约 50% 患者合并不孕,不孕可能由于粘连等机械因素、卵巢功能障碍、合并黄素化未破裂卵泡综合征(luteinized unruptured follicle syndrome, LUFS),以及自身免疫因素等所致;月经异常主要表现为周期缩短、经期延长、经前 2~3 日点滴出血,亦可为经量增多,少数为经量减少。

特殊部位内膜异位症可有相应的症状:消化道内膜异位症可有大便次数增多或便秘、便血、排便痛等；泌尿道内膜异位症可有尿频、尿急、尿痛、血尿或腰痛等；呼吸道内膜异位症可有经期咯血及气胸；瘢痕内膜异位症可有剖宫产等手术后腹壁切口部位经期疼痛加重；会阴切口或切口瘢痕结节，经期增大，疼痛加重。

妇科检查常可发现子宫呈后位，活动差，宫骶韧带、子宫直肠陷凹或阴道后穹隆触痛结节；可同时存在附件囊性、不活动肿物。

辅助检查主要包括 B 型超声显像检查，主要观察子宫后方或两侧是否有肿物，其特征为囊性肿物，边界欠清，内有稀疏光点，囊液稠厚，有时局部可见团块或实质部分，表现为混合性肿物；血清 CA125 检测，内膜异位症患者的 CA125 多异常升高；腹腔镜检查是诊断内膜异位症的较佳方法，可直接见到病灶，了解病变的范围与程度并进行临床分期。

子宫内膜异位症主要需要与卵巢恶性肿瘤、盆腔炎性包块等相鉴别。

2. 子宫腺肌病 子宫腺肌病的临床表现主要包括痛经，半数以上的患者有继发性痛经，且进行性加剧；月经异常，表现为月经量增多、经期延长及不规则出血；不孕等。

妇科检查常可发现子宫均匀性增大，呈球形。

辅助检查主要包括 B 型超声显像，发现子宫增大，肌层增厚，后壁明显，内膜线前移；病变部位回声增强，与周围组织无明显界限；MRI 发现子宫内存在界线不清、信号强度低的病灶，T2 加强影像可有信号强度高的病灶，内膜与肌层结合区变宽，>12mm；血清 CA125 检测发现 CA125 水平多升高；病理诊断是子宫腺肌病诊断的金标准。

（三）治疗原则

治疗的目的是减灭和消除病灶，缓解并解除疼痛，改善和促进生育，减少和避免复发。治疗时应考虑的因素为年龄、生育要求、症状的严重性、病变范围、既往治疗史以及患者的愿望。治疗措施要规范化与个体化。

1. 子宫内膜异位症

（1）手术治疗：手术治疗的目的为去除病灶，恢复解剖和功能。根据患者的年龄及生育状况，有多种术式可供选择，主要包括保留患者生育功能的手术、保留卵巢的手术、根治性手术和辅助性手术等。

（2）药物治疗：药物治疗的目的是抑制卵巢功能，阻止子宫内膜异位症的进展，减少子宫内膜异位症病灶的活性以及减少粘连的形成。药物治疗宜用于确诊病例。

2. 子宫腺肌症

（1）期待治疗：对无症状、无生育要求者可定期观察。

（2）手术治疗：是主要的治疗方法，其中子宫切除是根治性手术，对不同患者还可采用病灶切除或子宫楔形切除、骶前神经切断术、子宫动脉阻断术和子宫内膜去除术等。

（3）药物治疗：与子宫内膜异位症相同，通过药物治疗来抑制卵巢功能，阻止子宫腺肌病的进展。亦可通过局部抑制子宫内膜，减少月经量，减轻症状。

（四）药物治疗方案

治疗子宫内膜异位症可供选择的药物主要有口服避孕药、高效孕激素、雄激素衍生物以及促性腺激素释放激素激动剂（gonadotropin releasing hormone agonist，GnRH-a）四大类。

1. 口服避孕药 如去氧孕烯炔雌醇、炔雌醇环丙孕酮、屈螺酮炔雌醇等，每日 1 片，连续用药或者周期性用药，共 6 个月。可以降低垂体促性腺激素水平，抑制排卵，并直接作用于异位子宫内膜病灶，导致异位子宫内膜病灶萎缩；长期连续应用可造成类似于妊娠的闭经状态,因而称为假孕疗法。口服避孕药物的副作用较少,但可有消化道症状或肝功能异常等。

2. 孕激素　通过负反馈下丘脑-垂体-卵巢轴,抑制垂体促性腺激素释放,并直接作用于异位子宫内膜,使异位内膜组织蜕膜样改变,最终导致内膜萎缩。甲羟孕酮 20~30mg/d,分 2~3 次口服,连用 6 个月。副作用主要有突破性出血、乳房胀痛、体重增加、消化道症状及肝功能异常。

3. 雄激素衍生物　是目前应用较多的口服药物,属于假绝经疗法。用于治疗子宫内膜异位症的雄激素衍生物有:①达那唑(danazol):为合成的 17α-乙炔睾酮衍生物,可以抑制 FSH 和 LH 峰,从而抑制卵巢性激素的分泌水平,并且达那唑还可以与子宫内膜的雄激素和孕激素受体结合,导致内膜萎缩。600~800mg/d,分 2~3 次口服,共 3~6 个月,停药后 4~6 周可恢复排卵。副作用为潮热、出汗、性欲减退等围绝经期症状和多毛、痤疮、不可逆转的声音变粗等雄性化表现,以及体重增加、水肿、肝功能损害等;长期应用可以导致动脉粥样硬化性心脏病;如合并子宫肌瘤亦可促使其萎缩。肝、肾功能不良及心血管疾病者不宜使用。②孕三烯酮(gestrinone):为 19-去甲睾酮甾体类药物,可以拮抗孕激素及雌激素,抑制 FSH 和 LH 峰,减低体内雌激素水平,造成异位内膜萎缩。用法为 2.5mg,2~3次/周,从月经的第 1 日开始,连续口服 3~6 个月。副作用少于达那唑。

4. 促性腺激素释放激素激动剂(GnRH-a)　是目前应用较多的药物,也属于假绝经疗法。αGnRH-a 为人工合成的 10 肽化合物,作用类似于天然的 GnRH,但其与 GnRH 受体的亲和力更强,稳定性好,肽酶不易分解,半衰期较长,效价约为天然 GnRH 的 100 倍。GnRH-a 注射后通过与 GnRH 受体结合,抑制垂体促性腺激素的释放,导致卵巢分泌的性激素降低,造成人体的低雌激素状态,起到药物去势的作用,又称为药物性卵巢切除。根据不同剂型分为皮下和肌内注射,每个月 1 次,共用 3~6 个月。常用药物有曲普瑞林(triptorelin)3.75mg肌内注射、亮丙瑞林(leuprorelin)3.75mg 皮下注射、戈舍瑞林(goserelin)3.6mg 皮下注射等。GnRH-a 可下调垂体功能,造成药物暂时性去势及体内低雌激素状态。患者可出现潮热、阴道干涩、失眠、抑郁、疲倦和易激惹等围绝经期低雌激素症状。用药时间若大于 3 个月,还可因雌激素降低而出现骨质丢失,造成骨质疏松。

(五)药物治疗管理

GnRH-a 可下调垂体功能,造成药物暂时性去势及体内低雌激素状态。副作用主要是低雌激素血症引起的更年期症状,如潮热、阴道干燥、性欲下降,失眠及抑郁等,长期应用可引起骨质丢失。为减少副作用,建立在"雌激素窗口剂量理论"基础上,可行反向添加方案,治疗剂量应个体化,有条件时应监测雌激素水平。反向添加方案包括:①雌孕激素联合方案:结合雌激素 0.3~0.625mg/d 联合醋酸甲羟孕酮 2~4mg/d;②替勃龙 1.25mg/d。应用 GnRH-a 3 个月以上时多主张反向添加治疗,根据症状的严重程度,也可从用药第 2 个月开始。

(六)案例分析

1. 主题词　子宫腺肌病;中度贫血。

2. 病史摘要　患者,女性,38 岁,因"渐进性经量增多伴痛经 8 年,加重 4 个月"入院。8年前开始出现经量增多,且伴痛经,症状逐渐加重;4 个月来患者经量明显增多,伴头晕、心悸,痛经严重,口服中药及非甾体抗炎药治疗无效。患者平素月经规律,周期 28~30 天,经期 7 天,量多,有血块,末次月经 2014 年 1 月 12 日,G3P1,工具避孕。既往体健,无药物过敏史。

入院查体:体温 36.5℃,脉搏 102 次/分,呼吸 22 次/分,BP 110/70mmHg。面色苍白,心肺(－)、腹软,无压痛,未扪及包块,移动性浊音阴性。妇科检查:外阴、阴道(－)、子宫前位、孕 11 周大小、质硬、活动差、无明显压痛,双侧附件区未及包块及压痛。

血常规:白细胞 $6.67 \times 10^9/L$,中性粒细胞百分比 65%,血红蛋白 76g/L,血小板 $220 \times 10^9/L$。

盆腔彩超:子宫前位,增大,肌层回声不均,有散在短线状回声,前壁厚 3cm,后壁厚 4cm,内膜回声中等,厚 0.6cm,双卵巢大小回声正常。

入院诊断:

(1)子宫腺肌病。

(2)中度贫血。

3.治疗方案

(1)一般治疗:休息、加强营养。

(2)药物治疗

1)补血:琥珀酸亚铁 0.2g,po tid;维生素 C 0.1g,po tid。

2)于月经第 1 天开始口服短效避孕药(去氧孕烯炔雌醇 1 片,po qd)1 个周期。

4.药学监护要点

(1)药物治疗的副作用:胃肠道反应、头痛、乳房胀痛、阴道不规则出血等。

(2)疗效评估:评估经量变化、痛经减轻情况。

5.药学监护过程　患者口服短效避孕药物 1 个周期后,经量及痛经情况均无明显改善,患者拒绝继续口服短效避孕药物治疗。充分交代病情与沟通后,决定予进行促性腺激素释放激素激动剂(GnRH-a)注射后,继以左炔诺孕酮宫内节育系统进行治疗。患者接受 GnRH-a 3.6mg 皮下注射,每 28 天一次,用药 3 次后予左炔诺孕酮宫内节育系统(20μg/d)上环。左炔诺孕酮宫内节育系统上环后,患者出现阴道淋漓出血,量少,无明显痛经。使用左炔诺孕酮宫内节育系统 4 个月后,患者再次出现阴道大量流血,B 超检查发现宫内未见节育器影像,考虑患者子宫较大,宫内节育器脱落。患者坚决要求手术治疗,考虑患者较为年轻,充分交代病情后行腹腔镜下全子宫切除术,患者术后无明显腹痛。

6.药学分析与建议　患者子宫腺肌病以口服避孕药治疗 1 个周期无明显疗效,口服避孕药物治疗子宫腺肌病常需用药 2~3 个月后才能显示出治疗效果。口服避孕药的副作用如消化道症状或肝功能异常等较少。GnRH-a 可下调垂体功能,造成药物暂时性去势及体内低雌激素状态。但停药后卵巢功能常可恢复,再次出现症状,如长期用药,费用较为昂贵,且存在低雌激素血症引起的围绝经期症状,如潮热、阴道干燥、性欲下降、失眠及抑郁等;长期应用还可引起骨质丢失,需进行反向添加。左炔诺孕酮宫内节育系统可以局部发挥抑制子宫内膜的作用,没有围绝经期症状的副作用,但存在阴道淋漓出血,常使患者难以接受,且腺肌病患者子宫较大,容易发生左炔诺孕酮宫内节育系统脱落的情况。

7.药物治疗小结　子宫腺肌病的药物治疗措施包括口服避孕药、孕激素、雄激素衍生物、GnRH-a、左炔诺孕酮宫内节育系统等,但均存在相应的副作用且疗效常不满意,必要时需采取手术治疗。

第三节 避孕药物及促排卵药物的合理应用

一、女性避孕药物的合理应用

避孕指为防止意外妊娠的发生而采取的各种措施。避孕的历史悠久,可追溯到古埃及时代,当时的妇女通过服用油、谷物、水果等的混合物或将阿拉伯树胶浸湿的羊毛球塞入阴道来达到避孕。

随着时代的进步和发展,多数女性会主动采取避孕措施,以避免意外妊娠和人工流产所带来的身心伤害。同时,目前世界人口已达70亿之多,越来越多的国家日益重视人口增长及其所带来的一系列问题,而避孕是控制人口增长的必要手段。

目前,主要的避孕措施包括应用避孕药物及采用避孕器具两大类。避孕药物分为激素避孕药和非激素避孕药,以前者更为常用。最常用的非激素避孕药是杀精子剂,常见剂型有泡沫剂、乳膏和阴道栓剂。常用的避孕器具包括男用避孕套、女用避孕套、阴道隔膜、宫颈帽和宫内节育器(intrauterine device,IUD)。IUD 分为惰性和活性两大类,活性 IUD 包括含铜IUD 和含孕激素 IUD。本节主要介绍激素避孕药具。

(一)激素避孕药的研发历史及进展

1921 年,Haberlandt 将卵巢移植到雌兔体内,从而造成其数月不孕,据此他提出卵巢提取物具有避孕的作用。20 世纪 30 年代,Russel Marker 从可治疗妇女痛经的墨西哥植物根部提取到甾体皂苷。1951 年,Carl Djerassi 等合成了炔诺酮。1956 年,被誉为"避孕药之父"的美国科学家 Gregory Pincus 与美籍华人张明觉开发出了含雌激素、孕激素的复方口服避孕药(combined oral contraceptives,COC)。

1960 年,全球首个 COC 在美国批准上市,打破了以往只能通过手术绝育或药具外用避孕的格局,给避孕技术带来深刻变革,COC 很快在世界范围得到普遍应用。1963 年,我国在1 年之中成功研制出炔诺酮(norethisterone,NET)、甲地孕酮(megestrol acetate,MA)、甲羟孕酮(medroxyprogesterone,MP)和氯地孕酮(chlormadinon,CA)4 种口服避孕药。1967 年,复方炔诺酮(避孕药 1 号)和复方甲地孕酮(避孕药 2 号)通过了国家验证,我国具备了生产口服避孕药的能力。

从 20 世纪 60 年代起,COC 历经了 3 次重大的改进。第一代 COC 以高剂量炔雌醇(ethinyl estradiol,EE)配伍炔诺酮或甲地孕酮、甲羟孕酮、氯地孕酮制成,避孕效果近 100%。但高剂量的雌激素可能增加静脉血栓形成、心肌梗死、卒中等心脑血管事件的发生风险。

第二代 COC 减少了炔雌醇的剂量,并且改进了孕激素的结构,采用左炔诺孕酮(levonorgestrel,LNG)。左炔诺孕酮是一种高效的孕激素,其孕激素活性是炔诺酮的 5 ~ 10倍,其抑制排卵作用更强,而雄激素活性却明显减弱。

为进一步提高孕激素活性、降低雄激素活性,以减少对血脂代谢的不利影响,第三代COC 应运而生。第三代 COC 的孕激素成分为去氧孕烯(desogestrel,DSG)或孕二烯酮(gestodene,GSD),其更接近天然的黄体酮,有更强的孕激素受体亲和力,几乎无雄激素受体亲和力,避孕效果可靠,周期控制好,对脂代谢的影响小,其他副作用的发生率也更低,是较为理想的口服避孕药。

目前,第四代 COC 已在国外广泛使用,并引入国内,其孕激素成分为屈螺酮(drospirenone,DRSP)、烯诺孕酮(nestorone,NES)、醋酸诺美孕酮(nomegestrol acetate,NOMAc)、曲美孕酮(trimegestone,TMG)或地诺孕素(dienogest,DNG)。与第一至第三代孕激素相比,第四代孕激素几乎无雄激素、雌激素或糖皮质激素活性,具有抗雄激素活性,与孕激素受体的结合更具选择性和专一性,作用更类似于天然的黄体酮,安全性更高。研究表明,含诺美孕酮的 OC 较含屈螺酮者的 1 年累积妊娠率低,但使用前者更易出现痤疮、体重增加、阴道不规则出血等不良反应。

此外,为模拟正常月经周期的雌、孕激素变化,使其更接近生理状态,同时降低服药周期的药物总剂量、减少不良反应,多相型口服避孕药就问世了。总的来说,COC 正朝着降低雌激素的剂量、使用天然雌激素——17β-雌二醇代替炔雌醇、发展多相型口服避孕药、开发新型孕激素、改进药物服用方法等趋势发展。

目前,避孕药物研究是所有药物研究中研究目标人群最为广阔、研究观察时间最长并且其作用机制不断完善的研究。目前临床应用的新型避孕药物除具有可靠的避孕效果外,还可使使用的妇女获得治疗月经异常、子宫内膜异位症、多囊卵巢综合征及降低盆腔炎、子宫内膜癌、卵巢癌和结肠癌等风险的益处。激素避孕是 20 世纪被低估其益处的发明之一,实际上它对人类的贡献不亚于抗生素和疫苗。

（二）激素避孕药的作用机制

女性避孕药物以甾体激素为主,大多由雌激素和孕激素配伍组成。孕激素的避孕机制包括抑制黄体生成素(LH)的分泌来阻碍排卵;使宫颈黏液的黏稠度增加,从而不利于精子通过;导致子宫内膜分泌不良,使其不适于胚胎种植,并使子宫内膜腺体产生糖原减少,即使受孕,子宫内膜所产生的能量也不足以使囊胚在宫腔内生存;改变输卵管的正常分泌和蠕动,影响卵子或受精卵的运输。雌激素通过抑制卵泡刺激素(FSH)的分泌来阻止优势卵泡的发育,与孕激素联用还能使卵巢对促性腺激素的反应性下降,对抑制排卵有协同作用,同时能稳定子宫内膜,减少突破性出血的发生。

（三）激素避孕药的适应证及禁忌证

1. 适应证　有避孕需要且无禁忌证的育龄妇女均可服用。

2. 禁忌证　严重心血管疾病,如冠心病、未控制的高血压;血栓性疾病史,包括血管栓塞、心肌梗死和卒中等;血液系统疾病;急、慢性肝炎或肾炎;严重的内分泌疾病,如累及视网膜或肾脏的糖尿病、甲状腺功能亢进;恶性肿瘤、癌前病变、子宫或乳房肿块;月经稀少或闭经;原因不明的阴道异常出血;哺乳期,产后未满半年或月经未来潮;精神病生活不能自理者;年龄 >45 岁者或年龄 >35 岁的吸烟妇女。

（四）激素避孕药具的种类及使用

甾体激素避孕药具包括口服避孕药(oral contraceptives,OC)、避孕针剂、缓释避孕系统等,临床常用的种类见表20-7。

1. 口服避孕药　包括短效避孕药、探亲避孕药、长效避孕药、紧急避孕药,无禁忌证的育龄期女性均可服用。

（1）短效避孕药:目前普遍应用由炔雌醇和炔诺酮、甲地孕酮、左炔诺孕酮、去氧孕烯、屈螺酮等孕激素配伍成的 COC。多相型口服避孕药是模拟正常月经周期雌、孕激素的生理性变化,将药片制成两种剂量(双相片)或三种剂量(三相片),而单相片在整个月经周期中雌、孕激素的剂量固定。多相型口服避孕药较单相片的不良反应少。

表 20-7 常用的甾体激素避孕药具

类型			名称	成分		剂型	给药途径
				雌激素（mg）	孕激素（mg）		
口服避孕药	短效片	单相片	复方炔诺酮片	炔雌醇 0.035	炔诺酮 0.6	片	口服
			复方甲地孕酮片	炔雌醇 0.035	甲地孕酮 1.0	片	口服
			复方左炔诺孕酮片	炔雌醇 0.03	左炔诺孕酮 0.15	片	口服
			去氧孕烯炔雌醇片	炔雌醇 0.03	去氧孕烯 0.15	片	口服
			复方孕二烯酮片	炔雌醇 0.03	孕二烯酮 0.075	片	口服
			屈螺酮炔雌醇片	炔雌醇 0.03	屈螺酮 3.0	片	口服
		双相片	去氧孕烯双相片				
			第一相（1~7 片）	炔雌醇 0.04	去氧孕烯 0.025	片	口服
			第二相（8~21 片）	炔雌醇 0.03	去氧孕烯 0.125	片	口服
		三相片	左炔诺孕酮三相片				
			第一相（1~6 片）	炔雌醇 0.03	左炔诺孕酮 0.05	片	口服
			第二相（7~11 片）	炔雌醇 0.04	左炔诺孕酮 0.075	片	口服
			第三相（12~21 片）	炔雌醇 0.03	左炔诺孕酮 0.125	片	口服
	探亲避孕药		甲地孕酮探亲片	/	甲地孕酮 2.0	片	口服
			炔诺酮探亲片	/	炔诺酮 5.0	片	口服
			双炔失碳酯探亲片	/	双炔失碳酯 7.5	片	口服
	紧急避孕药		左炔诺孕酮片	/	左炔诺孕酮 0.75	片	口服
长效避孕针	单方		醋酸甲羟孕酮注射液	/	甲羟孕酮 150.0	针剂	肌内注射
	复方		复方甲羟孕酮注射液	环戊丙酸雌二醇 5.0	醋酸甲羟孕酮 25.0	针剂	肌内注射
			复方庚炔诺酮注射液	戊酸雌二醇 5.0	庚炔诺酮 50.0	针剂	肌内注射
			复方己酸羟孕酮注射液	戊酸雌二醇 5.0	己酸羟孕酮 250.0	针剂	肌内注射
			复方甲地孕酮注射液	雌二醇 3.5	醋酸甲地孕酮 25.0	针剂	肌内注射
缓释避孕系统	皮下埋植剂		依托孕烯单根型皮下埋植剂	/	依托孕烯 68	缓释系统	皮下埋植
	避孕贴剂		复方诺孕曲明缓释贴片	炔雌醇 0.75	诺孕曲明 6.0	贴片	皮肤外贴

续表

类型	名称	成分		剂型	给药途径
		雌激素(mg)	孕激素(mg)		
缓释避孕系统	微球、微囊避孕针	复方甲地孕酮微囊避孕针	戊酸雌二醇5.0	甲地孕酮15.0	针剂	皮下注射
	缓释阴道避孕环	甲地孕酮硅胶避孕环	/	甲地孕酮250.0或200.0	缓释系统	阴道放置
	宫内缓释避孕系统	左炔诺孕酮IUD	/	左炔诺孕酮52.0	缓释系统	宫内放置

用法:①单相片:国产避孕药自月经周期的第5日开始服用,每晚1片,连服22日。停药2~3日发生撤退性出血,从月经的第5日开始下一周期的用药。如停药7日仍无月经来潮,从第8日开始下一周期的用药。进口避孕药从月经周期的第1日开始服用,每晚1片,连服21日,停药7日,第29日开始下一周期的用药(无论月经何时来潮)。如为含有安慰剂的避孕药,则无需停药,第22~28日继续服用药片(安慰剂)即可。②双相片:服用方法同进口单相片,第1~7片的雌、孕激素含量较高,第14~21片的雌、孕激素含量均减少。③三相片:服用方法同进口单相片,第一相药片(第1~6片)的雌、孕激素含量均低,第二相药片(第7~11片)的雌、孕激素含量较高,第三相药片(第12~21片)的孕激素含量更高而雌激素减至第一相水平。

(2)探亲避孕药:又称速效口服避孕药,有孕激素类制剂、雌孕激素复合制剂和非孕激素制剂。孕激素类制剂主要有甲地孕酮探亲片和炔诺酮探亲片,非孕激素制剂有双炔失碳酯探亲片。探亲避孕药适用于分居两地的夫妇短期探亲时避孕,其使用不受月经周期限制,避孕有效率达98%以上。

用法:①甲地孕酮探亲片(megestrol visiting relatives):性生活当日中午服1片,晚上再服1片,之后每晚服1片,至探亲结束次晨加服1片;②炔诺酮探亲片(norethindrone visit piece):同居当晚开始服用,每晚1片,至少服用10片,服完14片后接着改服复方炔诺酮片至探亲结束;③双炔失碳酯片(anordrin):第一次性生活后立即服1片,次晨加服1片,以后每次性生活后服用1片,但每日最多服1片,如探亲结束还未服完12片,需每日服1片直至服完12片。

(3)长效避孕药:由于长效避孕药含雌激素的剂量较大,副作用明显,现已很少应用。

(4)紧急避孕药:在无保护性交或避孕失败后,用于预防非意愿妊娠的应急性口服避孕药称为紧急避孕药(emergency contraceptives,EC)。常见的紧急避孕药有左炔诺孕酮片和米非司酮片,首选前者。使用方法为在无保护性交或避孕失败后72小时内尽可能早地一次口服左炔诺孕酮片1.5mg或前后相隔12小时各服0.75mg,或在120小时内单次口服米非司酮片10mg。EC仅用于应急情况下而不宜常规使用,因其避孕的失败率远高于其他激素避孕药,长期应用也可导致卵巢功能紊乱。

2. 长效避孕针 长效避孕针剂的主要成分是经酯化的孕激素,包括己酸羟孕酮(hydroxyprogesterone caproate,HPC)、庚炔诺酮(norethisterone oenanthate,NET-e)等。肌内注射后,药物储存于局部缓慢释放而发挥长效避孕作用,有效率达95%以上。目前,有单纯孕激素类和雌、孕激素复合制剂类长效避孕针,与前者相比,后者月经紊乱的发生率更低。

用法:均为肌内注射,具体使用方法与其作用时间相关。醋酸甲羟孕酮:月经周期的第 1~5 天肌内注射 1 支,以后每 3 个月肌内注射 1 支;复方甲羟孕酮:月经第 5 天肌内注射 1 支,以后每个月肌内注射 1 支;复方庚炔诺酮、复方己酸羟孕酮:月经第 5 天肌内注射 2 支,以后每次月经周期的第 10~12 天肌内注射 1 支;复方甲地孕酮:月经第 5 和第 12 天各肌内注射 1 支,以后每次月经周期的第 10~12 天肌内注射 1 支。

3. 缓释避孕系统 缓释系统是近 30 年发展起来的一种给药方式,具有血药浓度稳定、有效作用时间长等特点。缓释系统在避孕方面的应用广泛,目前国内外比较常用的缓释避孕药有皮下埋植剂、避孕贴剂、微球和微囊缓释避孕针、缓释阴道避孕环以及宫内缓释系统等。

(1)皮下埋植剂:将孕激素与硅胶等缓释材料制成的硅胶囊或硅胶棒植入皮下,从而使药物持续、恒定地释放入血以发挥长效避孕作用。目前,发达国家普遍应用依托孕烯(etonogestrel,ETG)单根型皮下埋植剂,该药物于 2012 年在我国批准上市。其操作简便,使用时限为 3 年,避孕有效率达 99.5%。依托孕烯是去氧孕烯的活性代谢物,植入该皮下埋植剂后,血清依托孕烯浓度会在 8 小时内达到抑制排卵所需的值。

(2)避孕贴剂:复方诺孕曲明缓释贴片是 2001 年在美国批准上市的首个避孕贴剂,其内含诺孕曲明(norelgestromin,NGMN)6mg 和炔雌醇 0.75mg。月经第 1 日开始使用,可贴在除乳房外的任何部位,每周 1 片,连用 3 周停用 1 周,停药期间发生撤退性出血。运动、潮湿等不影响避孕效果,但贴片缺乏黏性时需更换新贴片。该贴片的避孕有效率达 99% 以上。

(3)微球和微囊缓释避孕针:将避孕药物与具有生物降解作用的高分子聚合物制成微球或微囊针剂。注入皮下后,避孕药物缓慢释放,而高分子聚合物可在体内降解。我国研制的复方甲地孕酮微囊缓释避孕针内含甲地孕酮 15mg 和戊酸雌二醇 5mg,每个月注射 1 次,避孕有效率达 99%。

(4)缓释阴道避孕环:将避孕药物装入载体并制成环状放入阴道,阴道黏膜上皮直接吸收药物进入血液循环而发挥避孕作用。国内研制的甲地孕酮硅胶避孕环(甲硅环)其空芯内含甲地孕酮 250mg 或 200mg,使用方法简便,可自行放入或取出,使用时限为 1 年。

(5)宫内缓释系统:释放铜离子或孕激素的 IUD 是目前全世界使用最广泛的宫内缓释避孕系统。IUD 的作用机制有:①IUD 在宫腔内导致无菌性炎症反应,对机体的白细胞、巨噬细胞产生趋化作用,除了对精子的吞噬外,白细胞的组织破坏产物对精子和囊胚具有毒性;②IUD 的机械性压迫使内膜组织缺血,间质萎缩,腺上皮变性、坏死,从而干扰受精卵着床;③激活子宫内膜纤溶酶原,使局部纤溶活性增强,囊胚溶解、吸收,从而无法着床。在取出含铜 IUD 或释放左炔诺孕酮 IUD 后,子宫腔内的炎症反应迅速消失,生育能力随之恢复。

含铜 IUD 在子宫内持续释放具有生物活性的铜离子,避孕效果随铜的表面积增大而增强。含铜 T 形 IUD 是目前我国临床常用的 IUD。根据铜丝或铜管暴露于宫腔的面积不同而分为不同型号,铜的总面积为 380mm^2 时称 TCu-380。TCu-380A 的铜丝内含有银芯,能延缓铜的溶蚀,延长使用年限,是国际公认的性能最佳的含铜 IUD。含铜 IUD 释放的铜离子可以显著增加宫腔内炎症反应的程度,加重子宫内膜组织损伤,并且铜离子会降低精子的活动力,阻碍精子运输并对精子有毒性作用。

释放左炔诺孕酮 IUD(LNG-IUS)是临床应用最多的含孕激素 IUD,其含左炔诺孕酮

52mg,每天释放 20μg,使用时限为 5 年。LNG-IUS 释放孕激素,使子宫内膜腺体萎缩,不利于胚胎着床;并使宫颈黏液黏稠,阻碍精子穿过。由于 LNG-IUS 释放的孕激素会使子宫内膜腺体萎缩和间质蜕膜化,因此除避孕外,还具有治疗月经过多、子宫内膜异位症和子宫腺肌症的作用。

IUD 的适应证有:①育龄妇女自愿要求放置 IUD 而无禁忌证;②要求紧急避孕,更适合愿意继续用 IUD 避孕而无禁忌证者。

IUD 的绝对禁忌证有:①妊娠或可疑妊娠;②生殖器官炎症;③近期内月经不规则者,包括月经过多、月经频发或阴道不规则出血;④宫颈内口损伤(固定式 IUD 除外);⑤Ⅱ度及Ⅱ度以上子宫脱垂者;⑥生殖器官畸形;⑦宫腔深度 <5.5cm 或 >9.0cm;⑧严重的全身性疾病;⑨人工流产后子宫收缩不良,有妊娠组织残留或感染的可能;⑩有铜过敏史者不能放置含铜 IUD。IUD 的相对禁忌证有:①严重痛经者;②生殖器官肿瘤;③葡萄胎治疗后未满 2 年者;④中度贫血。

IUD 的放置时间通常为月经干净后 3~7 日内,或在人工流产后即时放置。月经延期或哺乳期闭经者应排除妊娠后才可放置。注意 LNG-IUS 应在月经周期第 1~7 日内放置,如在月经周期第 7 日后放置,应在放置后 7 天内加用其他避孕措施。

(五)避孕药具的不良反应及处理

1. 避孕药的不良反应

(1)阴道不规则出血:漏服、迟服、错误服用避孕药或由于个体差异,服药后体内激素水平不平衡,出现少量阴道不规则出血(突破性出血)。如突破性出血发生在月经前半期,每晚加服炔雌醇 1 片(0.005mg),与避孕药同时服至停药时间。如月经后半期出现阴道出血且量不多,每天加服 0.5~1 片避孕药。出血量较多时应停药,将此次出血当月经,出血第 5 天开始服用下一周期的药物。

(2)月经异常:服用避孕药后可能出现经期缩短、经量减少或停经,通常不需要处理。如停经时间超过 3 个月经周期,需停药观察或予以黄体酮撤血,仍不来月经者应查找原因。注意停药期间应采取其他避孕措施。

(3)类早孕反应:少数女性服药后出现恶心、头晕、乏力、嗜睡、食欲缺乏、呕吐等类早孕反应。轻症者不需处理,可逐渐减轻或消失,症状严重者可更换制剂。

(4)其他:可能出现体重增加、颜面部皮肤淡褐色色素沉着、头痛、乳房胀痛、情绪改变、痤疮、皮疹、肝功能损害、血栓形成、心脑血管事件等,必要时停药并进行相关处理。

2. 缓释避孕系统的不良反应

(1)皮下埋植剂的不良反应:月经改变最为常见,临床表现为阴道不规则出血、闭经等,通常 3~6 个月后可逐渐减轻或消失。此外,在植入或取出皮下埋植剂时可能发生局部感染、损伤、断端残留甚至神经损伤。

(2)避孕贴剂的不良反应:瘙痒、皮疹等贴药局部的反应是导致停药的最常见不良反应之一。

(3)宫内缓释系统的不良反应:主要有月经异常、腰腹部疼痛,需明确诊断后再行处理。LNG-IUS 的主要不良反应为放置后的最初 6 个月内出现阴道点滴出血,在排除器质性疾病的情况下可暂不处理,予以观察。如果应用 LNG-IUS 治疗月经过多,在安置前和安置后的最初 3 个月必须进行减少月经的预处理,以避免脱落。

（六）长期应用 COC 对机体的影响

1. 对代谢的影响 ①糖代谢：以孕激素为主的 COC，低剂量时对糖耐量无影响，剂量较大则可有糖耐量减低的表现。部分妇女可影响胰岛功能，出现糖耐量减低与胰岛素分泌增加，但停用后能恢复。有糖尿病家族史、糖尿病倾向的妇女应慎用。②脂代谢：雌激素会增加高密度脂蛋白，降低低密度脂蛋白，降低血胆固醇浓度，防止动脉硬化。第四代 COC 的孕激素具有很强的孕激素受体亲和力，而几乎无雄激素活性，动脉粥样硬化的风险较低。

2. 对心血管系统的影响 心血管疾病的发生是多种因素共同作用的结果，单独应用 COC 不会引起其发病风险明显增高，只有在某些高危因素的共同作用下，例如吸烟、肥胖、脂代谢紊乱、高血压以及某些遗传危险状态（如凝血因子 V Leiden 突变），才可能增加心血管疾病的发病风险。

3. 对凝血功能的影响 COC 使用者的血浆凝血酶原，凝血因子Ⅶ、Ⅷ、Ⅸ、Ⅹ 均有不同程度的增加，使血液呈高凝状态，易发生静脉血栓（venous thrombus embolism，VTE）。Tanis等报道，与不使用 COC 者相比，使用低剂量 COC 的妇女，其静脉血栓的发生危险上升 3 ~ 6倍。在欧洲开展的一项多中心、前瞻性大型临床试验结果表明，含屈螺酮与含其他孕激素（左炔诺孕酮等）的 OC 相比较，静脉血栓形成的风险没有差异。

4. 对肿瘤的影响 COC 对子宫内膜和卵巢有保护作用，用药 1 年以上可起到子宫内膜保护作用。使用避孕药的妇女发生乳腺癌的风险轻微增加。COC 可降低结、直肠癌的发生率。COC 是否增加宫颈癌的发病风险还不甚明确。

5. 对子代的影响 目前认为短效口服避孕药不致畸，停药后即可考虑妊娠。一旦妊娠，不需做人工流产。

（七）避孕药的非避孕用途

由于其具有抑制排卵的作用，除用于避孕外，避孕药对多种与内分泌相关的妇科疾病具有良好的疗效。

1. 功能失调性子宫出血 是由于下丘脑-垂体-卵巢轴功能紊乱而导致的子宫不规则出血，应用 COC 可止血并重新建立规律的月经周期。常用去氧孕烯炔雌醇片，1 片口服，每日 1 次或每 12 小时、每 8 小时、每 6 小时 1 次，剂量视出血情况而定。血止后逐渐减量，每 3天减 1/3 量，维持量为 1 片/天，用至血止后 21 天。停药后发生撤退性出血，之后予常规人工周期治疗 3 ~ 6 个月。LNG-IUS 可用于治疗月经过多及子宫内膜增生性功能失调性子宫出血。

2. 子宫内膜异位症和子宫腺肌症 痛经和盆腔痛是子宫内膜异位症及子宫腺肌症的主要临床表现。COC 和 LNG-IUS 能抑制在位和异位子宫内膜增生，促进其凋亡。临床研究表明，COC 明显缓解患者疼痛，并且在保守手术后应用 COC 能有效地减少或延迟复发。此外，将 COC（如去氧孕烯炔雌醇片）与 GnRH-a 联用，可迅速改善 GnRH-a 导致的低雌激素症状，即"反加治疗"。对于无生育计划且无手术指征的患者，应用 LNG-IUS 不仅能缓解子宫内膜异位症和子宫腺肌症所致的痛经，同时能达到避孕目的。

3. 多囊卵巢综合征 多囊卵巢综合征是最常见的妇科内分泌疾病之一，其临床特点为月经不规则、高雄激素血症的临床和（或）生化表现、卵巢多囊样改变。COC 中的孕激素成分通过负反馈抑制垂体 LH 的分泌，而雌激素刺激肝脏合成性激素结合球蛋白，使血游离睾酮水平下降，有利于改善多囊卵巢综合征患者的性激素分泌异常。常用炔雌醇环丙孕酮片

(含炔雌醇 0.035mg、醋酸环丙孕酮 2mg)和去氧孕烯炔雌醇片,月经第 1~5 天开始口服,1 天 1 片至服完 21 片,停药 7 天后开始下一周期的用药,通常连续用药 3 个周期后复查血基础性激素水平。

此外,OC 还可用于治疗原发性痛经、围绝经期综合征,抑制卵巢功能性囊肿等。

(八)药物相互作用

由于 COC 需要长期坚持服用,在用药物避孕期间同时使用其他药物的情况很常见,因此,有必要了解避孕药物与其他药物的相互作用。

1. 诱导肝微粒体酶的药物　避孕药主要经肝细胞微粒体细胞色素 P450 同工酶 3A4 (CYP3A4)代谢。研究报道,利福平、苯巴比妥、苯妥英钠、卡马西平等药物可通过诱导 CYP3A4 的活性来加快避孕药的代谢,使血雌激素、孕激素浓度下降,导致意外妊娠或突破性出血,应予以注意。

2. 抗生素　雌激素在肝脏是以结合型存在的,随胆汁分泌到肠道,在肠道细菌的作用下水解后被重吸收,即肠肝循环。抗生素能杀灭肠道细菌,从而干扰雌激素的肠肝循环,使血雌激素浓度下降,导致避孕失败或突破性出血的发生。抗生素与孕激素的相互作用机制尚不清楚。目前,被报道导致避孕失败的抗生素有青霉素、甲硝唑、头孢菌素、复方磺胺甲噁唑等。理论上,显著影响肠道菌群的抗生素导致意外妊娠的可能性更大。

在应用药物避孕的妇女中,如确需使用可能降低避孕效果的其他药物,应在服药期间暂时加用屏障避孕或选择其他方法避孕。

(九)避孕药具的药学管理

鉴于避孕药具对机体所产生的影响及不良反应,必须对避孕药具及其使用群体加强管理。首先必须要明确患者具有使用避孕药具的适应证且无禁忌证,并将避孕的益处及避孕药具的不良反应及风险充分告知患者。让患者在知情、理解的情况下,根据临床医师或药师的建议并结合其意愿来选择适宜的避孕方式。在使用避孕药具期间,需对患者进行如下管理。

1. 避免漏服药物　对于工作繁忙或记忆力欠佳的患者,为减少服药混乱,首选含安慰剂(即每周期 28 天的包装)的避孕药,并告诉患者在每天的同一时间服用。服药的最佳时间取决于患者,应是她最容易记住服药的时候。如果患者忘记服药且时间不长,在想起时应立即补服。多数药品说明书推荐如漏服 1 片,应在次日服用 2 片,然后正常服用以后的药,无需加用其他避孕方法。如漏服更多的药片,应咨询临床医师或药师,以寻求用药指导或避孕帮助。

2. 常见不良反应的处理　对于使用避孕药具的患者,应嘱其密切观察可能出现的不良反应或机体发生的变化,如头晕、恶心、阴道不规则出血、体重增加等(详见本节避孕药具的不良反应)。每晚睡觉前服药可减缓头晕,进食时服药可减轻恶心。如出现阴道不规则出血,建议立即就医。体重增加明显者,可在临床医师或药师的指导下更换为对体重基本无影响的第四代 COC。

3. 定期体检　由于长期使用避孕药或含性激素 IUD 可能损害肝功能,对机体的代谢、凝血功能产生不良影响,并可能增加恶性肿瘤的发生风险。因此,有必要定期检查肝功能、凝血功能、血糖、血清肿瘤标志物、宫颈细胞学刮片等,以尽早发现避孕药具对机体的损害并及早干预。

4. 其他 如果患者在服用避孕药期间需服用抗生素等降低避孕效果的药物,应建议患者采用支持避孕方法,如工具避孕直至月经来潮。

二、促排卵药物的合理应用

(一)女性卵泡发育及排卵的机制

排卵(ovulation)指卵母细胞及包绕它的卵丘颗粒细胞一起从卵泡溢出的过程,是人类生殖过程的关键环节。排卵由下丘脑-垂体-卵巢轴(H-P-O轴)所调控,并受到其他神经中枢和内分泌腺活动的影响。

卵泡发育会经历募集(recruitment)、选择(selection)和优势化(dominance)3个阶段。募集指卵泡离开静止的卵泡池并开始生长,发生在月经周期的第1~4天。选择指在募集的卵泡簇中有一个卵泡获得定向发育为优势卵泡的能力,该过程包括对次要卵泡进行消极选择以及对将要确立优势地位的卵泡进行积极选择。优势化指确定排卵的卵泡地位,它介于卵泡的选择和排卵之间的发育阶段。

在接近月经周期中期时,优势卵泡或排卵前卵泡分泌雌二醇(estradiol,E_2)增加,并在一定量的黄体酮(progesterone,P)的协同作用下激发LH峰,从而触发减数分裂的再启动和排卵。LH峰出现在卵泡破裂之前的12~24小时,是预示即将排卵的最可靠指标。

排卵是受神经内分泌系统调节的复杂生理过程。前述任何一个器官的器质性病变或任何一个环节的功能失调均可造成排卵障碍,从而导致生殖失败或不孕症的发生。排卵障碍是导致女性不孕症的最常见原因,占女性不孕因素的30%~40%。

(二)排卵障碍

1. 病因 排卵障碍是导致不孕症的最常见原因,包括无排卵或稀发排卵,主要由于H-P-O轴功能紊乱或卵巢功能异常所致,常见于多囊卵巢综合征、高泌乳素血症、卵巢储备功能下降、精神刺激、垂体肿瘤等。此外,甲状腺、肾上腺功能异常及一些全身性疾病也可能导致排卵障碍。

2. 诊断 首先要判断是否有正常排卵,在此基础上,对排卵障碍者还需行进一步检查以明确病因及病变部位。

(1)如何判断排卵:一般情况下,90%的月经周期规则(月经周期为23~37天)的女性有正常排卵。临床上常用以下几种方法来推测是否有排卵。

1)基础体温(basal body temperature,BBT)测定:基础体温指机体静息状态下的体温,要求经6小时以上的睡眠,清晨醒后未做任何活动前测量。由于孕激素的影响,排卵后基础体温较卵泡期升高0.3~0.5℃,并持续至下次月经来潮前,称为双相型BBT。双相型BBT提示有排卵,而单相型BBT提示无排卵。但要注意的是,BBT不能预测排卵时间,也不能绝对准确地判断是否排卵。

2)B超监测排卵:临床上常用经阴道B超连续、动态地观察卵泡发育情况。该方法通过直接观察卵泡的形态变化来诊断排卵,并能预测排卵时间。一般情况下,成熟卵泡或排卵前卵泡的超声特征为:①卵泡直径17~18mm;②卵泡位于卵巢边缘,边界清晰,透声好。排卵的超声特征为:①卵泡消失(80%);②卵泡明显变小,形态不规则,壁厚;③出现子宫直肠陷凹积液。在监测卵泡发育的同时,可观察子宫内膜的生长情况。

3)宫颈黏液检查:排卵前,宫颈黏液量增多,性状稀薄、透明,拉丝度可达10cm,黏液涂片呈典型的羊齿状结晶。宫颈外口扩张、松弛,瞳孔征阳性。

4)血 E_2、LH 测定:动态测定血 E_2 水平可了解卵泡发育情况及功能,预测排卵时间。一般情况下,血 E_2 峰值后 24 ~ 36 小时会发生排卵,血 LH 峰值后 12 ~ 24 小时会发生排卵。

5)血 P 测定:成熟卵泡的颗粒细胞在排卵前 LH 峰的作用下黄素化,开始分泌少量黄体酮。排卵后黄体分泌黄体酮逐渐增加,血 P 浓度在黄体中期(排卵后 7 ~ 8 日)达最高峰。临床上常于黄体中期测定血 P 水平来判断有无排卵,P > 3ng/ml 提示有排卵。

6)尿 LH 检测:多数情况下尿 LH 峰较血 LH 峰晚 3 ~ 6 小时出现,因此,也可通过检测尿 LH 来预测排卵时间。

7)子宫内膜活检:通常在预计月经来潮前的 1 ~ 3 天或月经来潮后的 6 ~ 24 小时内进行。分泌期子宫内膜提示有排卵,增生期子宫内膜提示无排卵。

在临床中,常将上述方法联合使用,以提高诊断排卵或预测排卵时间的准确性。如连续经阴道 B 超监测排卵,动态测定尿 LH,并结合宫颈黏液变化来预测排卵时间。

(2)排卵障碍的诊断:排卵障碍的主要临床表现是月经不规则,包括月经周期延长、月经稀发甚至闭经、月经过少。此外,还有多毛、痤疮、肥胖、不孕等。月经周期对判断有无排卵具有重要意义,月经周期不规则常提示排卵异常。结合前述判断排卵的方法,排卵障碍的诊断通常不难作出,但需进行病因诊断并明确病变部位。

1)血内分泌激素测定:常规检测血 FSH、LH、E_2、P、PRL、T 和 TSH 等激素水平,注意前 3 项激素应在月经第 2 ~ 4 天抽血测定。FSH < 5mU/ml 且 LH < 5mU/ml,提示下丘脑-垂体功能障碍;FSH > 40mU/ml 且 LH > 40mU/ml,提示卵巢早衰或先天性卵巢发育不全;PRL > 25ng/ml,提示可能有高泌乳素血症;TSH、T_3、T_4 反映甲状腺功能,应注意排卵障碍可能由甲状腺功能异常或病变所致;血 T 水平增高,应考虑多囊卵巢综合征的可能,但应测定血、尿皮质醇、17-羟类固醇等,以排除肾上腺疾病。

2)孕激素试验:常用孕激素试验(progestin challenge test,PCT)来了解停经或闭经患者的内源性雌激素水平。每日肌内注射黄体酮 20mg,或口服醋酸甲羟孕酮或天然孕激素制剂 10mg,每日两次,连用 5 日。停药后 7 天内出现撤退性出血者为阳性,提示体内有一定的内源性雌激素水平;无撤退性出血者为阴性,表明内源性雌激素水平低落或存在子宫病变,需通过进一步检查来明确病变部位是卵巢、垂体、下丘脑或子宫。

3)人工周期试验:对孕激素试验阴性者可行人工周期试验,每日口服戊酸雌二醇 1 ~ 2mg,连用 20 日,最后 5 ~ 10 日加用孕激素。停药后 7 天内出现撤退性出血者为阳性,提示卵巢分泌的 E_2 水平较低,可能是 H-P-O 轴功能异常或卵巢、垂体、下丘脑存在病变;无撤退性出血者应再重复前述用药方法,停药后仍无撤退性出血,则表明病变在子宫内膜。

4)促性腺激素试验:对孕激素试验或人工周期试验为阳性者可行促性腺激素(gonadotropin,Gn)试验。从撤退性出血的第 5 天起,每日肌内注射外源性人绝经期促性腺激素(human menopausal gonadotropin,HMG)或 FSH 75 ~ 150U,连用 4 ~ 5 日,采用经阴道 B 超、血 E_2 测定等方法来了解卵巢对 HMG 或 FSH 的反应及有无卵泡发育。若有卵泡发育,提示病变在垂体或下丘脑;若无卵泡发育,表明病变在卵巢。

5)垂体兴奋试验:当患者血 FSH、LH 水平均低时,可行垂体兴奋试验来了解垂体对促性腺激素释放激素(gonadotropin releasing hormone,GnRH)的反应性,以鉴别下丘脑性和垂体性闭经。将黄体生成素释放激素(luteinizing hormone releasing hormone,LHRH)100μg 溶于生理盐水 5ml 中,于清晨空腹在 30 秒内静脉注射完毕,在注射前和注射后 15 分钟、30 分钟、60 分钟及 120 分钟分别采血测定 LH。如注射后 15 ~ 60 分钟血 LH 值较注射前升高 2 ~ 4 倍,提示垂体功能良好,病变部位在下丘脑;若经多次重复试验血 LH 值不升高或升高不明显,达不到前述标准,提示垂体功能异常。

6)影像学检查:①B 超检查:了解卵巢大小、形态、窦卵泡数目以及卵巢内有无异常回声等;②头颅 MRI 或 CT:高泌乳素血症及可疑下丘脑或垂体病变、颅内肿瘤等疾病者可行此项检查;③腹腔镜检查:能直视卵巢的大小、外观、形态,观察有无排卵痕迹等。

7)染色体检查:卵巢早衰、性腺发育异常及下丘脑性无排卵者应行此项检查。

3. 治疗原则　明确病因是治疗排卵障碍的前提,对不同病因所致的排卵障碍,治疗方法不同。总的来说,应用促排卵药物是治疗排卵障碍的主要方法。此外,某些中药也具有一定的辅助治疗作用。

(1)功能性因素所致的排卵障碍:多见于下丘脑性无排卵或排卵异常。精神过度紧张或近期遭受重大打击、剧烈运动、神经性畏食、药物性因素(长期避孕药、氯丙嗪等药物)可导致下丘脑功能紊乱,GnRH 分泌异常,从而不排卵。在纠正影响下丘脑功能的因素后,排卵能够恢复。

(2)器质性因素所致的排卵障碍

1)多囊卵巢综合征:无排卵性不孕的最常见原因是多囊卵巢综合征。控制体重是治疗多囊卵巢综合征的首选治疗方法,在半年内减重 5% ~ 7% 可明显降低血雄激素水平并使部分患者恢复排卵。控制体重无效者可使用促排卵药物治疗。对促排卵药物抵抗的多囊卵巢综合征,可采用腹腔镜下卵巢电凝打孔术治疗。

2)颅内肿瘤:如颅咽管肿瘤,可压迫下丘脑或垂体,导致 GnRH 或 Gn 分泌异常。比较常见的是垂体肿瘤,包括催乳素瘤和无功能性腺瘤。催乳素瘤应首选溴隐亭治疗。对药物治疗无效或产生明显压迫症状及神经系统症状的肿瘤,应考虑手术治疗。

3)垂体损伤:缺血、炎症、放射线及手术等可能破坏腺垂体功能,造成垂体损伤。常见的有希恩综合征(Sheehan syndrome),是由于产后大出血,特别是伴有长时间的失血性休克时,使腺垂体组织缺血性坏死,Gn、TSH、ACTH、PRL、GH 分泌不足所致的综合征。根据性腺、甲状腺、肾上腺功能低下的水平,分别予以长期的激素补充治疗。

4)高催乳素血症:首选溴隐亭治疗。对于催乳素瘤所致的高催乳素血症,治疗方法同前述。

5)卵巢早衰:药物诱发排卵的疗效通常欠佳,但可通过人工周期疗法维持月经来潮并延缓性征衰退。

6)甲状腺或肾上腺功能异常:根据具体的异常情况进行相应治疗,多能恢复正常排卵。

7)性腺发育不全:包括 Turner 综合征、Swyer 综合征等,目前暂无有效的治疗方法。

(三)促排卵药物的发展简史

1928 年,Ashheim 和 Zondek 发现妊娠妇女的尿液具有刺激性腺的功能。1938 年,David 和 Koff 发现纯化的孕马血清具有诱导妇女排卵的作用。1958 年,Gemzell 等首次从人垂体中提取 FSH 和 LH,并成功地将其用于诱导排卵。1960 年,第一例运用 Gn 促排卵后妊娠的案例被报道。1961 年,首个口服促排卵药物——氯米芬(clomiphene citrate,CC)用于诱导排卵。1962 年,Lunenfeld 等首次报道从绝经后妇女的尿中提取促性腺激素,即 HMG,并诱导排卵成功。1971 年,Schally 等从猪的下丘脑中分离出 GnRH,阐明其分子结构并实现了该激素的人工合成,从而使 GnRH 的临床应用成为可能。20 世纪 80 年代末期,促性腺激素释放激素类似物(gonadotropin releasing hormone analogue)开始应用于临床。90 年代初期,基因重组 FSH(r-FSH)问世并在临床中得到了广泛的应用。近年来,以来曲唑(letrozole,LE)为代表的第三代芳香化酶抑制剂在促排卵方面的应用越来越广泛。

(四)促排卵药物的作用机制

药物促排卵是治疗不孕症的重要手段,包括诱发排卵(ovulation induction,OI)和控制性促排卵(controlled ovarian stimulation,COH)。诱发排卵用于排卵障碍患者,指以药物刺激单卵泡或少数卵泡生长、发育、排卵。控制性促排卵用于辅助生殖技术治疗周期,目的是诱导多卵泡发育和成熟,治疗对象本身可能有正常的排卵功能。

总的来说,促排卵药物的作用机制分为两种,一是通过某种机制刺激内源性促性腺激素的产生,如氯米芬、来曲唑、GnRH 等;二是药物即外源性促性腺激素与卵巢等器官的促性腺激素受体结合,直接发挥促性腺激素的作用。常见促排卵药物的具体作用机制分述如下。

1. 氯米芬(CC) 是全世界应用最广泛的口服促排卵药物,其化学结构与雌激素类似,具有抗雌激素和弱雌激素活性。CC 通过竞争性结合下丘脑细胞内的雌激素受体来阻断雌激素对下丘脑的负反馈,从而使下丘脑分泌 GnRH 增加,刺激垂体 FSH 和 LH 的分泌,促进卵巢内的卵泡生长、发育、成熟和排卵。需注意的是,CC 在促卵泡生长的同时,会结合子宫内膜细胞的雌激素受体而发挥抗雌激素效应,从而降低子宫内膜对雌激素的反应,使内膜生长不良。

2. 来曲唑(LE) 为第三代芳香化酶抑制剂,而芳香化酶是雌激素合成的限速酶。LE 通过抑制芳香化酶来阻碍雌激素的产生,从而解除雌激素对下丘脑和垂体的负反馈,使 FSH 分泌增加,刺激卵泡发育。

3. 促性腺激素 通过补充外源性促性腺激素来促进卵泡发育和排卵,应用大剂量的促性腺激素可诱导多卵泡发育。

4. 促性腺激素释放激素 GnRH 是下丘脑分泌的激素,其具有脉冲释放的特点,可刺激垂体 FSH 和 LH 的分泌。因此,脉冲式给予 GnRH 可诱导卵泡发育和排卵。

5. 促性腺激素释放激素类似物 由于 GnRH 的稳定性差,半衰期短,将其第 6 位和第 10 位的氨基酸进行置换或去除后得到的肽类化合物即 GnRH 类似物。GnRH 类似物包括 GnRH 激动剂(GnRH agonist,GnRH-a)和 GnRH 拮抗剂(GnRH antagonist,GnRH-ant)。GnRH 类似物的半衰期长,与受体结合的时间延长。GnRH-a 应用初期会使垂体迅速释放 Gn,即升调节(up-regulation);长期使用会使垂体的 GnRH 受体脱敏,抑制 Gn 分泌,即降调节(down-regulation)。GnRH-ant 无升调节作用,而直接快速地抑制 Gn,特别是 LH 的分泌。临床上,利用 GnRH-a 的升调节效应可促进卵泡的最后成熟与排卵,而 GnRH-a 和 GnRH-ant 的降调节作用可抑制内源性 LH 的分泌,阻止卵泡成熟前 LH 峰的出现,已被广泛应用到辅助生殖周期的控制性促排卵中。

6. 人绒毛膜促性腺激素 人绒毛膜促性腺激素(hCG)的 β 亚单位结构及生物学活性与 LH 相似,具有与 LH 类似的促卵泡成熟与排卵的作用。注射 hCG 10 000U 可产生相当于自然周期排卵前 LH 峰的 20 倍效能,作用持久,有利于支持黄体功能。

7. 溴隐亭 为半合成的麦角胺生物碱,可兴奋多巴胺 D_1 和 D_2 受体,从而抑制垂体合成和分泌催乳素,使 Gn 分泌正常,恢复排卵。事实上,溴隐亭不属于促排卵药物的范畴,因其通过纠正垂体的高 PRL 分泌状态而使 Gn 分泌正常,从而恢复正常排卵。但对于正常的 PRL 分泌者而言,溴隐亭没有促排卵的作用。

(五)促排卵药物的选用

应根据病因、发病机制、治疗目的、患者对药物的反应及药物副作用来选择合理的促排卵药物。

1. 氯米芬　CC 是首选的促排卵药物,适用于体内有一定的雌激素水平者。药物半衰期为 5 天。月经周期的第 3～5 天开始服用,起始剂量为 50mg/d,最大剂量为 200mg/d,连服 5 天,服药周期需行 B 超监测卵泡生长。由于 CC 对子宫内膜具有抗雌激素效应,应用 CC 后可能出现内膜生长不良或排卵率高、妊娠率低的情况。此外,CC 有导致多卵泡发育的可能。CC 的副作用有血管舒缩性潮红、恶心、头晕、乏力、腹部不适、视物模糊等,停药后数天逐渐好转。

2. 来曲唑　为二线促排卵药物,适用于对 CC 抵抗、使用 CC 后内膜生长不良以及连用 CC 促排卵 6 个周期未妊娠者。药物半衰期为 2 天。月经周期第 3～5 天开始服用,剂量为 2.5～5mg/d,连用 5 天,服药周期需行 B 超监测卵泡生长。与 CC 相比,LE 不具备抗雌激素效应,诱导多卵泡发育的可能性也较小,但其远期安全性还有待进一步评价,因此在临床中应谨慎使用。LE 的副作用有恶心、头痛、骨痛、潮热、便秘等,多为轻度,停药后症状消失。

3. 促性腺激素　适用于下丘脑 GnRH 或垂体 Gn 分泌不足引起的排卵障碍以及辅助生殖技术助孕周期,也可与 CC 或 LE 联合应用促排卵。常用 HMG,含 FSH 和 LH;FSH,包括尿提取 FSH(u-FSH)、尿提取高纯度 FSH(u-FSH HP)和基因重组 FSH(r-FSH);基因重组(r-LH)。常用剂量为 75～300U/d,最大剂量不超过 450U/d。由于不同个体对药物的反应具有较大的差异,用药周期需行 B 超监测卵泡,并根据卵泡生长情况及时调整药物剂量。Gn 促排卵的主要并发症是卵巢过度刺激综合征(ovarian hyperstimulation syndrome,OHSS),少数患者出现注射部位局部反应、发热、关节痛等不适。应用 Gn 刺激卵巢尚未显示出存在远期危险。

4. 促性腺激素释放激素　GnRH 用于治疗下丘脑性排卵障碍,采用外源性 GnRH 脉冲泵给药,模拟下丘脑 GnRH 的脉冲释放,从而诱导排卵。GnRH 诱发的排卵率为 65%～90%,大多数情况下为单个排卵。静脉给药时偶尔出现局部并发症,如静脉炎,可经皮下脉冲式给予 GnRH 来避免发生局部并发症。GnRH 脉冲泵已在国内开始应用。

5. 促性腺激素释放激素类似物　GnRH-a 和 GnRH-ant 主要用于辅助生殖周期的控制性促排卵(详见下文"促排卵药物在 IVF-ET 周期的应用")。常用的 GnRH-a 有曲普瑞林、亮丙瑞林、戈舍瑞林等,而 GnRH-ant 主要是西曲瑞克。曲普瑞林有长效和短效制剂之分,其中每支长效制剂含曲普瑞林 3.75mg,使用方法为肌内注射;而每支短效制剂含 0.1mg,需皮下注射。亮丙瑞林是缓释微球注射球,每支含 3.75mg,使用方法为皮下注射。戈舍瑞林是多聚缓释植入剂,每支含戈舍瑞林 3.6mg,使用方法为腹前壁皮下注射。西曲瑞克有每支 0.25mg 和每支 3mg 规格,常用前者,使用方法为下腹壁皮下注射。GnRH-a 也可诱发卵泡成熟与排卵,在自然周期或诱发排卵周期的使用时机同 hCG,使用方法为短效 GnRH-a 0.1～0.2mg 皮下注射。在较长时间使用 GnRH-a 特别是长效 GnRH-a 的过程中,可能出现潮热、出汗、阴道干燥等围绝经期症状,可予莉芙敏等药物对症处理,必要时可进行"反加治疗"。

6. 人绒毛膜促性腺激素　主要用于促进卵泡成熟与排卵,也可支持黄体功能。自然周期或诱发排卵周期,当优势卵泡直径≥18mm 或两个卵泡直径达 16～18mm、血 E_2 达 200～300pg/ml 时,可注射 hCG 10 000U,排卵多发生于注射 hCG 后的 18～36 小时。hCG 在控制性促排卵周期的应用见下文所述。hCG 的半衰期长,在临床应用中应特别注意其诱发 OHSS 的风险。

7. 溴隐亭　用于治疗高催乳素血症所致的排卵障碍。为减轻药物不良反应,应从小剂量开始应用,初始剂量为 1.25mg/d,晚餐时服用。根据患者的耐受性及药物治疗效果,每周增加一次剂量(1.25mg 或 2.5mg)直至治疗剂量(2.5～7.5mg/d),注意随餐同服。不良反应主要出现于治疗初期及应用剂量较大时,常见的有恶心、呕吐、头痛、头晕、直立性低血压、便秘等,剂量较大时偶出现幻觉、妄想、情绪改变,减量或停药后可自行消失,症状严重时需对症处理。不能耐受消化道反应者可改为阴道给药。

(六)促排卵治疗的常见并发症

药物促排卵的主要并发症有 OHSS 和多胎妊娠。

1. OHSS　促排卵治疗过程中应警惕 OHSS 的发生。OHSS 的病理生理变化为毛细血管通透性增加,体液外渗到第三间隙,导致腹水、胸腔积液、血液浓缩、有效血容量降低、血液高凝状态、肾灌流量减少,并可伴水、电解质、酸碱失衡。主要的临床表现有腹胀、腹部不适、呼吸困难、少尿、双侧卵巢增大、腹水、胸腔积液、肝肾功能受损、静脉血栓形成等。治疗措施包括提高循环胶体渗透压以及解除腹水、胸腔积液压迫等对症处理。对病情严重且难以控制的患者应终止妊娠。

2. 多胎妊娠　促排卵药物的使用可导致多胎妊娠的发生。多胎妊娠率在使用氯米芬后的妊娠中达 5%～10%,在使用 HMG 后的妊娠中达 20%～40%。为减少多胎妊娠的发生,应严格掌握促排卵药物的适应证并在临床中适度应用。对于多胎妊娠特别是 3 胎及 3 胎以上妊娠,应常规行经阴道 B 超引导下选择性减胎术,但减胎术可能导致保留的胚胎流产,发生率约 5%。

3. 其他　促排卵药物治疗可能使流产、异位妊娠、胎儿畸形等的发生风险较自然妊娠增加,但目前尚无证据表明这种差异有统计学意义。

(七)促排卵药物的远期安全性

1. 恶性肿瘤　①卵巢癌:理论上,应用促排卵药物导致排卵次数增多,使卵巢表面上皮不断损伤与修复,可能发生突变,从而增加卵巢癌的发生风险。循证医学证据表明,促排卵治疗不增加卵巢癌的发生风险,但可能使卵巢交界性肿瘤的发生风险增加。②子宫内膜癌:长期的单一雌激素刺激又缺乏孕激素对抗者,可能发生子宫内膜增生甚至癌变。研究表明,CC 治疗 6 周期以上,以及经历过辅助生殖周期的控制性促排卵而未妊娠者,发生子宫内膜癌的风险增加。③乳腺癌:促排卵治疗与乳腺癌发生的相关性存在争议。多数研究认为,促排卵药物和乳腺癌的发生无关。

2. 出生缺陷　研究表明,应用 CC、Gn、hCG 或 GnRH-a 后妊娠者,其出生缺陷的发生率与自然妊娠相比差异无统计学意义。目前缺乏关于 LE 促排卵后胎儿远期安全性的资料,因此,LE 促排卵与胎儿出生缺陷的相关性还不甚明确。

3. 子代肿瘤　目前的研究结果表明,促排卵治疗不增加子代肿瘤的发生风险,但缺乏高质量的研究特别是前瞻性队列研究来对这一结论加以证实。

（八）促排卵药物在辅助生殖技术中的应用

目前,治疗不孕症的常用辅助生殖技术有人工授精(artificial insemination,AI)和体外受精-胚胎移植(IVF-ET)。在 AI 周期中,促排卵药物的应用以诱导单卵泡发育为目的,可使用 CC 或 LE,也可将 CC 或 LE 与小剂量 Gn 联合应用;而在 IVF 周期中,采用 FSH、hMG 等药物促卵泡生长,在一定范围内尽可能多地获取卵泡,即控制性促排卵(COH)。COH 方案主要有使用 GnRH 激动剂降调节的促排卵方案(GnRH-a 长方案、GnRH-a 短方案、超长方案)、使用 GnRH 拮抗剂的方案以及将 CC 和 Gn 联合应用的微刺激方案等。

1. 促排卵药物在 AI 周期的应用

(1)氯米芬:使用方法如前述。为提高排卵率和妊娠率,可与其他药物联合使用。①hCG:当优势卵泡直径≥18mm 或两个卵泡直径达 16 ~ 18mm 时,予 hCG 5000 ~ 10 000U 肌内注射,注射后 12 ~ 24 小时行人工授精;②HMG:如卵泡生长欠佳,可予 HMG 75 ~ 150U 肌内注射,每日一次或隔日一次,卵泡成熟时予 hCG 5000 ~ 10 000U 肌内注射;③雌激素:CC 的抗雌激素效应不利于子宫内膜发育并使宫颈黏液分泌减少、黏稠,从使用 CC 的第 3 天起加用雌激素,有助于提高妊娠率。

(2)来曲唑:使用方法如前述。LE 也可与 HMG 和 hCG 联合使用,以提高排卵率和妊娠率。

2. 促排卵药物在 IVF-ET 周期的应用

(1)GnRH-a 长方案:是临床中最常使用的方案,即常规方案。在 IVF-ET 前一周期的黄体中期开始使用 GnRH-a 降调节。通常在使用 GnRH-a 的 14 ~ 16 天后垂体降调节达到标准,此时予 FSH(常用剂量为 150 ~ 300U/d)促卵泡发育并监测卵泡发育情况,监测方法为 B 超检查和测定血 E_2、LH、P 水平。根据卵泡生长情况调整 FSH 的剂量,适时添加 LH,常用 HMG 75U,也可采用 r-LH。当卵泡临近成熟时,停用 GnRH-a、FSH 和 HMG/r-LH,予 hCG 5000 ~ 10 000U 肌内注射,以刺激卵泡的最后成熟。注射 hCG 后 36 小时行采卵术。

(2)GnRH-a 短方案:适用于卵巢储备功能下降或卵巢低反应的患者。在 IVF-ET 周期的早卵泡期(月经周期的第 1 ~ 3 日)开始使用短效 GnRH-a,于月经周期的第 3 日开始用 FSH 促卵泡发育。监测卵泡发育、剂量调整、添加 LH、注射 hCG 同 GnRH-a 长方案。

(3)超长方案:适用于子宫内膜异位症及子宫腺肌症患者。于月经周期的第 1 日予长效 GnRH-a 1 支,注射后 28 ~ 30 天根据血 E_2、LH、FSH、P 水平开始使用 FSH 促排卵,常需添加 HMG/r-LH 或只用 HMG 促排卵,直至 hCG 注射日。

(4)拮抗剂方案:适用于卵巢储备功能下降的患者,也可用于卵巢高反应者,如 PCOS 患者,以降低 OHSS 的发生风险。于月经周期的第 2 ~ 3 日开始予 FSH 促卵泡发育,通常在周期的第 6 ~ 8 日或当优势卵泡直径达 14mm 时加用 GnRH-ant(0.25mg/d),可同时加用小剂量 HMG(75U/d)。卵泡监测方法、注射 hCG 同前述。此外,在拮抗剂方案中也可用 GnRH-a 0.2mg 来代替 hCG,激发卵泡的最后成熟。

(5)微刺激方案:适用于卵巢储备功能下降的患者。于月经周期的第 3 日开始予 CC 50mg/d,第 5 日开始注射 HMG 75U/d。使用 CC 和 HMG 至 hCG 注射日,并根据卵泡生长情况调整 HMG 用量。注射 hCG 后 35 ~ 36 小时行采卵术。

（九）促排卵药物的药学管理

1. 严格掌握促排卵药物的适应证　首先要明确促排卵药物只能用于有生育要求的排

卵障碍患者,而不能滥用。

2. 遵循知情同意的原则 在应用促排卵药物前,应让患者对促排卵药物的不良反应及远期安全性特别是子代安全性充分知情、理解,在患者同意促排卵治疗的基础上合理应用促排卵药物。

3. 确保药物的正确使用 对于接受辅助生殖技术包括 AI 和 IVF-ET 助孕者,建议患者全程在生殖医学中心注射药物,以保证促排卵药物的正确使用。

4. 避免并发症的发生 对应用促排卵药物的患者,特别是 IVF 周期,应采用 B 超监测患者的卵泡发育情况,密切观察患者是否有腹胀、腹部不适、少尿等症状,必要时检查血常规、凝血功能、血电解质等指标,以评估患者发生 OHSS 的风险或尽早发现 OHSS 并给予及时干预。对指导同房或 AI 助孕周期,如需使用促排卵药物,应采用 B 超连续、动态地观察卵泡发育情况,当出现 3 个及 3 个以上卵泡发育时,为避免多胎妊娠和 OHSS 的发生,应取消周期。

5. 随访 对使用促排卵药物而妊娠者,特别是接受 IVF-ET 和 IUI 的患者,应随访其妊娠结局、胎儿发育和新生儿出生情况,以评估促排卵药物和辅助生殖技术的安全性。

？ 思考题

1. 简述妊娠期及哺乳期妇女的药动学特点。
2. 简述硫酸镁在重度子痫前期中的治疗方案和注意事项。
3. 功能失调性子宫出血的治疗药物和方案有哪些?
4. 简述女性避孕药物的合理应用及药学监护要点。
5. 简述常见的促排卵药物及其常见并发症及远期安全性。

(胡丽娜 王志启撰稿;董晓静 于芝颖审稿)

参考文献

1. 谢幸,苟文丽. 妇产科学. 第 8 版. 北京:人民卫生出版社,2013
2. 丰有吉,沈铿. 妇产科学. 第 2 版. 北京:人民卫生出版社,2011
3. Mary Anne Koda-kimble. 临床药物治疗学之妇产科疾病. 第 8 版. 王秀兰等译. 北京:人民卫生出版社,2006
4. 姜远英. 临床药物治疗学. 第 3 版. 北京:人民卫生出版社,2011
5. 童荣生. 妊娠和哺乳期患者治疗临床药师指导手册. 北京:人民卫生出版社,2011
6. 曹泽毅. 中华妇产科学(下册). 第 3 版. 北京:人民卫生出版社,2014
7. 葛秦生,连利娟. 生殖内分泌与妇科疾病诊治手册. 北京:科学技术出版社,2002
8. Ghazal S,Pal L. Perspective on hormone therapy 10 years after the WHI. Maturitas,2013,76(3):208-212
9. Hodis HN,Mack WJ. Hormone replacement therapy and the association with coronary heart disease and overall mortality:clinical application of the timing hypothesis. J Steroid Biochem Mol Biol,2014,142:68-75
10. 黄紫蓉,吴尚纯. 口服避孕药的发展和使用现状. 国际生殖健康/计划生育杂志,2009,28(3):139
11. Westhoff C,Kaunitz AM,Korver T,et al. Efficacy,safety,and tolerability of a monophasic oral contraceptive

containing nomegestrol acetate and 17- estradiol：a randomized controlled trial. Obstet Gynecol,2012,119(5)：989-999

12. 胡丽娜. 妇产科学. 北京：高等教育出版社,2008

13. Dinger JC,Heinemann LA,Kühl- Habich D. The safety of a drospirenone- containing oral contraceptive：final results from the European Active Surveillance study on oral contraceptives based on 142 475 women- years of observation. Contraception,2007,75(5)：344

14. 王秀兰,蔺莉,张淑文译. 临床药物治疗学 妇产科疾病. 第 8 版. 北京：人民卫生出版社,2007

15. 罗丽兰. 不孕与不育. 第 2 版. 北京：人民卫生出版社,2009

16. 何帆,甘晓玲,胡丽娜. 促排卵治疗与卵巢癌发生风险关系的系统评价. 中国循证医学杂志,2012,12(9)：1129

第二十一章 性传播疾病

第一节 总 论

一、性传播疾病概述

性传播疾病(sexually transmitted diseases,STD)简称性病,是指由性行为或类似性行为所传播的疾病。目前,国外纳入性传播疾病的病种有 20 多种,包括病毒性肝炎、疥疮、传染性软疣、阴虱等。我国卫生和计划生育委员会根据我国的实际情况,列出梅毒、淋病、非淋菌性尿道炎、生殖器疱疹、尖锐湿疣、软下疳、性病性淋巴肉芽肿、艾滋病 8 种为重点防治的性病。

性传播疾病的传播与多种社会因素密切相关。卖淫、嫖娼、性犯罪、性滥交、吸毒等现象会助长性传播疾病的传播与蔓延,社会教育、道德、心理、环境等因素也从多角度影响性传播疾病的流行,总之,性传播疾病不仅是医学问题,而且是社会问题。

二、性传播疾病的一般治疗原则

引起性传播疾病的病原体种类繁多,包括细菌、病毒、螺旋体、衣原体、支原体、真菌、原虫和寄生虫等。这些病原体虽然在体外极易被一般的消毒药水杀灭,但在体内特别是生殖器部位,由于有适宜的温度与湿度,非常适于这些病原体的繁殖和生长,在性接触时很容易传播给对方。另一方面,存在于生殖器官的病原体对各种治疗药物易产生耐药性,这也是许多治疗性病的药物初用时效果极佳,久用以后效果逐渐减弱甚至无效的原因。因此,治疗性病应遵循早期、足量、规则用药的原则。在治疗性病时,必须强调性伴侣双方、夫妻双方的检查和治疗,否则会导致再次甚至多次再感染。

第二节 常见性传播疾病的药物治疗

一、梅 毒

(一)病因和发病机制

梅毒(syphilis)是由梅毒螺旋体引起的一种慢性、系统性的性传播疾病。梅毒是《中华人民共和国传染病防治法》中列为乙类防治管理的病种。

梅毒的病原体为梅毒螺旋体,又名苍白螺旋体,属于密螺旋体属。螺旋体以旋转、蛇形、伸缩 3 种方式缓慢而有规律地运动。螺旋体有外膜、内膜和薄细胞壁 3 层膜。外膜缺乏脂多糖,易被物理和化学因素损伤,含有为数不多的跨膜蛋白,后者与螺旋体在宿主内的生存和播散有关。内膜是胞浆膜,具有免疫原型的脂蛋白位于内膜上。细胞壁由肽聚糖构成。梅毒螺旋体在体外不易生长,最适温度为 37℃,41℃可以存活 2 小时,100℃立即死亡;但耐寒力好,0℃可存活 48 小时。

梅毒螺旋体通过性交时出现的细小皮肤伤口植入皮下和皮内,并借其旋转运动进入人体感染宿主。在局部经过数小时的繁殖后,大量的螺旋体即被引流到近端淋巴结。在接种部位出现无痛性丘疹,后变为基底较硬、边缘清楚的溃疡。螺旋体位于上皮细胞间的空隙中,也位于上皮细胞、成纤维细胞、浆细胞和毛细血管内皮细胞的内陷和吞噬体内,或位于淋巴管和淋巴结内。细胞介导的免疫反应在皮损的消退中起主要作用,包括抗原特异致敏 T 细胞释放的淋巴因子激活巨噬细胞吞噬螺旋体。尽管出现高水平的抗螺旋体抗体,但螺旋体持续存在,一期损害消退数周仍可发生二期损害,螺旋体血症导致病变扩散,出现各种特征性的表现。约 1/3 未经治疗的患者会发生三期梅毒,可能与宿主的免疫反应降低有关。螺旋体侵入中枢神经系统、心血管、眼、皮肤及其他内脏,通过其侵害力、炎症激发的细胞成分和迟发性超敏反应造成损害。

显性和隐性梅毒患者都是传染源,感染梅毒的人的皮损部位及其分泌物、血液中含有梅毒螺旋体。性接触是梅毒的主要传播途径,95% 以上是通过危险的或无保护的性行为传染的,少数通过接吻、输血、污染的衣物等传染。感染梅毒的早期传染性最强,随着病期的延长,传染性越来越小,一般认为感染 4 年以上的患者传染性十分微弱。胎传梅毒由患梅毒的孕妇传染,如果为一、二期和早期潜伏梅毒的孕妇,传染给胎儿的概率相当高。患有梅毒的孕妇可通过胎盘传染给胎儿,引起胎儿宫内感染,可导致流产、早产、死胎或分娩胎传梅毒。一般认为孕妇梅毒病期越早,对胎儿感染的机会越大。孕妇即使患有无症状的隐性梅毒也具有传染性。

梅毒的潜伏期平均为 3 周,波动于 10～90 天。此潜伏期中,淋巴和血液中可以检出密螺旋体苍白球。成人梅毒的发病率和病死率主要与晚期临床表现的差异有关,包括皮肤、骨骼、中枢神经系统和心血管系统的变化。传染性肉芽肿(树胶样肿)是三期梅毒的特异性损害,近年来已不常见。多数梅毒树胶样肿对特异治疗反应敏感,但如患者的病变已涉及重要脏器(心、脑、肝)时,亦可能致命。

(二)临床表现及诊断

1. 临床表现　梅毒根据传染途径的不同,分为后天获得性梅毒和胎传梅毒(先天梅毒)。

(1)后天获得性梅毒:后天获得性梅毒根据其有无传染性及感染期,分为早期梅毒和晚期梅毒。早期梅毒指感染梅毒螺旋体 2 年内,传染性强,包括一期、二期和早期隐性梅毒,一、二期梅毒也可重叠出现。晚期梅毒的病程在 2 年以上,传染性减弱,包括三期梅毒、心血管梅毒、晚期隐性梅毒等。神经梅毒在梅毒早、晚期均可发生。

1)一期梅毒:主要症状为硬下疳,潜伏期一般为 2～4 周。硬下疳一般仅一个,偶有多个,不痛。多见于外生殖器部位,如男性的阴茎系带、沟和包皮内侧,女性的子宫颈、阴道、大小阴唇等处。初为粟粒大小、高出皮面的结节;后发展成直径为 1～2cm 的圆形或椭圆形潜在性溃疡,呈肉红色,表面有浅的糜烂,糜烂边缘切面陡直,有少量分泌物,内含大量的梅毒螺旋体。腹股沟或患处的近位淋巴结可肿大,可为单侧或双侧,无痛。硬下疳经 3～8 周可自愈,但梅毒螺旋体已传播全身。

2)二期梅毒:可有一期梅毒史,发生在感染的后 7～10 周或硬下疳出现后的 6～8 周。早期可有流感样综合征,80%～95% 的患者可发生皮肤黏膜损害,皮损类型多样化,可表现为斑疹、丘疹、斑丘疹、玫瑰疹、鳞屑性皮损和脓疱疹等。皮疹多泛发、对称,一般无明显的自觉症状。掌跖出现钱币状铜红色脱屑性斑疹是具有特征性的损害。发生于外阴、肛周等皱褶处的丘疹,因局部潮湿、摩擦致表面微微隆起、湿润剥脱,称为扁平湿疣,其渗出物中含有大量螺旋体。二期复发性梅毒皮损数目较少,皮损形态奇特,常呈环状或弓形或弧形。此外,梅毒侵及口腔黏膜可出现黏膜白斑;侵及头皮毛囊可引起虫蚀状脱发。二期梅毒可见全身浅表淋巴结肿大。

3)三期梅毒:早期梅毒未经治疗或治疗不充分,经一定的潜伏期,通常为3～4年后,约有40%的患者发生三期梅毒。

三期梅毒的皮疹多半是局部的,数目少,但侵犯组织较深,破坏性强,损害区内不易查见螺旋体,因而传染性小。常见的三期梅毒疹有以下两种:①结节性梅毒疹:为多发皮下结节,呈豌豆大小,古铜色或棕红色,触之甚硬,常排列呈环形或弧形,有时溃破形成多数溃疡,溃疡边整齐呈悬岩陡坎状,表面覆盖污秽褐色痂。②梅毒性树胶肿:初为皮下结节,渐向上扩大与皮肤粘连形成坚实之孤立性结节,色紫红,最后穿孔,形成溃疡。溃疡有时一边发展,另一边有自愈倾向,形成马蹄形或肾形,边缘整齐垂直,绕以狭窄的色素沉着。树胶肿亦可发生于黏膜、骨、肌肉以及其他各内脏器官。发生于上腭者可引起穿孔,使口腔和鼻腔相通;发生于鼻骨者可形成马鞍鼻或导致鼻梁皮肤溃烂。

除皮疹外,可发生各种内脏梅毒病变,累及呼吸道、消化道、肝脾、泌尿生殖系统等,少数发生眼损害,如虹膜睫状体炎、视网膜炎等。在晚期,心血管系统易受侵犯,主要有单纯性主动脉炎、主动脉瓣关闭不全与主动脉瘤。

(2)胎传梅毒:胎传梅毒又分为早期胎传梅毒(出生后2年内发病)和晚期胎传梅毒(出生后2年后发病)。

1)早期胎传梅毒:发病在出生后不久或1～2个月内,多为早产儿。营养不良,呈老人状面貌。皮疹与后天获得性二期梅毒基本相似,但更严重,多见于掌跖、口周、臀部等处。生殖器及肛门常发生湿性丘疹或扁平湿疣。

2)晚期胎传梅毒:多发生于儿童及青春期,其皮肤损害基本与后天获得性三期梅毒相似。另外还有3个特殊症状,即间质性角膜炎、神经性耳聋及半月形门齿,合称为Hutchinson三征,有诊断意义。

(3)隐性梅毒(潜伏梅毒):指临床上查不出明显的梅毒病损,包括内脏,特别是心血管和神经系统均未发现梅毒病损。但患者确有被梅毒传染的病史,且梅毒血清检查呈阳性反应者。隐性梅毒处于潜伏状态,如不治疗,以后可能出现症状。隐性梅毒可分为早、晚两期:病程在2年以内的称为早期隐性梅毒,超过2年的称为晚期隐性梅毒。

2. 诊断　梅毒的诊断必须慎重,临床上很难从外观早期诊断出梅毒,应根据详细而正确的病史、全面系统的检查,结合实验室检查全面分析、综合判断。具体诊断标准如下。

(1)流行病学病史:有不安全的性行为、多性伴侣或性伴侣感染史;孕产妇梅毒感染史;输血史。

(2)临床表现:有各期梅毒相应的临床表现,如为潜伏梅毒则无明显的临床表现。

(3)实验室检查:我国常用的有血清不需加热的反应素试验(USR)、快速血浆反应素环状卡片试验(RPR)、甲苯胺红不加热血清学试验(TRUST)、荧光螺旋体抗体吸收试验(FTA-ABS)、梅毒螺旋体血凝试验(TPHA)、梅毒螺旋体抗原乳胶颗粒凝集试验(TPPA)、酶免疫测定(EIA)、蛋白印迹试验等。①暗视野显微镜检查:取患者的可疑皮损(如硬下疳、扁平湿疣、湿丘疹等),在暗视野显微镜下检查,见到可运动的梅毒螺旋体,可作为梅毒的确诊依据。②梅毒血清学试验:梅毒血清学试验方法很多,所用抗原有非螺旋体抗原(心磷脂抗原)和梅毒螺旋体特异性抗原两类。前者有快速血浆反应素环状卡片试验(RPR)、类脂质抗原甲苯胺红试验(TRUST)等,可做定量试验,用于判断疗效、判断病情活动程度;后者有梅毒螺旋体抗原明胶凝集试验(TPPA)、梅毒螺旋体酶联免疫吸附试验(TP-ELISA)等,特异性强,用于梅毒螺旋体(TP)感染的确诊。梅毒螺旋体 IgM 抗体检测:感染梅毒后首先出现 IgM 抗体,随着疾病发展,IgG 抗体随后才出现并缓慢上升。经有效治疗后 IgM 抗体消失,IgG 抗体则持续存在。TP-IgM 抗体不能通过胎盘,如果婴儿 TP-IgM 阳性则表示婴儿已被感染,因此,TP-IgM 抗体检测对诊断婴儿的胎传梅毒意义很大。③脑脊液检查:梅毒患者出现神经症状者,或者经过驱梅治疗无效者,应做脑脊液检查。这一检查对神经梅毒的诊断、治疗及预后判断均有帮助。检查项目应包括细胞计数、总蛋白测定、RPR 及 TPPA 试验等。

(三)治疗原则

治疗梅毒的一般原则是诊断明确、及早发现、及早正规治疗,剂量充足、疗程规则。治疗后需随访观察,对配偶或性伴侣同时进行检查和治疗。治疗期间禁止性交,力争达到临床和血清学均治愈的目的。患梅毒后的饮食调养与其他感染性疾病一样,均要食用新鲜、富含维生素的蔬菜水果,少吃油腻的饮食,忌食辛辣刺激性食物,戒烟、酒,适当多饮水,有利于体内毒素的排出。

一期梅毒经正规治疗后,约97%的患者可治愈。对于硬下疳早期梅毒且血清学试验尚未出现阳性的患者给予及时治疗,可能使临床和血清学治愈率达到100%。早期梅毒经彻底治疗可临床痊愈,消除传染性。晚期梅毒治疗可消除组织内炎症,但已破坏的组织难以修复。

青霉素类抗生素对梅毒螺旋体敏感,能在抑制细胞壁合成、阻碍菌体分裂繁殖和触发细菌的自溶酶活性、使菌体发生自身溶解等共同作用下,使梅毒螺旋体死亡。四环素类抗生素可以和核糖体 30S 亚单位的 A 位结合,抑制肽链延长,导致蛋白质合成障碍以及抑制 DNA 的复制来抑制梅毒螺旋体。大环内酯类抗生素能制止蛋白质的合成而起到抗菌作用。

目前,青霉素仍不失为治疗梅毒的首选药物,但需使用长效制剂,即普鲁卡因青霉素或苄星青霉素。对于青霉素过敏的患者,可采用替代疗法,但效果均不如青霉素。可供选择的青霉素替代药物主要包括四环素类抗生素、大环内酯类抗生素、头孢曲松等。

(四)药物治疗方案

1. 早期梅毒　包括一期、二期及早期潜伏性梅毒。

(1)青霉素类抗生素:普鲁卡因青霉素 80 万 U,每天 1 次,肌内注射,连续使用 15 天,总量为 800 万~1200 万 U;或苄星青霉素 240 万 U,分两侧臀部肌内注射,每周 1 次,共 2 次。

(2)对青霉素过敏者:盐酸四环素 500mg,每天 4 次,口服,连续使用 15 天(肝、肾功能不全者禁用);或多西环素 100mg,每天 2 次,口服,连续使用 15 天;或头孢曲松 0.5~1g,每天 1 次,肌内注射或静脉给药,连续使用 10 天;阿奇霉素 500mg,每天 1 次,口服,连服 10 天。

2. 晚期梅毒(三期皮肤、黏膜、骨梅毒,晚期隐性梅毒或不能确定病期的隐性梅毒)及二期复发梅毒　推荐方案如下:

(1)青霉素类抗生素:苄星青霉素 240 万 U,分两侧臀部肌内注射,每周 1 次,连续 3 周,共 3 次,总量为 720 万 U。或普鲁卡因青霉素 80 万 U,每天 1 次,肌内注射,连续 20 天为 1 个疗程;也可考虑给予第 2 个疗程,疗程间停药 2 周。

(2)对青霉素过敏者:盐酸四环素 500mg,每天 4 次,口服,连续使用 30 天;或多西环素

100mg,每天 2 次,口服,连续使用 30 天。

3. 心血管系统梅毒 如有心力衰竭,首先对症治疗心力衰竭,待心功能可代偿时,应予以控制后再开始抗梅毒治疗。为避免吉海反应(Jarisch-Herxheimer reaction)的发生,可先口服泼尼松 10mg,每天 2 次,连续使用 3 天,第 4 天注射青霉素。青霉素应从小剂量开始,逐渐增加剂量。首日 10 万 U,每天 1 次,肌内注射;次日 10 万 U,每天 2 次,肌内注射;第 3 日 20 万 U,每天 2 次,肌内注射;自第 4 日起应用普鲁卡因青霉素 80 万 U,每天 1 次,肌内注射,连续 20 天为 1 个疗程,共 2 个疗程,疗程间停药 2 周,必要时可给予多个疗程。或苄星青霉素 240 万 U,分为双侧臀部肌内注射,每周 1 次,共 3 次。

对青霉素过敏者用以下药物:多西环素 100mg,每日 2 次,连服 30 天;或盐酸四环素 500mg,每日 4 次,连服 30 天(肝、肾功能不全者禁用)。

4. 神经系统梅毒 为避免吉海反应,注射青霉素的前 1 天起口服泼尼松 10mg,每天 2 次,连续使用 3 天。青霉素的成人应用剂量为 1800 万 ~2400 万 U/d,静脉滴注,即每次 300 万 ~400 万 U,每 4 小时 1 次,连续 10~14 天;或普鲁卡因青霉素 240 万 U,每天 1 次,肌内注射,同时口服丙磺舒 0.5g,每天 4 次,共 10~14 天。必要时继以苄星青霉素 240 万 U,每周 1 次,肌内注射,共 3 次。替代方案为头孢曲松 2g,每日 1 次静脉给药,连续使用 10~14 天。

对青霉素过敏者用以下药物:多西环素 100mg,每日 2 次,连服 30 天;或盐酸四环素 500mg,每日 4 次,连服 30 天(肝、肾功能不全者禁用)。

5. 妊娠期梅毒 有过不洁性生活或者曾感染过梅毒的女性,在孕前应进行全面的梅毒检查。对于梅毒疗程完成、症状不明显的已婚女性,也要在确定梅毒治愈后才能怀孕。在妊娠初 3 个月及妊娠后 3 个月均应做梅毒血清学检查,如发现感染梅毒应正规治疗,以减少发生胎传梅毒的机会。

(1)在妊娠期新确诊患梅毒的孕妇应按相应的梅毒分期治疗,治疗原则与非妊娠患者相同,但禁用四环素、多西环素。治疗后每个月做一次定量非梅毒螺旋体血清学试验,观察有无复发及再感染。

(2)推荐对妊娠期梅毒患者在妊娠头 3 个月和妊娠末 3 个月各进行 1 个疗程的抗梅毒治疗。

(3)对青霉素和头孢菌素类药物过敏者,由于妊娠期和哺乳期不能应用四环素类药物,可试用大环内酯类药物替代:红霉素 500mg,每日 4 次,早期梅毒连服 15 天,晚期梅毒和不明病期梅毒连服 30 天。红霉素治疗梅毒的疗效差,在治疗后应加强临床和血清学随访,在停止哺乳后要用多西环素复治。

6. 先天梅毒(胎传梅毒)

(1)早期胎传梅毒(2 岁以内):①脑脊液异常者:青霉素每日 10 万 ~15 万 U/kg。出生后 7 日以内的新生儿每次 5 万 U/kg,静脉注射,每 12 小时 1 次;出生 7 天以后的婴儿每 8 小时 1 次,总疗程为 10~14 日。或普鲁卡因青霉素每日 5 万 U/kg,每天 1 次,肌内注射,连续使用 10~14 日。②脑脊液正常者:苄星青霉素每日 5 万 U/kg,1 次分两侧臀部肌内注射,连续使用 10~14 日。如无条件检查脑脊液,可按脑脊液异常者进行治疗。

(2)晚期胎传梅毒(2 岁以上):青霉素 15 万 U/(kg·d),分次静脉滴注,连续使用 10~14 天;或普鲁卡因青霉素每日 5 万 U/kg,肌内注射,连续使用 10 天为 1 个疗程。较大儿童的青霉素用量不应该超过成人患者同期的治疗用量。

脑脊液正常者用苄星青霉素 5 万 U/kg,1 次分两侧臀肌内注射。

对青霉素过敏者,既往用过头孢菌素类抗生素而无过敏者,在严密观察下可选择头孢曲松 250mg,每日 1 次,肌内注射,连续使用 10 ~ 14 天;也可用红霉素治疗,剂量为 7.5 ~ 12.5mg/(kg·d),分 4 次口服,连服 30 天。8 岁以下的儿童禁用四环素。

7. 梅毒患者合并 HIV 感染　所有梅毒患者应做 HIV 抗体筛查;所有 HIV 感染者应做梅毒血清学筛查;所有梅毒患者凡合并 HIV 感染者,应考虑做腰椎穿刺以排除神经梅毒;梅毒患者合并 HIV 感染是否要加大剂量或疗程治疗梅毒仍不明确。对一期、二期及隐性梅毒,建议检查脑脊液以排除神经梅毒,若不能实现,则建议用神经梅毒治疗方案来进行治疗。

（五）药物治疗管理

1. 梅毒治疗期间的疗效监护　凡确诊为梅毒者,治疗前最好做 RPR 定量试验,两次定量试验滴度变化相差 2 个稀释度以上时才可判定滴度下降。梅毒患者经过足量规则的治疗后,必须定期随访观察 3 年,第 1 年每 3 个月应复查 1 次,第 2 年每半年复查 1 次,第 3 年年末复查 1 次,神经梅毒和心血管梅毒应终身随访。疗效评价包括临床、血清学(指非梅毒螺旋体抗原试验的滴度变化)及脑脊液检查 3 方面。

梅毒经过治疗后是否痊愈,通常是用梅毒血清学的检测来加以判断,目前比较常用的是 RPR 和 TPPA。RPR 是非特异性梅毒血清学试验,常用于疗效的判断。TPPA 检测血清中特异性梅毒螺旋体抗体,有较高的敏感性和特异性。本法检测一旦阳性,无论治疗与否或疾病是否活动,通常终身保持阳性不变,其滴度变化与梅毒是否活动无关,故不能作为评价疗效或判定复发与再感染的指标,只能够作为梅毒的确认试验。在治疗后 3 ~ 6 个月滴度有 4 倍以上的下降,说明治疗有效,滴度可持续下降乃至转为阴性。如果连续 3 ~ 4 次的检测结果都是阴性,则可以认为该患者的梅毒已临床治愈。梅毒患者在抗梅治疗后,其血清反应一般有 3 种变化的可能:血清阴转;血清滴度降低不阴转,或血清抵抗;转阴后又变为阳性,或持续下降过程中又有上升,表明有复发或再感染。

各期梅毒接受不同药物的治疗,血清反应阴转率可有差别。一、二期梅毒的血清阴转率高,通常在 1 ~ 2 年内可达 70% ~ 95%。当一期梅毒正规抗梅治疗 12 个月后、二期梅毒治疗 24 个月后,血清反应仍然维持阳性,在临床上称之为血清抵抗或血清固定,发生原因可能与体内仍有潜在的活动性病变、患者免疫力下降、抗梅毒治疗剂量不足或耐药等因素有关。对这类患者,应该做包括脑脊液检查、艾滋病检查在内的全面体检,以发现可能存在的原因并给予相应处理。如果没有特殊的异常发现,可以定期随访观察,不要盲目地给予抗生素过度治疗。

2. 梅毒治疗期间的用药安全性监护　对于梅毒的主要治疗药物为青霉素类抗生素,变态反应为该类药物最常见的不良反应,在各种药物中居首位,发生率为 3% ~ 10%。各种类型的变态反应都可出现,以皮肤过敏(荨麻疹、药疹等)和血清病样反应较多见,但多不严重,停药后可消失。最严重的是过敏性休克,发生率占用药人数的(0.4 ~ 1.5)/万,病死率约为 0.1/万。主要防治措施有仔细询问过敏史,对青霉素过敏者禁用;不在没有急救药物(如肾上腺素)和抢救设备的条件下使用;初次使用、用药间隔 24 小时以上或换批号者必须做皮肤过敏试验,反应阳性者禁用;注射液需临用现配;患者每次用药后需观察 30 分钟,无反应者方可离去;一旦发生过敏性休克,必须就地抢救,予以保持气道畅通,立即皮下或肌内注射肾上腺素 0.5 ~ 10mg,严重者应稀释后缓慢静脉注射或滴注,必要时加入糖皮质激素和抗组胺药,同时采用其他急救措施。

梅毒治疗首次用药后可能出现全身不适、发热、寒战、头痛、关节痛、恶心、呕吐、心跳加快、梅毒疹加剧等情况,一般症状发生在开始治疗的 6~8 小时内,多在 1~24 小时内缓解或消失,这种现象称为吉海反应。此反应对早期梅毒一般无不良后果,但对晚期心血管或神经梅毒患者可危及生命,是治疗时可能发生的副作用之一,此反应可能是由大量病原体被杀死后所释放的物质引起的。对晚期心血管或神经梅毒患者,为预防发生吉海反应,青霉素可由小剂量开始逐渐增加到正常量,可在治疗前给予一个短疗程的泼尼松,分次给药,抗梅毒治疗后的 2~4 天逐渐停用。皮质类固醇可减轻吉海反应的发热,但对局部炎症反应的作用则不确定。

3. 梅毒治疗期间的潜在药物相互作用　临床合并使用药物时,应注意规避青霉素类抗生素与其他药物之间的潜在药物相互作用。具体如下:

(1)丙磺舒、阿司匹林、吲哚美辛、保泰松可竞争性抑制 β-内酰胺类抗生素从肾小管的分泌,使之排泄减慢,血药浓度增高,可增强 β-内酰胺类抗生素的作用,并延长作用时间。

(2)与氨基糖苷类抗生素有协同抗菌作用,抗菌谱扩大,因抗菌机制不同而致抗菌活性加强。但不能混合静脉给药,以防相互作用导致药效降低。

(3)磺胺类、红霉素类、四环素类、氯霉素类等抑菌药与 β-内酰胺类抗生素合用时可产生拮抗作用,因 β-内酰胺类抗生素是繁殖期杀菌药,抑菌药使细菌繁殖受阻,β-内酰胺类抗生素的杀菌作用明显受到抑制。

(4)β-内酰胺类抗生素不能与重金属,尤其是铜、锌、汞配伍,以免影响其活性。

(5)β-内酰胺类抗生素不可与林可霉素、四环素、万古霉素、红霉素、两性霉素 B、去甲肾上腺素、间羟胺、苯妥英钠、异丙嗪、维生素 B 族、维生素 C 等混合后静脉给药,否则易引起溶液混浊。

二、淋　病

(一)病因和发病机制

淋病(gonorrhea)是淋病奈瑟菌(简称淋球菌)引起的以泌尿生殖系统黏膜化脓性感染为主要表现的性传播疾病。近几年随着梅毒病例的大幅上升,淋病病例呈逐年下降的趋势,但仍为我国常见的性传播疾病,也是《中华人民共和国传染病防治法》中规定的需重点防治的乙类传染病。

淋病奈瑟菌 1879 年由 Neisseria 首次分离出,属奈瑟球菌科、奈瑟球菌属。淋病奈瑟菌呈肾形,为嗜二氧化碳的需氧菌,革兰染色阴性,最适宜在潮湿、温度为 35℃、含 5% 二氧化碳的环境中生长。常存在于多形核白细胞内,呈椭圆形或球形,常成双排列,无鞭毛、无荚膜,不形成芽胞。离开人体不易生存,对外界理化条件的抵抗力差,最怕干燥,在干燥环境中 1~2 小时即可死亡,在高温或低温条件下都易致死,对各种化学消毒剂的抵抗力也很弱。

淋病奈瑟菌对未破损的皮肤不易感染,但对黏膜则易引起感染,尤其对柱状上皮细胞及移行上皮细胞黏膜有特殊的亲和力。尿道黏膜由柱状上皮细胞组成,而且是成行排列的单层结构,一遇感染,细菌即可由细胞间隙进入黏膜下层引起严重病变。

淋病奈瑟菌进入尿道后,迅速与尿道上皮结合进行繁殖,并沿泌尿生殖道上行,逐渐转至黏膜下层,通过内毒素等引起炎症反应,出现充血、水肿,并有脓液出现。由于尿道黏膜广泛水肿,排尿时被脓性分泌物粘连的尿道黏膜被扩张,刺激黏膜神经,引起疼痛;排尿完毕,内括约肌痉挛收缩发生尿频;若黏膜小血管破裂,出现终末血尿。炎症消退后,坏死的黏膜被修复后增厚、增硬。黏膜下层的腺窝多为结缔组织所代替,结缔组织发生纤维化,形成瘢痕,引起尿道狭窄。若累及输尿管,引起输尿管闭塞,可导致不孕。淋病奈瑟菌侵入血液引起播散性淋病。

淋病的潜伏期短,平均为 3~5 天。男性通常在与淋病感染源接触后的 1~7 天内就会出现明显的临床表现。排尿困难并伴有脓性分泌物是感染的首发症状,这种分泌物可能由抗淋病奈瑟菌抗体与补体结合后释放的趋化因子引起,随着病情进展,分泌物量增多并略呈血性。一些淋病奈瑟菌的菌株引起的症状较轻或不出现症状,这可能与致病菌的不同生长型有关。无症状或症状较轻的患者往往会拖延治疗,成为感染源。

（二）临床表现及诊断

成年男性的主要症状为尿道炎,早期症状为尿道口红肿、刺痒,继而有乳白色脓液流出,患者常感到排尿频繁、疼痛和行动不便。一些患者的感染可扩展到后尿道,引起前列腺炎、精囊炎和附睾炎,此时除排尿时刺激症状加重外,还可出现射精痛、精液带血及一侧或双侧附睾肿大并有剧痛。急性期淋病若不经治疗或治疗不彻底,可转为慢性淋病。慢性淋病的主要症状为慢性前列腺炎和精囊炎,出现会阴部钝痛、直肠内烧灼感、腰酸、性欲不振等。慢性淋病患者因酗酒、劳累或性交过度等可致急性发作,再次出现急性期的症状。反复发作可致尿道狭窄、输精管狭窄和梗阻等,引起排尿困难、不育等。

成年女性淋病患者的症状总的来说比男性轻微,甚至完全没有症状。急性期也可出现尿道炎症状,有尿频、尿急、尿痛、尿烧灼感、尿道口红肿和有脓性分泌物,为妇女淋病最常见的就诊原因。女性淋病的主要病变是宫颈炎,表现为白带增多、外阴瘙痒、下腹隐痛和腰酸背痛等。有少数患者淋病奈瑟菌感染上延扩展,引起急性输卵管炎或盆腔腹膜炎,则出现腹痛和发热等全身症状,可危及生命。慢性期女性淋病症状常不明显,但病菌窝藏于宫颈腺体、前庭大腺、尿道旁腺等处,可以传染他人。有的患者可有下腹坠胀、腰酸背痛和白带增多,有的因慢性输卵管炎反复发作导致输卵管粘连、阻塞,造成不孕或宫外孕。

儿童淋病主要发生在幼女,有少数幼女可因性侵害而受感染。由于幼女的阴道黏膜发育尚不成熟,容易被淋病奈瑟菌感染,往往表现为阴道炎、尿道炎、外阴炎同时存在或先后发生。症状较重,脓性分泌物多,刺激外阴部皮肤黏膜,引起潮红、糜烂、肿胀等。如不及时治疗或治疗不彻底可转入慢性,此时症状明显减轻,仅见尿道口或阴道外口有轻度潮红、阴道与尿道口有少量黏液脓性排出物。在新生儿还可致淋菌性眼炎。

淋病的诊断方面主要有以下几方面。

1. 接触史　患者有婚外性行为或嫖娼史,配偶有感染史,与淋病患者(尤其家中有淋病患者)有共用物品史,新生儿母亲有淋病史。

2. 临床表现　淋病的主要症状有尿频、尿急、尿痛、尿道口流脓或宫颈口、阴道口有脓性分泌物等;或有淋菌性结膜炎、直肠炎、咽炎等表现,或有播散性淋病症状。

3. 实验室检查　男性急性淋菌性尿道炎涂片检查有诊断意义,但对于女性应进行淋病奈瑟菌培养。

淋菌性尿道炎应与沙眼衣原体性尿道炎相鉴别。女性淋菌性宫颈炎应与沙眼衣原体性宫颈炎相鉴别。由于淋菌性宫颈炎可出现阴道分泌物异常等症状,因此还应该与阴道滴虫病、外阴阴道假丝酵母菌病和细菌性阴道病相鉴别。

（三）治疗原则

治疗应遵循及时、足量、规则用药的原则,根据不同的病情采用相应的治疗方案,治疗后应进行随访;性伴侣应同时接受检查和治疗。告知患者在其本人和性伴侣完成治疗前禁止性行为。注意多重病原体感染,一般应同时用抗沙眼衣原体的药物或常规检测有无沙眼衣原体感染,也应做梅毒血清学检测以及 HIV 咨询与检测。

20 世纪 30 年代,磺胺类药物成为第一批有效治疗淋病的抗生素,但随后青霉素和四环素成为治疗的主要药物。由于近年来淋病奈瑟菌对青霉素耐药的菌株明显增多,目前青霉素已不再作为首选治疗药物。

（四）药物治疗方案

1. 淋菌性尿道炎、宫颈炎、直肠炎　可选用以下药物进行治疗:头孢曲松 250mg,单次肌内注射;或大观霉素 2g(宫颈炎 4g),单次肌内注射。替代方案为头孢噻肟 1g,单次肌内注射;或其他第三代头孢菌素如已证明其疗效较好,亦可选作替代药物;或环丙沙星 500mg,单次口服;氧氟沙星 400mg,单次口服。

2. 淋菌性咽炎　头孢曲松 250mg,1 次肌内注射;或环丙沙星 500mg,1 次口服;或氧氟沙星 400mg,1 次口服。因大观霉素对淋病奈瑟菌性咽炎疗效较差,不推荐使用。

3. 淋菌性眼炎　对新生儿患者可选用头孢曲松 25~50mg/kg(单剂不超过 125mg),静脉或肌内注射,每天 1 次,连续使用 7 天;或大观霉素 40mg/kg,肌内注射,每天 1 次,连续使用 7 天。对成人患者可选用头孢曲松 1g,肌内注射,每天 1 次,连续使用 7 天;或大观霉素 2g,肌内注射,每天 1 次,连续使用 7 天。此外,治疗的同时应用生理盐水冲洗眼部,每小时 1 次。

4. 妊娠期淋病　头孢曲松 250mg,1 次肌内注射;或大观霉素 4g,1 次肌内注射。应当注意,对孕妇患者禁用氟喹诺酮类和四环素类药物。

5. 儿童淋病　头孢曲松 125mg,1 次肌内注射;或大观霉素 40mg/kg,1 次肌内注射。体重 >45kg 的儿童按成人方案进行治疗。

6. 淋菌性附睾炎　头孢曲松 250~500mg,每天 1 次,肌内注射,连续使用 10 天;或大观霉素 2g,每天 1 次,肌内注射,连续使用 10 天。

7. 淋菌性盆腔炎　头孢曲松 500mg,每天 1 次,肌内注射,连续使用 10 天;或大观霉素 2g,每天 1 次,肌内注射,连续使用 10 天。应加服甲硝唑 400mg,每天 2 次,口服,连续使用 10 天;或多西环素 100mg,每天 2 次,口服,连续使用 10 天。

8. 播散性淋病　头孢曲松 1g,肌内或静脉注射,每天 1 次,连续使用 10 天以上;或大观霉素 2g,肌内注射,每天 2 次,连续使用 10 天以上。淋菌性脑膜炎的疗程约 2 周,心内膜炎的疗程要 4 周以上。

若考虑同时有衣原体或支原体感染时,应在上述药物治疗中加入多西环素 100mg,每天 2 次,口服,连服 7 天以上;或阿奇霉素 1g,每天 1 次,口服。

淋病的治疗在应用以上方案以后如疗效不佳,可根据病情适当增加用药次数、剂量、换用药物,或联合用药。如条件许可,可进行药敏试验,以确定淋病奈瑟菌对药物的敏感性,为合理选择药物提供依据。

（五）药物治疗管理

治疗前应明确临床类型,判断是否有并发症,对正确指导治疗极其重要;明确有无耐药,如是否耐青霉素、耐四环素等,有助于正确指导治疗;明确是否合并衣原体或支原体感染,若合并衣原体或支原体感染时,应拟订联合药物治疗方案。

治疗期间应保证正确、足量、规则、全面治疗,选择对淋病奈瑟菌最敏感的药物进行治疗,药量要充足、疗程要正规、用药方法要正确。同时检查、治疗其性伴侣,患者夫妻或性伴侣双方应同时接受检查和治疗。

治疗后注意评价疗效并追踪观察,应当严格掌握治愈标准,只有达到治愈标准后,才能判断为痊愈。为防复发,治愈者应坚持定期复查。治疗结束后的 2 周内,在无性接触史的情况下,若符合如下标准为治愈:症状和体征全部消失;在治疗结束后的 4~7 天内从患病部位取材,做淋病奈瑟菌复查为阴性。

无并发症的淋病患者经推荐方案规则治疗后,一般不需复诊做判愈试验。治疗后症状持续者应进行淋病奈瑟菌培养,如分离到淋病奈瑟菌,应做药敏试验,以选择有效的药物治疗。经推荐方案治疗后再发病者,通常是由再感染引起,提示要加强对患者的教育和性伴侣的诊治。持续性尿道炎、宫颈炎或直肠炎也可由沙眼衣原体及其他微生物引起,应进行针对性检查以作出判断,并加以治疗。部分淋菌性尿道炎经规则治疗后,仍有尿道不适者,若查不到淋病奈瑟菌和其他微生物,可能是尿道感染受损后未完全修复。

淋菌性眼炎患儿应住院治疗,并检查有无播散性感染。淋菌性附睾炎经治疗后,若 3 天内症状无明显改善,则应重新评价诊断与治疗。按推荐方案治疗后,若睾丸肿胀与触痛仍持续,则应做全面检查,以排除其他疾病。淋菌性脑膜炎、心内膜炎如出现并发症,应请有关的专科医师会诊。

三、HPV 感染相关疾病

（一）病因和发病机制

人乳头瘤病毒(human papillomavirus,HPV)是一种属于乳多空病毒科的乳头瘤空泡病毒 A 属,是球形 DNA 病毒,能引起人体皮肤黏膜的鳞状上皮增殖,表现为寻常疣、生殖器疣(尖锐湿疣)等症状。随着性病中尖锐湿疣的发病率急速上升和宫颈癌、肛门癌等的增多,人乳头瘤病毒感染越来越引起人们的关注。

HPV 是一组病毒的总称,组成一个科,其病毒形态类似,但 DNA 限制性内切酶图谱各异,核壳体蛋白质的抗原性不同。目前已经确定的 HPV 型别有 80 余种,依其感染的上皮所在部位分为皮肤型 HPV 和生殖道上皮 HPV,大约 35 种型别可感染妇女生殖道,约 20 种与肿瘤相关。

依据不同型别 HPV 与肿瘤发生的危险性高低,分为低危型和高危型 HPV。低危型 HPV 包括 HPV6、11、42、43 和 44 等型别,常引起外生殖器湿疣等良性病变,包括宫颈上皮内低度病变(CIN Ⅰ);高危型 HPV 包括 HPV16、18、31、33、35、39、45、51、52、56、58、59 和 68 等型别,与宫颈癌及宫颈上皮内高度病变(CIN Ⅱ/Ⅲ)的发生相关,尤其是 HPV16 和 18 型。

人乳头状瘤的患者和携带者是主要的传染源。在美国,人乳头状瘤病毒感染是最常见的性传播疾病之一。它的感染性很强,最常由性接触传播,它可以在疣未产生前或未出现明显症状的情况下就传染给他人。另外,密切接触、皮肤擦伤、婴儿通过感染的产道、自身接种

(通过抓搔传染到身体的其他部位)和污染物传播也是比较常见的传播途径。HPV 感染率的高低主要取决于人群的年龄和性行为习惯。许多研究发现性活跃的年轻妇女 HPV 感染率最高,高峰年龄在 18 ~ 28 岁,随着年龄的增长而明显下降,但大部分资料报道均未区分高危和低危型别。大多数 HPV 感染可在短期内消失,机体通过自身免疫系统使病毒逐渐清除,尤其是低危型别 HPV 更容易被机体清除,约持续 18 个月,因而低危型别 HPV 感染的阳性率呈下降趋势。但对于高危型别 HPV 感染,其感染的高峰年龄是 20 ~ 30 岁,此阶段感染为暂时性,感染率较高,可达到 25% ~ 30%,此后感染率逐渐下降,35 岁后 5% ~ 10% 为高危 HPV 持续感染状态。对于 HPV 感染的阳性率在 40 岁之后是否开始上升或下降还存在一些争议,尚需更详细的资料加以验证。

皮肤型的 HPV 人群感染率非常普遍,如寻常疣、趾疣、扁平疣等,无法得到具体的感染率,比较引起注意的是高危型的 HPV 感染和外生殖器的低危型 HPV 感染造成的生殖器疣和宫颈癌。据统计,在全球的性病中,HPV 感染引起的生殖器疣占 15% ~ 20%。

关于女性生殖道感染 HPV 的流行情况,据 2003—2004 年来自美国国家健康和营养研究课题的一项调查结果显示,14 ~ 59 岁的 HPV 总感染率为 26.8%,所以 HPV 感染在女性中造成的负担超出之前的估计。我国 HPV 感染的流行病学筛查未见大样本的报告,但是由 HPV 感染造成的性病中,尖锐湿疣的发病率在迅速上升,估计发病率应该是性病中最多的,因为存在大量的漏报和不报。我国每年约有 13.15 万例新发现的宫颈癌患者,报告中发病率和病死率有增加的趋势,且宫颈癌的发病年龄年轻化,可以预见 HPV 感染在我国造成的损失巨大。

(二)临床表现及诊断

多数肛门生殖器疣都没有明显症状,但患者多有肛门瘙痒、烧灼等症状。人乳头状瘤病毒感染潜伏期时多没有任何症状,出现症状时估计感染已经有 3 个月或几年了。HPV 病毒感染的形态是多种多样的,病毒感染初期是细而小的淡红色丘疹,随着时间的推移会逐渐增大和增多,并且表面还会呈隆起的状态,一般来说多数质地脆且坚硬,均为高低不平的疣状增生,临床上尖锐湿疣的形态有蕈状、鸡冠状、菜花状、乳头状等。

1. 低危型 HPV 感染　HPV 可引起人类良性的肿瘤和疣,如生长在生殖器官附近皮肤和黏膜上的人类寻常疣、尖锐湿疣等疾病。

(1)良性的皮肤表现

1)寻常疣:为米粒大小的丘疹,表面角化明显,粗糙不平,顶端刺状,质地坚硬,皮损可单个也可多个,可自身接种而逐渐增多,多发生在手、足等。

2)特殊部位表现的疾病:①甲周疣:发生在指、趾甲周围,表现为甲下增厚、角化;②跖疣:发生在足跖部位,皮损表面因受压可见出血点和黑点;③丝状疣:发生在颈部、眼睑的呈柔软丝状的多个细小疣;④扁平疣:多发生在面部,躯干部位也常见,多为 2 ~ 5mm 大小的扁平丘疹,肤色或淡褐色,表面光滑,圆形或类圆形,偶因瘙痒而搔抓形成自身接种或沿皮肤损伤表面种植。

(2)外生殖器疾病的良性表现:为生殖器疣(尖锐湿疣)。易发部位为女性外阴、阴道、宫颈和肛门周围、肛管内、尿道口;男性的外阴、阴茎、睾丸表面、尿道口、肛门周围、肛管内等。少见部位为腋窝、脐窝、趾间、乳房下等。包括 3 种状态:典型表现、亚临床感染、潜伏感染。①典型表现为肉眼可见的典型皮损,形态上为乳头瘤状、菜花状、颗粒状、鸡冠状等;

②亚临床表现为肉眼不易辨认,借助放大镜、醋白试验才能观察到,组织学和细胞学检测有典型 HPV 的病理改变;③潜伏感染是 HPV 进入皮肤黏膜的细胞内,不引起任何临床表现和组织细胞学的异常,而通过分子生物学方法、核酸杂交等可在皮肤黏膜的细胞中检测出。

（3）特殊部位的表现:口腔黏膜表面的疣状损害、复发性呼吸道乳头瘤病等。

2. 高危型 HPV 感染

（1）皮肤表现:有资料表明皮肤的鲍温病、基底细胞癌、帕哲病、鳞状细胞癌等上皮肿瘤也与此类病毒感染有关。

（2）黏膜表现:宫颈癌、肛门肛管癌、扁桃体癌、口腔癌、喉癌、鼻腔内癌、食管癌等。

（三）治疗原则

治疗的主要目的是缓解症状,治疗疣体。研究表明宫颈的高危型 HPV 持续性感染可以引起宫颈癌,所以如何清除宫颈的感染、及早防治宫颈癌的发生是非常重要的。筛查中应警惕宫颈高危型 HPV 的持续感染,一旦查出 HPV 高危型阳性,最好在 8～10 个月时再做一次检查。如果转阴,则 5 年内患宫颈癌的概率较低;如果持续阳性,则应做宫颈细胞学检查,以排除癌前病变。如果只是 HPV 感染,不需要做任何治疗,因为 HPV 感染只是一种状态,它不是一种病;如果持续 3 次以上连续感染,就要定期检查,提防出现癌前病变。

（四）治疗方案与药物治疗管理

1. 药物治疗　0.5% 足叶草脂毒素酊、5% 咪喹莫特、50% 三氯醋酸、氟尿嘧啶软膏等。足叶草脂等具有一定的腐蚀性,需要保护好周围的正常组织,否则易形成周围正常组织的种植;不适合黏膜疣的治疗。不好辨认的生殖器疣,患者不宜自行用药。咪喹莫特霜为外用免疫调节剂,优点是腐蚀性不大,患者可自行用药,方便;缺点为需要至少 4～16 周的用药,太费时间,有一定的刺激性,也可出现皮肤的浅糜烂面,对于大的疣体不建议单独依靠此药治疗。

2. 物理治疗　目的是去除肉眼可见的瘤体和亚临床感染。方法包括激光、微波、冷冻、电灼、手术切除（妇科 LEEP 刀等）、光动力疗法等。

激光和电灼疗法适用于多数的临床情况,具有准确定位、对周围正常组织损伤小的优点,其中激光通常用 CO_2 激光。采用烧灼法治疗尖锐湿疣,最适用于女性外阴、阴道、阴茎或肛周的湿疣。对单发或少量多发湿疣可行一次性治疗,对多发或面积大的湿疣可行 2～3 次治疗,间隔时间一般为 1 周。缺点为治疗深度需要由熟练的操作者控制,伤口深愈合慢,尤其在外生殖器部位,伤口易出血和感染。对于疣体之间距离比较近、数量非常多、巨大的疣体等不太适用。

微波治疗采用微波手术治疗机,将杆状辐射探头尖端插入尖锐湿疣直达疣体基底,当瘤体变小、颜色变暗、由软变硬时,则热辐射凝固完成,即可抽出探头。凝固的病灶可以用镊子夹除。为防止复发,可对残存的基底部重复凝固一次。该方法适用于多数的临床情况,具有准确定位、对周围正常组织损伤小、不出血和复发率低的优点;缺点为治疗深度需要由熟练的操作者控制,伤口需预防感染,巨大的疣体不太适用。

冷冻促进疣组织坏死脱落,适用于单发、小的病损、扁平型的临床类型。缺点为易复发,有时在病灶周围形成自体种植。

光动力疗法更适用于黏膜、皮肤组织薄嫩处如尿道口、阴道壁、外阴等。优点是安全、有效、复发率低（可清除亚临床感染）、无疼痛或轻微患者的耐受性好。

3. 免疫疗法　研究证实,感染 HPV 后,大多数女性的免疫系统可以把进入体内的 HPV 清除。只有少数女性由于无法消灭进入体内的 HPV,造成 HPV 持续感染,才有可能引起宫颈癌前病变。常用于免疫疗法的药物有干扰素、白介素、胸腺素、转移因子等。其中干扰素是动物细胞在受到某些病毒感染后分泌的具有抗病毒功能的宿主特异性蛋白质,细胞感染病毒后分泌的干扰素能够与周围未感染细胞上的相关受体作用,促使这些细胞合成抗病毒蛋白以防止进一步的感染,从而起到抗病毒的作用。其不良反应主要有流感样症状、骨髓抑制症状、精神神经系统症状、甲状腺功能障碍症状以及由于干扰素能诱导自身抗体和自身免疫反应、诱发一些自身免疫性疾病等,在治疗中应给予密切监测。

4. HPV 感染相关疾病的预防　预防人乳头状瘤病毒主要是避免性接触传播,性生活时使用避孕套可以帮助预防 HPV 的传播。男性过长包皮的环切术是预防女性宫颈癌的重要措施,同时也是防止男性自身感染各类性病的重要措施。由于大多数子宫颈癌的发生都与人乳头状瘤病毒传染有关,所以子宫颈癌的筛查很重要,性生活活跃的妇女或 18 岁以上妇女应定期进行妇科检查。

自 2006 年预防性人乳头瘤病毒疫苗在美国获批上市后,对宫颈癌的预防进入了一个新的时期,许多国家将 HPV 疫苗列入国家免疫计划。目前全球仅有两种 HPV 疫苗上市,分别是四价(6、11、16、18 型)HPV 疫苗和二价(16、18 型)HPV 疫苗,其中 16 和 18 价是高危型 HPV 病毒,6 和 11 价是低危型病毒。这两种疫苗均为不含病毒 DNA 的衣壳结构,属于灭活疫苗。

美国及世界卫生组织认为能获得 HPV 疫苗保护的人群年龄为 9～45 岁,美国儿科学会新指南推荐女童到达 11～12 岁均应接种 HPV 疫苗。接种四价疫苗时,应于 6 个月内分 3 次注射。对尚未感染 HPV 的妇女而言,两种疫苗在预防子宫颈癌癌前病变和子宫颈癌方面均显示出长期高度的有效性(>95%),四价疫苗对相关 HPV 引起的生殖器病变也有很好的预防效果(100%),对于已经感染目标类型 HPV 的妇女,疫苗即可显著减少异常细胞学的发生率。两种疫苗在所有的年龄组均显示出高血清阳转率(100%),5 年后均有比自然感染抗体滴度高 8 倍以上的中和抗体滴度。

两种疫苗的安全性研究结果显示,大部分人群接种疫苗后没有不适感,只有少数人会出现疫苗注射部位轻度和一过性的局部反应(红疹、疼痛或肿胀)或过敏、发热等症状,通常两三天后症状即可消除。目前尚无接种 HPV 疫苗后出现相关死亡病例的报告。此外,由于监测到年轻女性接种后晕厥和静脉血栓事件的发生率稍高,建议青春期女性在接种疫苗后观察 15 分钟。

四、艾　滋　病

(一)病因和发病机制

艾滋病(acquired immune deficiency syndrome,AIDS)即获得性免疫缺陷综合征,是由人类免疫缺陷病毒(HIV)通过性接触、输血或血制品等方式侵入人体,特异性地破坏辅助性 T 淋巴细胞,造成机体细胞免疫功能严重受损而发生的一种致命性的慢性传染病。

艾滋病发病以青壮年较多,发病年龄 80% 在 18～45 岁,即性生活较活跃的年龄段。在感染艾滋病后往往患有一些罕见的疾病,如肺孢子菌肺炎、弓形虫病、非典型性分枝杆菌与真菌感染等。

　　HIV 感染者要经过数年、甚至长达 10 年或更长的潜伏期后才会发展成艾滋病患者,因机体抵抗力极度下降会出现多种感染,如带状疱疹、口腔真菌感染、肺结核,以及特殊病原微生物引起的肠炎、肺炎、脑炎、念珠菌、肺孢子菌等多种病原体引起的严重感染等,后期常常发生恶性肿瘤,并发生长期消耗,以至于全身衰竭而死亡。虽然全世界众多的医学研究人员付出了巨大的努力,但至今尚未研制出根治艾滋病的特效药物,也还没有可用于预防的有效疫苗。艾滋病已被我国列入乙类法定传染病,并被列为国境卫生监测传染病之一。

　　人类免疫缺陷病毒属逆转录病毒科慢病毒亚科中的免疫缺陷病毒属、灵长类免疫缺陷病毒亚属,分为 HIV-1 和 HIV-2 两型,其所含的两个包膜糖蛋白 gp120 和 gp41 具有高度的免疫原性。HIV 易发生抗原变异。本病患者及无症状的病毒携带者是传染源,主要通过性接触、注射毒品、输血或血制品及母婴垂直传播。

　　HIV 进入人体后能特异性地攻击表达 CD4 受体的细胞,以 $CD4^+T$ 淋巴细胞为主。HIV 所含的包膜蛋白 gp120 与 $CD4^+T$ 淋巴细胞表面的 CD4 受体特异性结合后,其结构发生变化,使 gp41 蛋白的 HR1、HR2 暴露,相互结合,形成线球状结构,使 HIV 的膜与宿主细胞膜相融合。病毒进入细胞内并脱去外壳,两条 RNA 在病毒逆转录酶的作用下转变为 DNA,并以其为模板,在 DNA 聚合酶的作用下复制 DNA。这些 DNA 部分留在细胞内进行低水平复制,部分与宿主细胞核染色质 DNA 整合在一起,形成前病毒,使感染进入潜伏期。经过一段时间的潜伏性感染后,感染细胞被激活,前病毒 DNA 在转录酶的作用下转录为 RNA,继而翻译为蛋白质。经过装配形成大量的新病毒颗粒,释放后继续攻击其他的 $CD4^+T$ 淋巴细胞,导致大量的淋巴细胞被耗竭损伤,造成机体免疫功能严重缺陷,从而继发机体衰竭死亡。

　　(二)临床表现及诊断

　　艾滋病的潜伏期为 2~15 年,从感染 HIV 到血清抗体形成的期间被称为艾滋病窗口期。HIV 感染后至艾滋病发病可经历不同的阶段,一般初期的症状如同普通感冒、流感一样,可有全身疲劳无力、食欲减退、发热等;随着病情的加重,症状日见增多,如皮肤、黏膜出现白念珠菌感染,出现单纯疱疹、带状疱疹、紫斑、血疱、瘀血、瘀斑等;以后渐渐侵犯内脏器官,出现原因不明的持续性发热,可长达 3~4 个月;还可出现咳嗽、气促、呼吸困难、持续性腹泻、便血、肝脾大、并发恶性肿瘤等。艾滋病的临床症状复杂多变,但每个患者并非上述所有症状全都出现,侵犯肺部时常出现呼吸困难、胸痛、咳嗽等;侵犯胃肠可引起持续性腹泻、腹痛、消瘦无力等;还可侵犯神经系统和心血管系统。

　　1. 急性感染　部分患者在感染后的 1~6 周内出现类似于传染性单核细胞增多症的症状,如发热、淋巴结肿大、肌肉关节疼痛、皮疹、食欲缺乏、恶心、腹泻等。此期症状可逐渐缓解、消失,成为无症状的 HIV 感染者,少数患者可持续发展。体检可见颈、腋、枕部等多处淋巴结肿大,实验室检查可见单核细胞增多、淋巴细胞总数下降、血沉加快等。

　　2. 无症状性感染　持续 1~10 年,此期多无自觉症状。淋巴结穿刺或活检病理可见滤泡增生,血清抗 HIV 抗体阳性。

　　3. 艾滋病相关综合征　主要表现为持续性淋巴结肿大,常伴有间歇性发热、乏力和盗汗,亦可出现原因不明的神经系症状。血清 HIV 抗体阳性,$CD4^+T$ 细胞浓度 $<200~400/mm^3$。

　　4. 艾滋病期　此期 $CD4^+T$ 细胞浓度可 $<200/mm^3$,主要表现为由于免疫功能缺陷所导致的继发性机会性感染或恶性肿瘤的症状。机会性感染是艾滋病患者最常见且往往最初的

临床表现,几乎所有的病原体感染都可发生。肺孢子菌肺炎最为常见,起病缓慢,以发热乏力、干咳和进行性呼吸困难为主要症状,而肺部体征不明显。恶性肿瘤则以卡波西肉瘤最为常见,多见于青壮年,肉瘤呈多灶性,不痛不痒,除皮肤广泛损害外,常累及口腔、胃肠道、淋巴结等。

艾滋病的诊断标准如下。

(1)急性期:患者近期内有流行病学史和临床表现,结合实验室 HIV 抗体由阴性转为阳性即可诊断,或仅实验室检查 HIV 抗体由阴性转为阳性即可诊断。80% 左右的 HIV 感染者感染后 6 周初筛试验可检出抗体,几乎 100% 的感染者 12 周后可检出抗体,只有极少数患者在感染 3 或 6 个月后才检出抗体。

(2)无症状期:有流行病学史,结合 HIV 抗体阳性即可诊断,或仅实验室检查 HIV 抗体阳性即可诊断。

(3)艾滋病期:①原因不明的持续性不规则发热 38℃ 以上,>1 个月;②慢性腹泻,次数多于 3 次/日,>1 个月;③6 个月之内体重下降 10% 以上;④反复发作的口腔白念珠菌感染;⑤反复发作的单纯疱疹病毒感染或带状疱疹病毒感染;⑥肺孢子菌肺炎(PCP);⑦反复发生的细菌性肺炎;⑧活动性结核或非结核分枝杆菌病;⑨深部真菌感染;⑩中枢神经系统占位性病变;⑪中青年人出现痴呆;⑫活动性巨细胞病毒感染;⑬弓形虫脑病;⑭青霉菌感染;⑮反复发生的败血症;⑯皮肤黏膜或内脏的卡波西肉瘤、淋巴瘤。

（三）治疗原则

目前在全世界范围内仍缺乏根治 HIV 感染的有效药物,基本措施是抗 HIV 病毒治疗。治疗目标是抑制病毒复制,从而达到阻止或延缓发生细胞免疫功能缺陷,防止出现机会性感染和恶性肿瘤的目的。对发生机会性感染的患者,应针对病原进行抗病毒、抗细菌、抗真菌和抗寄生虫治疗等对症治疗措施。此外,采用免疫调节药物如 IL-2 可使患者的淋巴细胞计数增加,从而改善人体的免疫功能。治疗中强调综合治疗,包括一般治疗、抗病毒治疗、恢复或改善免疫功能的治疗及机会性感染和恶性肿瘤的治疗。

（四）药物治疗方案

1. 抗 HIV 治疗的相关药物　目前抗 HIV 的药物很多,但主要应用于临床的是逆转录酶抑制剂和蛋白酶抑制剂两类药物。对病毒复制机制的深入研究表明,在核酸水平上抑制病毒复制比在翻译水平上更有效,因此基因药物研制成为抗 HIV 药物研究的热点。

(1)逆转录酶抑制剂:分为核苷类和非核苷类。

1)核苷类逆转录酶抑制剂(nucleoside reverse transcriptase inhibitors,NRTLs):NRTI 类是第一类临床用于治疗 HIV 阳性患者的药物,为核苷类似物,可被动弥散进入细胞,在细胞内被磷酸化成为活性形式三磷酸盐,竞争抑制 HIV 的逆转录酶,从而抑制病毒复制。药物可分为 A 组和 B 组,A 组包括齐多夫定和双脱氢-脱氧胸苷;B 组包括双脱氧肌苷、扎西他滨和拉米夫定。

2)非核苷类逆转录酶抑制剂(non-nucleoside reverse transcriptase inhibitors,NNRTls):可直接抑制 HIV-2 以及齐多夫定耐药株,代表药物有奈韦拉平和地拉韦啶。NNRTI 类均口服给药,且有较好的口服生物利用度,在体内经 CYP3A 广泛代谢形成羟化代谢产物,主要经尿排泄。皮疹为最常见的不良反应,出现轻微皮疹的患者可以继续服药,严重且危及生命的皮疹应立即停药。其他不良反应包括药物热、恶心、腹泻、头痛、疲劳和嗜睡。

（2）蛋白酶抑制剂（protease inhibitors，PIs）：药物可与 HIV 蛋白酶结合，从而阻止病毒成熟；对 HIV-1 和 HIV-2 以及齐多夫定耐药株均有效；与齐多夫定和扎西他滨有相加作用，对人蛋白酶无作用。包括沙奎那韦、茚地那韦、利托那韦、奈非那韦等。蛋白酶抑制剂主要经肝细胞色素 P450 代谢，可与许多其他药物通过抑制细胞色素 P450 酶发生相互作用，甚至一种蛋白酶抑制剂可以抑制另一种蛋白酶抑制剂的代谢。

（3）其他抗病毒药：可用于艾滋病机会感染治疗的药物有膦甲酸钠，为非竞争性 DNA 和 RNA 聚合酶抑制剂，常用于艾滋病患者巨细胞病毒性视网膜炎和不能耐受其他抗病毒药的巨细胞病毒感染，不良反应主要为肾功能损害及低钙血症等电解质紊乱。

（4）其他抗菌药物：可用于艾滋病患者的继发感染。

1）抗真菌药物：代表药有两性霉素 B，对多种深部真菌如新型隐球菌、白念珠菌、皮炎芽生菌及组织胞浆菌等有强大的抑制作用，高浓度时有杀菌作用；氟康唑等咪唑类合成抗真菌药能选择性地抑制真菌细胞的 14-α-去甲基酶，使 14-α-甲基固醇蓄积，细胞膜麦角固醇不能合成，使细胞膜的通透性改变，导致细胞内的重要物质丢失而使真菌死亡。

2）抗菌药物：大环内酯类抗生素如克拉霉素和阿奇霉素通过抑制不可逆地结合到细菌核糖体 50S 亚基的靶位，选择性抑制细菌蛋白质合成。氟喹诺酮类如环丙沙星和氧氟沙星则阻碍 DNA 合成而导致细菌死亡。磺胺药如磺胺嘧啶、复方磺胺甲噁唑等通过干扰细菌的叶酸代谢而抑制细菌的生长繁殖。

2. **抗 HIV 治疗**　抗病毒治疗前后和治疗过程中均应定期检测病毒含量，以确定治疗时机、监测疗效、及时调整治疗方案。首先应掌握抗 HIV 治疗的指征。

（1）当患者 CD4$^+$T 细胞计数为 200～350/mm^3，同时病毒含量 >5000copies/ml 时，应予抗病毒治疗。临床主张 3 种药物联合，即 2 种核苷类逆转录酶抑制剂联合 1 种蛋白酶抑制剂或者 1 种非核苷类逆转录酶抑制剂，2 种核苷类逆转录酶抑制剂联合时主张 A 组和 B 组药物联用。增加蛋白酶抑制剂后可使临床和病毒指标都得到改善。3 种药物联合使用的方案可降低病毒量至检测水平以下，并减少产生耐药突变株的风险。

（2）当患者 CD4$^+$T 细胞计数 >500/mm^3，同时病毒含量 >500copies/ml 时，如患者配合可予抗病毒治疗。联合使用 2 种核苷类逆转录酶抑制剂，如齐多夫定和拉米夫定，一般不联合使用蛋白酶抑制剂或非核苷类逆转录酶抑制剂。80% 的患者经 1 年的治疗后病毒可被完全抑制。

（3）如患者 CD4$^+$T 细胞计数 >500mm^3，病毒含量在检测水平以下，应定期复查，暂不进行抗病毒治疗。

首次治疗最常用的是齐多夫定，标准口服用量为 200mg，3 次/日；或 300mg，2 次/日。司他夫定的标准剂量为 40mg，2 次/日，口服（体重 <60kg 者用 30mg，2 次/日）。去羟肌苷的标准剂量为 200mg，2 次/日，餐前口服（体重 <60kg 者用 125mg，2 次/日）。扎西他滨的标准剂量为 0.75mg，3 次/日，口服。拉米夫定的标准剂量为 150mg，2 次/日，口服。奈韦拉平的推荐用量为 200mg，1 次/日；2 周后改为 200mg，2 次/日，口服。沙奎那韦的推荐用量为 600mg，3 次/日，餐后服。茚地那韦的推荐用量为 800mg，3 次/日，餐前服。利托那韦的推荐用量为 300mg，2 次/日，餐后服；2 周后逐渐加量至 600mg，2 次/日。奈非那韦的推荐用量为 750mg，3 次/日。

3. **抗机会性感染治疗**　机会性感染是患者死亡的主要原因之一，预防和治疗机会性感染是延长生命的重要措施。应根据感染部位和可能的病原体选用适当的抗感染药物。

(1)合并其他病毒感染的治疗:包括①对巨细胞病毒感染引起的视网膜炎可用更昔洛韦或膦甲酸钠治疗,疗效可达80%~90%,但易复发。更昔洛韦每次5mg/kg,静脉滴注1小时以上,2次/日,一个疗程为2~3周;之后改为5mg/(kg·d),每日1次,静脉滴注,终身维持。病情危重或单一药物治疗无效时可联用膦甲酸钠90mg/kg静脉滴注,每日2次;也可用膦甲酸钠90mg/kg静脉滴注,每日2次;应用2~3周后改为长期90mg/kg静脉滴注,每日1次。本品可导致肾功能不全、恶心及电解质紊乱,若肌酐清除率异常,则需调整剂量。②对单纯疱疹病毒感染可用阿昔洛韦口服,每次5mg/kg,3次/日,连续使用7天;加大剂量可用至每次400mg,5次/日,口服2~3周。可产生耐药性,并与更昔洛韦有交叉耐药性,但通常对膦甲酸钠仍敏感。

(2)合并分枝杆菌感染的治疗:艾滋病患者易发生分枝杆菌感染,因此应采取相应的治疗措施。包括①鸟分枝杆菌感染:克拉霉素每次500mg,2次/日;或阿奇霉素600mg/d加乙胺丁醇15mg/(kg·d)(分次服),重症患者可同时联合应用利福布汀(300~600mg/d)或阿米卡星(一次10mg/kg,肌内注射,1次/日),疗程为6个月。替代治疗方案为利福布汀(300~600mg/d)+阿米卡星(一次10mg/kg,肌内注射,1次/日)+环丙沙星(每次750mg,2次/日),疗程为6个月。②结核杆菌感染:与治疗单纯结核相同,但疗程更长,多数需要3种抗结核药物联合治疗至少9个月以上,直至3次细菌培养阴性后6个月为止。

(3)合并真菌感染的治疗:①念珠菌感染:口腔感染首选制霉菌素局部涂抹加碳酸氢钠漱口水漱口;如果对上述治疗无反应,可以给予如下治疗:氟康唑每次50~100mg,口服,1次/日,疗程为1~2周。食管念珠菌感染用氟康唑,首剂200mg/d,后改为每次100mg,1次/日,应用1~2周;重症患者氟康唑可增加剂量和延长疗程。对复发性念珠菌感染建议用氟康唑100mg/d,长期服用。②新型隐球菌感染:首选两性霉素B,第1天1mg,加入5%葡萄糖注射液500ml中缓慢静脉滴注(不宜用生理盐水,需避光),滴注时间不少于6~8小时;第2和第3天各为2mg和5mg,加入500ml葡萄糖注射液中滴注;若无反应第4天可以增量至10mg;若无严重反应,则以后按5mg/d增加,一般达30~40mg(最高剂量为50mg/d)。疗程需要3个月以上,两性霉素B的总剂量为2~4g。两性霉素B的不良反应主要有肾功能损害、低钾血症、神经毒性反应、肝毒性以及静脉滴注过程中发生的寒战、高热、严重头痛、有时还可见血压下降等反应,用药期间需严密观察。两性霉素B与氟胞嘧啶(5-FC)合用具有协同作用。氟胞嘧啶的剂量为100mg/(kg·d)(1.5~2.0g,3次/日),两者共同使用至少8~12周。两性霉素B也可与氟康唑联合使用,用法为氟康唑200mg/d,口服或静脉滴注,疗程为8~12周。

(4)合并寄生虫感染的治疗:肺孢子菌感染:目前认为肺孢子菌应归属于真菌,虽然传统的抗真菌药如两性霉素B与吡咯类对其无效,但棘白菌素类能在体外试验中抑制其包囊壁β-葡聚糖的合成。肺孢子菌对于免疫缺陷的患者、虚弱的早产儿或营养不良等免疫功能低下者可引起肺孢子菌肺炎(PCP)。复方磺胺甲噁唑(SMZ-TMP)是治疗艾滋病患者合并PCP首选的药物,对于高度怀疑而未明确者,也是首选的试验性治疗药物,具有高效、抗菌、价廉等优点,既可口服也可静脉注射。它通过干扰叶酸的代谢对肺孢子菌起到杀灭作用,也有人认为它仅能抑制滋养体增殖而无杀虫作用。剂量为TMP每日20mg/kg,SMZ每日100mg/kg,分4次口服,首剂加倍,疗程为2~3周。对于艾滋病患者疗程不少于3周,临床观察的有效率为 70%～93%。主要的不良反应有皮疹、发热、中性粒细胞减少、贫血、血小板减少、肝酶谱异常及肾功能损害等,最严重的致死性不良反应为 Stevens-Johnson 综合征和中毒性皮肤坏死。不良反应多发生于用药后的 8～12 天。近年来随着肾上腺皮质激素的应用,不良反应的发生率明显下降。

喷他脒是最早用于治疗 PCP 的药物,剂量为每天 3～4mg/kg,一般在 1～2 小时内缓慢静脉滴注,每日 1 次,疗程为 10～21 天,艾滋病患者应至少使用 3 周以上。临床上与 SMZ-TMP 相比较,疗效相近,但其潜在毒性大,不良反应发生率高,主要有直立性低血压、药物热、皮疹、肾功能损害、低血糖、造血系统损害、胰腺炎、低血钙,最严重的不良反应有心律失常,特别是尖端扭转型室速,多在用药的第 7～14 天发生,减慢输液速度可减少不良反应的发生。喷他脒气溶胶雾化吸入可通过雾化进入肺孢子菌所在的肺泡内,血浆药物浓度低,不良反应发生率明显降低,但与静脉滴注相比较疗效差,复发率高。

克林霉素-伯氨喹治疗艾滋病患者合并的轻、重度 PCP 有效率达 90%～93%。剂量前者为 600～900mg 口服或静脉注射,每 6～8 小时一次;后者为 15～30mg,每日 1 次口服,3 周为 1 个疗程。用于 SMZ-TMP 或喷他脒治疗无效的患者。不良反应有皮疹、腹泻、中性粒细胞减少、发热、高铁血红蛋白血症等。

TMP-氨苯砜为复方制剂,治疗轻至重度 PCP 的疗效与 SMZ-TMP 相比等效,有效率达 90%～95%,不良反应较后者少。常见的不良反应有皮疹、中性粒细胞减少、血小板减少、溶血性贫血、恶心、发热、高铁血红蛋白血症等。常规剂量为每天 TMP 20mg/kg,分 3～4 次口服;氨苯砜 100mg,每日口服 1 次。为减少溶血性贫血的发生,用药前应排除葡萄糖-6-磷酸脱氢酶缺乏症。

三甲曲沙为甲氨蝶呤的脂溶性衍生物,对肺孢子菌双氢叶酸脱氢酶具有非常强的抑制作用。三甲曲沙葡萄糖醛酸用于治疗 SMZ-TMP 禁忌、不耐受或治疗失败的中至重度 PCP 患者。剂量为 45mg/m²(成人)静脉滴注,每日 1 次,疗程为 21 日。主要的不良反应有骨髓抑制、中性粒细胞减少、肝功能损害、发热、皮疹和癫痫。为避免骨髓抑制,需要同时给予四氢叶酸钙 20mg/m² 口服或静脉滴注,至疗程结束。

①肾上腺皮质激素可辅助治疗艾滋病患者的 PCP。应用指征是中、重度 PCP 患者血氧分压 <70～80mmHg,或肺泡-动脉血氧分压差 >35mmHg。使用时机为抗 PCP 治疗开始的同时或 72 小时内。剂量为泼尼松 40mg,每日 2 次,口服;5 天后改为 20mg,每日 2 次,口服 5 天;再改为 20mg,每日 1 次,口服,直至抗 PCP 结束。如静脉用甲泼尼龙,其用量为上述泼尼松剂量的 75%。②弓形虫感染:乙胺嘧啶(负荷量为 100mg,口服,2 次/日,此后 50～75mg/d 维持)+磺胺嘧啶(1～1.5g,口服,4 次/日),疗程一般为 3 周,重症患者和临床、影像学改善不满意患者疗程可延长至 6 周以上。不能耐受者和对磺胺过敏者可以选用克林霉素,每次 600mg,静脉给药,每 6 小时给药一次,联合乙胺嘧啶。为减少血液系统不良反应,合用亚叶酸 10～20mg/d。

4. 其他治疗　免疫调节药物如 α-干扰素、白细胞介素-2、粒细胞巨噬细胞集落刺激因子以及自体骨髓移植、胸腺移植、输注淋巴细胞、转移因子、丙种球蛋白等,借用替代疗法提高机体的免疫系统功能;支持和预防性治疗,防止母婴垂直传播等。

艾滋病母婴传播是指感染艾滋病病毒的妇女在怀孕、分娩或产后哺乳等过程中将艾滋病病毒传染给胎儿或婴儿,导致胎儿或婴儿感染艾滋病。感染艾滋病的儿童 90% 是因为感染母亲经母婴传播感染,据世界卫生组织估计,在不采取任何干预措施的情况下,孕期和产时艾滋病的母婴传播率为 15% ~30%,婴儿母乳喂养再增加 10% ~20% 的传播危险。

国外的资料显示预防艾滋病母婴传播的研究已经取得较大进展,HIV 感染的孕妇从孕 28 周起服用齐多夫定至临产时加服奈韦拉平,产后新生儿同样给予齐多夫定和奈韦拉平口服,分娩方式选用择期剖宫产,产后实施代替喂养,可使传播率由 15% ~50% 降低到 2% 以下。另有研究报告感染孕妇临产后给予单剂量奈韦拉平,新生儿出生后的 72 小时内口服奈韦拉平一次,则能使非母乳喂养情况下的垂直传播率降至 10% 以下。国内采用孕期 + 分娩期 + 产后新生儿齐多夫定与奈韦拉平联合用药和分娩期 + 产后新生儿奈韦拉平的方案进行母婴传播阻断,成功率为 95.5%,其中齐多夫定 + 奈韦拉平联合方案的母婴传播率降至 1.8%,奈韦拉平方案的母婴传播率降至 7.0%。

(五)药物治疗管理

治疗中应加强对艾滋病的一般治疗,对 HIV 感染者或获得性免疫缺陷综合征患者均无需隔离治疗。对无症状的 HIV 感染者,仍可保持正常的工作和生活。应根据具体病情进行抗病毒治疗,并密切监测病情的变化。对艾滋病前期或已发展为艾滋病的患者,应根据病情注意休息,给予高热量、多维生素的饮食,不能进食者应静脉输液补充营养;加强支持疗法,包括输血及营养支持疗法,维持水及电解质平衡。

随着高效抗逆转录病毒治疗药物的应用,大大提高了抗 HIV 的疗效,显著改善了患者的生活质量和预后。目前对抗艾滋病最行之有效的方法就是由美籍华裔科学家何大一提出的"鸡尾酒疗法"(cocktail therapy),又称为"高效抗逆转录病毒治疗"(highly active antiretroviral therapy,HAART)。该疗法与鸡尾酒的配制形式相似,是将 PLs 及两类药中的 2 ~3 种药联合应用,因而得名。研究证明,临床上一种 PIs 和一种 NNRTI 或两种 NRTI 药物同时或序贯联合应用较单一用药,可减慢艾滋病的发展速度和降低病死率。联合用药的药理学优点在于联合用药后可增强持续抑制病毒复制的作用,具有相加或协同作用;同时也延缓或阻断因 HIV 变异而产生的耐药性,对药物引起同种病毒的变异有相互制约的作用,从而最大限度地抑制病毒复制并且能够降低单独使用某种药物时的抗药性,恢复或部分恢复机体的免疫功能,延长患者的寿命,提高患者的生活质量。然而"鸡尾酒疗法"还存在着很多局限性,价格昂贵,用药方法复杂;由于中、晚期患者的免疫功能受损严重,因此对这些患者的疗效较差;该疗法无法彻底消除体内的 HIV 病毒,仍有部分潜藏于淋巴结内;用药过程中也会出现恶心、贫血、肾结石等毒副作用。

(六)案例分析

1. 主题词 机会性感染;艾滋病;药学监护。

2. 病史摘要 患者,男性,71 岁,身高 175cm,体重 61kg。患者于 2010 年 4 月 16 日入院治疗,被确诊为 AIDS;肺部感染;口腔真菌感染;前列腺增生症;高血压 2 级(高危组);胆囊结石。入院后给予抗感染、抗真菌、控制血压等治疗,好转后出院。出院后一直予复方利血平联合银杏片降压治疗,血压控制良好。2011 年 5 月 18 日因受凉后出现咳嗽、咳痰、咽喉肿痛,于 5 月 25 日第 4 次住院治疗。体格检查:体温 37.2℃,脉搏 90 次/分,呼吸 22 次/分,血压 130/70mmHg,体重 61kg。发育中等,营养差,消瘦,慢性消耗性面容,全身多处皮肤黏膜可见散在皮疹,见有抓痕,有不同程度的脱屑。双肺叩诊清音,呼吸音浊,可闻及湿啰音。

入院诊断:AIDS,肺部感染,高血压 2 级。

3. 治疗方案

（1）抗细菌感染治疗：初始给予阿莫西林-舒巴坦注射液 1.5g ivgtt q8h + 左氧氟沙星注射液 0.5g ivgtt qd；8 天后患者的痰培养结果为大肠埃希菌，调整为阿奇霉素注射液 0.5g ivgtt qd + 头孢哌酮-舒巴坦注射液 2g ivgtt q8h。

（2）抗 PCP 治疗：15 天痰液涂片示耶氏孢子菌（PC）（ + ），加用 SMZ-TMP 1.92g po q6h，联合激素泼尼松 30mg po qd 抗 PCP 治疗。

（3）化痰治疗：氨溴索注射液 30mg iv q8h。

4. 药学监护要点

（1）抗细菌感染治疗：每日监测反映感染的各项指标，如血常规、体温、C 反应蛋白（CRP）、降钙素原（PCT）、微生物培养结果等，以及肺部影像学情况等，根据上述指标判断是否调整用药；给予医护人员及患者合理用药指导，如头孢哌酮-舒巴坦可影响乙醇代谢，抑制乙醛去氢酶的活性，使血中的乙酰醛积聚，出现双硫仑样反应，药师应告知患者在服药期间及停药后的 5 天内禁止饮酒及禁用含有乙醇成分的药物或食物。

（2）抗 PCP 治疗：持续关注患者的痰液涂片 PCP 结果以及肺部影像学特征，根据痰液涂片及影像学结果调整用药。SMZ-TMP 为磺胺类药物，从肾脏排泄，易发生结晶尿、血尿、管型尿，特别是在酸性环境下。而磺胺药又是时间依赖性抗菌药物，所以在应用 SMZ-TMP 时需要非常谨慎。要加强尿液的碱化和水化力度，告知患者服用此药期间因同时服用碳酸氢钠片，应大量饮水。

泼尼松可引起胃肠道出血、低钾血症以及血糖升高等不良反应，需密切监护患者的粪便颜色、电解质及血糖水平。

（3）化痰治疗：监测每日患者的痰液量及形状，根据监测结果调整用药。告知护理人员由于盐酸氨溴索注射液可检出一定数量的降解产物 N- A 873 CL，其是由盐酸氨溴索与葡萄糖溶液中普遍存在的微量甲醛发生反应后形成的，不宜与葡萄糖溶液进行配伍。

5. 药学监护过程　患者入院后经验性给予左氧氟沙星联合阿莫西林-舒巴坦抗感染。用药 10 天后患者仍咳脓痰，痰培养提示为大肠埃希菌，对青霉素类、头孢菌素类、氨曲南均耐药，对头孢哌酮-舒巴坦及亚胺培南-西司他丁敏感。复查血常规示白细胞（WBC）13.9×10^9/L，中性粒细胞百分比（N%）90.3%，感染控制不佳。根据药敏试验结果，药师建议更换阿奇霉素 + 头孢哌酮-舒巴坦继续抗感染。医师接受建议，5 天后血常规示 WBC 10.2×10^9/L，N% 80.2%。经过 37 天的对症治疗，患者一般情况良好，咳嗽、咳痰等症状缓解，体温正常，肺部啰音消失，血、尿常规及肝、肾功能均正常，肺部病灶有所吸收，给予带药出院。

6. 药学分析与建议

（1）抗细菌感染治疗：患者咳黄色脓痰，每日量为 40ml，咳嗽且伴有咽喉肿痛，说明是细菌感染，有应用抗生素的指征。AIDS 常见的感染病原菌为革兰阳性球菌和革兰阴性杆菌，如葡萄球菌属、链球菌属、克雷伯菌属、埃希菌属和假单胞菌属。入院经验性给予左氧氟沙星联合阿莫西林-舒巴坦抗感染。前者为喹诺酮类抗菌药，抗菌谱广，对大多数革兰阴性肠杆菌、部分革兰阳性菌有抗菌活性；后者为半合成的广谱青霉素，对革兰阳性菌和革兰阴性菌都有较强的抗菌作用；两者联用可覆盖常见的致病菌。10 天后患者的痰液培养出大肠埃希菌，对青霉素类、头孢菌素类、氨曲南均耐药，对头孢哌酮-舒巴坦及亚胺培南-西司他丁敏感。复查血常规示白细胞（WBC）13.9×10^9/L，中性粒细胞百分比（N%）90.3%，感染控制不佳。根据药敏试验结果,药师建议更换阿奇霉素 + 头孢哌酮-舒巴坦继续抗感染。由于大肠埃希菌易在表面形成生物被膜,常规剂量的抗生素治疗无效,常常导致感染迁延不愈和反复急性发作。阿奇霉素是可穿透生物膜的强有力抗生素,能增强头孢哌酮-舒巴坦对生物膜的渗透性,增强其杀灭生物被膜内的细菌和清除生物被膜的作用,两者联合使用能增强杀菌作用,降低耐药性,具有协同作用。头孢哌酮含甲基四唑基团,与体内的维生素 K 作用,使维生素 K 的消耗增加;并且还可直接干扰肝脏对维生素 K 的利用,从而干扰凝血功能。在用药期间监测凝血酶原时间(PT)、部分凝血活酶时间(APTT)的变化,必要时使用维生素 K_1预防或治疗凝血功能障碍。医师接受,5 天后血常规示 WBC 10.2×10^9/L,N% 80.2%。

(2)抗 PCP 治疗:患者入院 15 天后痰液涂片示耶氏孢子菌(PC)(+),给予 SMZ-TMP + 激素泼尼松联合抗 PCP 治疗。PCP 在临床上的主要表现为发热、咳嗽、进行性呼吸困难伴有明显的低氧血症。根据《艾滋病诊疗指南》,PCP 治疗首选 SMZ-TMP,对症治疗为卧床休息、给予吸氧、改善通气功能、注意水和电解质平衡。SMZ-TMP 的作用机制为 TMP 和 SMZ 分别作用于二氢叶酸还原酶和合成酶,双重阻断叶酸合成,干扰蛋白质合成,从而起到杀灭病原体的作用,是 PCP 防治的一线药物。研究表明,糖皮质激素的应用可减少药物性皮疹的发生,改善低氧血症,减少肺纤维化,减少机械通气的需要,降低病死率。由于糖皮质激素可妨碍组织的修复、延缓组织愈合,还可使胃酸和胃蛋白酶分泌增多并减少胃液的分泌,降低胃黏膜的抵抗力,诱发或加重消化道溃疡。为防止这一反应,药师提醒医师要加用抑酸药奥美拉唑。奥美拉唑为质子泵抑制剂,能选择性地抑制胃壁的 H^+,K^+- ATP 酶(质子泵),从而阻断胃酸分泌的最后环节,对基础胃酸和刺激引起的胃酸分泌都有很强的抑制作用。

(3)化痰治疗:患者入院时咳嗽、咳痰,医师给予麻杏止咳糖浆、喷托维林进行祛痰镇咳。药师建议不使用镇咳药喷托维林,因患者有黄色脓痰且不易咳出,依据镇咳祛痰药应用的一般原则,不宜应用镇咳药,尤其是中枢性镇咳药。因其可使呼吸中枢受到抑制而阻断咳嗽反射,导致痰液滞留于气道中,既影响呼吸又易继发感染。可给予患者黏液溶解剂氨溴索,以促进痰液黏度降低、痰液变薄、易于咳出,一旦痰液排出,咳嗽自然而止。

(4)出院带药及健康教育:患者由于机体免疫功能低下,加上抗菌药物、抗病毒药物的使用,极易造成口腔真菌感染,可经常使用碳酸氢钠溶液含漱,保持口腔清洁,预防口腔真菌感染。长期使用抗病毒药可能会引起各种不良反应,告知患者应注意自己的身体状况,尽量避免药品不良反应,一旦发生不良反应须及时到医院询问医师或药师以便对症处理,并定期到医院检查肝、肾功能。为了预防血压发生异常,患者可经常监测血压,保持血压正常;加强体育锻炼,补充营养,保持乐观的情绪和良好的心态,减轻对疾病的过于关注。

7. 药物治疗小结　AIDS 是一个特殊的群体,人们往往把他们认为是不良人群,致使其产生孤独、厌世、绝望等心理状态。作为药师更应注重医患沟通、心理治疗,将人文关怀贯彻于整个药学服务中,从而达到心理、精神、免疫三者之间的平衡,有利于患者免疫功能的重建;同时通过参与临床,成为医疗团队的一员,可使临床药师发挥自身的药学知识优势,更好地为患者提供药学服务。

思考题

1. 请简要陈述性传播疾病的基本概念和一般治疗原则。

2. 了解梅毒的临床表现、分期及其常用的治疗方案。

3. 请简要阐述吉海反应的临床表现和防治。

4. 请阐述淋病的临床表现及其常用的治疗方案。

5. 请简要阐述艾滋病机会性感染的类型及防治方法。

6. 用于治疗艾滋病的主要药物有哪些？

7. 什么是艾滋病的鸡尾酒疗法？

（朱　曼撰稿；董晓静审校）

参考文献

1. 杨宝峰.药理学.第 7 版.北京：人民卫生出版社,2013:424-428

2. 程德云.临床药物治疗学.第 4 版.北京：人民卫生出版社,2012:663-670

3. 廖瑞芳,姚继红.临床药物治疗学：案例版.北京：科学出版社,2009:412-419

4. 姜远英.临床药物治疗学.第 3 版.北京：人民卫生出版社,2011:419-423

5. Terry L. Schwinghammer.临床药物治疗学病例分析.第 6 版.北京：人民卫生出版社,2008:381-385

6. 王千秋,张国成.性传播疾病临床诊疗指南.上海：上海科学技术出版社,2007:2-25

7. 李俊.临床药物治疗学.北京：人民卫生出版社,2007:676-685

8. 中国疾病预防控制中心性病控制中心,中华医学会皮肤性病学分会性病学组,中国医师协会皮肤科医师分会性病亚专业委员会.梅毒、淋病、生殖器疱疹、生殖道沙眼衣原体感染诊疗指南(2014).中华皮肤科杂志,2014,4(5):365-372

9. 人乳头瘤病毒预防性疫苗临床试验有效性评估专家组.有关人乳头瘤病毒预防性疫苗临床试验有效性评估的专家共识.中华肿瘤杂志,2013,35(7):552-554

10. 冯佩英,赖维.2010 年美国疾病预防控制中心性传播疾病治疗指南解读.皮肤性病诊疗学杂志,2011,18(1):7-10

11. 陈莲,陈世新,廖志贤,等.艾滋病母婴阻断技术在广西少数民族地区的应用.中国热带医学,2013,13(9):1074-1076

第二十二章　眼科疾病

第一节　总　论

一、眼科疾病概述

视觉器官包括眼球、眼眶及眼的附属器、视路及眼部的相关血管和神经结构等。眼科疾病是指发生在上述视觉器官的有关疾病。视觉器官是机体重要的感觉器官,视觉器官的病变与全身其他系统的疾病常有密切联系和相互影响。不同眼病的发病率及发病人群等流行病学特点各自不同,但均对患者的身心健康危害严重。眼科疾病的治疗可分为全身性药物治疗和眼局部药物治疗,全身治疗常采用口服、肌内注射或静脉注射等全身用药方式,眼局部给药的常用方法包括滴注法、涂布法、眼部注射法等,大多数眼科疾病可通过局部给药途径进行治疗,少数眼病需配合全身用药,治疗时应根据眼病的部位及性质采用恰当的给药途径,以取得满意的治疗效果。

二、眼科用药概述

治疗眼病时应有整体观念,全身系统性疾病或远离眼部的局限性病灶有可能是造成眼病的因素,同样眼病的治疗也有可能影响全身状况。

由于眼部存在血眼屏障(包括血-房水屏障和血-视网膜屏障)等特殊的组织解剖结构,大多数眼病的有效药物治疗是局部给药。因此,眼科用药除了严格掌握适应证外,尚应对药物在眼局部作用的药动学和药效学有相当的了解,做到合理用药。

(一)眼局部的药动学

药物要在眼局部的作用部位达到有效浓度和发挥治疗作用,与以下因素有关:给药剂量、药物吸收率、组织中的结合与分布、循环药量、组织间的转运、生物转化、排泄等。

药物由眼球表面进入眼球内组织的主要途径是经角膜转运,即药物分布至泪膜,由泪膜转运入角膜,再由角膜转运到眼球内(图22-1)。角膜上皮细胞层和内皮细胞层的细胞之间均有紧密连接,药物不能经细胞外间隙进入,只能由细胞膜转运。药物也可从眼表结构中的血管吸收通过血液循环进入眼球内,或经结膜、筋膜和巩膜直接渗透到眼球内。药物主要通过房水弥散分布到眼前部各组织中,少量可经玻璃体弥散至视网膜表面。药物多在作用部位代谢后,经房水或直接入静脉回流排泄。多余的药物通过结膜囊从泪道流入鼻腔,通过鼻黏膜将药物吸收进入全身循环,可引起全身效应。全身效应的程度根据眼部给药的情况不同而有很大变化,流入鼻腔的药物多数与滴眼液本身有关。

(二)常用的眼药剂型及给药方式

1. 滴眼剂　是最常用的眼药剂型,通常滴入下方结膜囊内,一次1~2滴。一般滴眼液每滴为30~50μl,而结膜囊容积为5~9μl,实际上只有30%左右的眼药保留在结膜囊内,故每次1滴眼药已足够。由于正常状况下泪液以每分钟约16%的速率更新,滴眼4分钟后只有50%的药液留在泪液中,为促进药液的眼部吸收且不被冲溢出眼外,重复滴眼的最短间隔应为 5 分钟。滴眼后按压泪囊部并轻轻闭睑数分钟,可以减少药物从泪道排泄,增加眼部吸收和减少全身不良反应。

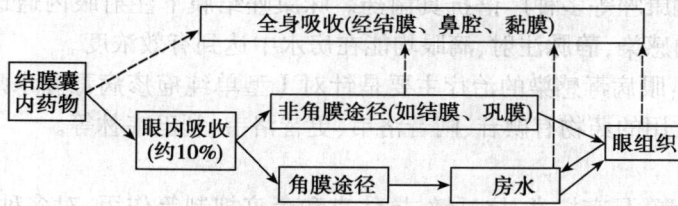

图 22-1 眼局部用药的吸收

2. 眼膏 为增加眼药与眼表结构的接触时间,可选用眼膏。由于眼膏的基质均为脂溶性的,可以明显增加脂溶性药物在眼部的吸收。大多数水溶性药物在眼膏中呈微晶粒形式,故只有眼膏表面的药物可融入泪液中,而限制了这类药物在泪液中达到有效浓度。眼膏的另一优点是在眼表病损如角膜上皮缺损时可起润滑和衬垫作用,减少眼刺激症状。

3. 眼周注射 包括球结膜下注射、球筋膜(Tenon 囊)下注射、球旁注射和球后注射,其共同的特点是避开了角膜上皮对药物吸收的屏障作用,一次用药量较大时(常为 0.5 ~ 1.0ml)可在眼局部达到较高的药物浓度,尤其适用于低脂溶性药物。球结膜下注射适用于眼前段病变,球筋膜下注射适用于虹膜睫状体部位病变,球旁注射适用于治疗葡萄膜炎、眼部术后抗炎等,球后注射适用于眼后段及视神经疾病。眼周注射存在造成眶内球外组织结构甚至眼球损伤的危险。

4. 眼内注射 给药方式包括前房内注射、经睫状体扁平部的玻璃体腔内注射及施行玻璃体切割术时的灌注液内给药。优点在于可立即将有效浓度的药物注入作用部位,所需药物的剂量和浓度均很小且疗效较好,主要适用于眼内炎症、感染等治疗。

5. 眼药新剂型 为提高滴眼液的生物利用度、延长局部作用时间和减少全身吸收,常在滴眼液中加入适量的黏性赋形剂,制成胶样滴眼剂或即型凝胶滴眼剂(又名在位凝胶滴眼剂)。将药物包裹或掺入高分子聚合物中,制成眼植入剂,可缓慢定量释放,起长效治疗作用。眼用药物微粒体是包容药物的微小聚合物颗粒,这些颗粒混悬于液体载体介质中。脂质体(liposomes)采用磷酸脂分子形成疏水和亲水的双层脂膜,制成脂性微球,在眼科应用广泛。用生物组织提炼制成的角膜接触镜样的胶原盾(collagen cornea shields)可按不同的比例整合入药,或复水时浸吸入,或佩戴后表面滴入药物来载释眼药,从而达到缓释效果。这些新剂型的眼药提供了应用方便、疗效持续、不良反应少的眼科药物治疗方法,具有广阔的前景。

(三)眼科常用药物

根据药物对眼的作用,眼科常用药可分为抗感染药、抗炎药、影响瞳孔的药物、降眼压药、局部麻醉药等。

1. 抗感染药

(1)抗菌药:包括抗生素及合成抗菌药,病情较轻时只需局部外用,必要时辅以全身用药。

（2）抗真菌药：①多烯类抗真菌药：包括两性霉素 B、那他霉素等，几乎对所有的真菌都有抗菌活性，可用于治疗眼部真菌感染，但不良反应常见且严重。②咪唑类抗真菌药：包括克霉唑、咪康唑、酮康唑等多种广谱抗真菌药。咪康唑结膜下注射眼内通透性好，适用于治疗各种真菌性眼内感染，静脉注射、滴眼均能在房水中达到有效浓度。

（3）抗病毒药：眼病毒感染的治疗主要是针对 I 型单纯疱疹病毒和水痘-带状疱疹病毒引起的角膜炎。常用的药物有碘苷、阿昔洛韦、更昔洛韦、利巴韦林等。

2. 抗炎药

（1）糖皮质激素：具有抗炎、抗过敏、抗休克和免疫抑制等作用，对多种眼病有效。根据病变部位，糖皮质激素可以局部和（或）全身应用。长期局部和（或）全身应用糖皮质激素后可引起很多不良反应，在需要长期应用糖皮质激素治疗时，应尽量选用副作用小的局部用药，根据病情适当调整药物剂量和给药次数。

（2）非甾体抗炎药：具有良好的抗炎作用，可局部或全身给药。

3. 影响瞳孔的药物

（1）散瞳药：散瞳药可使瞳孔散大，避免虹膜与晶状体发生粘连，减轻虹膜睫状体炎症。散瞳药可用于虹膜睫状体炎，急性期需迅速散开瞳孔。若散瞳验光，可选用起效快、作用时间较短、恢复较快的药物，如复方托吡卡胺滴眼液。而 10 岁以下的儿童验光要求睫状肌完全麻痹，必须使用作用较强且持久的阿托品眼膏。散瞳药可诱发眼压升高，青光眼患者禁用。

（2）缩瞳药：缩小瞳孔有利于开放前房角，增加房水排出而降低眼压，可用于治疗原发性青光眼。

4. 降眼压药 按其药理作用分为以下几类：①拟胆碱药；②肾上腺素受体激动药；③β 受体阻断药；④碳酸酐酶抑制药；⑤高渗制剂；⑥缩瞳药；⑦前列腺素衍生物。

5. 局部麻醉药 局麻药通过阻断动作电位的产生而抑制神经元兴奋传导。在眼科诊断和治疗过程中常用，如测量眼压、取结膜结石或角膜表面异物、拆除结膜或角膜缝线、前房角镜检查、结膜刮片、检查刺激症状较重的眼病等，一般采用表面麻醉剂。

6. 抗变态反应药物 包括过敏介质阻释剂、抗组胺药、肥大细胞稳定剂等，可局部或全身用药，常用色甘酸钠、酮替芬、奥洛他定等。

7. 免疫抑制剂 常用环孢素与他克莫司，可全身或局部用药。

8. 其他类 如人工泪液与角膜上皮保护和修复药、血管收缩剂和减充血剂、抗视疲劳及防治近视药、眼科常用中药、单克隆抗体等。

三、药源性眼病

药源性眼病是指在疾病的预防、诊断或治疗过程中，因药物本身或药物相互作用而引起眼组织产生功能性或器质性损害的一系列症状和体征。最常受损的眼部组织有球结膜、角膜、晶状体、视网膜、视神经及眼外肌等，引起药物性视力障碍、药物性色觉障碍、药物性眼球运动障碍等药源性眼病。

一些常见的相对较严重的药源性眼病的类型、全身应用引起眼部不良反应的常见药物以及防治等归纳见表 22-1。

表 22-1　几类药源性眼病

类型	药物	主要不良反应	防治
药源性角膜炎	氯喹	弥漫性上皮混浊、上皮沉着物、水肿	①定期做眼部检查,发现角膜损害时立即停药;②角膜上皮糜烂等可立即用维生素 B_2、维生素 C、胱氨酸等促进角膜上皮修复,局部予刺激性小的抗菌药,预防继发性感染;③角膜沉积者可用螯合剂,顽固性病例可行角膜移植术
	吩噻嗪类	后角膜沉着物	
	胺碘酮	角膜色素沉着症	
	吲哚美辛	角膜炎、视力减退	
药物性晶状体病变	糖皮质激素	后囊下白内障	①定期做眼科检查,发现药物性晶状体改变时立即停药;②予改善晶状体营养和代谢的药物如维生素及谷胱甘肽等;③晶状体全混浊者可行白内障摘除联合人工晶体植入术
	部分吩噻嗪类	前皮质、星状晶状体混浊	
	口服避孕药	白内障	
	氯喹	后囊下细微白色片状混浊	
	胺碘酮	前囊下性混浊、晶状体色素沉着	
药物性视网膜病变	糖皮质激素	中心性浆液性视网膜脉络膜病变、视网膜动脉阻塞	①定期做眼科检查,有可疑的药物性视网膜病变时立即停药;②予促进视网膜营养和代谢的药物,如维生素、肌苷等;③对症治疗,如抗凝剂所致的视网膜出血可应用透明质酸酶、尿激酶等止血和促进吸收的药物
	氯喹、羟氯喹	牛眼色素性视网膜病、视野改变、色觉障碍等	
	抗凝剂	视网膜出血、色觉障碍	
	胺碘酮	黄斑色素改变	
	乙胺丁醇、异烟肼	视网膜出血	
药物性视神经病变	抗疟药	视神经萎缩	①定期做眼科检查,一旦可疑某种药物致视神经病变时立即停药;②予促进代谢和营养视神经的药物;③予血管扩张剂如烟酸、维脑路通等;④氯霉素加用维生素 B_6、维生素 B_{12},乙胺丁醇加用硫酸锌,异烟肼加用维生素 B_6
	氯霉素	中毒性视神经炎、视神经萎缩	
	乙胺丁醇、利福平	球后视神经炎、视神经萎缩、中毒性视神经炎、色觉障碍	
	长春碱	视神经萎缩	
	糖皮质激素	视盘水肿	
药物性青光眼	糖皮质激素	激素性青光眼(开角型)	①定期做眼科检查,一旦发生,立即停药;②消除眼部用药的残存;③予抗青光眼药物治疗,必要时行抗青光眼手术
	抗胆碱能药	急性闭角型青光眼	
	艾司唑仑	急性出血性青光眼	
	托吡酯	双眼急性闭角型青光眼、急性发生的高度近视	
药物性视中枢功能障碍	水杨酸盐	幻视	①一旦发生,立即停药或减量;②予血管扩张剂,如烟酸、维脑路通等;③予促进代谢的药物
	口服避孕药	偶有幻视,伴有偏盲、暗点	
	洋地黄	幻视等,为其中毒表现	
	呋喃妥因	幻视、球后视神经炎	

类型	药物	主要不良反应	防治
药物性色视觉障碍	强心苷类	红绿色盲、蓝黄色盲等	①一旦发生,立即停药或换药;②药物性色觉障碍可能是某种药物中毒(如洋地黄类药),应采用相应的措施
	异烟肼	红绿色盲	
	乙胺丁醇	红绿色盲、蓝黄色盲等	
	吩噻嗪类	红绿色盲、黄视症等	
药物性葡萄膜疾病	氯屈膦酸盐	葡萄膜炎	一旦发生,立即停药或减量
	阿仑膦酸盐	双眼急性葡萄膜炎	
	复方磺胺甲噁唑	双眼后葡萄膜炎、虹膜炎	

引起眼不良反应的药物很多,表22-1仅涉及部分药物,所幸导致急性视力丧失的药物很少。多数情况下药源性眼病进展缓慢,且预兆较明显,若早期发现及时停药或减少剂量,不少毒性反应是可逆的。

第二节 常见眼科疾病的药物治疗

一、结 膜 炎

结膜炎(conjunctivitis)为结膜组织发生的炎症,其特征是血管扩张、渗出和细胞浸润。某些结膜炎为散发性病例;急性结膜炎发病与季节有关,在春、秋季高发;传染性结膜炎可造成流行感染,甚至大范围暴发流行;沙眼为持续时间长的慢性病,全世界有3亿~6亿人感染沙眼,20世纪50年代以前在我国曾广泛流行,70年代后随着生活水平、卫生常识及医疗条件的改善,发病率大大降低,但仍是常见的结膜病之一。

(一)病因和发病机制

结膜炎的发病机制:结膜与各种微生物及外界环境相接触,眼表的特异性和非特异性防护机制使其具有一定的预防感染和使感染局限的能力,当眼表的防御能力减弱或外界致病因素增强时,则引起结膜组织炎症的发生。结膜炎的分型及常见病因见表22-2。

表22-2 结膜炎的分型及常见病因

结膜炎的类型	常见病因
细菌性结膜炎	
超急性	淋病奈瑟球菌、脑膜炎奈瑟球菌
急性或亚急性	肺炎链球菌、金黄色葡萄球菌、流感嗜血杆菌、Koch-Weeks杆菌等
慢性	金黄色葡萄球菌、摩拉克菌、不良的环境因素等
衣原体性结膜炎	沙眼衣原体等
病毒性结膜炎	
流行性出血性结膜炎	70型肠道病毒和A24型柯萨奇病毒
流行性角结膜炎	8、19、29和37型腺病毒

续表

结膜炎的类型	常见病因
免疫性结膜炎	
过敏性结膜炎	花粉、蛋白质成分、尘螨、药物等致敏原
巨乳头性结膜炎	戴角膜接触镜或义眼等机械性刺激
泡性角结膜炎	微生物蛋白质
自身免疫性	自身免疫因素

（二）临床表现及诊断

结膜炎症状有异物感、烧灼感、痒、结膜分泌物、畏光、流泪等。重要体征有结膜充血、水肿、渗出物、乳头增生、滤泡、假膜和真膜、肉芽肿、假性上睑下垂、耳前淋巴结肿大等。不同病因的结膜炎其临床表现各有特点，现将一些常见结膜炎的临床表现及诊断要点列举如下。

1. 超急性细菌性结膜炎　潜伏期短，病情发展极为迅速，传染性强；结膜重度充血、水肿明显，结膜囊内有大量的黄色脓性分泌物（脓漏眼）；常伴有眼睑水肿、耳前淋巴结肿大；新生儿患者角膜缘区浸润，如治疗不及时，可迅速发生角膜环形脓疡，甚至角膜穿孔，导致眼内炎，成人患者严重者累及角膜；部分重症的新生儿可伴有全身其他部位的感染或败血症；结膜囊分泌物细菌涂片和培养有利于明确致病菌和指导选择敏感药物。

2. 急性细菌性结膜炎　潜伏期短，急性起病，症状重；结膜充血明显，结膜囊常有大量的脓性和黏脓性分泌物；重症患者结膜有假膜形成，或伴有全身症状如发热、不适等；耳前淋巴结肿大者比较少见；结膜囊分泌物细菌涂片和培养有利于明确致病菌和指导选择敏感药物。

3. 慢性细菌性结膜炎　伴眼痒、干涩、异物感、眼睑沉重及视物易疲劳等症状；睑结膜慢性充血，乳头增生；病程较长者结膜肥厚，有少量黏性分泌物等；辅以实验室检查，以明确病因。

各型细菌性结膜炎的潜伏期与病情见表22-3。

表22-3　各型细菌性结膜炎的潜伏期与病情

类型	潜伏期	病情
超急性	24小时内	重度
急性或亚急性	数小时至数天	中至重度
慢性	数天至数周	轻至中度

4. 沙眼

（1）初发感染多发生于儿童、青少年时期，常双眼受累。

（2）WHO要求诊断沙眼时至少符合下述标准中的两条：①上睑结膜有5个以上滤泡；②典型的睑结膜瘢痕；③角膜缘滤泡或Herbert小凹；④广泛角膜血管翳。另外结膜刮片查见沙眼包涵体也可确诊。

（3）临床分为3期：进行期（Ⅰ期）、退行期（Ⅱ期）、完全结瘢期（Ⅲ期），Ⅲ期无传染性。

5. 包涵体性结膜炎　为包涵体性结膜炎衣原体感染所致，以性接触及产道途径传播，多双眼受累;成人潜伏期为 3~4 天,新生儿潜伏期为 5~14 天;初期眼睑水肿,结膜充血、水肿、有黏脓性分泌物;耳前淋巴结肿大;成人睑结膜出现滤泡,结膜不留瘢痕,无角膜血管翳;新生儿睑结膜浸润增生,乳头增生,周边角膜可累及;新生儿可伴呼吸道感染、肺部感染、中耳炎等,严重者可危及生命。

6. 流行性角结膜炎　传染性强,急性发病;结膜充血明显、水肿,并有大量滤泡形成,极少结膜下出血;常见角膜上皮及上皮下浸润混浊;耳前淋巴结肿大压痛;儿童常伴全身症状,如发热、乏力、腹泻、咽痛等。

7. 流行性出血性结膜炎　本病为国家法定的丙类传染病,传染性强,主要通过接触传染。多发于夏、秋季,起病急,潜伏期短,病程短;急性滤泡性结膜炎的症状;显著的结膜下出血;多数耳前淋巴结或颌下淋巴结肿大;中、重度患者可出现角膜上皮点状病变;少数患者可有全身发热、乏力、咽痛、肌肉酸痛等症状,个别患者出现下肢轻瘫。

8. 春季卡他性结膜炎　春季发作,秋、冬季缓解;持续眼痒,角膜受累时出现畏光、流泪、异物感;睑结膜充血,结膜乳头增生,典型乳头呈卵石样,有黏液性丝状分泌物,角膜病变为浅层点状角膜炎,少数患者可发生盾形角膜溃疡;结膜刮片查见嗜酸性粒细胞。

9. 过敏性结膜炎　反复眼痒,可有季节性;眼睑及球结膜轻度水肿,上睑结膜有细小乳头增生;角膜一般不受影响;结膜刮片查见嗜酸性粒细胞。

10. 泡性角结膜炎　微生物尤其是葡萄球菌和结核菌蛋白抗原引发的结膜Ⅳ型变态反应;眼磨痛、异物感;球结膜单个或多个结节形成,红色或灰红色,局部充血,结节可累及浅层巩膜;角膜缘可出现粟粒样结节,并可形成溃疡。

11. 巨乳头性结膜炎　由机械性刺激(如角膜接触镜、义眼等)及对蛋白抗原的变态反应引起;不同程度的眼痒,睑结膜充血;睑结膜巨乳头增生;结膜刮片查见嗜酸性粒细胞。

12. Sjögren 综合征　角结膜干燥、口腔黏膜干燥,继发于全身结缔组织病变者伴有原发病的全身临床表现;在血清学检查中,类风湿因子、狼疮细胞因子、抗核抗体多数呈阳性。

13. 瘢痕性类天疱疮　80% 的患者眼部受累,反复发作的中度非特异性结膜炎;特点为结膜病变形成瘢痕,造成睑球粘连、倒睫、睑内翻等;伴有口腔、鼻腔、瓣膜和皮肤的病灶;可并发眼干燥症、角膜损伤、角膜血管化等;结膜活检有嗜酸性粒细胞,基底膜有免疫荧光阳性物质等;临床分为 4 期:Ⅰ期结膜下纤维化,Ⅱ期穹隆部缩窄,Ⅲ期睑球粘连,Ⅳ期广泛睑球粘连致眼球运动障碍。

14. Stevens-Johnson 综合征　起病迅速,常由药物或感染等诱发;皮肤对称性红斑、水疱甚至大疱形成;黏膜水肿、糜烂出血、水疱及溃疡形成;眼部病变主要为结膜乳头增生、假膜及结膜瘢痕形成;可并发角膜上皮角化、眼干燥症及角膜溃疡等。

(三)治疗原则

结膜炎的治疗必须祛除病因,针对病因进行治疗,病因不同,选用药物各异。主要采用局部给药,必要时全身给药。急性期忌包扎患眼。

1. 滴眼剂滴眼　是治疗结膜炎最基本的给药途径。对于微生物性结膜炎,应选用敏感的抗菌药或(和)抗病毒滴眼剂,必要时根据病原体培养和药敏试验结果选择有效药物。重症患者在未行药敏试验前可用几种混合的抗菌药滴眼剂滴眼。急性期应频繁滴用滴眼剂,每 1~2 小时 1 次。病情好转后可减少滴眼次数。

2. 眼膏涂眼　眼膏在结膜囊的停留时间较长,宜睡前使用,可发挥持续的治疗作用。

3. 冲洗结膜囊 当结膜囊分泌物较多时,可用无刺激性的冲洗液(生理盐水或3%硼酸等)冲洗,每天1~2次,以清除结膜囊内的分泌物。冲洗液勿流入健眼,以免引起交叉感染。

4. 全身治疗 严重的结膜炎除了局部用药外,还需全身使用药物。

(四)药物治疗方案

1. 治疗药物分类

(1)常用的眼用抗菌药:用于各种敏感细菌所致的眼部感染,使用过程中可产生眼部刺激症状、局部或全身过敏等。同时,应注意长期应用可能导致非敏感菌株的过度生长,甚至引起真菌感染,如出现二重感染等应及时予以治疗。尽管眼用制剂全身吸收有限,但特殊人群如婴幼儿、老年人、孕妇、哺乳期妇女仍应谨慎选用副作用小的药物(参照全身应用抗菌药物),哺乳期妇女使用时宜暂停哺乳。常用的眼用抗菌药及其眼内通透性列举见表22-4和表22-5。

表22-4 常用的眼用抗菌药

药物	抗菌谱	药动学	主要注意事项
氨基糖苷类			
新霉素	窄谱	很少吸收入眼内组织或全身血液循环中	对氨基糖苷类药物过敏者禁用
妥布霉素	窄谱	眼内通透性良好,少量被吸收入全身血液循环中	对氨基糖苷类药物过敏者禁用
氯霉素类			
氯霉素	广谱	眼内通透性颇佳,广泛分布于眼组织中	①有本品滴眼发生再生障碍性贫血的病例,尤其是小儿;②大剂量长期使用(超过3个月)可引起视神经炎或视神经乳头炎(特别是小儿),长期应用本品应事先做眼部检查,并密切注意患者的视功能和视神经炎的症状,一旦出现即停药,同时服用维生素C和维生素B$_6$;③具有严重的骨髓抑制作用,新生儿禁用;④避光保存
四环素类			
四环素	广谱	通透性差,全身很少吸收	对四环素类药物过敏者禁用
金霉素	广谱	通透性差,全身很少吸收	①过敏者禁用;②使用5日症状未缓解时应停药;③若出现充血、眼痒、水肿等症状,应停药
喹诺酮类			
氧氟沙星	广谱	眼内通透性良好	对喹诺酮类药物过敏者禁用
左氧氟沙星	广谱	眼内通透性良好	同氧氟沙星

续表

药物	抗菌谱	药动学	主要注意事项
洛美沙星	广谱	眼内通透性良好,炎症眼组织中浓度高,角膜浓度高	同氧氟沙星
莫西沙星	广谱	眼部组织渗透性很好	同氧氟沙星
磺胺类			
磺胺嘧啶钠	广谱	不详	①为减少耐药性的产生及提高疗效,应与其他抗菌药物滴眼液交替使用;②对磺胺类药物过敏者禁用
大环内酯类			
红霉素	窄谱	很少吸收入血液循环中	过敏者禁用
其他			
利福平	广谱	不详	①滴眼液为橙红色的澄明溶液,变为暗黑色表明药物已氧化;②2~8℃避光保存
夫西地酸	窄谱	不详	过敏者禁用
抗真菌药			
两性霉素 B	广谱	眼内通透性差	①对眼有较大的刺激性;②2~8℃避光保存
复方两性霉素 B	广谱	不详	①两性霉素 B 和利福平联合具有明显的协同作用;②刺激性小,见效快,疗程短;③2~8℃避光保存
克霉唑	广谱	角膜通透性较差	①用于眼部浅层感染,对深层感染疗效不理想;②滴眼液为混悬剂,用前摇匀,如不能摇匀分散,则停止使用
氟康唑	广谱	眼内通透性良好	对氟康唑或三唑类药物过敏者禁用
咪康唑	广谱	不详	过敏者禁用

表 22-5　抗菌药物的眼内通透性

通透性	药物
良好	妥布霉素、林可霉素、庆大霉素、氯霉素、克林霉素
较好	氨苄西林、卡那霉素、链霉素、多西环素、喹诺酮类、酮康唑
差	青霉素、四环素类、多黏菌素、那他霉素、两性霉素 B

对于外眼感染,可选用通透性较差的药物;对于眼内感染,须选用通透性较好的药物,并根据情况配合结膜下注射,严重感染须采用多种给药途径。

（2）常用的眼用抗病毒药:见表22-6。

表22-6　常用的眼用抗病毒药

药物	抗病毒谱	药动学	主要注意事项
非选择性抗疱疹病毒药			
碘苷	DNA病毒	很难穿透角膜,对虹膜炎和深层角膜炎无效	①长期使用损伤角膜上皮,一般不宜超过3周,痊愈后继续使用一般不宜超过3~5日;②频繁滴眼可致角膜上皮点状剥脱,且不能避免复发;③不能与硼酸特别是硫柳汞合用,可使药物失效及眼部毒性作用增强;④对Ⅱ型单纯疱疹病毒感染无效;⑤对碘苷及碘制剂过敏患者禁用
选择性抗疱疹病毒药			
阿昔洛韦	疱疹病毒	房水内能达治疗浓度	①低温下析出结晶,温热溶解后用;②不良反应低,是目前治疗单纯疱疹性角膜炎疗效很好的药物之一
更昔洛韦	疱疹病毒	不详	①低温下析出沉淀,温热溶解后用;②抗病毒作用优于阿昔洛韦,成为一线治疗药物
广谱抗病毒药			
利巴韦林	DNA病毒 RNA病毒	自黏膜部分吸收	①多用于腺病毒性角膜炎、急性流行性出血性结膜炎及角膜炎等,不宜用于其他病毒性眼病;②长期大量使用可产生与全身用药相同的不良反应;③有严重贫血、肝功能异常者慎用
干扰素			
干扰素	DNA病毒 RNA病毒	不详	①有免疫调节作用;②有干扰素过敏史者慎用

（3）常用的眼用抗变态反应药:见表22-7。

表22-7　常用的眼用抗变态反应药

药物	作用机制	用量	主要不良反应与注意事项
色甘酸钠	过敏介质阻释	一次1~2滴,一日4次,可增至一日6次	刺痛感和过敏反应
酮替芬	过敏介质阻释,H₁受体拮抗	一次1~2滴,一日4次	出现眼睑炎、眼睑皮肤炎、结膜充血、角膜糜烂等应停药
洛度沙胺	过敏介质阻释	一次1~2滴,一日4次	①对洛度沙胺高度敏感者禁用;②软性(亲水性)角膜接触镜佩戴者用药时不宜佩戴眼镜

药物	作用机制	用量	主要不良反应与注意事项
吡嘧司特钾	过敏介质阻释	一次1~2滴,一日2次(早、晚)	刺激感及过敏等,出现眼睑炎、眼睑皮肤炎等应停用
依美斯汀	H_1受体拮抗	一次1~2滴,一日2次,可增至一日4次	①过敏者禁用;②软性角膜接触镜佩戴者用药时不宜佩戴眼镜
氮䓬斯汀	H_1受体拮抗	一次1~2滴,一日2次,可增至一日4次	刺激感、口苦等,持续治疗不宜超过6周
奥洛他定	过敏介质阻释,H_1受体拮抗	一次1~2滴,一日2次	角膜接触镜佩戴者用药时不宜佩戴眼镜

(4)常用的眼用糖皮质激素类药及其抗炎和升高眼压效力的比较:分别见表22-8和表22-9。

表22-8　常用的眼用糖皮质激素

药物	作用	主要不良反应	主要注意事项
糖皮质激素			
地塞米松 氟米龙 氢化可的松 泼尼松龙	抗炎、抗过敏、免疫抑制等	激素性青光眼、视神经损伤、白内障等	①单纯疱疹性或溃疡性角膜炎、眼组织真菌感染等禁用;②定期监测眼压;③混悬制剂使用前应充分摇匀
含抗菌药与糖皮质激素的复方制剂	抗菌、抗炎、抗过敏、免疫抑制等		

表22-9　糖皮质激素抗炎和升高眼压效力的比较

药物	相对抗炎效力	升高眼压效力
0.1%地塞米松	24.0	22.0
0.1%氟米龙	21.0	6.0
1%泼尼松龙	2.3	10.0
0.5%氢化可的松	1.0	3.0

(5)眼用非甾体抗炎药:抑制环氧合酶,阻断前列腺素的合成,对已经形成的前列腺素无直接对抗作用。对某些情况如眼科手术、非感染性炎症等有较好的抗炎效果。眼用制剂主要有吲哚美辛、双氯芬酸钠、溴芬酸钠、普拉洛芬等。其中溴芬酸钠为目前最有效的环氧合酶抑制剂,作用强度是其他非甾体抗炎药的10倍。该类药物长期使用安全系数相对较高,没有激素样副作用,但应注意过敏、有出血倾向的患者出血时间延长、掩盖眼部感染症状、延缓伤口愈合等情况。

(6)眼用免疫抑制剂:见表22-10。

表 22-10 常用的眼用免疫抑制剂

药物	药动学	主要不良反应	主要注意事项
环孢素	易于透过眼角膜和结膜上皮,蓄积于角膜基质中,血中浓度较低	刺激、结膜充血、过敏、角膜上皮点状病变	①与糖皮质激素滴眼液交替使用可减少不良反应,增强疗效;联合应用应逐渐调整糖皮质激素的给药剂量。②如发生感染,立即予抗菌药治疗
他克莫司	眼部穿透性良好,房水、角膜和结膜中均可达有效浓度	尚未见明显的眼部不良反应	①2～8℃避光保存;②其他同环孢素

(7)全身用药:参见相关章节。

2. 治疗方案

(1)超急性细菌性结膜炎:本病来势凶猛,发展迅速,可致严重的并发症,甚至失明,应当急症处理。治疗应在诊断性标本收集后立即进行,局部治疗与全身用药并重。对患者立即进行隔离治疗,注意卫生和消毒,防止交叉感染。

1)局部冲洗结膜囊:大量生理盐水或 1∶10 000 高锰酸钾溶液彻底冲洗结膜囊,尽量冲尽分泌物,开始时每 5～10 分钟 1 次,逐渐减为每 15 分钟、30 分钟 1 次,1 日后每小时 1 次,数日后每 2 小时 1 次,持续 2 周,直至分泌物消失。冲洗时小心操作,避免损伤角膜上皮;患者头偏向患侧,以免流入对侧眼中。

2)抗菌药滴眼液和眼膏:急性阶段每 1～2 小时 1 次或更频繁地滴眼,如水剂青霉素 5000～10 000U/ml,或 15% 磺胺醋酰钠、0.3%～0.5% 左氧氟沙星、0.1% 利福平、0.5% 氯霉素等;睡前涂眼膏,如红霉素、四环素、氧氟沙星等。

3)全身治疗:全身及时使用足量的抗菌药,肌内注射或静脉给药。

(2)淋球菌性结膜炎:①角膜未波及者,成人大剂量肌内注射青霉素或头孢曲松钠 1g 即可;如角膜也被感染,加大剂量至 1～2g/d,连续 5 天。青霉素过敏者可用大观霉素(2g/d,肌内注射)。②约 30% 的患者伴有衣原体感染,应联合口服 1g 阿奇霉素或 100mg 多西环素,每日 2 次,连续 7 天;或喹诺酮类药物(环丙沙星 0.5g 或氧氟沙星 0.4g,每日 2 次,连续 5 天)。③新生儿用青霉素 100 000U/(kg·d),静脉滴注或分 4 次肌内注射,共 7 天;或用头孢曲松钠(0.125g,肌内注射)、头孢噻肟钠(25mg/kg,静脉或肌内注射),每 8 或 12 小时 1 次,连续 7 天。

约 1/5 的外源性(原发性)脑膜炎球菌性结膜炎可引起脑膜炎球菌血症,单纯局部治疗时患者发生菌血症的概率比全身用药的患者高 20 倍,故必须联合全身治疗,可静脉或肌内注射青霉素。青霉素过敏者可用氯霉素代替。有脑膜炎球菌性结膜炎患者接触史者应进行预防性治疗,可口服利福平每日 2 次,持续 2 天,推荐剂量是成人 600mg、儿童 10mg/kg。

角膜病变时应用阿托品散瞳;角膜穿孔者应在抗菌药的治疗下行穿透性角膜移植或角巩膜移植术。

(3)急性或亚急性细菌性结膜炎:①治疗以眼局部药物治疗为主。祛除病因,抗感染治疗,避免交叉感染或传染他人。分泌物多时宜用 3% 硼酸溶液或生理盐水冲洗结膜囊。使用抗菌药物滴眼液和眼膏如 0.5% 左氧氟沙星滴眼液或 0.3% 妥布霉素滴眼液等滴眼(参见超急性细菌性结膜炎)。在特殊情况下,如甲氧西林耐药葡萄球菌性结膜炎可使用 5mg/ml 万古霉素滴眼剂。②全身用药:对儿童急性细菌性结膜炎或伴有免疫功能障碍的患者,需要根据炎症程度给予口服抗菌药物。流感嗜血杆菌感染或伴有咽炎或急性化脓性中耳炎的患者,局部用药的同时应口服头孢菌素类抗生素或利福平;白喉杆菌性急性结膜炎有强传染性,也需全身使用抗菌药。③并发角膜炎者应按角膜炎处理。

(4)慢性细菌性结膜炎:①慢性结膜炎无自限性,需长期治疗,首先明确致病因素,加以祛除或避免;②感染性慢性结膜炎应积极抗感染,难治性病例和伴有酒糟鼻的患者需口服多西环素100mg,1~2次/日,持续数个月;③非感染因素引起的结膜炎应改善生活和工作环境,消除不良习惯,同时积极治疗倒睫、睑缘炎等疾病;④局部抗感染治疗参见急性细菌性结膜炎;⑤顽固不愈的病例可经结膜刮片做细菌培养和药敏试验,调整用药。

(5)沙眼:①急性期或严重沙眼应全身应用抗菌药治疗,一般疗程为3~4周。成人可口服多西环素(100mg,2次/天)或红霉素(1g/d,分4次口服)或四环素(每次0.25g,每日4次),也可顿服阿奇霉素1g;儿童可予红霉素或阿奇霉素。②局部用0.1%利福平滴眼剂、0.1%酞丁安滴眼剂或0.5%新霉素滴眼剂等滴眼,4次/天。夜间使用红霉素类、四环素类眼膏,疗程最少10~12周,可根据情况再停再用,即所谓的间歇疗法。经一段时间治疗后,上睑结膜仍可能存在滤泡,但这不是治疗失败的依据。③手术矫正倒睫及睑内翻是防止晚期沙眼瘢痕形成导致失明的关键措施。

(6)包涵体性结膜炎:①衣原体感染可波及呼吸道、胃肠道,口服药物很有必要。婴幼儿可口服红霉素[40mg/(kg·d)],分4次口服,至少用药14天;成人可口服多西环素(100mg,2次/天)或红霉素(1g/d),治疗3周,如有复发需再次全程用药。②局部应用抗菌药(四环素、红霉素等)对于口服红霉素治疗的患儿并无帮助。③患儿父母亦应接受治疗,成人患者的性伴侣也应接受检查和治疗。④局部用药参见沙眼。

(7)流行性角结膜炎:治疗无特殊方法。①局部冷敷和使用血管收缩剂可减轻症状;②急性期可使用抗病毒药物抑制病毒复制,如0.1%阿昔洛韦、0.15%更昔洛韦、干扰素滴眼剂等,每小时1次;③合并细菌感染需加用抗菌药;④出现严重的膜或假膜、上皮或上皮下角膜炎引起视力下降时可考虑使用糖皮质激素滴眼剂,病情控制后应减少糖皮质激素滴眼剂的滴眼频度至每天1次或隔天1次,应用中要注意逐渐减药,不要突然停药,以免复发;⑤必须采取措施,减少感染传播。

(8)流行性出血性结膜炎:本病为国家法定的丙类传染病,发现本病应及时向卫生、防疫部门做传染病报告。无特殊治疗,有自限性,治疗同流行性角结膜炎。

(9)春季卡他性结膜炎:是一种自限性疾病,短期用药可减轻症状,长期用药则对眼部组织有损害作用,治疗方法的选择取决于病变的严重程度。尽量避免接触致敏原,眼部滴用抗过敏眼药或口服抗过敏药。对于重度或急性期患者可滴用糖皮质激素滴眼液,急性期患者可采用激素间歇疗法,先局部频繁(如每2小时1次)滴眼,应用激素5~7天后迅速降低滴眼频率。但须注意用药前详细检查角膜情况,有角膜上皮缺损者慎用,一般疗程不宜超过2周。顽固的睑结膜型春季角结膜炎可在睑板上方注射糖皮质激素,注意长期使用会产生青光眼、白内障等严重的并发症。非甾体抗炎药对缓解眼痒、结膜充血、流泪等眼部症状及体征有一定的效果。目前多主张在春季角结膜炎易发季节每日滴用肥大细胞膜稳定剂(如0.15%奥洛他定滴眼液)4~5次,预防病情发作或维持治疗效果,待炎症发作时才短时间使用糖皮质激素冲击治疗。对于经一系列药物治疗仍有强烈畏光以致无法正常生活的顽固病例,可局部使用2%环孢素或0.05%他克莫司滴眼液。

（10）过敏性结膜炎：消除过敏因素，局部滴用抗过敏眼药或糖皮质激素滴眼剂等；睑皮红肿者可用2%～3%硼酸溶液湿敷，也可加用全身性抗过敏药物；致敏原明确时可考虑脱敏治疗。

（11）泡性角结膜炎：治疗诱发此病的潜在病因；局部糖皮质激素滴眼；伴有细菌感染者予抗菌药治疗；补充各种维生素；营养支持等。

（12）巨乳头性结膜炎：一般治疗包括更换接触镜、拆除缝线等刺激因素；药物治疗主要有肥大细胞稳定剂、抗组胺药、糖皮质激素及非甾体抗炎药。糖皮质激素应尽量避免使用，仅限于疾病急性阶段，以减少睑板的充血和炎症，但对于佩戴义眼的患者可以放宽使用范围。

（13）Sjögren 综合征：对症治疗，缓解症状，治疗措施要有针对性，采用人工泪液、湿房镜等措施。

（14）瘢痕性类天疱疮：治疗应在瘢痕形成前就开始，口服氨苯砜（轻、中度患者）和免疫抑制剂环磷酰胺等（重度患者）对部分患者有效。近年研究认为静脉注射免疫球蛋白亦有效。病程长者多因完全性睑球粘连等严重的并发症而导致失明，可酌情行眼表重建手术。

（15）Stevens-Johnson 综合征：全身使用糖皮质激素可延缓病情进展，局部使用对眼部损害无效，还可能致角膜溶解、穿孔。结膜炎分泌物清除后予人工泪液可减轻不适。若出现倒睫和睑内翻，予手术矫正。

（五）药物治疗管理

1. 疗效监测　结膜炎的基本症状和体征的改善情况，如结膜充血、分泌物、异物感、滤泡、乳头增生、眼睑肿胀的改善情况；结合结膜分泌物涂片及细胞学检查结果等有助于疗效判断；病毒性结膜炎患者耳前淋巴结肿大的改善情况，伴随全身性疾病的患者全身症状与体征的改善情况等，均有助于判断疗效。

2. 并发症的处理　大多数类型的结膜炎痊愈后不遗留并发症，少数可因并发角膜炎症而影响视力，并发角膜炎者应按角膜炎处理。新生儿超急性结膜炎严重病例可并发角膜溃疡、穿孔甚至眼内炎，成人超急性结膜炎患者炎症消退后睑结膜上可留深的瘢痕，角膜并发症几乎不可避免，甚至发生溃疡、穿孔、虹膜脱出，应高度重视，积极治疗。睑球粘连、倒睫和睑内翻是白喉杆菌性结膜炎的常见并发症。沙眼的并发症包括形成滤泡、乳头增生、晚期形成瘢痕导致失明等。严重或慢性结膜炎症可发生永久性改变，如结膜瘢痕导致睑球粘连、眼睑变形或继发干眼，严重者可致失明。对于乳头增生严重者可行药物按摩，滤泡多者行压榨术，对于上睑下垂、内翻倒睫、睑球粘连、慢性泪囊炎等并发症必要时行手术治疗。干眼可予人工泪液、封闭泪小点、湿房镜等措施治疗，必要时考虑手术。泡性角结膜炎患者如形成反复束状角膜炎引起角膜瘢痕形成，导致视力严重下降，可考虑行角膜移植术。

3. 结膜炎的教育与管理　教育内容包括结膜炎的临床表现、治疗与预后，并发症的处理，眼用制剂的使用方法及药物使用注意事项、药物不良反应及处理，结膜炎的预防等。

眼用制剂的使用方法与注意事项：①滴眼方法：向下轻拉下眼睑，距眼1～2cm，将药液滴入下方结膜囊内，一次1～2滴，闭眼，尽可能保持一段时间；②涂布法：用棉签蘸取少许眼膏，轻轻涂于患眼下穹隆结膜囊内，闭眼，用棉签轻揉眼睑2～3分钟，眼膏能在结膜囊中迅速融化，眨眼有助于眼膏的扩散；③滴眼时和滴眼后轻压内眦和鼻之间保持3～5分钟，可以显著降低药物全身吸收的量，降低副作用，减少给药频率并使药效最大化；④多剂量包装的眼用制剂加有防腐剂,使用中仍需注意避免污染其内容物,滴眼时瓶口向下勿接触眼,使用后应将瓶盖拧紧,勿使瓶口接触皮肤以免污染,开封后使用不宜超过4周,除非另有说明;⑤单剂量包装的眼用制剂一般每支开启一日后不可再用;⑥当两种不同的眼用制剂同时使用时,至少应间隔5分钟。

局部用药致眼的不良反应:①接触性睑皮炎:最常见,是一种迟发的超敏性反应,结膜常受累,常由点滴新霉素、碘苷、阿托品等药物引起,主要表现为剧痒、皮肤红斑、水疱表面有渗出等湿疹样改变,慢性者常出现皮肤干燥和增厚。治疗方法:停用致敏药物;急性期可用3%硼酸溶液或0.1%依沙吖啶溶液湿敷、10%葡萄糖酸钙溶液10ml静脉注射、口服适量泼尼松;皮炎为慢性或干性者局部涂搽妥布霉素地塞米松眼膏等,每天2~3次。②青光眼:常因使用糖皮质激素或阿托品等诱发,对使用以上药物的患者应注意检查眼压,眼压升高者应立即停药并做相应的降眼压处理。③真菌性角膜炎及眼内炎:长期用广谱抗菌药或糖皮质激素容易发生真菌感染性角膜炎(溃疡)或眼内炎,应注意严格掌握上述药物的使用指征,合理应用。④白内障及伤口延迟愈合:糖皮质激素类滴眼剂可能导致激素性白内障,亦可影响角膜溃疡或伤口愈合。⑤局部应用被细菌污染的药物还可引起眼的继发性、医源性感染等。眼用制剂应无菌,使用时应注意避免污染。荧光素钠液、丁卡因眼液等用于角膜创伤或异物取出术后可引起铜绿假单胞菌性角膜溃疡,眼科治疗室使用以上药物应定期严格消毒。

慢性结膜炎无自限性,往往需长期治疗,应与患者充分交流病情、治疗与预后,增加患者的依从性与信心。沙眼是一种持续时间长的慢性疾病,给予相应的治疗和改善卫生环境后可缓解或减轻症状,避免严重的并发症。在流行地区沙眼再度感染常见,需重复治疗,预防措施和重复治疗应结合进行。

结膜炎的预防:传染性结膜炎可造成流行性感染,必须做好预防,结膜炎多为接触传染,故提倡勤洗手、洗脸、不用手和衣袖擦眼。传染性结膜炎患者应隔离,患者所用的盥洗用具、所有接触感染者的器械必须隔离并仔细消毒处理。医务人员检查患者后要洗手消毒,防止交叉感染,必要时应戴防护眼镜。对人员集中的场所应进行卫生宣传,定期检查,加强管理。

加强对年轻人的卫生知识特别是性知识教育。高质量的产前护理包括泌尿生殖系统淋球菌、衣原体感染的检测和治疗是成功预防新生儿感染的关键。

新生儿出生后,应常规立即用1%硝酸银滴眼剂滴眼1次或涂0.5%四环素眼膏,以预防新生儿淋球菌性结膜炎和衣原体性结膜炎。

(六)案例分析

1. 主题词 过敏性结膜炎;抗过敏治疗;妥布霉素滴眼液;洛度沙胺滴眼液。

2. 病史摘要 患者,男性,12岁。双眼眼痒、眼红、眼睑皮肤轻微红肿3天,加剧1天。眼部检查:结膜轻度充血水肿,双上睑细小乳头增生,视力正常,余未见异常。自述就诊前自行滴用妥布霉素滴眼液,每次1滴,滴双眼,每日3次,用药3日,症状未见好转,眼痒加剧,遂就诊,就诊后结膜刮片查见嗜酸性粒细胞。

门诊诊断:过敏性结膜炎。

3. 治疗方案

(1)局部抗过敏治疗:0.1%洛度沙胺滴眼液1滴OU qid。

(2)湿敷眼睑:3%硼酸溶液湿敷眼睑tid。

4. 药学监护要点 监护患者眼部基本症状和体征的改善情况,如眼痒、结膜充血、眼睑皮肤红肿的改善情况;监护洛度沙胺使用中可能出现的不良反应;加强患者教育。

5. 药学监护过程 临床药师指导患者正确的滴眼方法及滴眼时的注意事项:使用的洛度沙胺滴眼液中含有苯扎氯铵,如为佩戴软性(亲水性)角膜接触镜患者,用药时勿佩戴角膜接触镜,需在中止滴药后数小时方可佩戴;即使瘙痒严重,仍不能任意增加洛度沙胺滴眼液的滴药次数,可加用其他类型的滴眼液,勿用手揉眼。

7 日后随访患者,眼部充血、眼痒、眼睑红肿等症状均明显减轻,仅余极轻微瘙痒,抗过敏治疗有效。治疗过程中除滴眼后轻微灼热外,未见其他明显的不良反应。

6. 药学分析与建议 患者眼痒、眼红、眼睑皮肤轻微红肿、结膜轻度充血水肿、双上睑乳头增生,结膜刮片查见嗜酸性粒细胞,诊断为过敏性结膜炎,诊断明确。

过敏性结膜炎的治疗原则为消除过敏因素,局部滴用抗过敏眼药或糖皮质激素滴眼剂等,也可加用全身性抗过敏药物。妥布霉素滴眼液为抗菌药,但无抗过敏作用,患者盲目认为眼部症状为细菌感染所致,故自行使用抗菌药滴眼,用药后病情未见好转。就诊后明确诊断,换用洛度沙胺,洛度沙胺为过敏介质阻释药,一次 1~2 滴,一日 4 次。临床使用时应注意洛度沙胺滴眼液中含有苯扎氯铵,如为佩戴软性(亲水性)角膜接触镜患者,用药时勿佩戴角膜接触镜,需在中止滴药后数小时方可佩戴;即使瘙痒严重,仍不能任意增加洛度沙胺滴眼液的滴药次数,可加用其他类型的滴眼液。

患者换用抗过敏药物滴眼,治疗效果良好,眼部充血、瘙痒、眼睑红肿等症状均明显减轻。

7. 药物治疗小结 患者为过敏性结膜炎,就诊前自行使用抗菌药妥布霉素滴眼液滴眼,未取得疗效。就诊后,临床医师诊断明确,予抗过敏药物滴眼,临床药师就药物使用方法与注意事项进行患者教育,治疗效果良好。该案例表明不同类型的结膜炎其病因不同,临床针对病因治疗所用的药物也不同,必须明确诊断,对因治疗,不能盲目使用抗菌药物滴眼剂。

二、角膜炎与角膜溃疡

角膜防御能力减弱,外界或内源性致病因素均可引起角膜组织炎症发生,统称角膜炎(keratitis)。坏死的角膜上皮和基质脱落形成角膜溃疡。病毒性角膜炎秋、冬季多见,男性的患病率高于女性;细菌性角膜炎与佩戴角膜接触镜有关;我国真菌性角膜炎的发病与农业性创伤密切相关,患者主要为青壮年农民,发病高峰在 10~12 月份。

(一)病因和发病机制

角膜炎的病因不一,但病理变化通常有共同特性,可以分为浸润期、溃疡期、溃疡消退期和愈合期 4 个阶段。因致病菌的侵袭力和产生的毒素不同而致炎症的严重程度不一。常见角膜炎的分型与病因见表 22-11。

(二)临床表现及诊断

根据典型的临床表现如眼部刺激症状及睫状充血、角膜浸润混浊或角膜溃疡的形态特征等,角膜炎的临床诊断通常不困难,但应强调病因诊断及早期诊断。需确定病变是感染性或非感染性,详细询问患者的病史十分重要。尽管不同类型的角膜炎有某些典型特征,但因其临床表现的多样性,往往不能单纯根据临床表现作出最后诊断,溃疡组织刮片检查、病原体培养、必要时角膜病变区组织活检、角膜共焦显微镜等实验室诊断有助于明确病因及选择治疗方案。现概括几种常见角膜炎的临床表现与诊断要点。

表 22-11 常见角膜炎的分型与病因

角膜炎的类型	常见病因
感染性角膜炎	
细菌性	细球菌科、链球菌科、假单胞菌科、肠杆菌科
病毒性	单纯疱疹病毒、水痘-带状疱疹病毒
真菌性	镰孢菌属、弯孢属、曲霉属、念珠菌属
其他	棘阿米巴原虫、衣原体
免疫性角膜炎	自身免疫因素
营养不良性角膜炎	营养不良
神经麻痹性角膜炎	三叉神经病变
暴露性角膜炎	角膜暴露

1. 细菌性角膜炎 起病急骤,常有角膜创伤或佩戴角膜接触镜史等,淋球菌感染多为分娩时经产道感染的新生儿脓漏眼;患眼有畏光、流泪、疼痛、视力障碍、眼睑痉挛等症状;患眼睫状或混合性充血,重症者眼睑、球结膜水肿;角膜上皮缺失,炎症浸润,浸润灶扩大形成溃疡,溃疡表面和结膜囊多有脓性分泌物,前房可有不同程度的积脓;革兰阳性球菌角膜感染常表现为边界明显的灰白色基质浸润,呈局限性脓肿病灶,肺炎链球菌引起的角膜炎常为匍行性角膜溃疡;革兰阴性细菌角膜感染多表现为快速发展的角膜液化性坏死,典型代表为铜绿假单胞菌所致的角膜溃疡,如感染未控制,1 周左右可致角膜坏死穿孔、眼内容物脱出或全眼球炎等严重的并发症;根据以上角膜溃疡的临床表现与形态学特征可初步诊断;药物治疗前刮取角膜坏死组织周围浸润病灶涂片染色找到细菌,细菌药敏试验有助于指导筛选敏感的抗菌药物进行治疗。

2. 真菌性角膜炎 起病及病程缓慢,亚急性经过,早期刺激症状较轻,一般抗菌药物治疗无效;常有植物性角膜创伤史或角膜手术病史,或长期大量使用广谱抗菌药物、糖皮质激素及免疫抑制剂;角膜浸润灶呈白色或乳白色,致密,微隆起,表面欠光泽,呈牙膏样或苔垢样外观,溃疡灶周围有胶原溶解形成的浅沟;前房积脓呈灰白色,性状黏稠;真菌穿透性强,易进入前房导致真菌性眼内炎;角膜病灶取材涂片镜检或培养找到真菌病原体,角膜共聚焦显微镜可直接发现病灶内的真菌菌丝;如多次角膜刮片及培养均为阴性而临床高度怀疑时,可考虑角膜组织活检。

3. 单纯疱疹病毒性角膜炎 发病率和致盲率均高;多为复发性感染;原发性单纯疱疹病毒感染常在幼儿阶段,多表现为急性滤泡性结膜炎;复发性感染分为上皮型角膜炎、营养性角膜病变、基质型角膜炎、内皮型角膜炎 4 类;过劳、饮酒、日光曝晒、角膜创伤、发热及免疫功能低下为常见的复发诱因;患眼有刺激症状及视力障碍,病变可表现为树枝状、地图状溃疡灶或盘状基质炎病灶,前房一般无渗出物,重症病例可出现白色的稀淡积脓,角膜病灶区知觉减退;实验室检查如角膜上皮刮片发现多核巨细胞、病毒包涵体或活化性淋巴细胞;角膜病灶分离培养出单纯疱疹病毒、PCR 查到病毒核酸等有助于确诊。

4. 带状疱疹性角膜炎 多见于 40 岁以上的成人,有一定的复发率;多在眼部出现沿三叉神经分布的皮肤带状疱疹以后或同时发病;起病初为上皮性点状角膜炎,部分病例发展为分枝短、末端不膨胀的树枝状角膜炎,1~6个月后可出现上皮下浸润或局限性角膜基质炎,进一步可形成盘状角膜炎或富于血管的角膜基质炎,角膜知觉降低,有时并发葡萄膜炎。

5. 棘阿米巴性角膜炎 常有角膜接触镜佩戴史或棘阿米巴原虫污染的水源接触史,多单眼发病;患眼畏光、流泪,伴视力减退、眼痛剧烈,多数病程长达数个月;初期表现为上皮混浊,假树枝状或局部点状荧光素染色,逐渐扩展成放射状角膜神经炎,继而形成基质浸润环,环周有白色卫星灶;病原学诊断角膜病灶取材涂片染色找到棘阿米巴或包囊;染色及培养均为阴性而临床高度怀疑时,可做角膜活检。

6. 暴露性角膜炎 眼部存在导致角膜暴露的疾病,如眼睑缺损、眼球突出、面神经麻痹性眼睑闭合不全等;病变多位于角膜下方,角膜上皮点状糜烂及大片缺损等。

7. 神经麻痹性角膜炎 有三叉神经受损(炎症、创伤、肿瘤、手术损伤等)的原发病;角膜干燥、知觉减退或消失,中央区上皮点状染色或大片缺损,荧光素着染,反射性瞬目减少,如继发感染则演变为化脓性角膜溃疡,极易穿孔;因角膜的敏感性下降,患者角膜病变的体征相对严重而自觉症状相对较轻。

8. 蚕食性角膜溃疡 多发于成人;有剧烈眼痛(夜间更甚)、畏光、流泪及视力下降;通常在睑裂区形成慢性边缘性角膜基质溃疡,然后沿角膜缘及角膜中央区扩展,溃疡进行的同时,先前的基质溃疡面形成浓密的纤维血管膜;蚕食性角膜溃疡与周边角膜之间无透明的角膜间隔;排除其他可引起周边部角膜溃疡、角膜溶解性病变的胶原血管性疾病,如类风湿关节炎、Wegener 肉芽肿等疾病。

9. 浅层点状角膜炎 是一种病因未明的上皮性角膜病变,其特点是粗糙的点状上皮性损害,伴或不伴结膜轻度充血。本病的发生与感染无关,是角膜的活动性炎症,但不诱发角膜新生血管。部分患者有异物感、畏光、轻度视力下降;上皮病变位于角膜上皮层和前弹力层,或实质浅层;角膜改变可为细点状上皮缺损,荧光素着染,也可为粗糙的灰色斑点或排列呈条状、树枝状、漩涡状;点状混浊通常好发于角膜中央部或视轴区,病程迁延,有自愈性,但易复发。

10. 角膜基质炎 是位于角膜基质深层的非化脓性炎症,主要表现为角膜基质水肿、淋巴细胞浸润,常有新生血管形成。先天性梅毒、结核、单纯疱疹、带状疱疹、麻风、腮腺炎等均可导致。

11. 丝状角膜炎 各种原因引起角膜表面出现由变性上皮及黏液组成的丝状物,可由多种原因引起,症状严重,易复发。多见于眼干燥症和病毒感染,也可见于神经营养性角膜炎、瘢痕性角膜炎。此外,角膜擦伤、佩戴角膜接触镜、内眼手术也可引起本病。临床表现:自觉症状有异物感、畏光、流泪等;角膜上可见色泽较暗、卷曲的丝状物一端附着于角膜上皮层,另一端游离,可被推动,细丝长短不一;丝状物可在不同的位置反复出现,一旦丝状物脱落,其附着于基底的角膜上皮层可被荧光素着色。

(三)治疗原则

角膜炎的治疗原则为对因治疗、积极控制感染、减轻炎症反应、促进溃疡愈合、减少瘢痕形成。患者进行药物治疗后,要对患者的治疗反应进行跟踪。

细菌性角膜炎宜选用敏感的抗菌药治疗。首先应根据经验和疾病严重程度,使用对病原体有效的或广谱抗菌药治疗,待实验室检查结果证实病原菌后,再调整给予敏感抗菌药进一步治疗。

　　抗真菌药物是治疗真菌性角膜炎的重要手段,但目前缺乏高效、低毒、广谱抗菌的理想药物,临床多采用联合用药的方法提高疗效,病情严重者配合全身用药。

　　单纯疱疹病毒性角膜炎可使用高选择性抗疱疹病毒药物治疗,联合应用干扰素可提高疗效。防止复发也是治疗重点,但目前尚无特效药物。

　　糖皮质激素的应用要严格掌握适应证,若使用不当,可致病情恶化甚至角膜穿孔致盲。细菌性角膜炎急性期一般不宜使用糖皮质激素,慢性期病灶愈合后可酌情使用;真菌性角膜炎禁用糖皮质激素;对于单纯疱疹病毒性角膜炎,糖皮质激素原则上只能用于非溃疡型角膜基质炎。

　　积极治疗并发症,预防和治疗角膜穿孔。

　　(四)药物治疗方案

　　1. 治疗药物

　　(1)眼用抗菌药、抗病毒药、抗变态反应药、糖皮质激素药物参见结膜炎部分。

　　(2)常用的人工泪液和角膜上皮保护与修复药见表22-12。

表22-12　常用的人工泪液和角膜上皮保护与修复药

药物	作用	适应证	主要注意事项
润滑类人工泪液			
羟丙甲纤维素	眼用润滑剂,人工泪液	眼部干涩与疲劳	①使用后如眼部持续刺激,则停止使用;②含氯化苄烷胺,戴软性接触镜时不宜使用
玻璃酸钠	存留水分,促进角膜上皮损伤愈合	同上	有时可出现弥漫性表层角膜炎、眼睑炎等,应停药
羟糖苷	润湿,锁水	同上	药液变色或混浊时勿用
牛血清提取物人工泪液			
小牛血去蛋白提取物	刺激细胞再生与组织修复,减少瘢痕形成	角膜病变、角膜和结膜变性	开启后1周内用完
含细胞因子的人工泪液			
重组牛碱性成纤维细胞生长因子	促进角膜上皮再生与修复	角膜病变,轻、中度的眼干燥症等	为保持生物活性,应避免置于高温或冷冻环境中(2~8℃保存)
重组人表皮生长因子衍生物	促进角膜细胞再生	角膜病变等	①开启后1周内用完;②对天然和重组人表皮生长因子、甘油、甘露醇过敏者禁用
营养眼组织代谢药物			
乙酰半胱氨酸	促进新陈代谢	角膜病变等	①用药前将粉末加入溶剂内,溶解后使用,1周内用完;②禁与碘化油、糜蛋白酶、胰蛋白酶配伍

2. 治疗方案

（1）细菌性角膜炎：积极控制感染，促进溃疡愈合，减少瘢痕形成，预防和减少并发症。对于未能确定致病菌及敏感药物者，应尽快采用广谱高效的抗菌药物或抗菌药物联合治疗。争取在抗菌药物治疗前迅速从浸润灶刮取标本涂片染色查找细菌，进行细菌培养和药敏试验。治疗过程中，应根据细菌学检查结果及药敏试验结果及时调整使用有效的抗菌药。

局部使用抗菌药是治疗细菌性角膜炎的最有效途径，急性期用强化的局部抗菌药给药模式，即高浓度的抗菌药滴眼剂频繁滴眼（每 15～30 分钟滴眼 1 次）；严重病例可开始于 30 分钟内每 5 分钟滴药 1 次，使角膜基质很快达到治疗浓度，然后在 24～36 小时内维持 1 次/30 分钟的滴眼频度。

结膜下注射提高角膜和前房的药物浓度，但存在局部刺激性，多次注射易造成结膜下出血、瘢痕化。但在某些特定的情况下，如角膜溃疡发展迅速将要穿孔或患者使用滴眼剂依从性不佳时，可考虑使用结膜下注射的给药模式。

如存在以下情况，包括巩膜化脓、溃疡、穿孔，有眼内或全身播散可能的严重角膜炎，继发于角膜或巩膜穿通伤，或无法给予理想的局部用药，应在局部滴眼的同时全身应用抗菌药。病情控制后，局部维持用药一段时间，以防止复发，特别是铜绿假单胞菌性角膜溃疡。

头孢菌素是针对病原体未明的革兰阳性菌感染进行治疗的首选药物，其中头孢唑林是代表药物，常用剂量为 50mg/ml。革兰阴性菌角膜炎首选氨基糖苷类。对多种细菌引起的角膜炎或病原菌不明确者，推荐联合头孢菌素和氨基糖苷类作为初始治疗。氟喹诺酮类对许多革兰阳性菌和革兰阴性菌都有抗菌作用，尤其对耐药葡萄球菌也有作用。链球菌属、淋球菌属引起的角膜炎首选青霉素，对于耐药的淋球菌感染可使用头孢曲松。万古霉素对革兰阳性球菌有良好的杀灭作用，尤其对耐药的表皮葡萄球菌和金黄色葡萄球菌如耐甲氧西林金黄色葡萄球菌和耐甲氧西林表皮葡萄球菌的敏感性较高，可作为严重的难治性细菌性角膜炎的二线用药。

局部使用胶原酶抑制剂如半胱氨酸等可减轻角膜胶原组织的破坏，口服大量维生素 C、维生素 B 有助于溃疡愈合。

积极治疗并发症如虹膜睫状体炎、角膜穿孔等。

细菌性角膜溃疡的抗菌药物治疗方案见表 22-13。

表 22-13 细菌性角膜溃疡的抗菌药物治疗方案

病原菌	抗菌药	滴眼剂浓度	结膜下注射剂量	静脉滴注剂量
革兰阳性球菌	头孢唑林	50mg/ml	100mg/0.5ml	1g/6h
	万古霉素	50mg/ml	25mg/0.5ml	/
	克林霉素	/	40mg/0.5ml	3g/d
	青霉素	100 000U/ml	500 000U/0.5ml	2 百万～6 百万 U/4h
革兰阴性球菌	头孢他啶	50mg/ml	100mg/0.5ml	1g/8h
	头孢曲松	50mg/ml	100mg/0.5ml	1～2g/d
革兰阴性杆菌	妥布霉素	9～14mg/ml	20mg/ml	/
	头孢他啶	50mg/ml	100mg/0.5ml	1g/8h

续表

病原菌	抗菌药	滴眼剂浓度	结膜下注射剂量	静脉滴注剂量
	喹诺酮类	3mg/ml	/	/
	氯霉素	5mg/ml	100mg/0.5ml	1g/6h
	庆大霉素	14mg/ml	20mg/ml	3~7mg/(kg·d)
	多黏菌素 B	1~2mg/ml	/	
多种微生物	头孢唑林+妥布霉素	见上	见上	
	头孢唑林+喹诺酮类	见上	见上	/
分枝杆菌	阿米卡星	20mg/ml	20mg/0.5ml	5mg/(kg·d)

(2)真菌性角膜炎:积极控制感染,促进溃疡愈合,减少瘢痕形成,预防和减少并发症。

局部使用抗真菌药物,包括多烯类(如 0.15% 两性霉素 B 滴眼剂、5% 那他霉素滴眼剂等)、咪唑类(如 0.5% 咪康唑滴眼剂)或嘧啶类(如 1% 氟胞嘧啶滴眼剂)。目前 0.15% 两性霉素 B 滴眼剂、5% 那他霉素滴眼剂是抗真菌性角膜炎的一线药物,丝状真菌应首选 5% 那他霉素,酵母菌属可选用 0.15% 两性霉素 B、5% 那他霉素、2% 氟康唑或 1% 氟胞嘧啶。抗真菌药物联合应用有协同作用,可减少单一药物用量,降低毒副作用。目前较为肯定的联合用药方案为氟胞嘧啶+两性霉素 B 或氟康唑、利福平+两性霉素 B 等。通常每 0.5~1 小时滴眼 1 次,晚上涂抗真菌眼膏,感染明显控制后可逐渐减少使用次数。

对于严重病例,结膜下注射抗真菌药物,如咪康唑 5~10mg 或两性霉素 B 0.1mg;也可全身使用抗真菌药物,如静脉滴注咪康唑 10~30mg/(kg·d),分 3 次给药(每次用量一般不超过 600mg,每次滴注 30~60 分钟),也可用 0.2% 氟康唑 100mg 静脉滴注或口服伊曲康唑 200~400mg/d。抗真菌药物起效慢,起效后药物治疗应至少持续 6 周。

近年研究表明,免疫抑制剂环孢素和他克莫司可抑制茄病镰刀菌、尖孢镰刀菌及烟曲霉菌的生长,对白念珠菌则无效,但和氟康唑联合应用时可增强抗念珠菌效果。利福平对酵母菌和新型隐球菌感染有治疗作用。

药物治疗无效,病情不能控制时,需考虑手术治疗,包括清创术、结膜瓣遮盖术和角膜移植术等。术后使用敏感的、毒性较低的抗真菌药物防止感染复发。

积极治疗并发症如虹膜睫状体炎、角膜穿孔等。

(3)单纯疱疹病毒性角膜炎:总体治疗原则为抑制病毒在角膜内的复制,减轻炎症反应引起的角膜损害,预防混合细菌或真菌感染,必要时行角膜移植术。角膜上皮完好,以角膜基质或内皮炎症为主的患者应联合糖皮质激素类药物,上皮缺损和溃疡患者禁用皮质类固醇药物。根据最新的临床分类,不同的亚型其治疗重点又有差异:①上皮型角膜炎其病毒在上皮细胞内复制增殖,破坏细胞功能,必须予有效的抗病毒药物抑制病毒活力、控制病情;②基质型角膜炎以机体的免疫炎症反应为主,除抗病毒外,抗感染治疗更为重要;③内皮型角膜炎予抗病毒、抗感染治疗的同时,还应积极保护角膜内皮细胞功能;④神经营养性角膜病变多出现于恢复期,治疗同神经麻痹性角膜溃疡。

抗病毒药物治疗:选用对 DNA 病毒敏感的药物,常用的有更昔洛韦(ganciclovir,GCV)、阿昔洛韦(acyclovir,ACV)、伐昔洛韦、三氟胸腺嘧啶核苷、安西他滨、利巴韦林等。急性期白天每 1~2 小时滴眼 1 次,睡时涂眼膏。必要时口服抗病毒药物,如 ACV、GCV 等,用药时间一般不少于 2 周。

ACV 滴眼角膜穿透性较差,对基质型和内皮型角膜炎治疗效果欠佳。眼膏剂型在某种程度上可以弥补这种缺陷,使用 3% ACV 眼膏 5 次/天,持续使用 14 天,可获较理想的效果。有报告认为 ACV 合用高浓度的干扰素滴眼,疗效较佳。

GCV 对常见病毒的 MIC_{90} 值比 ACV 高 10~100 倍,且 GCV 的生物利用度高,半衰期可达 8 小时,进入病毒感染细胞的速度快,在病毒感染细胞中的存留时间长,已成为抗病毒治疗的一线药物。

完全由免疫反应引起的盘状角膜基质炎一般临床上可使用糖皮质激素治疗。但也有观点认为免疫功能正常者该病通常有自限性,不需使用激素,以免引起严重的并发症。只有存在强烈的炎症反应病灶才使用糖皮质激素冲击治疗,而且必须联合抗病毒药物控制病毒复制。

手术治疗:已穿孔的病例可行治疗性穿透性角膜移植。单纯疱疹病毒性角膜溃疡形成严重的角膜瘢痕,影响视力,穿透性角膜移植是复明的有效手段,但手术宜在静止期进行为佳。术后局部使用激素的同时应全身使用抗病毒药物。

减少复发:单纯疱疹病毒角膜炎容易复发,1/3 的患者在原发感染 2 年内出现复发。口服 ACV 400mg,2 次/天,持续 1 年,可减少复发率;也可口服 GCV 或伐昔洛韦等。控制诱发因素对于降低复发率也很重要。

积极治疗并发症。

(4)带状疱疹性角膜炎:参见单纯疱疹性角膜炎。

(5)棘阿米巴角膜炎:疾病早期可试行病灶区角膜上皮刮除。药物治疗选用二脒或联脒类(0.15% 羟乙磺酸双溴丙脒)、咪唑类(咪康唑 10mg/ml)或强化新霉素。其他药物如甲硝唑、聚六亚甲双胍、新霉素、酮康唑、克霉唑、氯己定等亦有一定疗效,通常联合用药。

棘阿米巴药物治疗一般疗程较长,治疗初期局部用药可 1 次/小时,待症状明显改善后逐渐减少为每天 4~6 次,疗程为 4 个月以上,直至感染完全控制、虫体全部被杀死。若维持治疗期间中断用药,则容易反复,使病情恶化。

糖皮质激素药物的应用有使病情恶化的危险,一般不主张使用。

病灶局限、药物治疗失败或形成严重影响视力的角膜基质混浊可行穿透性角膜移植,但必须在感染已完全控制、炎症消退后才能手术,术后应继续药物治疗,以减少术后复发。

(6)暴露性角膜炎:祛除暴露因素,保护和维持角膜湿润状态。根据角膜暴露的原因做眼睑缺损修补术、睑植皮术等。上睑下垂矫正术所造成的严重睑闭合不全应立即手术处理,恢复闭睑功能。夜间使用眼膏预防感染,或形成人工湿房保护角膜。其他措施同神经麻痹性角膜炎。

(7)神经麻痹性角膜炎:积极治疗导致三叉神经损害的原发性疾病,早期采取人工泪液、润滑剂等保护角膜上皮,可戴用亲水软性角膜接触镜,或包扎双眼促进角膜缺损的愈合,无效时可行睑缘缝合,予抗菌药物滴眼剂及眼膏预防感染。一旦出现角膜溃疡,应按化脓性角膜溃疡的治疗方案及原则处理。

(8) 蚕食性角膜溃疡：①可用 1%～2% 环孢素油剂，每小时 1 次；或他克莫司滴眼剂滴眼也有一定疗效；也可试用低浓度的糖皮质激素类滴眼液滴眼，或胶原酶抑制剂如 2% 半胱氨酸。②局部合并使用抗菌药物滴眼液及眼膏，防止混合感染。③适当补充维生素类药物。④病灶局限于周边部者可行病灶区相邻结膜切除，联合角巩膜病灶浅层清除术，可望控制病变。如病变已侵犯瞳孔区或溃疡深有穿破危险者，可根据病变范围，采用新月形、指环形或全板层角膜移植，移植片均应带有角膜缘（干细胞）组织。如角膜已穿破，可行双板层角膜移植或部分穿透性角膜移植。术后继续滴用环孢素，对于预防角膜病变复发有一定疗效。

(9) 浅层点状角膜炎：寻找潜在病因，进行针对性治疗。急性期症状严重时可局部予糖皮质激素治疗，有较好的效果，但应低浓度、短疗程使用。也可用治疗性软性角膜接触镜治疗。选用自家血清、纤维连接蛋白、透明质酸钠、生长因子等保护和促进角膜上皮修复的药物，补充维生素类药物。

(10) 角膜基质炎：全身予抗梅毒、抗结核治疗。炎症急性期应局部使用睫状肌麻痹剂和糖皮质激素，减轻角膜基质炎症，防止并发症，如虹膜后粘连、继发性青光眼等。患者畏光强烈，可戴深色眼镜减轻刺激。并发虹膜睫状体炎时，滴用 1% 阿托品滴眼液或眼膏散瞳。角膜瘢痕形成造成视力障碍者可行角膜移植。

(11) 丝状角膜炎：①查找病因并针对病因治疗；②在无菌条件下，表面麻醉后拭去角膜丝状物（可用显微镊或湿润小棉签抹除），然后在结膜囊涂抗菌药眼膏包眼，适当使用抗菌药滴眼剂及眼药膏，防止继发性感染；③试用营养角膜上皮的滴眼液，适当补充维生素；④高渗性滴眼剂可减轻角膜上皮水肿；⑤10% 半胱氨酸可降低丝状物的黏性，有利于去除卷丝；⑥角膜上皮剥脱后可戴软性角膜接触镜减轻症状，同时局部使用不含防腐剂的人工泪液。

（五）药物治疗管理

1. 疗效监测 临床反应的评价为调整治疗方案提供依据，判断临床改善的指标有上皮缺损修复、浸润密度范围缩小、炎症程度减轻、溃疡病灶减小、溃疡边缘圆钝、卫星灶消失、疼痛减轻以及上皮愈合等。抗真菌药物起效慢，更需仔细观察临床体征，评估疗效。治疗过程中还应注意药物的眼表毒性，包括结膜充血、水肿、点状上皮脱落等。

需要注意的是，药敏试验结果不能完全等同于实际应用效果，临床实践中发现一些药敏试验筛选出的抗菌药实际治疗效果并不理想，而一些中度敏感的抗菌药治疗效果却更为满意。这是因为抗菌药的药效除了与它对细菌的敏感性有关外，药物剂型、使用浓度、组织穿透性，以及患者的依从性等也是重要的影响因素。

2. 并发症的处理 巩膜化脓、溃疡穿孔、有眼内或全身播散可能的严重角膜炎，应在局部滴眼的同时全身用药。

并发虹膜睫状体炎时，轻者可用短效散瞳剂托吡卡胺滴眼剂，炎症严重时可用 1% 阿托品滴眼剂或眼膏散瞳。胶原酶抑制剂可减轻角膜基质层胶原结构的破坏。

药物治疗无效、角膜溃疡接近或已致穿孔的患者可行治疗性角膜移植清除病灶，术后继续药物治疗，防止术后感染复发，绝大部分患者可保存眼球，恢复一定的视力。

细菌性角膜炎对角膜组织可造成严重损害，临床对疑似患者应积极治疗，密切观察，局部用药无法控制感染时应全身用药。淋球菌或脑膜炎球菌、铜绿假单胞菌等所致的角膜炎来势凶猛、发展迅速,常致严重的并发症,疑似患者应立即予全身及局部抗感染治疗。

真菌性角膜炎即使诊断明确、用药及时,仍有 15% ～27% 的患者病情不能控制,可能与致病真菌的侵袭性、毒性、耐药性以及患者伴发的炎症反应强烈有关,此时需考虑手术治疗,包括清创术、结膜瓣遮盖术和角膜移植术。早期行病灶清创术可促进药物进入角膜基质,提高病灶中的药物浓度和清除病原体。结膜瓣遮盖术可利用结膜瓣的血供为病变区输送抗炎因子,达到杀灭真菌的目的。角膜移植术以穿透性角膜移植为宜,板层角膜移植只适用于病灶可以板层切除干净的病例。丝状真菌穿透性强,一旦进入前房,病情则变得极难控制,其常见的病变部位在后房,局限于虹膜与晶状体之间的后房周边部,形成顽固的真菌性虹膜炎及瞳孔膜闭,可继发青光眼、并发性白内障及真菌性眼内炎,应按相应的病症及时处理。茄病镰刀菌性角膜炎病程进展迅速、病情严重,易向角膜深部组织浸润,数周内引起角膜穿孔及恶性青光眼等严重并发症,应高度重视。曲霉菌性角膜炎药物治疗效果较好,弯孢菌角膜感染对那他霉素的治疗反应较好,并发症的发生率低。

3. 角膜炎的教育与管理　加强患者教育,包括角膜炎的临床表现、治疗与预后,并发症的处理,眼用制剂的使用方法及药物使用注意事项(参见结膜炎项下),角膜炎的预防等。

加强患者教育,强调某些类型的角膜炎药物治疗疗程较长:真菌性角膜炎的药物治疗应至少持续 6 周;棘阿米巴角膜炎的药物治疗疗程为 4 个月以上;单纯疱疹病毒性角膜炎容易复发,口服阿昔洛韦 400mg,2 次/天,持续 1 年,可减少复发率;细菌性角膜炎特别是铜绿假单胞菌性角膜溃疡病情控制后,局部用药仍需维持一段时间,若维持治疗期间中断用药,则容易复发,使病情恶化,应提高患者的依从性,遵守医嘱,持续规范用药。

某些类型角膜炎预后较差,如真菌性角膜炎病变局限得到控制者可获得较好的预后;而一旦出现角膜穿孔或真菌侵入前房引起真菌性眼内炎,则预后非常差,甚至导致摘除眼球;棘阿米巴感染蔓延至巩膜时,药物或手术治疗效果不佳,预后也不良,患者应高度重视,积极配合医师治疗。

药物治疗过程中应密切监护患者可能出现的眼局部或全身不良反应,定期对患者的治疗反应进行追踪,必要时定期复查患者的肝、肾功能及血常规。

预防角膜穿孔,避免对眼部的一切刺激,避免挤压患眼,勿做屏气动作,防止便秘和剧烈咳嗽。若后弹力层膨出,应用加压绷带包扎,每日换药一次。

角膜炎的预防:①防止角膜创伤后感染,一旦发生角膜创伤,即滴用抗菌药滴眼剂,防止感染;②及时处理睑内翻倒睫和凸出于睑结膜面的结石,以免损伤角膜上皮;③定期消毒眼用器械及眼液(如荧光素),确保无菌;④保持结膜囊清洁,积极治疗沙眼及慢性泪囊炎;⑤细菌性角膜炎及真菌性角膜炎住院患者最好隔离治疗,以预防交叉感染。

三、葡萄膜炎

目前,国际上通常将发生于葡萄膜、视网膜、视网膜血管以及玻璃体的炎症称为葡萄膜炎(uveitis),视神经乳头的炎症也可归于葡萄膜炎。多发于青壮年,易合并全身性自身免疫性疾病,常反复发作,治疗棘手,可引起一些严重的并发症,是一类常见而又重要的致盲性眼病。

（一）病因和发病机制及疾病的分类

1. 病因和发病机制　见表22-14。

表22-14　葡萄膜炎的病因和发病机制

病因	发病机制
感染因素	细菌、真菌、病毒、寄生虫、立克次体等引起炎症,或诱发抗原抗体及补体复合物反应,或交叉反应引起免疫反应和炎症
自身免疫因素	免疫功能紊乱,出现对正常眼组织中含有的致葡萄膜炎抗原的免疫应答
创伤及理化损伤	激活炎症介质
免疫遗传机制	与特定的 HLA 抗原相关,有遗传因素参与

2. 葡萄膜炎的分类　见表22-15。

表22-15　葡萄膜炎的分类

分类	概述
病因分类	
感染性	细菌、真菌、病毒、寄生虫等引起感染
非感染性	特发性、创伤性、自身免疫性等
临床和病理分类	
肉芽肿性 非肉芽肿性	感染和非感染因素均可引起,一些类型的葡萄膜炎既可表现为肉芽肿性,也可表现为非肉芽肿性
解剖位置分类	
前葡萄膜炎	虹膜炎、虹膜睫状体炎、前部睫状体炎
中间葡萄膜炎	累及睫状体扁平部、玻璃体基底部、周边视网膜和脉络膜的炎症性和增殖性疾病
后葡萄膜炎	脉络膜炎、脉络膜视网膜炎、视网膜炎、视网膜脉络膜炎、视网膜血管炎
全葡萄膜炎	累及整个葡萄膜,常伴有视网膜和玻璃体的炎症,常见 Vogt-小柳原田综合征和Behcet病

　　根据解剖位置分类得到国际眼科学会的认同,该分类对病程进行了规定,<3 个月为急性,>3 个月为慢性。在临床诊断中,上述 3 种分类方法常联合使用,如"急性特发性非肉芽肿性前葡萄膜炎"。

（二）临床表现及诊断

1. 根据解剖位置分类葡萄膜炎

（1）前葡萄膜炎:有眼红、眼痛、畏光、流泪、视物模糊或视力下降等症状,也可无明显的上述症状;睫状充血或混合性充血为常见体征;急性者往往有尘埃状角膜后沉着物（keratic precipitates, KP）、前房闪辉、房水炎症细胞、前房纤维素性渗出、前房积脓、瞳孔缩小或不规则、虹膜后粘连等;慢性者通常无睫状充血,但有羊脂状、星形或尘埃状 KP、前房闪辉、房水炎症细胞、虹膜结节、虹膜后粘连等;可发生并发性白内障或继发性青光眼、角膜带状变性等并发症;伴有骶髂关节炎或其他关节炎、尿道炎、银屑病、皮肤病变、消化道异常、结核、梅毒等全身病史;血沉加快,HLA-B27 阳性,病原学检查发现特异性病原体。

根据病因与病程,前葡萄膜炎又分为3类:①急性前葡萄膜炎;②慢性前葡萄膜炎;③混合性前葡萄膜炎,既可出现急性炎症,又可出现慢性炎症。

(2)中间葡萄膜炎:出现眼前黑影、视物模糊或视力下降等症状,也可无任何症状;睫状体平坦部或玻璃体基底部雪堤样改变,为该病的特征性改变;雪球状玻璃体混浊;常出现 KP、前房闪辉、房水炎症细胞、虹膜后粘连等前葡萄膜炎的表现;易出现下方周边视网膜脉络膜炎和视网膜血管炎;易出现囊样黄斑水肿、并发性白内障等并发症;伴有全身性疾病,如多发性硬化、感染、Behcet 病等,合并全身性疾病者有相应的全身表现。

(3)后葡萄膜炎:出现眼前黑影、闪光感、视物模糊或视力下降等症状;局灶性脉络膜炎症病灶,晚期瘢痕形成、视网膜炎或视网膜坏死病灶;视网膜血管炎,表现为血管鞘、血管闭塞、出血等;囊样黄斑水肿;可伴有轻度的眼前段炎症反应;可出现渗出性视网膜脱离、增殖性玻璃体视网膜病变、玻璃体积血等并发症;合并全身性疾病及表现。

(4)全葡萄膜炎:前、后葡萄膜炎的临床表现;全身性疾病病史或临床表现;视网膜炎、视网膜血管炎、脉络膜炎、脉络膜血管扩张、渗漏等。Vogt-小柳原田综合征及 Behcet 病为我国最常见的两种类型。

2. 几种常见的葡萄膜炎

(1)强直性脊柱炎伴发的葡萄膜炎:男性多于女性;多双眼受累,但双眼往往交替发作;绝大多数为急性前葡萄膜炎、非肉芽肿性炎症;葡萄膜炎易复发;腰骶部疼痛、僵直,早晨为著,活动后减轻,晚期脊柱强直;X 线检查显示骶髂关节炎和脊柱强直性改变;HLA-B27阳性。

(2)Vogt-小柳原田综合征:以双侧肉芽肿性全葡萄膜炎为特征,常伴发脑膜刺激征、听力障碍、白癜风等,易继发青光眼、白内障等并发症。临床进展过程:①前驱期(发病前的1~2周内):患者颈项强直、头痛、耳鸣、听力下降、头皮过敏等;②后葡萄膜炎期(发病后的2周内):双侧弥漫性脉络膜炎、脉络膜视网膜炎、视盘炎、视网膜神经上皮脱离、视网膜脱离等;③前葡萄膜受累期(发病后的2周~2个月内):在后葡萄膜炎期表现的基础上出现非肉芽肿性前葡萄膜炎,易出现渗出性视网膜脱离;④前葡萄膜炎反复发作期(约发病的2个月后):复发性肉芽肿性前葡萄膜炎、晚霞状眼底、Dalen-Fuchs 结节等。

(3)Behcet 病:复发性口腔溃疡(1 年内至少复发3次)。以下4项出现2项即可确诊:①复发性生殖器溃疡或生殖器瘢痕;②眼部损害(前葡萄膜炎、后葡萄膜炎、玻璃体内细胞或视网膜血管炎);③皮肤损害;④皮肤过敏反应试验阳性。

(4)交感性眼炎:发生于一眼穿通伤或内眼手术后的双侧肉芽肿性葡萄膜炎;晚霞状眼底和 Dalen-Fuchs 结节;少数患者有白癜风、听力下降和脑膜刺激征等全身表现。

(5)Fuchs 综合征:以虹膜脱色素为特征;90% 的患者单眼受累,主要表现为慢性非肉芽肿性葡萄膜炎,玻璃体和周边视网膜也可受累。

(6)急性视网膜坏死综合征:以 15~75 岁多见,多单眼受累;表现为视网膜坏死、以视网膜动脉炎为主的血管炎、玻璃体混浊和后期视网膜脱离;确切病因尚不清楚,可能由疱疹病毒引起。

（三）治疗原则

1. 病因治疗 为最理想的治疗方法,但病因诊断在很多情况下十分困难,因此常采用局部治疗与全身治疗相结合的非特异性治疗。

2. 简单化原则 用最小剂量和最简单的给药方式。

3. 个体化原则 根据所患葡萄膜炎的类型、疾病转归中的不同阶段、患者的病理生理情况、患者对药物的反应、患者的依从性等制订个体化给药方案。

4. 联合用药原则 免疫抑制剂联合用药,降低每种药物的副作用,增加治疗效果。

5. 疾病追踪原则 葡萄膜炎的重要特点是其变化迅速多样,治疗要随着疗效和疾病的不同阶段变化,必须对患者进行追踪并及时调整治疗方案。

（四）药物治疗方案

1. 治疗药物分类

（1）常见的散瞳药与睫状肌麻痹剂见表22-16,其中阿托品类生物碱对眼作用的比较见表22-17。

表 22-16 常见的散瞳药及睫状肌麻痹剂

药物	主要临床应用	临床特点	主要不良反应与注意事项
抗胆碱药			
阿托品	治疗虹膜睫状体炎;儿童屈光检查;矫正内隐斜及解除调节痉挛;治疗恶性青光眼	起效慢,作用强,恢复慢,有时不良反应明显	①口干、心悸、视物模糊、眼压升高等;②闭角型和开角型青光眼、球形晶状体半脱位及 Marfan 综合征忌用
后马托品	12~40 岁患者的散瞳验光及检查眼底,或作为弱散瞳剂;治疗虹膜睫状体炎	起效较快而恢复时间较短,睫状肌麻痹作用较弱	①不良反应同阿托品;②老年人使用前排除青光眼
环喷托酯	儿童屈光检查;散瞳检查眼底;治疗虹膜睫状体炎及恶性青光眼	睫状肌麻痹作用接近阿托品,起效迅速且强度大,恢复快,不良反应轻微	①灼烧感、口干、潮红;②闭角型青光眼或窄角患者禁用
托吡卡胺	散瞳检查眼底	起效快,恢复快,但睫状肌麻痹作用弱	①口干、颜面潮红、眼压升高等;②存在残余调节力,不适用于儿童散瞳验光;③婴幼儿对其不良反应敏感;④闭角型青光眼,婴幼儿有脑损伤、痉挛性麻痹及唐氏综合征禁用
α肾上腺素受体兴奋剂			
去氧肾上腺素	散瞳检查眼底;治疗葡萄膜炎;治疗缩瞳剂所致的虹膜囊肿	无睫状肌麻痹作用,扩瞳作用起效迅速,恢复快	全身:心肌梗死、高血压、心律不齐等;眼部:烧灼、畏光等

表 22-17　阿托品类生物碱对眼作用的比较

药物	滴眼液浓度（%）	扩瞳作用		调节麻痹作用	
		高峰（分钟）	恢复（天）	高峰（小时）	恢复（天）
阿托品	1.0	30 ~ 40	7 ~ 10	1 ~ 3	7 ~ 12
东莨菪碱	0.5	20 ~ 30	3 ~ 7	1/2 ~ 1	5 ~ 7
后马托品	0.5	40 ~ 60	1 ~ 3	1/2 ~ 1	1 ~ 3
托吡卡胺	0.5 ~ 1.0	20 ~ 40	1/4	1/2	< 1/4

（2）眼用糖皮质激素类药物、非甾体抗炎药、免疫抑制剂参见结膜炎项下，全身用药制剂参见相关章节。

（3）降眼压药参见青光眼项下。

2. 治疗方案

（1）前葡萄膜炎

1）急性前葡萄膜炎：治疗原则是立即扩瞳以防止虹膜后粘连；迅速抗炎以防止眼组织破坏和并发症的发生。绝大多数前葡萄膜炎为非感染性因素所致，一般不需用抗菌药，对高度怀疑或确诊为病原体感染所致者应予抗感染治疗。对非感染因素所致者，治疗大体分两部分，一为抗感染治疗，另一为睫状肌麻痹。

睫状肌麻痹剂：为治疗急性前葡萄膜炎的必需药物，一旦发病立即给药，目的在于防止和拉开虹膜后粘连，避免并发症；解除睫状肌、瞳孔括约肌痉挛，减轻充血水肿及疼痛，促进炎症修复。最常用的睫状肌麻痹剂为后马托品眼膏（1%、2% 和 4%），作用时间为 18 ~ 36 小时，可使瞳孔处于不断的运动状态，有效预防虹膜后粘连。后马托品的扩瞳及睫状肌麻痹作用不及阿托品，但阿托品的睫状肌麻痹和瞳孔扩大作用持续时间长（约 10 天），使瞳孔处于相对固定的开大状态，易发生瞳孔开大状态下的虹膜后粘连，后果严重。故严重的急性前葡萄膜炎应予 1% ~2% 阿托品眼膏，每日 1 ~ 2 次；治疗数天待炎症有所减轻时改用 2% 后马托品眼膏滴眼，每日 1 ~ 2 次。新鲜的虹膜后粘连不易拉开时，可结膜下注射散瞳合剂（1% 阿托品、1% 可卡因、0.1% 肾上腺素等量混合）0.1 ~ 0.2ml；对炎症恢复期可予 0.5% ~ 1% 托吡卡胺滴眼，每日 1 次。

糖皮质激素滴眼剂：严重的急性前葡萄膜炎可予地塞米松（0.1%）每 15 分钟滴眼 1 次，连续 4 次后改为每小时 1 次，连续数天后根据炎症消退情况逐渐减少滴眼次数，并改用作用缓和的糖皮质激素滴眼剂。

糖皮质激素眼周注射和全身治疗：因滴眼剂滴眼可在房水中达到足够浓度，与结膜下注射治疗效果相同，一般不宜反复给予糖皮质激素结膜下注射。出现反应性视盘水肿或黄斑囊样水肿的患者可予地塞米松 2.5mg 后 Tenon 囊下注射。对于不宜后 Tenon 囊下注射者，或双侧急性前葡萄膜炎出现反应性黄斑水肿、视盘水肿者，可予泼尼松口服，初始剂量为 30 ~40mg，早晨顿服，1 周后减量，一般治疗 2 ~4 周。

非甾体抗炎药：可予吲哚美辛、双氯芬酸钠等滴眼剂滴眼，每日 3 ~8 次，一般不需口服治疗。

全身免疫抑制剂治疗：对前葡萄膜炎反复发作者特别是伴有全身病变者，可考虑糖皮质激素联合其他免疫抑制剂治疗。

病因治疗：积极治疗原发病，由感染因素所致者予相应的抗感染治疗。

并发症治疗：积极治疗继发性青光眼、并发性白内障等并发症。

2）慢性前葡萄膜炎：常用睫状肌麻痹剂、糖皮质激素和非甾体抗炎药滴眼，滴眼频度视炎症严重程度而定。合并全身性疾病者应积极治疗全身性疾病。

（2）中间葡萄膜炎

1）定期观察：视力 >0.5 且无明显眼前段炎症者可不予治疗，但应定期随访观察。但也有人认为对于伴有明显的视网膜炎或黄斑囊样水肿者，即便视力在 0.5 以上，也应予治疗。

2）治疗措施：视力下降至 0.5 以下伴明显的活动性炎症者，应积极治疗。①单眼受累，予糖皮质激素后 Tenon 囊下注射，可选用地塞米松（5mg/ml）、曲安西龙（40mg/ml）或醋酸泼尼松龙（40mg/ml），一般注射量为 0.5ml。②双侧受累，宜选用泼尼松口服，初始剂量为 1～1.2mg/（kg·d），随病情好转逐渐减量，一般治疗 10～14 天后减量，每周减量 5～10mg，至 35～40mg/d 时每周减 2.5～5mg，至 15～20mg/d，至少维持 1 个月，之后更长时间维持在 5～10mg/d，时间为 2～12 个月。待睫状体平坦部和玻璃体基底部雪堤样改变完全消失后，再进一步减量至停药。对激素不敏感或不宜用激素者可酌情选用或联合应用其他免疫抑制剂，如苯丁酸氮芥、环磷酰胺、环孢素等，需长时间治疗，用药过程中应注意全身毒副作用。③眼前段受累，滴用糖皮质激素滴眼剂，选用的药物及滴眼频度视炎症程度而定；滴用睫状肌麻痹剂，对于轻症患者，无明显的虹膜粘连危险，仅少量用快速散瞳药物，如复方托吡卡胺滴眼液一日一次或隔日一次，炎症较重者增加滴眼频度或改用后马托品滴眼。④药物治疗无效者，可行睫状体扁平部冷凝；出现视网膜新生血管者行激光光凝治疗；玻璃体切割术可清除玻璃体内的炎症介质、有害物质、抗原等，有助于控制顽固性炎症。但由于手术本身对炎症具有刺激作用，甚至术后有导致眼球萎缩的危险，故一般在各种药物治疗无效时或确需清除玻璃体混浊和玻璃体积血时才考虑。

（3）后葡萄膜炎：①由免疫因素引起者主要使用激素类药物和免疫抑制剂；②确定为感染因素者予相应的抗感染治疗；③单侧受累予糖皮质激素后 Tenon 囊下注射；④双侧受累或单侧受累不宜行后 Tenon 囊下注射者，可口服糖皮质激素、苯丁酸氮芥、环磷酰胺、环孢素等；⑤某些类型的后葡萄膜炎较为顽固，免疫抑制剂的应用时间应足够长，联合用药常能降低药物的用量和副作用、增强疗效，常用的联合方式有糖皮质激素＋环磷酰胺或苯丁酸氮芥或环孢素、苯丁酸氮芥＋环孢素等。

（4）几种常见葡萄膜炎的药物治疗

1）强直性脊柱炎伴发的葡萄膜炎：多为急性前葡萄膜炎（详见急性前葡萄膜炎的治疗）；脊柱病变由相关专科治疗。

2）Vogt-小柳原田综合征：①初发患者主要予泼尼松口服，一般开始剂量为 1～1.2mg/（kg·d），于 10～14 天开始减量，维持剂量为 15～20mg/d（成人剂量），治疗多需 8 个月以上；②复发患者一般应予其他免疫抑制剂如苯丁酸氮芥、环磷酰胺、环孢素等，通常联合小剂量的糖皮质激素。对于继发性青光眼和并发性白内障者应予相应的药物或手术治疗。

3）Behcet 病：①免疫抑制剂：苯丁酸氮芥 0.1mg/（kg·d）或环孢素 3～5mg/（kg·d）、或秋水仙碱 0.5mg bid、或环磷酰胺 2～3mg/（kg·d），待病情稳定后逐渐减量，一般治疗时间在 1 年以上。②糖皮质激素：不宜长期大剂量使用，出现以下情况可考虑使用:眼前段受累,特别是出现前房积脓者,予糖皮质激素滴眼,可用0.1%地塞米松滴眼剂,每15分钟至1小时滴眼一次,随炎症减轻而降低滴眼频度;出现严重视网膜炎或视网膜血管炎等,在短期内即可致视功能严重破坏者,可予短期大剂量糖皮质激素全身治疗,泼尼松1~1.2mg/(kg·d)口服,5~7天后减量,每周减5~10mg,同时予其他免疫抑制剂;与其他免疫抑制剂联合使用,小剂量泼尼松口服,使用剂量一般为20~30mg/d。③睫状肌麻痹剂:用于眼前段受累,阿托品眼膏滴眼每日1~2次,2~3天后改用2%后马托品眼膏,每日一次,以后逐渐降低滴眼频度。④其他:对于继发性青光眼和并发性白内障,应予相应的药物或手术治疗。手术治疗需非常慎重,炎症未完全控制时手术易诱使葡萄膜炎复发。

4)交感性眼炎:眼前段受累者可予糖皮质激素和睫状肌麻痹剂滴眼治疗;表现为后葡萄膜炎或全葡萄膜炎者,选择糖皮质激素或其他免疫抑制剂全身用药。

5)Fuchs综合征:一般不需要糖皮质激素滴眼,更无需全身治疗。不发生虹膜后粘连,故一般不需散瞳药物。前房炎症明显时可短期滴眼治疗,予非甾体抗炎药。一般认为糖皮质激素局部使用无效,必要时可考虑Tenon囊下注射曲安奈德等。对于继发性青光眼和并发性白内障者应予相应的药物或手术治疗。

6)急性视网膜坏死综合征:①抗病毒:阿昔洛韦15mg/kg,静脉滴注,每日3次;治疗10~21天后改为400~800mg口服,每日5次,连用4~6周。或更昔洛韦5mg/kg,静脉滴注,每日2次;治疗3周后改为5mg/(kg·d),维持4周。②抗凝:口服小剂量的阿司匹林(100~400mg/d),也可选用肝素。③糖皮质激素:抗病毒治疗的同时可选用泼尼松(30~50mg/d)口服,1周后逐渐减量。④激光光凝及手术:光凝对预防视网膜脱离可能有一定的作用,发生视网膜脱离时应行手术治疗。

(五)药物治疗管理

1. 疗效监测 定期检查视力;观察眼部情况,根据眼部症状及体征变化确定炎症变化情况;合并全身性疾病者应观察全身症状的改善情况,行必要的眼部或全身实验室检查判断疾病的转归;必须对患者进行追踪,根据疗效与疾病的不同阶段变化调整治疗方案。

2. 并发症的防范及处理 ①继发性青光眼:可予降眼压药物滴眼,必要时联合口服或静脉滴注降眼压药(参见青光眼)。有瞳孔阻滞者,应在积极抗感染治疗下尽早行激光虹膜切开术或虹膜周边切除术。房角粘连广泛者行滤过性手术(建立房水外引流通道的手术)。②并发性白内障:应在炎症得到很好控制的情况下行白内障摘除术和人工晶状体植入术。未很好控制炎症的情况下行白内障手术是危险的,往往导致术后炎症的频繁发作和更加难以控制。③玻璃体切割术是治疗伴有并发症,如持续密集的玻璃体混浊、玻璃体积血、牵引性视网膜脱离、使用免疫抑制剂不能控制的中间葡萄膜炎等患者的重要手段。④激光光凝对预防新生血管形成及视网膜脱离可能有一定作用,发生视网膜脱离时应行手术治疗。⑤术前和术后应局部或全身使用糖皮质激素,必要时予其他免疫抑制剂治疗,以预防术后葡萄膜炎的复发。⑥长期应用免疫抑制剂者应每2周行肝、肾功能和血常规检查,发现异常应减药或停药。

3. 葡萄膜炎的教育与管理 加强患者教育,包括葡萄膜炎的临床表现、治疗与预后,并发症的处理,眼用制剂的使用方法及药物使用注意事项(参见结膜炎项下)等。

葡萄膜炎的治疗复杂多变,治疗前需尽可能明确患者所患葡萄膜炎的类型,尤其是感染性或非感染性,明确葡萄膜炎是静止的还是活动的、是可逆还是不可逆的,详细询问病史,做必要的全身检查及实验室检查,根据明确诊断给予合适的治疗。

不是所有的患者都需要药物干预,一般而言,急性前葡萄膜炎应立即给予治疗,而慢性前葡萄膜炎则视情况而定。中间葡萄膜炎视力无明显下降的患者应定期随访观察,如视力明显进行性下降,应予恰当的治疗,视力下降至 0.5 以下并有明显的活动性炎症者应积极治疗。也有人认为对出现明显的雪堤状改变、视网膜血管炎、黄斑囊样水肿者,不管视力如何,都应予治疗。部分后葡萄膜炎患者可能病情稳定或具有一定的自限性,只需密切观察,如病情进展,特别是威胁视力时,积极治疗才有意义,如视网膜血管鞘在炎症消退后可消失,治疗有很大的价值;而葡萄膜炎中由于血管闭塞所致的视神经萎缩是不可逆的,药物并不能改变最终的视力结果。

多数葡萄膜炎需全身治疗,部分难治性患者需数月甚至数年长期用药。具体到每个患者,应根据疾病的性质、种类和既往病史来决定剂量的大小和维持时间的长短,过早停药可能造成炎症复发或炎症更加难以控制,但维持也有时间限制,不可盲目长久维持。强调定期随访的重要性,葡萄膜炎的治疗随着疗效和疾病的不同阶段变化,临床不少患者最终未能彻底恢复是因为未对患者进行追踪并调整治疗方案。应加强患者教育,提高治疗依从性,坚持治疗,定期随访,调整方案。

选药需充分权衡利弊,只有用药的益处明显大于所带来的副作用时才考虑应用。如激素可引起儿童生长发育障碍,成人无需考虑此点;一些免疫抑制剂如苯丁酸氮芥、环磷酰胺可引起不育,有生育要求者应禁用或慎用;环孢素对肝、肾功能影响较大,使用时应注意。

滴眼剂在治疗葡萄膜炎中的一般原则:①滴眼频度适当,严重的前葡萄膜炎其最高频率可达每 15 分钟一次,个别慢性且特别敏感者可每天只滴一次,或隔天一次,多数用药次数为每天 3~6 次;②仅有眼后段炎症者不宜用糖皮质激素滴眼剂,其不仅对后段炎症无效,还可引起晶状体后囊下混浊和青光眼等;③对伴有眼后段炎症者,应用滴眼剂的同时宜联合全身用药;④根据炎症情况选用药物,并根据炎症变化情况及时更换合适的制剂和调整药物浓度;⑤使用混悬剂时应充分摇匀。

糖皮质激素治疗葡萄膜炎的基本原则:①个体化;②简单化,能滴眼的不用眼周注射,能眼周注射的不全身用药,全身用药尽量采用口服,病情需要时可采用静脉给药;③适量足量,予合适剂量,早期大剂量,维持小剂量,每天用量足够,总量足够,对严重患者追踪随访,及时调整药物剂量,以最小剂量控制和治疗疾病;④联合用药,治疗无效时应联合其他免疫抑制剂。

免疫抑制剂可产生严重的副作用,必须慎用,仅用于皮质激素治疗无效、病情危重有失明危险并能追踪观察的患者。但目前该类药物的适应证有所扩大,部分葡萄膜炎如 Behcet 病所致的葡萄膜炎,部分医师可能以该类药物为首选的一线药物。治疗前应充分告知患者,并在用药过程中每 2 周行肝、肾功能和血常规检查,发现异常应减药或停药。

Behcet 病性葡萄膜炎是最顽固的葡萄膜炎类型之一,治疗是一长期过程,炎症控制需数个月之久,评价一个治疗方案是否有效一般在治疗 4 个月以后,过早更换治疗方案可能失去有效治疗的机会。

交感性眼炎的预防:眼球穿通伤后及时修复创口;切除或还纳脱出的葡萄膜组织,避免葡萄膜嵌顿;全身及局部用抗菌药物预防感染;有关摘除诱发眼(伤眼)眼球是否具有预防作用尚有争议,对有望保存视力和眼球者应尽可能修复伤口,对修复无望的眼球破裂伤可考虑行眼球摘除术。

四、青　光　眼

（一）病因和发病机制

青光眼（glaucoma）是一组以视神经萎缩和视野缺损为共同特征的疾病,病理性眼压增高是其主要的危险因素,眼压升高水平和视神经对压力损害的耐受性与青光眼视神经萎缩和视野缺损密切相关。青光眼的发病率与年龄呈正比,高危患者是 70 岁以上的老年人和女性;与性别有关,女性的发病率为男性的 3.8 倍;与阳性家族史呈正相关;与高度近视呈正相关;中国人以闭角型青光眼居多,白种人以开角型青光眼多见,近年来我国开角型青光眼的发病率有上升趋势。

目前一般将青光眼分为原发性、继发性和先天性 3 类,具体分型与发病机制见表 22-18。

表 22-18　青光眼的分型与发病机制

青光眼类型	病因与发病机制
原发性闭角型青光眼（primary angle-closure glaucoma,PACG）	
急性闭角型青光眼	眼球局部解剖结构变异,瞳孔阻滞或周边虹膜堆积或睫状体前位,房角狭窄,眼压可急剧升高
慢性闭角型青光眼	解剖结构变异程度较轻,瞳孔阻滞或周边虹膜堆积,房角狭窄,小梁网渐进性损害,眼压逐步升高
原发性开角型青光眼（primary open angle glaucoma,POAG）	房水外流受阻于小梁网-Schlemm 管系统,房角开放,眼压升高
继发性青光眼	继发于某些眼病、全身性疾病、药物等,致房水循环障碍
先天性青光眼	胎儿发育过程中前房角发育异常,小梁网-Schlemm 管系统不能发挥有效的房水引流功能,眼压升高

（二）临床表现及诊断

眼压升高或正常,正常眼压为 10～21mmHg（均数 ±2 倍标准差）,双眼对称,昼夜压力相对稳定,一般双眼眼压差异不应 >5mmHg,24 小时眼压波动不应 >8mmHg。虽有较少一部分青光眼是低眼压的,但眼压≥22mmHg 应怀疑为青光眼;纤维束性视野缺损;房角开放或关闭;青光眼性视盘改变、视神经损伤等。

1. 原发性急性闭角型青光眼　多见于 50 岁以上的老年人,女性多见,情绪波动者易发病,具有一定的遗传倾向;患眼一般具有眼轴短、角膜小、前房浅、前房角窄、晶状体厚等解剖特征;患眼常为远视眼,双眼可先后发病。

典型的急性发作分为 6 个临床阶段:①临床前期:一侧眼急性发作,另一侧眼无任何症状,有上述解剖结构;可有家族史,暗室俯卧试验阳性。②先兆期:表现为一过性或反复多次小发作。③急性期:急性发作的典型症状和体征,眼压急剧升高致剧烈头痛、眼痛、视力骤降,伴恶心、呕吐;患眼虹视、视力下降、球结膜充血,角膜水肿,房角关闭,房水混浊,视盘水肿等。④间歇期:小发作后自行缓解,房角开放或自行开放,不用药或仅用少量缩瞳剂,眼压不再升高。⑤慢性期:房角广泛粘连,小梁网损害,眼压中度升高,视盘青光眼性改变,视野青光眼性缺损。⑥绝对期:持续高眼压,视神经严重损伤,视力下降,甚至无光感。

2. 原发性慢性闭角型青光眼　周边前房浅和房角狭窄,进行性房角粘连闭合;眼压持续升高,多为中度升高,无眼压急剧升高的相应症状;青光眼性视神经损害,视野缺损;排除继发性青光眼。

3. 原发性开角型青光眼　通常双眼患病,但发病时间和程度不一;发病隐匿,进展缓慢,少数患者可有轻度眼胀、雾视、头痛,多数患者无任何症状;眼压升高但房角始终开放,眼压波动幅度大;青光眼性视盘改变,视神经乳头损伤,视野缺损;前房角为开角,大多数为宽角,但部分患者为窄角;对于不典型的病例,明确诊断相当困难;定期随诊可望及时发现病情进展,有助于诊断。

4. 继发性青光眼　继发于某些全身性疾病、眼病或长期应用糖皮质激素等,多累及单眼,一般无家族性。房角可开放或关闭,除高眼压外尚有较为严重的原发病同时存在,诊断和治疗更为复杂,预后也较差。常见青光眼睫状体炎综合征、糖皮质激素性青光眼、眼外伤所致的继发性青光眼等。

5. 先天性青光眼　多与遗传有关,具体分型有:①婴幼儿型青光眼:畏光、流泪、眼睑痉挛为三大特征性症状,角膜增大、前房加深、眼压升高、房角异常、青光眼性视盘凹陷及眼轴长度增加;②青少年型青光眼:3岁以后眼球壁组织弹性减弱,临床表现与POAG基本一致;③合并其他眼部或全身发育异常的先天性青光眼:多表现为综合征形式。

(三)治疗原则

青光眼治疗的目的是保存视功能。治疗方法包括:①降低眼压,目前对青光眼的治疗主要是通过药物或手术,将眼压控制在视神经损害不进一步发展的水平(目标眼压)。目标眼压值因人因眼而异,视神经损害程度越重,目标眼压值也相对较低,晚期病例要求眼压比一般水平更低,以防止病情进一步恶化。②视神经保护性治疗,即通过改善视神经的血液供应和控制节细胞凋亡来保护视神经,应用胞磷胆碱、谷氨酸拮抗剂、神经营养因子等。③继发性青光眼需积极治疗原发病。

常用的抗青光眼手术:解除瞳孔阻滞的手术;解除小梁网阻塞的手术;建立房水外引流通道的手术(滤过性手术);减少房水生成的手术;青光眼白内障联合手术。

(四)药物治疗方案

1. 治疗药物分类

(1)青光眼降眼压的主要药物及作用机制:见表22-19。

表22-19　青光眼降眼压的主要药物及作用机制

药物分类	作用机制	主要品种
局部用缩瞳剂	缩瞳,促进房水流出	毛果芸香碱、卡巴胆碱
局部用β受体阻断药	减少房水生成	噻吗洛尔、倍他洛尔、美替洛尔等
局部用α受体激动药	促进房水流出,减少房水生成	肾上腺素、地匹福林等
局部用碳酸酐酶抑制剂	减少房水生成	布林佐胺、多佐胺
局部用前列腺素衍生物	促进房水流出	贝美前列素、曲伏前列素等
口服碳酸酐酶抑制剂	减少房水生成	乙酰唑胺、醋甲唑胺
高渗剂	渗透作用,减少眼内容量	50%甘油(口服)、20%甘露醇(静脉滴注)

（2）常用的眼用降眼压制剂：见表22-20。

表22-20 常用的眼用降眼压制剂

药物	药动学	主要不良反应	主要注意事项
缩瞳剂			
毛果芸香碱	缩瞳持续时间为4～8小时，维持降眼压时间为4～14小时	过敏、缩瞳、吸收中毒、调节痉挛、视物模糊	①避免过量给药；②用药前先行眼底检查，长期用药需监测眼压和视野；③急性虹膜炎、某些前葡萄膜炎及某些继发性青光眼患者禁用；④全身吸收可致不良反应
卡巴胆碱	不详	与毛果芸香碱相似	①用于对其他缩瞳药物过敏或不能耐受者；②参见毛果芸香碱
非选择性 β 受体阻断药			
噻吗洛尔	0.5小时起效，1～2小时达高峰，维持12小时以上	过敏、刺激症状、全身吸收	①充血性心力衰竭或肺病患者慎用；②有短期脱逸、长期漂移现象
左布诺洛尔	1小时内起效，2～6小时达高峰，维持24小时	睑结膜炎、全身吸收	①充血性心力衰竭或肺病患者慎用；②与全身性降压药有叠加降压作用；③戴软性角膜镜者慎用
选择性 β_1 受体阻断药			
倍他洛尔	30分钟内起效，2小时达高峰，维持12小时	过敏、刺激症状、点状角膜炎等，偶有全身吸收	①具有 β_1 受体选择性，为可用于充血性心力衰竭或肺病患者的眼用 β 受体阻断药；②对心率、血压影响甚微，但一发现心力衰竭征兆，应立即停药；③副作用少于噻吗洛尔
肾上腺素受体激动药			
肾上腺素	1小时起效，维持12小时	眼痛、头痛、结膜充血、黄斑囊样水肿、过敏、全身吸收	①注意全身禁忌证；②遇光变色，阴凉处避光保存
地匹福林	30分钟起效，1～5小时达高峰，维持12小时	散瞳、无晶状体性黄斑病变、过敏、刺激症状、全身不良反应较少	①注意全身禁忌证；②未经手术的闭角型青光眼患者禁用
选择性 α_2 肾上腺素受体激动药			
阿可乐定	可进入睫状体，不能穿透血脑屏障	全身性低血压可忽略，局部的副作用常见	①治疗和预防眼科手术后眼压升高的药物；②用单胺氧化酶抑制剂治疗的患者禁用

续表

药物	药动学	主要不良反应	主要注意事项
溴莫尼定	2小时作用达峰值,能穿透血脑屏障	可致全身性低血压和嗜睡,局部副作用较安普乐定少见	①注意全身禁忌证;②含苯扎氯铵,软性接触镜佩戴者应注意
前列腺素衍生物			
曲伏前列素	2小时起效,12小时达高峰	虹膜眼睑色素增加、睫毛增生、结膜炎、角膜炎等	①每日两次给药较每日睡前一次给药效果差;②急性眼部感染患者禁用;③无晶状体患者慎用
贝美前列素	4小时起效,8~12小时达高峰	结膜充血、睫毛增生等	同上
碳酸酐酶抑制剂			
布林佐胺	全身吸收,广泛分布于红细胞内	雾视、味觉异常等	①不推荐与口服碳酸酐酶抑制剂联用;②注意全身禁忌证;③对磺胺类药过敏者禁用
多佐胺	2小时达峰值	刺痛、苦味等	①参见布林佐胺;②与其他滴眼液合用,其间隔时间应不少于10分钟

(3)碳酸酐酶抑制剂:见表22-21。

表22-21 常用的治疗青光眼的碳酸酐酶抑制剂

药名	起效(分钟)	达峰(小时)	作用时间(小时)	参考用量
乙酰唑胺注射液	5~10	/	2	500mg
乙酰唑胺片	120	4	6~8	250mg qid
二氯磺胺	30	2~4	6~12	50mg tid
醋甲唑胺	120	4~8	10~12	50mg tid

(4)高渗剂:见表22-22。

表22-22 常用的高渗剂

种类	给药方式	起效(分钟)	达峰(小时)	作用时间(小时)	参考剂量(g/kg)	眼穿透力	分布
甘露醇	静脉	30~60	1	6~8	1~2	很差	细胞外液
甘油	口服	10~30	0.5	4~5	1~1.5	差	细胞外液
尿素	静脉	30~45 (90~120滴/分)	1	5~6	1~1.5	好	体液

用高渗剂后患者感觉口干,切忌大量饮水,以免血液被稀释,失去降眼压作用。

(5)视神经保护药物:如钙离子通道阻滞药、谷氨酸拮抗剂、神经营养因子、抗氧化剂(维生素 C、维生素 E)等。

2. 治疗方案

(1)原发性急性闭角型青光眼:基本治疗原则是手术。术前应积极采用综合药物治疗以缩小瞳孔,使房角开放,迅速控制眼压,减少组织损害。在眼压降低、炎症反应控制后,手术效果较好。

1)缩小瞳孔:先兆期小发作时,用1%毛果芸香碱每半小时滴眼1次,2~3次后一般即可达到缩小瞳孔、降低眼压的目的。急性大发作时,每隔5分钟滴眼1次,共3次;然后每隔30分钟1次,共4次;以后改为每小时1次。如瞳孔括约肌未受损害,一般用药后3~4小时瞳孔明显缩小,可减量至每日4次。如眼压过高、瞳孔括约肌受损麻痹,或虹膜发生缺血、坏死,则缩瞳剂难以奏效。通常在全身使用降眼压药后再滴缩瞳剂,缩瞳效果较好。

2)联合用药:急性发作期除局部滴用缩瞳剂外,常需联合用药,如全身应用高渗剂、碳酸酐酶抑制剂,局部滴用 β 受体阻断药以迅速降低眼压。

3)辅助治疗:全身症状严重者可予止吐、镇静、安眠药物,局部滴用糖皮质激素有利于减轻充血及虹膜炎症反应。

4)手术治疗:经药物治疗眼压下降后,必须进一步行手术治疗。

(2)慢性闭角型青光眼:治疗原则也是药物控制眼压后手术。

(3)原发性开角型青光眼:治疗包括药物治疗、激光或手术治疗。

1)药物治疗:如局部滴用1~2种药物即可使眼压控制在安全水平,患者能配合治疗并定期复查,则可先试用药物治疗。如无禁忌证,可首选 β 受体阻断药;如一种药物不能控制眼压,可换用另一种药物;如滴用单一药物眼压仍未控制在安全水平,可联合用药(图22-2)。

2)激光治疗:如药物治疗不理想,可试用氩激光小梁成形术。

3)手术治疗:一般认为手术的适应证是药物治疗无效或无法耐受长期用药或定期随访困难,或没有条件进行药物治疗的病例。近来有人主张一旦诊断明确,且已有明显的视盘、视野改变时,滤过性手术(建立房水外引流通道的手术)可作为首选的治疗手段,并认为早期手术比长期药物治疗失败后再做手术效果更好。

(4)继发性青光眼

1)糖皮质激素性青光眼:多数病例停用糖皮质激素后眼压可逐渐恢复正常,对少数停药后眼压仍持续升高的患者,可按开角型青光眼的治疗原则处理。

2)眼外伤所致的继发性青光眼:①眼球钝挫伤后短期内急性眼压升高,药物治疗包括使用糖皮质激素减轻炎症反应,滴用噻吗洛尔,必要时口服乙酰唑胺或静脉滴注甘露醇控制眼压;②一般高眼压可随前房血液的吸收而缓解,个别患者需行前房切开,排出积血;③眼内出血特别是玻璃体积血有时可发生溶血性青光眼或血影细胞性青光眼,两种情况也可随眼内血液的清除,眼压逐渐正常化,因此应首选药物治疗控制眼压,对少数眼压不能控制者可考虑前房冲洗术;④眼球钝挫伤数月或数年后还可能发生房角后退性青光眼,治疗原则与POAG相同。

3)晶状体源性青光眼:①白内障的病程中可发生类似于急性闭角型青光眼的眼压骤然

升高,治疗原则为晶状体摘除术,如房角已有广泛粘连,则可考虑白内障和青光眼联合手术。白内障过熟期的治疗原则为药物控制眼压后行白内障摘除术,术前局部滴用糖皮质激素滴眼剂有助于缓解晶状体皮质过敏性眼内炎。②创伤性或自发性晶状体脱位(如 Marfan 综合征)可引起眼压升高。对前脱位的晶状体可行晶状体摘除术,晶状体脱入玻璃体并引起眼压升高者可先试用药物治疗控制眼压。③球形晶状体是一种先天性异常,睫状肌麻痹剂可使晶状体变扁平并后退,解除瞳孔阻滞,但缩瞳剂可能加重病情。

4)青光眼睫状体炎综合征:一般数天内能自行缓解,预后较 POAG 好,但易复发,滴用 β 受体阻断药、糖皮质激素、服用碳酸酐酶抑制剂可以缩短病程。

5)虹膜睫状体炎继发性青光眼:治疗一般可选用房水生成抑制剂降低眼压,缩瞳剂可加重虹膜睫状体炎,故不宜使用。如房角已经发生不可逆性粘连,药物治疗不能控制眼压,可在炎症基本控制后行滤过性手术。

6)新生血管性青光眼:治疗比较棘手,局部滴用 β 受体阻断药和睫状肌麻痹剂可缓解症状,但仍难以控制病情发展。慎用缩瞳剂和前列腺素类药物,以免引起睫状肌痉挛和加重眼内炎症。常规滤过性手术常常失败,术前全视网膜光凝术或冷凝术使新生血管退化,或术中、术后应用抗代谢药(如丝裂霉素、氟尿嘧啶)可提高手术成功率。房水引流装置或阀门植入手术近年也用于治疗新生血管性青光眼。

7)睫状环阻塞性青光眼(恶性青光眼):抗青光眼手术后如前房不形成,并伴有眼压升高、充血、疼痛等表现时,要考虑到发生睫状环阻塞性青光眼的可能性。应尽快滴用1% ~ 2%阿托品充分麻痹睫状肌,静脉滴注高渗剂如甘露醇,服用乙酰唑胺降低眼压,全身和局部应用糖皮质激素控制炎症反应。部分患者通过以上药物治疗能得到缓解,但应长期滴用阿托品避免复发。禁用缩瞳药。如药物无效,应手术治疗。

8)视网膜玻璃体手术后继发性青光眼:采用睫状肌麻痹剂、抗炎和降眼压治疗病情多可得到缓解。如药物治疗无效,应手术治疗。

9)色素性青光眼:药物治疗可用低浓度的毛果芸香碱滴眼,降低眼压并清除色素颗粒。房水生成抑制剂可降低眼压,但不利于色素颗粒的清除。药物难以控制者,可考虑手术。

(5)难治性青光眼:药物难以控制眼压,而做常规手术预后又不好的青光眼,为提高其手术成功率,可在术中或术后应用抗代谢药(如丝裂霉素、氟尿嘧啶等),也可采用房水引流装置。

(6)先天性青光眼:以手术治疗为主,药物治疗仅在手术前短期使用或用于因特殊原因不能手术者。先天性青光眼患儿眼压控制后,还应尽早采取适当的措施防治弱视。药物选择上,婴幼儿慎用 β 受体阻断药类药物。青少年使用缩瞳剂后可出现调节痉挛,因此不能长期使用。尽可能避免全身使用降眼压药物。

(五)药物治疗管理

1. 疗效监测 应观察眼压、视野、视神经乳头形态及视神经纤维层的变化情况,以视神经和视功能损害不再进展时的眼压为最佳眼压控制标准(目标眼压)。

眼压升高及眼压波动太大均为导致病情恶化的危险因素,不能依靠一两次眼压测定值,24 小时眼压监测有助于发现眼压峰值及其波动范围,对于观察眼压控制情况十分重要。由于眼压不是青光眼发病的唯一危险因素,部分患者在眼压得到控制后,视神经萎缩和视野缺损仍然进行性发展,因此目标眼压仅是一个相对安全的眼压水平。

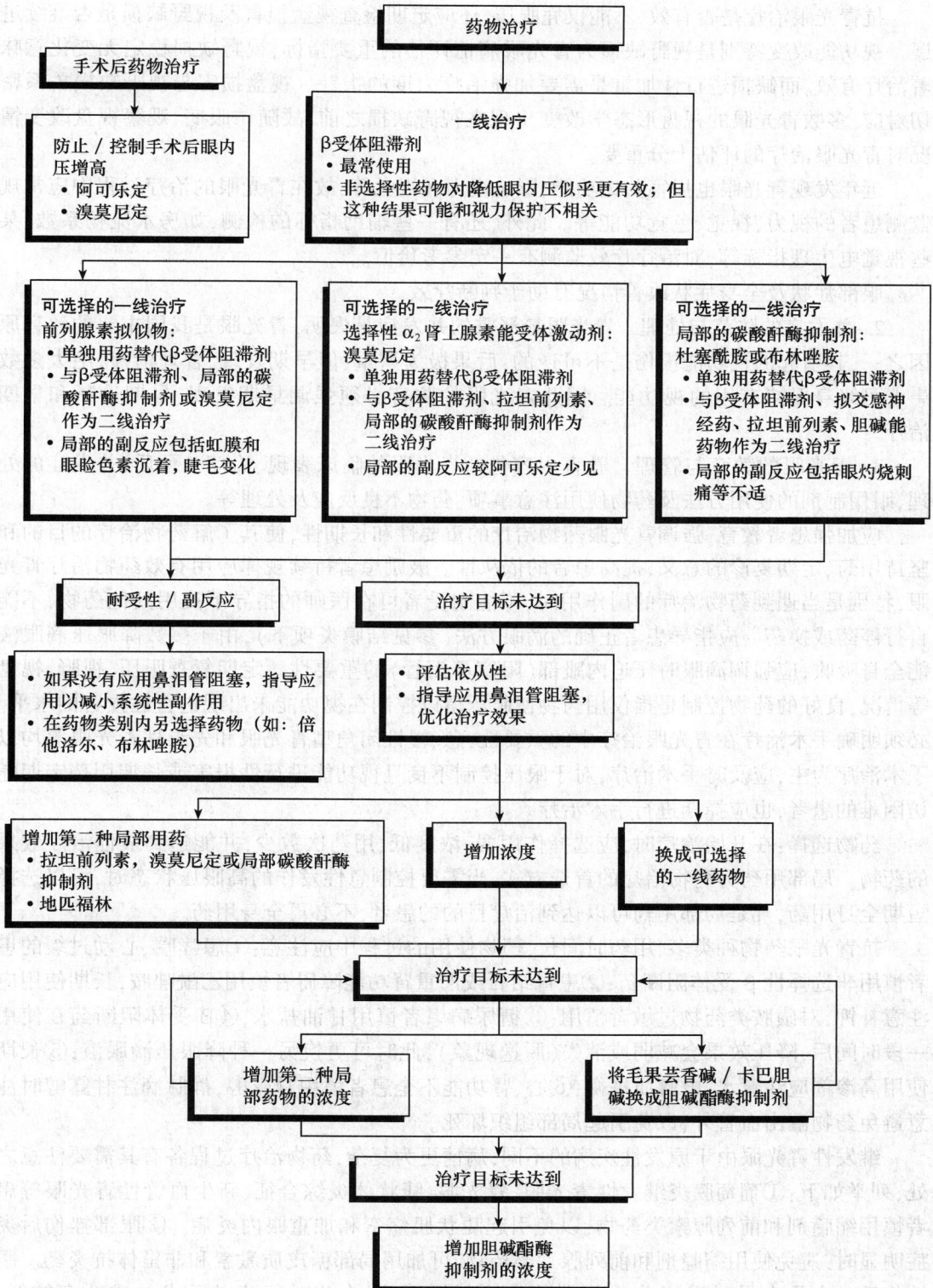

图 22-2　青光眼的药物治疗

抗青光眼治疗是否有效，不能仅凭眼压，还应定期检查视盘损害及视野缺损是否继续进展。视功能改变特别是视野缺损为青光眼病情评估的重要指标，视野缺损稳定无变化意味着治疗有效，而缺损进行性加重是需要加强治疗力度的指针。视盘损害与视野缺损关系密切对应，多数青光眼的视盘形态学改变出现在视野缺损之前，故随访眼底、观察视盘改变情况对青光眼治疗的评估十分重要。

近年发现青光眼也损害黄斑功能、影响视力和视觉等，故在青光眼的治疗过程中应常规监测患者的视力、视觉、色觉功能等。此外，还有一些辅助指标的检测，如房水流畅系数、某些视觉电生理指标等，对治疗疗效监测有一定参考价值。

眼部症状及全身症状改善情况有助于判断疗效。

2. 并发症的防范与处理　青光眼最严重的并发症是失明，青光眼是我国主要的致盲原因之一，其引起的视功能损伤是不可逆的，后果极为严重，但早期发现、合理治疗，绝大多数患者可终身保持有用的视功能。因此青光眼的防盲必须强调早期发现、早期诊断和早期治疗。

3. 青光眼的教育与管理　教育内容包括青光眼的临床表现、治疗与预后，并发症的处理，眼用制剂的使用方法及药物使用注意事项、药物不良反应及处理等。

应加强患者教育，强调青光眼药物治疗的重要性和长期性，使其了解药物治疗的目的和坚持用药、定期复诊的意义，提高患者的依从性。鼓励患者持续规律应用有效药物治疗青光眼，特别是当遇到药物治疗的副作用时，不能耐受者可在医师的指导下换用其他药物，不能自行停药或换药。应指导患者正确的滴眼方法（参见结膜炎项下），由于多数降眼压滴眼液能全身吸收，应强调滴眼时压迫内眦部（阻塞鼻泪管）的重要性。定期复查眼压、视野、视盘等情况，良好的药物控制是指仅用药物使眼压得以控制在视功能未出现进行性损害的水平。必须明确手术治疗在青光眼治疗中的重要性，急、慢性闭角型青光眼和先天性青光眼等均以手术治疗为主，应及时手术治疗，对于眼压控制不良且视功能进行性损害或长期用药定期随访困难的患者，也应择期进行手术治疗。

药物选择：在开始治疗时，应选择作用弱、浓度低、用药次数少，并能达到最佳治疗效果的药物。局部用药为药物治疗的首选方式，当需要控制急性发作的高眼压状态时，可以选择短期全身用药，凡是局部用药可以达到治疗目的的患者，不必再全身用药。

抗青光眼药物种类多、用药时间长，药物使用的过程中应注意：①患哮喘、心动过缓的患者慎用非选择性β受体阻断药；②患肾结石或严重肾功能障碍者慎用乙酰唑胺，长期使用应注意补钾，对磺胺类药物过敏者慎用；③糖尿病患者慎用甘油盐水；④β受体阻断药在使用一段时间后，降压效果会减弱或消失（脱逸现象），此时可更换另一种降眼压滴眼液；⑤长期使用高渗剂应注意水、电解质平衡；⑥心、肾功能不全患者慎用甘露醇，静脉滴注甘露醇时注意避免药物漏出血管外，以免引起局部组织坏死。

继发性青光眼由于原发性疾病的不同，病情更为复杂，药物治疗过程各有其需要注意之处，列举如下：①葡萄膜炎继发性青光眼、青光眼-睫状体炎综合征、新生血管性青光眼等患者慎用缩瞳剂和前列腺素类药物，以免引起睫状肌痉挛和加重眼内炎症。②眼部挫伤后炎症明显时，避免使用缩瞳剂和前列腺素类药物，可加用局部糖皮质激素和非甾体抗炎药。眼挫伤后3个月内尽量采用药物保守治疗控制眼压，因为此时行滤过手术的成功率较低。③避免全身或局部滥用糖皮质激素，当治疗其他疾病需要长期使用时，应密切观察眼压及其他与激素使用相关的副作用。早期的糖皮质激素性青光眼患者即使眼压升高明显,也应首选药物保守治疗,以免滤过性手术过度;晚期患者药物不能有效控制眼压时,应择期手术。④色素性青光眼患者常伴有脉络膜视网膜变性,因此在开始接受缩瞳药治疗之前应仔细检查周边视网膜情况,以预防治疗期间发生视网膜脱离。⑤睫状环阻滞性青光眼(恶性青光眼)患者应立即给予睫状肌麻痹剂散瞳和高渗剂脱水治疗,促进前房尽快形成,禁用缩瞳药,必要时行前段玻璃体切除术以解除睫状环阻滞。

(六)案例分析

1. 主题词　原发性开角型青光眼;降眼压药物治疗;倍他洛尔滴眼液;布林佐胺滴眼液;曲伏前列素滴眼液。

2. 病史摘要　患者,女性,45岁。2013年2月4日例行眼科检查时,发现右眼非矫正视力20/40,左眼为20/80;眼压测量:右眼33mmHg,左眼36mmHg;检眼镜检查:双眼杯盘比=0.6,视神经纤维束缺损;视野检查:视野环状缺损;双侧瞳孔正常;前房角镜检查:双侧房角开放;没有白内障形成。患者自述有青光眼家族病史。既往有轻度哮喘病史,否认传染病病史。

门诊诊断:原发性开角型青光眼。

3. 治疗方案

(1)降眼压治疗:0.25%倍他洛尔滴眼液1滴OU bid;2周后加用1%布林佐胺滴眼液1滴OU bid;3日后停用布林佐胺,加用0.004%曲伏前列素滴眼液1滴OU qd。

(2)视神经保护:甲钴胺片500μg po tid。

(3)改善血液循环:复方血栓通胶囊3粒po tid。

4. 药学监护要点　初始治疗后,患者应该在2周内随访,当未达到治疗目的时,应评估患者的给药方法是否正确、滴眼时有没有压迫内眦部等。如患者给药方法正确,眼压仍高,此时应考虑增加眼药浓度及药量或加用其他降眼压药物,或选择其他一线药物。眼压降低不稳定的患者每1~3个月随访一次,稳定的患者每6个月随访一次。

(1)降眼压治疗:以视神经和视功能损害不再进展时的眼压为最佳眼压控制标准(目标眼压)。24小时眼压监测有助于发现眼压峰值及其波动范围。部分患者在眼压得到控制后,视神经萎缩和视野缺损仍然进行性发展,因此目标眼压仅是一个相对安全的眼压水平。

(2)定期随访眼底及视野检查:抗青光眼治疗是否有效,不能仅凭眼压,还应定期检查视盘损害及视野缺损是否继续进展。

(3)其他:视力、视觉、色觉功能等检查以及其他一些辅助指标(如房水流畅系数、某些视觉电生理指标)的检测对治疗疗效监测有一定的参考价值。

(4)监测药物使用中出现的不良反应,如滴眼剂使用中的局部刺激症状及全身吸收产生的全身不良反应。

5. 药学监护过程　患者用倍他洛尔滴眼液治疗2周内随访,测眼压:右眼30mmHg,左眼32mmHg;检眼镜检查:双眼杯盘比=0.6;视野检查:视神经缺损。眼压控制不理想,加用布林佐胺滴眼液,3天后,患者自述双眼严重雾视及异物感,无法耐受。测眼压:右眼28mmHg、左眼30mmHg,患者眼压控制仍不理想,临床医师与临床药师分析讨论后,停用布林佐胺,加用曲伏前列素滴眼液。患者2周后随访,测眼压:右眼15mmHg、左眼17mmHg,视野检查及眼底检查未见视野损害及视神经损伤进展。

临床药师在治疗过程中进行患者教育,告知患者其所患的疾病发病隐匿、进展缓慢,而且不是经常伴随自觉症状,但视神经损伤一旦发生则不可逆,强调长期规律应用有效药物并且定期随访的重要性。同时指导患者正确使用滴眼剂的方法,由于给药时和给药后轻压内眦和鼻之间保持3~5分钟可以显著降低药物全身性吸收的量,故强调按压内眦部的重要性。建议患者每次滴用滴眼液都应按压内眦部,以使用较低的药物浓度及较少的给药频率使药效最大化,减少全身性不良反应。教育患者应用曲伏前列素滴眼液时,每日睡前一次给药效果较好,使用倍他洛尔与曲伏前列素滴眼液时,两种药物至少间隔5~10分钟,以确保第一种眼药不被第二种眼药冲掉。告知患者药物不良反应:倍他洛尔的全身性不良反应很少见,但仍应密切观察包括心动过缓、心脏传导阻滞、充血性心力衰竭、呼吸窘迫和中枢神经系统不良反应,一旦发现,需及时停药并就医;局部如眼部的烧灼感和刺痛较常见。曲伏前列素有发生虹膜色素沉着的可能性,且虹膜色素沉着可能是永久的,眼睑皮肤变黑,睫毛变稠厚、变长,色素沉着,以上均可能是不可恢复的。

6. 药学分析与建议 患者为原发性开角型青光眼患者,发病隐匿,无明显的自觉症状,在例行检查时发现,有家族性遗传史,诊断明确。

原发性开角型青光眼的降眼压治疗中,局部的 β 受体阻断药是初始治疗用药,由于患者有轻度哮喘病史,她不能首选噻吗洛尔或任何其他非选择性的 β 受体阻断药,而倍他洛尔为选择性 $β_1$ 受体阻断药,在有气道变应性疾病及哮喘的患者中,其耐受性优于非选择性的受体阻断药。若患者在单一用倍他洛尔后不能有效控制眼压,此时临床医师与临床药师应对患者进行评估,判断其依从性及滴眼方法是否正确、滴眼时是否按压内眦部并保持3~5分钟等。该患者依从性好、滴眼方法正确,此时应考虑加用新的治疗控制眼压,故联合布林佐胺滴眼剂治疗。但患者对布林佐胺出现严重的双眼雾视及异物感,不能耐受,临床医师与临床药师商议后停用布林佐胺,改用曲伏前列素。曲伏前列素为前列腺素衍生物,是可选择的一线治疗用药,用于对其他药物没有反应或者无法耐受其他药物不良反应的患者。治疗2周后,患者眼压控制理想,视野及视神经未见进行性损害。

必须明确的是,对于长期用药定期随访困难或眼压控制不良且视功能进行性损害的患者,应择期进行手术治疗。对于该患者,应告知其坚持长期用药并定期随访的重要性,建议如眼压控制不理想、视功能进行性损害,则应考虑手术治疗。

7. 药物治疗小结 原发性青光眼多发病隐匿、进展缓慢,少数患者可有轻度的眼胀、雾视、头痛,多数患者无任何症状,如该患者在例行眼科检查时才发现。

原发性开角型青光眼的治疗包括药物治疗、激光或手术治疗。药物治疗如局部点用1~2种药物即可使眼压控制在安全水平,患者能配合治疗并定期复查,则可先试用药物治疗。如无禁忌证,可首选 β 受体阻断药;如一种药物不能控制眼压,可换用另一种药物;如点用单一药物眼压仍未控制在安全水平,可联合用药。治疗目标以视神经和视功能损害不再进展时的眼压为最佳眼压控制标准。青光眼的降眼压治疗过程中必须强调定期随访的重要性,告知患者有部分患者在眼压得到控制后,视神经萎缩和视野缺损仍然进行性发展,因此目标眼压仅是一个相对安全的眼压水平,应定期随访眼底及视野检查。如药物治疗不理想,可试用氩激光小梁成形术或手术治疗,一般认为手术的适应证是药物治疗无效、或无法耐受长期用药、或定期随访困难、或没有条件进行药物治疗的病例。

五、视 神 经 炎

视神经炎(optic neuritis)泛指视神经的炎性脱髓鞘、感染、非特异性炎症等疾病,分为球内段的视盘炎与球后段的球后视神经炎。视神经炎多为单侧性,视盘炎多见于儿童,球后视神经炎多见于青壮年。

(一)病因和发病机制

该病的病因和发病机制较为复杂(表22-23)。

表 22-23　视神经炎的病因和发病机制

类型	病因和发病机制
脱髓鞘性视神经炎	炎性脱髓鞘,视神经信号传导减慢,视觉障碍,与多发性硬化(multiple sclerosis, MS)关系密切
非脱髓鞘性视神经炎	感染累及视神经;自身免疫性疾病引起视神经非特异性炎症;营养不良(特别是维生素 B_{12} 缺乏)等

(二)临床表现及诊断

1. 视盘炎　多累及双眼,可先后发病;外眼一般均正常,但瞳孔有不等程度的散大;双眼无光感者其瞳孔的直接和间接光反射完全消失;视力严重障碍者,瞳孔的光反射明显减弱或迟钝;单眼患者,患侧瞳孔可有相对性瞳孔传入障碍(Marcus-Gunn 征)。眼底检查:视盘边界模糊,以充血为主,隆起度多不超过 2~3 屈光度;有些患者水肿不仅限于视盘及其附近的视网膜,整个眼底后极部视网膜都有明显水肿,呈灰白色,反光增强,称为视神经视网膜炎;有些患者在视盘附近或眼底后极部的后玻璃体处有炎症细胞存在。晚期视神经继发性萎缩时,视盘颜色变淡,动脉变细。根据视力严重障碍、视神经乳头改变可以诊断;视野和视觉诱发电位检查有助于诊断。

2. 球后视神经炎　①视力障碍,伴有眼球转动时疼痛、视野中心暗点、瞳孔改变、单眼全盲者,患眼瞳孔直接光反射及对侧健眼间接光反射消失。但患眼单侧视力障碍者以及双眼视神经炎但双眼损害程度不等者,视力损害严重侧瞳孔有相对性瞳孔传入障碍征阳性,即交替遮盖一眼,遮盖患眼时,健眼瞳孔无变化;遮盖健眼时,患眼瞳孔散大。瞳孔的间接光反射及对侧健眼的直接光反射存在。双眼全盲者,双侧瞳孔散大,无光反射。但双侧视神经炎患者如两侧损害程度相等,其相对性瞳孔传入障碍征则为阴性。眼底正常,可诊为急性球后视神经炎。②远近最好矫正视力均有减退,内外眼正常,视野中心暗点,可诊为慢性球后视神经炎。

(三)治疗原则

寻找病因,针对病因治疗;必要时全身予大剂量糖皮质激素,根据病情逐渐减量,目的是减少复发、缩短病程;有感染者应合并抗感染治疗;支持疗法。

(四)药物治疗方案

1. 治疗药物分类

(1)糖皮质激素:包括全身用药与局部用药。

(2)干扰素(interferon,IFN):β-干扰素,如 IFN-β1a、IFN-β1b 等。主要不良反应为流感样症状、白细胞或血小板减少、血压低等。

（3）B 族维生素：维生素 B_1、维生素 B_{12} 等大剂量使用。

2. 治疗方案

（1）脱髓鞘性视神经炎：观察，部分患者可不予任何治疗，特别是脑部磁共振成像（MRI）无异常或临床特征不典型者大多数可自行恢复。

对以下患者：①脑部 MRI 发现至少 1 处脱髓鞘；②既往已诊断为 MS 或视神经炎；③未行 MRI，视神经炎伴肢体无力、感觉障碍和平衡障碍等症状；④要求尽快恢复视力者，可予大剂量糖皮质激素短期冲击治疗，首选甲泼尼龙（1g/d）静脉滴注，连用 3 天后改为短期口服泼尼松 1mg/（kg·d），11 天后逐渐减量。

若患者 MRI 及临床提示高 MS 风险，可在大剂量糖皮质激素短期冲击疗法后追加 β-干扰素长期治疗，以延缓 MS 进展。

（2）非脱髓鞘性视神经炎：①病因治疗，同时保护视神经，如感染性视神经炎应积极抗感染，自身免疫性视神经炎应针对原发病进行正规、全程的糖皮质激素及免疫抑制剂治疗；②糖皮质激素，急性病例充分权衡利弊后可用，严重病例可大剂量冲击治疗；③大量补充 B 族维生素。

（五）药物治疗管理

1. 疗效监测　①眼部检查：视力检查，观察视力恢复情况；视野检查，观察视野恢复情况；视觉诱发电位改变情况有助于判断疗效；对光反应、充血渗出等眼部体征改善情况。②头部 MRI 了解脑白质有无脱髓鞘斑，对选择药物治疗方案及预后判断有参考意义。③伴发全身性疾病者尚需观察全身症状的改善情况。

2. 并发症的防范与处理　①15 年的总结发现，视神经炎后进展为 MS 的患者约占 50%，脑部 MRI 正常的视神经炎患者发展为 MS 的风险仅为 25%。对单眼或双眼视力下降呈慢性进展或病情反复者，应行 MRI 和（或）CT 检查，以明确 MS 并排除颅内或眶内占位性病灶。②为延缓 MS 进展，可在大剂量糖皮质激素短期冲击疗法后追加 β-干扰素长期治疗。③不推荐球后注射糖皮质激素，因其可能加速视神经萎缩。

3. 视神经炎的教育和管理　加强患者教育，包括视神经炎的临床表现、治疗与预后，并发症的处理，眼用制剂的使用方法及药物使用注意事项（参见结膜炎项下）等。

视神经炎特别是球后视神经炎早期不易发现，患者表现出眼前节与眼底完全阴性，这时应通过视觉诱发电位及视野检查明确诊断。

使用糖皮质激素的目的是减少复发，缩短病程。据研究，单纯口服泼尼松的复发率是联合静脉注射组的 2 倍，因此，美国多中心视神经炎治疗试验不推荐单纯常规剂量的口服糖皮质激素治疗，因不仅无益，反而可增加复发率，一般予静脉冲击后口服用药。大剂量糖皮质激素冲击治疗前，应排除结核及其他慢性系统感染等并发症，以避免感染扩散。对有明确感染表现的感染性视神经炎，加用糖皮质激素时应慎重，须在有效的抗感染药物治疗下使用。用药期间应注意糖皮质激素的不良反应，定期检查电解质，常规补钾及保护胃黏膜等。

β-干扰素长期治疗的不良反应较多，需常规监测血常规和肝功能，整个疗程价格昂贵，因此选择该疗法应慎重。

思考题

1. 角膜炎有哪些不同类型？应如何进行药物治疗及监护？
2. 葡萄膜炎有哪些不同类型？应如何进行药物治疗及监护？
3. 视神经炎药物治疗中应用糖皮质激素,应推荐怎样的给药方式？

(王国俊撰稿;吕红彬审校)

参考文献

1. 赵堪兴,杨培增. 眼科学. 第 8 版. 北京:人民卫生出版社,2013:1-230
2. 唐仕波,唐细兰. 眼科药物治疗学. 北京:人民卫生出版社,2010:12-631
3. 赵堪兴,杨培增. 眼科学. 第 7 版. 北京:人民卫生出版社,2012:114
4. 中华医学会. 临床诊疗指南. 眼科学分册. 北京:人民卫生出版社,2012:39-195
5. 中国药学会. 眼科疾病的合理用药. 北京:人民卫生出版社,2011:5-57
6. Mary Anne Koda-Kimble,Lloyd Yee Young,Wayne A. Kradjan. 临床药物治疗学. 第 8 版. 王秀兰,张淑文,王红,等译. 北京:人民卫生出版社,2007:51-3 ~ 51-23
7. 程德云,陈文彬. 临床药物治疗学. 第 4 版. 北京:人民卫生出版社,2012:592-614

第二十三章　耳鼻咽喉科疾病

第一节　总　论

一、耳鼻咽喉科疾病概述

耳鼻咽喉科疾病可以归纳为先天性畸形、感染、异物、肿瘤、变态反应、创伤和全身性疾病在耳鼻咽喉科的表现等 7 类。各类疾病有其相同或相似的临床特点与处理原则,概述如下。

（一）先天性畸形

主要由遗传、环境因素引起,亦可由两者共同引起。由遗传因素引起的、较常见的先天性畸形有 3 种基本的遗传方式。

1. 常染色体显性遗传　致畸基因位于常染色体,畸形性状垂直遗传。患病基因携带者即为先天性畸形患者,如以外耳及中耳畸形、尖头、短颈、鞍鼻、突眼、腭裂、内耳道扩大及四肢发育不良等为主要特征的 Apert 综合征,即为常染色体显性遗传病。

2. 常染色体隐性遗传　致畸基因位于常染色体上,患儿父母无先天性畸形表现,但其等位基因均为致畸基因(纯合子)。如以听觉障碍、小头畸形或弱智、皮肤色素异常、唇腭裂、鼻泪管闭塞、中耳畸形等为特征的外胚层发育不良综合征,即为常染色体隐性遗传病。

3. 性连锁隐性遗传(X-linked recessive inheritance)　致畸基因是隐性的,位于 X 染色体上。如以双侧迟发性进行性感音神经性聋、弱智、视网膜假性肿瘤与进行性变性等为临床特征的 Norrie 病(Norrie disease)。

由环境因素引起的畸形,其病情严重程度与致畸因子的干扰程度以及胚胎发育阶段显著相关。致畸因素有 3 类。

(1)生物因素:例如母体在妊娠的第 2 和第 3 个月感染风疹病毒,可使胎儿内耳发育不全,多伴有小头、小眼、智力低下、白内障、动脉导管未闭、室间隔缺损、肺动脉狭窄及肝脾大等其他异常。

(2)化学因素:如孕妇服用某些化学药品如甲氨蝶呤,有时可引起胎儿的脑膜膨出。

(3)物理因素:若孕妇接受大剂量 X 线照射,可诱发胎儿染色体畸变或基因突变,导致耳鼻咽喉先天性畸形。

（二）感染

耳鼻咽喉及其相关头颈区是呼吸或消化的必经通道,为急性或慢性感染发生率最高的区域,因其解剖和生理的特殊性,耳鼻咽喉科疾病的临床特点和处理原则如下。

1. 临床特点　耳鼻咽喉、气管、食管各有其相同或相似的黏膜结构,彼此经直接或间接的方式相互沟通、互相移行,发生感染时具有以下共同特点:

(1)感染局部有不同程度的炎症表现,多无全身症状,或全身症状不明显或不成比例。

(2)感染区发生不同程度的功能障碍,如听觉障碍、面肌瘫痪、鼻阻塞、吞咽困难、声音嘶哑、呼吸困难及颈部运动受限等。

（3）感染区炎症可互相扩散,使炎症范围不断扩大。如急性鼻炎可扩散至鼻窦引起急性鼻窦炎,至中耳引起急性中耳炎,至咽部引起急性咽炎,至喉部引起急性喉炎,至气管引起急性气管支气管炎。

2. 处理原则　急性炎症期以抗感染与迅速消除局部水肿为主,注意保护和恢复器官功能;脓肿期以通畅引流为主,兼顾对症与对因治疗;慢性期以对症治疗和对因治疗为主,注意手术与药物治疗相结合。

（三）异物

耳鼻咽喉、气管、食管异物多突然发生,因异物存留部位和状态的不同,患者的主诉和体征各异,但在临床特点与处理原则上有许多共同之处。

1. 临床特点　病因与高发人群相关,多发生在儿童或老年人,常见于玩耍、生活或工作意外;异物存留受累器官突发不同程度的功能障碍,如听觉障碍、鼻阻塞、吞咽疼痛或吞咽困难、声音嘶哑、呼吸困难等;异物存留部位或附近区域多有感觉异常,如耳闷或阻塞感、鼻部感觉异常、咽喉部异物感、胸部阻塞感或胸骨后疼痛等;检查发现异物存留或异物存留的阳性体征。

2. 处理原则　向患者或其家长、亲友详细采集异物类别、形状与进入的病史,迅速进行必要的体检;病情危急者,首先立即设法解除异物存留引起的功能障碍,尽快取出异物。

（四）肿瘤

耳鼻咽喉为良性和恶性肿瘤的多发部位,常见的良性肿瘤有听神经瘤、耳鼻咽喉乳头状瘤、血管瘤等,常见的恶性肿瘤有鼻咽癌、喉癌、上颌窦癌等。临床特点与处理原则有许多相同或相似之处,具体如下。

1. 临床特点

（1）肿瘤隐蔽,难以发现:除声门型肿瘤以外,肿瘤早期的发生与发展难以察觉,患者就诊时多属中、晚期。如鼻咽癌,原发癌灶可能在不影响鼻咽黏膜外观的情况下向颅内侵犯。

（2）临床表现复杂多变:肿瘤发生、发展引起的耳鸣、耳闷、听力减退、鼻阻塞、吞咽困难、声音嘶哑等症状可缓慢起病,时轻时重,酷似常见的炎症性疾病。有些恶性肿瘤(如鼻咽癌等)远处器官转移可能为其首发症状,极易误诊或延误诊断。

（3）一处肿瘤,多处受累:耳鼻咽喉区域狭小,毗邻关系复杂,一处发生肿瘤,常可导致多处受累。如鼻咽原发癌灶可造成咽鼓管阻塞而引起耳鸣、耳闷、听力减退,可使鼻腔通气截面积减小引起鼻阻塞,可侵犯脑神经引起吞咽困难、声音嘶哑等。

2. 处理原则

（1）尽早手术,如鼻咽癌首选放疗,耳鼻咽喉部的其他良性或恶性肿瘤均首选手术。在完全切除原发肿瘤的基础上,尽可能保留或重建受累器官功能。

（2）酌情进行手术前后的辅助治疗,对于恶性肿瘤,应考虑适时应用放疗、化疗或中医药疗法,目的主要是着眼于巩固手术效果、防止复发与转移。

（五）变态反应

变态反应或与变态反应有关的疾病是本科常见病,如外耳湿疹、变应性鼻及鼻窦炎、分泌性中耳炎、自身免疫性内耳疾病等,咽部、喉部、气管和食管的炎症病变也在一定程度上与变态反应有关。

1. 临床特点

（1）耳部变态反应：外耳以局部皮肤瘙痒、湿疹样变为主，中耳以耳鸣、耳闷、听力减退及中耳积液为主，内耳疾病则以进行性、波动性单侧或双侧感音神经性聋、发作性眩晕等为主要临床特征。

（2）鼻及鼻窦变态反应：典型症状是鼻阻塞、大量水样涕、连续喷嚏、鼻痒等，阳性体征主要表现为鼻黏膜、下鼻甲和中鼻甲的苍白水肿或息肉样改变。

（3）咽喉、气管与食管变态反应：典型临床表现为局部黏膜的血管神经性水肿，严重者可导致呼吸困难或吞咽困难。

2. 处理原则　一经确诊，应根据病变部位和有无并发症，给予特异性或非特异性治疗。

（1）特异性治疗：包括积极治疗可能与变态反应有关的病灶性疾病，如慢性扁桃体炎、鼻中隔偏曲等，避免与已知的变应原接触，以及应用免疫疗法等。

（2）非特异性治疗：包括应用糖皮质激素、抗组胺药、减充血剂、抗胆碱药以及肥大细胞膜稳定剂、中成药等。

（六）创伤

无论和平时期或战争时期，耳鼻咽喉头颈区均为创伤发生率最高的区域之一，和平时期的致伤原因多为碰撞、跌倒、交通事故等引起的骨折、切伤、挫伤和裂伤等，在战争时期多为火器、爆震、火焰及化学毒剂等引起的混合伤。

1. 临床特点　耳鼻咽喉头颈区软组织较少，血液供应丰富，血管神经密集，与颅脑、眼眶、口腔等相邻，创伤涉及面广泛而复杂，创伤的不同时期可发生不同的问题，其共同特点为：

（1）早期症状多为创伤直接影响：常见局部出血、呼吸困难、听觉障碍和平衡失调。

（2）中期症状多为创伤并发症：常见继发性出血、颅内感染和肺部感染。

（3）晚期症状多为创伤瘢痕狭窄：常见呼吸困难、吞咽障碍和神经功能异常。

（4）混合伤多见。

（5）开放伤多见，常伴有异物存留。

（6）骨折多见，局部常有碎骨片。

2. 处理原则　针对创伤特点，根据具体情况，迅速果断处理，注意一般原则。

（1）尽快解除呼吸困难：及早施行气管插管、环甲膜切开、紧急气管切开或正规气管切开术。

（2）迅速止血防治休克：及时填压或加压包扎以迅速止血，适时输血或补液以防止休克。

（3）正确处理吞咽困难：对症与对因处理的同时，给予鼻饲或静脉高营养。

（4）酌情摘除存留异物：易取则取，难取则权衡利弊后决定取留。

（5）清创处理：尽可能多地保留组织，严格对位缝合，避免造成组织缺损或功能障碍。

（6）尽早应用足量的抗生素和适当的破伤风抗毒素，预防并发症。

（七）全身性疾病在耳鼻咽喉部的表现

耳鼻咽喉科疾病既有相对独立的一面，又有同全身密切有机联系的另一面，全身系统性疾病不可避免地在不同程度上反映在耳鼻咽喉头颈的局郊区域；反之，从耳鼻咽喉头颈区的异常又可发现和诊断全身系统性疾病。常见的全身性疾病在耳鼻咽喉头颈区临床表现的主要特点如下：

（1）遗传和先天性疾病：主要伴发耳鼻咽喉及其相关头颈区器官或组织的发育异常，如先天性外耳道闭锁、外耳与中耳畸形、后鼻孔闭锁等。

（2）感染性疾病：流行性感冒病毒、麻疹病毒、风疹病毒等病毒感染，脑膜炎双球菌、乙型溶血性链球菌等细菌感染，或者病毒、细菌的混合感染，均可侵及中耳、内耳、面神经，导致耳聋、面瘫等；侵及咽部、喉部和气管，引起局部黏膜的炎症。曲霉菌属等真菌感染可导致外耳道、鼻窦等区域的慢性炎症。

（3）免疫系统疾病：艾滋病、复发性多软骨炎、系统性红斑狼疮、韦格纳肉芽肿等可累及外耳、中耳、内耳，引起局部炎症及耳鸣、耳聋、眩晕等；亦可累及鼻和鼻窦、咽喉与气管、食管，导致鼻阻塞、吞咽困难或呼吸困难。

（4）内分泌系统疾病：糖尿病、甲状腺功能低下、克汀病等内分泌疾病可引起耳、喉的结构和功能损害，导致听觉障碍、眩晕、声音嘶哑、发声困难等。

（5）血液系统疾病：恶性淋巴瘤原发部位可局限在颈部淋巴结、扁桃体、鼻咽部、鼻腔及鼻窦，临床表现为颈部肿块、咽部感觉异常、咽痛、吞咽困难、鼻阻塞、鼻出血等。白血病、缺铁性贫血、镰状细胞贫血等血液病可导致内耳、咽部和食管的结构与功能异常，引起耳鸣、耳聋、咽痛、吞咽困难等。粒细胞缺乏、传染性单核细胞增多等病症可能仅以咽峡炎为主要体征。

（6）泌尿系统疾病：慢性肾衰竭可累及内耳、咽部黏膜，引起耳聋、耳鸣、溃疡性或非溃疡性咽炎等。

（7）心血管系统疾病：急性心包炎、心力衰竭等可累及气管、食管，引起咳嗽、声嘶、吞咽困难等症状。

（8）神经性与精神性疾病：脑肿瘤、多发性硬化、延髓空洞症、重症肌无力、癔症等中枢神经病变，以及神经性与精神性疾病，可累及支配咽部、喉部神经，导致咽喉感觉异常、咽喉痛、吞咽困难、发声异常及进食反流等。

（9）其他疾病：结核、白喉、梅毒等特殊性炎症均可累及耳鼻咽喉头颈区域，引起相应器官或组织的功能异常。

二、耳鼻咽喉科疾病的临床用药原则

本学科属外科范畴，以手术治疗为主、药物治疗为辅。但是药物疗法仍然是耳鼻咽喉科疾病治疗不可缺少的重要内容，对某些疾病或疾病的某些阶段可能以药物疗法为主。掌握耳鼻咽喉疾病的用药原则十分必要。

耳鼻咽喉科疾病的药物治疗有全身用药和局部用药。耳鼻咽喉部诸器官直接与外界相通，这为局部给药提供了方便途径。在有些疾病的治疗中，局部给药成为治疗的主要手段。但局部给药必须遵循一定的原则，讲究正确的给药方法，方能取得良好疗效。否则，不仅延误治疗，有时甚至可引起不良后果。在检查和治疗中常用的黏膜表面麻醉剂因其毒性较大，使用时更应注意。

（一）耳鼻咽喉科常见疾病全身用药的原则

涉及最多的全身用药是抗菌药、肾上腺皮质激素类药物、抗组胺药、减充血剂和中成药等五大类，其用药原则分别如下。

1. 抗菌药物　主要包括青霉素类、头孢菌素类、大环内酯类和氨基糖苷类等。使用时应注意:①尽可能明确致病菌的类别,最好根据细菌学检查和药敏试验结果有的放矢地选择抗菌药;②警惕药物可能引起的过敏反应;③警惕药物的耳毒性,尽量避免使用或慎重使用氨基糖苷类等可能损伤听觉的抗菌药;④严格控制预防用药;⑤掌握联合用药的适应证和配伍禁忌。

对预防用药要严加控制。就耳鼻咽喉科来说,预防用药仅适于:①风湿性或先天性心脏病患者行扁桃体摘除术;②严重感染性病灶的清除;③大的肿瘤手术;④听觉功能性手术或其他成形、修复和重建手术;⑤耳鼻咽喉创伤。

抗菌药的治疗性应用应该只限于细菌感染性炎症,从这个意义上讲,将抗菌药与消炎药等同是不正确的。耳鼻咽喉科所涉及的细菌性感染性疾病大多为常见的多发病,其主要应用方法如下。

(1)急性化脓性感染的序贯治疗:序贯治疗的概念是基于抗感染治疗的费用迅速增高、医疗资源浪费较大、患者负担日益加重的情况下提出的,其目标是在保证有效治疗的前提下节省医疗资源,减轻患者负担。序贯治疗(sequential antibiotic therapy)是指在感染早期采用静脉给药,待临床症状基本稳定或改善后改为口服方式给药。适用于急性化脓性鼻窦炎、急性化脓性扁桃体炎、急性会厌炎、急性化脓性中耳炎等。序贯治疗的基本原则是采用同类抗菌药或抗菌谱相仿的不同类药物分两阶段进行治疗。第一阶段为静脉给药3天,第二阶段为口服给药7~10天。给药方式转换的临床标准为:①急性期症状好转;②体温恢复正常至少24小时;③白细胞计数和分类计数恢复正常;④无严重并发症。

(2)重度感染:这包括严重的颈部间隙感染和感染性颅内并发症。必须采取快速、足量给药,根据药动学特点、组织穿透能力和半衰期选择抗菌药,确定给药间隔和每日给药次数。通常将每日量分2~4次给予,如临床效果欠佳,可在用药后48~72小时考虑调整。

(3)病毒性感染和发热原因不明者:除病情危重或并发细菌感染外,不宜采用抗菌药物。

(4)β-内酰胺类抗菌药至今仍是治疗革兰阳性细菌感染性疾病的首选药物。大环内酯类适用于皮肤、软组织和呼吸道的轻至中度感染。氨基糖苷类因其耳毒性和肾毒性,不宜作为门诊的一线药物,尤其不宜用于小儿和孕妇。

外科手术抗菌药的预防性应用:①预防性抗菌药应用的目的是杀灭手术区域来自空气、局部环境及患者自身的细菌,以防止手术区的感染,故预防性抗菌药的作用也只限于手术时段。②无菌清洁性手术一般不预防使用抗菌药物,确需使用时要严格掌握适应证、药物选择、用药起始与持续时间。③给药方法要按照《抗菌药物临床应用指导原则》的有关规定,术前0.5~2小时内或麻醉开始时首次给药;手术时间超过3小时或失血量>1500ml,术中可给予第二剂;总预防用药时间一般不超过24小时,个别情况可延长至48小时。④如手术部位原有感染或手术区域的含菌量较多,则术后可用药数日。

耳鼻咽喉科手术既有清洁手术(如中耳成形术、内耳手术、耳神经外科手术),也有污染手术(如化脓性中耳乳突炎的乳突根治术),还有直接与外界暴露的手术区域含菌量较多的手术(如口咽部手术、鼻腔手术、喉部手术)。因此,手术预防性使用抗菌药应根据具体情况,合理地预防性使用抗菌药,不仅可减轻患者的经济负担,更是延缓耐药菌株产生的有力措施之一。应该注意的是,术后在局部术腔涂撒抗菌药的做法实不可取。

2. 肾上腺皮质激素类药物 常用药物为地塞米松、泼尼松龙和氢化可的松等。使用时应注意:①大剂量突击疗法原则上仅限于抢救使用,用药时间一般不超过3日;②中剂量短程疗法应在产生临床疗效后及时减量或停药;③小剂量替代疗法应注意掌握用药适应证;④警惕药物可能诱发的不良反应。

糖皮质激素在耳鼻咽喉科的临床应用有两种给药途径:全身用药和局部用药。全身用药主要用于急重症感染的中毒性休克、急性会厌炎和呼吸道变态反应(如哮喘的急性发作、过敏性喉水肿),也用于突发性耳聋等,常用制剂为地塞米松;而对重症变应性鼻炎、鼻息肉或阿司匹林耐受不良三联征患者常用醋酸泼尼松口服,成人每天 30～40mg,服用 1 周后每天递减 5mg。有原发性高血压、消化道溃疡、结核病、糖尿病者慎用。

3. 抗组胺药　第一代药物常用的有苯海拉明、氯苯那敏、异丙嗪、赛庚啶,因其较易通过血脑屏障,故有较明显的镇静、嗜睡作用,也具有抗胆碱能作用,表现为口干、视物模糊、尿潴留等。第二代药物常用的有西替利嗪、氯雷他定、非索非那定、阿伐斯汀、氮䓬斯汀(azelastine)和左卡巴斯汀,其中后两种现多用鼻内制剂。这类抗组胺药的药效时间较长,且中枢镇静作用很少出现,但肝功能不良或心血管疾病患者应慎用。由于不同抗组胺药的 H_1 受体阻断活性、抗变态反应效果不同,以及亲脂性的差异和组织沉着部位不同,它们对鼻腔、眼结膜、皮肤和呼吸道等部位的抗组胺效果并不是都相同的,同样也不是所有的抗组胺药对各类患者都有相同的作用,对某种药物反应较弱但对另一种可能反应明显,因此临床应用时应当加以注意。

抗组胺药在应用中应注意如下情况:①避免与中枢神经系统抑制药合用;②婴幼儿和老年人慎用,孕期或哺乳期妇女禁用;③进行特异性皮肤试验或激发试验前 3～7 天应暂时停用抗组胺药,以免影响试验效果;④驾驶员、机器操作人员、高空作业者、精密仪器操纵者工作前应禁用第一代抗组胺药,即使应用第二代抗组胺药也要严格按照推荐剂量服用;⑤肝功能不良者、原有心脏病病史者不用或减量应用第二代抗组胺药,肾功能不良者慎用西替利嗪;⑥严格按推荐剂量或低于推荐剂量用药;⑦用药时避免饮酒,以免药物吸收过快;⑧避免同时应用 P450 酶代谢依赖性药物,特别是咪唑类抗真菌药、大环内酯类抗生素等。

4. 减充血剂　口服减充血剂用于感染性和变应性疾病引起的鼻塞,优点是血管扩张的"反跳作用"轻,且药效时间长,但高血压、心血管疾病患者禁用。这类药物有伪麻黄碱、羟甲唑啉等。减充血剂的使用时间以不超过 1 周为宜,长时间使用可发生药物诱导性鼻炎,致使鼻塞症状加重。

5. 黏液稀化剂　用于呼吸道炎症,可降低分泌物黏稠度,促进呼吸道黏膜纤毛活动,利于黏性分泌物排出;也可用于鼻部术后促进纤毛功能恢复。主要包括用于耳鼻咽喉科疾病治疗的各类口服液、胶囊、片剂和丸剂等中成药,主要有以下药物:①欧龙胆、报春花、马鞭草等植物提取液,口服,每日 3 次,100 滴/次,6 天后改为 50 滴/次;②桃金娘科树叶标准提取物,成人每次 0.3g,每日 2～3 次;③盐酸溴环己胺醇,成人每次 0.03g,每日 2～3 次。使用黏液稀化剂时应注意:①根据不同的治疗对象和病情,选用最佳剂型;②慢性疾病需较长时间坚持用药,否则难以达到预期疗效;③严格掌握孕妇的用药适应证。

(二)耳鼻咽喉科局部用药的原则

局部用药包括全身用药改用制剂和专用的局部外用药,各部位的局部用药原则分别如下。

1. 耳部疾病的用药原则　耳部常用药物主要包括滴耳液、洗耳液、粉剂和中成药等。正常外耳道的 pH 偏弱酸性,炎症状态可转为碱性,因此耳部用药应遵循下述原则:①局部用药前彻底清洁外耳道;②耳局部用药的 pH 必须为弱酸性,并具有吸水和收敛作用;③滴耳药液滴耳前应用手适当加温,以免因药液过凉滴入耳内诱发患者眩晕;④鼓膜穿孔患者禁用耳毒性药物或对黏膜有刺激性、腐蚀性的药物;⑤慎用粉剂药物喷入;⑥对久治不愈的慢性感染,应根据细菌培养及药敏试验结果有的放矢地选择并及时调整抗生素药物;⑦引起内耳损伤的耳毒性药物如链霉素、庆大霉素配制的滴耳剂不宜长期使用;⑧滴药时患耳朝上,滴药后保持该头位 5~10 分钟,并以手指反复轻压耳屏。

2. **鼻部疾病的用药原则**　在鼻部疾病治疗中,鼻内局部用药已成为主要手段之一,主要包括滴鼻液、鼻喷雾剂和鼻科专用中成药等。由于鼻黏膜的结构特点和生理功能,鼻腔局部用药应以不损伤鼻黏膜的生理功能,对鼻黏膜无刺激和吸收后不致引起全身不良反应,并能达到治疗目的为原则。因此,局部用药应注意几下以点:①以正确的体位和方法使用滴鼻液;②鼻黏膜表面黏液的 pH 为 5.5~6.5,药液应与此相适应且应等渗;③鼻黏膜的表面积为 150cm²,黏膜下有丰富的血管,对药物的吸收能力较强,故局部用药应考虑到对全身的不良反应,尤其对心血管系统和中枢的影响;④通常情况下,鼻内不宜局部滴用抗菌药溶液,鼻甲黏膜的炎症改变主要为反应性炎症,鼻内滴用抗菌药作用甚微,如长期使用有发生鼻内真菌感染的可能性;⑤不宜长期滥用鼻腔减充血剂,连续应用不应超过 7 天,以免引起药物性鼻炎,使鼻塞症状加重;⑥必须长期用药时,应多品种、多剂型交替应用。

3. **咽喉部疾病的用药原则**　咽喉部的常用药物主要包括含漱液、喉症片、液体喷雾剂、涂剂和中成药等。使用时应注意:①根据治疗对象和病情选择适宜的剂型;②慢性疾病须坚持较长时间用药;③咽喉部神经敏感,刺激性强的药物易引起咽反射(恶心、呕吐);④咽喉部空气流量大,不宜长期用粉末剂以防加重咽部干燥感,每次用量不宜大,以免呛咳;⑤抗菌药不宜长期局部应用,以防出现耐药菌株和真菌感染。

4. **黏膜表面麻醉药的用药原则**　在耳鼻咽喉科的临床工作中,不少检查和处置需要使用局部麻醉药,最常用的局部麻醉方法为黏膜表面麻醉。较常用的局部黏膜麻醉药有盐酸丁卡因、盐酸利多卡因和鼓膜表面麻醉剂等。此类药物的共同特点是吸收快、毒性大,应用时必须特别注意以下几点:①年老体弱者、婴幼儿或过敏体质者应慎用,警惕药物过敏和中毒,以免发生严重不良反应甚至致死的意外后果;②严格区分注射用麻醉药与黏膜表面麻醉剂;③必须使用有效期内的药物;④正式麻醉前,先试用微量药物局部喷雾观察 5 分钟,若无不良反应,再按规定剂量用药;⑤用药前可皮下注射阿托品 0.5mg 或口服巴比妥类药物,并嘱患者不必紧张;⑥鼻腔用药中应加入少量肾上腺素,以收缩局部毛细血管,减慢药物的吸收速度,可延长麻醉时效,减少中毒机会;⑦用药期间应密切观察患者的面色、表情、脉搏及呼吸等。

黏膜表面麻醉剂药物过敏和中毒症状:用药后不久患者即出现头晕、目眩、胸闷、面色苍白、口腔干燥,或出现惊恐、兴奋、多语、幻想和精神错乱,重症者可能有瞳孔散大、脉搏微弱、血压下降、呼吸浅而不规则等。

抢救措施:一经发现,应立即停药,并给予紧急处理或抢救。①静脉注射地塞米松 5mg,以迅速脱敏和抑制药物中毒反应;②中枢兴奋者应给予地西泮注射(0.1~0.2mg/kg),出现抽搐者应用2%~2.5%硫喷妥钠静脉缓慢注射,抽搐一经控制立即停注,针头暂不拔出,以备抽搐再发时可继续注射,但用药总量不超过 5mg/kg;③如有血压下降,应行抗休克治疗,酌情应用升压药(必要时合用微血管扩张药),以改善组织缺氧状态;④设法使患者平卧头低位休息,密切观察脉搏、心跳、呼吸、血压、神志等,直至患者恢复正常;⑤应保持呼吸道通畅,必要时采取人工呼吸、气管内插管及吸氧等措施。

三、耳鼻咽喉科疾病的物理治疗方法

(一)激光治疗

医学上主要利用激光的热作用和光化作用进行理疗、针灸及手术,广泛用于急、慢性分泌性中耳炎,化脓性中耳炎,梅尼埃病,变应性鼻炎,顽固性鼻出血,急、慢性咽炎,急、慢性喉炎等疾病的治疗。

(二)低温冷冻治疗

在耳鼻咽喉科成功应用于鼻出血、慢性鼻炎、鼻部血管瘤、梅尼埃病等疾病的治疗以及扁桃体摘除。

(三)微波治疗

对急性炎症及内分泌腺疾病进行治疗性辐射有较好效果。临床上多采用微波凝固治疗肥厚性鼻炎、变应性鼻炎,或用微波辐射方式治疗头颈部复发性恶性肿瘤。

(四)低温等离子射频治疗

常用于增生性病变的治疗,以较低的温度(40～70℃)来进行组织的切除。近年来在耳鼻咽喉科领域已应用于鼾症、肥厚性鼻炎、过敏性鼻炎、慢性扁桃体炎、扁桃体肥大及腺样体肥大等疾病的治疗。

(五)其他物理治疗方法

1. 超短波治疗　超短波照射产生的热效应能降低感觉神经的兴奋性、改善血液循环、降低肌张力,而其产生的非热效应可促进神经纤维的再生、增强单核-巨噬细胞及白细胞的吞噬功能,抑制炎症的发展。因此,主要用于急性、亚急性炎症的治疗,如急性咽炎、急性扁桃体炎、急性喉炎、急性外耳道炎、急性中耳炎等。

2. 音频治疗　具有促进局部血液循环、消炎、消肿等作用;可抑制感觉神经具有良好的镇痛作用;增强骨骼肌和平滑肌的肌张力;松解粘连,促进瘢痕组织的吸收及软化瘢痕。主要用于慢性咽炎、慢性喉炎、声带小结、声带息肉及某些创伤性喉狭窄与颈部瘢痕组织增生的治疗。

3. 紫外线治疗　紫外线具有强杀菌作用,穿透性极浅,具有抗炎、止痛和脱敏作用。用于治疗局部炎症性疾病、变应性鼻炎及湿疹等。

4. 超声聚焦　焦点处高温使病变组织破坏,而焦点外组织温度低,从而保护正常组织,实现无创治疗的目的,用于治疗局部炎症性疾病、肿瘤等。

第二节　常见耳鼻咽喉科疾病的药物治疗

一、中　耳　炎

中耳炎(otitis media)是累及中耳(包括咽鼓管、鼓室、鼓窦及乳突气房)全部或部分结构的炎性病变,多由细菌感染引起。中耳炎常发生于 8 岁以下儿童,其他年龄段的人群也有发生。其经常是普通感冒或咽喉感染等上呼吸道感染所引发的炎性并发症,可分为非化脓性及化脓性两大类:非化脓性者包括分泌性中耳炎、气压损伤性中耳炎等,化脓性者有急性和慢性之分。慢性中耳炎是中耳黏膜、鼓膜或深达骨质的慢性炎症,常与慢性乳突炎合并存在。急性中耳炎未能及时治疗或病情较重,也可能演化成慢性中耳炎。

(一)分泌性中耳炎

分泌性中耳炎(secretory otitis media)是以传导性聋及鼓室积液为主要特征的中耳非化脓性炎症性疾病。本病极其常见,冬、春季多发,小儿的发病率高于成人,是儿童和成人常见的听力下降的原因之一。中耳积液可为浆液性分泌液或渗出液,亦可为黏液。本病可分为急性和慢性两种。急性分泌性中耳炎病程延续 6~8 周,凡病程长达 8 周以上者即为慢性。慢性分泌性中耳炎多是因急性期未能得到及时与恰当的治疗,亦可缓慢起病或由急性分泌性中耳炎反复发作、迁延、转化而来。

1. 病因和发病机制 分泌性中耳炎病因复杂,目前认为咽鼓管功能障碍、中耳局部感染和变态反应等为其主要病因。

(1)咽鼓管功能障碍:①机械性阻塞如儿童腺样体肥大、肥厚性鼻炎、鼻咽部肿瘤或淋巴组织增生、慢性鼻窦炎等。②清洁和防御功能障碍:细菌的外毒素或先天性纤毛运动不良综合征可致纤毛运动瘫痪;腭裂患者腭肌收缩功能不良,咽鼓管不能主动开放,易患此病;头颈部肿瘤放疗后致中耳黏膜纤毛功能障碍;此外,因管壁周围组织的弹性降低等原因所导致的咽鼓管关闭不全也给病原体循此侵入中耳以可乘之机。

(2)中耳局部感染:过去曾认为分泌性中耳炎是无菌性炎症。近年来的研究发现中耳积液中细菌培养阳性者为 1/3~1/2,其中主要致病菌为流感嗜血杆菌和肺炎链球菌,其次为 β-溶血性链球菌、金黄色葡萄球菌等。最近应用 PCR 等现代检测技术发现,慢性分泌性中耳炎的中耳积液中可检出如流感病毒、呼吸道合胞病毒、腺病毒等,因此病毒也可能是本病的主要致病微生物。致病菌的内毒素在发病机制中,特别是在病变迁延为慢性的过程中具有一定的作用。

(3)变态反应:中耳具有独立的免疫防御系统,出生后随着年龄增长而逐渐发育成熟。儿童免疫系统尚未完全发育成熟,这也可能是儿童分泌性中耳炎发病率较高的原因之一。由于中耳积液中的细菌检出率较高、炎症介质的存在,并检测到细菌的特异性抗体和免疫复合物及补体等,提示慢性分泌性中耳炎可能是一种由抗体介导的免疫复合物疾病,即Ⅲ型变态反应。但也有学者认为它是由 T 细胞介导的迟发性变态反应(Ⅳ型变态反应)。

(4)其他:任何原因导致的全身或局部免疫功能低下,如老年人、儿童、劳累过度,均可诱发分泌性中耳炎的发生。牙齿咬合错位、腭裂等亦易引起本病。被动吸烟、居住环境不良、哺乳位置不当、家族中有中耳炎患者等均属患病的危险因素。

2. 临床表现及诊断

(1)临床症状

1)耳痛:急性者可有持续性耳部隐痛,常为患者的首发症状,亦可为抽痛。慢性者耳痛不明显。

2)听力减退:听力下降,自听增强。头位前倾或偏向健侧时,因积液离开蜗窗,听力可暂时改善(变位性听力改善)。积液黏稠时,听力可不因头位变动而改变。小儿常因对声音反应迟钝、注意力不集中、学习成绩下降而就医。如一耳患病,另耳听力正常,可长期不被察觉,而于体检时始被发现。

3) 耳鸣:多为低调间歇性耳鸣。当头部运动或打呵欠、擤鼻鼓气时,耳内可出现气过水声,但若液体较黏稠或液体已完全充满鼓室,此症状缺如。

4) 耳闷:耳内闭塞感或闷胀感是成人患者的常见主诉之一,按压耳屏后该症状可暂时减轻。

(2) 检查和诊断

1) 鼓膜:急性者鼓膜松弛部或全鼓膜充血、内陷,慢性者鼓膜紧张部有扩张的微血管。若液体不黏稠且未充满鼓室,透过鼓膜可见到液平面,有时尚可见到气泡,咽鼓管吹张后气泡可增多、移位。

2) 鼓气耳镜检查:鼓膜活动受限。

3) 听力检查:音叉试验及纯音听阈测试结果示传导性聋,听力损失程度不一,一般以低频为主,积液排出后听力即改善。因积液量常有变化,故听阈可有一定波动。声导抗图对诊断有重要价值,平坦型(B 型)为分泌性中耳炎的典型曲线,而负压型(C 型)示咽鼓管功能不良,部分有鼓室积液。

4) 颞骨 CT 扫描:鼓室内有低密度影,乳突部分或全部气房内积液,有些气房内可见液气面。

根据病史、临床表现及对鼓膜的仔细检查,结合听力检查结果,诊断一般并不困难。必要时可做颞骨 CT 扫描,或在无菌操作下做鼓膜穿刺术而确诊。

3. 治疗原则

(1) 一般治疗原则:首先应保持良好的生活习惯,平时注意预防感染,加强体育锻炼,增强抗病能力,防止该病的发生。有鼻炎、鼻窦炎要适当治疗以消除诱因。

(2) 药物治疗原则:祛除病因、改善中耳通气、引流及清除中耳积液为本病的基本治疗原则。一旦怀疑患有急性分泌性中耳炎,应立即到医院就诊,在医师的指导下进行及时彻底治疗,以免病情进一步发展,转为慢性分泌性中耳炎或急性化脓性中耳炎。分泌性中耳炎首选药物治疗 3 个月,积极选用合适的抗菌药物治疗上呼吸道感染症状,控制继发性感染。鼻腔应用减充血剂和黏液稀化剂以促使咽鼓管开放,利于中耳积液的流出。若有鼓室积液,可短期内服用少量糖皮质激素类药物激素,如地塞米松或泼尼松,以促进积液的吸收;亦可进行鼓膜穿刺并向鼓室内注入糖皮质激素类药物,有利于局部炎症的早日恢复。经药物治疗炎症消退后,可嘱患者做咽鼓管吹张,促使其通畅,并辅以鼓膜按摩,恢复鼓膜的活动度。

(3) 手术治疗:应严格掌握手术指征。若经鼓膜穿刺反复抽液均无效,可考虑鼓膜切开及鼓膜置管治疗,以防止鼓膜粘连。如上述方法均告失败,则应考虑尽早行单纯乳突凿开术、上鼓室开放术或后鼓室切开等手术清理病灶。此外,还应积极治疗鼻咽或鼻腔疾病,如腺样体切除术(3 岁以上的儿童)、鼻中隔矫正术、鼻息肉切除术等。扁桃体过度肥大,且与分泌性中耳炎复发有关者应行扁桃体切除术。

4. 药物治疗方案

(1) 治疗药物分类

1) 抗菌药物:β-内酰胺类包括青霉素类、头孢菌素类、碳青霉烯类等药物,能抑制细菌细胞壁的合成,属繁殖期杀菌药,临床应用较广泛,不同品种对革兰阳性菌和革兰阴性菌的作用有差异。氟喹诺酮类为化学合成抗菌药物,抑制 DNA 螺旋酶,阻断敏感细菌的 DNA 复制,对革兰阳性菌和革兰阴性菌均有杀灭作用。

2)黏膜减充血剂:血管收缩剂可收缩鼻腔和咽鼓管的黏膜,使其肿胀消退,有利于咽鼓管的通气及积液的排出。

3)黏液稀化药:可调节咽鼓管及鼓室内黏膜的生理功能,促进鼓室内积液的排出,改善黏膜黏液毯的清理作用。

4)糖皮质激素:其作用机制是非特异性抗炎,能减轻炎症早期的炎性渗出,抑制炎症后期肉芽组织的形成,防止组织粘连。但长期应用不良反应较多且严重,故宜短期使用。鼻用糖皮质激素改善鼻腔炎症状态,消除炎症介质,且相对于口服糖皮质激素更为安全,局部作用于鼻腔、鼻咽、咽鼓管,全身副作用小。

(2)治疗方案

1)抗感染治疗:急性期可根据病变的严重程度选用合适的抗菌药,可口服给予头孢拉定0.5g,4 次/日;或氧氟沙星0.1~0.2g,3~4 次/日。小儿可用氨苄西林 50~150mg/kg,3 次/日。第三代头孢菌素头孢他美酯每次 0.25~0.5g,小儿 10mg/kg,2 次/日,对流感嗜血杆菌、肺炎球菌等致病菌的抗菌作用较强,可用于对其他抗菌药物不敏感者。

2)保持鼻腔及咽鼓管通畅:可用减充血剂如1% 麻黄碱溶液或 0.05% 盐酸羟甲唑啉与二丙酸倍氯米松鼻喷雾剂交替滴(喷)鼻,每次 2~4 滴,3~4 次/日。注意一定要采用头低位的滴鼻体位。

3)促纤毛运动及排泄功能:稀化黏素类药物可以稀化黏液,降低咽鼓管黏膜的表面张力和咽鼓管开放的压力,有利于纤毛的排泄功能,常用药物有盐酸氨溴索、桃金娘油、桉柠蒎等药物。如口服桃金娘油胶囊,成人每次 300mg,4~10 岁儿童每次 120mg,急性患者 3~4 次/日,慢性患者 2 次/日。成人亦可口服桉柠蒎肠溶软胶囊每次 0.3g,急性患者 3~4 次/日,慢性患者 2 次/日。两药均宜在餐前 30 分钟用较多的凉开水送服,勿将胶囊掰开或咀嚼服用。

4)糖皮质激素类药物:地塞米松或泼尼松等短期口服,做短期辅助治疗。鼻用糖皮质激素二丙酸倍氯米松气雾剂喷鼻,每次 1~2 喷,1~2 次/日。

5)咽鼓管吹张:慢性期可采用捏鼻鼓气法、波氏球法或导管法。尚可经导管向咽鼓管咽口吹入泼尼松龙,隔日 1 次,每次每侧 1ml,共 3~6 次。

（二）急性化脓性中耳炎

急性化脓性中耳炎(acute suppurative otitis media)是由细菌感染引起的中耳黏膜的急性化脓性炎症。好发于儿童,冬、春季多见,常继发于上呼吸道感染。病变主要位于鼓室,中耳乳突的黏膜也有较轻微的炎症。临床上以耳痛、耳内流脓、鼓膜充血、穿孔为特点。由于抗生素的普遍应用,目前发病率已有所下降。

1. 病因和发病机制　急性化脓性中耳炎的主要致病菌为肺炎球菌、流感嗜血杆菌、乙型溶血性链球菌、葡萄球菌及铜绿假单胞菌等。较常见的感染途径如下。

(1)咽鼓管途径:①急性上呼吸道感染细菌经咽鼓管侵入中耳,引起感染。②急性传染病如猩红热、麻疹、白喉、百日咳、流感等可通过咽鼓管途径并发本病,急性化脓性中耳炎亦可为上述传染病的局部表现。此型病变常累及骨质,破坏听骨,酿成严重的坏死性病变。③在不洁的水中游泳或跳水,病原体进入鼻腔或鼻咽部,通过擤鼻或咽鼓管吹张,将其吹入鼓室。④婴幼儿哺乳位置不当,卧位吮乳时,乳汁易经咽鼓管反流入中耳。

（2）外耳道-鼓膜途径：鼓膜原有穿孔时，致病菌可直接经穿孔侵入中耳；鼓膜穿刺或切开术中因器械消毒不严或操作不当，亦可导致中耳感染。

（3）血行感染：极少见。

2. 临床表现及诊断

（1）临床症状

1）耳痛：多数患者鼓膜穿孔前耳深部锐痛或搏动性跳痛，可向同侧头部或牙齿放射，鼓膜穿孔流脓后耳痛减轻。少数患者可无明显的耳痛症状。

2）听力减退及耳鸣：病程初期患者常有明显的耳闷、低调耳鸣和听力减退，鼓膜穿孔排脓后耳聋反而减轻。耳痛剧烈者听觉障碍常被忽略。有的患者可伴眩晕。

3）流脓：鼓膜穿孔后耳内有液体流出，初为脓血样，以后变为脓性分泌物。

4）全身症状：鼓膜穿孔前症状明显，可有畏寒、发热、倦怠、食欲减退等。小儿全身症状较重，常伴呕吐、腹泻等类似于消化道中毒的症状。一旦鼓膜穿孔，体温很快恢复正常，全身症状明显减轻。

（2）检查和诊断

1）耳镜检查：起病早期，鼓膜松弛部充血，继之鼓膜弥漫性充血、肿胀、向外膨出，正常标志难以辨识。如炎症不能得到及时控制，即发展为鼓膜穿孔，穿孔一般位于紧张部。

2）耳部触诊：乳突部可有轻微压痛，鼓窦区较明显。

3）听力检查：多为传导性聋，少数患者可因耳蜗受累而出现混合性聋或感音神经性聋。

4）血常规检查：示白细胞总数增多、中性粒细胞增加，鼓膜穿孔后血象渐趋正常。

近些年的病理和临床研究表明，许多早期急性化脓性中耳炎可能无明显的自觉症状，具有"隐蔽性中耳炎"的发病特点。有学者认为，原发的急性化脓性中耳炎为数不多，不少是隐蔽性中耳炎突然加重的结果。根据病史、临床表现及检查，诊断即可确立。

3. 治疗原则

（1）一般治疗原则：锻炼身体，增强体质，预防和治疗上呼吸道感染。戒除不良习惯，如不正确地用力擤鼻。预防鼓膜创伤；已有创伤者，避免在游泳或洗脸时灌入污水而感染流脓。

（2）药物治疗原则：积极控制感染，通畅引流，祛除病因。

4. 治疗方案

（1）全身治疗：及早应用足量的抗菌药物控制感染，务求彻底治愈。一般可用青霉素类、头孢菌素类等药物。如早期治疗及时得当，可防止鼓膜穿孔。鼓膜穿孔后取脓液做细菌培养及药敏试验，参照其结果改用敏感的抗菌药。抗菌药物需连续使用 10 天左右，注意休息，调节饮食，疏通大便。全身症状重者给予补液等支持疗法。

（2）局部治疗

1）鼓膜穿孔前：可用 1% 酚甘油滴耳液滴耳，每次 3～4 滴，3 次/日，有消炎、止痛作用。用 1% 麻黄碱溶液和二丙酸倍氯米松鼻喷剂交替滴/喷鼻（仰卧悬头位），每次 2～4 滴，3～4 次/日，可改善咽鼓管通畅度，减轻局部炎症。如全身及局部症状较重，鼓膜明显膨出，经一般治疗后无明显减轻；或穿孔太小，引流不畅，应在无菌操作下行鼓膜切开术，以利于通畅引流。对有耳郭后上区红肿压痛，怀疑并发急性乳突炎者，行 X 线片或 CT 扫描证实后，应考虑行乳突切开引流手术。

2）鼓膜穿孔后：先以3%过氧化氢溶液尽量彻底清洗并拭净外耳道脓液或用吸引器将脓液吸净。局部用抗生素滴耳液滴耳，如0.3%氧氟沙星滴耳液、复方利福平液等，每次3~5滴，2~3次/日，鼓膜穿孔的小儿患者不宜使用。禁止使用粉剂，以免与脓液结块，影响引流。脓液减少、炎症逐渐消退时，可用甘油或乙醇制剂滴耳，如3%硼酸乙醇甘油、3%硼酸乙醇、5%氯霉素甘油等，每次2~3滴，3次/日。感染完全控制、炎症完全消退后，部分患者的鼓膜穿孔可自行愈合。

（3）病因治疗：积极治疗鼻腔、鼻窦、咽部与鼻咽部慢性疾病，如肥厚性鼻炎、慢性鼻窦炎、腺样体肥大、慢性扁桃体炎等，有助于防止中耳炎复发。

（三）慢性化脓性中耳炎

慢性化脓性中耳炎（chronic suppurative otitis media）是急性化脓性中耳炎病程超过6~8周，病变侵及中耳黏膜、骨膜或深达骨质的慢性化脓性炎症，常与慢性乳突炎合并存在，是耳科常见病之一。反复耳流脓、鼓膜穿孔及听力下降为主要的临床特点，严重者可引起颅内、外并发症。

1. 病因和发病机制　慢性化脓性中耳炎的常见致病菌多为金黄色葡萄球菌、铜绿假单胞菌、变形杆菌、大肠埃希菌等，其中革兰阴性杆菌较多，可有两种以上的细菌混合感染。无芽胞厌氧菌的感染或混合感染逐渐多见。中耳系统内通风引流通道的病理性阻塞是促使慢性化脓性中耳炎形成的一个重要原因。常见病因有：

（1）急性化脓性中耳炎未获恰当而彻底的治疗，病程迁延长达8周以上；或急性坏死性中耳炎的病变深达骨质者。

（2）鼻、咽部存在腺样体肥大、慢性扁桃体炎、慢性化脓性鼻窦炎等疾病，易致中耳炎反复发作，经久不愈。

（3）全身或局部抵抗力下降，如营养不良、慢性贫血、糖尿病等。婴幼儿的免疫功能低下，患急性化脓性中耳炎时较易演变为慢性。

2. 临床表现及诊断　根据病理、临床表现及近年来的国内外研究进展，将本病分为静止型和活动型。

（1）静止型：最多见，病变主要局限于中耳鼓室黏膜，一般无肉芽或息肉形成，因此又称黏膜型。听力稍差，无明显症状；上呼吸道感染时流脓发作。分泌物脓液呈黏液性或黏脓性，通常无臭味。鼓膜穿孔位于紧张部，多呈中央性穿孔，大小不一。听觉减退一般为轻度传导性聋。

（2）活动型：病变超出黏膜组织，有不同程度的听小骨坏死，伴鼓环、鼓窦或鼓室区域骨质破坏，又称坏死型或肉芽骨疡型，可由急性坏死型中耳炎迁延而来。鼓室盖、鼓窦盖或内耳骨质有破坏时可伴有听力明显下降、头痛和眩晕。面神经骨管有破坏时可伴有不同程度的面瘫。耳持续性流黏稠脓，可有臭味，如有肉芽或息肉出血，则脓内混有血丝或耳内出血。鼓膜边缘性穿孔、紧张部大穿孔或完全缺失。患者多有较重的传导性聋。此型中耳炎可发生各种并发症。

以上两型慢性化脓性中耳炎的鉴别要点见表23-1。

根据耳内长期持续或间断流脓、鼓膜穿孔，以及不同程度的听力下降可作出诊断。影像学检查包括颞骨X线或颞骨CT扫描，有助于对病变的类型作出诊断。

表 23-1　两型慢性化脓性中耳炎的鉴别要点

	静止型	活动型
耳流脓	多为间歇性	持续性
分泌物的性质	继发性感染可有黏液性或黏液脓性	脓性间带血丝,有臭味
听力	一般为轻度传导性聋	多为较重的传导性聋,亦可为混合性聋
鼓膜及鼓室	紧张部中央性穿孔,鼓室黏膜光滑,可轻度水肿	紧张部大穿孔或松弛部边缘性穿孔,鼓室或鼓窦乳突腔内有肉芽或息肉
乳突 X 线片或颞骨 CT	无骨质破坏	中耳有软组织影
并发症	一般无并发症	可引起颅内、外并发症
治疗原则	保持耳道清洁,停止流脓 3 个月以上可行鼓室成形术	局部用药,无效者行乳突根治术

3. 治疗原则

(1)一般治疗原则:一旦患有急性化脓性中耳炎必须彻底治疗,以免造成迁延不愈而转为慢性。另外,要积极预防上呼吸道感染。如果鼓膜已有穿孔,应避免被脏水污染。穿孔较小的化脓性中耳炎若保持干燥,则不复发或可自愈。对于不易愈合的穿孔,应尽早行鼓膜修补,避免细菌从穿孔感染,减少发病机会。

(2)药物治疗原则:消除病因,控制感染,清除病灶,通畅引流,以及尽可能恢复听力。

4. 治疗方案

(1)病因治疗:及时治愈急性化脓性中耳炎,并促使鼓膜愈合。积极治疗上呼吸道疾病,如慢性扁桃体炎、慢性腺样体炎、慢性鼻窦炎等。

(2)局部治疗:包括药物治疗和手术治疗,依不同类型的病变而定。

1)静止型:以局部用药为主。通常用 3% 过氧化氢溶液洗耳,棉签拭干或用吸引器吸净,再滴入抗菌药滴耳液。按不同的病变情况选择局部用药:①鼓室黏膜充血、水肿,有脓性或黏液脓性分泌物时,用抗菌药水溶液或抗菌药与糖皮质激素类药物混合液滴耳,如 0.3%氧氟沙星、0.25%氯霉素、复方利福平等滴耳液,最好根据中耳脓液的细菌培养及药敏试验结果选择适当的、无耳毒性的抗菌药;②对黏膜炎症逐渐消退、脓液减少、中耳潮湿者可用乙醇、甘油制剂,如 3% 硼酸乙醇、3% 硼酸甘油、2.5% ~5% 氯霉素甘油等。

氨基糖苷类抗生素用于中耳局部可引起内耳毒性,慎用。一般不主张用粉剂,因粉剂可堵塞鼓膜穿孔,妨碍引流,甚者引起严重的并发症。尽量避免滴用有色药物,以免妨碍局部观察。中耳腔内忌用含酚类、砷类腐蚀剂。

滴耳法:患者取坐位或卧位,病耳朝上。将耳郭向后上方轻轻牵拉,向外耳道内滴入药液 3~5 滴。然后以手指轻轻按捺耳屏数次,促使药液经鼓膜穿孔处流入中耳 5~10 分钟后方可变换体位。滴耳药液的温度尽可能与体温接近,以免引起眩晕。抗生素滴耳液不宜长期滴用。

若耳流脓停止,耳内完全干燥后,小的鼓膜穿孔可能自愈,穿孔不愈合且 CT 证实中耳乳突腔无顽固病变者应及时行鼓室成形术,以求彻底根治中耳慢性病变,并保留或改善听力。

2）活动型：以清除病变、预防并发症为主，尽力保留听力相关结构。按不同的病变情况选择不同的治疗方案：①引流通畅者以局部用药为主，注意定期复查。②引流不畅者可视及鼓室有肉芽及息肉，不宜简单钳取或烧灼，因其可能损伤听小骨甚至损伤暴露的面神经，引起严重后果。应在局部控制炎症的同时，根据病变范围施行相应的乳突手术。术中应在彻底清除病变的前提下尽可能重建中耳传音结构，以求保留或改善听力。

乳突根治手术的目的在于：①彻底清除鼓室、鼓窦及乳突腔内的胆脂瘤、肉芽、息肉以及有病变的骨质和黏膜等；②重建听力，术中尽可能保留与传音功能密切相关的中耳结构，如听小骨、残余鼓膜、咽鼓管黏膜，乃至完整的外耳道及鼓沟等，并在此基础上一期或二期重建听力；③力求干耳；④防止耳源性颅内、外并发症的发生。

近年来，随着耳显微外科、内镜中耳手术以及微创耳外科的开展与普及，及时处理中耳细微病变、彻底清除中耳病灶的同时保留或改善听觉功能，将会逐步成为慢性化脓性中耳炎手术治疗的基本原则。

（四）药物治疗管理

1. 中耳炎的疗效监测与评价 在中耳炎的药物治疗中，除了必须使用足量有效的抗菌药和糖皮质激素用于控制感染、消炎止痛外，使用减充血剂可收缩鼻腔和咽鼓管黏膜的血管，减轻局部炎症，改善咽鼓管通畅度，有利于咽鼓管的通气及积液的排出。但是使用减充血剂要注意防止形成药物依赖，一般疗程不超过 1 周，若频繁过量使用易引起药物性鼻炎。此外，1% 麻黄碱、0.05% 羟甲唑啉及 0.1% 萘甲唑啉等鼻腔黏膜血管收缩剂由于黏膜对药物的吸收作用，如果药量过大或患者的药物耐受性差，可引起患者的心血管反应，故老年人用药后应观察血压变化，对心血管病、高血压等患者应慎用。小儿应用时浓度不可和成人相同。已有病例报道，新生儿滴用减充血剂诱发心力衰竭；高血压患者鼻内滴用去氧肾上腺素（与麻黄碱作用相似）后突发脑出血；小儿滴用 0.1% 萘甲唑啉后出现心动过缓、血压下降和心脏传导阻滞等严重不良反应。

急性分泌性中耳炎如果药物治疗及时、得当，预后一般良好，不会留下后遗症。但有少数患者因未及时就诊或未得到及时治疗，病情会进一步发展，转为慢性分泌性中耳炎或急性化脓性中耳炎。急性化脓性中耳炎如果及早发现并加以正确治疗，绝大部分患者感染可以控制，鼓膜穿孔愈合，听力逐渐恢复。但若治疗不彻底，可转变为慢性分泌性中耳炎，或遗留鼓膜穿孔、隐性乳突炎等。少数慢性化脓性中耳炎可发展为粘连性中耳炎、胆固醇肉芽肿、鼓室硬化等后遗症。

粘连性中耳炎由于发病机制尚不清楚、咽鼓管功能不良的处理尚无良策以及再粘连等因素的存在，其治疗存在一定困难。病程早期、病变活动期应积极处理，给予对因治疗，鼓室内注入空气、药物以及鼓膜置管。病程后期、病变静止期应根据不同的病因、听力状况、是否有其他病变，分别加以处理。听力损失程度轻，不影响工作及日常生活的可不予处理；老年人及治疗困难的病例可佩戴助听器；听力损失程度较重的年轻患者可采用手术治疗。对婴幼儿与儿童中耳炎及时、恰当的治疗或可减少粘连性中耳炎的发生。

鼓室硬化通常采用外科手术以清除硬化病灶，修复或重建中耳传音结构并提高听力。术中仔细清除硬化病灶，按照病变的具体情况行鼓室成形术。慢性化脓性中耳炎及时行鼓膜或鼓室成形术，或可减少因长期慢性感染而形成的硬化病灶。分泌性中耳炎及时治疗，早期激光鼓膜造孔或置管，或可减少硬化病灶的形成。

2. 中耳炎的教育与管理　急性化脓性中耳炎绝大多数患者预后良好,感染可以得到控制,鼓膜穿孔愈合,听力逐渐恢复。但病情控制后仍不注意处理引发该病的诱因,不增强这方面的预防知识,如经常用力擤鼻、游泳呛水、上呼吸道感染等,都可以使此病再次发作。慢性化脓性中耳炎除对听力造成不同程度的影响外,主要是对周围器官的影响较大,如耳源性面神经麻痹、耳源性迷路炎、脑膜炎、脑脓肿,重者发生脑疝死亡。故应预防此病的发生,发病后采取积极的治疗措施,才能防止严重的并发症。因此,对患者进行中耳炎的防治教育及管理是非常必要的。

中耳炎病情控制后,患者要改善生活习惯,均衡饮食,少食辛辣刺激性食物,并减少烟、酒的使用量。避免出入可能传染感冒的场合,减少罹患上呼吸道感染的机会,保持鼻咽部的健康,进而防止中耳炎的恶化。

二、梅尼埃病

梅尼埃病(Meniere disease)是一种以特发性膜迷路积水为病理特征的内耳病,临床表现为反复发作的旋转性眩晕、波动性感音神经性听力损失、耳鸣和(或)耳内胀满感。尽管目前尚不能完全治愈该病,但约85%的患者可通过改变生活习惯、药物治疗、中耳给药治疗使临床症状得到改善。

本病多发生于30~50岁的中青年人,发病无明显的性别差异。一般单耳发病,单耳患病者约占85%。随着病程延长,可出现双耳受累,双耳患病者占10%~15%。

1. 病因和发病机制　病因迄今不明,可能与自身免疫、感染、创伤、自主神经功能紊乱及先天性前庭水管与内淋巴囊发育不全等有关。基本病理改变是膜迷路积水,故梅尼埃病的发生机制主要是内淋巴产生和吸收失衡。主要学说如下:

(1)内淋巴管机械阻塞与内淋巴吸收障碍:在内淋巴纵流中任何部位的狭窄或梗阻,如先天性狭窄、内淋巴囊发育不良、炎性纤维变性增厚等,都可能引起内淋巴管机械性阻塞或内淋巴吸收障碍,是膜迷路积水的主要原因。该学说已为动物实验所证实。

(2)免疫反应学说:近年来大量研究证实,内耳确能接受抗原刺激并产生免疫应答,以不同方式进入内耳或由其本身所产生的抗原刺激聚集在血管、内淋巴管和内淋巴囊周围的免疫活性细胞产生抗体。抗原抗体反应导致内耳毛细血管扩张,通透性增加,体液渗入膜迷路,加上血管纹等结构分泌亢进,特别是内淋巴囊因抗原-抗体复合物沉积而致吸收功能障碍,可引起膜迷路积水。

(3)内耳缺血学说:自主神经功能紊乱、内耳小血管痉挛可导致内耳及内淋巴囊微循环障碍,引起组织缺氧、代谢紊乱、内淋巴的理化特性改变,渗透压增高,外淋巴及血液中的液体移入,形成膜迷路积水。

(4)其他学说

1)内淋巴囊功能紊乱学说:内淋巴囊功能紊乱可引起糖蛋白分泌或产生异常,导致内淋巴稳定的内环境异常。

2)病毒感染学说:认为病毒感染可能破坏内淋巴管和内淋巴囊。

3)遗传学说:部分患者有家族史,但其遗传方式有多变性。

4)多因素学说:由于多种因素如自身免疫性疾病、病毒感染,缺血或供血不足等皆可能与之有关,因此梅尼埃病有可能为多因性,或者为多种病因诱发的表现相同的内耳病。

2. 临床表现及诊断

(1)临床症状:典型的梅尼埃病症状包括发作性眩晕,波动性、渐进性听力下降,耳鸣以及耳胀满感。

1)眩晕:多呈突发剧烈旋转性,持续数十分钟至数小时,伴有恶心、呕吐、面色苍白、出冷汗、脉搏迟缓、血压下降等自主神经反射症状。眩晕常反复发作,复发次数越多,持续越长、间歇越短。

2)听力下降:患病初期可无自觉听力下降,多次发作后始感明显。一般为单侧,发作期加重,间歇期减轻,呈明显的波动性听力下降。听力损害的程度随发作次数的增加而逐渐加重。患者听高频强声时常感刺耳难忍,有复听现象,患耳和健耳将同一纯音听成两个不同的声音。

3)耳鸣:多出现在眩晕发作之前。初为持续低调吹风声或流水声,后转为高音调蝉鸣声。耳鸣在眩晕发作时加剧,间歇期自然缓解,但不完全消失。

4)耳胀满感:发作期患侧耳内或头部有胀满、沉重或压迫感,偶有耳周灼痛感。

(2)检查

1)耳镜检查:鼓膜正常。声导抗测试鼓室导抗图正常。咽鼓管功能良好。

2)前庭功能检查:发作时有平衡功能障碍、自发水平旋转性眼震和位置性眼震。动静平衡功能检查结果异常。各项前庭眼动反射示外周病变。冷热试验有优势偏向,患耳反应减退。镫骨足板与膨胀的膜迷路(球囊)粘连时,增减外耳道气压时诱发眩晕与眼震,称 Hennebert 征阳性。

3)听力学检查:听力曲线早期多呈低频听力受损,晚期可呈平坦型或下降型。重振试验阳性。耳蜗电图示 $-SP$ 增大、SP-AP 复合波增宽、$-SP/AP$ 比值 $>40\%$。

4)脱水剂试验:目的是通过减少异常增加的内淋巴而检测听觉功能的变化,以协助诊断。临床常用甘油试验:按 $1.2\sim1.5g/kg$ 甘油加等量的生理盐水或果汁空腹饮下,服用前与服用后 3 小时内每隔 1 小时做 1 次纯音测听。若患耳在服甘油后平均听阈提高 15dB 或 15dB 以上者为阳性。服用甘油后耳蜗电图中 $-SP$ 幅值减小、耳声发射由无到有,均可作为阳性结果的客观依据。

5)颞骨 CT:偶显示前庭导水管周围气化差,导水管短而直。

6)膜迷路 MRI 成像:部分患者可显示前庭导水管变直、变细。

(3)诊断:梅尼埃病的诊断主要依靠翔实的病史、全面的检查和仔细的鉴别诊断,在排除其他可引起眩晕的疾病后可作出临床诊断,而甘油试验阳性有助于对本病的诊断。美国耳鼻咽喉-头颈外科学会听力平衡委员会于 1995 年制定了梅尼埃病的诊断标准。中华医学会耳鼻咽喉科学分会及中华耳鼻咽喉头颈外科杂志编委会 2006 年贵阳会议亦修订了梅尼埃病的诊断依据如下:

1)发作性旋转性眩晕 2 次或 2 次以上,每次持续 20 分钟至数小时,常伴自主神经功能紊乱和平衡障碍,无意识障碍。

2)波动性听力损失,早期多为低频听力损失,随病情进展听力损失逐渐加重。至少 1 次纯音测听为感音神经性听力损失,可出现听觉重振现象。

3)伴有耳鸣和(或)耳胀满感。

4)排除其他疾病引起的眩晕,如良性阵发性位置性眩晕、迷路炎、前庭神经元炎、药物中毒性眩晕、突发性聋、椎-基底动脉供血不足和颅内占位性病变等。

该诊断依据同时明确了梅尼埃病可疑诊断(梅尼埃病待诊)的定义：

1)仅有一次眩晕发作,纯音测听为感音神经性听力损失,伴耳鸣和耳胀满感。

2)发作性眩晕2次或2次以上,每次持续20分钟至数小时。听力正常,不伴耳鸣和耳胀满感。

3)波动性低频感音神经性听力损失。可出现重振现象。无明显的眩晕发作。

符合以上任何一条为可疑诊断。对于可疑诊断者,根据条件可进一步行甘油试验、耳蜗电图、耳声发射及前庭功能检查。

3. 治疗原则

(1)一般治疗原则:眩晕发作期应静卧休息,解除顾虑,行心理治疗。限制水摄入,坚持低盐饮食,每日食盐摄入量低于1g,呕吐重者必要时输液。疾病间歇期应加强体育锻炼,增强体质,注意劳逸结合,保持良好的心情,低盐、低脂饮食,忌烟酒可以减轻此病的发作和程度。

(2)药物治疗原则:由于病因和发病机制不明,目前多采用以调节自主神经功能、改善内耳微循环及解除迷路积水为主的药物治疗结合心理治疗的原则。

(3)中耳压力、手术及前庭康复治疗:中耳压力治疗常用的方法有 Meniett 低压脉冲治疗,可短期或较长时间控制眩晕症状。凡眩晕发作频繁、剧烈,长期保守治疗无效,耳鸣且耳聋严重者可考虑手术治疗。

手术方法较多,宜先选用破坏性较小又能保存听力的术式。

1)听力保存手术:可按是否保存前庭功能而分为两个亚类。①前庭功能保存类:包括颈交感神经节普鲁卡因封闭术、用含甘露醇的高渗溶液经圆窗做鼓阶耳蜗透析术、内淋巴囊减压术、内淋巴分流术等;②前庭功能破坏类:包括经物理方法破坏前庭或半规管的膜迷路、化学药物前庭破坏术、各种进路的前庭神经截除术等。

2)非听力保存手术:即迷路切除术。

(4)前庭康复治疗:由于梅尼埃病的反复发作性眩晕特点,传统上本病并不适用前庭康复治疗。但对于已经化学或手术迷路切除的梅尼埃病患者,则是进行前庭康复治疗的良好适应证。

4. 药物治疗方案

(1)治疗药物分类

1)前庭神经抑制剂:多用于急性发作期,可减弱前庭神经核的活动,控制眩晕。

2)抗胆碱能药:可缓解疾病的恶心、呕吐等症状。

3)血管扩张药:可改善缺血细胞的代谢,选择性舒张缺血区血管,缓解局部缺血。

4)利尿脱水药:可改变内耳液体平衡,使内淋巴减少,控制眩晕。

5)糖皮质激素类药物:基于免疫反应学说,利用本类药物的抗免疫作用,改善内淋巴囊因抗原-抗体复合物沉积而致吸收功能障碍,减轻膜迷路积水。

6)维生素类药物:如为代谢障碍、维生素缺乏导致,可给予维生素治疗。

(2)治疗方案

1)一般治疗:发作期应卧床休息,选用高蛋白、高维生素、低脂肪、低盐饮食。症状缓解后宜尽早逐渐下床活动。对久病、频繁发作、伴神经衰弱者要多做耐心解释,消除其思想负担。心理精神治疗的作用不容忽视。

2)对症治疗药物:①前庭神经抑制剂:常用者有盐酸氯丙嗪、盐酸异丙嗪、地西泮、苯海拉明、地芬尼多等,仅在急性发作期使用。②抗胆碱能药:常选用山莨菪碱和东莨菪碱。③血管扩张药及钙离子拮抗剂:常用者有氟桂利嗪、倍他司汀、尼莫地平及银杏叶片等。④利尿脱水药:常用者有氢氯噻嗪、乙酰唑胺、70%二硝酸异山梨醇等,依他尼酸和呋塞米等因有耳毒性而不宜采用。⑤糖皮质激素类药物:可应用地塞米松、泼尼松进行短期全身治疗。⑥维生素类药物:常用维生素 B_1、维生素 B_{12}、维生素 C 等。

3)中耳给药治疗:利用蜗窗膜的半渗透作用原理,鼓室注射的药物可通过渗透作用进入内耳达到治疗目的。目前常用的两类鼓室注射药物是庆大霉素和地塞米松,前者通过化学迷路切除作用达到治疗梅尼埃病的目的,后者的作用原理与免疫调节有关。

5. 药物治疗管理

(1)疗效评定:本病间歇期时程变化较大,且有自愈倾向,故评价治疗效果的客观标准争论颇多。美国耳鼻咽喉头颈外科学会听力与平衡委员会 1995 年提出梅尼埃病的疗效评价标准,我国亦于 2006 年修订的梅尼埃病疗效分级标准(中华医学会耳鼻咽喉科学分会及中华耳鼻咽喉头颈外科杂志编委会)如下:

1)眩晕评定:采用治疗后 18~24 个月的眩晕发作次数与治疗前 6 个月的眩晕发作次数进行比较,按分值计:

所得分值 =(治疗后 18~24 个月的发作次数)/(治疗前 6 个月的发作次数)×100

眩晕程度分为 5 级:A 级:0(完全控制,不能理解为"治愈");B 级:1~40(基本控制);C 级:41~80(部分控制);D 级:81~120(未控制);E 级:>120(加重)。

2)听力评定:以治疗前 6 个月的最差一次 0.25、0.5、1、2 和 3kHz 听阈(听力级)的平均值减去治疗后 18~24 个月最差的一次相应频率听阈的平均值进行评定。

A 级:改善>30dB,各频率听阈<20dB;B 级:改善 15~30dB;C 级:改善 0~14dB(无效);D 级:改善<0(恶化)。

如果诊断为双侧梅尼埃病,应分别评定。

3)活动能力评定:采用治疗后 18~24 个月的活动受限日与治疗前 6 个月的活动受限日进行比较,按分值计:

所得分值 =(治疗后 18~24 个月的活动受限日)/(治疗前 6 个月的活动受限日)×100

活动能力分为 5 级:A 级:0(完全改善);B 级:1~40(基本改善);C 级:41~80(部分改善);D 级:81~120(未改善);E 级:>120(加重)。

附:活动受限日是指当日活动评分为 3、4 分的天数。

活动评分:①0 分:任何活动不受影响;②1 分:轻度活动受影响;③2 分:中度活动受影响;④3 分:活动受限,无法工作,必须在家中休息;⑤4 分:活动严重受限,整日卧床或绝大多数活动不能。

(2)梅尼埃病的教育和管理:如前面所述,大部分患者一侧患病,每次发作时对听力均有损伤,反复多次发作后有可能引起患耳全聋。因此,应积极开展梅尼埃病的卫生知识宣传工作,预防并减少梅尼埃病的发作次数。医护人员应告知梅尼埃病患者宜采用低盐、低脂、高蛋白饮食;避免劳累及生活不规律,保证充足睡眠;保持心情舒畅,避免抑郁等不良情绪刺激。疾病发作期应嘱患者绝对卧床休息,尽量避免灯光照射及强声刺激。疾病间歇期建议患者应加强锻炼,增强体质;忌接触烟、酒、浓茶、咖啡等辛辣刺激性物品;避免接触变应原,控制全身过敏性疾病;积极治疗全身伴随疾病。保守疗法无效、眩晕致残、听力恶化者,应考虑接受手术治疗。

三、鼻　　炎

鼻腔黏膜的炎症性疾病简称鼻炎(rhinitis),是病毒、细菌、变应原、各种理化因子以及某些全身性疾病引起的鼻腔黏膜炎症。主要病理改变是鼻腔黏膜充血、肿胀、渗出、增生、萎缩或坏死等。根据临床表现分为急性鼻炎和慢性鼻炎(慢性单纯性鼻炎、慢性肥厚性鼻炎);根据是否有变应性因素分为变应性鼻炎和非变应性鼻炎,后者又可以分为血管运动性鼻炎、妊娠性鼻炎、萎缩性鼻炎、药物性鼻炎、干燥性鼻炎等。

鼻炎是一组发病率最高的常见临床疾病,由于致病因素和发病机制错综复杂、症状表现形式多种多样,因此对鼻炎作出准确的诊断并非易事。同时,鼻腔是呼吸道的起始部位,并与下呼吸道有结构的连续性和组织形态学的相似性,因此鼻炎通常会对下呼吸道某些炎症性疾病的发生和进展产生影响,有效地控制鼻炎常常可以预防或改善下呼吸道某些疾病的发生或严重程度。

对于鼻科学来说,由于特异性高的客观检查和诊断方法比较少或不十分普及,因此家族史、发病史的询问和调查,细致的检查和准确的认证就显得非常重要。迄今还没有证据表明损伤的鼻黏膜能够再生,因此,在临床治疗方面,无论是局部药物治疗、物理治疗还是手术治疗,总的原则是不宜使用能够对鼻黏膜形态、结构、功能造成损伤的药物和方法。

(一)急性鼻炎

急性鼻炎(acute rhinitis)是由病毒感染引起的鼻腔黏膜急性炎症性疾病,俗称"伤风"、"感冒"。发病率非常高,各个年龄组均可发生,尤以幼儿最为好发,是医药行业花费最多的常见疾病。有传染性,四季均可发病,但冬季更多见。

1. 病因和发病机制　病毒感染是其首要病因,或在病毒感染的基础上继发细菌感染。最常见的是鼻病毒,其次是流感和副流感病毒、腺病毒、冠状病毒、柯萨奇病毒及黏液和副黏液病毒等。病毒的传播方式主要是经呼吸道吸入,其次是通过被污染物体或食物进入机体。机体在某些诱因的影响下抵抗力下降,使病毒侵犯鼻腔黏膜。常见的诱因如下。

(1)全身因素:受凉、过劳、烟酒过度、维生素缺乏、内分泌失调或其他全身性慢性疾病(如心、肝、肾病)等均可使机体的免疫功能和抵抗力下降,诱发本病。

(2)局部因素:鼻中隔偏曲、慢性鼻炎、鼻息肉等鼻腔慢性疾病;邻近感染病灶,如慢性化脓性鼻窦炎、慢性扁桃体炎等均可影响鼻腔功能和通气引流,鼻腔黏膜的纤毛运动发生障碍,病原体易在局部存留。

2. 临床表现及诊断　由于各种病毒特点不一,因此发病常无固定规律,且临床表现程度也有所不同。各种病毒的潜伏期不一,多为1~3天。初期表现为鼻内和鼻咽部干燥、灼热感或痒感,频发喷嚏,继而出现鼻塞、多量清涕、嗅觉减退和闭塞性鼻音。继发细菌感染后鼻涕变为黏液性、黏脓性或脓性。如累及鼻窦可有较严重的头痛,向下呼吸道发展可出现咳嗽。全身症状因个体而异,轻重不一,亦可进行性加重,多数表现为全身不适、倦怠、头痛和发热(37~38℃)等。小儿的全身症状较成人重,多有高热(39℃以上)甚至惊厥,常出现消化道症状如呕吐、腹泻等。若无并发症,上述症状会逐渐减轻乃至消失,病程为 7~10 天。

鼻腔检查见鼻黏膜充血、肿胀,下鼻甲充血、肿大,总鼻道或鼻底有较多的分泌物,初期为水样,以后逐渐变为黏液性、黏脓性或脓性。血常规白细胞计数常偏低。

根据病史、典型症状及鼻部检查即可确诊,但应与麻疹、猩红热等急性传染病的前驱症状相鉴别。后者有急性传染病的原发症状,全身症状较重。

急性鼻炎常发生下列并发症:①急性鼻窦炎:鼻腔炎症经鼻窦开口向鼻窦内蔓延,引起急性化脓性鼻窦炎,其中以上颌窦炎及筛窦炎多见;②急性中耳炎:感染经咽鼓管向中耳扩散所致;③急性咽炎、喉炎、气管炎及支气管炎:感染经鼻咽部向下扩散引起,小儿、老人及抵抗力低下者还可并发肺炎;④鼻前庭炎:感染向前直接蔓延;⑤其他感染:经鼻泪管扩散,尚可引起眼部并发症,如结膜炎、泪囊炎等。

3. 治疗原则

(1)一般治疗原则:病毒感染尚无简单、有效的治疗方法,但呼吸道病毒感染常有自限性。因此,患病期间应嘱咐患者多饮热水,清淡饮食,注意休息,日常要加强锻炼身体,提高机体的抗病能力。

(2)药物治疗原则:主要是以支持和对症治疗为主,目的是减轻、控制症状,同时注意预防并发症。

4. 治疗方案

(1)全身治疗

1)发汗:早期用可减轻症状,缩短病程。如生姜、红糖、葱白煎水热服,口服解热镇痛药如阿司匹林、对乙酰氨基酚、布洛芬等。

2)中成药:可用抗病毒口服液、维 C 银翘片等祛风散寒、清热解毒。

3)全身应用抗菌药:合并细菌感染或可疑并发症时用 β - 内酰胺类、大环内酯类、氟喹诺酮类等药物,可采取口服、肌内或静脉注射等途径给药。

4)其他治疗:多饮水,清淡饮食,疏通大便,注意休息。

(2)局部治疗

1)鼻内用减充血剂:首选 0.05% 盐酸羟甲唑啉喷雾剂,亦可用 1%(小儿用 0.5%)麻黄碱溶液滴鼻,使黏膜消肿,减轻鼻塞,改善引流。此类药物连续使用应不超过 7 天。

2)穴位针刺:如迎香、鼻通穴,或做上述穴位按摩,可减轻鼻塞。

5. 药物治疗管理 急性鼻炎的预后一般是好的,对全身影响也较小,但是如果休息、治疗不当,炎症发展影响鼻周围器官可以发生急、慢性鼻窦炎,影响咽鼓管可发生中耳炎以至听力下降,影响咽喉可发生咽喉炎,影响气管可发生咳嗽、咳痰等。

有效的治疗方案包括单一或多种药物治疗和患者教育。患者教育的内容包括疾病预防的宣传、药物的正确使用方法和注意事项等。要有效预防鼻炎及并发症的发生,必须注意以下事项。

首先,必须增强机体抵抗力,如加强身体锻炼,提倡冷水洗脸或冷水浴,冬季增加户外活动,增强对寒冷的适应能力。此外,注意劳逸结合和合理饮食。成人注射鼻病毒疫苗可能有助于防止感染,亦有报告儿童在流行期注射丙种球蛋白或胎盘球蛋白有增强抵抗力和预防感染之效。

其次,应避免传染。如"感冒"流行期间应避免与患者密切接触,尽量减少出入公共场所,注意居室通风;板蓝根等抗病毒中药有一定的预防作用。

再次,在患病期间应注意休息,避免劳累,并应注意保暖,病情严重时应卧床休息;在饮食方面应进食高热量的软饮食,多饮水,使大小便通畅,以排出毒素,减轻全身症状;亦可用热水洗澡、泡脚、蒙被发汗等。

最后,要教会患者滴鼻液的正确滴药方法,并提醒患者注意,以血管收缩药麻黄碱、羟甲唑啉为代表的减充血剂仅在有明显的鼻阻塞症状时使用,注意尽量低浓度和短时间使用,不宜超过 7 天,以免导致药物性鼻炎。

(二)慢性鼻炎

慢性鼻炎(chronic rhinitis)是鼻腔黏膜和黏膜下层的慢性炎症性疾病。临床表现以鼻腔黏膜肿胀、分泌物增多、无明确的致病微生物感染、病程持续数月以上或反复发作为特征。慢性鼻炎是一种常见病,慢性鼻炎患者常伴有不同程度的鼻窦炎。

1. 病因和发病机制　病因较为复杂,除急性鼻炎反复发作或未彻底治愈迁延成慢性炎症外,鼻腔解剖结构异常、鼻窦及邻近感染性病灶刺激、局部长期应用血管收缩剂、吸入有害物质也是重要原因。全身营养状况不良、维生素缺乏、内分泌紊乱及长期口服某些药物(如抗高血压药、避孕药等)是另一重要的病因。其他因素如烟酒嗜好、长期过度疲劳、免疫功能障碍、变应性鼻炎等也可导致慢性鼻炎症状的出现。

2. 临床表现及诊断　参照组织病理类型和临床表现,慢性鼻炎可分为两种类型,其鉴别要点见表23-2。

(1)慢性单纯性鼻炎(chronic simple rhinitis):鼻分泌物增多,较黏稠,常有鼻涕倒流。间歇性、交替性鼻塞,合并鼻中隔偏曲或其他疾病时鼻塞更重。有闭塞性鼻音、嗅觉减退,有时可有头痛、记忆力减退。体检示鼻腔黏膜充血,下鼻甲肿胀,表面光滑、柔软,富于弹性;对减充血剂敏感。

(2)慢性肥厚性鼻炎(chronic hypertrophic rhinitis):单侧或双侧持续性鼻塞,无交替性。鼻涕不多,黏液性或黏脓性,不易擤出。常有闭塞性鼻音、嗅觉减退。体检示下鼻甲黏膜肥厚、苍白;黏膜表面不光滑平,严重者呈桑葚状;减充血剂收缩效果差。

根据症状、鼻镜检查及鼻黏膜对减充血剂的敏感度,诊断多无困难。因此,对于慢性鼻炎的诊断和治疗应仔细检查,正确判定引起症状的主要病变部位,才能获得较好的治疗效果。

表 23-2　慢性单纯性鼻炎和慢性肥厚性鼻炎的鉴别要点

症状和体征	慢性单纯性鼻炎	慢性肥厚性鼻炎
鼻塞	间歇性、交替性	持续性
鼻涕	略多,黏液性	不多,黏液性或黏脓性,不易擤出
嗅觉	减退不明显	可有
闭塞性鼻音	无	有
头痛、头晕	可有	常有
咽干、咽痛	可有	常有
耳鸣、耳闭塞感	无	有

续表

症状和体征	慢性单纯性鼻炎	慢性肥厚性鼻炎
下鼻甲形态	黏膜肿胀,暗红色,表面光滑	黏膜肿胀,暗红色,表面不平,呈结节状或桑葚状,鼻甲骨大
下鼻甲弹性	柔软,有弹性	硬实,无弹性
对麻黄碱的反应	有明显的反应	反应小或无反应
治疗	非手术	以手术为主

3. 治疗原则

(1)一般治疗原则:消除致病因素是关键。积极治疗全身性疾病;矫正鼻腔畸形,如鼻中隔偏曲、结构性鼻炎等;加强身体锻炼,提高机体免疫力;注意培养良好的心理卫生习惯,避免过度疲劳。有免疫缺陷或长期使用免疫抑制剂者尽量避免出入人群密集的场所,并注意戴口罩。

(2)药物治疗原则:根除病因,恢复鼻腔的通气功能,避免长期鼻腔应用减充血剂。

4. 治疗方案

(1)慢性单纯性鼻炎:治疗包括病因治疗和局部治疗。

1)病因治疗:找出全身和局部病因,及时治疗全身性慢性疾病、鼻窦炎、邻近感染病灶和鼻中隔偏曲等。改善生活和工作环境,锻炼身体,提高机体抵抗力。

2)局部治疗

鼻内用糖皮质激素:为慢性鼻炎的首选用药,具有良好的抗炎作用,并最终产生减充血效果。根据需要可较长期应用,疗效和安全性好。常用糖皮质激素鼻制剂的用法及用量见表23-3。

表23-3 常用糖皮质激素鼻制剂的用法及用量[a,b,c]

分类	现有的剂型/浓度	成人剂量	小儿剂量
倍氯米松	水性鼻喷剂:42μg/喷	1~2喷/鼻孔 bid	>6岁:1~2喷/鼻孔 bid
布地奈德	水性鼻喷剂:32μg/喷,64μg/喷	4喷(32μg/喷)或2喷(64μg/喷)/鼻孔 qd	2喷(32μg/喷)或1喷(64μg/喷)/鼻孔 qd
氟替卡松(flonase)	水性鼻喷剂:50μg/喷	2喷/鼻孔 qd 或1喷/鼻孔 bid(最大量为每天100μg/鼻孔)	4~17岁:1~2喷/鼻孔 qd(最大量为200μg/d)
氟尼缩松(nasalide)(nasarel)	丙二醇鼻喷剂:25μg/喷 水性鼻喷剂:25μg/喷	2喷(25μg/喷)/鼻孔 tid(最大量为一日200μg喷/鼻孔)	6~14岁:1~2喷/鼻孔 tid 或2喷/鼻孔 bid(最大量为一日100μg/鼻孔)
莫米松	水性鼻喷剂:50μg/喷	2喷/鼻孔 qd	2~11岁:1喷/鼻孔 qd
曲安西龙(nasacort AQ)(tri-Nasal)	水性鼻喷剂:55μg/喷 水性鼻喷剂:50μg/喷	成人和>12岁的儿童:2~4喷/鼻孔 qd 或2喷/鼻孔 bid	6~11岁:1~2喷/鼻孔 qd

注:[a] 含氯碳氟化合物的剂型在2003年7月从市场上撤回;[b] 症状控制后应减至最低有效剂量;[c] 最大治疗效果可能需数天

鼻腔清洗:鼻内分泌物较多或较黏稠者可用生理盐水清洗鼻腔,以清除鼻内分泌物,改善鼻腔通气。

鼻内用减充血剂:收缩鼻黏膜血管,减轻黏膜肿胀,改善鼻塞症状。可选择 0.05% 盐酸羟甲唑啉喷雾剂,连续应用不宜超过 7 天。若需继续使用,则需间断 3～5 天。长期应用 0.5%～1% 麻黄碱滴鼻液可损害鼻黏膜的纤毛结构,应尽量避免。若不得不使用,应少量间断应用。常用的减充血剂用法及用量见表 23-4。

其他治疗:可采用超短波理疗。鼻塞严重、内科治疗无法改善症状者可用温控射频、等离子射频消融下鼻甲。

表 23-4 减充血剂

分类	现有的剂型/浓度	成人剂量	小儿剂量
口服			
伪麻黄碱	片剂:30mg,60mg,240mg 片剂(缓释剂型):120mg 胶囊:60mg 液体:25mg/5ml 滴剂:7.5mg/0.8ml	60mg q4～6h 或 120mg 缓释剂型 q12h(最大量为 240mg/d)	6～12 岁:30mg q4～6h(最大量为 120mg/d) 2～5 岁:15mg q4～6h(最大量为 60mg/d) 1～2 岁:0.2ml/kg 滴剂 q4～6h [最大量为 0.8ml/(kg·d)] 3～12 个月:3 滴/kg, q4～6h(最大量为 12 滴/天)
局部			
萘甲唑啉(privine)	溶液:0.05% 滴剂,0.05% 喷剂	每侧鼻孔 1～2 滴或喷 q6h	<12 岁:避免使用或在医师的指导下使用
去氧肾上腺素	溶液(滴剂):0.125%,0.16%,0.25%,0.5%,1% 溶液(喷雾剂):0.25%,0.5%,1%	0.25%～0.5% 溶液每侧鼻孔 2～3 滴或喷 q3～4h(1% 用于严重鼻塞)	6～12 岁:0.25% 溶液每侧鼻孔 2～3 滴或喷 q3～4h 6 个月～5 岁:0.125%～0.16% 溶液 1～2 滴/鼻孔 q3h
羟甲唑啉	溶液(滴剂):0.025%,0.05% 溶液(喷雾剂):0.05%	0.5% 溶液:每侧鼻孔 2～3 滴或喷 q12h	6～12 岁:0.05% 溶液每侧鼻孔 2～3 滴或喷 q12h 2～5 岁:0.025% 溶液 2～3 滴/鼻孔 q12h
四氢唑啉(tyzine)	溶液(滴剂):0.05%,0.1% 溶液(喷雾剂):0.1%	0.1% 溶液:每侧鼻孔 2～4 滴或喷 q3～4h	6～12 岁:0.1% 溶液每侧鼻孔 2～4 滴或喷 q3～4h 2～5 岁:0.05% 溶液 2～3 滴/鼻孔 q4～6h
赛洛唑啉(otrivin)	溶液(滴剂):0.05%,0.1% 溶液(喷雾剂):0.1%	0.1% 溶液:每侧鼻孔 2～3 滴或喷 q8～10h	2～12 岁:0.05% 溶液 2～3 滴/鼻孔 q8～10h

(2)慢性肥厚性鼻炎:局部治疗效果不明显者可采用手术治疗。

1)局部药物治疗同单纯性鼻炎。肥厚性鼻炎的早期经适当治疗后,鼻黏膜可以恢复至正常状态。晚期及增生期则应以减轻鼻部症状和恢复鼻腔的生理功能为主。

2）手术治疗：①黏膜肥厚、对减充血剂不敏感者可试行下鼻甲黏膜下部分切除术，切除范围以不超过下鼻甲的 1/3 为宜，切除过多可引起继发性下鼻甲萎缩。②下鼻甲黏骨膜下切除术：对下鼻甲骨肥厚增生者可结合黏膜下部分切除，同时做下鼻甲成形，剔除部分增生肥大影响鼻腔通气的下鼻甲骨。③下鼻甲骨折外移术：将下鼻甲全长向外侧骨折移位，提高鼻腔的通气截面积，是简便易行的改善通气的有效方法。④鼻窦手术：主要开放前组筛窦或后组筛窦，获得比较固定的通气引流通道，减轻可能源发于鼻窦的炎性病灶对鼻腔黏膜的慢性刺激，达到改善鼻腔通气，缓解鼻黏膜炎症的目的。⑤其他：包括激光、冷冻、微波或射频等，应慎用。

5. 药物治疗管理　由于慢性单纯性鼻炎的病变是可逆性的，其临床后果有两方面：一方面，采用正确的药物治疗后，消除致病因素，坚持用药，疾病治愈；另一方面，由于致病因素持续性地刺激，药物治疗不及时或治疗方法不当形成肥厚性鼻炎，此时药物治疗难以治愈，最后不得不采用激光或手术切除等方法治疗。医务人员要告知患者慢性单纯性鼻炎的临床转归。

慢性单纯性鼻炎主要由反复多次的急性鼻炎（感冒）、不正确地使用血管收缩剂和急性鼻炎未及时治疗所引起，所以预防感冒就是预防慢性单纯性鼻炎的最好方法。即使患了感冒，出现鼻塞后，也不可滥用滴鼻液或任其迁延不愈。另外，注意气温的变化，改善易于致病的工作和生活环境也是预防慢性单纯性鼻炎的重要措施。由于目前尚无治疗慢性单纯性鼻炎的特效药和特效方法，所以慢性单纯性鼻炎的治疗是一个长时间的过程，切不可因为用药一段时间后症状无改善而放弃治疗，使其转化为肥厚性鼻炎，形成不可逆的病变。

肥厚性鼻炎是由慢性单纯性鼻炎迁延不愈发展而来的。只要在病变初期使用正确的药物给予积极治疗，就可以使病变好转，恢复鼻黏膜的正常形态。即使在增生期病变不可逆转的情况下，积极采用其他减轻或消除鼻塞的治疗方法，鼻黏膜也可恢复至正常形态。

（三）萎缩性鼻炎

萎缩性鼻炎（atrophic rhinitis）是一种以鼻黏膜萎缩或退行性病变为组织病理学特征的慢性炎症。发展缓慢，病程长。以女性多见，体质瘦弱者较健壮者多见。本病特征为鼻黏膜萎缩、嗅觉减退或消失和鼻腔多量结痂形成，严重者鼻甲骨膜和骨质亦发生萎缩。黏膜萎缩性改变可向下发展延伸到鼻咽、口咽、喉咽等黏膜。

本病在发达国家日益少见，发展中国家的发病率仍然较高。在我国发病率出现逐年下降的趋势，但在贫困山区和边远地区仍相对较多，可能与营养不良、内分泌紊乱、不良的卫生和生活习惯有关。

1. 病因和发病机制　分为原发性和继发性两种。前者的病因目前仍不十分清楚，后者的病因则明确。

（1）原发性：病因目前尚未清楚。传统的观点认为本病是某些全身性慢性疾病的鼻部表现，如内分泌紊乱、自主神经功能失调、维生素缺乏（如维生素 A、维生素 B、维生素 D 和维生素 E）、遗传因素、血中的胆固醇含量偏低等。细菌如臭鼻杆菌、类白喉杆菌等虽不是致病菌，但确是引起继发性感染的病原菌。近年研究发现本病与微量元素缺乏或不平衡有关。免疫学研究则发现本病患者大多有免疫功能紊乱，组织化学研究发现鼻黏膜的乳酸脱氢酶含量降低，故有学者提出本病可能是一种自身免疫性疾病。

(2)继发性:目前已明确本病可继发于以下疾病和情况:①慢性鼻炎、慢性鼻窦炎的脓性分泌物长期刺激鼻黏膜,或结缔组织过度增生压迫,造成血液循环发生障碍,引起鼻黏膜萎缩;②高浓度的有害粉尘、气体对鼻腔的持续刺激;③多次或不适当的鼻腔手术致鼻腔黏膜广泛损伤(如下鼻甲过度切除),导致鼻腔过分宽大、通气过度,是成年患者的主要病因之一;④特殊传染病如结核、梅毒和麻风对鼻腔黏膜的损害,后遗萎缩性改变。

2. 临床表现及诊断

(1)临床症状

1)鼻塞:为鼻腔内脓痂阻塞所致;或因鼻黏膜感觉神经萎缩、感觉迟钝,患者自我感到"鼻塞"。

2)鼻、咽干燥感:因鼻黏膜腺体萎缩、分泌减少,或因鼻塞长期张口呼吸所致。

3)鼻出血:鼻黏膜萎缩变薄、干燥,或挖鼻和用力擤鼻致毛细血管破裂所致。

4)嗅觉减退或丧失:嗅区黏膜萎缩所致。

5)鼻恶臭:严重者多有呼气的特殊腐烂臭味,是脓痂之蛋白质腐败分解产生的。

6)头痛、头晕:是由于鼻黏膜萎缩后,调温保湿功能减退或缺失,吸入冷空气刺激或脓痂压迫鼻黏膜引起的。多表现为前额、颞侧或枕部头痛。

萎缩性鼻炎的并发症包括鼻背塌陷、鼻中隔穿孔,化脓性鼻窦炎、泪囊炎和继发鼻窦黏液囊肿等。

(2)检查

1)外鼻:鼻梁宽平如鞍状塌鼻。因多自幼发病,影响外鼻发育。

2)鼻腔检查:鼻黏膜干燥,鼻腔宽大,鼻甲萎缩(尤以下鼻甲为甚),鼻腔内大量脓痂充塞并有恶臭。若病变发展至鼻咽、口咽和喉咽部,亦可见同样表现。

(3)诊断:严重者症状和体征典型,容易诊断,但应注意与鼻部的特殊传染病如结核、梅毒、鼻硬结、鼻白喉、鼻麻风等相鉴别。轻型者主要表现为鼻黏膜色淡、薄而缺乏弹性(鼻甲"骨感"),鼻腔较宽敞,脓痂和嗅觉减退不明显。

3. 治疗原则 无特效疗法,目前的治疗原则是祛除可能的致病因素,采用局部对症治疗(清理冲洗鼻腔、油剂滴鼻等),并配合全身综合治疗(如加强营养,补充维生素及微量元素等)。

4. 治疗方案

(1)局部治疗

1)鼻腔冲洗:温热生理盐水或 1:2000~1:50 000 高锰酸钾溶液,每日 1~2 次。旨在清洁鼻腔,除去脓痂和臭味。

2)鼻内用药:①滴鼻剂:应用 1% 复方薄荷樟脑液状石蜡、清鱼肝油等滴鼻,以润滑黏膜、促进黏膜血液循环和软化脓痂便于排出;②1% 链霉素滴鼻,以抑制细菌生长、减少炎性糜烂和利于上皮生长;③1% 新斯的明涂抹黏膜,可促进鼻黏膜血管扩张;④0.5% 雌二醇或己烯雌酚油剂滴鼻,可减少痂皮、减轻臭味;⑤50% 葡萄糖溶液滴鼻,可能具有刺激黏膜腺体分泌的作用。

3)手术治疗:主要目的是缩小鼻腔,以减少鼻腔通气量、降低鼻黏膜水分蒸发、减轻黏膜干燥及结痂形成。主要方法有:①鼻腔外侧壁内移加固定术;②前鼻孔闭合术,两侧可分期或同期进行,1~5 年鼻黏膜基本恢复正常后重新开放前鼻孔;③鼻腔缩窄术:鼻内孔向后的黏膜膜下埋藏人工生物陶瓷、人工骨、自体骨或软骨、硅橡胶等，也可采用转移颊肌瓣埋藏的方法缩窄鼻腔。

（2）全身治疗：加强营养，改善环境及个人卫生。补充维生素 A、维生素 B、维生素 C、维生素 D 和维生素 E，特别是维生素 B、维生素 C 和维生素 E，以保护黏膜上皮，增加结缔组织的抗感染能力，促进组织细胞代谢，扩张血管和改善鼻黏膜的血液循环。此外，补充铁、锌等制剂可能对本病有一定的治疗作用。

5. 药物治疗管理　为提高临床治疗萎缩性鼻炎的药物疗效，应对患者进行本病的药学教育。要建议患者主动改善全身健康情况，加强营养，尤其注意对维生素的摄取。同时，改善生活及工作环境，减少粉尘的吸入。注意气候的变化，预防感冒。患病后经常戴口罩，经常用润鼻剂滴鼻，这些均是预防和治疗萎缩性鼻炎的有效方法。

要提醒患者的是，当患有萎缩性鼻炎的症状后，应立即去医院就诊，早治疗、早预防对疾病康复有很大的好处。在听取医师的治疗方案和意见后，仔细排除生活中引发疾病的各种因素，长期坚持每日冲洗鼻腔、清除脓涕和痂皮后，滴入润鼻药物或用抗生素滴鼻，保持鼻腔的湿润和清洁。即使在行萎缩性鼻炎鼻部手术后，在干燥和寒冷的气候中也应注意鼻腔的保暖和湿润，改善鼻腔的生理环境，可使症状逐步减轻和消失。

（四）血管运动性鼻炎

血管运动性鼻炎（vasomotor rhinitis）或称血管舒缩性鼻炎，是一种发病机制不清、由多种非特异性刺激诱导的一种鼻黏膜高反应性鼻病。由于病因不明确，又称特发性鼻炎（idiopathic rhinitis）。该病以青壮年居多，女性较男性多见，常年发病，与常见的变应原特别是与气传花粉的播散期没有关联。大部分病因不明的所谓"慢性鼻炎"均属此类。

1. 病因和发病机制　本病病因不明确。精神紧张、焦虑、环境温度突然变化、内分泌功能紊乱均可引起副交感神经递质释放过多，或者引起组胺的非特异性释放，血管扩张，腺体分泌增多，导致相应的临床症状。

也有部分缺乏免疫学证据因而暂时不能确诊为变应性鼻炎的所谓的血管运动性鼻炎，经过一定的时间后，部分病例呈现出相关的免疫学证据，故而后补为变应性鼻炎。

2. 临床表现及诊断

（1）临床症状：环境因素如温度、气压、刺激性气体等均可激发鼻部症状。鼻塞、流涕、喷嚏、鼻痒等较为多见，但也有以某种症状为主者。以鼻塞为主的患者鼻塞多在夜晚加重，并常有随体位变化的交替性鼻塞，白天减轻或消失。以喷嚏为主的症状发作多在晨起，继之清涕流出，多对异味、冷空气敏感。以鼻漏为主的患者症状多在白天，有黏液或水样涕，多与精神因素有关。

患者病程多变是本病的特点之一，同一患者短则数日症状可自行减轻或消失，经一定的间歇期后如遇诱因又可发病，可数周或数月。如病程较长，由于黏膜水肿，可致嗅觉减退，也常伴有头胀不适。

（2）检查：由于缺乏典型的临床症状，临床检查常常容易与变应性鼻炎相混淆，建议用鼻内镜检查。鼻腔黏膜可呈现水肿、充血等，鼻甲特别是下鼻甲可表现为充血甚至肥大，鼻腔常有水样或黏稠样分泌物潴留。

（3）诊断：缺乏特异性的诊断方法，主要依靠排除法诊断。以下几点可供参考：①与季节性无明显关联但却有某种（些）与刺激密切相关的喷嚏、流涕、鼻塞等；②皮肤点刺试验和

(或)血清特异性 IgE 检测结果为阴性,即找不到免疫学证据;③除外感染性、变应性、结构性鼻炎(如鼻中隔偏曲等);④鼻分泌物涂片及外周血中嗜酸性粒细胞不升高;⑤多有不明确的诱发因素,如干冷空气。

详细询问病史,了解发病时的精神状态、环境因素和发病时间,并要考虑到内分泌和某些药物的影响。鼻部症状每日持续 1 小时以上,变应原皮肤点刺试验阴性,鼻分泌物涂片检查未见嗜酸性粒细胞和中性粒细胞,并排除药物性鼻炎(长期滴用减充血剂所致),即可诊断本病。

3. 治疗原则 目前本病的一般治疗原则是采用综合治疗的策略,主要包括尽量避免接触刺激性因素、药物治疗和手术。以药物治疗为主,但如有精神因素如焦虑、抑郁,则应给予适当的心理治疗。

药物治疗原则是祛除病因,控制症状,对症治疗与心理治疗相结合。

4. 治疗方案

(1)治疗药物分类

1)鼻内糖皮质激素:在多个环节抑制肥大细胞炎症介质的非特异性释放和血管通透性,可控制症状。局部应用糖皮质激素可减少鼻黏膜和上皮的嗜酸性粒细胞、嗜碱性粒细胞和肥大细胞数量,直接抑制肥大细胞和嗜碱性粒细胞介质的释放,减轻黏膜水肿和血管扩张;稳定血管内皮和上皮细胞,减少渗出;降低激活受体的敏感性,从而减轻鼻痒和喷嚏症状。局部吸收,全身的生物利用度低,起效快,安全性好。该类激素的局部副作用包括鼻出血和鼻黏膜萎缩等。

2)抗组胺药物:此类药物主要通过与组胺竞争效应细胞膜上的组胺受体而发挥抗 H_1 受体的作用。可以迅速缓解鼻痒、喷嚏和鼻分泌亢进。有明显中枢抑制作用的第一代抗组胺药(如氯苯那敏、赛庚啶、溴苯那敏等)现已少用,而多用第二代抗组胺药。第二代抗组胺药的最大特点是在推荐剂量下安全性好,无嗜睡作用,长效。临床常用的第二代口服抗组胺药见表 23-5。

表 23-5 第二代口服抗组胺药

分类	现有剂型/浓度	成人剂量	小儿剂量	不良反应		
				CNS	GI	Anti
阿伐斯汀	胶囊:8mg + 伪麻黄碱 60mg	8mg,4 次/日	<12 岁:使用的安全性和有效性不明确	+ +	+ +	+ +
西替利嗪	糖浆:1mg/ml,5mg/ml 片剂:5mg,10mg 5mg + 伪麻黄碱 120mg	10mg/d	6～11 岁:5～10mg/d 2～5 岁:2.5～5mg/d 12～23 个月:2.5mg,1～2 次/日 6～11 个月:2.5mg/d 婴儿 <6 个月:使用的安全性和有效性不明确 <12 岁:使用复方制剂的安全性和有效性不明确	+/-	+/-	+/-

续表

分类	现有剂型/浓度	成人剂量	小儿剂量	不良反应		
				CNS	GI	Anti
地洛他定	片剂:5mg	5mg/d	<12岁:使用的安全性和有效性不明确	+/-	+/-	+/-
非索非那定	胶囊:60mg 片剂:30mg、60mg、120mg片剂,缓释剂型:60mg+伪麻黄碱120mg	60mg,2次/日	6~11岁:30mg,2次/日 <6岁:使用的安全性和有效性不明确 <12岁:使用复方制剂的安全性和有效性不明确	+/-	0	+/-
氯雷他定	糖浆:1mg/ml 片剂:10mg,10mg速溶剂型5mg+伪麻黄碱120mg 10mg+伪麻黄碱120mg	10mg/d	6~12岁:10mg/d 2~5岁:5mg/d,口服糖浆 <12岁:使用的安全性和有效性不明确	+/-	+/-	+

注:发病率:+++,高;++,中;+/-,低至无;0,无。CNS:中枢神经系统影响,包括镇静和警觉降低,异常的CNS兴奋可见于老人和儿童;GI:胃肠道反应,包括恶心和腹痛;Anti:抗胆碱作用,包括口干、视物模糊和尿潴留

3)鼻内抗胆碱能药物:主要抑制鼻黏膜腺体分泌,故可以减少鼻分泌物,但此类药对鼻痒和喷嚏无效。

4)减充血剂:多为肾上腺素能α受体激动药,收缩鼻黏膜血管,减少渗出,消除黏膜水肿。局部(鼻剂)和口服的减充血剂都是拟交感神经药,直接激动α_1肾上腺素受体,导致血管收缩。减充血剂对于鼻黏膜的局部作用包括降低组织的充血和肿胀,减少渗出,减轻鼻塞和改善鼻腔通气。对口服减充血剂的高血压患者进行严密监测。

(2)治疗方案

1)药物治疗:①鼻用糖皮质激素:主要包括丙酸氯地米松、布地奈德、醋酸曲安奈德、丙酸氟替卡松、糠酸莫米松喷鼻剂等,其特点是对鼻黏膜的局部作用强,按推荐剂量使用可将全身不良反应降至最低。一般每侧鼻孔2喷,每日1~2次,每日总量为200~400μg。可显著改善鼻痒、喷嚏、流涕和鼻塞的症状。②抗组胺药物:具有抗炎和抗组胺的双重作用,首选鼻内抗组胺药物。对治疗鼻痒、喷嚏和鼻分泌物增多有效,但对缓解鼻塞作用较弱。口服制剂一般在服药后30分钟起效,临床上有西替利嗪、氯雷他定、地氯雷他定、咪唑斯汀、依巴斯汀、阿伐斯汀、非索非那定等,每天服用一次,每次1片(5或10mg/片)。鼻喷剂起效快,一般在用药后10~15分钟起效,如左卡巴斯汀鼻喷剂,每侧鼻孔2喷,每日2次,严重病例可增至3~4次/天;氮䓬斯汀鼻喷剂,每侧鼻孔2喷,每日2次。③鼻内抗胆碱能药物:用于治疗鼻溢严重者,如0.03%异丙托溴铵喷鼻剂可明显减少鼻腔水样分泌物。④减充血剂:多采用鼻内局部应用治疗鼻塞。常用者为1%麻黄碱(儿童为0.5%)滴鼻液、0.05%羟甲唑啉鼻喷剂,每侧鼻孔2~3滴/喷,每日2次。伪麻黄碱是临床使用的治疗鼻炎的唯一口服减充血剂,由于口服的伪麻黄碱不会导致后期的反跳性鼻充血,对于大多数患者可推荐使用。但由于伪麻黄碱与先天性腹壁缺损(如腹裂畸形)相关,怀孕期间不推荐使用。减充血剂的使用

时间通常限制在 7 天内,长时间使用可发生药物诱导性鼻炎,致使鼻塞更为加重。⑤鼻腔生理盐水冲洗。

需要强调指出,由于个体临床症状表现的差异,以上药物可视疾病的具体表现组合使用,或以使用某种药物为主。例如以鼻塞为主者宜首选鼻内糖皮质激素或第二代抗组胺药物,以流涕为主者宜首选抗胆碱能药物。

2)手术治疗:主要适应证是对药物治疗无效或效果不佳者。主要目的一是解除鼻塞,二是减轻喷嚏、流涕。针对前者的主要术式是下鼻甲成形术等,针对后者的主要术式是鼻腔副交感神经切断术如翼管神经切断术。

5. 药物治疗管理　　血管运动性鼻炎的药物治疗管理同变应性鼻炎。

四、变应性鼻炎

变应性鼻炎(allergic rhinitis,AR)是发生在鼻黏膜的变态反应性疾病,以鼻痒、喷嚏、鼻分泌亢进、鼻黏膜肿胀等为其主要特点。变应性鼻炎常伴有鼻窦的变态反应性炎症。变应性鼻炎分为常年性变应性鼻炎(perennial allergic rhinitis,PAR)和季节性变应性鼻炎(seasonal allergic rhinitis,SAR),后者又称"花粉症"(pollinosis)。另外一种分类方法是根据发病的时间特点将 AR 分为间歇性鼻炎和持续性鼻炎。根据疾病症状对生活质量的影响,按严重程度将 AR 划分为轻度和中/重度。AR 的分类(间歇性或持续性)和严重程度是选择阶梯方式治疗方案的依据。变应性鼻炎的分类见图 23-1。

变应性鼻炎是上呼吸道的常见慢性炎症。其发病率很高,在普通人群中的患病率为10%~25%,且有继续增加的趋势。本病以儿童、青壮年居多,男女性别的发病比率无明显差异。

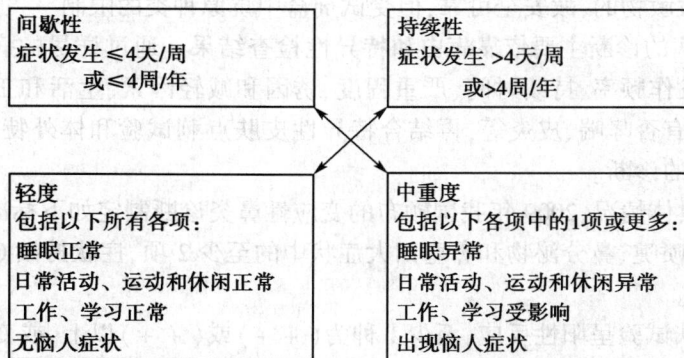

间歇性 症状发生 ≤4天/周 或 ≤4周/年	持续性 症状发生 >4天/周 或>4周/年
轻度 包括以下所有各项: 睡眠正常 日常活动、运动和休闲正常 工作、学习正常 无恼人症状	中重度 包括以下各项中的1项或更多: 睡眠异常 日常活动、运动和休闲异常 工作、学习受影响 出现恼人症状

图 23-1　变应性鼻炎的临床分类

1. 病因和发病机制

(1)病因:遗传因素和环境的影响均与变应性鼻炎的发生相关。携带与变应性鼻炎发病有关基因的个体称为特应型(atopic type)个体。遗传性过敏症是一个显著的易感因素,一个儿童的双亲中如有一个患遗传性过敏症,他发生变应性症状的风险为50%,而双亲均患遗传性过敏症者风险为66%。另一方面,环境暴露尤其是在幼年对症状的发生也有很重要的影响。

间歇性变应性鼻炎患者最常见的变应原是花粉和空气传播的真菌孢子。持续性变应性鼻炎患者的主要变应原是屋尘螨、室内真菌、动物皮屑和蟑螂抗原。另一常见的病因是职业暴露,症状会在接触粉尘、木材和清洁剂时突然发作。

(2)发病机制:本病的发病机制属Ⅰ型变态反应,但涉及多种细胞及细胞因子等。变应性鼻炎的发病机制主要是变应原刺激机体并使之处于"致敏",随后当变应原再次进入机体并与吸附在肥大细胞等靶细胞表面上的 IgE 结合后,继而激发细胞膜的一系列生化反应,导致肥大细胞等发生脱颗粒,释放以组胺为主的多种介质,这些介质通过作用于鼻黏膜的细胞、血管和腺体等,引起鼻黏膜明显的组织反应,引发一系列的临床症状。

2. 临床表现及诊断

(1)临床症状:本病以鼻痒、阵发性喷嚏、大量水样鼻涕和鼻塞为主要特征。

1)鼻痒:是鼻黏膜感觉神经末梢受到刺激后发生于局部的特殊感觉。合并变应性结膜炎时也可有眼痒和结膜充血。

2)喷嚏:为反射性动作,呈阵发性发作,从几个、十几个或数十个不等。

3)鼻涕:大量清水样鼻涕,是鼻分泌亢进的特征性表现。

4)鼻塞:均为双侧,但程度轻重不一。

5)嗅觉减退:由于鼻黏膜水肿明显,部分患者尚有嗅觉减退。

(2)检查

1)鼻镜所见:鼻黏膜可为苍白、充血或浅蓝色,下鼻甲尤为明显。鼻腔常见水样分泌物。

2)查找致敏变应原:可供选择的方法有特异性皮肤点刺试验、鼻黏膜激发试验和体外特异性 IgE 检测。这 3 种方法中以皮肤点刺试验的临床应用较为便捷可靠;体外特异性 IgE 检测是针对特异性致敏物的,故安全可靠,但受试剂盒中抗原种类的限制。

(3)诊断:本病的诊断主要依靠病史和特异性检查结果。通过详尽的病史调查,如起病情况、疾病特点、发作频率、持续时间、严重程度、诱因和减轻因素、生活和工作环境、家族和个人过敏史,以及有否哮喘、皮炎等,再结合特异性皮肤点刺试验和体外特异性 IgE 检测结果,即可获得正确的诊断。

结合我国的具体情况,2009 年我国颁布的变应性鼻炎诊断制定如下标准。

1)具有鼻痒、喷嚏、鼻分泌物和鼻塞四大症状中的至少 2 项,症状持续 0.5~1 小时或以上,每周 4 天以上。

2)变应原皮肤试验呈阳性反应,至少 1 种为(+ +)或(+ +)以上,或变应原特异性 IgE 抗体阳性。

3)鼻黏膜形态学有炎症改变。

主要根据前 2 项即可作出诊断,其中病史和特异性检查结果应相符。

3. 治疗原则　本病的治疗原则为尽量避免接触变应原,正确使用抗组胺药和糖皮质激素缓解症状,如有条件可行特异性免疫疗法。对 AR 积极有效的治疗可预防和减轻哮喘的发作。药物治疗由于服用方便、效果明确,是治疗本病的首选措施。

4. 治疗方案　根据 AR 的分类和严重程度,采用阶梯式治疗方法,主要治疗原则为:①避免接触变应原;②药物治疗(非特异性治疗);③免疫治疗(特异性治疗)。从疗效和安全性角度考虑,上、下呼吸道联合治疗是重要的治疗策略,有时可联合用药。变应性鼻炎的阶梯治疗方案见图 23-2。

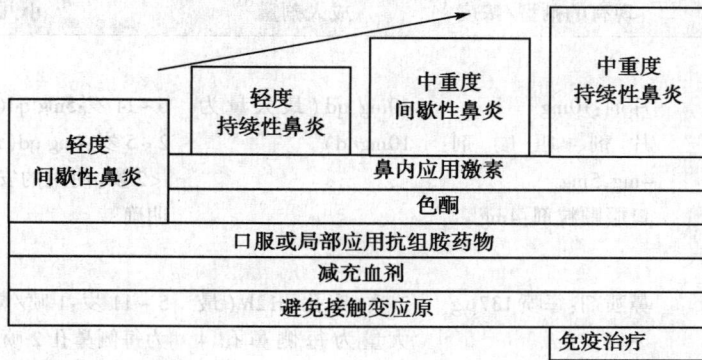

图 23-2 变应性鼻炎的阶梯治疗方案

（1）治疗药物分类：治疗变应性鼻炎的常用药物有糖皮质激素、抗组胺药、肥大细胞膜稳定剂、抗白三烯药、减充血剂和抗胆碱药等。

1）糖皮质激素：通过作用于胞质的特异性激素受体，而后激素-受体复合物移位至细胞核内，从而影响蛋白质的合成。合成的蛋白质脂皮素抑制磷脂降解为花生四烯酸，从而抑制炎症介质前列腺素和白三烯的合成。糖皮质激素抗变态反应的药理学作用包括抑制肥大细胞、嗜碱性粒细胞和黏膜炎症反应，减少嗜酸性粒细胞的数目，稳定鼻黏膜上皮和血管内皮屏障，降低刺激受体的敏感性，降低腺体对胆碱能受体的敏感性。

常用的鼻用糖皮质激素见表 23-3。口服制剂激素的全身性用药只适用于重症和衰弱鼻炎患者的短期、辅助治疗。主要采用短期突击疗法，根据患者自身肾上腺皮质激素分泌的昼夜规律，晨起空腹给药，以缓解症状。

2）抗组胺药：此类药物主要通过阻断效应细胞膜上的 H_1 受体发挥作用，可以迅速缓解鼻痒、喷嚏和鼻分泌亢进。第一代抗组胺药如氯苯那敏等大多有中枢抑制作用，因此从事精密机械操作者和司乘人员应慎用。其次第一代抗组胺药多具有抗胆碱能作用，可导致口干、视物模糊、尿潴留、便秘等。第二代抗组胺药克服了上述中枢抑制作用，而且抗 H_1 受体的作用明显增强，但存在引起严重的甚至是致命的心脏并发症等风险。新的抗组胺药如氯雷他定的代谢产物地氯雷他定，心脏并发症的风险明显降低。常用的第二代抗组胺药见表 23-5。

3）肥大细胞膜稳定剂：肥大细胞致敏后可以释放预合成和新合成的多种介质，在变应性鼻炎的发病中起重要的作用。色甘酸钠有稳定肥大细胞膜的作用，可阻止肥大细胞脱颗粒和释放介质，但仅适用于轻症患者。临床常用的肥大细胞膜稳定剂见表 23-6。

4）抗白三烯药：对变应性鼻炎和哮喘有效。常用的抗白三烯药见表 23-6。

5）减充血剂：局部（鼻剂）和口服的减充血剂都是拟交感神经药，导致血管收缩。鼻用减充血剂可减轻黏膜组织充血及肿胀，从而缓解鼻塞和改善鼻腔通气。对口服减充血剂的高血压患者进行严密监测血压。常用的减充血剂见表 23-4。

6）抗胆碱药：胆碱能神经活性增高可导致鼻分泌亢进，故应用抗胆碱药可以减少鼻腔分泌物，但对鼻痒和喷嚏无效。

表 23-6 治疗变应性鼻炎的口服和局部用药物

分类	现有的剂型/浓度	成人剂量	小儿剂量
口服			
抗白三烯药[a] 孟鲁司特[b]	片剂:10mg 片剂、咀嚼剂: 4mg,5mg 口服颗粒剂:4mg	10mg qd(最大量为 10mg/d)	6~14 岁:5mg qd(最大量为 5mg/d) 2~5 岁:4mg qd(最大量为 4mg/d) <2 岁:使用的安全性和有效性不明确
局部用药			
抗组胺药 氮䓬斯汀 (astelin)	鼻喷剂:每喷137µg	2 喷/鼻孔 q12h(最大量为每侧鼻孔 4 喷/天)	5~11 岁:1 喷/鼻孔 q12h(最大量为每侧鼻孔 2 喷/天) <5 岁:使用的安全性和有效性不明确
肥大细胞稳定剂 色甘酸钠[c](cromogli- cate sodium)	鼻喷剂:40mg/ml(每 喷 5.2mg)	1 喷/鼻孔 q4~6h	≥2 岁:1 喷/鼻孔,每天 3~4 次
抗胆碱药 异丙托溴铵	鼻溶液:0.03%[d]	2 喷/鼻孔,每天 2~ 3 次至 4 天	≥6 岁:2 喷/鼻孔,每天 2~3 次至 4 天

注:[a] 其他白三烯受体拮抗剂(扎鲁司特)适用于哮喘,未被批准用于变应性鼻炎;[b]2003 年获得 FDA 的批准,用于治疗成人和>2 岁的儿童的季节性变应性鼻炎;[c] 现有的 OTC;[d] 异丙托溴铵鼻溶液 0.06% 适用于普通感冒所致的流涕,不适用于变应性鼻炎

(2)治疗药物选择

1)糖皮质激素:临床上多用鼻内糖皮质激素制剂。鼻用糖皮质激素是现有的 AR 治疗方法中最有效的,安全且耐受性良好。它们可显著改善鼻痒、喷嚏、流涕和鼻塞的症状。这类皮质激素包括丙酸氯地米松、布地奈德、醋酸曲安奈德、丙酸氟替卡松、糠酸莫米松喷鼻剂等,其特点是对鼻黏膜的局部作用强,按推荐剂量使用可将全身不良反应降至最低。一般每侧鼻孔 2 喷,每日 1~2 次,每日总量为 200~400µg。中至重度间歇性或持续性鼻炎应首选鼻内糖皮质激素,并可酌情加用第二代 H_1 受体抗组胺药,用药时间一般为 8~12 周。

由于花粉过敏患者发作时间明确,故应在每年患者发病前 2 周开始鼻内应用糖皮质激素,至发病期加用抗组胺药,一般可使患者的症状明显减轻。

地塞米松配制的滴鼻药因易吸收,不提倡使用。此外,也不提倡鼻内注射其他糖皮质激素。全身应用糖皮质激素仅用于少数季节性加重的重症患者,如局部用药疗效不佳,鼻塞、流涕严重,伴有下呼吸道症状等。疗程一般不超过 2 周,应注意用药禁忌证。多采用口服醋酸泼尼松,成人每日 30mg,儿童 1~2mg/kg,晨起服用,连用 3~7 天后每日减少 5mg,然后改为鼻内局部应用。

2)抗组胺药:对治疗鼻痒、喷嚏和鼻分泌物增多有效,但对缓解鼻塞作用较弱。现多用第二代抗组胺药,在临床推荐剂量下具有安全性好、无嗜睡作用、长效的优点。①口服制剂:一般在服药后 30 分钟起效,临床上有西替利嗪、氯雷他定、地氯雷他定、咪唑斯汀、依巴斯汀、阿伐斯汀、非索非那定等,每天服用一次,每次 1 片(每片 5mg 或 10mg)。②鼻喷剂:起效

快,一般在用药后 10~15 分钟起效,如左卡巴斯汀鼻喷剂,每侧鼻孔 2 喷,每日 2 次,严重病例可增至 3~4 次/日;氮草斯汀鼻喷剂,每侧鼻孔 2 喷,每日 2 次。

抗组胺药是轻度间歇性鼻炎和持续性鼻炎的首选药。由于鼻黏膜最轻持续性炎症反应(minimal persistent inflammation,MPI)的存在,在症状控制后应持续给药,一般至少用药 4 周。

3)减充血剂:多采用鼻内局部应用治疗鼻塞。常用者为 1% 麻黄碱(儿童为 0.5%)、0.5% 羟甲唑啉滴鼻液。伪麻黄碱是临床使用的治疗鼻炎唯一的口服减充血剂。局部给药的减充血剂通常不导致全身性不良反应,但由于这类药物会引起反跳性鼻充血,因此在鼻炎的长期治疗中不推荐使用。使用时间通常控制在 7 天内,以免发生药物诱导性鼻炎而致鼻塞症状加重。

4)抗胆碱药:用于治疗鼻分泌亢进者,用 0.03% 异丙托溴铵喷鼻剂可明显减少鼻腔水样分泌物。

5)肥大细胞稳定剂:色甘酸钠可稳定肥大细胞膜,防止脱颗粒释放介质。临床上应用 4% 溶液滴鼻或喷鼻。近有可口服的制剂尼多可罗,效用明显强于色甘酸钠。

6)抗白三烯药:扎鲁司特或孟鲁司特成人 10mg/d、儿童 5mg/d,可有效改善 AR 和哮喘的每日鼻部症状和白天眼部症状。

(3)特异性治疗

1)避免与变应原接触:避免暴露于致敏物是最有效的治疗方法,花粉症患者在致敏花粉播散季节可离开花粉播散区。但常年性 AR 的致敏物大多为常年存在的吸入性致敏物,有时难以避免,故特异性免疫治疗至关重要。

2)变应原特异性免疫治疗:主要用于治疗吸入变应原所致的 I 型变态反应。通过用反复和递增变应原剂量的方法注射特异性变应原,提高患者对致敏变应原的耐受能力,达到再次暴露于致敏变应原后不再发病或虽发病但其症状却明显减轻的目的。疗程分为剂量累加阶段和剂量维持阶段,总疗程不少于 2 年。除了皮下注射变应原外,还可选择舌下含服变应原。

适应证:主要用于常规药物治疗无效的成人和儿童(5 岁以上)、由尘螨导致的 AR。

禁忌证:①合并持续性哮喘;②患者正使用 β 受体阻断药;③合并其他免疫性疾病;④5 岁以下儿童;⑤孕妇;⑥患者无法理解治疗的风险性和局限性。

3)手术治疗:属于对症治疗,不作为首选治疗。对部分药物和(或)免疫治疗效果不理想的病例可考虑行选择性神经切断术,如鼻内镜引导下的翼管神经切断术是目前常用的手术。

适应证:①经药物或免疫治疗鼻塞症状无改善,有明显的体征,影响生活质量;②鼻腔有明显的解剖学异常,伴有功能障碍;③合并慢性鼻-鼻窦炎、鼻息肉,药物治疗无效。

5. 药物治疗管理

(1)疗效监测:采用视觉模拟量表(visual analogue scale,VAS)对治疗前后的总体症状和鼻部分类症状分别进行临床疗效评定。

免疫治疗的远期疗效评定应在疗程结束 2 年后进行。

(2)AR 的教育和管理:有效的治疗方案包括患者教育、环境控制和单一或多种药物治疗。患者教育的内容包括疾病临床症状及诱因的讲解、症状的变化和各种药物治疗的作用。

对于预防和治疗方案的良好理解对最终取得良好的疗效是很重要的。图 23-3 描述了变应性鼻炎的常规治疗步骤。

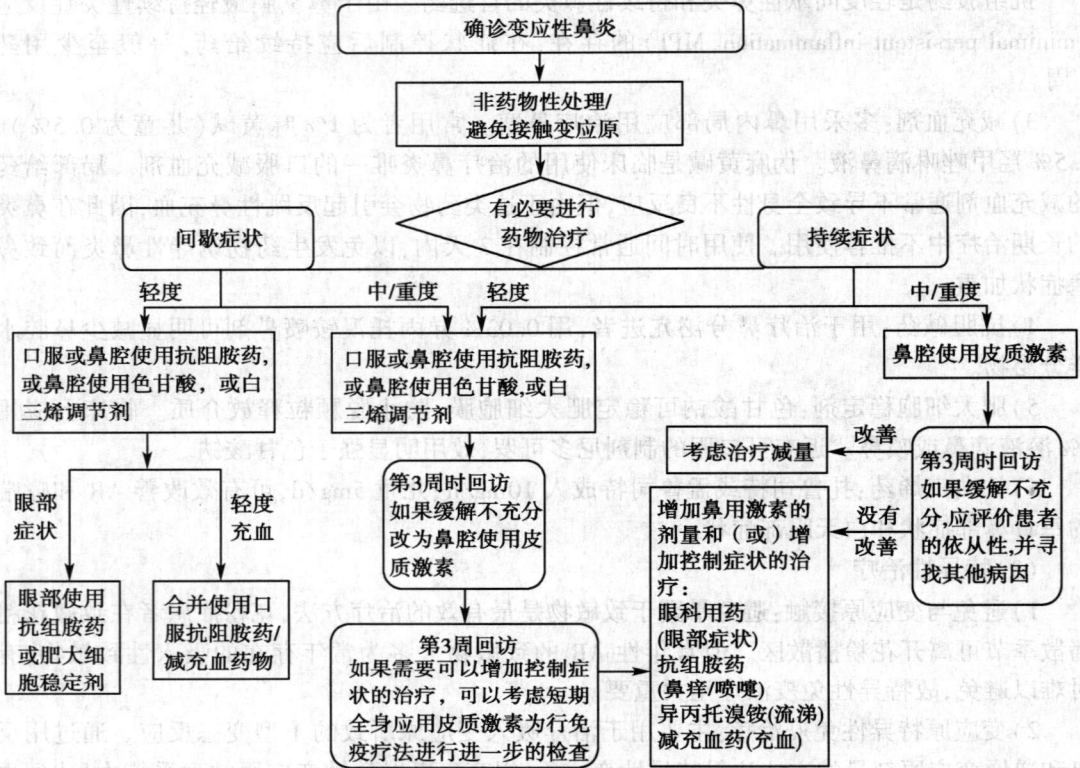

图 23-3　变应性鼻炎的常规治疗步骤

　　轻和中/重度变应性鼻炎的定义见图 23-1;治疗应针对主要症状(如仅有眼部症状应使用眼部制剂);采取预防措施要比治疗措施更有效,对于间歇性症状,治疗应当开始于暴露变应原的前 2 周,在无需治疗后停止。

　　变应性鼻炎的治疗目标是控制症状、改善生活质量、恢复患者的全部日常生活活动及减少治疗的不良反应。对于季节性加重的患者,另一个目标是预见患者的敏感季节,预防症状的发作。

　　对于已致敏的患者,避免变应原是一种非常有效的减少症状发作的方法。尽管避免全部的变应原常常是不切实际的,但简单的改变可以减少暴露于许多常年性的诱发因素,如屋尘螨、动物皮屑和真菌,为症状控制提供帮助。

　　尽管糖皮质激素鼻制剂的安全性很高,仍可能有局部的副作用发生。最常报道的副作用是鼻出血,也可发生严重的鼻干和结痂。以往上市的药品中含有丙二醇,可以导致明显的鼻部刺痛;而现有药品为水性喷剂,耐受性大为提高。更严重的问题在于长期使用糖皮质激素鼻制剂有发生鼻中隔穿孔的风险,掌握正确使用糖皮质激素鼻剂的技巧可以有效地降低发生这类副作用的风险。

患者教育对于确保正确使用糖皮质激素鼻制剂和产生良好的疗效是十分重要的。由于大量的分泌物会使药物从鼻腔里排出,应指导患者在使用经鼻吸入剂前轻擤鼻涕。严重的鼻腔堵塞会阻碍药物在作用部位的沉降,如果患者有严重的鼻塞,可能需要在使用鼻用糖皮质激素前短期(2~3天)应用局部减充血剂。应指导患者不能将药物喷在鼻中隔上。

替代治疗已在患有鼻炎的成人中广泛应用。一项调查显示,中草药、含咖啡因的产品、顺势疗法、针灸、香薰疗法、足部反射疗法和按摩治疗等是最常见的呼吸系统疾病的替代疗法。在患者就诊时,应当明确询问患者使用替代治疗的情况。尽管一些替代治疗已被证实是安全的,但仍有许多方法的疗效尚未明确。

6. 案例分析

(1)主题词:变应性鼻炎;抗组胺药;减充血剂;糖皮质激素;抗白三烯药。

(2)病史摘要:患者,男性,27岁。自儿时起即有间歇性变应性鼻炎及哮喘病史,既往哮喘控制良好。数年来每逢春季即出现打喷嚏、流清涕和鼻塞,还伴有眼和喉咙发痒等症状,同时自感疲倦、注意力不集中。在过去,患者都是自行购买非处方药苯海拉明(50mg po tid)和1%盐酸麻黄碱滴鼻剂(2滴/鼻孔 tid)缓解其季节性鼻炎症状,自诉"对于眼痒的情况没有帮助"。大学毕业更换住地后症状出现恶化,鼻痒、喷嚏、流清涕和鼻塞症状变为持续性,眼部瘙痒伴烧灼感并时常流泪,并时常感到胸闷气短和呼吸困难,夜间不能入眠。否认有其他疾病和主诉,否认既往药物不良反应和药物过敏史,不吸烟,社交时饮酒。体检可见眼结膜表面轻度充血(发红)并伴有不同程度的结膜水肿,并可见眼睑水肿。本次前来入院就诊,希望得到规范的药物治疗,缓解目前的临床症状。

门诊诊断:变应性鼻炎,变应性眼结膜炎,支气管哮喘。

(3)治疗方案

1)缓解鼻部症状:布地奈德喷鼻剂2~3喷/鼻孔 qd。

2)缓解鼻部症状:氯雷他定片剂10mg po qd。

3)缓解鼻塞症状:0.05%羟基唑啉溶液2~3滴/鼻孔 bid;或伪麻黄碱片120mg po bid。

4)治疗眼部结膜炎:0.025%酮替芬滴眼液1滴/患眼 bid或tid。

5)治疗支气管哮喘:孟鲁司特片剂10mg po qd。

(4)药学监护要点

1)变应性鼻炎的对症治疗:复诊时关注患者鼻痒、喷嚏、流涕和鼻塞症状的改善情况,注意是否有鼻出血、鼻塞症状加重等情况。

2)变应性眼结膜炎的治疗:关注患者的眼部症状是否有所缓解。

3)支气管哮喘的治疗:关注患者的胸闷气短及呼吸困难症状是否得到改善。

(5)药学监护过程:患者接受药物治疗1周后,鼻痒、喷嚏、流涕和鼻塞症状有所减轻,眼痒的症状也得到明显改善,胸闷气短和呼吸困难症状较以往有所减轻。无明显不适,无嗜睡、鼻出血表现。

(6)药学分析与建议:变应性鼻炎的治疗目标是控制症状,恢复患者的全部日常生活活动,无治疗的不良反应。对于季节性加重的患者,另一个目标是预见患者的敏感季节,预防症状的发作。

口服抗组胺药仍被认为是治疗变应性鼻炎的主要药物。它们可减少鼻痒、喷嚏和鼻涕的症状,但对于眼部症状和鼻塞的作用很小。由于第一代抗组胺药物(FAGs)如氯苯那敏(扑尔敏)、苯海拉明、赛庚啶等对中神经系统有明显的镇静作用,目前许多临床医师和患者偏爱新的第二代抗组胺药(SGAs),如氯雷他定、地洛他定、非索非那定或西替利嗪等。SGAs的主要优点是对 H_1 受体的选择性和对中枢神经系统(CNS)的镇静作用降低。据报道,处方剂量的地洛他定、非索非那定和氯雷他定引发镇静作用,包括嗜睡和行为损害的发生率与安慰剂相同。尽管镇静作用的发生率小于FGAs,但西替利嗪和氮䓬斯汀鼻剂并不被认为是完全没有镇静作用。SGAs 的另一优点是大多数药物的用法为每日 1 次,有利于提高患者对治疗的依从性。在该病例中,每日使用氯雷他定 10mg 开始治疗是合理的选择,因为研究已证明了该药物的有效性和极少的副作用,并且无需处方即可获得。SGAs 预防症状发生的作用要强于对已出现症状的逆转作用。

对于只表现为轻度、间歇症状的患者,(按需)使用生理盐水冲洗可舒缓和湿润炎症中的鼻黏膜,有助于缓解鼻塞症状。如前所述,抗组胺药对于缓解鼻塞症状效果较差,因此,中至重度的鼻塞患者常需要在使用抗组胺药的同时联合使用减充血剂。在治疗变应性鼻炎中,联合使用抗组胺药和口服减充血剂的效果要强于单独使用其中的任何一种药物。

局部(鼻剂)和口服的减充血剂都是拟交感神经药,为非处方药,可直接激动 α_1 肾上腺素受体,导致血管收缩。减充血剂对于鼻黏膜的局部作用包括降低组织充血、减少组织肿胀、减轻鼻塞和改善鼻腔通气。伪麻黄碱是目前临床使用的治疗性鼻炎唯一的口服减充血剂。伪麻黄碱对于鼻塞症状是非常有效的,但并非没有全身性的不良反应。主要不良反应是中枢神经系统刺激症状(如精神紧张、烦躁、失眠、颤抖、眩晕和头痛)。局部给药的减充血剂通常不导致全身性不良反应,但由于这类药物会引起反跳性鼻充血,因此在鼻炎的长期治疗中不推荐使用。由于本病例中的患者鼻塞严重,以致夜晚不能良好入眠,因此建议使用氯雷他定的同时加用一种减充血剂(伪麻黄碱片或 0.05% 羟基唑啉滴鼻液)。

变应性眼部疾病是变应性疾病的一部分,包括鼻炎、湿疹和哮喘,这些疾病具有相同的病理生理和炎症表现。最常见的变应性眼部诊断是季节性(间歇性)变应性结膜炎,占全部眼病变应性疾病的 50%。间歇性与持续性变应性结膜炎具有相同的症状,都是由于空气传播的变应原引发结膜的变态反应所致。变应性结膜炎的症状是眼痒伴或不伴烧灼感,以及水样分泌物或流泪。体检可见结膜表面轻度充血并伴有不同程度的结膜水肿,也可见眼睑水肿。这些症状通常是双侧的,但不一定都对称。

现有的用于治疗变应性结膜炎的药物包括眼部局部用抗组胺药、减充血剂、肥大细胞稳定剂。许多眼部抗组胺药-血管收缩药的复合剂无需处方即可获得,且价格低廉。但过度使用血管收缩药会导致反跳性结膜炎,这与使用鼻减充血剂时的情况相似。左卡巴斯汀、依美斯汀和氮䓬斯汀是眼部抗组胺处方药,不包含血管收缩剂成分,对于缓解眼痒、充血、球结膜水肿、眼睑肿胀和流泪有效,同时没有症状反弹的风险。奥洛他定和酮替芬是独特的眼部制剂,它们是抗组胺药,同时具有稳定肥大细胞的作用。两种药物均显示了良好的效果和耐受性,其中临床试验还显示酮替芬在全面改善症状方面效果要稍好一些,但这类药物的价格相对较高。

鼻用糖皮质激素是现有的变应性鼻炎治疗方法中最有效的,安全且耐受性良好。它们可显著改善鼻痒、喷嚏、流涕和鼻塞的症状。糖皮质激素鼻剂还有助于缓解变应性鼻炎患者后鼻道滴流所致的咳嗽。除改善全部鼻部症状外,有证据表明经鼻给药的糖皮质激素对于缓解眼部症状亦有效。

现有的经鼻使用的糖皮质激素药物在缓解变应性鼻炎的症状方面效果相近,主要区别在于效价、给药方案、推进装置和患者的偏爱。每种现有的经鼻使用的糖皮质激素药物通常都局部作用好,而全身的生物利用度较低。对于变应性鼻炎的治疗,与全身性皮质激素相比,局部用药具有明显的治疗优势,局部用药可以非常有效地控制鼻部的症状,而全身作用的风险极低。现有的药物通常均可快速代谢成为无效或低效的化合物。

患者教育对于确保正确使用糖皮质激素鼻制剂和产生良好的疗效是十分重要的。由于大量的分泌物会使药物从鼻腔里排出,应指导患者在使用经鼻吸入剂前轻轻地擤鼻涕。严重的鼻腔堵塞会阻碍药物在作用部位的沉降,如果患者有严重的鼻塞,可能需要在使用皮质激素鼻剂前短期(2~3 天)应用局部减充血剂。应指导患者不能将药物喷在鼻中隔上,这需要将喷雾器的喷嘴直立,与鼻中隔的矢状面平行。

现有的糖皮质激素鼻制剂起效很快,药物疗效通常会在 2~3 天出现,某些新的药物(如布地奈德、莫米松和氟替卡松)可在几小时内即出现症状缓解。氟替卡松按需应用时也同样有效。虽然如此仍应告知患者,药物完全起效可能需要 2~3 周。该病例中的患者应从最大剂量开始,如果症状控制良好,剂量可逐渐减至最低有效量。在任何一个剂量水平应至少持续使用 1 周。如果在药物减量后患者症状出现任何方面的恶化,应指导其增加用量至上一个有效剂量。

最近进行了白三烯调节剂与抗组胺药的对比研究。这项为期 2 周的随机双盲研究涉及总数超过 2500 例的季节性变应性鼻炎活动期患者,与安慰剂相比,孟鲁司特每日 10mg 同另一个治疗组氯雷他定每日 10mg 一样,可改善每日的鼻部症状评分、夜间症状和白天眼部症状,并得到了全球医师和患者的良好评价。与安慰剂相比,两个治疗组的症状均得到了改善,但两者之间并无差异。在一项纳入 460 例季节性变应性鼻炎患者的随机研究中,孟鲁司特 10mg 和氯雷他定 10mg 合用,较单独应用任何一种疗效更好。

治疗变应性鼻炎的各种药物有着各自不同的作用机制,联合使用可获得理论上的相加或是协同作用。联合使用抗组胺药和减充血剂的方案已被证实,同单独使用其中任何一种药物比较,对于个体的鼻部症状以及整体的症状评分均有效。一项全面的文献综述显示,联合使用抗组胺药和糖皮质激素鼻剂与单独使用这两种药物相比,联合用药要优于单独使用抗组胺药治疗,而与单独使糖用皮质激素鼻剂治疗相仿。当联合使用抗组胺药和异丙托溴铵时对流涕有特效;口服抗组胺药与一种眼部的抗组胺药合用时对缓解眼部的瘙痒症状更有效;而联合使用抗组胺药和奈多罗米则对全部鼻炎症状有效。联合使用抗组胺药和白三烯调节剂治疗变应性鼻炎不一定较单独使用一种成分更为有效。而如果患者同时合并哮喘,这种联合用药对控制哮喘症状有效。

对于该病例中的患者,联合使用口服抗组胺药(如氯雷他定)、眼部抗组胺药(如酮替芬)、减充血药(如伪麻黄碱、0.05% 羟甲唑啉滴鼻液)、鼻用糖皮质激素(如布地奈德)及抗白三烯药(如孟鲁司特)是大有裨益的。

(7)药物治疗小结:变应性鼻炎的治疗方案通常应包括避免接触变应原、药物治疗和免疫疗法。预期的疗效是控制疾病的进程,有效地控制和治疗变应性鼻炎可以极大地改善患者的生活质量,使患者可以正常地进行日常生活和活动,而没有临床症状或器官受损的干扰。根据每位患者的症状、病史和对药物治疗的反应进行个体化治疗是非常重要的。

五、鼻　窦　炎

鼻窦黏膜炎症性疾病统称为鼻窦炎(sinusitis),是鼻窦黏膜的化脓性炎症。鼻腔黏膜与鼻窦黏膜相延续,故鼻腔炎症常累及鼻窦黏膜,鼻窦炎症同时伴有鼻腔黏膜的炎症。鼻炎与鼻窦炎的发病机制及病理生理过程相同,且相辅相成。因此,目前将鼻炎和鼻窦炎统称为鼻-鼻窦炎(rhino sinusitis)。

鼻窦炎为鼻科的常见疾病,慢性者居多。前组鼻窦较后组鼻窦的发病率高,以上颌窦最为常见;可发生于一侧,亦可双侧;可限于单窦发病,亦可累及多窦。若一侧或两侧全部的鼻窦均发病,则为"全组鼻窦炎"。

近年的观点认为,窦口及邻近鼻道的引流和通气障碍是鼻窦炎发生的最主要机制。功能性内镜鼻窦外科即建立在上述理论的基础上,通过手术使窦口及邻近的鼻道保持通畅,满足引流和通气的基本功能,达到治愈鼻窦炎的目的。

按照症状体征的发生和持续时间分为急性鼻窦炎和慢性鼻窦炎。2007 年欧洲鼻窦炎临床诊疗指南(EPOS-2007)和 2008 年中国慢性鼻窦炎临床诊疗指南(CPOS-2008)的分类方法是:症状在 12 周以内的为急性鼻窦炎,超过 12 周的为慢性鼻窦炎。

(一)急性鼻窦炎

急性鼻窦炎(acute sinuitis)多继发于急性鼻炎。其病理改变主要是鼻窦黏膜的急性分泌性或化脓性炎症,严重者可累及骨质,并可累及周围组织和邻近器官,引起严重的并发症。致病菌多见化脓性球菌,如肺炎双球菌、溶血型链球菌、葡萄球菌和卡他球菌;其次为杆菌,如流感嗜血杆菌、变形杆菌和大肠埃希菌等。此外,厌氧菌感染较常见。临床上常可表现为球菌与杆菌、需氧菌与厌氧菌的混合感染。

1. 病因和发病机制

(1)全身因素:过度疲劳、受寒受湿、营养不良、维生素缺乏等引起全身抵抗力降低。生活与工作环境不洁等是诱发本病的常见原因。此外,特应性体质、全身性疾病(如贫血、糖尿病、甲状腺或脑垂体功能不足)、上呼吸道感染和急性传染病(如流感、麻疹、猩红热和白喉等)等均可诱发本病。

(2)局部因素

1)鼻腔疾病:如急性或慢性鼻炎、鼻中隔偏曲、中鼻甲肥大、变应性鼻炎、鼻息肉、鼻腔异物和肿瘤等。上述疾病均可阻塞窦口鼻道复合体,阻碍鼻窦的引流和通气而致鼻窦炎发生。

2)邻近器官的感染病灶:如扁桃体炎、腺样体炎等可同时伴发鼻咽和鼻腔炎症,进而伴发鼻窦炎。此外,上列第二前磨牙和第一、第二磨牙的根尖周感染、拔牙损伤上颌窦、龋齿残根坠入上颌窦内等,均可引起上颌窦炎症。

3)创伤性:鼻窦创伤骨折或异物射入鼻窦、游泳跳水不当或游泳后用力擤鼻致污水挤入鼻窦等,可将致病菌直接带入鼻窦。

4)医源性:鼻腔内填塞物留置时间过久,引起局部刺激、继发性感染、妨碍窦口引流和通气而致鼻窦炎。

5)气压损伤:高空飞行迅速下降致窦腔负压,使鼻腔炎性物或污物被吸入鼻窦,引起非阻塞性航空性鼻窦炎。

2. 临床表现及诊断

（1）临床症状

1）全身症状：因常继发于上呼吸道感染或急性鼻炎，故原症状加重，出现畏寒、发热、食欲减退、便秘、周身不适等。儿童者可发生呕吐、腹泻、咳嗽等消化道和呼吸道症状。

2）局部症状

鼻塞：因鼻黏膜炎性肿胀和分泌物积蓄，导致单侧或双侧间歇性或持续性鼻塞。

脓涕：鼻腔内大量脓性或黏脓性鼻涕，难以擤尽，脓涕中可带有少许血液。脓涕可后流至咽喉部，刺激局部黏膜引起咽痒、恶心、咳嗽和咳痰。

头痛或局部疼痛：为本病最常见的症状，前组鼻窦炎引起的头痛多在额部和颌面部，后组鼻窦炎的头痛则多位于颅底或枕部。各鼻窦炎症时引起的头痛特点：①急性上颌窦炎：眶上额部痛，可能伴有患侧颌面部或上列磨牙痛，晨起轻，午后重；②急性筛窦炎：一般头痛较轻，局限于内眦和鼻根深部，也可放射至头顶部，晨起明显，午后减轻；③急性额窦炎：前额部周期性疼痛。晨起即感头痛，逐渐加重，至午后开始减轻，晚间则完全消失，次日又重复发作；④急性蝶窦炎：颅底或眼球深部钝痛，可放射至头顶和耳后，亦可引起枕部痛，晨起轻，午后重。

嗅觉改变：因鼻塞而出现嗅觉暂时减退或丧失。

（2）检查和诊断：详细询问和分析病史，如上述症状出现在急性鼻炎（可能已在缓解中）之后，应首先考虑本病。可做下述检查。

1）鼻窦体表投影区检查：局部红肿和压痛，急性上颌窦炎表现为颌面、下睑红肿和压痛，急性额窦炎则表现额部红肿以及眶内上角压痛和额窦前壁叩痛，急性筛窦炎在鼻根和内眦处偶有红肿和压痛。

2）前鼻镜检查：鼻黏膜充血、肿胀，尤以中鼻甲和中鼻道黏膜明显。鼻腔内有大量黏脓涕，前组鼻窦炎可见中鼻道有黏脓或脓性物，后组鼻窦炎者则见于嗅裂。若单侧鼻腔脓性分泌物恶臭，成人应考虑牙源性上颌窦炎，儿童则应考虑鼻腔异物。

3）鼻内镜检查：用含盐酸羟甲唑啉或1%麻黄碱的1%丁卡因棉片做鼻黏膜收缩和麻醉后，用鼻内镜检查鼻腔各部，可清楚地直视中鼻道脓性分泌物并可取分泌物培养，已在临床广泛应用。

4）影像学检查：鼻窦 CT 扫描可清楚地显示鼻窦黏膜增厚、脓性物蓄积、累及鼻窦范围等，因此是鼻窦炎影像学检查的首选。MRI 可较好地显示软组织病变，是与肿瘤性病变相鉴别的重要手段，但不作为鼻窦炎影像学检查的首选。

5）上颌窦穿刺冲洗：为诊断性穿刺，无发热的患者需在抗生素的控制下施行。观察有无脓性分泌物被冲出，若有脓液则应做细菌培养和药敏试验，以利于进一步治疗。

3. 治疗原则

（1）一般治疗原则：增强体质，改善生活和工作环境；谨防感冒和其他急性传染病；积极治疗贫血和糖尿病等全身性疾病；及时合理地治疗急性鼻炎以及鼻腔、鼻窦、咽部和牙的各种慢性炎症性疾病，保持鼻窦的通气和引流。

（2）药物治疗原则：根除病因，控制感染，解除鼻腔鼻窦引流和通气障碍，防止并发症。

4. 治疗方案

（1）全身治疗：①一般治疗同上呼吸道感染和急性鼻炎，适当注意休息。②使用足量的抗生素,及时控制感染,防止发生并发症或转为慢性。明确致病菌者应选择敏感的抗菌药,未能明确致病菌者可选择广谱抗生素。明确厌氧菌感染者应同时应用替硝唑或甲硝唑。③对特应性体质者(如变应性鼻炎、哮喘)必要时全身给予抗变态反应药物。④对邻近感染病变如牙源性上颌窦炎或全身慢性疾病等应针对性治疗。

(2)局部治疗

1)鼻内用减充血剂和糖皮质激素类药物,缓解临床症状。

2)体位引流:引流鼻窦内潴留的分泌物。

3)物理治疗:局部热敷、短波透热或红外线照射等,可促进炎症消退和改善症状。

4)鼻腔冲洗:用注射器或专用鼻腔冲洗器。冲洗液可选择生理盐水、生理盐水 + 庆大霉素 + 地塞米松或生理盐水 + 甲硝唑 + 地塞米松,每日 1 ~ 2 次。此方法有助于清除鼻腔内分泌物。

5)上颌窦穿刺冲洗:用于治疗上颌窦炎,此方法同时有助于诊断,但应在全身症状消退和局部炎症基本控制后施行。每周冲洗 1 次,直至再无脓液冲洗出为止,每次冲洗后可向窦内注入抗生素替硝唑或甲硝唑溶液,部分患者一次冲洗即获治愈。

6)额窦环钻引流:急性额窦炎保守治疗无效且病情加重时,为避免额骨骨髓炎和颅内并发症,需行此术。

(二)慢性鼻窦炎

慢性鼻窦炎(chronic sinusitis)多因急性鼻窦炎反复发作未彻底治愈而迁延所致,可单侧发病或单窦发病,双侧或多窦发病极常见。

1. 病因和发病机制　病因和致病菌与急性化脓性鼻窦炎相似。此外,特应性体质与本病的关系甚为密切。本病亦可慢性起病(如牙源性上颌窦炎)。

2. 临床表现及诊断

(1)临床症状

1)全身症状:轻重不等,时有时无。较常见的为精神不振、易倦、头痛、头晕、记忆力减退、注意力不集中等。

2)局部症状:①流脓涕:为主要症状之一。涕多,黏脓性或脓性。牙源性上颌窦炎的鼻涕常有腐臭味。②鼻塞:是慢性鼻窦炎的另一主要症状,是因鼻黏膜肿胀、鼻甲黏膜息肉样变、息肉形成、鼻内分泌物较多或稠厚所致。③头痛:一般情况下并无此症状。即使有头痛,亦不如急性鼻窦炎者严重,常表现为钝痛和闷痛。头痛常有下列特点:伴随鼻塞、流脓涕和嗅觉减退等症状;多有时间性或固定部位,多为白天重、夜间轻,且常为一侧,若为双侧者必有一侧较重。④嗅觉减退或消失:多数属暂时性,少数为永久性,是因鼻黏膜肿胀、肥厚或嗅器变性所致。⑤视功能障碍:是本病的眶并发症之一。主要表现为视力减退或失明(球后视神经炎所致),也可表现为其他视功能障碍,如眼球移位、复视和眶尖综合征等。

(2)检查

1)详细了解病史:既往有急性鼻窦炎发作史、鼻源性头痛、鼻塞、流脓涕为本病的重要病史和症状。

2)鼻腔检查:前鼻镜检查可见鼻黏膜慢性充血、肿胀或肥厚,中鼻甲肥大或息肉样变,中鼻道变窄、黏膜水肿或有息肉。前组鼻窦炎者脓液位于中鼻道,后组鼻窦炎者脓液位于嗅裂,或下流积蓄于鼻腔后段或流入鼻咽部。

3)口腔和咽部检查:牙源性上颌窦炎者同侧上列第二前磨牙或第一、第二磨牙可能存在病变,后组鼻窦炎者咽后壁可见到脓液或干痂附着。

4)影像学检查:鼻窦 CT 扫描尤其是冠状位鼻窦 CT 对于精确判断各鼻窦的病变范围,鉴别鼻窦占位性或破坏性病变有重要价值。

5)上颌窦穿刺冲洗:通过穿刺冲洗了解窦内脓液之性质、量、有无恶臭等,并行脓液细菌培养和药敏试验,据此了解病变性质并选择有效抗生素。

上述各项中尤以病史、鼻内镜检查和鼻窦 CT 扫描最为客观和直观,是诊断的主要依据。

(3)诊断:根据 EPOS-2007(欧洲鼻-鼻窦炎和鼻息肉的意见书)和 CPOS-2008(中国鼻-鼻窦炎和鼻息肉的意见书)的建议,诊断慢性鼻窦炎包括症状、体征和辅助影像学检查3方面。

1)持续超过 12 周的 4 种症状:主要症状为鼻塞、黏脓性鼻涕,次要症状为嗅觉减退、头面部闷胀沉重感。4 种症状中必须有 2 种以上,其中主要症状必具其一。

2)体征:使用前鼻镜或鼻内镜检查可见中鼻道或嗅裂有黏脓性分泌物。

3)影像学检查:鼻窦 CT 扫描是诊断鼻窦炎最直接和准确的方法,可以显示病变鼻窦的位置、范围、解剖学致病因素、鼻腔鼻窦黏膜的病变程度,还可根据某些 CT 特征对鼻窦炎的性质进行确定,因此是鼻窦炎影像学检查的首选。MRI 检查虽能准确地观察鼻窦内软组织占位性病变的范围、程度及与周围肌肉、血管等组织的解剖关系,但不能准确显示解剖学骨性标志和变异,因此在鼻窦炎诊断和指导手术治疗中的应用价值不高。

另外,根据患者的病史和检查,应对慢性鼻窦炎的诊断作出临床分型:慢性鼻-鼻窦炎不伴鼻息肉和慢性鼻-鼻窦炎伴鼻息肉。

3. 治疗原则　慢性鼻-鼻窦炎不伴鼻息肉者首选药物治疗,无改善者可考虑手术治疗;伴有鼻息肉或鼻腔解剖结构异常者首选手术治疗,围术期仍需药物治疗。

一般治疗原则和药物治疗原则同急性鼻窦炎。如果药物反复治疗无效,应及时采取手术治疗。

4. 治疗方案

(1)治疗药物分类

1)糖皮质激素:其药理作用包括通过减少炎症细胞浸润、抑制致炎细胞因子产生,从而减轻炎症反应,使毛细血管渗出减少,减轻组织间隙水肿,进而改善鼻腔鼻窦的通气和通畅引流,减少分泌物,改善嗅觉,并同时具有上皮修复作用。

2)大环内酯类药物:近些年的临床研究结果显示其可以作为慢性鼻窦炎治疗的一线首选药物。该类药物的抗感染机制包括抑制细菌蛋白质的合成,破坏细菌生物膜;通过减少和抑制 NF-κB(核转录子)的数量和活性,使 TNF(肿瘤坏死因子)、IFN(干扰素)下调,从而减少一系列炎症细胞因子和炎症物质的释放、活化和表达。

3)黏液稀化剂:具有稀化黏液及改善黏膜纤毛活性的作用,有利于分泌物的排出和鼻腔黏膜环境的改善,是常规治疗慢性鼻窦炎的辅助用药。

4)减充血剂:减轻鼻窦黏膜水肿,可改善鼻腔通气和引流。

(2)药物治疗方案:应用减充血剂、糖皮质激素及黏液促排剂等改善鼻腔通气和引流。

1)CPOS-2008 的药物治疗具体方案如下:①鼻用糖皮质激素:连续使用 3~6 个月或以

上;②十四环大环内酯类药物:克拉霉素或罗红霉素,250mg/d,持续 3 个月以上;③黏液稀化剂:持续 3 个月以上;④对伴有息肉的慢性鼻窦炎,手术后在上述治疗基础上使用 2 周的全身激素,然后改为全身抗组胺药口服 1~2 个月。

2)鼻腔冲洗:每天 1~2 次,可用生理盐水冲洗。目的是清除鼻腔内分泌物,以利鼻腔的通气和引流。

3)上颌窦穿刺冲洗:每周 1 次,必要者可经穿刺针导入硅胶管置于窦内,以便每日冲洗和灌入抗菌药。

4)负压置换法:用负压吸引法使药液进入鼻窦。应用于额窦炎、筛窦炎和蝶窦炎,最宜用于慢性全鼻窦炎者。

(3)手术治疗:药物治疗无效则应考虑通过手术改善鼻窦的引流和通气。

1)鼻腔手术:鼻中隔偏曲、中鼻甲甲泡、息肉或息肉样变、肥厚性鼻炎、鼻腔异物和肿瘤等是窦口鼻道复合体区域阻塞的原因,必须手术矫正或切除,以解除窦口鼻道复合体阻塞和改善鼻窦引流和通气为目的。

2)鼻窦手术:应在规范的保守治疗无效后选择鼻窦手术。目前鼻内镜手术在鼻科学中已占主流地位,手术的关键是解除鼻腔和鼻窦口的引流和通气障碍,尽可能地保留鼻腔和鼻窦的基本结构,如中鼻甲、鼻窦的正常黏膜和可良性转归的病变黏膜,其目的是保持和恢复鼻腔及鼻窦的生理功能。

(三)儿童鼻窦炎

儿童鼻窦炎(sinusitis in children)是儿童较为常见的疾病,其病因、症状、诊断和治疗与成人不尽相同。各窦之发病率与其发育先后不同有关,上颌窦和筛窦较早发育,故常先受感染;额窦和蝶窦一般在 2~3 岁后才开始发育,故受累较迟。儿童鼻窦炎最常见的致病菌是肺炎球菌、链球菌和葡萄球菌。

1. 病因和发病机制　与儿童的鼻窦解剖学、生理学密切相关,且随儿童的身体发育状态及其特有的疾病、生活习惯和行为等而变化。儿童鼻窦炎的病因有如下特点:①鼻窦窦口相对较大,感染易经窦口侵入鼻窦;儿童鼻腔和鼻道狭窄,鼻窦发育不全,鼻窦黏膜嫩弱,淋巴管和血管丰富,一旦感染致黏膜肿胀较剧和分泌物较多,且极易阻塞鼻道和窦口引起鼻窦引流和通气障碍。②机体抵抗力和对外界的适应能力均较差,易患感冒、上呼吸道感染和急性传染病(如麻疹、百日咳、猩红热和流行性感冒等),故常继发鼻窦炎。③腺样体肥大阻塞后鼻孔,影响鼻及鼻窦通气引流,后鼻孔闭锁和腭裂等先天性疾病影响正常鼻呼吸。④免疫性疾病或特应性体质如纤维囊性病、原发性或获得性纤毛运动障碍、哮喘、变应性鼻炎等。⑤在不清洁的水中游泳或跳水。⑥易发生鼻腔异物、鼻创伤而继发感染。

2. 临床表现及诊断

(1)临床症状

1)急性鼻窦炎:早期症状与急性鼻炎或感冒相似,局部和全身症状较成人明显。除鼻塞、脓涕多外,可有发热、脱水、精神委靡或烦躁不安、呼吸急促、食欲减退、甚至抽搐等表现。常同时伴有咳嗽,以及恶心、呕吐等胃肠道症状,也可伴发急性中耳炎、鼻出血等。较大儿童可能主诉头痛或一侧面颊疼痛。

2)慢性鼻窦炎:主要表现为间歇性或持续性鼻塞、黏液性或黏脓性鼻涕,常频发鼻出血。病情严重和病程迁延者可表现为精神不振、胃纳差、体重下降或低热。可能伴有腺样体肥大、慢性中耳炎、贫血、风湿病、关节痛、感冒、哮喘、胃肠或肾脏疾病等全身性疾病。由于长期鼻阻塞和张口呼吸,导致患儿颌面、胸部以及智力等发育不良。

（2）检查和诊断

1）外鼻及面部检查:上唇及鼻翼附着处皮肤可能有脱皮或皲裂,皆为脓性鼻涕刺激皮肤所致。急性者可能出现感染鼻窦的邻近软组织红肿、压痛,如筛窦炎可引起内眦部红肿。

2）前鼻镜检查:鼻前庭常有结痂,鼻腔内有多量脓性鼻涕。收缩鼻黏膜和清除鼻腔内脓涕后,可见鼻黏膜呈急性或慢性充血、肿胀,中鼻道或嗅裂可见脓性分泌物。

3）鼻内镜检查:鼻内镜检查可准确发现引流物来自何处,有助于明确诊断。

4）影像学检查:不同年龄阶段的儿童鼻窦发育存在差异,因此鼻窦 CT 扫描存在假阳性,需仔细读片并结合病史。

儿童鼻窦炎常常不是一个孤立的疾病。急性者常以上呼吸道感染的并发症出现,症状和体征比上呼吸道感染更为严重和持续。慢性者常伴有邻近器官的病变,如中耳炎、腺样体肥大、哮喘或支气管炎等。学龄前儿童患鼻窦炎并不少见,若感冒持续 1 周、脓涕不见减少甚至增多以及症状加重者,应考虑合并鼻窦炎。

3. 治疗原则

（1）一般治疗原则:及时治疗和纠正可能引起本病的各种致病因素,加强营养和锻炼身体,谨防感冒。

（2）药物治疗原则:根除病因,控制感染,解除鼻腔鼻窦引流和通气障碍,防止并发症的发生。

4. 治疗方案

（1）急性者:患儿应注意保暖和休息,避免再受凉、过度疲劳或感染。如有发热应全身应用足量抗生素、抗变态反应药物。鼻腔局部应用减充血剂(疗程少于 7 天)和糖皮质激素,以利鼻腔和鼻窦通气引流。较年长患儿在鼻内应用减充血剂后,可给予鼻蒸汽吸入和局部热敷。此外,需注意休息和给予营养丰富、易于消化的食物。若发生并发症者,则应同时治疗。

（2）慢性者:首先应采取规范的保守治疗。全身应用抗生素,以口服为主,疗程至少 2～3 周,同时鼻腔局部应用糖皮质激素和减充血剂(疗程少于 7 天)。若有腺样体肥大,可辅以腺样体切除术。鼻窦置换法亦是保守治疗的手段之一,对筛窦炎和全鼻窦炎者效果较佳。亦可辅以物理疗法。特应性体质者可结合抗变态反应药物。对患慢性上颌窦炎的年龄较大的儿童,亦可考虑采用上颌窦穿刺冲洗法,并向窦腔内注入抗生素溶液。大多数患儿经上述规范治疗后可以康复。

（3）手术治疗:若经上述规范治疗仍病情迁延或不能康复,可选择鼻窦手术治疗。手术对 9 岁以下儿童的颌面发育影响较大,故应选择功能性内镜鼻窦手术方式,手术范围应尽量小,应尽最大可能地保留鼻腔及鼻窦黏膜、骨膜和骨质。

（四）药物治疗管理

鼻窦炎如果得不到及时、有效的治疗,不仅会长期头痛、鼻塞、反复流脓涕,甚至会产生嗅觉障碍,给患者带来极大的烦恼和痛苦,严重者还会产生各种严重的并发症。急、慢性鼻窦炎均可扩展到邻近组织或器官,如眶内、颅内等处,还可以沿着管道发展,如借咽鼓管传到中耳,或下行而影响呼吸道与消化道,也可成为脓毒病灶。

　　如果患上急性鼻窦炎,患者应采取积极措施,及时有效地接受治疗。配合医师的工作,按照医师的指导进行有效治疗,尽快控制病情并达到治愈的目的,防止转为慢性。

　　慢性鼻窦炎患者常规采用鼻用糖皮质激素喷雾治疗,来控制鼻-鼻窦黏膜的炎症及水肿,最终达到改善鼻腔通气和引流的目的。新型的局部糖皮质激素类药物具有局部抗感染作用的同时,生物利用度很小,因此对全身几乎没有不良反应。研究发现,长期使用局部糖皮质激素并不会引起鼻黏膜萎缩,治疗是安全的。鼻内局部糖皮质激素的治疗可能已经足够控制大多数鼻息肉患者的症状,而且配合手术后作为药物治疗的方式能够减轻鼻息肉的复发。局部激素与抗菌药联合使用可缩短慢性鼻窦炎的病程和延长再发时间,但不提倡局部使用抗菌药和短期全身使用抗菌药治疗。

　　长期使用鼻腔减充血剂会对黏膜纤毛系统的形态与功能造成破坏,尤其是盐酸萘甲唑啉、麻黄碱类药物。因此,对于慢性鼻窦炎患者原则上不推荐使用,除非发生急性感染并有比较严重的鼻黏膜充血、肿胀而影响呼吸,可以临时使用但不超过1周时间。慢性鼻窦炎时,鼻腔鼻窦黏膜及黏膜下组织以组织间质水肿、增生为主,而非单纯血管扩张所致,减充血剂的临床作用不大。慢性鼻窦炎手术后,由于鼻腔、鼻窦引流和通气问题已经解决,所以不必再使用减充血剂。

　　慢性鼻窦炎患者平时应注意营养,锻炼身体,增强抗病能力,防止感冒,树立战胜疾病的信心。如果药物反复治疗无效,应及时采取手术治疗。

　　抗菌药的广泛应用已使儿童鼻窦炎的并发症明显减少,但儿童因身体未发育完善和抵抗力低,发生并发症的倾向仍高于成人,尤其是年幼患儿。如中耳炎、下呼吸道感染(即鼻窦性支气管炎),甚者还可发生上颌骨骨髓炎、眼眶蜂窝织炎、脑膜炎、海绵窦血栓性静脉炎和视神经炎等严重的并发症。因此,对年幼患儿除详细检查鼻和鼻窦外,尚应注意听力、肺部、眼睑、眼球活动、视力以及中枢神经系统功能等情况,以便及早发现并发症并予以治疗。

六、咽　　炎

　　咽炎(pharyngitis)是咽黏膜、黏膜下及淋巴组织的弥漫性急性炎症。急性咽炎(acute pharyngitis)可单独发生,亦常继发于急性鼻炎或急性扁桃体炎,常见于秋、冬季及冬、春季之交的季节。慢性咽炎(chronic pharyngitis)常为上呼吸道慢性炎症的一部分,多见于成人,病程长,易反复发作,症状顽固,较难彻底治愈。临床上多将此病分为3型:慢性单纯性咽炎、慢性肥厚性咽炎和慢性干燥性咽炎。

　　1. 病因和发病机制

　　(1)急性咽炎:①病毒感染:以柯萨奇病毒、腺病毒、副流感病毒多见,鼻病毒及流感病毒次之,通过飞沫和密切接触而传染;②细菌感染:以链球菌、葡萄球菌及肺炎链球菌多见,其中以A组乙型链球菌感染者最为严重,可导致远处器官的化脓性病变,称之为急性脓毒性咽炎;③环境因素:如高温、粉尘、烟雾、刺激性气体等均可引起本病。

　　(2)慢性咽炎:①局部因素有急性咽炎反复发作、各种鼻病及呼吸道慢性炎症、长期张口呼吸、炎症分泌物反复刺激咽部,或受慢性扁桃体炎、牙周炎的影响;烟酒过度、粉尘、有害气体的刺激及辛辣食物等都可引起本病。②全身因素,如贫血、消化不良、下呼吸道慢性炎症、心血管疾病、内分泌功能紊乱、维生素缺乏及免疫功能低下等亦可引发本病。

2. 临床表现及诊断

(1)临床症状：急性咽炎一般起病较急，先有咽部干燥、灼热、粗糙感，继而有明显的咽痛，吞咽时尤重，咽侧索受累时疼痛可放射至耳部。全身症状一般较轻，但因年龄、免疫力以及病毒、细菌毒力不同而程度不一，可有发热、头痛、食欲减退和四肢酸痛等。若无并发症者，一般1周内可愈。

慢性咽炎一般无明显的全身症状。咽部有明显的异物感、痒感、灼热感、干燥感或微痛感。常有黏稠分泌物附着于咽后壁，使患者晨起时出现频繁的刺激性咳嗽，伴恶心。无痰或仅有颗粒状藕粉样分泌物咳出，萎缩性咽炎患者有时可咳出带臭味的痂皮。

(2)检查：急性咽炎体检可见口咽部黏膜呈急性弥漫性充血、肿胀。咽后壁淋巴滤泡隆起，表面可见黄白色的点状渗出物。腭垂及软腭水肿。下颌下淋巴结肿大，压痛。鼻咽及喉咽部也可呈急性充血，严重者可见会厌水肿。

慢性单纯性咽炎可见黏膜充血，血管扩张，咽后壁有散在的淋巴滤泡，常有少量黏稠分泌物附着在黏膜表面；慢性肥厚性咽炎可见黏膜充血、增厚，咽后壁淋巴滤泡显著增生，多个散在突起或融合成块，咽侧索亦有充血、肥厚；慢性干燥性咽炎可见黏膜干燥、萎缩变薄、色苍白发亮，常附有黏稠分泌物或带臭味的黄褐色痂皮。

(3)诊断：急性咽炎根据病史、症状及体征作出诊断，但应注意与某些急性传染病(如麻疹、猩红热、流感等)相鉴别，在儿童期尤为重要。可行咽拭子培养和抗体测定，以明确病因。此外，如见咽部出现假膜坏死，应行血液学及全身检查，以排除血液病等严重的全身性疾病。

慢性咽炎根据病史、症状及体检结果也不难作出诊断。但应注意，许多全身性疾病的早期症状酷似慢性咽炎。因此，必须详细询问病史，全面仔细检查鼻、咽、喉、气管、食管、颈部乃至全身的隐匿病变，特别要警惕早期恶性肿瘤。在排除这些病变之前，不应轻易诊断为慢性咽炎。

急性咽炎可引起中耳炎、鼻窦炎及呼吸道的急性炎症。急性脓毒性咽炎可能并发急性肾炎、风湿热及败血症等。

3. 治疗原则 本病采取祛除病因，应用药物积极对症治疗，对症治疗与支持治疗相结合的治疗原则。肥厚性咽炎可采用激光、冷冻等物理方法治疗。

4. 药物治疗方案 急性咽炎无全身症状或症状较轻者可局部应用复方硼砂溶液或温生理盐水含漱，也可经常含化清热消炎的含片如薄荷喉片、草珊瑚、银黄含化片等，并可用1%碘甘油涂搽咽壁，以利于消炎。若炎症侵及喉部及气管，可选用适当的抗菌药及激素如庆大霉素、地塞米松、注射用糜蛋白酶等进行雾化吸入治疗。全身症状较重者除上述治疗外，应注意卧床休息，多饮水及进流质饮食，注意通畅大便。头痛、发热、四肢酸痛及咽痛剧烈者可给予解热镇痛药。病情严重者可静脉给予抗病毒药或抗菌药。全身用药分为中药治疗和西药治疗，中药宜选用疏风解表、清热解毒的制剂；西药的全身治疗以抗炎、抗感染为主，可选用口服或注射用抗菌药如青霉素、头孢菌素及磺胺药等。如怀疑病毒感染，应适当加用抗病毒药物如利巴韦林等。

慢性咽炎应注意病因治疗。坚持户外活动，禁食或少食辛辣等刺激性食物，戒烟酒等不良嗜好，改善工作与生活环境，加湿空气，保持室内空气清新，改变用口呼吸的习惯，积极治疗鼻炎、鼻窦炎、气管支气管炎等呼吸道慢性炎症及其他全身性疾病，祛除致病因素。慢性咽炎系脏腑阴虚、虚火上扰,治宜滋阴清热,可用增液汤加减或中成药含片进行中医中药治疗。局部治疗亦不容忽视,单纯性咽炎常用复方硼砂溶液、呋喃西林溶液、复方氯己定含漱液等含漱,亦可含服碘喉片、薄荷喉片、草珊瑚含片、华素片、银黄含化片等中成药含片;肥厚性咽炎除上述治疗外,可用激光烧灼治疗,若淋巴滤泡增生广泛,治疗宜分次进行,亦可用药物(如20%硝酸银溶液)、冷冻或电凝固法治疗,但治疗范围不宜过广;干燥性咽炎可用2%碘甘油涂抹咽部,可改善局部血液循环,促进腺体分泌。服用维生素 A、维生素 B_2、维生素 C 和维生素 E 可促进黏膜上皮生长,蒸汽及雾化吸入,不可实行烧灼法。

5. **药物治疗管理**　急性咽炎只要及时进行药物治疗,病情会很快好转。急性咽炎易在全身抵抗力降低、受冷受潮、鼻咽部疾病、不良理化因素等条件下发生,所以要想预防急性咽炎,则应积极锻炼身体,劳逸适当,营养合理,以增强自身抵抗力,并且尽量避免受凉受潮及不良的理化因素刺激,及时治疗鼻咽部的其他疾病以及慢性全身性疾病。这样可以在很大程度上预防急性咽炎的发生,避免疾病侵害,提高健康水平。

如患急性咽炎时,应及时正确治疗以防转化为慢性。应嘱患者平时加强锻炼身体,增强体质,提高抗病能力;注意气温变化,预防感冒;治疗鼻部疾病,改变用口呼吸的习惯;禁食辛辣等刺激性食物及忌烟酒等;改善工作环境,加湿室内空气,加强通风等。慢性咽炎多能自愈或症状不明显,不会引起其他严重的并发症,但若炎症加重可导致肥厚性咽炎或干燥性咽炎,所以应积极治疗。

七、扁 桃 体 炎

扁桃体炎(tonsillitis)为腭扁桃体的非特异性炎症,常伴有不同程度的咽黏膜和淋巴组织炎症,是一种很常见的咽部疾病。急性扁桃体炎(acute tonsillitis)多发生于儿童及青年,在春、秋两季气温变化时最易发病。慢性扁桃体炎(chronic tonsillitis)多由急性扁桃体炎反复发作或因扁桃体隐窝引流不畅,窝内的细菌、病毒滋生感染而演变为慢性炎症。

1. **病因和发病机制**　急性扁桃体炎的主要致病菌是乙型溶血性链球菌,非溶血性链球菌、葡萄球菌、肺炎球菌、流感嗜血杆菌及腺病毒或鼻病毒、单纯疱疹病毒等也可引起本病。细菌和病毒混合感染者不少见。近年还发现有厌氧菌感染者,革兰阴性杆菌感染有上升趋势。

正常人咽部及扁桃体隐窝内存留着某些病原体,当人体抵抗力降低时,病原体大量繁殖,毒素破坏隐窝上皮,细菌侵入其实质而发生炎症。受凉、潮湿、过度劳累、烟酒过度、有害气体刺激、上呼吸道有慢性病灶存在等均可诱发本病。急性扁桃体炎的病原体可通过飞沫或直接接触而传染,通常呈散发性,偶有群体(如部队、工厂、学校)中暴发流行。

慢性扁桃体炎的主要致病菌是链球菌和葡萄球菌。反复发作的急性扁桃体炎使隐窝内上皮坏死,细菌与炎症渗出物聚集其中,隐窝引流不畅,导致本病的发生和发展,也可继发于猩红热、白喉、流感、麻疹、鼻腔及鼻窦感染。本病的发生机制尚不清楚,近年来认为与自身变态反应有关。

2. **临床表现及诊断**

(1)临床症状

1)急性扁桃体炎起病急,可有畏寒、高热、头痛、食欲缺乏、乏力、全身不适、便秘等。小儿可因高热而引起抽搐、呕吐及昏睡。局部症状以剧烈咽痛为主,常放射至耳部,伴有吞咽困难。下颌下淋巴结肿大，有时感到转头不便。葡萄球菌感染者扁桃体肿大较显著，在幼儿还可引起呼吸困难。

2)慢性扁桃体炎患者常有咽痛、易感冒及急性扁桃体炎发作史，平时自觉症状少，可有咽内发干、发痒、异物感、刺激性咳嗽等轻微症状。若扁桃体隐窝内潴留干酪样腐败物或有大量厌氧菌感染，则出现口臭。小儿扁桃体过度肥大可能出现呼吸不畅、睡时打鼾、吞咽或言语共鸣的障碍。由于隐窝脓栓被咽下刺激胃肠道，或隐窝内细菌、毒素等被吸收引起全身反应，导致消化不良、头痛、乏力、低热等。

(2)检查和诊断

1)急性患者咽部黏膜呈弥漫性充血，以扁桃体及两腭弓最为严重。腭扁桃体肿大，在其表面可显黄白色的脓点，或在隐窝口处有黄色或灰白色的点状豆渣样渗出物，可连成一片形似假膜，下颌下淋巴结常肿大、压痛。

2)慢性患者的扁桃体和舌腭弓呈慢性充血，黏膜呈暗红色，用压舌板挤压舌腭弓时，隐窝口有时可见黄白色的干酪样点状物溢出。扁桃体大小不定，成人扁桃体多已缩小，但可见瘢痕，凹凸不平，常与周围组织粘连。患者常有下颌下淋巴结肿大。

急性者根据典型的临床表现很容易作出诊断，但应注意与咽白喉、樊尚咽峡炎及某些血液病所引起的咽峡炎等疾病相鉴别。慢性者应根据病史，结合局部检查进行诊断。患者有反复急性发作的病史为本病诊断的主要依据。扁桃体的大小并不表明其炎症程度，故不能以此作出诊断。

(3)并发症

1)局部并发症：炎症直接波及邻近组织，常导致扁桃体周脓肿；也可引起急性中耳炎、急性鼻炎及鼻窦炎、急性喉炎、急性淋巴结炎、咽旁脓肿等。

2)全身并发症：急性扁桃体炎可引起全身各系统的许多疾病，常见者有急性风湿热、心肌炎、急性肾炎、急性关节炎及急性骨髓炎等，其发病机制尚在探讨。一般认为这些并发症的发生与各个靶器官对链球菌所产生的Ⅲ型变态反应有关。

3. 治疗原则　急性扁桃体炎宜采取加强营养，控制感染，缓解症状，对症与对因治疗相结合，有效预防并发症的治疗原则。

基于慢性扁桃体炎是感染-变应性疾患的观点，本病治疗不应仅限于抗菌药物治疗或动辄手术，而应结合免疫疗法或抗变应性措施，采取综合治疗的原则。

4. 药物治疗方案　急性患者须卧床休息，进流质饮食及多饮水，加强营养及疏通大便，咽痛较剧或高热时可口服解热镇痛药。抗菌药的应用为主要的治疗方法，首选青霉素或头孢菌素，根据病情轻重决定给药途径。若治疗2~3天后病情无好转、高热不退，应分析其原因，改用其他种类的抗生素，或酌情使用糖皮质激素。病变局部可用复方硼砂溶液、复方氯己定含漱液、1:5000 呋喃西林液或温生理盐水漱口，其目的为清洁咽腔、消炎止痛。中医理论认为本病系内有痰热、外感风火，应疏风清热、消肿解毒，常用银翘柑橘汤或用清咽防腐汤。

扁桃体炎有反复发作的倾向，但其有免疫功能，不应轻易切除。只有发生了不可逆性的炎症改变或成为全身性并发症的感染灶，才应考虑手术切除，并且应在急性炎症消退后施行扁桃体切除术。单纯性慢性扁桃体炎大都可采用保守治疗。慢性者除应用适当的抗菌药物外，还应使用有脱敏作用的细菌制品(如用链球菌变应原和疫苗进行脱敏)，以及各种增强免疫力的药物,如注射胎盘球蛋白、转移因子等。局部涂药、隐窝灌洗及激光疗法等均有人试用,远期疗效不理想。对于不可逆性扁桃体炎、儿童期扁桃体肥大影响呼吸吞咽或病灶性扁桃体,可采用外科手术、冷冻、激光等手段施行扁桃体切除术。

5. **药物治疗管理** 急性扁桃体炎因致病菌存在于正常人的口腔及扁桃体隐窝内,一旦机体抵抗力下降即可诱发本病,具有反复发作的特性。绝大多数患者经过正规的药物治疗后可治愈,如治疗不及时或致病菌毒力较强,则可引起局部甚至全身并发症。

要有效预防急性扁桃体炎,一方面要祛除不良的生活习惯,如注意气候变化、禁烟酒、避免有害气体刺激、治疗慢性病灶、注重自我保护等;另一方面则应加强锻炼身体,增强体质,如跑步、洗冷水浴、散步等,提高机体的抵抗力。对于反复发作者,尤其引起局部或全身并发症者,宜在急性期过后施行扁桃体切除术,彻底清除病灶,以防复发。

单纯性慢性扁桃体炎大都无严重的并发症,但是病灶性扁桃体炎如果不积极治疗,可引起或加重全身性疾病,使得药物对这些全身性疾病的治疗效果较差,且极易复发并加重,危及患者的生命。

慢性扁桃体炎的治疗应以预防为主,根据发病原因采取积极的综合治疗措施。提高机体的免疫力,增强抵抗力,对变态反应行脱敏治疗,这样可使扁桃体在遭受病原体感染时具有足够的免疫力,预防疾病的发生,或阻止急性炎症向慢性转化。对急性扁桃体炎及时治疗也是防病的重要措施。对已患有慢性扁桃体炎的患者,应鼓励其积极参加体育锻炼,增强体质,提高对寒冷的适应力,积极预防上呼吸道感染。

慢性扁桃体炎在身体受凉受湿、全身衰弱、内分泌紊乱、自主神经系统失调或生活及劳动环境不良等情况下容易形成病灶,发生变态反应,产生各种并发症,如风湿性关节炎、风湿热、心脏病、肾炎等。

慢性扁桃体炎常被视为全身感染的“病灶”之一。至于如何把“病灶”和全身性疾病联系起来,目前尚无客观确切的方法。在研究病情时,应考虑以下两点。

(1)询问病史:扁桃体炎引起全身性并发症者多有反复急性发作史,“病灶”感染即通过急性发作而表现出来。例如肾炎患者,每当扁桃体发炎后,尿液内即出现明显的异常。

(2)实验室检查:测定血沉、抗链球菌溶血素“O”、血清黏蛋白、心电图等有助于诊断。在“病灶”型病例中上述检查结果异常。

扁桃体作为一个免疫器官,自有其生理功能,特别是儿童,扁桃体对机体具有重要的保护作用。任意切除扁桃体将失去局部的免疫反应,甚至出现免疫监视障碍。因此,必须严格掌握适应证,只有对那些炎症已呈不可逆性病变的扁桃体才应考虑手术治疗。对病灶性扁桃体炎应早日确诊,并尽早手术治疗,以防并发症的发生。

思考题

1. 治疗分泌性中耳炎的药物有哪几类?其作用机制及用药目的各是什么?
2. 试述急性化脓性中耳炎局部治疗的用药方案。
3. 治疗梅尼埃病的药物主要有哪几类?用药的目的分别是什么?
4. 试述萎缩性鼻炎的临床治疗方案。
5. 试述急性扁桃体炎的治疗原则及治疗方案。

6. 慢性咽炎的病理分型有哪几种？临床治疗方案有何异同？
7. 试述急性鼻窦炎的治疗原则及治疗方案。
8. 试述儿童鼻窦炎的治疗原则及治疗方案。

（曹亚军撰稿;李华凤　胡云珍审校）

参考文献

1. 田勇泉.耳鼻咽喉头颈外科学(5 年制).第 8 版.北京:人民卫生出版社,2013
2. 孔维佳.耳鼻咽喉头颈外科学(8 年制).第 2 版.北京:人民卫生出版社,2010
3. 黄鹤年.耳鼻咽喉科疾病临床治疗与合理用药.北京:科学技术文献出版社,2007
4. 中华医学会.临床诊疗指南·耳鼻咽喉头颈外科分册.北京:人民卫生出版社,2012
5. 王秀兰,贾继东,谢苗荣,等.临床药物治疗学.第 8 版.北京:人民卫生出版社,2007
6. 医政司.卫生部办公厅关于抗菌药物临床应用管理有关问题的通知.卫办医政〔2009〕38 号文件,2009
7. 医政司.2013 年全国抗菌药物临床应用专项整治活动方案.卫办医政发〔2013〕37 号文件,2013

第二十四章　皮肤科疾病

第一节　总　论

一、皮肤科疾病概述

皮肤被覆于体表,是人体最大的器官,由外到内分为3层:表皮、真皮和皮下组织。皮肤中除了附属器官(毛发、汗腺、皮脂腺和毛囊等)外,还有丰富的血管、淋巴管和神经。皮肤具有屏障、感觉、调节体温、吸收、分泌和排泄等功能,在维护机体的健康中起到十分重要的作用。

皮肤病(dermatosis)是发生于皮肤及其附属器官的疾病,同时皮肤病又与全身性疾病有着密切联系。皮肤病的发病率很高,病情大多较轻,但也有少数病情较重甚至危及生命的情况。皮肤病除了引起身体不适(discomfort)、能力丧失(disablement)或死亡(death)之外,常常给患者带来明显的心理影响(depression)和美容问题(disfigurement),简称"5D"影响。其中心理影响不仅妨碍患者的生存质量,还可直接或间接地对疾病本身造成负面影响,形成恶性循环。

皮肤病的临床表现包括症状和体征,是诊断皮肤病的主要依据。皮肤病的局部症状主要有瘙痒、疼痛、烧灼及麻木感等,全身症状有畏寒发热、乏力、食欲缺乏和关节疼痛等。皮肤病的体征又称皮肤损害(简称皮损),分为原发性和继发性。原发性皮损由皮肤病的组织病理变化直接产生,如斑疹、斑片、丘疹、斑块、风团、水疱、大疱、脓疱、结节、粉刺、囊肿、疖痈等。继发性皮损是原发性皮损演变而来的,或因搔抓、治疗不当引起,如鳞屑、浸渍、糜烂、溃疡、裂隙、抓痕、萎缩、痂、瘢痕、苔藓样变等。但是有时两者不能截然分开,如脓疱为原发性损害,但也可继发于丘疹或水疱。皮肤病的临床症状和皮损既是作出皮肤病诊断与鉴别诊断的主要依据,又是反映病情变化的重要指标。

二、皮肤科疾病的一般治疗原则

皮肤病的治疗方法包括药物治疗、物理治疗、放射治疗及皮肤外科治疗等。

在各种致病因素的影响下,皮肤发生不同的病理变化,如炎症、变性、代谢物质沉淀或肿瘤等,在临床上表现为各种各样的基本皮损,并且在皮肤疾病的发生、发展过程中可以相互演变。在治疗皮肤病时,需要根据皮损的不同时期,应用不同的药物。

皮肤病治疗的一般原则首先应明确是单纯皮肤病还是合并其他系统病变,从而根据患者的实际情况进行合理化、个体化治疗。皮肤病种类繁多,命名方式各异,从治疗的角度可将皮肤病分为四大类,其治疗的基本原则如下。

(一)变态反应性皮肤病

如药疹、接触性皮炎、荨麻疹等,这类皮肤病一般内服抗过敏药物,外用药物则主要是止痒对症处理。

（二）感染性皮肤病

包括葡萄球菌或链球菌引起的脓疱疮、丹毒、蜂窝织炎；病毒引起的单纯疱疹、水痘、带状疱疹、手足口病；真菌引起的癣；寄生虫引起的疥疮、毛虫皮炎等。这类皮肤病除了外用抗感染药物外，严重者应同时内用抗感染药物。

（三）肿瘤类皮肤病

恶性肿瘤如鳞癌、基底细胞癌等，一般采用外科切除、放射治疗或兼用化疗，局部用药一般难以奏效。良性肿瘤如色素痣、瘢痕疙瘩等亦可考虑手术切除，但较小者可不治疗。

（四）原因不明的皮肤病

这类皮肤病比较多，包括银屑病、白癜风、黄褐斑等，其外用药物主要是对症治疗，内用药物则是对症治疗或者针对可能的诱因用药。

三、治疗皮肤科疾病的常用药物

皮肤病药物治疗分为外用和系统给药（口服、肌内注射、静脉注射等）两大类。系统治疗药物包括抗组胺药、糖皮质激素、抗生素、抗病毒药等，种类甚多，将在本章第二节中叙述。

成人的皮肤总面积为 $1.5 \sim 2.0m^2$，为外用药物治疗创造了良好的条件。外用药物治疗是皮肤科特有的治疗方法。外用药物治疗时皮损局部药物浓度高、系统吸收少，因此具有疗效高和不良反应少的特点，但也要注意药物及基质的刺激性。

（一）外用药物种类

皮肤病的外用药物种类繁多，一般按其治疗作用可分为以下几类（表24-1）。

表24-1 皮肤病常用的外用药物种类及代表药物

种类	作用	代表药物
保护剂	性质温和，无刺激性，能保护皮肤，减少摩擦，缓解外来刺激，并有吸收、干燥、收敛作用	氧化锌粉、滑石粉、炉甘石、淀粉、硅油等
清洁剂	清除皮肤上的浆液、脓液、污物、鳞屑、痂壳以及各种药膏等物质	生理盐水、温热的肥皂水、植物油、0.1%呋喃西林溶液等
止痒剂	通过麻醉、清凉或皮肤挥发散热、抗过敏等减轻局部痒感	1%麝香草酚、2%~5%利多卡因、5%苯佐卡因、0.5%~1%薄荷脑、盐酸苯海拉明、糖皮质激素等
角质促成剂	促进角质正常化，收缩血管，减轻渗出和浸润	2%~5%煤焦油、1%~3%水杨酸、5%硫黄等
角质剥脱剂	可软化角质，使过度角化的角质层细胞松解、脱落	5%~10%水杨酸、10%尿素、各种焦油制剂、0.01~0.1%维A酸
抗菌药	杀灭或抑制细菌	3%硼酸溶液、0.5%~3%金霉素、1%克林霉素、0.1%小檗碱、2%莫匹罗星等
抗真菌药	杀灭或抑制真菌	2%~3%克霉唑、1%益康唑、2%咪康唑、2%酮康唑、10%~30%冰醋酸等

种类	作用	代表药物
抗寄生虫药	杀灭疥螨、虱、蠕形螨等	5%~10%硫黄、2%甲硝唑、25%苯甲酸苄酯等
抗病毒药	抗病毒	5%~10%碘苷、3%~5%阿昔洛韦等
收敛剂	凝固蛋白质,减少渗出,抑制分泌,促进炎症消退	0.2%~0.5%硝酸银、2%明矾等
消毒腐蚀剂	破坏或去除增生的肉芽组织	0.01%~0.1%高锰酸钾、3%过氧化氢、30%~50%三氯醋酸、5%~10%聚维酮碘等
遮光剂	吸收或阻止紫外线穿透皮肤	5%二氧化钛、10%氧化锌等
脱色剂	减轻色素沉着	3%氢醌、20%壬二酸、10%果酸等
维A酸类药物	调节表皮角化和抑制表皮增生,调节黑色素代谢等作用	0.025%~0.05%全反式维A酸、0.1%他扎罗汀等
抗炎药	减轻炎症反应,缓解疼痛	5%或20%乌芬那酯、5%乙氧苯柳胺等
免疫调节药	调节免疫反应	0.1%他克莫司、1%吡美莫司等
细胞毒性药物	抗恶性肿瘤	5%氟尿嘧啶、0.05%盐酸氮芥、0.04%~0.07%喜树碱等
促进毛发生长剂	扩张血管,增加毛囊养分供给,促进毛发生长	5%米诺地尔

糖皮质激素具有明显的抗炎、抗过敏、免疫抑制和收缩局部血管等作用。外用糖皮质激素是炎症性和瘙痒性皮疹的常用选择,对增生性和浸润性皮损也有较好的效果。按照其抗炎作用强度可分为弱效、中效、强效和超强4个级别,见表24-2。

表24-2 皮肤科常用的外用糖皮质激素类药物

作用强度	药物	常用浓度
弱效	醋酸甲泼尼龙(meprednisone acetate)	0.25%
	醋酸氢化可的松(hydrocortisone acetate)	1%
	醋酸泼尼松龙(prednisolone acetate)	0.5%
	丁酸氯倍他松(clobetasone butyrate)	0.05%
	曲安奈德(triamcinolone)	0.025%~0.1%
中效	丁酸氢化可的松(hydrocortisone butyrate)	1.0%
	醋酸氟氢可的松(fludrocortisone acetate)	0.025%
	醋酸地塞米松(dexamethasone acetate)	0.05%

作用强度	药物	常用浓度
	氟轻松(fluocinonide)	0.01%
	丁酸氢化可的松(hydrocortisone butyrate)	0.1%
	丙酸倍氯米松(beclomethasone)	0.025%
	糠酸莫米松(mometasone furoate)	0.1%
强效	氟氢松(fluocinolone)	0.025%
	哈西奈德(halcinonide)	0.025%
	戊酸倍他米松(betamethasone valerate)	0.05%
	丙酸氯倍他索(clobetasol propionate)	0.02% ~ 0.05%
超强效	哈西奈德(halcinonide)	0.1%
	戊酸倍他米松(betamethasone valerate)	0.1%
	卤美他松(halometasone monohydrate)	0.05%
	醋酸双氟拉松(diflorasone diacetate)	0.05%

　　局部应用糖皮质激素常见的不良反应包括皮肤萎缩、毛细血管扩张、过敏、加重感染、痤疮或酒糟鼻样皮疹、停药反跳等,长期大面积使用可增加系统吸收而产生全身不良反应。因此,皮肤病外用糖皮质激素制剂的指导原则如下。

　　1. 局部糖皮质激素尽量不超过 4 周,强效激素不超过 2 周,以避免经皮吸收而发生全身毒副作用。

　　2. 局部使用糖皮质激素一般每日 2 次,含强效激素的霜或软膏则每日 1 次。研究证明,提高每日接触糖皮质激素的时间不会产生更好的疗效,且费用提高。

　　3. 使用前应擦拭用药部位,皮肤湿润时(如淋浴后)能提高药物经皮吸收的能力,并提高局部外用激素的治疗作用。

　　4. 应使用效力相当的药物来控制病情,大多数皮肤病仅需使用中、低强度的糖皮质激素治疗。

　　5. 身体不同部位经皮吸收不同,应特别注意。在皮肤较薄的部位如脸部比较容易发生副作用,这些部位尽可能使用氢化可的松或非氟化糖皮质激素,以减少不良反应发生。

　　6. 对于慢性疾病,最好逐渐停止治疗,以减少局部皮损复发的机会。

(二)外用药物的治疗原则

　　1. 合理选择药物种类　应根据皮肤病的病因和病程,选择适宜的药物。如细菌性皮肤病选择抗菌药物,过敏性皮肤病选择糖皮质激素或抗组胺药等。在急性炎症进行期,皮肤敏感性高,宜选用性质温和、浓度较低的药物如保护剂、收敛剂等,不应选择刺激性强、浓度过高的角质剥脱剂及作用较强的角质促成剂。

　　2. 合理选择药物的剂型和规格　在皮肤病的治疗中剂型选择有一个重要原则,即湿性的皮损,就把它变干;干性的,就润湿它。如湿敷可使急性炎症性皮损干燥,而软膏可使慢性苔藓化、鳞屑皮损润湿。不同的剂型对于皮损可发挥不同的作用,如5%水杨酸散剂(锌氧粉)用于足癣无大刺激性,5%水杨酸软膏有一定的刺激性,5%水杨酸酊的刺激性非常大。外用药物浓度不同,药理作用亦可能有很大差异。如3%以下的水杨酸软膏可用于止痒并有轻度的角质促成作用,5%~10%水杨酸软膏则具有角质松解和剥脱、杀菌作用,20%以上的水杨酸软膏则有腐蚀作用。因此,合理选用剂型是使皮肤病治疗取得良好效果的重要原则之一。

3. 详细向患者解释用法和注意事项 外用药物用药方法适当与否,常常也会影响治疗效果。例如湿敷敷料应该不少于6层纱布,每日更换不少于3次;散剂、洗剂每日可多次使用;软膏、乳膏、糊剂以每日1~2次为宜。糊剂一般不宜直接涂于皮肤,应先涂于纱布,然后盖在皮肤表面。

第二节 常见皮肤科疾病的药物治疗

一、皮炎和湿疹

(一)病因和发病机制

皮炎湿疹类皮肤病占皮肤科门诊病例的30%以上,其发生多与接触外界致敏物或刺激物有关。皮炎实际上是一种组织病理学诊断,临床上不应该单独诊断为一种疾病,而湿疹是皮肤科最著名也最有争议的概念之一,两者常常混用。一般认为两者包括所有皮肤炎症,病因不明的初步诊断为湿疹,查明病因再确诊为某种皮炎,如接触性皮炎、特应性皮炎等。

1. 湿疹(eczema) 是一类病因不明,可能是由于多种内因(慢性感染病灶、内分泌代谢紊乱、血液循环障碍、精神因素、遗传因素等)或外因(食物、吸入物、生活环境、动物皮毛、各种化学物质等)综合作用引起的、有渗出倾向的炎症性皮肤病,伴有明显的瘙痒,易复发,虽不危及生命,但严重影响患者的生活质量。有些患者可能是迟发性超敏反应。湿疹是皮肤科常见病,发病率为3%~7%,其中70%以上的患者有家族史。

2. 接触性皮炎(contact dermatitis) 是由于皮肤或黏膜接触外源性物质后,在皮肤黏膜接触部位发生的急性或慢性炎症性反应。根据发病原因可分为刺激性接触性皮炎和变态反应性接触性皮炎。

3. 特应性皮炎(atopic dermatitis,AD) 是一种与遗传过敏体质有关的慢性炎症性皮肤病,原称"异位性皮炎"、"遗传过敏性皮炎"。AD的病因和发病机制尚不完全清楚。该病大多在婴儿、儿童期可自愈,但仍有约10%的患者可迁延到成人期。

(二)临床表现及诊断

1. 湿疹 临床表现的五大特点是瘙痒性、对称性、多形性、渗出性和复发性。病理特点急性期为海绵状和水疱形成,慢性期有不同程度的棘层肥厚及淋巴细胞浸润。根据病程和临床特点,湿疹可分为急性、亚急性和慢性湿疹,临床上三型可以相互转变。根据临床表现湿疹不难诊断。

2. 接触性皮炎 皮损发生在接触部位,边界清楚,从轻度的红斑、丘疹、水疱以至坏死、溃疡均可发生。若发生在组织疏松的部位,如眼部、包皮等处,则出现水肿明显、界限不清。患者有痒感和灼感,重者有痛感。病程有自限性,病因祛除后,于数日至十余日可痊愈。详细询问发病前接触史,寻找可能的致病物质是诊断和治疗的关键。

3. 特应性皮炎　患者具有遗传过敏性体质,其家族中常有荨麻疹、哮喘、过敏性鼻炎等过敏史,临床表现随年龄而有所不同。

(1)婴儿期:一般称婴儿湿疹,常在出生后 1~6 个月发病,以面部为主。初发皮损为颊面部瘙痒性红斑,继而在红斑的基础上出现针头大小的丘疹、丘疹疱,密集成片,皮损呈多形性,境界不清,搔抓或摩擦后很快形成糜烂、渗出和结痂等。病程可数月至 1~2 年,愈后一般不留瘢痕。

(2)儿童期:可有婴儿湿疹史,亦可于儿童期首次发病。皮损累及四肢屈侧或伸侧,常限于肘窝、腘窝等处,其次为眼睑、颜面部。皮损暗红色,渗出减少,常伴抓痕等继发性皮损,久而久之形成苔藓样变。瘙痒仍剧烈,形成"瘙痒-搔抓-瘙痒"的恶性循环。

(3)成人期:呈播散性神经性皮炎损害,患区有显著的苔藓样变、干燥、粗糙、瘙痒剧烈。

特应性皮炎的诊断除了根据不同时期的临床表现,还要注意患者本人及家族是否有遗传过敏史、嗜酸性粒细胞和血清 IgE 是否升高等特点。目前国际上常用的特应性皮炎诊断标准为 Williams 1994 年制定的标准:必须具有持续 12 个月的皮肤瘙痒史,加上如下 3 条或 3 条以上即可确定诊断:①2 岁以前发病;②身体屈侧皮肤受累(包括肘窝、腘窝、踝前或颈周,10 岁以下的儿童包括颊部);③有全身皮肤干燥史;④个人或家族中有遗传过敏史;⑤婴儿和儿童分布于面及肢体伸面的渗出性湿疹损害,青少年和成人伸面、屈面的苔藓化损害。

(三)治疗原则

皮炎湿疹类皮肤病的治疗目标是减少瘙痒、抑制炎症,保护和恢复皮肤的屏障功能,避免复发,提高患者及其家庭的生存质量。原则是病因比较明确的,如接触性皮炎,应首先寻找可能的病因,积极祛除病因,然后对症治疗;病因尚未确定的,如湿疹、特发性皮炎,主要是对症治疗。根据皮损情况,部分患者可选用紫外线治疗。除了药物治疗之外,需要加强护理,避免各种外界刺激,如热水洗烫、过度搔抓等;避免易致敏和刺激性的食物,如酒、浓茶、鱼虾及辛辣刺激性食物;避免劳累和紧张,注意皮肤卫生。有活动性湿疹损害时,应注意预防继发性感染。

(四)药物治疗方案

1. 治疗药物分类　目前治疗皮炎湿疹类皮肤病的药物大体分为外用药物和系统使用药物两大类,以外用药物治疗为主。

外用药物详见本章第一节。根据需要和皮损炎症情况,选择清洁、止痒、抗菌、抗炎、收敛及角质促进剂等各类药物及适当的剂型(表 24-3)。

表 24-3　皮炎湿疹类皮肤病外用药物的用药原则

	皮损表现	药物作用	剂型选择
急性炎症	红斑、水疱、瘙痒	保护,止痒	溶液、洗剂,然后应用散剂、喷雾剂、气雾剂、乳剂、搽剂
	渗出、渗液、溃疡、糜烂	收敛,抑菌	湿敷剂
亚急性炎症	丘疹、渗出减少、瘙痒、痂	止痒,角质促进	糊剂、乳膏、凝胶剂
慢性炎症	苔藓化、干燥、红斑、瘙痒、鳞屑	止痒,角质促进	软膏、酊剂、硬膏剂

近年来发现,在湿疹表面葡萄球菌和酵母菌的菌群增多,可能是湿疹的致病因素之一,因此采用糖皮质激素和抗真菌药物组成复方制剂,如1%硝酸益康唑和0.1%曲安奈德组成的乳膏,用以治疗湿疹,提高疗效。

系统使用药物治疗主要起止痒和抗过敏作用,可用H_1受体拮抗剂、镇静催眠药、钙剂、维生素C等。对用各种疗法效果不明显的患者,可以考虑短期使用糖皮质激素,合并感染时应考虑加用相应的抗菌药物,除皮肤明显渗出外,不提倡使用抗菌药物预防感染。

(1)H_1受体拮抗剂(H_1-receptor antagonists):也称抗组胺药(antihistamines),是临床上治疗皮肤黏膜变态反应性疾病最常用的抗过敏药。H_1受体阻断药可选择性阻断H_1受体,拮抗组胺引起的血管扩张、毛细血管通透性增加及局限性水肿;第一代H_1受体拮抗剂还可透过血脑屏障阻断中枢H_1受体,产生镇静、催眠作用等,第二和第三代难以透过血脑屏障,主要发挥外周作用;还具有一定的抗胆碱作用,在中枢表现为镇静、止吐,在外周引起阿托品样作用。此外,还有微弱的α受体阻断和局麻作用。H_1受体拮抗剂的药效学特点见表24-4,不良反应及用法用量见表24-5。

表24-4　常用H_1受体拮抗剂的药效学特点

药物	药理作用					作用持续时间（小时）
	外周抗组胺	中枢		抗胆碱	其他	
		镇静	抗晕、止吐			
第一代						短效
氯苯那敏(chlortrimeton)	+ + +	+	+ / −	+ +	−	4~6
异丙嗪(promethazine)	+ + +	+ +	+ +	+ + +	局麻	4~6
苯海拉明(diphenhydramine)	+ +	+ + +	+ +	+ + +	局麻	4~6
赛庚啶(cyproheptadine)	+ + +	+ +	+	+ +	抗5−HT	4~6
第二代						长效
氯雷他定(loratadine)	+ + +	−	−	−	−	>24
特非那定(terfenadine)	+ + +	−	−	+	抗5−HT	12~14
西替利嗪(cetirizine)	+ + +	−	−	−	−	20~24
依巴斯汀(ebastine)	+ + +	−	−	−	−	24
阿伐斯汀(acrivastine)	+ + +	−	−	−	抗5−HT	8~12
咪唑斯汀(mizolastine)	+ + +	−	−	−	抗炎	7~13
酮替芬(ketotifen)	+ + + +	−	−	−	抗炎	10~12
第三代						长效
地氯雷他定(desloratadine)	+ + +	−	−	−	−	>24
左西替利嗪(levocetirizine)	+ + +	−	−	−	−	20~24
非索非那定(fexofenadine)	+ + +	−	−	−	−	18~24

表 24-5 常用 H_1 受体拮抗剂的不良反应及用法用量

药物	不良反应	用法用量
第一代		
氯苯那敏	常见轻微口干、眩晕、恶心、嗜睡;较少见心悸;可诱发癫痫;老年患者易头晕、头痛、低血压,应慎用	口服,每次 4mg,每日 3 次;肌内注射,每次 5～10mg,每日 1 次;静脉注射,每次 10mg,每日 1 次
异丙嗪	常见嗜睡;较少见视物模糊、头晕、口干、低血压,伴乏力、反应迟钝(儿童)	口服,每次 12.5～25mg,每日 2～3 次;肌内注射,每次 25mg,每日 1 次;静脉滴注,每次 25～50mg,每日 1 次
苯海拉明	常见嗜睡、注意力不集中、疲乏、头晕、共济失调、恶心、食欲缺乏、口干等;少见气急、胸闷、咳嗽、肌张力障碍等	口服,每次 12.5mg,每日 2～3 次
赛庚啶	有困倦感,有一定的口干、口苦、痰液黏稠、便秘等	口服,每次 2～4mg,每日 2～3 次
第二代		
氯雷他定	推荐剂量未见明显的镇静。常见乏力、头痛、口干、胃肠道不适	口服,每次 10mg,每日 1 次
特非那定	胃肠道功能紊乱、皮疹,偶有心律失常	口服,每次 30～60mg,每日 2 次
西替利嗪	轻微且为一过性,有困倦、嗜睡、头痛、口干	口服,每次 10mg,每日 1 次;晚饭前服用
依巴斯汀	头痛、嗜睡、口干、腹痛、消化不良、鼻部不适等	口服,每次 10mg,每日 1 次
阿伐斯汀	罕见嗜睡;偶有皮疹;没有或仅有轻微的症状(胃肠道紊乱、头痛及嗜睡)	口服,每次 8mg,每日 2～3 次
咪唑斯汀	偶见嗜睡、乏力	口服,每次 10mg,每日 1 次
酮替芬	嗜睡、困倦、口干、恶心等	口服,每次 0.5～1mg,每日 2 次
第三代		
地氯雷他定	偶有眩晕、头痛等	口服,每次 5mg,每日 1 次
左西替利嗪	无镇静等中枢作用,无明显的心脏毒性	口服,每次 5mg,每日 1 次
非索非那定	无嗜睡,有口干、头晕,偶见头痛、恶心,停药可消失	口服,每次 120～180mg,每日 1 次

　　(2)糖皮质激素:皮炎湿疹类皮肤病一般不主张系统使用糖皮质激素。但是对于难治性患者或者泛发性湿疹、严重接触性皮炎或特应性皮炎,特别是皮肤有坏死倾向者,可以考虑短期使用,如泼尼松 15mg 或曲安西龙 12mg,早晨顿服;或者复方倍他米松(倍他米松二丙酸脂 5mg 和倍他米松磷酸二钠盐 2mg),肌内注射。待炎症控制后逐渐减量停用,一般用药

3～7天。

（3）钙调神经磷酸酶抑制剂：他克莫司（tacrolimus）、吡美莫司（pimecrolimus）通过抑制 T 细胞相关因子，抑制朗格汉斯细胞（Langerhans' cell）的抗原递呈功能，抑制嗜碱性粒细胞和肥大细胞脱颗粒等而发挥免疫抑制、抗炎、止痒作用。目前钙调神经磷酸酶抑制剂作为免疫系统未受损的轻、中度（吡美莫司乳膏）或中、重度（他克莫司软膏）成人和儿童特应性皮炎的二线治疗药物。在数个短期（6 周）和长期（＞2 年）的临床试验中，钙调神经磷酸酶抑制剂取得良好效果，不良反应发生率很低。最大的优势是很少引起皮肤萎缩，可以在相对较长的时间内用于所有的发病部位，特别是面颈部和其他柔嫩的皮肤部位。单独应用钙调神经磷酸酶抑制剂可以控制特应性皮炎的复发，特别适用于对糖皮质激素过度依赖的患者。局部不良反应主要是短时间的烧灼和刺激感，极少能够经皮吸收，因此未发现明显的全身不良反应。但是 2 岁以下的儿童不推荐使用。

（4）三环类抗抑郁药：多塞平（doxepin）兼有 H_1 和 H_2 受体阻断作用，同时也是胆碱能受体和肾上腺素受体拮抗剂，其阻断 H_1 受体的效价比苯海拉明强 775 倍、比赛庚啶强 11 倍。

（5）抗菌药物：湿疹患者的皮肤屏障功能受到严重损害，容易合并感染，此时需要使用抗菌药。因合并感染多为金黄色葡萄球菌等，故主要是针对革兰阳性菌的治疗。如口服罗红霉素 150mg，每日 2 次；或者根据皮损部位的药敏试验结果选择用药。

2. 治疗方案

（1）湿疹的药物治疗：湿疹以局部外用药物治疗为主，首先根据皮损情况选用适当剂型的药物，止痒、缓解皮损。急性湿疹无渗出时，建议使用炉甘石洗剂或弱效糖皮质激素乳膏或凝胶；炎症明显，有大量渗出时，可用溶液剂冷湿敷；红肿明显，有渗液时，可用依沙吖啶糊剂；糜烂但是渗出不多时可用氧化锌油剂。亚急性湿疹可用氧化锌糊剂、糖皮质激素乳膏，慢性湿疹可用糖皮质激素软膏。干燥皮肤可用 20%～40% 尿素霜、5%～10% 水杨酸软膏等保湿；有皲裂者可长期选用肝素软膏。

止痒剂可选择 5% 多塞平霜，每日 2 次，能起到明显止痒作用。但应注意该药有一定的刺激性，不能用于渗出性皮损。瘙痒严重者可选择口服抗组胺药（用法用量见表 24-5），辅助给予维生素 C 200mg，每日 3 次；10% 葡萄糖酸钙溶液 10ml，静脉缓慢注射，加强抗过敏作用。

对于小范围的皮损可首选局部外用糖皮质激素，年幼或面部皮损应选用抗炎强度较弱、作用相对缓和、不易过敏的 1% 氢化可的松霜、0.1% 氢化可的松丁酸酯霜或 0.1% 莫米松糠酸酯霜；皮损一旦消失，应改用非糖皮质激素药如 0.1% 依沙吖啶糊剂外搽。而其他部位的初始治疗应根据皮损性质选择适宜强度的糖皮质激素：轻度湿疹建议选弱效糖皮质激素，如醋酸氢化可的松乳膏；中度湿疹建议选择中效激素，如曲安奈德乳膏等；重度肥厚性皮损建议选择强效糖皮质激素，如丙酸倍氯米松乳膏等，也可用复方倍他米松注射用或醋酸曲安奈德注射液在皮损内局部注射。苔藓化较明显者，可合用维 A 酸霜。而对于急性期皮损较为广泛者，需内用糖皮质激素：泼尼松 15～20mg 或曲安西龙 12～16mg，早晨顿服；或者肌内注射复方倍他米松。常规糖皮质激素治疗无效者，可考虑使用免疫抑制剂，如雷公藤总苷 20mg，每日 3～4 次，可有满意的疗效。

（2）接触性皮炎的药物治疗：首先应该立即用大量清水冲洗刺激物，强酸损伤可用苏打水、肥皂水等弱碱性液体中和，而强碱损伤可用硼酸等弱酸性溶液冲洗。

根据皮损情况,采用相应的对症治疗,治疗方案同湿疹。

(3)特应性皮炎的药物治疗:局部间断外用糖皮质激素,并配合润肤保湿剂等是目前治疗特应性皮炎的一线疗法。

1)糖皮质激素:根据患者的年龄、皮损部位及病情程度,特应性皮炎首选适宜强度的糖皮质激素进行局部治疗。初始时多选择强度足够的外用制剂,联合或者不联合封包治疗,以求在数天内快速显著控制炎症。但是面部、颈部及皱褶部位应选用弱效的糖皮质激素,避免使用强效的含氟制剂,儿童慎用强效糖皮质激素。一旦炎症得到控制,治疗则宜选用维持和保护皮肤为重点的弱效制剂,停止封包治疗,改为较弱的制剂,同时使用次数由每日 1 次改为间歇治疗(如每周 2~3 次)。糖皮质激素依赖者可选用钙调神经磷酸酶抑制剂替换。原则上尽量不系统使用激素,特别是儿童,但对病情特别严重者可短期小剂量使用该药。

2)润肤剂:由于特应性皮炎患者皮肤干燥,润肤剂极其重要,特别是沐浴后应立即外涂(多主张全身使用),常用 0.3% 尿囊素霜、5%~10% 尿素霜。

3)抗组胺药:抗组胺药虽然对控制特应性皮炎的瘙痒无直接疗效,但是系统给予具有镇静作用的抗组胺药能够改善患者因瘙痒引起的失眠,减少搔抓。需要重点指出的是,由于局部使用抗组胺药可能引起皮肤过敏,因此不推荐使用。局部使用多塞平乳膏能在短期内有效减轻瘙痒症状,可与糖皮质激素或钙调神经磷酸酶抑制剂交替使用。

4)抗感染:细菌和真菌可通过超抗原的作用而诱发或加重特应性皮炎的病情,因此,现在多主张在使用局部外用糖皮质激素的同时加用外用抗感染药物,如 2% 莫匹罗星软膏、1% 益康唑乳膏、2% 咪康唑乳膏等。对于病情严重(特别是大量渗出)或已证明有继发细菌或真菌感染的患者,可短期(7~10 天)给予内服抗感染药物,但是切忌滥用。

5)其他:伴有过敏性哮喘的患者可用抗白三烯药物治疗,如口服扎鲁司特(zafirlukast)或孟鲁司特(montelukast)。严重特应性皮炎患者也可使用干扰素,皮下注射 12 周,亦可取得良好的治疗效果。

(五)药物治疗管理

皮炎湿疹类皮肤病不危及生命,这类疾病在药物治疗过程中需权衡药物有效性与安全性的关系,评估保湿剂、屏障修复剂、外用糖皮质激素和钙调神经磷酸酶抑制剂的利弊并进行严格监管,从而实现个体化治疗和优化护理。

1. 疗效监测　缓解皮损、恢复皮肤功能是治疗目标,应根据皮损情况调整药物治疗方案。

2. 糖皮质激素的药学监护　皮炎湿疹类疾病使用糖皮质激素以局部外用为主,虽然不良反应发生率比较低,但是仍有可能产生局部(用药部位)和系统(经皮吸收)的不良反应。不良反应的发生通常与药物效能、用药频率、用药过程、用药部位及患者的个体因素有关。

局部使用糖皮质激素可以使敷用部位出现刺激性症状,如烧灼感、瘙痒、接触性过敏性反应,如发生刺激性或变态反应,应立即终止治疗。糖皮质激素联合封包对于增厚结痂的慢性皮损最有用,但是通常皮炎湿疹类皮肤病患者的痒阈较低,因此封包时间不宜过长,24 小时内不应超过 12 小时。应随时监护糖皮质激素的局部刺激反应。

长期局部使用糖皮质激素可使皮肤干燥、出现红斑、皮下出血、局部多毛、皮肤色素沉着、唇周炎、类固醇痤疮、紫癜、毛细血管炎、皮肤萎缩等,尤其是继发性感染。在开始治疗的几天内即可发生表皮改变,主要表现为细胞变小,通常停止给药可以逆转。暴露部位容易发生表皮萎缩,真皮萎缩通常发生在几周后,几乎不可逆,腹股沟、生殖器和肛门周围最容易发生真皮萎缩,因此长期局部应用糖皮质激素制剂需要密切关注皮肤的改变。

在大面积的皮损部位连续(几周或几个月)使用强效糖皮质激素,可以导致系统吸收和继发的肾上腺皮质功能抑制,很少出现库欣综合征,但是突然停药易致疾病反跳和复发。

3. 抗组胺药的药学监护 抗组胺药的治疗量与中毒量之间的安全幅度较大,治疗剂量引起的不良反应较轻微,随着用药时间延长,患者能够逐渐耐受,且停药后可消失。抗组胺药物的主要不良反应见表24-5。最常见的不良反应是降低患者的注意力,影响精细操作,引起嗜睡,尤其是第一代抗组胺药。饮酒或服用其他中枢抑制药(如镇静催眠药、抗抑郁药)可使嗜睡情况加重,需要做好用药教育。

如氯雷他定主要经肝药酶代谢,80%以代谢物的形式出现于尿和粪便中,因此,肝、肾功能不良患者需要调整用药方案。同时,需要监护联合用药引起的药物相互作用。慢性肾衰竭者(肌酐清除率≤30ml/min)其药物的 AUC 和血药浓度升高约73%,而其代谢物的 AUC 则升高约120%。慢性乙肝患者氯雷他定的 AUC 和血药浓度峰值为正常人的2倍。酮康唑、大环内酯类抗生素、西咪替丁、茶碱等药物会提高氯雷他定的血药浓度,应慎合用;其他肝药酶抑制剂也应该慎合用。左西替利嗪与伪麻黄碱、西咪替丁、酮康唑、阿奇霉素、格列吡嗪、地西泮等无相互作用,可以合用。多塞平乳膏外用的常见不良反应是接触性皮炎和困倦。口服多塞平易产生困倦、低血压、耐药等不良反应,因此不推荐儿童使用。

(六)案例分析

1. 主题词 特应性皮炎;局部应用糖皮质激素;痤疮;钙调神经磷酸酶抑制剂。

2. 病史摘要 患者,男性,18岁,身高170cm,体重60kg,体重指数20.8kg/m²。自觉痒感,皮疹较广泛,占体表面积的25%,累及双侧腘窝和肘窝,肘窝、颈部周围及前额皮损影响面部美容,来医院就诊。体格检查:成年男性,营养良好,发育正常,除皮肤外,体检未发现其他异常。皮肤科情况:面部、颈部、双臂及双腿伸侧、双手及胸部可见红斑、斑丘疹、渗出、结痂、角化过度及小水疱样皮疹;双侧腘窝内继发细菌性感染。既往病史:出生后的1个月发生婴儿湿疹,皮损主要分布在面部、头皮和颈背部,时轻时重,延续到2岁缓解;6岁时患有花粉热,偶有哮喘发作(最后一次发作是14岁);10岁时出现湿疹样皮疹,自此一直存在皮损。尝试过非药物治疗方案,困难很大,效果不佳。使用1%氢化可的松乳膏可使皮疹消退,但是反复发作。曾尝试过多种不同的治疗方案(不详)。夏季和精神压力小时皮损就消失,而冬季和精神压力大时皮疹就加重。家族史:父亲患有支气管哮喘;弟弟12岁,患有花粉热和特应性皮炎;母亲无过敏史。门诊治疗。

门诊诊断:特应性皮炎。

3. 治疗方案

(1)润肤保湿:20%尿素霜 tid,涂抹干燥皮肤。

(2)糖皮质激素治疗:0.1%哈西奈德乳膏 bid,涂于皮损部位,共计5天;从第6天开始,改为倍他米松戊酸酯软膏 qd。

(3)抗感染治疗:2%莫匹罗星软膏 tid,涂于双侧腘窝内感染部位;罗红霉素每次150mg po bid,应用10天。

(4)止痒:炉甘石洗剂涂抹;西替利嗪片 po 10mg qd;复方甘草酸苷片 po,每次20mg,tid。

(5)非药物治疗方案:建议患者衣服应多用柔软的棉织品;生活环境应通风良好,放松心情,减轻精神压力;洗澡时间尽量缩短,避免使用有刺激性的肥皂和过高的水温,浴后立即全身使用润肤剂,保持皮肤湿润;注意避免接触刺激物,避免食用刺激性食物,不宜过劳,避免紧张及情绪激动。

4. 药学监护要点

(1)疗效监护:观察瘙痒及皮损的改善情况,调整止痒及皮肤修复药物治疗方案。

(2)糖皮质激素治疗:监护皮肤外观,尤其是额部、颈部及皮肤皱褶部位。

(3)抗感染治疗:监护双侧腘窝内感染部位,观察局部创口分泌物、体温等。

5. 药学监护过程　患者定期随诊,追踪观察。患者按照上述治疗方案治疗,1周后复诊,表浅部位的细菌感染愈合,停用抗感染药物。瘙痒症状有所缓解,渗出性皮损基本缓解,其他皮损未完全缓解。继续使用倍他米松戊酸酯软膏,每日1次;使用润肤剂润肤保湿;必要时使用炉甘石洗剂止痒。患者基本能够接受非药物性治疗方案的建议。

在坚持连续应用糖皮质激素2个月后,患者前额及双颊出现许多小脓疱。应提醒患者,局部使用激素会使痤疮皮损加重,只能在皮炎部位使用激素,但部分皮炎和痤疮的皮损在同一区域,局部使用激素后痤疮加重。因此,面部停止使用激素,改用钙调神经磷酸酶抑制剂吡美莫司乳膏每日1次,1周后痤疮有所缓解。继续治疗3个月后,临床症状及体征消失,患者反应良好。建议继续保持良好的生活方式,注意避免接触刺激物。

6. 药学分析与建议　该患者的家族史、病史和临床表现提示其同时患有急性和慢性特应性皮炎。1%氢化可的松乳膏用在面部和其他皮肤较薄的部位,可以减少并发症。但在急性炎症区域或皮肤较厚的部位应使用高效霜剂,以尽快控制这些部位的皮损。一般凝胶剂和霜剂中的药物活性更高,而油性软膏剂具有一定的保湿作用。因此,在急性炎症控制之前,局部用糖皮质激素换成强效的0.1%哈西奈德乳膏,每日2次。一旦炎症被控制,换中效药物软膏并减少用药次数。

瘙痒是最常见的皮肤症状,有许多不同的原因,与很多系统性疾病有关,如肿瘤、糖尿病、痛风、高血压、缺铁性贫血、多发性硬化、胆道阻塞性病变、妊娠(前3个月)、甲状腺疾病、尿毒症等。因此,若没有原发性皮肤病,应该详细询问病史并进行仔细的体格检查,以排除某种系统性疾病引起的瘙痒症。

患者面部用药部位出现痤疮,停止用药后病情可能加重或者反弹,使用钙调神经磷酸酶抑制剂后病情渐缓解,因此可能是局部连续使用糖皮质激素引起的。面部对糖皮质激素特别敏感,在用药几周至几个月后会发生痤疮、色素沉着、毛细血管扩张等不良反应。一般来说,面部使用弱效激素,且不超过1周。在眼部周围使用高效糖皮质激素,能导致眼压升高、青光眼、白内障和眼内真菌感染的危险性增高,因此患有这类疾病的人群应禁止在眼部使用糖皮质激素。

7. 药物治疗小结　特应性皮炎为慢性疾病,治疗周期长,提高患者的依从性,加强医患配合,对于获得良好的疗效非常重要。需要根据患者的情况,采用抗炎、保湿、抗感染、调整生活方式等综合治疗方案。局部外用糖皮质激素治疗特应性皮炎,应该根据皮损部位及病情程度,选择适宜强度的糖皮质激素,以及适宜的用药周期。局部使用钙调神经磷酸酶抑制剂特别适合长期治疗面部等皮肤敏感部位的皮损。

二、水痘和带状疱疹

（一）病因和发病机制

水痘（varicella，chickenpox）和带状疱疹（herpes zoster）是由水痘-带状疱疹病毒（varicella-zoster virus，VZV）所引起的不同表现的两种疾病。VZV 属于嗜神经及皮肤的疱疹病毒，只累及人。初次感染通常发生在童年，VZV 经呼吸道黏膜进入血液形成病毒血症，然后病毒进入表皮细胞，引起典型的水痘疹。愈合后残留的病毒潜伏于脊神经后根及脑神经的神经节中，当 VZV 特异性的细胞免疫下降时，病毒再激活，沿感觉神经轴索下行，到达该神经所支配区域的皮肤内侧复制，产生水疱，同时受累神经发生炎症、坏死，产生神经痛，引起带状疱疹，多见于成人。

（二）临床表现及诊断

水痘的潜伏期为 12～21 天，好发于儿童，以冬、春季多发。急性起病，发疹前 1～2 天出现低热或中等发热、全身不适等前驱症状，儿童常较轻微，成人症状明显。皮疹分批出现，首先是躯干，然后发展至面部、头皮和四肢近端，呈向心性分布。各期皮损同时存在，以水疱为主。水疱疱液数小时内由清变浊，2～4 天内干燥、结痂，1～2 周内脱落，愈合无瘢痕，可伴有明显的瘙痒。主要需与丘疹性荨麻疹相鉴别，后者皮损好发于躯干和四肢伸侧，为红色风团样丘疹。

带状疱疹的潜伏期难以确定，发疹持续 7～10 天，各年龄段都可发病，但以成人多见且症状重。可在任何感觉神经分布区出现，以脊神经胸段最常见，沿神经走行的成簇带状水疱多限于身体一侧，皮损很少超过躯干中线，伴有疼痛。无疹性带状疱疹或皮疹尚未出时易误诊为肋间神经痛、心绞痛、胸膜炎或阑尾炎等，需引起注意。

带状疱疹最常见的并发症为疱疹后遗神经痛（postherpetic neuralgia，PHN），其关节疼痛可持续 3 个月以上。严重带状疱疹患者发生播散性带状疱疹，出现带状疱疹肺炎和脑膜炎等，病死率高。

（三）治疗原则

水痘轻者对症处理，重症者尽早使用抗病毒药。患者应隔离至全部皮疹干燥结痂，注意休息，保持皮肤清洁，注意水分和营养补充，避免因抓伤而继发细菌感染。

带状疱疹的治疗目标是缓解急性期疼痛，限制皮损的扩散，预防或减轻神经痛及其他各种并发症，缩短病程。治疗原则是及时、足量、足疗程应用抗病毒药，辅以止痛、抗炎药物，此外也可辅以光疗。

（四）药物治疗方案

1. 治疗药物分类

（1）抗病毒药：用于水痘-带状疱疹病毒感染一线治疗的抗病毒药包括阿昔洛韦、伐昔洛韦和泛昔洛韦，均为鸟嘌呤腺苷类似物。

阿昔洛韦（aciclovir，无环鸟苷）是广谱高效的抗病毒药，是目前最有效的抗 I 型和 II 型单纯疱疹病毒药物之一，对水痘-带状疱疹病毒、巨细胞病毒等其他疱疹病毒均有效。该药进入疱疹病毒感染的细胞后，与脱氧核苷竞争病毒胸苷激酶或细胞激酶，药物被磷酸化成活化型阿昔洛韦三磷酸酯，然后通过 2 种方式抑制病毒复制：①干扰病毒 DNA 多聚酶；②在 DNA 多聚酶的作用下与增长的 DNA 链结合，引起 DNA 链的延伸中断。口服或静脉滴注给药,能广泛分布至各组织与体液中。口服,每次 400～800mg,每日 5 次;静脉滴注,每次 5～10mg/kg,每日 3 次,连用 5～10 天。在给药期间应给予患者充足的水,防止阿昔洛韦在肾小管内沉淀,对肾功能造成损害。阿昔洛韦凝胶外用,涂抹于患处。

伐昔洛韦(valaciclovir)是阿昔洛韦的前体药物,吸收快,在胃肠道和肝脏内迅速转化为阿昔洛韦,其生物利用度是阿昔洛韦的 3～5 倍,半衰期更长。与阿昔洛韦相比,能明显减少带状疱疹急性疼痛和 PHN 的发生率及持续时间。只能口服,每日 2 次,每次 300mg,连用 7 天。

泛昔洛韦(famciclovir)是喷昔洛韦的前体药物,对 Ⅰ 型和 Ⅱ 型单纯疱疹病毒、水痘-带状疱疹病毒、EB 病毒均有抑制作用,作用机制与阿昔洛韦相似。在胃肠道、血液中和肝脏内迅速转化为喷昔洛韦,在细胞内维持较长的半衰期。同伐昔洛韦一样,是口服治疗无并发症带状疱疹最常用的抗病毒药。泛昔洛韦对免疫力正常患者的带状疱疹急性疼痛及 PHN 的治疗效果与伐昔洛韦相似。只能口服,每日 3 次,每次 250mg,服用 7 天。

膦甲酸钠(foscarnet sodium)能特异性地抑制病毒 DNA 聚合酶和逆转录酶,对带状疱疹病毒有一定的抑制作用,属于二线治疗药物。主要用于对阿昔洛韦、泛昔洛韦及伐昔洛韦耐药的带状疱疹患者。静脉滴注 40～60mg/kg,每日 1 次,疗程为 7～10 日。常见的不良反应有肾功能损害、电解质紊乱和静脉炎;偶见疲劳、寒战、不适、头痛、恶心、贫血、粒细胞减少、皮疹、口腔和阴茎溃疡等;少数病例出现低血糖或癫痫发作。

(2)治疗神经痛的药物:治疗疱疹引起的外周神经痛的药物包括非甾体抗炎药(对乙酰氨基酚、双氯芬酸等)、麻醉性镇痛药(如曲马多、羟考酮等)、抗惊厥药(如加巴喷丁、卡马西平)。局部外用镇痛的药物包括局麻药(如利多卡因贴剂或凝胶剂)、非甾体抗炎药乳膏、辣椒碱软膏等。

(3)外用药:早期使用 3% 硼酸溶液或冷水湿敷进行干燥和消毒,每日数次,每次 15～20分钟。水疱少时可涂炉甘石洗剂。皮疹晚期使用聚维酮碘、呋喃西林、苯扎氯铵溶液湿敷,能去除结痂,预防继发性感染。

2. 治疗方案

(1)水痘的药物治疗:①对于 12 岁以下的正常儿童患者,应进行对症处理。瘙痒时,外用炉甘石洗剂或碳酸氢钠溶液等涂搽止痒,瘙痒严重时加口服抗组胺药;疱疹破裂时,涂抗生素软膏预防继发性感染;发热时,口服对乙酰氨基酚退热。因阿司匹林有引起瑞氏综合征的风险,应避免使用。②对于正常的青少年或成年患者,如果 24 小时内皮疹有发展,应口服抗病毒药;若病程正常、无并发症,抗病毒治疗并无意义,应进行对症处理;若患者病情恶化,须对症处理并立即进行抗病毒治疗;有并发症,特别是水痘性肺炎,患者需要住院综合治疗。糖皮质激素对水痘病程有不利影响,可导致病毒扩散,一般不应用。但是病程后期水痘已结痂,若并发重症肺炎或脑炎、中毒症状重、危及生命者可酌情使用。③孕妇患水痘时病情更严重而且更易发生并发症,妊娠前 20 周应给予水痘-带状疱疹病毒免疫球蛋白,在接触病毒后的 10 天内有效,妊娠 20 周以后推荐在发疹 24 小时内口服抗病毒药。④母亲在围生期感染过水痘的新生儿,应预防性应用水痘-带状疱疹病毒免疫球蛋白。⑤免疫低下者如有水痘接触史,应预防性给予水痘-带状疱疹病毒免疫球蛋白,72 小时内最有效,10 天内仍可能缓解病情。所有免疫低下及免疫缺陷的水痘患者,包括正口服糖皮质激素或在 3 个月内服用糖皮质激素超过 3 周的患者,发展为重症水痘和出现并发症的风险很高,应静脉注射抗病毒药阿昔洛韦。

（2）带状疱疹的药物治疗：①伴危险因素及中老年带状疱疹患者，须尽早（72小时以内）、足量、足疗程地系统应用抗病毒药。这类患者包括>50岁；免疫功能低下或缺陷；有恶性原发性疾病；脑神经受累（特别是眼带状疱疹和耳带状疱疹）；伴有严重的特应性皮疹或严重湿疹；皮损超过一个皮区、有出血性皮损和（或）黏膜受累。②对50岁以上、相对健康的局部带状疱疹患者，系统应用抗病毒药和糖皮质激素，联合治疗能够缩短急性疼痛的持续时间和皮损愈合时间。但对PHN基本无效。在没有系统性抗病毒治疗时不推荐单独使用皮质激素。③伴有明显神经痛的带状疱疹者。抗病毒疗法通过抑制病毒的复制，限制带状病毒对神经的损害，可显著降低带状疱疹急性疼痛及后遗神经痛的发生，联合糖皮质激素治疗能提高疗效，但是不能够绝对避免。补充治疗策略包括三环类抗抑郁药、抗癫痫药、止痛药及神经阻滞药。

抗抑郁药应早期使用，能够改善睡眠障碍，降低神经痛的发生率，尤其是对于老年患者。阿米替林（amitriptyline）是治疗PHN的标准疗法，60岁以上的带状疱疹患者可从25mg起始，在2～3周内逐渐增至50～75mg。

镇痛应采用阶梯治疗方案。①第一阶梯：非甾体镇痛药，如对乙酰氨基酚每日1.5～5g，分3～4次口服；也可使用阿司匹林、双氯芬酸钠、塞来昔布，布洛芬无效。②第二阶梯：加服低效麻醉性镇痛药，如曲马多，每次50～100mg，每日2～3次；可待因每次30～60mg，每日4～6次。③第三阶梯：适用于对基本治疗方法反应不佳的患者。除"外周"止痛药外，还可给予高效阿片类镇痛药，如丁丙诺啡舌下含服每次0.2～0.8mg，每日3次；吗啡口服，每次5～15mg，15～60mg/d。

对严重的神经痛，可以将第一或第二阶梯联合一种抗癫痫药，如加巴喷丁（gabapentin）开始每次100mg，每日3次，可以逐渐增加到每次600～900mg，每日3次。每次300～900mg，每日3次。抗癫痫药能减轻针刺样痛，但对持续性疼痛无效。

除口服药物外，还可局部外用利多卡因凝胶治疗带状疱疹急性疼痛及PHN。辣椒碱可以影响疼痛传递因子P物质的释放合成与贮藏。辣椒碱软膏外用，通过减少P物质，从而实现镇痛和止痒的功效。

（五）药物治疗管理

1. 抗病毒药的药学监护

（1）肾功能：阿昔洛韦、伐昔洛韦和泛昔洛韦都有一定的肾毒性，对肾功能受损患者有蓄积作用，系统使用抗病毒药物时须监测肾功能，尤其是首次静脉滴注阿昔洛韦时必须检测血清肌酐清除率。血清肌酐清除率降低的患者距下次进行阿昔洛韦输注的间期必须从8小时延长至12小时甚至24小时。对于体内脱水或肝、肾功能不全患者尤其容易发生肾功能损害，用药期间应注意补水，以增加尿量。

膦甲酸钠、西多福韦的肾毒性更大，可能发生严重不可逆的肾功能损害，因此肾功能障碍者（肌酐>1.5mg/dl）禁用膦甲酸钠、西多福韦。

（2）耐药性：使用抗病毒治疗的患者如果病情改善很慢或根本没有改善，即可认为出现耐药。水痘-带状疱疹病毒对阿昔洛韦、伐昔洛韦和泛昔洛韦耐药的原因可能是胸腺嘧啶脱氧核苷激酶基因突变或聚合酶基因发生突变，这种情况下，即使增加上述药物的剂量也无法产生治疗作用。对一线药物耐药的患者，可以选择静脉滴注膦甲酸钠，每次40mg/kg，每日3

次。但膦甲酸钠也可能对聚合酶基因突变的病例无效。耐膦甲酸钠的患者只能选择静脉滴注西多福韦,每周用药 1 次,持续 2 周,然后每 2 周用药 1 次。

(3)胃肠道反应:抗病毒药常见恶心、呕吐、腹泻等胃肠道反应,可能导致患者脱水,尿量减少,增加抗病毒药的肾损害风险。

2. 皮肤并发症的药学监护 水痘、带状疱疹急性期易继发细菌感染,可出现深脓疱样溃疡。其他主要的皮肤并发症有出血(出血性带状疱疹)、化脓性坏疽(坏疽性带状疱疹)、皮损持续及播散至全身、广泛性水痘样皮疹(播散性带状疱疹),后者主要发生于免疫缺陷患者。皮肤的慢性后遗症包括色素减退及色素脱失性瘢痕。罕见肉芽肿性反应及寻常型银屑病样表现。注意皮肤卫生,加强皮肤护理,特别是皮肤破损部位的处理在一定程度上可有效预防严重感染,减轻后遗症。

(六)案例分析

1. 主题词 泛发性带状疱疹;阿昔洛韦;急性神经痛;消化性溃疡;带状疱疹后神经痛。

2. 病史摘要 患者,男性,68 岁。外出旅游归来,感觉左胸背部疼痛,呈针刺状,以为是劳累所致,未引起重视。2 天后左胸背部疼痛部位出现红斑,继而在红斑上出现群集性水疱且疼痛加剧,未及时就诊,7 天后全身出现散在性分布的水疱,伴全身不适、乏力、食欲缺乏、疼痛剧烈、夜晚不能入睡。体格检查:成年男性,营养正常,一般状况较差,皮肤外体检未发现其他异常。皮肤科情况:面部、颈部、躯干、四肢散在红斑、大小不一的水疱,疱液澄清,部分破溃,左胸背部出现大面积的红斑及群集性水疱,部分水疱已经融合,呈带状分布,遂入院治疗。既往无类似病史,平时身体较弱。辅助监测:肝、肾功能正常,尿、便常规正常。

入院诊断:泛发性带状疱疹。

3. 治疗方案

(1)抗病毒药:阿昔洛韦 500mg ivgtt bid。

(2)干扰素:肌内注射 300 万 U qd。

(3)阿司匹林肠溶片:600mg po tid。

(4)盐酸多塞平:25mg po qn。

(5)维生素 B_1 100mg,维生素 B_{12} 250μg im qd。

(6)局部:5% 硫黄炉甘石洗剂涂于患处,bid。

4. 药学监护要点

(1)疗效监护:观察皮损、疼痛的改善情况,调整抗病毒药及止痛药治疗方案。

(2)肾功能:通过肾功能监测阿昔洛韦的不良反应。

5. 药学监护过程 患者入科时病情严重,以阿昔洛韦抗病毒治疗、干扰素提高免疫力。口服阿司匹林镇痛,肌内注射维生素 B_1、维生素 B_{12} 营养神经,临睡前口服多塞平镇静催眠,辅助治疗神经痛。患者一直食欲缺乏,入院第 2 天患者主诉疼痛加强,尤其是出现腹痛,胃有烧灼感。经询问该患者曾有消化性溃疡病史,但已很久没有临床症状,怀疑是阿司匹林诱发胃肠道反应所致。停用阿司匹林,加静脉注射奥美拉唑注射剂 40mg,每 12 小时 1 次,抗溃疡治疗。因患者感觉疼痛剧烈,换用曲马多镇痛,口服,每次 50mg,每日 4 次。第 3~4 天患者能正常进食,胃部不适消失,停用奥美拉唑注射剂,为防止消化性溃疡复发,改为口服奥美拉唑胶囊,每日 1 次,每次 20mg。神经痛未见明显缓解,加用卡马西平,口服每次 200mg,每日 2 次。7 天后,胸、背、头面部水疱大部分干涸、结痂,疼痛仍然存在,但有所减轻,血清肌酐清除率略有下降,但仍在正常值范围内。延长阿昔洛韦的给药间隔,改为每日 1 次。14 天后,口腔黏膜溃疡基本愈合,张口自如,胸背部结痂脱落,疼痛明显减轻,无新发疹,逐渐减少曲马多的服用次数。治疗 20 天后,皮疹基本消退,无新发疹,已达到临床治愈标准,予出院治疗,但偶有少许神经痛。建议继续使用维生素 B_1、维生素 B_{12} 营养神经,必要时继续进行带状疱疹后神经痛治疗。

6. 药学分析与建议　患者入院诊断为泛发性带状疱疹,为伴有急性神经痛的老年患者。根据 2008 年版《带状疱疹治疗指南》,选择抗病毒治疗及抗神经痛治疗。对于神经痛明显的患者,如果没有使用激素的禁忌证,早期小剂量使用激素可以减少后遗神经痛的发生。患者发病后就医延迟,开始抗病毒治疗已经超过 72 小时,且其平时身体较弱,因此未使用糖皮质激素,而是联合使用干扰素提高抗病毒效果。抗病毒药有一定的肾毒性,因此需要监测肾功能,一旦血清肌酐清除率下降,须立即降低抗病毒药的剂量、延长给药间隔;出现肾功能障碍时,甚至需要停药。

治疗急性神经痛应采用阶梯给药方案。首先选用第一阶梯镇痛药,如非甾体抗炎药阿司匹林,联合使用多塞平,不仅能改善患者的入睡困难,还能预防带状疱疹后神经痛的发生。但是在询问病史的过程中忽略了患者的消化性溃疡病史,治疗过程中出现胃肠道不适。立即停用阿司匹林,及时使用质子泵抑制剂,消化道症状很快缓解,进一步验证可能是阿司匹林诱导消化性溃疡复发。第一阶梯治疗效果不好时,可使用第二阶梯镇痛药曲马多,联合对神经痛镇痛效果显著的卡马西平,取得了较好的镇痛效果。

带状疱疹后神经痛可持续 3 个月以上,发病率为(30～100)/10 万,随年龄增长而增加,严重影响患者的生活质量。该患者年龄较大,身体较弱,病情较重,就医不及时,虽经综合治疗,仍留有一定的后遗神经痛。

7. 药物治疗小结　泛发性带状疱疹是临床较为少见但是较为严重的皮肤病,老年患者的危险度增加,须联合抗病毒药、镇痛药、提高免疫力、抗惊厥药等综合治疗,缩短病程,预防感染,防止后遗神经痛的发生。治疗过程中不仅要考虑到抗病毒药的肾毒性,还要注意胃肠道反应监测,尤其是有消化性溃疡病史的患者。

三、真菌性皮肤病

(一)病因和发病机制

真菌性皮肤病(dermatomycosis)是由真菌引起的感染性皮肤病。根据真菌入侵组织的深浅不同,分为浅部和深部感染两类。浅部真菌病常由各种癣菌引起,主要侵犯皮肤、毛发、指(趾)甲等,统称为皮肤癣菌病(dermatophytosis),简称癣(tinea)。癣的发病率高,一般按照发病部位命名,如头癣、体癣、手癣和足癣等。浅部致病真菌主要为毛癣菌属、小孢子菌属和表皮癣菌属。深部真菌病常由白假丝酵母菌、新型隐球菌等感染引起,主要侵犯内脏器官和深部组织,发病率虽低,但危险性大,常可危及生命。深部真菌病一般按致病菌命名,如假丝酵母菌病、着色芽生菌病、孢子丝菌等。长期使用广谱抗生素、皮质激素、免疫抑制药、抗肿瘤药,特别是 HIV 感染者、机体免疫功能低下者易致深部真菌感染,且病死率高。

真菌感染局部皮肤后,真菌菌丝侵入,其自身及代谢物作为抗原引发机体变态反应性或非变态反应性炎症,出现皮损,导致癣的发生。深部真菌多引起机体慢性肉芽肿样炎症、溃疡和坏死等病损。真菌性皮肤病的共同特点是发病率高,具有传染性,易复发或再感染。不合理、不规范的治疗会造成反复发作、反复治疗,极大地影响患者的生存质量。

（二）临床表现及诊断

1. 手癣(tinea manus)和足癣(tinea pedis)　是手足皮肤除背面以外部位的皮肤癣菌感染,尤其是足癣,是皮肤真菌病中发病率最高的病种,人群患病率高达 30% ~ 70%。最常见的临床症状有瘙痒、脱屑和水疱。根据皮损形态分为水疱型、趾间糜烂型和鳞屑角化型。

（1）水疱型:在趾间及足底散在或群集水疱,常有明显的瘙痒或刺痛感,此型易继发细菌感染和引起癣菌疹。致病菌多为须癣毛癣菌。

（2）趾间糜烂型:皮肤浸渍发白,常因瘙痒揉擦致表皮破损、糜烂,易继发细菌感染,引起丹毒或蜂窝织炎。致病菌常为红色毛癣菌、须癣毛癣菌及絮状表皮癣菌。

（3）鳞屑角化型:常见,为皮肤角化过度,皮肤增厚、脱屑、粗糙,冬季易发生皲裂,常呈现"两足一手"发病。致病菌主要为红色毛癣菌。

2. 体癣(tinea corporis)　是指除头皮、毛发、掌跖和甲以外部位的皮肤癣菌感染。患病初期皮肤发红,出现针头大小的红色斑丘疹、小水疱,从中心向外发展,多呈同心圆形。自觉瘙痒,可因长期搔抓刺激引起局部湿疹样或苔藓样改变。肥胖多汗、糖尿病、慢性消耗性疾病、长期应用糖皮质激素或免疫抑制剂者为易感人群。

3. 皮肤黏膜假丝酵母菌病(mucocutaneous candidiasis)　是假丝酵母菌引起的感染。假丝酵母菌为人体的正常菌群之一,是条件致病菌,易引起黏膜、皮肤和甲的感染。

真菌性皮肤病诊断根据典型的临床表现和真菌学检验结果,真菌学检验包括真菌直接镜检和培养。虽然分子生物学技术已用于真菌菌种鉴定和某些深部真菌病的早期诊断,但极少数的深部真菌目前人工培养尚未成功,临床诊断主要依靠直接镜检。鉴于假丝酵母菌是人体的常驻菌,来自皮肤、黏膜、痰、粪便的标本培养阳性或镜检只见到少数孢子时,只能说明假丝酵母菌存在,不能诊断为假丝酵母菌病,只有镜检看到大量出芽孢子、假菌丝或菌丝才说明该菌处于致病状态。

（三）治疗原则

治疗目的是快速消除症状,抗真菌感染,防止复发及继发细菌感染。治疗原则是以局部抗真菌药物为主,必要时系统应用抗真菌药物。诊断明确后,首选杀菌药,坚持足量、足疗程用药,防止复发。

（四）药物治疗方案

真菌性皮肤病的治疗方法主要有 3 种,即外用药物治疗、系统药物治疗和两者联合治疗。应根据致病菌的种类、临床分型和患者的基本情况等因素选择不同的治疗方法。

1. 外用药物治疗方案　外用药物治疗具有起效快、安全性高、费用低等优点,通常被广泛采用。单纯外用药物治疗仅适用于初发或病灶局限的体癣患者。

药物剂型包括乳膏剂、溶液剂、凝胶剂、喷雾剂和粉剂等,应根据皮损特点选择合适的剂型。常用的唑类药物有咪康唑、益康唑、克霉唑、酮康唑和联苯苄唑等,用法为每日 1 ~ 2 次,疗程至少为 4 周,真菌学的治愈率为 60% ~ 91%;丙烯胺类药物包括特比萘芬、布替萘芬和萘替芬,用法为每日 1 ~ 2 次,疗程至少为 2 周,真菌学的治愈率为 62% ~ 100%。其他抗真菌外用药包括吗啉类(如阿莫罗芬)、吡咯酮类(如环吡酮胺)、硫脲类(如利拉萘酯)等。此外,一些角质剥脱剂也有一定的抗真菌作用,如水杨酸、间苯二酚等。

制霉菌素的剂型有 10 万 ~ 20 万 U/g 乳膏、软膏、洗剂、栓剂等。制霉菌素能与敏感真菌膜上特异的固醇结合而破坏细胞膜,发挥杀菌作用,对新型隐球菌、白假丝酵母菌、荚膜组织胞浆菌、曲霉菌都有抑制作用,而且白假丝酵母菌不易产生耐药性。制霉菌素系统给药的毒性太大,很少应用。但是局部用药后几乎不吸收,临床用于皮肤、黏膜真菌感染,特别适合于白假丝酵母菌感染。

2. 系统药物治疗方案　口服抗真菌药物能有效治疗足癣,具有疗程短、用药方便、不会遗漏病灶、患者依从性较高、复发率低等优点,适用于局部治疗效果欠佳、反复发作、鳞屑角化型、受累面积较大、伴有某些系统性疾病(如糖尿病、艾滋病等)及不愿接受局部治疗的患者。

系统使用的抗真菌药物包括抗生素类、唑类、丙烯胺类、嘧啶类及棘白菌素类等,常用药物的特点见表24-6。其中丙烯胺类、唑类和棘白菌素类药物的临床应用最广。能够有效治疗深部真菌感染的药物较少。

表 24-6　常用系统性抗真菌药物的药理学特点

分类	代表药	作用机制	特点及临床应用	用法用量
抗生素类	两性霉素 B (amphotericin B)	选择性结合真菌胞膜上的麦角固醇,改变膜通透性,广谱抗真菌药	不易耐药,各种深部真菌病	静脉滴注,0.1mg/ml,必要时可加入地塞米松,按照每日 0.5 ~ 1mg/kg,每日或隔日 1 次,6 ~ 10 周/疗程
咪唑类	酮康唑 (ketoconazole)	抑制真菌细胞色素 P450 功能,广谱抗真菌药	多种浅部和深部真菌病	口服,每次 200 ~ 400mg,每日 1 次,10 天/疗程
	伊曲康唑 (itraconazole)		各种浅部真菌病,试用于深部真菌病	口服,每次 200mg,每日 2 次,连续服用 1 周,停药 3 周,为一个疗程
	氟康唑 (fluconazole)		各种浅部和深部真菌病	口服,每次 50mg,每日 1 次
	伏立康唑 (voriconazole)		假丝酵母菌病和曲霉菌病	静脉滴注,每次 4 ~ 6mg/kg,每日 2 次;口服,每次 200mg,每日 2 次
	泊沙康唑 (posaconazole)		侵袭性曲霉菌病和假丝酵母菌病	口服,每次 200mg,每日 2 次
丙烯胺类	特比萘芬 (terbinafine)	抑制真菌细胞膜角鲨烯环化酶	皮肤癣菌引起的甲癣、体癣、手足癣	口服,每次 250mg,每日 1 次
棘白菌素类	卡泊芬净 (caspofungin)	抑制葡聚糖合成酶,干扰真菌细胞壁合成	侵袭性曲霉菌病和假丝酵母菌病	静脉滴注,每次 50 ~ 70mg,每日 1 次

分类	代表药	作用机制	特点及临床应用	用法用量
	米卡芬净（micafungin）		曲霉菌病和假丝酵母菌病	静脉滴注,每次 50 ~ 150mg,每日 1 次
	阿尼芬净（anidulafungin）		假丝酵母菌病	静脉滴注,每次 50 ~ 100mg,每日 1 次

3. 外用和系统药物联合治疗　由于外用药物治疗和系统药物治疗均各有其局限性,外用抗真菌药物加系统抗真菌药物的联合治疗在临床上已日益受到重视。

（五）药物治疗管理

1. 肝功能　两性霉素 B、伊曲康唑、氟康唑、酮康唑均有一定的肝毒性,对于需要系统使用抗真菌药物时,须监测肝功能。氟康唑的毒性较低,耐受性好,不过也可升高氨基转移酶。需服用氟康唑 2 周以上或接受多倍于常规剂量的患者,治疗前应先检查肝功能,治疗期间每 2 周进行一次肝功能检查。

2. 过敏反应　特比萘芬、卡泊芬净、米卡芬净等局部应用一般不良反应较少,偶有过敏反应,表现为局部瘙痒、皮疹等。

3. 当浅部真菌病继发细菌感染时,应首先抗细菌治疗,再行抗真菌治疗,局部皮损应按湿疹的治疗原则处理。

四、银　屑　病

（一）病因和发病机制

银屑病(psoriasis)俗称牛皮癣,是一种常见的慢性复发性炎症性皮肤病,不具有传染性,其特征表现为鳞屑性红斑或斑块。银屑病的病因和发病机制尚未完全明了,较为明确的认识是由遗传基因调控与环境因素共同作用致病。银屑病的重要病理特征是由免疫系统介导的 T 淋巴细胞在真皮内浸润。感染、精神紧张、应激、创伤或手术、寒冷、潮湿及代谢障碍等改变均能促发或加重银屑病,多数患者冬季复发或加重,夏季缓解。

（二）临床表现及诊断

根据银屑病的临床特征,可分为寻常型、关节病型、红皮病型和脓疱型。其中寻常型银屑病占99%以上,其他型可与寻常型合并存在,多由寻常型转化而来。

1. 寻常型银屑病(psoriasis vulgaris)　大多数急性起病,迅速扩延至全身。患者多自觉不同程度的瘙痒。白色鳞屑、发亮薄膜和点状出血是诊断银屑病的重要特征,称为"三联征"。寻常型银屑病皮损分三期:进行期、静止期、退行期。进行期为急性发作阶段,旧皮损不消退,新皮损不断出现,浸润炎症明显;静止期皮损稳定,无新皮损出现,炎症较轻,鳞屑较多;退行期皮损缩小或变平,炎症基本消退,遗留色素减退或沉着斑。

2. 关节病型银屑病(psoriasis arthropathica)　是与银屑病相关的炎症性关节病。临床特征为银屑病皮疹并伴关节及周围软组织疼痛、肿胀、压痛、僵硬和运动障碍,部分患者可有骶髂关节炎和(或)脊柱炎,病程迁延,易复发;晚期可有关节强直。此型的发病率很低,治疗上顽固,治愈率很低,有时也可转成慢性关节炎甚至严重的残废。

3. 脓疱型银屑病(psoriasis pustulosa)　比红皮型银屑病还少见,多久治不愈,且反复发作。根据发病部位不同,通常又分为泛发性脓疱型银屑病和局限性脓疱型银屑病两种。

泛发性脓疱型银屑病多急性起病,泛发全身,常伴有发热、寒战、关节肿痛及白细胞计数增高等全身症状。可并发肝、肾损害,也可因继发性感染、电解质紊乱导致病情严重甚至危及生命。

局限性脓疱型银屑病皮损仅限于手足部,多发生于掌跖,多为对称性成批脓疱。皮损处可有疼痛或瘙痒感,指(趾)甲常被累及。患者其他部位可见到典型的银屑病皮损。病程长久,易反复发作,且顽固难治。

4. 红皮型银屑病(psoriasis erythrodermic) 因银屑病治疗不当引发,特别在寻常型银屑病急性进行期应用刺激性较强的药物,或长期大量应用糖皮质激素,停药或减量方法不当所致;此外,脓疱型银屑病在脓疱消退过程中亦可能出现关节改变;少数可由寻常型银屑病自行演变而成。该病患者全身呈现弥漫性潮红浸润,大面积皮损中常有片状正常的"皮岛"。后期有大量鳞屑脱落,犹如穿着破袜套、破手套,指(趾)甲可脱落。常伴有发热、畏寒、头痛、全身不适等。表浅淋巴结肿大,白细胞计数增高。本病性质顽固,痊愈后容易复发,伴有关节炎者病情更加严重。由于长期迁延,反复发作,更容易引发各种并发症,造成不良后果。

银屑病主要根据典型的临床表现进行诊断。

(三) 治疗原则

银屑病的病因不详,尚无特效疗法。银屑病治疗的目的在于稳定病情,避免复发,尽量避免不良反应,提高患者的生活质量。药物治疗应遵循如下原则:

1. 对寻常型银屑病,皮损少而局限者仅需适当的外用药物治疗,原则上不系统使用糖皮质激素、免疫抑制剂等可能导致严重不良反应的药物,以免加重或转化为其他型的银屑病。

2. 急性进行期禁用高浓度、强刺激性的外用药物,以免诱发红皮型银屑病;皮损广泛严重者给予综合治疗。

3. 针对不同的诱因及病情轻重,应注意治疗方案的个体化。

除此以外,还可综合使用非药物治疗,包括水疗、紫外线、光化学疗法等。

(四) 药物治疗方案

药物治疗的基本方案是外用药物治疗和系统药物治疗。轻症主要是外用药物治疗,中至重度采用外用和系统药物联合治疗、交替治疗、序贯和间歇治疗等。

1. 外用药物治疗 是寻常型银屑病的常规治疗方法。银屑病急性期宜用温和的保护剂、润肤剂以及各种角质促成剂;稳定期和消退期可用作用较强的药物,但应从低浓度开始。

对于寻常型银屑病的治疗而言,外用糖皮质激素是基本疗法之一,但是应避免全身应用糖皮质激素。急性期、浸润不明显的皮损、头面部和外阴部多用中、弱效糖皮质激素;斑块型皮损可用中、强效糖皮质激素乳膏;四肢及手足皮损可用强效糖皮质激素乳膏。毛发部位宜用酊剂或溶液剂,慢性肥厚性皮疹也可用封包疗法。其他常用的外用药物包括维生素 D_3 类似物(卡泊三醇和他卡西醇)、免疫抑制剂(他克莫司和吡美莫司)、地蒽酚、焦油制剂、维A酸类药等,其中他卡西醇、他克莫司和吡美莫司的刺激性小,为面部银屑病的首选用药。

2. 系统药物治疗 多用于红皮型、关节病型、脓疱型银屑病,以及皮损广泛顽固、外用药物疗效欠佳的寻常型银屑病。

常用的口服药物包括以下几种。

(1)甲氨蝶呤:是全身治疗银屑病的标准用药,但治疗量与中毒量很接近,开始剂量宜小。主要用于红皮病型银屑病、关节病型银屑病、急性泛发性脓疱型银屑病、严重影响功能的银屑病。其他免疫抑制剂还包括环孢素、他克莫司、霉酚酸酯等。

(2)维 A 酸类:适用于各种类型的银屑病。长期使用相对安全,无时间限制,因此持续治疗是有效的。

(3)抗感染药物:细菌、病毒或真菌感染是银屑病发病的重要诱因,通过应用药物控制感染,可以达到治疗银屑病的目的。

(4)生物制剂:主要靶点是 T 细胞和细胞因子,包括 TNF-α 和 IL-12/23。包括阿法西普(alefacept)、依那西普(etanercept)、英夫利西单抗(infliximab)、阿达木单抗(adalimumab)、优特克单抗(ustekinumab)。适用于中度至严重的寻常型银屑病及关节型银屑病。常见的不良反应为注射部位局部反应,包括轻至中度的红斑、瘙痒、疼痛和肿胀等。

(五)药物治疗管理

银屑病的病程长,长期药物治疗不良反应多,易引发多种并发症。

1. 糖皮质激素的药学监护 出现皮肤刺激感、皮疹等过敏反应时应停止用药。长期外用糖皮质激素时可能导致表皮和真皮萎缩、毛细血管扩张、持久性红斑、痤疮样疹、毛囊炎及皮肤色素沉着等,口周及面部易出现口周皮肤炎等。这些症状出现时,应逐渐减少使用糖皮质激素,代之不含激素的药物。大面积外用高效糖皮质激素可因吸收作用造成肾上腺皮质功能抑制,不宜长期连续使用。

2. 维 A 酸类的药学监护 详见本节痤疮的药物治疗管理。

3. 免疫抑制剂的药学监护 甲氨蝶呤等免疫抑制剂有骨髓抑制等不良反应,应以确保患者的安全为首要,不能为追求近期疗效而发生严重不良反应。

(六)案例分析

1. 主题词 寻常型银屑病;阿维 A;二丁酰环磷腺苷钙;多烯磷脂胆碱;卤米松。

2. 病史摘要 患者,男性,25 岁,因全身起鳞屑性红斑伴瘙痒入院。患者诉半年前无明显诱因鼻梁部出现红斑,表面覆有银白色鳞屑,在家自用外涂药后红斑未见消退(具体用药不详),皮损逐渐发至躯干及四肢伴瘙痒。患者因病情加重,全身见鳞屑,瘙痒剧烈,躯干及四肢可见明显抓痕,头面部可见结痂面,遂来皮肤科就诊,门诊以"寻常型银屑病"于发病 1 个月后第一次收住院。予以复方甘草酸苷免疫调节,复合辅酶改善细胞代谢,二丁酰环磷腺苷钙及多烯磷脂胆碱调节细胞角化过度,口服阿维 A 胶囊,外用卡泊三醇、硼酸软膏、二硫化硒洗剂洗头、中药泡澡、照光等对症支持治疗后,病情好转出院。1 个月后,患者病情反复,因"全身起鳞屑性红斑 3 个月伴瘙痒 1 周"第二次入住皮肤科。予以二丁酰环磷腺苷钙及多烯磷脂胆碱调节上皮细胞角化,复合辅酶改善细胞代谢,薄芝糖肽调节免疫,枸地氯雷他定抗过敏,外用卡泊三醇软膏及搽剂、中药洗澡、UVB 照光等对症支持治疗后,病情好转,住院 15 天后出院。出院后患者在家一直口服阿维 A 10mg bid,外用卡泊三醇软膏及搽剂,病情控制尚可,患者为巩固治疗,遂于第二次出院后 1 个半月再次来皮肤科住院治疗。既往史、家族史、个人史无特殊。体查:全身可见泛发性大小不等的形态不规则的暗红色斑块,边界清楚,表面未见银白色鳞屑;头皮散在少量红斑、鳞屑,未见束状发,余无特殊。

入院诊断：寻常型银屑病。

3. 治疗方案

（1）调节与改善上皮细胞角化及增生：二丁酰环磷腺苷钙粉针剂 60mg ivgtt qd，第 1～7 日；多烯磷脂酰胆碱注射液 697.5mg ivgtt qd，第 1～7 日；阿维 A 胶囊 10mg po qd，第 2～8 日；卡泊三醇软膏 1μg 外涂 qd，第 1～8 日。

（2）改善免疫调节：复方甘草酸苷注射剂 120mg ivgtt qd，第 1～8 日。

（3）抗炎、抗过敏：枸地氯雷他定片 8.8g po qd，第 1～8 日；卤米松软膏 1g 外涂 qd，第 1、第 7 日。

（4）其他对症支持治疗药物：氯化钾缓释片 500mg po tid，第 2～7 日。

4. 药学监护要点

（1）密切监护患者的皮肤状况，包括躯干、四肢、头部皮肤红斑、脱屑伴瘙痒情况及密观口腔黏膜情况，若出现异常，应及时处理。

（2）监测反映感染的各项指标，包括体温、血常规、CRP、PCT、创面情况、微生物培养结果等。

（3）监护药物可能引起的不良反应，包括肝肾功能、血脂、药物过敏、皮肤色素沉着、胃肠道反应等。

5. 药学监护过程　患者入院并完善相关检查后，按照上述治疗方案治疗。治疗第 3 天，患者病情稳定，血尿便常规、肝肾功能、电解质未见异常，予以阿维 A 胶囊。入院第 7 天，患者病情明显好转改善；专科检查：全身见散在少量暗红色斑块，大量色素沉着。患者要求出院，予以办理出院。嘱其：①出院带药巩固；②注意休息，避免劳累受凉；③2 周后来皮肤科门诊复诊，在医师的指导下调整阿维 A 胶囊的用法用量；④每个月复查肝功能，每 3 个月复查血脂。

6. 药学分析与建议　近年来，维 A 酸类阿维 A 酯和阿维 A 在治疗严重银屑病方面取得了显著疗效，可作为治疗严重银屑病的首选药物之一。阿维 A 酯和阿维 A 的成人初始剂量为 30～70mg/d，平均疗程为 4～6 周；起效后，减至维持量，平均剂量为 10～30mg/d。该患者病情反复，一直接受阿维 A 治疗，因此该次入院后采用二丁酰环磷腺苷钙、多烯磷脂酰胆碱与阿维 A 联合用药，改善上皮细胞的角化和增生，同时配合卡泊三醇软膏外用，增强疗效，因此阿维 A 的用量低于常规剂量。

寻常型银屑病不主张系统使用糖皮质激素，但是可外用加强抗组胺药的抗炎作用，迅速改善瘙痒的临床症状。糖皮质激素软膏如长期大面积外用，也可能引起不良反应，因此对于该患者采用间断给药的方式，减少用药总量，避免加重或引起病情反复。

临床上住院患者常常伴有低血钾，可能原因如钾的摄入不足、钾的过度丢失、大量输液、应用糖皮质激素、创伤等。该患者补充氯化钾缓释片后，血钾恢复正常。但是剂量是根据经验补充，建议该类患者在治疗前后检测血钾水平，调节血钾平衡，同时注意监测血钾异常的症状。

维 A 酸类药物最常见的不良反应为皮肤黏膜反应，如唇炎、黏膜干燥、鼻出血、眼干燥症、睑结膜炎和红斑疹等。偶见血清氨基转移酶短暂性异常升高、甘油三酯增高，因此治疗前、后 1 个月及每 2～3 个月应监测肝功能和血脂。

7. 药物治疗小结　寻常型银屑病为慢性疾病，并有明显的瘙痒症状，患者抓挠易造成继发性损伤,本病只能达到近期疗效,不能防止复发。急性期需要根据患者情况,采用系统给予多种调节上皮细胞角化的药物,在对症抗炎、抗过敏的基础上增强修复上皮功能、改善皮损的疗效。长期使用阿维A虽然安全性较高,但是应定期监测肝功能和血脂水平。非药物性治疗配合对于预防复发非常重要,如多饮水,注意营养,进食补充蛋白、富含维生素、低盐易消化的饮食,禁忌生硬和辛辣刺激性的食物,以免加重皮肤炎症过敏等反应。

五、荨麻疹

（一）病因和发病机制

荨麻疹(urticaria)又称"风疹块",是由于皮肤、黏膜小血管扩张及渗透性增加出现的一种局限性水肿反应。

多数急性荨麻疹可找到病因,但慢性荨麻疹的病因很难确定,常见病因包括食物及其添加剂、药物、感染、吸入物、物理因素、系统性疾病等。

发病机制至今尚不完全清楚,一般认为由变态反应性或非变态反应性两种方式介导。与免疫有关的荨麻疹多数属于Ⅰ型变态反应,少数为Ⅱ型和Ⅲ型变态反应。变态反应性包括IgE介导和补体系统介导;非变态反应性可直接由肥大细胞释放剂引起或由于花生四烯酸代谢障碍所致。引起荨麻疹症状的主要炎症介质是组胺,其他炎症介质如5-羟色胺、激肽、乙酰胆碱、前列腺素等也可引起荨麻疹。

（二）临床表现及诊断

荨麻疹临床表现为大小不等的风团伴瘙痒,严重患者还可有胸闷、不适、呼吸短促等全身症状。通常在 $2 \sim 24$ 小时内消退,少数可延长至数天后消退,不留痕迹。根据发生及消退迅速的风团、消退后不留痕迹等临床特点,荨麻疹不难诊断。

（三）治疗原则

荨麻疹的治疗目的是减轻症状,提高患者的生活质量,减少药物不良反应。一般治疗原则首先应详细询问病史,寻找病因并尽量加以祛除。药物治疗原则是抗组胺、降低血管通透性、对症止痒处理。

（四）药物治疗方案

1. 治疗药物分类

（1）H_1 受体拮抗剂:第二代非镇静 H_1 受体拮抗剂是治疗荨麻疹的一线用药,药物种类及特点详见表24-4 和表24-5。其中咪唑斯汀、酮替芬等还具有抗迟发相的炎症介质及其受体的抗炎作用,例如抑制嗜酸性粒细胞和肥大细胞释放细胞因子与白三烯 B_4（LTB_4）的作用。

（2）H_2 受体拮抗剂:由于组胺还可激活 H_2 受体,引起血管扩张、血压下降、胃酸分泌增多等作用,因此 H_2 受体拮抗剂与 H_1 受体拮抗剂联合使用可以增强抗组胺疗效。常用西咪替丁（cimetidine）,每次 200mg,每日 4 次;或雷尼替丁（ranitidine）,每次 150mg,每日 2 次。

（3）降低血管通透性的药物:如维生素 C、钙制剂,与抗组胺药有协同作用。

（4）其他药物

1）多塞平具有阻断 H_1 和 H_2 受体的作用,临床用于其他抗组胺药无效的特发性荨麻疹、寒冷性荨麻疹及慢性荨麻疹。但应注意其中枢镇静作用及抗胆碱能不良反应强,老年心脏病及青光眼患者慎用。

2)钙通道拮抗剂如硝苯地平(nifedipine)或尼莫地平(nimodipine)可抑制 Ca^{2+} 向细胞内转运,从而抑制肥大细胞释放介质。用于顽固性荨麻疹的辅助治疗。注意其具有降血压作用。

3)组胺球蛋白(histaglobin)是人血清 γ-球蛋白与盐酸组胺结合的制剂,可促使体内产生抗组胺抗体,对慢性荨麻疹治疗有效。用法为每次 2~4ml 肌内注射,每周 1~2 次,6~8 次为一个疗程。用药期间不宜系统应用糖皮质激素。

2. 治疗方案 抗组胺药是治疗荨麻疹的基础,一般维持用药到全部症状消退。根据荨麻疹的不同类型选择用药。

(1)急性荨麻疹:急性荨麻疹起病急,持续时间短,常可自愈,首选第二代非镇静 H_1 受体拮抗剂。①轻症者口服抗组胺药治疗,且用药宜单一,维持用药至皮疹消失。②上述治疗效果不佳时,可考虑增加抗组胺药的剂量或联合抗组胺药治疗,或者加用 H_2 受体拮抗剂,必要时加用维生素 C 和葡萄糖酸钙静脉滴注,加强抗过敏作用。③兼有腹痛者可给予解痉药(溴丙胺太林、阿托品等)。④严重者联合短期应用泼尼松龙每次 20~30mg,每次 1 次,连续 3 天,可减轻疾病的严重程度和持续时间。⑤伴有休克症状者应立即皮下注射 0.1% 肾上腺素,然后静脉滴注氢化可的松;伴有喉痛水肿、呼吸困难者除了皮下注射肾上腺素外,应立即吸氧,必要时切开气管。

(2)慢性荨麻疹:一般以抗组胺药物为主,糖皮质激素虽然有效,但必须长期使用较大剂量,不良反应限制了其临床应用。一种抗组胺药治疗效果不佳时,可 2~3 种联合或交替使用。顽固性荨麻疹单纯用 H_1 受体拮抗剂疗效不佳者,常联用 H_2 受体拮抗剂,或选用多塞平、酮替芬等。自身免疫性慢性荨麻疹在抗组胺治疗的基础上可静脉滴注免疫球蛋白。

(五)药物治疗管理

药物监护重点是抗组胺药的不良反应及药物相互作用,详见本节皮炎湿疹的药物治疗管理。

六、痤 疮

(一)病因和发病机制

痤疮(acne)也称青春痘,是一种毛囊皮脂腺的慢性炎症性皮肤病,具有一定的损容性。痤疮的发病率极高,对青少年心理和社交的影响超过了哮喘和癫痫。痤疮的发生主要与雄激素和皮脂分泌过多、毛囊皮脂腺开口处过度角化和毛囊内痤疮丙酸杆菌感染等诸多因素密切相关。

发病机制包括 4 个环节:

1. 雄激素水平的升高可促进皮脂腺发育,并产生大量皮脂。

2. 毛囊皮脂腺导管的异常角化,角质细胞粘连,导管开口堵塞、皮脂腺排出障碍,最终形成角质栓即粉刺。

3. 痤疮丙酸杆菌大量繁殖,分解皮脂。

4. 皮脂酯解产物游离脂肪酸、细菌代谢物等直接刺激及激活、趋化中性粒细胞等导致炎症,进而使毛囊皮脂破坏。

（二）临床表现及诊断

痤疮好发于 15～30 岁,青春期后大多数患者均能自然痊愈或症状减轻。痤疮主要发生在面部,临床表现以粉刺、丘疹、脓疱、结节等多形性皮损为特点。炎症性皮损消退后常常遗留色素沉着、持久性红斑、凹陷性或肥厚性瘢痕。临床上根据痤疮的皮损性质和严重程度将痤疮分为 3 度、4 级。1 级（轻度）:仅有粉刺;2 级（中度）:除粉刺外,还有一些炎性丘疹;3 级（中度）:除粉刺外,还有较多的炎性丘疹或脓疱;4 级（重度）:除有粉刺、炎性丘疹及脓疱外,还有结节、囊肿或瘢痕。痤疮分级是痤疮治疗及疗效评价的重要依据。除临床常见的寻常痤疮,尚有许多特殊类型,如聚合性痤疮属较为严重的类型,表现为严重结节、囊肿、窦道及瘢痕,好发于男性青年;暴发性痤疮指少数患者病情突然加重,并出现发热、关节痛、贫血等全身症状;其他如药物性痤疮、婴儿痤疮、月经前痤疮等。

（三）治疗原则

痤疮的治疗原则主要是去脂、对抗过度角质化、杀菌消炎及调节激素水平。此外,应清淡饮食,注意个人卫生;作息规律,劳逸结合,减轻精神压力。药物治疗以局部用药为主,必要时全身用药,用药需足剂量、足疗程。

（四）药物治疗方案

1. 治疗药物分类

（1）维生素类:能够抑制毛囊角化和脂质过氧化物形成,从而对抗过度角质化。如维生素 A、维生素 B_2、维生素 B_6、维生素 C、维生素 E 等。

（2）维 A 酸类:异维 A 酸作用于痤疮发病的所有病理生理环节,全身使用具有促进上皮细胞增生分化、促进角质溶解、抑制角化过程、抑制皮脂腺分泌和炎症反应等作用。除轻度痤疮外,是其他各型痤疮的首选治疗和"金标准"药物。口服异维 A 酸的不良反应与每日剂量有关,小剂量与大剂量的治疗效应相似,因此在治疗时应选用小剂量较长期应用。儿童和青少年建议异维 A 酸剂量为 0.3～0.6mg/(kg·d),连续应用 6～12 个月。大多数接受口服异维 A 酸的患者不需要合用外用制剂,在合并感染时可适当选用抗生素治疗,但不宜与四环素同时应用,因四环素可增加发生假性脑瘤的危险性。外用维 A 酸发挥角质剥离作用,能软化角质、改善病情。

（3）抗感染药物:可控制痤疮的炎症或化脓感染,从而减轻病情。

外用的常见制剂包括:①过氧苯甲酰:外用后可缓慢释放出新生态氧和苯甲酸,具有杀灭痤疮丙酸杆菌、溶解粉刺及收敛作用;②壬二酸:霜剂外用能减少皮肤表面、毛囊及皮脂腺内的菌群,尤其对痤疮丙酸杆菌有抑制作用及粉刺溶解作用,对不同类型的痤疮均有效;③二硫化硒:有抑制真菌、寄生虫及细菌的作用,可降低皮肤的游离脂肪酸含量;④硫黄洗剂:有调节角质形成细胞的分化、降低皮肤的游离脂肪酸含量等作用,对痤疮丙酸杆菌亦有一定的抑制作用。

口服抗生素选择针对痤疮丙酸杆菌敏感、选择性分布于皮脂溢出部位的抗生素,应首选四环素类,其次为大环内酯类,其他如磺胺甲噁唑-甲氧苄啶（复方磺胺甲噁唑）和甲硝唑也可酌情使用。其中,米诺环素和多西环素的抗菌活性高、耐药性低,并兼有明确的非特异性抗炎作用,因此是治疗痤疮的首选药。常用剂量为每日 100～200mg,可以 1 次或分 2 次口服,疗程为 6～12 周。

2. 治疗方案 首先应用清水洗脸,去除皮肤表面的油脂、皮屑和细菌的混合物,但不能过分清洗。忌用油脂类、粉类护肤美容化妆品及含有糖皮质激素成分的软膏及霜剂。

　　药物治疗以外用药物为主,必要时全身用药。药物治疗方案遵循对抗过度角化、调节内分泌平衡、必要时抗感染的原则。

　　(1)轻度痤疮:轻者仅以外用药物治疗即可。外用药物剂型选择亲水性基质,如溶液剂、凝胶剂、水溶性乳液、乳膏等,避免使用油溶性基质制剂。外用治疗痤疮的维 A 酸类药物主要有维 A 酸霜和阿达帕林,每晚 1 次,疗程为 8 周。

　　(2)中、重度痤疮:在外用药物治疗的基础上加用口服抗生素。口服异维 A 酸是治疗严重痤疮的标准方法,也是目前治疗痤疮最有效的方法。口服异维 A 酸的应用指征:①严重的结节囊肿性痤疮及其变异形式;②伴有瘢痕形成的炎性痤疮;③采用联合疗法治疗 3 个月以上无效的中、重度痤疮患者;④伴有严重心理压力的痤疮患者(毁容恐惧症);⑤革兰阴性杆菌毛囊炎;⑥频繁复发的需要重复和长程全身应用抗生素者;⑦由于某种原因需要迅速痊愈的少数患者。

　　女性中、重度痤疮患者对于迟发性痤疮及在月经期前痤疮显著加重的女性患者也可考虑联合使用避孕药。

　　(3)暴发性痤疮:在外用药物治疗的基础上口服糖皮质激素。主要用于暴发性痤疮或聚合性痤疮,因为这些类型的痤疮往往与过度的免疫反应和炎症有关,短暂使用糖皮质激素可以起到免疫抑制及抗炎作用。但应注意糖皮质激素本身抗炎诱发痤疮。

　　(五)药物治疗管理

　　痤疮的治疗效果以皮损改善为评价指标。经恰当的治疗病情控制好转后,仍应给予巩固治疗,以去脂和抗角化治疗为主,坚持外用维 A 酸类药物。患者应保持皮肤清洁,避免刺激性饮食,保持充足的睡眠及愉快的心情,以预防新的粉刺形成。

　　维 A 酸类药物最常见的不良反应为皮肤黏膜损伤,包括唇炎、皮肤黏膜干燥、皮炎瘙痒、痤疮加重和皮肤脆性增加等。

　　在育龄妇女中系统使用维 A 酸类时,特别应注意致畸胎作用,尤其妊娠前 3 个月,口服异维 A 酸可引起严重的胚胎异常;如果在治疗过程中怀孕,自然流产率为 20%～30%,必须采取流产处理。育龄妇女在停药后的 2 年内应采取避孕措施。

　　在儿童与青少年长期使用时维 A 酸类时,可能引起骨质疏松、骨骺闭锁、骨生长迟缓及骨膜与肌腱钙化等,发生率均低于 15%,因此应每 6～12 个月进行 X 线检查腰部与长骨。虽然出现骨质变化的症状很少见,但对于部分出现韧带和腱钙化的患者,应限制其长期使用。

　　少数患者使用维 A 酸后会产生抑郁症状。有抑郁病史或家族中的患者用药要谨慎,一旦发生情绪波动或出现任何抑郁症状,应立即停药。

　　(六)案例分析

　　1. 主题词　聚合性痤疮;细菌感染;甲硝唑;维胺酯。

　　2. 病史摘要　患者,男性,17 岁,因"面部出现丘疹,伴有瘙痒和疼痛 2 个月"入院检查。患者诉 4 年前无明显诱因出现面部起红色粟粒大小的丘疹,并有瘙痒和隐痛,搔抓后或挤压后出脓血样物,当时未重视,1 年后才至当地医院予以中药治疗(具体不祥),治疗效果不佳。2 个月前出现皮疹增多,部分聚集成蚕豆大小,曾在门诊就诊,予以"罗红霉素、异维 A 酸"治疗,无明显疗效,入院治疗。既往史、家族史、个人史无特殊。体格检查:患者面部皮肤可见泛发性红色或暗红色丘疹,粟粒至豆大小,部分融合成片,部分已被抓破,有脓血样渗出物,余无特殊。

入院诊断：聚合性痤疮并细菌感染。

3. 治疗方案

（1）药物治疗方案

1）抗感染：0.5%甲硝唑 ivgtt bid。

2）减少皮脂分泌：维胺酯胶囊 25mg po tid；维生素 B_6 10mg po tid。

3）抗炎：复方倍他米松注射液 5mg 局部注射 qd。

4）抗雄激素：螺内酯片 20mg po tid。

5）增强免疫：多种微量元素 ivgtt qd。

（2）蓝光照射治疗：蓝光照射痤疮丙酸杆菌可以使厌氧性丙酸杆菌内源性的卟啉（主要是原卟啉Ⅳ和粪卟啉Ⅲ）发生光化学反应，产生单态氧从而迅速杀死痤疮丙酸杆菌，达到治疗痤疮的作用。

4. 药学监护要点

（1）密切关注患者面部皮疹、瘙痒、疼痛的变化。

（2）不良反应：高钾血症（螺内酯）、胃肠道反应（恶心、呕吐、胃痉挛、腹泻）、精神神经系统（头痛、头晕）、过敏等。

5. 药学监护过程　患者经药物治疗和物理蓝光照射治疗 6 天后，面部皮疹较前消退、变平，颜色较前变暗，大部分结痂。血常规恢复正常，监测血钾未见异常。未发现明显的胃肠道反应及精神神经系统不良反应。予以出院，继续治疗。

6. 药学分析与建议　口服维 A 酸类是治疗严重痤疮的标准方法，也是目前治疗痤疮最有效的方法。维胺酯为维 A 酸衍生物，结构类似于全反式维 A 酸。维胺酯调节和控制上皮细胞分化与生长，抑制角化，减少皮脂分泌，抑制痤疮丙酸菌生长，调节免疫及抗炎作用。患者面部破溃处有脓血样渗出物，且血常规/中性粒细胞比值 72.9%（↑）、淋巴细胞比值 16.9%（↓），因此考虑痤疮合并细菌感染，选用甲硝唑注射抗感染。对痤疮丙酸杆菌敏感、选择性分布于皮脂溢出部位的抗生素一般首选四环素类，但是维胺酯禁与四环素类合用，因此选择甲硝唑而不是四环素类抗感染。

复方倍他米松注射液局部注射能有效抑制纤维细胞的生长、增殖和分泌，使痤疮组织萎缩、皮肤变平。螺内酯具有抗雄激素作用，抑制皮脂腺的生长和皮脂分泌，不过螺内酯可能引起血钾升高，但痤疮皮损严重者往往伴有血钾偏低，因此不易发生高血钾的不良反应。长期使用螺内酯应注意监测血钾水平。维生素 B_6 调节自主神经，促进上皮细胞生长，增加皮肤和黏膜的新陈代谢，促进皮肤毛细血管运动神经的功能，使增生的皮脂腺缩小，抑制皮脂腺分泌。出院后：①仍需继续服用维胺酯胶囊 50mg po tid，螺内酯片 20mg po tid，维生素 B_6 片 10mg po tid；②注意休息，避免食用辛辣食物。

7. 药物治疗小结　根据大量的痤疮临床治疗证据，一般认为外用维 A 酸类药物是治疗大多数痤疮的基础药物。而对于中、重度痤疮如聚合性痤疮，系统使用维 A 酸类的基础上联合口服给予抗菌药是非常必要的。虽然对于炎性痤疮，使用抗菌药的性价比优于其他类药物，但是抗菌药一般不单独使用，而且达到治疗效果后应尽快停止使用。

七、天 疱 疮

（一）病因和发病机制

天疱疮（pemphigus）是一组由表皮细胞松解引起的自身免疫性慢性大疱性皮肤病。病因尚未完全明确，现认为是一种自身免疫性疾病，好发于中年人。天疱疮的抗原主要是桥粒的结构蛋白，即 Dsg，属于钙黏蛋白分子家族成员，抗体主要是 IgG。抗体结合到表皮细胞上，导致棘细胞松解，形成裂隙，再扩大形成水疱。

（二）临床表现及诊断

根据患者的临床表现，天疱疮分为以下 4 型。

1. 寻常型天疱疮　是最常见和最严重的类型。半数以上患者先是口腔黏膜发生水疱和糜烂、尼氏征阳性，继而全身出现皮损，经久不愈。可妨碍进食，患者体质逐渐衰竭或并发感染而危及生命。

2. 增殖型天疱疮　皮损好发于脂溢部位。初起为松弛性水疱，尼氏征阳性，极易破裂形成糜烂面和蕈样、乳头状增生，在摩擦部位尤为明显。由于易继发细菌感染，病程较长，但预后较好。

3. 落叶型天疱疮　多在头面、胸背部发生松弛性大疱，水疱发生在红斑的基础上，尼氏征阳性，疱壁菲薄，极易破裂，很快干燥、结痂，痂下分泌物被细菌分解而产生恶臭。病程可持续 10 年以上，预后较好，易被糖皮质激素控制，部分患者可完全缓解。

4. 红斑型天疱疮　为落叶型天疱疮的亚型，除糜烂、结痂、水疱外，更多见红斑鳞屑性损害，伴有角化过度。预后留棕褐色色素沉着。

（三）治疗原则

治疗目的是控制新皮损发生，防止继发性病变。治疗原则是加强支持疗法，给予高蛋白、高维生素的饮食，合理应用糖皮质激素，防止并发症。

（四）药物治疗方案

1. 糖皮质激素　是治疗天疱疮的首选药物。尽量做到及时治疗，足量控制，正确减量，继用最小维持量。病情严重者可采用冲击疗法。治疗寻常型天疱疮时糖皮质激素可用相当于泼尼松每日 40～80mg 的量，病情较重者可静脉滴注甲泼尼龙每日 80～120mg；治疗红斑型天疱疮时糖皮质激素可用相当于泼尼松每日 30～60mg 的量。

2. 免疫抑制剂　可抑制自身抗体的形成，是本病主要的辅助治疗方法，与糖皮质激素联合应用可提高疗效，减少激素用量。常用吗替麦考酚酯、硫唑嘌呤、环磷酰胺以及复方甘草酸苷等。

3. 免疫球蛋白　大剂量静脉注射免疫球蛋白能抑制天疱疮抗体的致病作用和炎症介质的产生。

4. 其他药物　口腔糜烂可用2%硼酸溶液或1%过氧化氢，每 3～4 小时漱口一次。疼痛明显时可在进食前涂用3%苯唑卡因硼酸甘油溶液，或1%普鲁卡因液含漱。皮损少时，糜烂面外用锌氧油、2%甲紫锌氧油。红斑损害可外用糖皮质激素霜。

（五）药物治疗管理

天疱疮的病程较长，长期药物治疗的不良反应大，临床药物监护要点如下。

1. 糖皮质激素药物的药学监护　糖皮质激素应在恰好能控制病情的前提下尽可能将

剂量降低,病情控制后可再维持 1～2 周,然后逐渐减量。一般初次减药不超过原剂量的 1/6～1/5,以后再缓慢递减,突然停药或药量骤减易致疾病反跳和复发,激素维持治疗的时间常需数年。

糖皮质激素长期应用可刺激胃酸分泌、抑制胃黏液分泌、降低胃黏膜的抵抗力,故可诱发或加剧消化性溃疡,以致出现突发性出血和穿孔等严重并发症。因此,须加强消化道出血监测,嘱患者注意观察大便的颜色、性状,并监测大便隐血,以防范消化道出血;必要时预防性使用质子泵抑制剂及 H_2 受体拮抗剂抑制胃酸分泌,对抗激素所引起的消化道不良反应。

糖皮质激素可抑制机体的免疫功能,长期应用常可诱发或加重感染。在决定采用长程治疗之前应排除潜在的感染,应用过程中也宜提高警惕,必要时需与有效抗菌药合用;根据不同患者的个体特点,对于合并有糖尿病、高血压、高脂血症的天疱疮患者,使用降血糖、降压、降脂药物时注意调整药物剂量;对于合并有高血压、心力衰竭等的患者若同时应用排钾利尿药(如噻嗪类或呋塞米等)时警惕可能造成过度失钾,必要时进行补钾治疗;老年患者尤其要注意骨质疏松的发生,应定期检查骨密度,补充钙剂、维生素 D 等。

2. 免疫抑制剂的药学监护 免疫抑制剂与糖皮质激素联合应用药可以提高疗效,减少激素用量,降低不良反应。由于该类药物的起效时间慢,应尽量与糖皮质激素在治疗初期合用。随着病情好转,可减少糖皮质激素的用量,再减少免疫抑制剂的用量。免疫抑制剂均可引起骨髓抑制、肝功能受损,因此有骨髓抑制或肝功能不全的患者应禁用或慎用。在患者用药前对其进行血常规、肝功能等实验室检查,各项指标符合用药指征时再用药。用药期间如出现肝功能异常或有明显的白细胞或血小板减少,应及时对症治疗,必要时停药。使用环磷酰胺、环孢素及甲氨蝶呤治疗时应嘱患者用药时大量饮水,必要时静脉补液,以保证足够的尿量,减少对泌尿生殖系统的毒性。告诉患者注意观察尿的颜色,了解有无肉眼血尿,并进行尿常规检查。

3. 免疫球蛋白的药学监护 静脉注射免疫球蛋白治疗常作为糖皮质激素与免疫抑制剂的辅助治疗手段。免疫球蛋白治疗前应询问患者的过敏史,对免疫球蛋白过敏或有其他严重过敏史的患者禁用。不良反应主要有头痛、发热、皮肤潮红、恶心、胸闷、心动过速等,常发生在输液开始后的 1 小时内。静脉滴注免疫球蛋白时不得与其他药物混合输入,并在必要时减慢输液速度或暂停输注。

(六)案例分析

1. 主题词 寻常型天疱疮;糖皮质激素;吗替麦考酚酯;血糖;感染。

2. 病史摘要 患者,女性,48 岁,因"口腔溃疡 3 个多月,躯干四肢水疱伴糜烂 2 个月"入院。患者于 3 个多月前无明显诱因出现口腔黏膜大片糜烂,就诊于当地医院,予"口腔溃疡"收入院治疗,稍好转后出院。出院后口腔溃疡反复发作,多次于当地医院治疗无明显好转。2 个多月前患者右手腕出现水疱及糜烂面,逐渐增宽,于当地医院住院治疗,予以"泼尼松片 15mg,每日 3 次"控制病情及补钾、补钙等对症治疗后皮疹稍好转。患者于 1 个月前自行停用激素后,胸背部及四肢出现黄豆大小的小水疱,糜烂后融成片,就诊于当地医院,予"甲泼尼龙 80mg"控制病情,及补钾补钙对症治疗后未出现新发水疱,诊断为"寻常型天疱疮",因建议加免疫抑制剂,遂就诊,门诊以"寻常型天疱疮"收住院。既往史、家族史、个人史无特殊。体查:躯干部可见大小不一的糜烂面,破溃结痂,部分上覆盖白色的蛎壳状痂壳,部分渗液;四肢可见散在的环状红斑,上覆黄豆大小的水疱,已结痂,可见黄色痂皮,尼氏征阴性;口腔可见散在的糜烂面,余无特殊。

实验室检查及其他特殊检查:病理诊断:(腹部皮肤)送检小块皮肤组织可见表皮层脱落,棘层松解,基底层上方表皮内水疱,真皮浅层及小血管周围炎细胞浸润,形态学结合临床符合寻常型天疱疮。

入院诊断:寻常型天疱疮。

3. 治疗方案

(1)免疫抑制:甲泼尼龙琥珀酸钠 80mg ivgtt qd,第 1~12 日;60mg ivgtt qd,第 13~14 日。吗替麦考酚酯 750mg po bid,第 1~14 日。复方甘草酸苷 120mg ivgtt qd,第 1~14 日。

(2)抗感染:头孢硫脒 2g ivgtt bid,第 1~10 日;庆大霉素(8 万 U,2ml)6 支外敷 qd,第 1、第 4 和第 6 日;复方替硝唑 10ml 含漱 tid,第 1、第 6 和第 10 日。

(3)其他辅助用药:兰索拉唑 30mg ivgtt bid,第 1~14 日;氯化钾缓释片 500mg po tid,第 1~14 日;碳酸钙/维生素 D₃ 600mg po qd,第 1~14 日。

4. 药学监护要点

(1)监控病情:密切监护患者的躯干、四肢皮肤情况及口腔黏膜情况,若出现异常,应及时处理。

(2)监测反映感染的各项指标,如患者的体温变化、血常规、CRP、PCT、创面情况等。

(3)监护所用药物可能引起的不良反应:甲泼尼龙可能引起的机会性感染、药物过敏、内分泌异常、代谢和营养异常、胃肠道异常等。头孢硫脒可能引起的荨麻疹、哮喘、皮肤瘙痒、寒战、高热、血管神经性水肿等。复方替硝唑含漱液引起的恶心、呕吐、口腔金属味、食欲缺乏等。接受吗替麦考酚酯作为部分免疫抑制治疗的患者,发生淋巴瘤及其他恶性肿瘤的危险性增加,尤其是皮肤,危险性与免疫抑制的强度和疗程有关,应注意用药疗程。告知患者在出现任何感染症状、意外青肿、出血等情况时,应立即告知医护人员。

(4)嘱患者注意大便的颜色,密切观察血压、四肢有无水肿等。注意监测丙氨酸氨基转移酶、天冬氨酸氨基转移酶、碱性磷酸酶、眼压、糖耐量、血钾等。

5. 药学监护过程　患者入院时躯干部可见大小不一的糜烂面,破溃结痂,部分上覆盖白色的蛎壳状痂壳,部分渗液;四肢可见散在的环状红斑,上覆黄豆大小的水疱;口腔可见散在的糜烂面,病情较重,予以免疫抑制及对症治疗的同时予完善相关检查。鼓励患者每 2 小时变换体位一次,以防压迫过久加重皮损。嘱咐患者更换体位时动作要轻、稳,避免拖拉,以防止造成不必要的皮肤损伤。入院第 2 日检查结果回报:血常规:白细胞计数 11.88×10⁹/L(↑),中性粒细胞计数 10.87×10⁹/L(↑);血清补体:C3 0.78g/L(↓);肝功能:丙氨酸氨基转移酶 68.4U/L(↑),总蛋白 54.1g/L(↓),白蛋白 36.9g/L(↓),球蛋白 17.2g/L(↓);电解质:钠 135.0mmol/L(↓),氯 97.0mmol/L(↓),钙 1.91mmol/L(↓);葡萄糖 9.03mmol/L(↑);天疱疮、类天疱疮抗体:抗 Dsg 30.25U/ml(↑),抗 Dsg₃ >150U/ml(↑)。监测血糖,血糖偏高,考虑是使用激素引起的,予查糖化血红蛋白,嘱其注意控制饮食。入院第 3 日晚餐后 2 小时患者的血糖 18.1mmol/L,予胰岛素 2U 皮下注射。入院第 4 日,糖化血红蛋白检查回报结果正常,提示患者近期血糖水平正常,嘱患者糖尿病饮食。入院第 10 日,患者躯干皮疹较前明显好转,大部分糜烂面干燥结痂;血常规:白细胞计数 10.72×10⁹/L(↑)、中性粒细胞计数 8.56×10⁹/L(↑),血象偏高,较前好转,皮疹渐结痂,感染风险低,予停头孢硫脒。入院第 13 日,患者皮疹明显好转,激素减量至 60mg。患者于入院第 15 日出院。出院时患者口腔溃疡较前明显好转,躯干皮疹大部分结痂,空腹血糖 5.7mmol/L。出院带药,嘱咐患者:①掌握激素的正确用法用量,不能盲目减量和加量,以防反弹。②注意休息,避免感染;定时翻身,避免长期受压。③注意创面的护理,保持内衣、床单清洁、平整;注意室内的空气流通,保持空气新鲜,防止着凉,注意保暖。④饮食应给予高蛋白、高热量、高维生素的低盐饮食,可多饮牛奶,多食新鲜的水果、蔬菜,宜少量多餐;饮食从流食到普食,忌食过热、凉、干、硬及辛辣的食物等。⑤半个月后门诊复诊。

6. 药学分析与建议　寻常型天疱疮的治疗药物主要包括糖皮质激素、免疫抑制剂、静脉注射免疫球蛋白及抗菌药物等。该患者入住皮肤科后,予甲泼尼龙琥珀酸钠、吗替麦考酚酯、复方甘草酸苷联合应用抑制免疫,从而控制病情。

糖皮质激素长期应用可引起诸多不良反应,应结合患者的具体病情监测激素可能引起的以下不良反应和并发症,并给予积极的预防和对症治疗措施。糖皮质激素可刺激胃酸分泌、抑制胃黏液分泌、降低胃黏膜的抵抗力,故可诱发或加剧消化性溃疡,并可掩盖溃疡的初期症状,以致出现突发出血和穿孔等严重并发症。采用质子泵抑制剂兰索拉唑保护胃黏膜,对抗激素所引起的消化道不良反应。鼓励患者多饮水,注意营养,进食高蛋白、高热量、富含维生素、低盐易消化的半流质饮食,禁忌生硬和辛辣刺激性的食物以免加重溃疡。

天疱疮患者因长期、大剂量使用糖皮质激素和免疫抑制剂,抑制机体的免疫功能,且无抗菌作用,长期应用常可诱发或加重感染。对没有创面、没有感染的患者不必用抗生素来预防感染,只有在患者确实有感染的依据或高度怀疑细菌感染时及时给予有效的抗菌药物治疗。天疱疮患者的治疗过程中应加强针对感染的预防措施,进行创面护理时严格无菌操作;对有口腔黏膜损害的患者给予含漱剂清洁口腔以预防真菌感染等。同时应加强感染的监护:患者如出现发热、咳嗽、咳痰、腹泻,皮肤糜烂面有厚痂、臭味、脓性分泌物,口腔黏膜有白色或淡黄色覆盖等可能提示发生感染,应根据患者的病情及时进行分泌物细菌培养及药敏试验。该患者血象偏高,口腔溃疡明显糜烂,因此采用头孢硫脒静脉输注、庆大霉素外敷以及复方替硝唑含漱进行抗感染治疗。经治疗到第 10 日,感染风险降低后,及时终止抗感染治疗。必要时,也可以辅助给予免疫球蛋白,减少糖皮质激素与免疫抑制剂的用量和不良反应。

长期应用糖皮质激素可引起物质代谢和水、盐代谢紊乱,患者可出现血糖、血压、血脂升高,以及低血钾、低蛋白血症等情况,应监测血压、血糖、血脂、电解质等指标。该患者采用补钾、补钙缓解低钾、低钙症状。药学监护中发现血糖及糖化血红蛋白升高,给予胰岛素冲击治疗,使之恢复正常。

7. 药物治疗小结　天疱疮作为皮肤科的危重疾病之一,临床药学监护尤为重要。糖皮质激素仍是治疗天疱疮的首选药物,联合使用免疫抑制剂可以提高疗效、减少激素用量、降低不良反应,但是仍应注意个体差异。

思考题

1. 糖皮质激素在皮肤科外用的基本原则是什么?
2. 如何根据湿疹的皮损情况合理选用外用药物?
3. 对于带状疱疹老年患者,药物治疗方案及药学监护主要应注意哪些?

4. 请谈谈真菌性皮肤病易复发的原因。试述设计真菌性皮肤病给药方案的注意事项。

5. 试述寻常型银屑病的药物治疗原则及药学监护要点。

6. 试比较急性和慢性荨麻疹的药物治疗方法有何不同。

7. 请谈谈维 A 酸在皮肤科疾病中的应用。

8. 试述治疗天疱疮的常用药物治疗方案及药学监护重点。

（高东雁撰稿；刘 莹审校）

参考文献

1. 张学军. 皮肤性病学. 第 8 版. 北京：人民卫生出版社,2013：3

2. 程德云. 临床药物治疗学. 第 4 版. 北京：人民卫生出版社,2012

3. 廖瑞芳,姚继红. 临床药物治疗学：案例版. 北京：科学出版社,2009：369-384

4. 李俊. 临床药物治疗学. 北京：人民卫生出版社,2007：647-671

5. 中华医学会. 中国湿疹治疗指南,2011 版

6. 中华医学会. 中国特应性皮炎诊断与治疗指南,2011 版

7. 中华医学会. 中国银屑病治疗指南,2008 版

8. 中华医学会. 荨麻疹诊疗指南,2007 版

9. 卫计委. 糖皮质激素类药物临床应用指导原则,2011 版

附　录

附录1　处方常用拉丁文缩写

缩写	原文	中文含义
aa;$\overline{aa}$	ana	各,各等份
a. c.	ante cibos	餐前
ad	ad	至
add	adde	加
aeq	aequalis	等量的
a. m.	ante meridiem	午前,上午
aur. dext.	auris dextra	右耳
aur. laev.	auris leava	左耳
aurist.	auristillae	滴耳剂
bid;b. i. d.	bis in die	1日2次
cap.	capsulae	胶囊剂
cito	cito	立即
collut.	collutorium	漱口剂
collyr.	collyrium	洗眼剂
D. S	Da,signa	给予,标明用法
d. t. d	da tales doses	给予等量
dil.	dilutus	稀释的
enem.	enema	灌肠剂
ext.	extractum	浸膏
garg.	gargarisma	含漱剂
gtt.	guttae	滴,滴剂
h. s.	hora somni	临睡时
i. c.	inter cibos	饭中,餐间
I. hyp.	injectio hypodermica	皮下注射
I. C. ;IC	injectio intradermica	皮内注射
I. M. ;IM	injectio muscularis	肌内注射
I. V. ;IV	injectio venosa	静脉注射

缩写	原文	中文含义
inhal.	inhalatio	吸入剂
inj.	injectio	注射剂
lin	linimentum	搽剂
lot.	lotio	洗剂
M. D. S. ；MDS	misce，da，signa	混合，给予，标明用法
M. f.	misce，fiat	混合，制成
mist.	mistura	合剂
nar.	naris	鼻孔
neb.	nebula	喷雾剂
no. ；n.	numero	数量
ocul.	oculus	眼
O. D.	oculus dexter	右眼
O. L. ；	oculus laevus	左眼
O. S.	oculus sinistes	左眼
O. U.	oculi uterque	双眼
past	pasta	糊剂
p. c.	post cibos	餐后
pig.	pigmentum	涂剂
pil.	pillulae	丸剂
pulv.	pulvis	散剂
p. m.	post meridiem	午后，下午
p. r. n. ；prn	pro re nata	必要时
pro. rect.	pro recto	肛内用
q. d. ；qd	quaque die	每日
q. d. alt. ；qod	quaque die alterno	隔日
q. h. ；qh	quaque hora	每小时
q. 4h. ；q4h	quarter 4 hora	每 4 小时
q. i. d. ；qid	quarter in die	1 日 4 次
q. s.	quantum sufficiat	适量
S. ；Sig.	signa	标明用法
s. o. s. ；sos	si opus sit	需要时（限用 1 次）
ss.	semis	一半
stat. ；st.	statim	立即
suppos.	suppositorium	栓剂
tab.	tabellae	片剂
t. i. d. ；tid	ter in die	1 日 3 次
tinct.	tinctura	酊剂
ung.	unguentum	软膏剂
u.	usus	应用
u. ext.	usus externus	外用

附录2　麻醉药品和精神药品品种目录

附表2-1　麻醉药品品种目录(2013年版)

序号	中文名	英文名	CAS号	备注
1	醋托啡	Acetorphine	25333-77-1	
2	乙酰阿法甲基芬太尼	Acetyl-alpha-methylfentanyl	101860-00-8	
3	醋美沙多	Acetylmethadol	509-74-0	
4	阿芬太尼	Alfentanil	71195-58-9	
5	烯丙罗定	Allylprodine	25384-17-2	
6	阿醋美沙多	Alphacetylmethadol	17199-58-5	
7	阿法美罗定	Alphameprodine	468-51-9	
8	阿法美沙多	Alphamethadol	17199-54-1	
9	阿法甲基芬太尼	Alpha-methylfentanyl	79704-88-4	
10	阿法甲基硫代芬太尼	Alpha-methylthiofentanyl	103963-66-2	
11	阿法罗定	Alphaprodine	77-20-3	
12	阿尼利定	Anileridine	144-14-9	
13	苄替啶	Benzethidine	3691-78-9	
14	苄吗啡	Benzylmorphine	36418-34-5	
15	倍醋美沙多	Betacetylmethadol	17199-59-6	
16	倍他羟基芬太尼	Beta-hydroxyfentanyl	78995-10-5	
17	倍他羟基-3-甲基芬太尼	Beta-hydroxy-3-methylfentanyl	78995-14-9	
18	倍他美罗定	Betameprodine	468-50-8	
19	倍他美沙多	Betamethadol	17199-55-2	
20	倍他罗定	Betaprodine	468-59-7	
21	贝齐米特	Bezitramide	15301-48-1	
22	大麻和大麻树脂与大麻浸膏和酊	Cannabis and Cannabis Resin and Extracts and Tinctures of Cannabis	8063-14-7 6465-30-1	
23	氯尼他秦	Clonitazene	3861-76-5	
24	古柯叶	Coca Leaf		
25	可卡因*	Cocaine	50-36-2	
26	可多克辛	Codoxime	7125-76-0	

续表

序号	中文名	英文名	CAS 号	备注
27	罂粟浓缩物*	Concentrate of Poppy Straw		包括罂粟果提取物*、罂粟果提取物粉*
28	地索吗啡	Desomorphine	427-00-9	
29	右吗拉胺	Dextromoramide	357-56-2	
30	地恩丙胺	Diampromide	552-25-0	
31	二乙噻丁	Diethylthiambutene	86-14-6	
32	地芬诺辛	Difenoxin	28782-42-5	
33	二氢埃托啡*	Dihydroetorphine	14357-76-7	
34	双氢吗啡	Dihydromorphine	509-60-4	
35	地美沙多	Dimenoxadol	509-78-4	
36	地美庚醇	Dimepheptanol	545-90-4	
37	二甲噻丁	Dimethylthiambutene	524-84-5	
38	吗苯丁酯	Dioxaphetyl Butyrate	467-86-7	
39	地芬诺酯*	Diphenoxylate	915-30-0	
40	地匹哌酮	Dipipanone	467-83-4	
41	羟蒂巴酚	Drotebanol	3176-03-2	
42	芽子碱	Ecgonine	481-37-8	
43	乙甲噻丁	Ethylmethylthiambutene	441-61-2	
44	依托尼秦	Etonitazene	911-65-9	
45	埃托啡	Etorphine	14521-96-1	
46	依托利定	Etoxeridine	469-82-9	
47	芬太尼*	Fentanyl	437-38-7	
48	呋替啶	Furethidine	2385-81-1	
49	海洛因	Heroin	561-27-3	
50	氢可酮*	Hydrocodone	125-29-1	
51	氢吗啡醇	Hydromorphinol	2183-56-4	
52	氢吗啡酮*	Hydromorphone	466-99-9	
53	羟哌替啶	Hydroxypethidine	468-56-4	
54	异美沙酮	Isomethadone	466-40-0	
55	凯托米酮	Ketobemidone	469-79-4	
56	左美沙芬	Levomethorphan	125-70-2	

序号	中文名	英文名	CAS 号	备注
57	左吗拉胺	Levomoramide	5666-11-5	
58	左芬啡烷	Levophenacylmorphan	10061-32-2	
59	左啡诺	Levorphanol	77-07-6	
60	美他佐辛	Metazocine	3734-52-9	
61	美沙酮*	Methadone	76-99-3	
62	美沙酮中间体	Methadone Intermediate	125-79-1	4-氰基-2-二甲氨基-4,4-二苯基丁烷
63	甲地索啡	Methyldesorphine	16008-36-9	
64	甲二氢吗啡	Methyldihydromorphine	509-56-8	
65	3-甲基芬太尼	3-Methylfentanyl	42045-86-3	
66	3-甲基硫代芬太尼	3-Methylthiofentanyl	86052-04-2	
67	美托酮	Metopon	143-52-2	
68	吗拉胺中间体	Moramide Intermediate	3626-55-9	2-甲基-3-吗啉基-1,1-二苯基丁酸
69	吗哌利定	Morpheridine	469-81-8	
70	吗啡*	Morphine	57-27-2	包括吗啡阿托品注射液*
71	吗啡甲溴化物	Morphine Methobromide	125-23-5	包括其他五价氮吗啡衍生物,特别包括吗啡-N-氧化物,其中一种是可待因-N-氧化物
72	吗啡-N-氧化物	Morphine-N-oxide	639-46-3	
73	1-甲基-4-苯基-4-哌啶丙酸酯	1-Methyl-4-phenyl-4-piperidinol propionate (ester)	13147-09-6	MPPP
74	麦罗啡	Myrophine	467-18-5	
75	尼可吗啡	Nicomorphine	639-48-5	
76	诺美沙多	Noracymethadol	1477-39-0	
77	去甲左啡诺	Norlevorphanol	1531-12-0	
78	去甲美沙酮	Normethadone	467-85-6	
79	去甲吗啡	Normorphine	466-97-7	

序号	中文名	英文名	CAS 号	备注
80	诺匹哌酮	Norpipanone	561-48-8	
81	阿片*	Opium	8008-60-4	包括复方樟脑酊*、阿桔片*
82	奥列巴文	Oripavine	467-04-9	
83	羟考酮*	Oxycodone	76-42-5	
84	羟吗啡酮	Oxymorphone	76-41-5	
85	对氟芬太尼	*Para*-fluorofentanyl	90736-23-5	
86	哌替啶*	Pethidine	57-42-1	
87	哌替啶中间体 A	Pethidine Intermediate A	3627-62-1	4-氰基-1-甲基-4-苯基哌啶
88	哌替啶中间体 B	Pethidine Intermediate B	77-17-8	4-苯基哌啶-4-羧酸乙酯
89	哌替啶中间体 C	Pethidine Intermediate C	3627-48-3	1-甲基-4-苯基哌啶-4-羧酸
90	苯吗庚酮	Phenadoxone	467-84-5	
91	非那丙胺	Phenampromide	129-83-9	
92	非那佐辛	Phenazocine	127-35-5	
93	1-苯乙基-4-苯基-4-哌啶乙酸酯	1-Phenethyl-4-phenyl-4-piperidinol acetate (ester)	64-52-8	PEPAP
94	非诺啡烷	Phenomorphan	468-07-5	
95	苯哌利定	Phenoperidine	562-26-5	
96	匹米诺定	Piminodine	13495-09-5	
97	哌腈米特	Piritramide	302-41-0	
98	普罗庚嗪	Proheptazine	77-14-5	
99	丙哌利定	Properidine	561-76-2	
100	消旋甲啡烷	Racemethorphan	510-53-2	
101	消旋吗拉胺	Racemoramide	545-59-5	
102	消旋啡烷	Racemorphan	297-90-5	
103	瑞芬太尼*	Remifentanil	132875-61-7	
104	舒芬太尼*	Sufentanil	56030-54-7	
105	醋氢可酮	Thebacon	466-90-0	
106	蒂巴因*	Thebaine	115-37-7	
107	硫代芬太尼	Thiofentanyl	1165-22-6	

序号	中文名	英文名	CAS 号	备注
108	替利定	Tilidine	20380-58-9	
109	三甲利定	Trimeperidine	64-39-1	
110	醋氢可待因	Acetyldihydrocodeine	3861-72-1	
111	可待因*	Codeine	76-57-3	
112	右丙氧芬*	Dextropropoxyphene	469-62-5	
113	双氢可待因*	Dihydrocodeine	125-28-0	
114	乙基吗啡*	Ethylmorphine	76-58-4	
115	尼可待因	Nicocodine	3688-66-2	
116	烟氢可待因	Nicodicodine	808-24-2	
117	去甲可待因	Norcodeine	467-15-2	
118	福尔可定*	Pholcodine	509-67-1	
119	丙吡兰	Propiram	15686-91-6	
120	布桂嗪*	Bucinnazine		
121	罂粟壳*	Poppy Shell		

注:1. 上述品种包括其可能存在的盐和单方制剂(除非另有规定)。

2. 上述品种包括其可能存在的异构体、酯及醚(除非另有规定)。

3. 品种目录有*的麻醉药品为我国生产及使用的品种。

附表2-2　精神药品品种目录(2013年版)

第一类

序号	中文名	英文名	CAS 号	备注
1	布苯丙胺	Brolamfetamine	64638-07-9	DOB
2	卡西酮	Cathinone	71031-15-7	
3	二乙基色胺	3-[2-(Diethylamino)ethyl]indole	7558-72-7	DET
4	二甲氧基安非他明	(±)-2,5-Dimethoxy-alpha-methylphenethylamine	2801-68-5	DMA
5	(1,2-二甲基庚基)羟基四氢甲基二苯吡喃	3-(1,2-dimethylheptyl)-7,8,9,10-tetrahydro-6,6,9-trimethyl-6H-dibenzo[b,d]pyran-1-ol	32904-22-6	DMHP
6	二甲基色胺	3-[2-(Dimethylamino)ethyl]indole	61-50-7	DMT

559

序号	中文名	英文名	CAS 号	备注
7	二甲氧基乙基安非他明	(±)-4-ethyl-2,5-dimethoxy-α-methylphenethylamine	22139-65-7	DOET
8	乙环利定	Eticyclidine	2201-15-2	PCE
9	乙色胺	Etryptamine	2235-90-7	
10	羟芬胺	(±)-N-[alpha-methyl-3,4-(methylenedioxy) phenethyl]hydroxylamine	74698-47-8	N-hydroxy MDA
11	麦角二乙胺	(+)-Lysergide	50-37-3	LSD
12	乙芬胺	(±)-N-ethyl-alpha-methyl-3,4-(methylenedioxy) phenethylamine	82801-81-8	N-ethyl MDA
13	二亚甲基双氧安非他明	(±)-N,alpha-dimethyl-3,4-(methylene-dioxy) phenethylamine	42542-10-9	MDMA
14	麦司卡林	Mescaline	54-04-6	
15	甲卡西酮	Methcathinone	5650-44-2(右旋体), 49656-78-2(右旋体盐酸盐),112117-24-5(左旋体), 66514-93-0(左旋体盐酸盐)	
16	甲米雷司	4-Methylaminorex	3568-94-3	
17	甲羟芬胺	5-methoxy-α-methyl-3,4-(methylenedioxy) phenethylamine	13674-05-0	MMDA
18	4-甲基硫基安非他明	4-Methylthioamfetamine	14116-06-4	
19	六氢大麻酚	Parahexyl	117-51-1	
20	副甲氧基安非他明	P-methoxy-alpha-methyl-phenethylamine	64-13-1	PMA
21	赛洛新	Psilocine	520-53-6	
22	赛洛西宾	Psilocybine	520-52-5	
23	咯环利定	Rolicyclidine	2201-39-0	PHP

序号	中文名	英文名	CAS 号	备注
24	二甲氧基甲苯异丙胺	2,5-Dimethoxy-alpha,4-dimethylphenethylamine	15588-95-1	STP
25	替苯丙胺	Tenamfetamine	4764-17-4	MDA
26	替诺环定	Tenocyclidine	21500-98-1	TCP
27	四氢大麻酚	Tetrahydrocannabinol		包括同分异构体及其立体化学变体
28	三甲氧基安非他明	(±)-3,4,5-Trimethoxy-alpha-methylphenethylamine	1082-88-8	TMA
29	苯丙胺	Amfetamine	300-62-9	
30	氨奈普汀	Amineptine	57574-09-1	
31	2,5-二甲氧基-4-溴苯乙胺	4-Bromo-2,5-dimethoxyphenethylamine	66142-81-2	2-CB
32	右苯丙胺	Dexamfetamine	51-64-9	
33	屈大麻酚	Dronabinol	1972-08-3	δ-9-四氢大麻酚及其立体化学异构体
34	芬乙茶碱	Fenetylline	3736-08-1	
35	左苯丙胺	Levamfetamine	156-34-3	
36	左甲苯丙胺	Levomethamfetamine	33817-09-3	
37	甲氯喹酮	Mecloqualone	340-57-8	
38	去氧麻黄碱	Metamfetamine	537-46-2	
39	去氧麻黄碱外消旋体	Metamfetamine Racemate	7632-10-2	
40	甲喹酮	Methaqualone	72-44-6	
41	哌醋甲酯*	Methylphenidate	113-45-1	
42	苯环利定	Phencyclidine	77-10-1	PCP
43	芬美曲秦	Phenmetrazine	134-49-6	
44	司可巴比妥*	Secobarbital	76-73-3	
45	齐培丙醇	Zipeprol	34758-83-3	
46	安非拉酮	Amfepramone	90-84-6	
47	苄基哌嗪	Benzylpiperazine	2759-28-6	BZP
48	丁丙诺啡*	Buprenorphine	52485-79-7	

序号	中文名	英文名	CAS 号	备注
49	1-丁基-3-（1-萘甲酰基）吲哚	1-Butyl-3-（1-naphthoyl）indole	208987-48-8	JWH-073
50	恰特草	Catha edulis Forssk		Khat
51	2,5-二甲氧基-4-碘苯乙胺	2,5-Dimethoxy-4-iodophenethylamine	69587-11-7	2C-I
52	2,5-二甲氧基苯乙胺	2,5-Dimethoxyphenethylamine	3600-86-0	2C-H
53	二甲基安非他明	Dimethylamfetamine	4075-96-1	
54	依他喹酮	Etaqualone	7432-25-9	
55	［1-（5-氟戊基）-1H-吲哚-3-基]（2-碘苯基）甲酮	（1-（5-Fluoropentyl）-3-（2-iodobenzoyl）indole）	335161-03-0	AM-694
56	1-（5-氟戊基）-3-（1-萘甲酰基）-1H-吲哚	1-（5-Fluoropentyl）-3-（1-naphthoyl）indole	335161-24-5	AM-2201
57	γ-羟丁酸*	Gamma-hydroxybutyrate	591-81-1	GHB
58	氯胺酮*	Ketamine	6740-88-1	
59	马吲哚*	Mazindol	22232-71-9	
60	2-（2-甲氧基苯基）-1-（1-戊基-1H-吲哚-3-基）乙酮	2-（2-Methoxyphenyl）-1-（1-pentyl-1H-indol-3-yl）ethanone	864445-43-2	JWH-250
61	亚甲基二氧吡咯戊酮	Methylenedioxypyrovalerone	687603-66-3	MDPV
62	4-甲基乙卡西酮	4-Methylethcathinone	1225617-18-4	4-MEC
63	4-甲基甲卡西酮	4-Methylmethcathinone	5650-44-2	4-MMC
64	3,4-亚甲二氧基甲卡西酮	3,4-Methylenedioxy-N-methylcathinone	186028-79-5	Methylone
65	莫达非尼	Modafinil	68693-11-8	
66	1-戊基-3-（1-萘甲酰基）吲哚	1-Pentyl-3-（1-naphthoyl）indole	209414-07-3	JWH-018
67	他喷他多	Tapentadol	175591-23-8	
68	三唑仑*	Triazolam	28911-01-5	

第二类

序号	中文名	英文名	CAS 号	备注
1	异戊巴比妥 *	Amobarbital	57-43-2	
2	布他比妥	Butalbital	77-26-9	
3	去甲伪麻黄碱	Cathine	492-39-7	
4	环己巴比妥	Cyclobarbital	52-31-3	
5	氟硝西泮	Flunitrazepam	1622-62-4	
6	格鲁米特 *	Glutethimide	77-21-4	
7	喷他佐辛 *	Pentazocine	55643-30-6	
8	戊巴比妥 *	Pentobarbital	76-74-4	
9	阿普唑仑 *	Alprazolam	28981-97-7	
10	阿米雷司	Aminorex	2207-50-3	
11	巴比妥 *	Barbital	57-44-3	
12	苄非他明	Benzfetamine	156-08-1	
13	溴西泮	Bromazepam	1812-30-2	
14	溴替唑仑	Brotizolam	57801-81-7	
15	丁巴比妥	Butobarbital	77-28-1	
16	卡马西泮	Camazepam	36104-80-0	
17	氯氮䓬	Chlordiazepoxide	58-25-3	
18	氯巴占	Clobazam	22316-47-8	
19	氯硝西泮 *	Clonazepam	1622-61-3	
20	氯拉䓬酸	Clorazepate	23887-31-2	
21	氯噻西泮	Clotiazepam	33671-46-4	
22	氯噁唑仑	Cloxazolam	24166-13-0	
23	地洛西泮	Delorazepam	2894-67-9	
24	地西泮 *	Diazepam	439-14-5	
25	艾司唑仑 *	Estazolam	29975-16-4	
26	乙氯维诺	Ethchlorvynol	113-18-8	
27	炔己蚁胺	Ethinamate	126-52-3	
28	氯氟䓬乙酯	Ethyl Loflazepate	29177-84-2	

序号	中文名	英文名	CAS 号	备注
29	乙非他明	Etilamfetamine	457-87-4	
30	芬坎法明	Fencamfamin	1209-98-9	
31	芬普雷司	Fenproporex	16397-28-7	
32	氟地西泮	Fludiazepam	3900-31-0	
33	氟西泮*	Flurazepam	17617-23-1	
34	哈拉西泮	Halazepam	23092-17-3	
35	卤沙唑仑	Haloxazolam	59128-97-1	
36	凯他唑仑	Ketazolam	27223-35-4	
37	利非他明	Lefetamine	7262-75-1	SPA
38	氯普唑仑	Loprazolam	61197-73-7	
39	劳拉西泮*	Lorazepam	846-49-1	
40	氯甲西泮	Lormetazepam	848-75-9	
41	美达西泮	Medazepam	2898-12-6	
42	美芬雷司	Mefenorex	17243-57-1	
43	甲丙氨酯*	Meprobamate	57-53-4	
44	美索卡	Mesocarb	34262-84-5	
45	甲苯巴比妥	Methylphenobarbital	115-38-8	
46	甲乙哌酮	Methyprylon	125-64-4	
47	咪达唑仑*	Midazolam	59467-70-8	
48	尼美西泮	Nimetazepam	2011-67-8	
49	硝西泮*	Nitrazepam	146-22-5	
50	去甲西泮	Nordazepam	1088-11-5	
51	奥沙西泮*	Oxazepam	604-75-1	
52	奥沙唑仑	Oxazolam	24143-17-7	
53	匹莫林*	Pemoline	2152-34-3	
54	苯甲曲秦	Phendimetrazine	634-03-7	
55	苯巴比妥*	Phenobarbital	50-06-6	
56	芬特明	Phentermine	122-09-8	

序号	中文名	英文名	CAS 号	备注
57	匹那西泮	Pinazepam	52463-83-9	
58	哌苯甲醇	Pipradrol	467-60-7	
59	普拉西泮	Prazepam	2955-38-6	
60	吡咯戊酮	Pyrovalerone	3563-49-3	
61	仲丁比妥	Secbutabarbital	125-40-6	
62	替马西泮	Temazepam	846-50-4	
63	四氢西泮	Tetrazepam	10379-14-3	
64	乙烯比妥	Vinylbital	2430-49-1	
65	唑吡坦*	Zolpidem	82626-48-0	
66	阿洛巴比妥	Allobarbital	58-15-1	
67	丁丙诺啡透皮贴剂*	Buprenorphine Transdermal Patch		
68	布托啡诺及其注射剂*	Butorphanol and Its Injection	42408-82-2	
69	咖啡因*	Caffeine	58-08-2	
70	安钠咖*	Caffeine Sodium Benzoate		CNB
71	右旋芬氟拉明	Dexfenfluramine	3239-44-9	
72	地佐辛及其注射剂*	Dezocine and Its Injection	53648-55-8	
73	麦角胺咖啡因片*	Ergotamine and Caffeine Tablet	379-79-3	
74	芬氟拉明	Fenfluramine	458-24-2	
75	呋芬雷司	Furfennorex	3776-93-0	
76	纳布啡及其注射剂	Nalbuphine and Its Injection	20594-83-6	
77	氨酚氢可酮片*	Paracetamol and Hydrocodone Bitartrate Tablet		
78	丙己君	Propylhexedrine	101-40-6	
79	曲马多*	Tramadol	27203-92-5	
80	扎来普隆*	Zaleplon	151319-34-5	
81	佐匹克隆	Zopiclone	43200-80-2	

注：1. 上述品种包括其可能存在的盐和单方制剂（除非另有规定）。

　　2. 上述品种包括其可能存在的异构体（除非另有规定）。

　　3. 品种目录有*的精神药品为我国生产及使用的品种。

附录3　按体表面积计算小儿药物用量

计算小儿药用量时,一般采用如下公式:

$$小儿用量 = \frac{成人用量 \times 小儿体重(kg)}{成人体重(50 或 60kg)}$$

按上式算出的用量,与书中按小儿千克体重实际记载的药用量比较均偏低,对新生儿来说更为突出。新生儿体重、体表面积和长度分别为成人的 1/21、1/9 和 1/3.3。如果按新生儿身长折算用量则偏大,大多数药物以采用体表面积计算用量更接近临床实际用量。

以 2 岁小儿为例,其体重约为 11kg(小儿年龄 ×2 +7 =11kg 体重),其相应的体表面积为 0.55m²。与之对照的成人设为体重60kg,其相应的体表面积为 1.70m²。试分别计算四环素和磺胺嘧啶的用量如下:

四环素临床常用口服量:成人 1 ~ 2g/d,小儿 25 ~ 50mg/(kg·d)。11kg 体重小儿每日应为 275 ~ 550mg。但如按前述公式计算,则该小儿每日用量仅为 0.22 或 0.44g $\left(\dfrac{1(或 2)g \times 11}{50}\right)$,比实际用量低。但如以相应的体表面积数取代公式中的体重数来计算,则该小儿每日用量应为 $\dfrac{1(或 2)g \times 0.55}{1.7} = 0.32$ 或 0.64g,更接近实际用量。

磺胺嘧啶临床常用口服量:成人首剂 2 ~ 4g,小儿首剂 0.066 ~ 0.132g/kg。11kg 体重小儿首剂应为 0.726 ~ 1.452g。如按前述公式计算,则该小儿首剂仅 0.44 ~ 0.88g,亦比实际用量小得多。但如以相应的体表面积数取代公式中的体重数来计算,则该小儿首剂用量应为 0.64 或 1.28g,接近实际用量。

小儿体表面积计算公式为:

体表面积(m²) = 0.0061 × 身高(cm) + 0.0128 × 体重(kg) − 0.1529,或表面积(m²) = 体重(kg) × 0.035 + 0.1

已知小儿体重或身长时,可从右图查出小儿表面积。

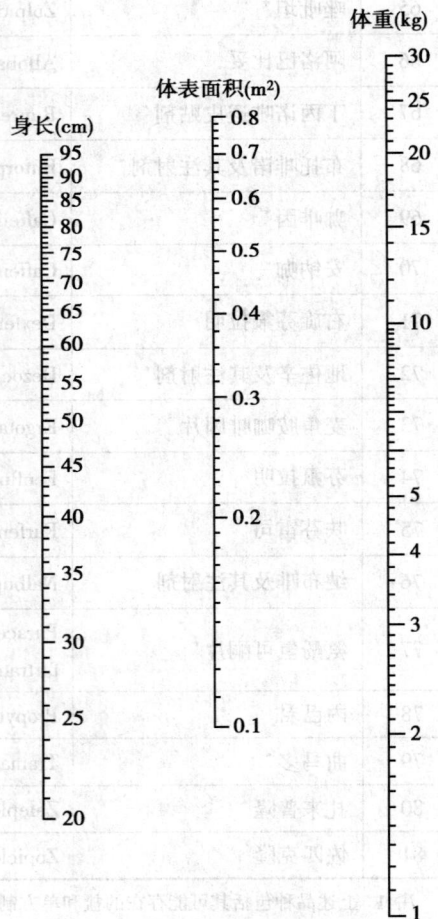

体重(kg)

体表面积(m²)

身长(cm)

附录 4　实验室检查项目及临床意义

一、常 规 项 目

检验项目	英文缩写	正常值范围	临床意义
红细胞计数	RBC	男(4.4~5.7)×10^{12}/L 女(3.8~5.1)×10^{12}/L 新生儿(6~7)×10^{12}/L 儿童(4.0~5.2)×10^{12}/L	RBC↑:见于真性红细胞增多症,严重脱水,烧伤,休克,肺源性心脏病,先天性心脏病,一氧化碳中毒,剧烈运动,高血压,高原居住等;RBC↓:见于各种贫血,白血病,大出血或持续小出血,重症寄生虫病,妊娠等
血红蛋白	Hb,Hgb	男120~165g/L 女110~150g/L	血红蛋白增减的临床意义与红细胞计数基本相同
血细胞比容(红细胞压积)	HCT 或PCV	男0.39~0.51 女0.33~0.46	HCT↑:见于脱水浓缩,大面积烧伤,严重呕吐,腹泻,尿崩症等;HCT↓:见于各种贫血,水中毒,妊娠
红细胞平均体积	MCV	80~100fl	MCV、MCH、MCHC是诊断贫血的三项筛选指标
平均细胞血红蛋白	MCH	27~32pg	
平均细胞血红蛋白浓度	MCHC	320~360g/L	
网织红细胞计数	Ret·c	成人0.5%~1.5%	Ret·c↑:见于各种增生性贫血;Ret·c↓:见于肾脏疾病,分内泌疾病,溶血性贫血并发再生障碍危象,再生障碍性贫血等
血小板计数	PLT	(100~300)×10^9/L	增多:见于急性失血,溶血,真性红细胞增多症,原发性血小板增多症,慢性粒细胞白血病,脾切除术后(2个月内),急性风湿热,类风湿关节炎,溃疡性结肠炎,恶性肿瘤,大手术后(2周内)等。减少:见于①遗传性疾病;②获得性疾病:再生障碍性贫血,各种贫血,系统性红斑狼疮,免疫性血小板减少性紫癜,以及脾,肾,肝,心脏疾患。另有阿司匹林,抗生素药物过敏等

检验项目	英文缩写	正常值范围	临床意义
白细胞计数	WBC	成人(4~10)×10⁹/L 儿童(5~12)×10⁹/L 新生儿(15~20)×10⁹/L	WBC增多:见于若干种细菌感染所引起的炎症,以及大面积烧伤、尿毒症、传染性单核细胞增多症、传染性淋巴细胞增多症、百日咳、血吸虫病、肺吸虫病、白血病、类白血病、恶性肿瘤、组织坏死、各种过敏、伤寒、斑疹伤寒、回归血、粟粒性结核、急性粒细胞血病、恶性感冒、麻疹、伤寒、副伤寒、再生障碍性贫血、库发性夜间血红蛋白尿症、脾功能亢进、脾切除术后,尤以脾切除后为甚等;WBC减少:见于感冒、麻疹、伤寒、副伤寒、再生障碍性贫血、库发性夜间血红蛋白尿症、脾功能亢进、急性粒细胞减少症、肿瘤、肿瘤化疗、射线照射,抗甲状腺药、抗疟药、抗糖尿病药物如解热镇痛药、抗生素、抗肿瘤药、抗癫痫药、妊娠期、分娩期、月经期、餐后剧烈运动后、冷水浴后、日光浴后、紫外线照射、神经过度紧张、恐惧、恶心、呕吐。生理性增多:见于新生儿、
白细胞分类计数	WBC,DC	中性粒细胞 杆状核1%~5% 分叶核50%~70%	增多:见于急性和化脓性感染(疖痈、脓肿、肺炎、阑尾炎、丹毒、猩红热等)、各种中毒(酸中毒、尿毒症、铅中毒、汞中毒等)、急性大出血、急性溶血、某些血液病、恶性肿瘤、内脏穿孔、组织损伤、恶性肿瘤、急性化疗、放射性感染病等传染病,以及化疗、放疗。某些血液病(再生障碍性贫血、粒细胞缺乏症、骨髓增殖异常综合征)、脾功能亢进、自身免疫性疾病等
		嗜酸性粒细胞 0.5%~5.0%	增多:见于过敏性疾病、皮肤病、寄生虫病、某些血液病、射线照射后、脾切除术后、传染病恢复期等;减少:见于伤寒、副伤寒、以及应用糖皮质激素等
		嗜碱性粒细胞0~1%	增多:见于慢性粒细胞白血病、嗜碱性粒细胞增多症等
		淋巴细胞 20%~40%	增多:见于某些传染病(百日咳、传染性单核细胞增多症、传染性淋巴细胞增多症、水痘、麻疹、风疹、流行性腮腺炎、病毒性肝炎、淋巴细胞白血病和淋巴瘤等);减少:见于多种传染病的急性期、放射病、免疫缺陷病等
		单核细胞 3%~8%	增多:见于结核病、伤寒、感染性心内膜炎、疟疾、黑热病及传染病、单核细胞白血病、黑热病及传染病的恢复期等

续表

检验项目	英文缩写	正常值范围	临床意义
凝血酶原时间	PT	12~16 秒	凝血酶原时间是检查外源性凝血因子的一种过筛试验，是用来证实天性或获得性纤维蛋白原、凝血酶原和凝血因子 V、Ⅷ、Ⅹ 的缺陷或抑制物的存在，同时用于监测口服抗凝剂的用量。延长：见于先天性天性因子Ⅱ、V、Ⅶ、Ⅹ 缺乏症和纤维蛋白原血症；获得性见于 DIC、原发性纤溶症、维生素 K 缺乏、肝脏疾病；血液循环中有抗凝物质如口服抗凝剂肝素和 FDP 以及抗因子Ⅱ、V、Ⅶ、Ⅹ 的抗体。缩短：见于先天性天性因子 V 增多症、口服避孕药、高凝状态和血栓性疾病
国际标准化比值	INR	0.8~1.5	INR 是患者凝血酶原时间与正常对照凝血酶原时间之比的 ISI 次方（ISI：国际敏感度指数，试剂出厂时由厂家所定的）。目前国际上强调用 INR 来监测口服抗凝剂的用量，是一种较好的表达方式。世界卫生组织（WHO）规定应用口服抗凝剂时 INR 的允许范围如下：预防静脉血栓形成非髋部外科手术前 1.5~2.5；髋部外科手术前 2.0~3.0；深静脉血栓形成 2.0~3.0；治疗肺梗死 2.0~4.0；预防动脉血栓形成 3.0~4.0；人工瓣膜手术 3.0~4.0
凝血活酶时间	APTT	24~36 秒	活化部分凝血活酶时间（APTT）是检查内源性凝血因子的一种过筛试验，是用来证实天性或获得性凝血因子Ⅷ、Ⅸ、Ⅺ 的缺陷或是否存在它们相应的抑制物，同时 APTT 也可用来检查凝血因子Ⅻ、激肽释放酶和高分子量激肽释放酶原是否缺乏。由于 APTT 的高度敏感性和肝素的作用途径主要是内源性凝血途径，所以 APTT 成为监测普通肝素的首选指标。延长：见于Ⅷ因子Ⅷ、Ⅸ和Ⅺ因子减少的血友病患者。②严重的凝血酶原减少，如血友病甲、乙；因子Ⅷ减少还见于部分血管性假血友病患者。②严重的凝血酶原（因子Ⅱ）、V、Ⅹ 和纤维蛋白原缺乏，如肝脏疾病，阻塞性黄疸，新生儿出血症，肠道灭菌综合征，吸收不良综合征，口服抗凝剂，应用肝素及低（无）纤维蛋白原血症。③纤溶活力增强，如继发性、原发性纤溶及血液循环中有纤维蛋白（原）降解物（FDP）。④血液循环中有抗凝物质，如抗因子Ⅷ或Ⅸ抗体、SLE 等。缩短：见于①高凝状态，如 DIC 的高凝血期，促凝物质进入血流以及凝血因子的活性增高等；②血栓性疾病，如心肌梗死、不稳定型心绞痛、脑血管病变、糖尿病伴血管病变、肺梗死、深静脉血栓形成、妊娠高血压综合征和肾病综合征等

检验项目	英文缩写	正常值范围	临床意义
纤维蛋白原	FIB	2~4g/L	FIB增高除了生理情况下的应激反应和妊娠晚期外，主要出现在急性感染、烧伤、动脉粥样硬化、急性心肌梗死、多发性骨髓瘤、糖尿病、妊娠高血压综合征及急性肾炎、尿毒症等；FIB减少主要见于DIC，原发性纤溶亢进、重症肝炎、肝硬化和溶栓治疗时。凝血酶原时间、活化部分凝血酶原时间、纤维蛋白原三者同时检测已被临床用于筛查患者的凝血机制是否正常，特别是心胸外科、骨科、妇产科等术前检查患者的凝血功能尤为重要
凝血酶时间测定	TT	11~15秒	凝血酶时间延长：见于肝素增多或类肝素抗凝物质存在，如SLE、肝病、肾病等，低（无）纤维蛋白血症，异常纤维蛋白血症，纤维蛋白原降解产物（FDP）增多，如DIC，原发性纤溶等；凝血酶时间缩短：见于血标本有微小凝块或钙离子存在时
一氧化碳试验		阴性	出现阳性应立即报告，从速抢救
红细胞沉降率	ESR	男<15mm/h 女<20mm/h	增快：见于①生理性。运动、月经期、妊娠3个月以上（直至分娩后3周）、60岁以上高龄；②病理性：各种炎症，风湿热活动期、结核活动期，组织损伤及坏死见持续2~3周，心肌梗死发病1周左右，恶性肿瘤，其他各种高球蛋白血症（贫血），高胆固醇血症。减低：主要见于红细胞增多症、血红蛋白病、低纤维蛋白原血症，遗传性球形红细胞增多症，小红细胞低色素性贫血，充血性心功能不全、恶病质、抗感染药物治疗
尿比重	SG	1.003~1.030，晨尿>1.020；24小时尿为1.015~1.025；婴儿1.002~1.006	尿比重增高（>1.025）为浓缩尿，见于急性肾炎，肾病，心功能不全、高热、脱水、体克及未控制的糖尿病等；尿比重减低（<1.005）为低渗尿，见于尿毒症，原发性或心源性尿崩症、慢性肾衰竭、恶性高血压。尿液含放射线造影剂时可使尿比重>1.050
酸碱反应	pH	4.5~8；多数pH约为6；夜间尿较昼间尿为酸	尿液pH升高见于进食大量植物性食品，尤其是柑橘类水果，无缺钾的代谢性碱中毒、持续呕吐、呼吸性碱中毒，尿路感染、餐后，肾小管酸中毒；尿液pH减低见于进食大量动物性食品，缺钾性代谢性碱中毒，机饿，严重腹泻
尿蛋白质定性	Pro	阴性（-）	如化验报告出现尿蛋白为+～++++者为蛋白尿。尿蛋白质是肾脏疾病的一个早期而易被忽视的指标。许多药物在体位之外，病理性蛋白尿是肾脏疾病出现尿蛋白可使尿蛋白出现阳性

续表

检验项目	英文缩写	正常值范围	临床意义
尿酮体定性	KET	阴性(-)	增加：见于糖尿病、酮酸症、丙醇或乙醇中毒、饥饿、禁食、脱水等
尿潜血试验	BLO	阴性(-)	参考尿沉渣红细胞
尿胆素	URB	阴性或弱阳性	增加：见于肝细胞性黄疸、阻塞性黄疸；在肝炎期、尿胆红素可早于黄疸出现
尿胆原	URO		增加：见于血管内溶血性贫血、组织内出血、肝细胞损伤、胆管部分阻塞并伴发胆管
	UBG	健康人尿胆原含量为(+)或<1:20或<4.0Ehrlicho/L	感染、缺氧、铅中毒、恶性贫血；减少：见于胆管阻塞、广泛肝细胞损伤、肾功能不全、酸性尿
尿沉渣镜检：			
红细胞	RBC	0~3/HP	增多：常见于泌尿系统结石、结核、肿瘤、肾炎及创伤，亦见于邻近器官的疾病，如前列腺炎症或肿瘤、直肠肿瘤、子宫肿瘤素及泌尿行性出血热，感染性疾病如流行性较多的红细胞
白细胞	WBC	0~5/HP	白细胞增多大部分为脓细胞，常见于肾盂肾炎、膀胱炎、尿道炎、肾结核、肾肿瘤等。妇女可因白带中混入尿液而致白细胞增多
上皮细胞			少量出现无临床意义
管型			出现管型望结合临床

二、生化检查

检验项目	英文缩写	正常值范围	临床意义
钾	K^+	血清钾 3.5~5.5mmol/L 尿钾 25~125mmol/24h	高钾：见于①肾脏疾患；②高钾饮食、输注过多的含钾液体；③挤压伤、溶血、组织缺氧、酸中毒、糖尿病、胰岛素缺乏、洋地黄中毒、先天性高钾性周期性瘫痪。低钾：见于①急性肾衰竭多尿期、醛固酮增多症、药物作用、腹泻、胃肠引流；②低钾饮食、乙醇中毒、吸收不良、大不进食；③碱中毒、糖尿病酸中毒治疗复期、低钾性周期性瘫痪、心功能不全、肾性水肿、输注无钾液体过多。尿钾增多：见于利尿药、原发性醛固酮增多症

检验项目	英文缩写	正常值范围	临床意义
钠	Na^+	血清钠 135~145mmol/L 尿钠 130~260mmol/L	高钠血症：见于①水摄入不足；②丢失过多；③内分泌疾病。低钠血症：见于①慢性肾功能不全合并酸中毒，利尿药，呕吐，腹泻，汗多，严重烧伤，创伤；②心力衰竭，肝硬化，急慢性肾功能不全少尿期；③尿崩症，低醛固酮血症，肾上腺皮质功能减退；④酸中毒。尿钠测定常用于失水的鉴别诊断
氯	Cl^-	血清氯 96~106mmol/L 尿氯 110~125mmol/L	血氯增高：见于代谢性酸中毒；血氯减退：见于代谢性碱中毒、单纯低氯只见于持续呕吐或抽取大量胃液。尿氯增高：见于连续服用氯化钠或氯化钾后
钙	Ca^{2+}	血清钙 成人2.1~2.8mmol/L 儿童2.25~3.0mmol/L 尿钙25~7.5mmol/24h	增多：见于甲状旁腺功能亢进，多发性骨髓瘤大量应用维生素D治疗；降低：见于原发性或继发性甲状旁腺功能低下，慢性肾功能不全及严重肝脏病，佝偻病与婴儿低钙惊厥，手足搐搦及骨软化症，长期低钙饮食或吸收不良
磷	P^{5+}	血清磷 成人0.80~1.6mmol/L 儿童1.45~2.1mmol/L 尿磷 9.7~42mmol/24h	血磷增高：见于甲状旁腺功能减退症，慢性肾功能减退症，维生素D摄取过量，多发性骨髓瘤，骨折愈合期；血磷减低：见于甲状旁腺功能亢进，肾小管变性病变，佝偻病或骨软化病，长期腹泻，吸收不良以及体内糖利用增加需大量磷酸盐参加糖代谢；尿磷增高：见于甲状旁腺功能亢进，碱中毒和甲状腺素治疗后及纤维囊性骨炎；尿磷减低：见于甲状旁腺功能减退，伴有酸中毒的肾功能不全
镁	Mg^{2+}	血清镁 儿童 0.5~0.9mmol/L 成人 0.67~1.03mmol/L 尿镁 0.98~10.49mmol/24h	增高：见于急、慢性肾衰竭，甲状腺功能减退，甲状旁腺功能减退，多发性骨髓瘤，肾上腺皮质功能减退和严重脱水，糖尿病昏迷等；降低：见于摄入不足，丢失过多，内分泌疾病

续表

检验项目	英文缩写	正常值范围	临床意义
血糖	GLU	3.90~6.10mmol/L	增高:见于糖尿病,垂体前叶功能亢进,甲状腺皮质功能亢进,肾上腺皮质功能亢进,嗜铬细胞瘤,胰岛细胞瘤等,以及颅外伤、颅内出血、脑膜炎、呕吐、腹泻、高热等。生理性增高:见于如餐后1~2小时,注射葡萄糖后,情绪紧张等。低于①饥饿和剧烈运动后,注射胰岛素或口服降糖药后;②胰岛B细胞瘤、脑垂体、肾上腺皮质,甲状腺功能减退,长期营养不良,肝炎肝坏死等
尿素氮	BUN	3.20~7.00mmol/L	增高:见于各种肾脏疾病
肌酐	Cr	53.0~106.00μmol/L	增高:见于肾病疾病
总胆红素	T-BIL	0~18.8μmol/L	总胆红素增高:见于肝细胞损害,肝内和肝外胆管阻塞,溶血病,新生儿溶血性黄疸
结合胆红素	D-BIL	0~6.84μmol/L	参考总胆红素
总蛋白	TP	60~80g/L	血清总蛋白增加:见于①脱水,如水分摄入不足、下痢、呕吐、糖尿病酸中毒、肠梗阻或穿孔、灼伤、急性传染病等;②多发性骨髓瘤、单核细胞白血病;③结核、梅毒、血液原虫病等。血清总蛋白降低:见于①出血、溃疡、蛋白尿等;②营养失调、低蛋白饮食、维生素缺乏症、恶性肿瘤、恶性贫血、糖尿病、妊娠毒血症等
血清白蛋白	ALB	35.0~55.0g/L	与血清总蛋白测定基本相同
γ-谷氨酰基转移酶	GGT (γ-GT)	<50U/L	明显增高:见于肝癌,阻塞性黄疸、晚期肝硬化、胰头癌;轻至中度增高:见于传染性肝炎、肝硬化、胰腺炎,以及酗酒、药物等所致
胆固醇	CHO CHO	0~5.18mmol/L <200	①用于高脂蛋白血症与异常脂蛋白血症的诊断、分析;②用于脑血管疾病危险因素的判断
淀粉酶	AMS	血清0~220U/L 尿<1000U/L	增多:见于急性胰腺炎、流行性腮腺炎;减低:见于严重肝病(血清、尿淀粉酶同时降低)

三、肝炎标志物检查

HBsAg 乙型肝炎表面抗原	HBsAb 乙型肝炎表面抗体	HBeAg 乙型肝炎e抗原	HBeAb 乙型肝炎e抗体	HBcAb 乙型肝炎核心抗体	Pre-S1Ag 乙肝病毒前S1抗原	HBcAb-IgM 乙型肝炎核心抗体-免疫球蛋白M型抗体	简要意义
							HBsAg是乙肝病毒标志物,表示患有乙肝;HBeAg,Pre-S1Ag,HBcAb,HBcAb-IgM表示乙肝病毒复制活跃,传染性强;HBsAb,HBeAb表示机体产生免疫力抵抗病毒,趋于恢复
+	-	-	-	-	-	-	慢性表面抗原携带;急性乙肝病毒感染潜伏期后期
+	-	+	-	-	+	-	急性乙肝早期,传染性强
+	-	+	-	-	+	-	急、慢性乙肝,传染性强
+	-	-	-	+	+	+	急、慢性乙肝,具传染性
+	-	-	+	+	-	-	急、慢性乙肝,传染性弱
+	-	+	+	+	+	-	急、慢性乙肝,传染性强,乙型肝炎e抗原变异
-	-	-	-	+	-	-	乙肝核心抗体隐性携带或既往有感染史
-	-	-	+	+	-	+	急性乙肝恢复期或既往有感染史
-	+	-	+	+	-	-	乙肝恢复期,具备免疫力
-	+	-	+	-	-	-	接种疫苗,乙肝恢复,具备免疫力
-	-	-	+	+	-	-	慢性乙肝表面抗原携带者,易转阴
+	-	+	+	+	+	-	急性乙肝趋于恢复,慢性表面抗原携带
+	-	-	+	+	+	-	乙肝感染后已恢复

药 名 索 引

疾病名索引